中国环境百科全书

—— 选编本 ——

环境医学

《环境医学》编写委员会　编著

主　编　郭新彪

中国环境出版集团 · 北京

图书在版编目（CIP）数据

环境医学/《环境医学》编写委员会编著 . —北京：
中国环境出版集团，2018.10
（《中国环境百科全书》选编本）
ISBN 978-7-5111-3488-2

Ⅰ . ①环… Ⅱ . ①环… Ⅲ . ①环境医学 Ⅳ . ①R12

中国版本图书馆 CIP 数据核字（2018）第 008970 号

出版发行　中国环境出版集团
　　　　　（100062　北京市东城区广渠门内大街 16 号）
　　　　　网　　址：http://www.cesp.com.cn
　　　　　电子邮箱：bjgl@cesp.com.cn
　　　　　联系电话：010-67112765（编辑管理部）
　　　　　发行热线：010-67125803，010-67113405（传真）
印　　刷　北京盛通印刷股份有限公司
经　　销　各地新华书店
版　　次　2018 年 10 月第 1 版
印　　次　2018 年 10 月第 1 次印刷
开　　本　787×1092　1/16
印　　张　33.5
字　　数　861 千字
定　　价　340.00 元

编写委员会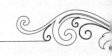

主　　编　郭新彪

副 主 编　邓芙蓉

编　　委　（按姓氏汉语拼音排序）

董凤鸣　郝　羽　黄　婧　秦　宇　王旭英

魏红英　胥美美　亚库甫·艾麦尔　郑婵娟

出版说明

  《中国环境百科全书》（以下简称《全书》）是一部大型的专业百科全书，选收条目
8 000 余条，总字数达 1 000 多万字，对环境保护的理论知识及相关技术进行了全面、系
统的介绍和阐述，可供环境科学研究、教育、管理人员参考和使用，也可供具有高中以
上文化程度的广大读者查阅和学习。

  《全书》是在生态环境部的领导下，组织近 1 000 名环境科学、环境工程及相关领域
的专家学者共同编写的。在《全书》按条目的汉语拼音字母顺序混编分卷出版以前，我
们先按分支和知识门类整理成选编本，不分顺序，先编完的先出，以求早日提供广大读
者使用。

  《全书》是一项重大环境文化和科学技术基础平台建设工程。其内容横跨自然科学、
技术与工程科学、社会科学等众多领域，编纂工作难度是可想而知的，加上我们编辑水
平有限，一定会有许多不足之处。此外，各选编本是陆续编辑出版的，有关条目的调整、
内容和体例的统一、参见和检索系统的建立，以及《全书》的编写组织和审校等，还有
大量工作须在混编成卷时进行，我们诚恳地期望广大读者提出批评和改进意见。

中国环境出版集团

2018 年 10 月

前　言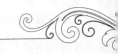

　　《中国环境百科全书》是我国第一部大型环境保护专业百科全书。环境医学分支是其中的一个重要组成部分。作为一部工具书，本书通过词条和词条体系，全面、准确地反映了环境因素对人体健康的影响及其发生、发展和控制的规律和方法，为读者正确认识环境与健康的关系提供工具性支持。同时，希望本书能促使读者了解如何利用好环境中的有利因素，达到改善人类生存环境、保护和促进人群健康的目的。

　　全书选收316个条目。在框架上，涵盖了环境流行病学、环境毒理学、环境医学监测和环境卫生标准的内容；在具体内容方面，包括大气污染与健康、水污染与健康、饮水卫生与健康、土壤污染与健康、物理因素与健康、职业因素与健康、食品与健康、住宅与健康、公共场所与健康、城乡规划与健康、家用化学品与健康以及目前受到特别关注的全球环境健康问题。此外，还将各种环境因素引起的健康危害或疾病分门别类，形成环境污染因素与健康、环境与疾病、慢性非传染病、中毒性疾病和污染事件健康影响等分类条目。全书内容丰富，反映了几十年来环境医学领域的主要成果，能够比较科学、全面地呈现当代环境医学的研究现状。

　　条目编写工作于2011年8月启动，经过对条目设置原则和条目内容的反复研讨，设计总条目表，词条共计490条。总条目表确定后，我牵头组织了一个以中青年学者为主的精干团队来从事这项工作。初稿形成后，综合考虑条目的内涵、外延及其相互间关系，将数量由490条调减至372条。之后经过反复推敲完善，并兼顾其他分支的内容设计，于2018年4月最终定稿为316条。

本书在编写过程中得到了中国环境科学学会环境医学与健康分会和中国环境出版集团的指导和全力支持，谨致衷心感谢！在编写过程中，同行专家认真审阅了词条体系和词条初稿，并提出了很好的修改意见。本书的编辑对词条给予了认真、细致的审读并提出了很好的编辑意见。在此我对他们一并表示衷心感谢！本书的编写团队全程参与全书的词条设计、词条审改、内容校正与定稿等工作，借此机会对团队所有成员的辛勤工作和大力支持表示衷心感谢！

本书内容涉及环境学、医学、流行病学、毒理学、化学、生物学、物理学、法学和社会学等多个学科的相关知识，内容涉猎广泛，虽然全体编写人员付出了极大的努力，但由于经验不足，水平所限，书中难免出现错误，敬请广大读者对本书提出宝贵的意见和建议，以便将来不断改进。

郭新彪

2018 年 10 月

凡　例

1. 本选编本共收条目 316 条。

2. 本选编本条目按条目标题的汉语拼音字母顺序排列。首字同音时，按阴平、阳平、上声、去声的声调顺序排列；同音、同调时，按首字的起笔笔形一（横）、丨（竖）、丿（撇）、丶（点）、フ（折，包括乛乚𠃌等）的顺序排列。首字相同时，按第二字的音、调、起笔笔形的顺序排列，余类推。条目标题以英文字母开头的，例如"Meta 分析"排在拼音字母 M 部。

3. 本选编本附有条目分类索引，以便读者了解本学科的全貌和按知识结构查阅有关条目。

4. 条目标题上方加注汉语拼音，所有条目标题均附有外文名。

5. 条目释文开始一般不重复条目标题，释文力求规范、简明。

6. 较长条目的释文，设置层次标题，并用不同的字体表示不同的层次标题。

7. 一个条目的内容涉及其他条目并需由其他条目的释文补充的，采用"参见"的方式。所参见的条目标题用楷体字排印。一个条目（层次标题）的内容在其他条目中已进行详细阐述，本条（层次标题）不必重述的，采用"见"的方式，例如："气象因素健康效应"条中，在叙述寒潮对健康的影响时，表示为"寒潮对健康的影响　见寒冷环境健康影响。"

8. 在重要的条目释文后附有推荐书目，供读者选读。

9. 本选编本附有全部条目的汉字笔画索引、外文索引。

10. 本选编本中的科学技术名词，以全国科学技术名词审定委员会公布的为准，未经审定和尚未统一的，从习惯。

目 录

条目音序目录

B

靶器官（target organ）　外源性化学物直接发挥毒性作用的器官。如脑是甲基汞的靶器官，肾是镉的靶器官。在全身毒性作用中常见的靶器官有神经系统、血液和造血系统、肝、肾、肺等。

形成原因　某个特定的器官成为外源性化学物的靶器官可能与该物质的毒物代谢动力学和毒物效应动力学等多种原因有关：①器官在体内的解剖位置和功能，如外源性化学物的吸收和排泄器官；②器官对某些化学物具有特殊的摄取能力；③器官的血液供应；④器官存在特殊的酶或生化途径；⑤器官具有代谢外源性化学物的能力和活化/解毒平衡系统；⑥外源性化学物可与器官中特殊的生物大分子相结合；⑦器官对特异性损伤易感；⑧器官对损伤的修复能力差等。外源性化学物毒性作用的强弱，主要取决于其在靶器官中的浓度，但靶器官不一定是该物质浓度最高的场所。例如，铅在骨组织中蓄积，但其毒性作用则发生在其他组织；脂肪对 DDT 具有储存作用，但后者并不对脂肪组织产生毒性作用。

损伤的基本类型　外源性化学物进入机体经血液循环分布全身后，某些毒性作用可造成全身多系统、多器官的损害，但靶器官的损伤相对更为严重，主要包括以下类型：①细胞损伤。全身各种组织细胞，特别是具特殊功能的实质细胞，如肝细胞、肾小管上皮细胞、心肌细胞、神经细胞以及生命周期短、代谢快的细胞等，中毒后常出现变性甚至坏死。②炎症。炎症可原发于外源性化学物对靶器官的直接损伤，也可继发于中毒后坏死组织的继发感染。某些外源性化学物可引起组织细胞的强烈炎症反应，如变态反应。③纤维化和硬化。常见于肝、肾、肺及脑等器官的慢性中毒或严重的急性中毒之后，在变性坏死或炎症病变的基础上，实质细胞被大量破坏而消失，逐渐被间质纤维成分所取代。④血液循环障碍。有的外源性化学物往往直接或间接损伤毛细血管、小动脉、静脉内皮细胞、基底膜或平滑肌细胞等，引起充血、出血、水肿、血栓和弥漫性血管内凝血等，从而导致局部微循环或全身血液循环的障碍。⑤肿瘤。目前已知对人和动物有致癌性的化学物约 740 种，其中与人类癌症有因果关系的化学物有 39 种。

损伤机制　外源性化学物引起靶器官损伤的机制一直是毒理学研究的重点，其内容丰富，以下主要介绍学界认识较为一致的几点。

直接损伤　主要是一些具有强烈刺激性和腐蚀性的物质等造成的损伤，如吸入二氧化硫、氯气等，局部接触可引起组织细胞的严重变性、坏死和炎症反应，严重者可引起化学性肺水肿；强酸、强碱对其接触的组织会产生灼伤腐蚀作用。

自由基氧化损伤　自由基是指化学物中共价键发生均裂产生的带电子的化学基团，它具有很高的能量，化学性质非常活跃，很容易与生物大分子如脂质、蛋白质、酶和核酸发生反应，引起组织细胞的氧化性损伤。

缺氧型损伤　有些外源性化学物进入机体后，通过影响氧的吸收、运输和利用过程，使机体缺氧、组织代谢发生障碍等产生毒性作用。如尿素可破坏呼吸机能，抑制、麻痹呼吸中枢，引起缺氧；亚硝酸盐可使低铁血红蛋白氧化为高铁血红蛋白，使其失去携氧能力；氢氰酸、硫化氢可抑制细胞呼吸而引起缺氧。

酶系统受损　外源性化学物可通过破坏酶活性中心的金属元素、抑制酶、抑制酶的激活剂、消除辅酶活性和激活酶活性等方式影响酶的正常活性，从而产生毒性作用。作用类型分为抑制和激活，作用方式可分为直接作用和间接作用。如有机磷酸酯类抑制胆碱酯酶的活性；氰离子与细胞色素氧化酶的 Fe^{3+} 结合，从而抑制细胞色素氧化酶活性；Mg^{2+} 是肝脏合成糖原过程中葡萄糖磷酸变位酶的激活剂；铅对烟酸的消耗使辅酶Ⅰ、辅酶Ⅱ减少，从而抑制了脱氢酶的作用；氟乙酸生成氟柠檬酸后，与柠檬酸发生拮抗，抑制乌头酸酶的活性，使三羧酸循环中断等。

靶器官毒理学　是在外源性化学物作用的选择性和靶器官特性的基础上发展起来的一门学科，是研究外源性化学物与机体交互作用导致的机体不同组织、器官反应与损害的一门毒理学分支学科。这种交互作用既包括外源性化学物（或者其代谢产物）对机体的作用，也包括机体对外源性化学物侵入的应答。其主要包括生殖毒理学、免疫毒理学、肝脏毒理学、肾脏毒理学、呼吸系统毒理学、神经系统毒理学、心血管系统毒理学和血液系统毒理学等。

（魏红英）

baolu pingjia
暴露评价　（exposure assessment）　对于某物质现有的和潜在的暴露量、暴露频率、暴露时间及可能的暴露途径进行综合评价的过程，是对人群中已经发生的或者可能发生的对某化学物质的暴露水平和特征的定量描述。

研究内容　根据世界卫生组织（WHO）推荐的定义，暴露是指一种或一种以上的生物、化学或物理因子与人体在时间和空间上的接触。人体对环境的暴露包括环境浓度、暴露特征和体内剂量三个要素，三者构成了人群环境暴露的全过程和主要研究内容。环境浓度（concentration）指各个环境介质（空气、土壤和水）中污染物的原始浓度。暴露特征是指环境介质中的污染物对人体的暴露途径（如皮肤、消化道或呼吸道上皮）、暴露频率、方式、接触量及影响因素。体内剂量（dose）是指实际通过环境与人体界面进入机体内部的污染物含量。暴露评价就是对人群中已经发生或预期要发生的暴露的全过程进行识别、确认与说明。

基本要素　对一种暴露的基本描述主要包括两个方面，即暴露浓度和接触时间。进行一次完整的暴露评价一般包括五个基本要素。

暴露特征　主要包括：①暴露途径，指环境污染物进入机体的方式和频率。例如，污染物可通过呼吸道吸入或皮肤吸收，不同方式的暴露频率也会有所不同。②暴露频率，指环境暴露的不同时间长度（长期或短期）和间隔（如断续的或峰型的暴露等），其对健康效应的类型和程度有重要影响。③人群分布，指对不同暴露特征人群的暴露百分比、均数、标准差的描述和分析，以及在亚人群中的分布特征（如高暴露或高敏感人群）。④个体暴露水平、暴露上限值及人群中的比例。

体内剂量水平　主要包括：①剂量与暴露的关系，指体内剂量与暴露途径、暴露类型和暴露量的相关关系；②人群分布，指人群体内剂量的均数、方差及百分位数的描述以及重要亚人群的剂量分布特点；③个体水平，重点关注均值、分布的上限值、人群中的最高值。

污染来源　主要包括：①主要的污染来源，确定污染源对于估计人群健康效应非常重要；②主要的环境介质，污染物可能通过大气、室内空气和饮水等不同的介质形成人体的暴露，只有确定了主要的环境介质，才能对暴露特征进行准确的描述和分析；③主要的传输途径，指污染物从源产生后通过何种方式传输到人群而发生暴露；④进入机体的主要方式，主要从污染物的理化特性的角度研究和分析其进入人体的方式。

暴露的变异性 主要包括群体间的变异、个体间的变异和体内的变异。不同人群组间的暴露变异指不同居住地点、不同的生活习惯以及不同的社会经济条件下人群间的暴露差异。个体间的暴露变异主要指相同时间内不同个体的暴露差异。此外，对同一个体，其体内的暴露状况因每天环境、饮食及职业因素的不同而有所差异。

不确定性分析 主要包括两个方面：一是收集资料的缺乏或不准确，如暴露测量中数据的缺失或其他不足、分析模型参数的统计误差或危害确认和因果判定的不准确等。二是对暴露特征的不同理解导致的差异。

为了进行全面和准确的暴露评价，评价过程应当包括上述五种基本要素。但在实际的暴露评价研究中，则需要根据评价目的和具体的条件来进行。国内外研究普遍认为，在适当的质量保证下通过问卷、日记、访视、观察和某些技术手段获得的"时间-活动"模式资料，对于建立准确合理的人群暴露模型、分析人群暴露特征及其与人群健康结局的关系等具有非常重要的价值。

暴露量的计算 暴露量是指在一定时间内，机体与一个或多个生物性、化学性或物理性物质在可视交换界面（口、鼻、皮肤或损伤表面）上的接触量。简单公式为 $E = \int_{t_1}^{t_2} c(t)\,\mathrm{d}t$，式中，$E$ 为暴露量；$\mathrm{d}t$ 为暴露持续时间；$c(t)$ 为暴露浓度。如果某物质通过多种途径进入机体，则可分别计算，再相加即为综合暴露量。

暴露的定量估计可以分为两大方面：一是直接测量，包括对暴露接触点的测量和人体暴露生物标志的测量；二是间接评价，指通过环境监测、模型推算和问卷分析等方法估计实际的暴露量。

其中，环境暴露剂量的估算，主要是针对环境中各种介质和途径的有害因子浓度进行的暴露量推算；个体暴露量的测定，主要是监测单个个体的实际暴露量；内剂量和生物学有效剂量的计算，则是关注有害因子进入人体后的实际浓度及其效应。

环境暴露剂量的估算 包括外环境浓度的检测和环境介质总摄入量的估算。

外环境浓度的检测 基本原则是准确测定出各种环境介质中的有害因子浓度。采样点位置、采样时间、采样次数、采样季节等都要严格设计，保证所采样本的结果具有代表性、准确性、可比性。应同时测定有关的其他干扰因子，以进一步确定该待评有害因子与暴露人群健康效应之间的因果关系。测定方法应执行质量控制。凡有相应的国家标准物质，则应采用国家标准物质进行质量控制。

对各环境介质总摄入量的估算 摄入量的确定有很大的地区差别，通常认为一个成年中国男性体重 60 kg，每天饮水 2 ~ 3 L，每天吸入空气 10 ~ 15 m³。

人体暴露的环境多种多样，有区域地理环境、居住环境、城市乡镇环境、生活环境、职业环境和消费娱乐环境等；特殊职业人群还有特殊环境。环境暴露的途径也是多种多样的，如通过水、空气、土壤、尘、工业化学物、消费品、药品、食品和化妆品等。一种外来物质可能通过单一或多种环境介质进入人体，一种途径也可以介导一种或多种物质进入人体。而现场的暴露情况往往是复杂多样的，在进行暴露量的调查与计算时，应根据现场实际情况，对计算公式进行适当调整或补充矫正参数以作必要的修正。计算过程尽量利用本国本地区有代表性的参数。

① 估算多介质、多途径、多因子的暴露量。在实际情况中，往往在多个介质中都存在某种有害因子。例如，环境中的无机砷化物，有些地区只存在于地下水中，但有些地区的大气、室内空气、地下水、地面水甚至食物中都存在，都可能被人体接触。所以，在计算终生日均暴露剂量（D 值）时就必须对每个含砷介质都先分别计算出 D 值，然后再相加得出总的 D 值 [mg/（kg·d）]，即 $D_{总砷} = D_{地下水砷} +$

$D_{\text{地面水砷}} + D_{\text{大气砷}} + D_{\text{室内空气砷}} + D_{\text{食物砷}}$。当环境中有多个有害因子共同被人体接触时，也必须把多个因子的 D 值计算出来后相加得出总 D 值。

② 亚人群暴露量估计。有些情况下，人的年龄、性别等因素会造成暴露量有明显差异，应分别计算各亚人群的暴露量。

③ 终生累积暴露的估计。终生日均暴露剂量乘以终生暴露时间（日）即可简单地计算终生累积暴露量。但如果暴露期间有中断，而且间隔时间也各有不同，则可按照时间加权法进行计算。

个体暴露量的测定 个体暴露量测量是贴近人体接触面进行采样，可以减少采样的不确定系数。常用的个体采样方法有以下几种：①气体个体采样器，这是一类小型气体采样器，进气口靠近人体鼻孔，可采集到真正进入人体呼吸道的空气；②膳食调查，可采集特定人群实际进食的种类和数量；③饮用水量实际调查，跟踪记录并采集特定人群在饮水时的水量；④皮肤涂抹采样，在皮肤表层一定的面积内涂抹采样。

然而，外暴露的测量终究只能测量人体界面以外的水平，与进入体内的实际水平仍有很大差距。相比而言，内剂量的测量就确切得多。

内剂量和生物有效剂量的计算 外源性化学物实际进入机体中的剂量，一般包括机体吸收（内剂量）和靶器官暴露（生物有效剂量）两个阶段。所谓吸收通常指物质经过机体生物膜进入血液循环的过程。吸收量＝摄入量×吸收率。各种物质之间由于吸收率不同，实际的吸收量可能有很大的差异。例如，甲基汞在胃肠道几乎完全被吸收，但金属汞的吸收率非常低。生物有效剂量一般是指外源性化学物或其代谢产物与靶器官/组织相互作用的剂量。

在暴露评价中，由于各种条件的限制，常常不能直接对人群的内剂量进行测量。为了对人群的实际暴露进行准确的测量和评价，并据此进行准确的剂量-反应（效应）关系的计算和评价，可根据毒理学动物实验的经验公式和生物统计模型对人群的内剂量进行推算。

内剂量的推算 在危险度评价过程中通常以日均暴露剂量（average daily dose，ADD）或终生日均暴露剂量（life average daily dose，LADD）表示，单位为 μg/（kg·d）或 mg/（kg·d）。ADD 适用于短期暴露的环境物质；LADD 则适用于低浓度长期暴露的环境物质，如致癌物质等。

以潜在剂量为例，如果暴露质量浓度（ρ）与环境介质摄入量比较稳定或接近常数，则公式表达为 $\text{ADD} = \rho \cdot \text{IR} \cdot \text{EF} \cdot \text{ED} / (\text{BW} \cdot \text{AT})$ 或 $\text{LADD} = \rho \cdot \text{IR} \cdot \text{ED} / (\text{BW} \cdot \text{LT})$。式中，ADD 为经呼吸暴露某种化学物的日均暴露剂量，mg/（kg·d）；ρ 为环境空气中该化学物的质量浓度，mg/m³；IR 为呼吸速率，m³/d；EF 为暴露频率，d/a；ED 为暴露持续时间，a；BW 为体质量，kg；AT 为平均暴露时间，d；LADD 为经呼吸暴露某种化学物的终生日均暴露剂量，mg/（kg·d）；LT 为寿命，a。

一般情况下，外源性化学物的吸收途径是经呼吸道、消化道和皮肤。在毒理学实验中，有时也利用皮下注射、静脉注射、肌肉注射和腹腔注射方式染毒，经注射部位的组织被吸收。

生物有效剂量的推算 外源性化学物通过不同途径被吸收进入机体后，在体内各种酶体系的参与下，主要在肝脏代谢转化形成一系列代谢产物或中间代谢物，一般经生物转化形成的代谢产物对机体的毒性会降低，但有些却可能毒性升高或活化，形成靶器官的暴露，对机体产生危害。在缺乏人群的相应内剂量资料的情况下，可以利用动物实验的资料根据一些统计公式的模型进行推算。目前公认比较科学合理的是以生理学为基础的药物动力学模型——生理药代动力学模型（physiologically based pharmacokinetic，PBPK）。该模型考虑到化学物质染毒部位的解剖、生理特点，化学物本身的理化特性，因染毒部位不同而导致的吸收过程的血液循环差异，组织脏器的血流特征和代谢酶系的分布等，并在此基础上建立多室模型，阐明化学毒物在体内的动力学过程。这样就可以通过综合利用给药剂量和哺乳动物的生理学特点及生化特征资料，推算出动物的生物有效剂量，再根据动物和人的种属差异进行外推。

生物标志的应用　近年来随着生物监测方法和分子生物学技术的迅速发展与应用，生物标志在人群流行病学研究中的应用越来越广泛，推动了流行病学研究方法的重大进展。

生物标志的研究和应用为疾病的早期发现和早期诊断提供了一个有效的途径，近年来已成为预防医学的重要研究前沿。由于生物标志可作为内剂量水平的测定指标，它的应用可明显提高环境暴露测定的精确性和环境暴露与健康结局之间剂量-反应（效应）关系推断的合理性，在环境健康危险度评价中也得到越来越广泛的应用。

生物标志的概念和分类　见生物标志和暴露生物标志。

生物标志在暴露评价中的应用意义　暴露生物标志可直接反映人体对环境污染物的内剂量。与传统的环境大气监测、调查问卷和统计报告资料相比，体内的暴露标志物可提供更为精确的、个体特异性暴露的测定数据和靶器官（细胞）的暴露剂量的估计值，用于确定剂量-反应（效应）关系。此外，应用暴露生物标志进行暴露评价，可减少由于研究对象配合不好、调查员误差等产生的信息收集偏倚，校正传统暴露测定方法的不确定性，从而为人体内剂量的长期监测提供有效的指标和必要条件。

选择生物标志的基本原则　主要包括生物样本收集和测定的可行性、生物样本采样的非损伤性、标志的特异性、标志的持久性、峰剂量和累积剂量标志的变异性和标志物经样本储藏的稳定性。

趋势及前景　随着社会的进步与发展，暴露评价的各个方面都在发生着变化，如暴露的人群分布、暴露评价的测定方法。暴露的人群分布已从过去侧重于职业性或事故性的急性高浓度暴露，转为一般人群和某些特殊易感群体如儿童的日常低剂量暴露。暴露评价的测定也从只针对直接暴露的测定，发展为直接暴露与间接暴露相结合的综合测量，并且更多地追

求对个体暴露的精确评价。全球定位系统（GPS）的普及应用使得对个体暴露的估计更加精确，甚至可计算出个体每天不同时段的污染物暴露量。而地理信息系统（GIS）和地理统计技术的发展则可以利用监测地区的数据预测非监测地区的污染物浓度。此外，在暴露评价中，越来越多的统计学方法和模型得到了应用，其中主成分分析有助于鉴别多化学物暴露时的污染源。在今后的工作中，暴露评价方面所取得的上述进展，必将对整个环境健康危险度评价起到积极的促进作用。　　　　（郝羽）

baolu shengwu biaozhi

暴露生物标志　（biomarker of exposure）反映机体生物材料中外源性物质或其代谢物，或外源性物质与某些靶细胞或靶分子相互作用的产物的生物指标。

分类　包括内剂量和生物效应剂量两类生物标志。

内剂量　表示吸收到体内的外源性物质的量，包括细胞、组织、体液或排泄物中的物质原型或者代谢产物的含量，是外源性物质在生物体内已经发生和正在延续的暴露指示剂，可通过测定生物体某一特定组分的物质或其代谢物来实现。例如，血铅、尿铅和血镉、尿镉浓度可分别作为机体暴露铅和镉的内剂量，尿中扁桃酸和三氯乙酸浓度可分别作为机体暴露乙苯和三氯乙烯的内剂量，尿中1-羟基芘可反映机体暴露多环芳烃的内剂量。

生物效应剂量　达到机体效应部位（组织、细胞和分子）并与其相互作用的外源性物质或其代谢产物的含量，是靶分子或靶细胞部位的暴露指示剂，如骨铅、DNA加合物、三硝基甲苯血红蛋白加合物的水平。生物效应剂量真正反映了外源性物质对机体发生作用的含量，但直接测定效应部位的剂量往往十分困难，一般多用替代物的浓度来推测效应部位的浓度，但这需要有充足的资料证明两者的相关关系。由于外源性物质在生物体内代谢的速率和途径不同，靶部位的生物效应剂量较内剂量更

有用。

选择依据 主要是受检的外源性物质在实验动物体内的毒物代谢动力学资料。例如，苯在肝脏代谢产生酚、儿茶酚、对苯二酚和氢醌，进一步羟化形成苯三酚，最终与葡萄糖醛酸、硫酸形成结合物，或与巯基化合物或蛋白质形成苯巯基尿酸、S-苯基-硫醚氨酸解毒产物。此外，苯的上述代谢物进一步氧化可形成苯环氧化物、黏糠醛、苯醌等。根据以上苯的代谢途径及其代谢物，苯的暴露生物标志中目前已制定生物接触限值的有呼出气中苯和尿中总酚，但尿酚特异性差、本底高，只在苯浓度高的环境中可检出；而尿中黏糠酸、S-苯基-硫醚氨酸可在暴露低浓度苯的条件下检出，是值得开发的苯暴露生物标志。此外，生物半减期对选择暴露生物标志很重要，它可反映受检物在体内的蓄积情况，有助于生物标志选择、监测策略制定和结果解释。

作用 包括以下几个方面：①在生物监测中的应用。用暴露生物标志建立生物监测指标或用于规定生物接触限值，在生物体还没有发生有害健康效应时评价生物体的早期暴露量，以便采取相应的污染控制措施，减少暴露和摄取，预防有害健康效应与疾病的发生。②在环境和临床干预中的作用。通过测定暴露生物标志了解干预措施实施前后机体暴露污染物的程度，用以评价干预效果。③在毒理学研究中的应用。用于确定毒物的总暴露剂量及探索剂量-反应（效应）关系；了解污染物的生理学作用以及污染物联合暴露对生物系统的影响及其作用机制。④在分子流行病学中的应用。可用于评价人群多途径的暴露水平，精确测量暴露的内剂量和靶组织剂量。

（魏红英）

Baowenshi bing

鲍温氏病 （Bowen disease） 一种表皮内鳞状细胞癌。临床表现为浅褐色小斑片并可相互融合呈斑块状，常有灰黄或黑褐色厚痂，或表浅糜烂形成溃疡，因1912年由美国皮肤科医生鲍温（Bowen）首先报道而得名。该病的确

切病因及发病机理尚不明确，可能与接受砷剂、病毒感染、日光照射、外伤、遗传因素和色痣等有关。因该病的发生与砷中毒有一定关系，故地方性砷中毒患者中有部分病例可出现鲍温氏病，由病程较久的地方性砷中毒患者掌跖角化病灶和躯体四肢部位角化物发生恶变而成。

鲍温氏病的病理表现为表皮角质增厚和角化不全，棘细胞增生，有大小形态不等的异型细胞（胞核较大，染色不均），称为鲍温氏小体；真皮有中等程度的细胞浸润，内含浆细胞、肥大细胞及多形核白细胞，血管扩张，有明显的围管性浸润。临床特点为初起圆形或椭圆形红斑或丘疹，逐渐扩大成不规则浸润性斑块，境界清楚，表面附有角化性鳞屑及结痂，呈黄褐色，稍隆起；剥去结痂可露出暗红色潮湿面，一般不出血；如出现溃疡，常为侵袭性生长的标志。该病应与局限性神经性皮炎、银屑病、丘疹鳞屑性病变、盘状红斑狼疮等相鉴别。

该病的治疗以手术切除为首选疗法，切除范围和手术方法视癌肿部位、大小、浸润程度和是否转移等决定，切除后的皮损常规应做病理检查，观察是否切除彻底，如有残留，应扩大切除范围和深度；如发生转移则可考虑化疗。其他如冷冻、激光以及放射线照射等方法也可选用。对于由地方性砷中毒引起的鲍温氏病，除了对患者进行治疗之外，亦应重视患者居住地的发病情况，及时发现病因，并采取地方性砷中毒的防治措施，以控制当地地方性砷中毒的危害。

（魏红英）

bianxingganjun shiwu zhongdu

变形杆菌食物中毒 （proteus food poisoning） 由于摄入大量变形杆菌污染的食物所致，以急性胃肠炎症状为主要临床表现的感染型细菌性食物中毒，属条件致病菌引起的食物中毒。

病原 变形杆菌属肠杆菌科，为革兰氏阴性杆菌。变形杆菌食物中毒是我国常见的食物中毒，其中普通变形杆菌和奇异变形杆菌是两种主要类型。变形杆菌一般不致病，需氧或兼性厌氧，对热的抵抗力不强，加热55℃持续1 h

即可将其杀灭。变形杆菌属腐败菌和低温菌，生长繁殖对营养要求不高，在 4～7℃ 的低温环境下即可繁殖。变形杆菌在自然界中广泛分布，在污水、垃圾和土壤中均可检测出该菌。

流行病学 主要包括以下三点。

季节性 变形杆菌食物中毒全年均可发生，但主要集中在 5—10 月，其中以 7—9 月发生最多。

中毒食品种类 引起中毒的食品主要是动物性食品，特别是熟肉类、凉拌菜和病死家畜肉等。

食物中变形杆菌的来源 变形杆菌广泛分布于自然界，食品受其污染的机会较多，可寄生在人和动物的肠道中。在动物内脏等这些生肉类食品中，变形杆菌的带菌量较多。

原因 变形杆菌食物中毒的发生主要与食品的污染及其程度有关，污染的食品以动物性食品为主，在其生产、储存、运输和销售等过程中均可受到变形杆菌致病菌的污染。由于贮藏方式不当，在一定温度下变形杆菌可在食物中大量繁殖并产生肠毒素，从而引起食物中毒。若食品在食用前未加热或加热不彻底，或在食品的烹调加工过程中，由于处理生、熟食品的加工器具未严格分开，被污染的食品加工器具污染熟制品，或操作人员通过手接触熟制食品而造成变形杆菌污染，食后均可引起食物中毒。

临床表现 主要表现为恶心、呕吐、头晕、头痛、发冷、发热、乏力和肌肉酸痛等，潜伏期一般为 12～16 h，短者 1～3 h，长者达 60 h。重者脱水、酸中毒、血压下降、惊厥、昏迷，腹痛剧烈，多呈脐周的阵发性剧烈绞痛或刀割样疼痛。腹泻物多为水样便，常伴有黏液、恶臭，一日数次。体温一般在 37.8～40℃，但多在 39℃ 以下。发病率较高，一般为 50%～80%，其高低与食品污染程度和进食者健康状况有关。病程比较短，一般为 1～3 天，多数在 24 h 内恢复，一般预后良好。

诊断 合理的诊断和治疗是防治变形杆菌食物中毒的关键。变形杆菌食物中毒按《变形杆菌食物中毒诊断标准及处理原则》（WS/T 9—1996）进行。内容包括流行病学特点、临床表现、细菌学和血清学检验等。

流行病学特点 除具有一般食物中毒的流行病学特点外，变形杆菌食物中毒的来势比沙门氏菌食物中毒更迅猛，病人更集中，但病程短、恢复快。

临床表现 以急性胃肠炎症状为主，腹痛较为严重，多是脐周的阵发性剧烈绞痛或刀割样疼痛，病人多有体温升高。

实验室诊断 主要包括：①细菌学检验。由于普通变形杆菌在自然界中分布较为广泛，在一般情况下无致病性，故在可疑中毒食品或患者的呕吐物或粪便样品中检出时，尚不能肯定是由该菌引起的食物中毒，仍需进一步通过血清学试验进行验证。②血清学凝集分型试验。鉴于变形杆菌在自然界分布广泛，故可通过血清学凝集分型试验确定从可疑中毒食物中或中毒患者呕吐物或粪便样品中检出的变形杆菌是否为同一血清型。③患者血清凝集效价测定。患者的血清凝集效价测定有助于诊断，病人恢复期血清的凝集效价比发病早期明显升高，一般在 1∶20～1∶80，高者可达 1∶160 或 1∶320。可取患者早期（2～3 天）及恢复期（12～15 天）血清，与从可疑食物中分离的变形杆菌进行抗原抗体反应，观察血清凝集效价的变化。恢复期凝集效价升高 4 倍即有诊断意义。④动物试验。为了进一步确定分离出菌株的致病性，应做动物毒力试验。通常用检出菌株的 24 h 肉汤培养物给小白鼠进行皮下或腹腔注射，注射量为 0.5 mL。通过观察小白鼠死亡情况，检测肝、脾、血液中有无注射的变形杆菌菌株以及脏器有无器质性病变来判断。

防治措施 防止污染、控制病原菌繁殖和食前彻底加热以杀灭病原菌是预防变形杆菌食物中毒发生的三个主要环节，具体措施与沙门氏菌食物中毒基本相同。在上述基础上，尤其应控制人类带菌者对熟食品的污染以及食品加工烹调中带菌的生食品、食物容器和用具等对熟食品的污染。为此，食品企业、集体食堂应建立严格的卫生管理制度，注意饮食卫生。变形杆菌食物中毒的治疗一般不必用抗生素，仅需补液等对症处理。对重症患者可给予抗生素治疗，可根据对药物敏感试验的结果，首选氯霉素、诺氟沙星等抗菌药物，出现其他症状时可对症治疗。 （郑婵娟）

bianyingxing biyan

变应性鼻炎 （allergic rhinetis，AR） 又称过敏性鼻炎。是发生于鼻黏膜的变态反应性疾病，临床主要表现为打喷嚏、流清涕、鼻塞和鼻痒。

分类 根据症状持续时间，变应性鼻炎分为间歇性变应性鼻炎和持续性变应性鼻炎。间歇性变应性鼻炎指出现症状的次数每周小于4天，或连续时间小于4周；持续性变应性鼻炎则是每周4天或以上出现症状，并且连续时间超过4周。根据患者症状严重程度，以及是否影响生活质量（包括睡眠、日常生活、工作和学习），可将变应性鼻炎分为轻度和中—重度。轻度症状较轻，对生活质量尚未产生影响；中—重度症状明显或严重，对生活质量产生影响。

病因 主要包括两个方面，即环境因素和遗传因素。

环境因素 变应性鼻炎是一种过敏反应，因而变应原的暴露是造成该疾病的重要原因。变应原是诱导特异性IgE抗体并与之发生反应的抗原。它们多来源于动物（不含昆虫）、植物、昆虫、真菌或职业性物质。其成分是蛋白质或糖蛋白，极少数是多聚糖。变应原主要分为吸入性变应原和食物性变应原。吸入性变应原是变应性鼻炎的主要原因。

花粉 花粉多引起季节性变应性鼻炎，又称花粉症。花粉的致敏能力随季节、地理位置、温度和植物种类而变化。风媒花粉由于飘散量巨大且能远距离传输，因而可影响远离花粉源数百公里的人群。虫媒花粉只有直接接触才会致敏，如农艺师和花店店员。

螨 包括屋尘螨和粉尘螨等，参见尘螨污染健康危害。

空气污染 大气颗粒物，特别是柴油车尾气颗粒可作为佐剂，加剧变应性鼻炎的症状。还有研究发现与汽车尾气有关的二氧化氮污染可增加患花粉症的危险度。

其他 动物皮屑、真菌、蟑螂等也是变应原的来源。

遗传因素 遗传学研究证实，变应性鼻炎是一种具有遗传易感性的疾病，人类基因组多个位点上的基因多态性是变应性鼻炎重要的易感因素，参与变应性鼻炎的发生过程。但是近半个世纪在相应人类基因突变的比率并未发现有大幅度的上升的基础上，变应性鼻炎及其他变态反应性疾病如哮喘的发病率却迅猛增加，因此，单纯的遗传易感性并不足以解释变应性鼻炎发病率迅速增加的原因。因而，现在的观点认为，遗传和环境因素之间的相互复杂作用才是变应性鼻炎发生的根本原因。

流行病学 变应性鼻炎严重影响着人类的健康，尤其对青少年危害更大，且无法根治。随着工业化进展、现代生活方式和人类生态环境的急剧变化，变应性鼻炎的发病率有全球性增长的趋势，其患病率为5%～25%。国际儿童哮喘和变态反应调查发现（2011），发展中国家季节性变应性鼻炎（花粉症）累及50%的青少年。此外，研究发现变应性鼻炎患者中有20%～38%为合并哮喘，与单纯变应性鼻炎相比，合并哮喘的变应性鼻炎症状更为严重。

发病机制及临床表现 变应性鼻炎主要为一个基本免疫反应过程，即变应原经抗原呈递细胞呈递后与肥大细胞表面的IgE抗体结合，引起肥大细胞脱颗粒并释放炎性反应介质，从而导致患者出现变态反应症状。这个过程包括速发相和迟发相两个反应阶段，其机制和临床表现分别如下。

速发相反应 可在数分钟内发生，主要表现为IgE包被的肥大细胞增多，识别沉积在呼吸道黏膜中的变应原而发生脱颗粒，释放颗粒中的炎性介质，包括组胺、类胰蛋白酶、食糜酶、激肤原酶和肝素等。肥大细胞同时分泌前列腺素、白三烯等炎性介质。上述炎性介质可导致患者出现鼻痒、眼痒、清水样涕、连续喷嚏和不同程度的鼻塞等症状。

迟发相反应 在接触变应原后 6 ~ 9 h 达高峰，然后逐渐消退，在此期间，肥大细胞产生的炎性介质作用于血管内皮细胞，表达血管细胞黏附分子和 E-选择素，导致血液循环中的白细胞与血管内皮细胞黏附，在具备趋化作用的细胞因子的协同作用下，促使嗜酸性粒细胞、中性粒细胞、嗜碱性粒细胞、T 细胞和巨噬细胞等浸润鼻黏膜组织。鼻黏膜中浸润的炎性细胞活化并释放炎性介质，可再次激发速发相反应，使急性变应性症状反复出现。迟发相反应可由肥大细胞激发，也可由 T 细胞激发，二者的区别在于前者依赖 IgE 的作用，后者可不依赖 IgE，而由主要组织相容性复合物介导。从临床表现上，不易区分速发相和迟发相反应，唯一的区别是迟发相反应阶段，患者鼻塞的症状相对持久。

诊断 确诊变应性鼻炎需临床表现、皮肤点刺试验或血清特异性 IgE 检测等证据。

症状与体征 通常变应性鼻炎出现喷嚏、清水样涕、鼻塞、鼻痒等症状中的 2 项以上（含 2 项），每天症状持续或累计时间在 1 h 以上。可伴有眼痒、结膜充血等眼部症状。体征常见鼻黏膜苍白、水肿和鼻腔水样分泌物。

皮肤点刺试验 指使用标准化变应原试剂，在前臂掌侧皮肤点刺，20 min 后观察结果。每次试验均应进行阳性和阴性对照，阳性对照采用组胺，阴性对照采用变应原溶媒，并应按相应的标准化变应原试剂说明书判定结果。皮肤点刺试验应在停用抗组胺药物至少 7 天后进行。

血清特异性 IgE 检测 可作为变应性鼻炎诊断的实验室指标之一。

防治措施 预防措施主要包括：①尽量避免接触变应原和其诱发因素。②加强对过敏性疾病知识的普及和宣传。药物治疗是变应性鼻炎治疗的首选方法，一般使用抗组胺药物和皮

质类固醇；此外，减少与变应原的接触有助于治疗效果的维持。 （秦宇）

bianyingyuan
变应原 （allergen） 能诱发超敏反应的物质。变应原引起的超敏反应是免疫系统识别自身分子或抗原，并通过免疫记忆对非自身抗原产生的强烈反应。

类型 变应原根据其免疫原性，分为完全抗原和半抗原：①完全抗原，能够刺激机体形成特异抗体或致敏淋巴细胞，如异种血清蛋白质、微生物、霉菌、植物、花粉、皮片、尘螨等。②半抗原，即许多分子量较小的外来化合物如三硝基氯苯、氯化苦、镍和铂等某些金属、工业化学物氯乙烯等，它们本身没有抗原性，但当它们与某些蛋白质结合后就能起到抗原作用，毒物与蛋白结合的能力与该物质化学结构中的某些活性基团有密切关系。

此外，根据变应原的存在介质，可将其分为：①环境因素相关变应原，包括室内尘土、花粉、真菌孢子、螨属、宠物皮毛、皮毛（羽毛）屑和毛虫毒毛。②职业性变应原，包括木尘，蚕丝及半抗原邻苯二甲酸酐、乙二胺、甲苯二异氰酸酯等。③食物因素相关变应原，包括牛奶、鸡蛋、鱼、虾、蟹、羊肉及禽肉类、芝麻、花生、橘子、荔枝、扁豆以及食用色素和防腐剂等。这些变应原引起的主要症状为打喷嚏、流鼻涕、流眼泪，鼻、眼及外耳道奇痒，严重者还会诱发气管炎、支气管哮喘、肺心病。

健康危害 变应原引起的健康危害主要为其引起的超敏反应，包括 I 型超敏反应（速发型变态反应）和 IV 型超敏反应（迟发型变态反应）（参见超敏反应）。多数变应原（尘土、花粉、真菌和皮毛等）引起的过敏反应为 I 型超敏反应，可表现为皮肤黏膜过敏症（荨麻疹、湿疹、血管神经性水肿），消化道过敏症（食物过敏性胃肠炎），呼吸道过敏反应（过敏性鼻炎、支气管哮喘、喉头水肿）和全身过敏症（过敏性休克）等；IV 型超敏反应可引起接触性皮炎，如汞制剂、硫酸镍和苯二胺等可引起

接触性皮炎。

变应原引起超敏反应的强弱与下列因素有关：①暴露途径，虽然每种暴露途径都可引起超敏反应，但直接吸收途径引起超敏反应的可能性更大，如经皮给药更易引发变态反应性接触性皮炎，而静脉注射途径给药所引起的超敏反应更强。②暴露方式，间断暴露致敏性化学物能明显增强超敏反应的发生，如间断使用利福平后，免疫性肾小球肾炎的发生率明显升高。③化学结构，虽然目前推测化学物质变应原的致敏性可能与化学结构有关，但具体的机制和相关信息仍不清楚，仍需大量的研究来解答。④环境因素，外环境与职业环境因素在超敏反应中的作用是显而易见的，除了能直接引起超敏反应的变应原外，环境污染和职业因素与变应原等多种因素的联合作用可能是工业化国家呼吸道变态反应发病率增加的相关因素。例如，大气污染已被确认为哮喘的致病因素。另外，大气中的臭氧、二氧化硫、氮氧化物和颗粒物等都可加强变态反应。⑤个体因素，可分为正常体质和特异性体质。在相同的抗原刺激下，特异性体质的机体内产生的抗体的数量较多，约为正常体质的 10 倍。特异性体质是先天的，由遗传基因决定，特异性体质的人更常出现过敏症状，如呼吸道过敏、肠道过敏、皮肤过敏等。

常见变应原及其危害　见大气变应原污染健康危害。　　　　　　　（魏红英）

病例对照研究（case-control study）　见分析流行病学。

病例交互研究（case-crossover study）　见分析流行病学。

病死率（fatality rate）　见疾病频率测量。

不良建筑物综合征（sick building syndrome，SBS）　又称病态建筑物综合征。是由于暴露于室内各种化学、物理的有害因素，人群在进入建筑物一段时间后产生的一系列非特异性自觉症状和体征。美国国家环境保护局将不良建筑物综合征归纳为头晕，头痛，乏力，眼、鼻、咽、喉部位有刺激感，恶心，食欲下降，易怒，记忆力减退，皮肤瘙痒，月经不调等 30 多项。

危险因素　文献报道的 SBS 的危险因素可分为 4 类，包括物理因素（包括气温、相对湿度、通风、人工光照、噪声振动）、化学因素〔包括环境烟草烟雾、甲醛、挥发性有机化合物（VOC）、生物杀虫剂、嗅味物质、二氧化碳、一氧化碳、二氧化氮、二氧化硫、臭氧、离子、颗粒物、纤维〕、生物因素（包括霉菌、皮屑、细菌、螨虫）和心理因素（包括工作压力、生活压力、情绪紧张、人际关系紧张等对心理造成的影响）等。近年来的研究主要集中在以下几方面。

建筑物相关因素　包括建筑和室内装饰材料、室内用品（如家具）等释放的挥发性有机化合物、甲醛和嗅味物质；家用化学品、烟草烟雾、燃料燃烧等产生的各种挥发性有害物质，均会使室内空气质量下降。此外，还包括建筑设计相关因素，即通风量、空调系统、室内气温和相对湿度的调节设备以及室内电磁场强度等。现代住宅、办公室门窗紧闭，可能存在通风不良、空气对流较差、新风量严重不足、污染物得不到及时排放和稀释以及室内负离子含量过低等问题。

身体相关因素和心理素质因素　身体相关因素，即过敏性体质和过敏原；心理素质因素即工作负荷、生活压力和工作压力。

生活方式和工作方式　生活方式，如吸烟和喝咖啡嗜好；工作方式，如使用计算机和复印机。

其他　症状产生还可能与温度、湿度、采光、声响等舒适因素的失调以及情绪等心理反应有关。同时，现代家用电器在正常工作时可产生各种不同波长和频率的电磁波，包括计算机、电视机、电冰箱、微波炉、电磁炉、移动电话等。长期生活在这种环境下的人员健康会受到影响。参见室内非电离辐射污染健康影响。

诊断基准　SBS 的诊断主要广泛采用两种基准。一种来自丹麦拉尔斯（Lars Molhave）教授，并被 WHO 所采用（表1）。另一种来自欧洲室内空气质量及其健康影响联合行动组织（表2）。

表1　WHO/L. Molhave 的基准

1	绝大多数室内活动者主诉有症状
2	在建筑物或其中部分，发现症状尤其频繁
3	建筑物中的主诉症状不超过下列五类： 感觉性刺激征 神经系统和全身症状 皮肤刺激症 非特异性超敏反应 嗅觉与味觉异常
4	眼、鼻、咽部的刺激症状是其中最频繁的症状
5	其他症状（如下呼吸道刺激征）内脏症状并不多见
6	症状与暴露因素及室内活动者敏感水平没有可被鉴定的病因学联系

表2　欧洲室内空气质量及其
健康影响联合行动组织基准

1	该建筑物中大多数室内活动者必须有反应
2	所观察的症状和反应： 皮肤和黏膜感觉性刺激征 全身不适，头痛和反应能力下降 非特异性超敏反应，皮肤干燥感 主诉嗅味或异味 工作能力下降，旷工、旷课 关心初级卫生保健 主动改善室内环境
3	眼、鼻、咽部的刺激症状必须为主要症状
4	系统症状（如胃肠道）并不多见
5	症状与单一暴露因素间没有可被鉴定的病因学联系

流行特征　在发达国家中，不良建筑物约占办公建筑物的30%，并随国家和地区有所不同。尽管存在 SBS 的诊断基准，但是由于 SBS 是一系列症状的组合，还没有公认统一的流行病学诊断执行定义，很难获得公认的 SBS 的总罹患率，故文献中通常是将症候群中各项症状分别统计，进行综合报道。很显然，总症状罹患率要高于某一症状的罹患率。SBS 的流行特征主要包括以下三方面。

高度的建筑特征依赖性　室内建材、装修装饰材料及家具材料的种类、所释放的污染因素的水平、空调和通风系统的卫生学措施以及房间的密闭程度都与 SBS 的发生有极为密切的联系。离开不良建筑物后，症状在较短的时间内会改善或消失。

有生理与性别的差异　有过敏体质的个体的罹患率高于非过敏体质的个体，其比例为 2:1～4:1；女性高于男性，其比例为 2:1～4:1。

受生活方式和工作方式的影响　吸烟者的罹患率低于非吸烟者，室内计算机终端和复印机的使用对 SBS 的发生均有促进作用。

（董凤鸣）

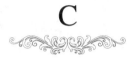

超敏反应 （hypersensitivity） 又称过敏反应或变态反应。是机体对某些变应原初次应答后，再次接受相同变应原刺激时发生的一种以生理功能紊乱和组织损伤为主的异常的免疫应答。

特点 主要表现为：①变态反应性炎症，反应表现不同于该物质的一般毒性反应，组织病变不同于该物质的中毒变化。②初次接触某种化学物质后经过 1~2 周，再次接触同一物质，反应即可出现。③很小的剂量进入机体即可致敏，再接触小量即可出现症状，不完全遵循毒理学的剂量-反应（效应）规律。④职业场所含有的多种化学性生产性毒物能够引发不同类型的职业型超敏反应，最主要的表现为接触性皮炎、过敏性哮喘、超敏反应性肺炎和多种化学物过敏等。

类型 根据超敏反应出现的快慢和是否存在抗体，可分为四型：①Ⅰ型，又称速发型变态反应，是 IgE 介导的变态反应。机体初次接触变应原后可产生 IgE 抗体，其 Fc 段结合于肥大细胞或嗜碱性粒细胞表面，使机体产生致敏状态，当致敏的机体再次接触相同的变应原时，变应原即与细胞表面的 IgE 结合，使细胞释放多种药理活性物质，引起各种病理变化。②Ⅱ型，又称细胞毒型或溶细胞型变态反应，是抗体（IgG 或 IgM）引起的带抗原的组织细胞的损伤或功能障碍。IgG 或 IgM 抗体与机体细胞（靶细胞）表面的抗原结合，通过活化补体、巨噬细胞吞噬或 NK 细胞（自然杀伤细胞）的抗体依赖细胞毒性作用引起细胞的破坏死亡。③Ⅲ型，又称免疫复合物型变态反应，是由于抗原抗体复合物在组织中沉积而引起的炎症反应。炎症反应涉及补体的活化和嗜中性粒细胞的浸润，释放出许多水解酶并造成组织损伤。④Ⅳ型，又称迟发型或细胞免疫型变态反应，是由致敏的 T 细胞与特异抗原的反应引起的组织损伤。表面具有特异性受体的致敏淋巴细胞再次与抗原相遇，引起细胞增殖，并释放淋巴因子，吸引和激活非特异性的巨噬细胞，从而引起组织损伤。各型超敏反应的变应原、靶组织和靶细胞、免疫效应等特点具体见下表。

各型超敏反应特点

类型	变应原	靶组织和靶细胞	参与的免疫分子	参与的免疫细胞	参与的生物活性介质	免疫效应	临床常见病
Ⅰ（速发型）	花粉、尘屑、真菌、食物、药物等	皮肤及呼吸道、全身毛细血管、消化道黏膜	抗体 IgE、IgG4	肥大细胞、嗜碱性粒细胞、嗜酸性粒细胞	组胺、激肽原酶、白三烯、前列腺素、血小板活化因子等	血管扩张、通透性增强、平滑肌收缩、腺体分泌增加	过敏性休克、支气管哮喘、过敏性鼻炎、食物过敏、荨麻疹等

续表

类型	变应原	靶组织和靶细胞	参与的免疫分子	参与的免疫细胞	参与的生物活性介质	免疫效应	临床常见病
Ⅱ（细胞毒型）	自身变性抗原、外来药物半抗原等	血细胞、肾小球基底膜、心肌细胞等、心瓣膜	抗体 IgG、IgM，补体	巨噬细胞、NK 细胞、中性粒细胞	溶酶体酶、膜攻击复合物	细胞、组织损伤	溶血性贫血、输血反应、新生儿溶血症、链球菌感染后肾小球肾炎
Ⅲ（免疫复合物型）	可溶性抗原	血管基底膜、肾小球基底膜、关节滑膜	抗体 IgG、IgM，补体	中性粒细胞、血小板、嗜碱性粒细胞	白细胞趋化因子（C3a、C5a、C567）、溶酶体酶、血管活性胺等	以中性粒细胞浸润为主的血管炎症	系统性红斑狼疮、类风湿性关节炎等、血清病、链球菌感染后肾小球肾炎
Ⅳ（迟发型）	胞内寄生菌和病毒、化学制剂（染料、油漆、药物等）	病原菌感染细胞、皮肤、移植的异体器官	与抗体和补体无关	Tc（细胞毒性 T 细胞）细胞、CD4+ Th1 细胞（1 型辅助性 T 细胞）	穿孔素，丝氨酸蛋白酶，IL-2、IFN-γ、TNF-β 等	单核吞噬细胞浸润性炎症反应	传染性超敏反应、接触性皮炎、移植排斥反应等

（魏红英）

chenfei

尘肺（pneumoconiosis） 生产活动中吸入粉尘而发生的以肺组织纤维化为主的一类疾病的总称。大多数学者认为长期吸入不同种类的粉尘可导致不同类型的尘肺或肺部疾病。尘肺病给国家和个人造成了巨大的经济损失和不良的社会影响。

分类 我国现行《职业病分类和目录》中将尘肺分为 13 类，即硅肺（silicosis）、煤工尘肺（coalworkers' pneumoconiosis）、石墨尘肺（graphite pneumoconiosis）、炭黑尘肺（anthracosis）、石棉肺（asbestosis）、滑石尘肺（talc pneumoconiosis）、水泥尘肺（cement pneumoconiosis）、云母尘肺（mica pneumoconiosis）、陶工尘肺（kaolin pneumoconiosis）、铝尘肺（aluminum pneumoconiosis）、电焊工尘肺（electric arc welder pneumoconiosis）、铸工尘肺（foundry worker pneumoconiosis）、根据《职业性尘肺病的诊断》和《职业性尘肺病的病理诊断》可以诊断的其他尘肺。

病因 由吸入大量游离二氧化硅等致尘肺的生产性粉尘所致。吸入致尘肺的生产性粉尘并不一定会导致尘肺的发生。人体呼吸器官具有很强的防御粉尘进入和沉积体内的能力，空气中的粉尘被吸入后，经过鼻咽部的阻滤（10 μm）、气管壁的阻留（2~10 μm）、纤毛细胞的移送和巨噬细胞的吞噬（2 μm），只有很小一部分进入呼吸道的尘粒被尘细胞（吞噬有粉尘的吞噬细胞）带入肺泡间隔，经淋巴或血液循环而到达肺及人体的其他组织，引起病理损伤。而当吸入粉尘量过大、粉尘粒径较小、人体呼吸器官的防御功能降低或粉尘沉积于肺泡又不能完全清除时，吸入的粉尘会长期滞留在细支气管与肺泡内，这些粉尘及吞尘的巨噬细胞可能引起尘肺的发生。

发病机制和病理 尘肺的发生过程非常复杂，涉及多种细胞和生物活性物质，表现为炎症反应、免疫反应、细胞和组织的结构损伤和修复、胶原增生与纤维化形成，是多种因素相互作用与制约的结果，反应多呈进行性。进

13

入肺泡不能被清除的粉尘，因其本身的理化性质和生物学作用的不同，可引起纤维性变和非纤维性变两种不同类型的组织反应。纤维性变的主要特征为，不仅可形成一般粉尘引起的尘灶和尘细胞灶，还可形成细胞纤维性灶且随灶的增大、融合进而形成团块样病变。纤维性变中大量纤维组织的增生可破坏肺及毛细血管等的组织而形成瘢痕，使肺组织结构变形，产生肺不张或肺气肿，这些损害一般是不可逆的。非纤维性变又称肺粉尘沉着症，此型不形成瘢痕组织，不破坏肺泡和肺的组织结构，损害也是可逆性的。由于生产环境及过程中的粉尘多是混合存在的，影响粉尘生物学作用的因素较多，因此，粉尘引起的这两种肺组织反应并非完全独立，有些情况下可同时存在。粉尘引起的这两种组织反应单独或共同作用，最终导致尘肺的发生。

尘肺的病理改变主要表现为：①尘肺结节，镜检可表现为硅结节、混合尘结节或硅结核结节。硅结节为具有胶原纤维核心的粉尘性病灶；混合尘结节为胶原纤维与粉尘相间杂，且胶原纤维成分占 50% 以上的病灶；硅结核结节即硅结节或混合尘结节与结核性病变混合形成的结节。眼观病灶境界清楚、呈类圆形、色灰黑，触摸有坚实感。②尘性弥漫性纤维化，即呼吸细支气管、小支气管、肺泡、小叶间隔和小血管周围、胸膜下区因粉尘沉积所致的弥漫性胶原纤维增生。③尘斑，镜检可见病灶中有网织纤维、胶原纤维与粉尘相间杂，但胶原纤维成分不足 50%；眼观病灶呈暗黑色、质软、境界不清、灶周伴有直径 1.5 mm 以上扩大的气腔，又称灶周肺气肿。病灶与纤维化肺间质相连呈星芒状，伴灶周肺气肿。④尘性块状纤维化，眼观病变为 2 cm×2 cm×2 cm 以上的灰黑色或黑色、质地坚韧的纤维性团块；镜检或为尘肺结节融合或为大片尘性胶原纤维化，或为各种尘肺病变混杂交织所组成。⑤粉尘性反应，指肺、胸膜、肺引流区淋巴结粉尘沉积、巨噬细胞反应、轻微纤维组织增生等。

症状 以呼吸系统症状为主，主要为三大症状即呼吸困难、咳嗽和胸痛，此外少见喘息、咯血以及某些全身症状。

呼吸困难和喘息 呼吸困难为尘肺病人最常见和最早出现的症状，呼吸困难程度与病情的严重程度相关。随着病情的进展，肺组织纤维化程度逐渐加重，造成有效呼吸面积减少和通气/血流比例失调，进而因缺氧导致呼吸困难逐渐加重。少数病人合并喘息性支气管炎时，则表现为慢性长期的喘息，呼吸困难也会加重。当发生肺源性心脏病时，可很快发生心肺功能失代偿，病人因心功能衰竭和呼吸功能衰竭而死亡，这也成为尘肺病人死亡的主要原因。

咳嗽 尘肺病人发病早期咳嗽多不明显，显著咳嗽主要与合并症的发生有关。随着病程的进展，合并有慢性支气管炎者咳嗽显著；晚期病人常易合并肺部感染从而使咳嗽明显加重。

胸痛 为尘肺病人最常见的主诉症状，几乎每个病人均主诉有或轻或重的胸痛，早晚期及各种类型的病人均可有胸痛，其中以硅肺和石棉肺病人更多见。胸痛多为局限性，一般主诉为隐痛、胀痛或针刺样痛；疼痛部位不定且多有变化；疼痛程度多不严重。胸痛可能与纤维化病变的牵扯作用有关，特别是在有胸膜纤维化及胸膜增厚时。若胸痛骤然发生且在吸气时加重，常提示有气胸。

咯血 较为少见，可因上呼吸道长期慢性炎症引起的黏膜血管损伤而引起，表现为咳痰中带有少量血丝。合并肺结核多可引起咯血，且极易引起患者死亡。当大块纤维化病灶发生溶解破裂损及血管时，咯血量较多，但一般为自限性。

其他 除上述呼吸系统症状外，可有不同程度的全身症状，常见症状包括消化功能减弱、纳差、腹胀和大便秘结等。

诊断 尘肺的诊断按照《职业性尘肺病的诊断》（GBZ 70—2015）进行。确切可靠的生产性粉尘接触史，包括工作单位、工种、不同时间段接触生产性粉尘的起止时间、接触粉尘的名称和性质等，是诊断尘肺的基本条件。X线后前位胸片表现是诊断的主要依据。现场职业卫生学、尘肺流行病学调查资料和健康监护资料亦同等重要。参考临床表现和实验室检查，X线胸片有小阴影，总体密集程度至少达到1级，分布范围至少达到两个肺区，排除其他肺部类似疾病，对照尘肺诊断标准方可做出尘肺病的诊断。

尘肺的X线胸片检查和分期　检查对象为粉尘作业人员、健康检查发现X射线胸片有不能确定的尘肺样影像学改变者以及影像学改变的性质和程度需要在一定期限内动态观察者。根据检查结果，可分为：①一期尘肺（Ⅰ），有总体密集度1级的小阴影，分布范围至少达到两个肺区。②二期尘肺（Ⅱ），有总体密集度2级的小阴影，分布范围超过4个肺区或有总体密集度3级的小阴影，分布范围达到4个肺区。③三期尘肺（Ⅲ），或有大阴影出现，其长径不小于20 mm，短径不小于10 mm；或有总体密集度3级的小阴影，分布范围超过4个肺区并有小阴影聚集；或有总体密集度3级的小阴影，分布范围超过4个肺区并有大阴影。

尘肺的病理诊断标准　参照《职业性尘肺病的病理诊断》（GBZ 25—2014）进行。尘肺病理类型可有三种。一是结节型尘肺病变，以尘性胶原纤维结节为主，伴其他尘性病变存在。二是弥漫纤维化型尘肺病变，以肺尘性弥漫性胶原纤维增生为主，伴其他尘性病变存在。三是尘斑型尘肺病变，以尘斑伴灶周肺气肿改变为主，并有其他尘性病变存在。

尘肺病理诊断的并发症　包括肺结核、非特异性肺感染、肺心病、非尘肺性肺气肿、气胸、肺癌和恶性胸膜间皮瘤。诊断Ⅲ期硅肺结核必须具备Ⅰ期以上的尘肺病变基础，同时具备尘肺结核病变构成的纤维性团块。非特异性肺部感染包括细菌、病毒及真菌性支气管炎，肺炎，肺脓肿和支气管扩张症等。当难以区别炎症引起的纤维化与粉尘引起的纤维化时，可作为粉尘弥漫性纤维化诊断并分期。

防治措施　控制尘肺的关键在于预防，治疗亦无特效药，以综合治疗为主。

预防措施　按照《粉尘作业工人医疗预防措施实施办法》的规定，从事粉尘作业的工人必须进行就业前和定期健康检查，脱离粉尘作业时还应做脱尘作业检查。对于新参加粉尘作业的工人要做好就业前检查，检查项目包括职业史、自觉症状和既往病史、结核病接触史、体格检查、一般X线胸片等临床检查及必要的实验室检查。严格禁止具有尘肺职业禁忌证者从事相关工作，工作期间发生禁忌证的从业人员应及时调离相关岗位。尘肺的职业禁忌证包括严重气管及支气管畸形，胸膜下有直径大于2 cm的肺大泡，重度肺气肿，活动性肺结核，重度肺功能低下，心、脑、肝、肾等重要脏器严重疾病或功能障碍，凝血机能障碍，免疫机能低下和恶性肿瘤等。在生产场所及生产过程中采取湿式作业、通风除尘、密闭尘源、设备定期维护检修、加强个人防护、定期监测空气中粉尘浓度和加强宣传教育等综合性防尘措施，可降低尘肺的发生率、延长发病工龄、延缓病变进展。

治疗原则　尘肺病患者应及时脱离粉尘作业，并根据病情需要进行综合治疗，包括一般治疗、药物治疗和手术治疗等。常用的治疗药物包括克矽平、汉防己甲素、哌喹、磷酸羟基哌喹和铝制剂等。尘肺的治疗以对症治疗和防治并发症为主，对症治疗的同时应积极预防和治疗呼吸系统感染、肺结核、慢性肺源性心脏病等并发症的发生，以减轻临床症状、延缓病情发展、延长患者寿命、提高生活质量。尘肺患者经治疗后，主观症状可有不同程度改善，有的可延缓病情进展。

（魏红英）

chenman wuran jiankang weihai

尘螨污染健康危害　（health hazards of dust mite）　由尘螨及其分泌物、排泄物或死亡虫体的分解产物所导致的人体健康危害，尤以过敏性疾病为主。尘螨属于昆虫类，是节肢动物，目前已记录34种，但基本形态相似。其中与人类过敏性疾病有关的主要种类有屋尘螨、粉尘螨和埋内欧螨等。其大小为0.2～0.3 mm，低倍显微镜下就能看到。尘螨以粉末性物质为食，如动物皮屑、面粉等。

尘螨的健康危害 尘螨的分泌物、排泄物和死亡虫体的分解产物等都是致敏原。这些物质在菌类的作用下分解为微小颗粒，能在空气中飘浮，吸入后，机体能产生较多的尘螨特异性 IgE 抗体，属 I 型变态反应。各年龄组的人群都可能受影响，尤以儿童更为敏感。尘螨引起的变应性反应主要有尘螨性哮喘、过敏性鼻炎和过敏性皮炎三种类型。

尘螨性哮喘（dust mite sensitive asthma, DMSA） 哮喘是气道的慢性过敏炎症反应，是在过敏原诱发的迟发型过敏反应中，由多种细胞和炎症介质、细胞因子参与的慢性气道炎症。以螨为过敏原引起的慢性气道炎症所导致的哮喘称为尘螨性哮喘。流行病学研究显示，尘螨是儿童和成人哮喘发展中最重要的且持续存在的危险因子，85% 的哮喘病人尘螨点刺试验呈阳性（正常人群的阳性率为 5%～30%），多数过敏性哮喘的发生、发展和症状的持续与尘螨密切相关。在婴幼儿哮喘中，过敏性哮喘占 80%；在成人哮喘中，过敏性哮喘占 40%～50%。在过敏性哮喘中，常见的过敏原是尘螨、蟑螂、猫毛、狗毛，而尘螨又是其中最主要的过敏原。另外，尘螨过敏性哮喘症状的严重程度与暴露于尘螨的程度相关，而哮喘的流行情况与尘螨过敏原的分布及季节性变化相关。

尘螨性哮喘属吸入型哮喘，初发往往在幼年时期，有婴儿湿疹史或兼有慢性细支气管炎史。到 4 岁左右，其中部分儿童的症状转为哮喘，可迁延多年。此哮喘突然发作，也可突然平息，并可反复发作，故突然、反复发作为本症候的特征表现。初期为干咳、连续打喷嚏，接着出现哮喘，胸闷气急、不能平卧，呼气性呼吸困难，严重时因缺氧而口唇、指端出现发绀。每次发作往往症状较重且持续时间较短。此病在春、秋季节好发或症状加重，可能与环境中的尘螨数量增多有关。少数病例可终年发病。发作时间常在睡后或早上起床后。

过敏性鼻炎（allergic rhinitis, AR） 又称变应性鼻炎，是一个全球性的健康问题，它在世界各地均常见，其全球发病率达 5%～25%，而且患病人数仍在增加。它可以影响患者的日常生活、学习以及工作效率，并且造成经济上的沉重负担。研究表明尘螨是过敏性鼻炎中最主要的过敏原之一，鼻腔受到尘螨刺激后会出现急性反应和迟发反应（在刺激后 3.5～8.5 h 内）。与没有迟发反应的过敏性鼻炎患者相比，有迟发反应的患者在早期白三烯生成增加及对组织胺鼻腔反应性增高，这也反映了尘螨与过敏性鼻炎之间的因果关系。

过敏性皮炎 又称异位性皮炎，为慢性复发性、瘙痒症、炎症性皮肤病，以血清总 IgE 和过敏原特异性 IgE 的增高为特征。多见于婴幼儿，表现为面部湿疹。成人多见于四肢屈侧、肘窝、腘窝等皮肤细嫩处，表现为湿疹或苔藓样变。当病人脱离存在变应原的环境后，症状能逐渐缓解或症状减轻。

过敏性皮炎在儿童中的发病率是 10%，尘螨是过敏性皮炎最重要的过敏原之一。患者对尘螨的过敏程度与过敏性皮炎的病情严重程度密切相关。尘螨引起过敏性皮炎的途径有两个：可能直接通过皮肤引起，也可能通过吸入尘螨过敏原引起。许多过敏性皮炎病人往往有其他的过敏症状，如哮喘或过敏性鼻炎。室内尘螨密度与过敏性皮炎发病关系密切，其密度越高，诱发过敏性皮炎的概率也越大。多数学者认为，每克屋尘中含 100 个尘螨时，便足以引起异位性体质者对尘螨处于致敏状态；当每克屋尘中的尘螨数目超过 500 个时，便具有较高致敏性，并足以诱发临床症状。

防治措施 尘螨过敏性疾病的防治应采取综合措施，因为螨变应原是外因，外因要通过内因即机体的免疫功能起作用，故而病因治疗应列为首位。同时必须使用药物对症治疗、控制症状，达到标本兼治。重视健康教育，可动员病员及其家属积极参与防治，提高依从性。注意回避尘螨变应原、使用杀螨剂等措施有利于哮喘症状的缓解。防治原则主要是注意清洁卫生。

尘螨变应原回避措施 改善居住环境可以减少或避免螨变应原的接触而减少哮喘发作或减轻症状。其方法包括移居、降温、通风、升温、应用杀螨剂、培养清洁卫生习惯、改用新的家具、对被褥进行包装等。主要根据尘螨变应原生态系统采取措施。住房特别是卧室要整洁卫生无尘、采光良好、通风干燥、避免杂乱、易于清扫、少用或不用地毯、不养宠物，减少尘螨滋生的微小生境和条件。

被、褥、枕、衣、帘勤洗勤晒。每周清洗枕套、床单、内衣，可洗去30%的隐藏尘螨，如用55~60℃的热水洗，可杀死100%的尘螨。有条件者还可加烘干或熨烫。减少室内家具，用木制座椅、少用软垫，沙发面料用皮面或人造革，易于抹去积灰，床椅家具的缝隙要填平使其不积灰。新生儿的摇篮中要避免用旧棉胎、羊皮。绒毛玩具要常洗。纤维面料、软垫家具外包微孔防螨套，可隔绝尘螨和皮屑落在褥垫上钻入，而在套中的尘螨得不到食料，也钻不出来，因此可大幅度降低尘螨数量，同时也可防止床尘飞扬。

杀螨剂的应用 必要时使用的杀螨剂要绝对低毒。目前，有多种能使螨变应原变性的杀螨剂已得到应用。但也有人认为由于杀螨剂不能渗透到床垫等软家具深部，仅能使变应原含量在短时期内下降，故定期使用才能提高效果。需要特别注意的是杀螨剂不能引起过敏，滥用或乱用杀螨剂是危险的，可诱发哮喘的发作，甚至发生威胁生命的过敏性休克。

（董凤鸣）

chengshi gongneng fenqu

城市功能分区 (urban functional district planning)
对城市中各种物质要素，如工厂、仓库、住宅、公共设施、道路、绿地等按各自功能进行分区布置，使其组成一个互相联系的有机整体，为市民各项活动创造协调的环境和条件，从而达到最大限度地利用城市资源、提高城市人群健康水平和生活质量的过程。

发展过程 城市功能分区在不同的历史时期具有不同的内容和特点。在奴隶制社会，城市中一般有宫殿、庙宇、居住区等；统治阶级进行活动和居住的场所通常占据城市中显要的位置；有的城市明显地按不同的阶级或阶层进行居住用地的分区。中国隋朝以后的历代都城，大都采取以宫城为中心的功能分区布局形式。宋代以前，市场一般集中布置在独立的地段；王公贵族和平民百姓的居住区明显地划分开。

工业革命后，西方城市中出现了大工业、铁路枢纽等新的物质要素，但由于城市建设的无计划性，城市中往往是工厂、住宅、商场、仓库等混杂相处，生活、生产都不方便。19世纪末叶以来，城市的功能分区问题开始引起人们的重视，一些有识之士对现代城市的功能分区进行了探讨，提出了各种方案。1933年的《雅典宪章》提出城市应按居住、工作、游憩进行分区和平衡的布置，并建立把三者联系起来的交通网，以保证居住、工作、游憩、交通四大活动的正常进行。

第二次世界大战后，一些国家在重建被战争破坏的城市和新建城市时都比较重视按照合理的功能分区原则来规划和建设。前者如伏尔加格勒、华沙、鹿特丹、平壤等；后者如瑞典的魏林比、印度的昌迪加尔、巴西的巴西利亚以及英国和苏联等国的新城建设。中国第一个五年计划时期（1953—1957年），新工业城市如西安、洛阳等城市的规划和建设，一般都比较合理地按照功能分区的原则进行，效果较好。后来一段时期，有些城市忽视了功能分区原则，造成布局上的一些混乱。

20世纪60年代以来，随着社会生产力的进一步发展和科学技术的不断进步（如电脑的应用、高速交通的发展、环境污染的防治等），城市功能分区的理论和实践有了新的发展，如英国1970年开始建设的新城——米尔顿·凯恩斯，不设置过分集中的工业区，而把工厂、行政、经济和文化管理机构等有机地布置在居住地段附近，形成综合居住区，并基本做到就业和居住就地平衡。苏联1971年批准的莫斯科总体规划把公路环以内875 km²的城市用地，从规划结构上划分为8个分区，每个区逐步做到劳动人口和劳动场所的相对平衡，并均有完善的服务设施和各自的市级公共中心。这种性质的综合区一般不适用于规模较小的城市和有污染的重工业地区。

原则 一般城市有居住区、工业区、仓库区、对外交通区等主要功能区；有些城市还有行政区、商业区、文教区、休养疗养区等。城市功能区的划分并不意味着机械地、绝对地划分城市用地。机械地规划功能分区，会破坏城市的有机性，导致城市过分依赖各功能分区之间的交通。为了保证城市各项活动的正常进行，必须合理安排各功能区的位置，使其既保持相互联系，又避免相互干扰。

一般地说，最主要的是处理好居住区和工业区之间的关系。为保证职工上下班的方便，居住区和工业区及其他工作地点之间，应有便捷的交通网络；同时，又要尽量避免居住区和城市中心区被铁路分割。为保证居住环境的卫生、舒适和安宁，排放废气和废水的工厂应布置在居住区的下风向和河流的下游地带；产生噪声的工厂、铁路列车编组站、飞机场应尽量远离居住区；居住区和工业区之间应布置适当的卫生防护地带。专为工业企业服务的材料、成品仓库，应布置在工业区内；而危险品仓库、对环境有污染的仓库、堆场则应同其他仓库、居住区、工业区隔离开来，布置在城市边缘的下风向或河流的下游地带。

信息技术和互联网的发展使产业结构、就业模式和人们的生活方式发生了巨大的改变，影响了城市的经济和社会结构，带来了城市空间结构的变化。因此，应该从产业转型、环境影响、人地关系等方面对网络影响下的城市空间布局有所认识，并在城市规划中科学地制定城市空间发展战略。

卫生学要求 主要包括以下四项内容。

居住区 是由城市主要道路或自然界线所围合，设有与其居住人口规模相应的、能满足居民物质与文化生活所需公共服务设施的相对独立的生活聚居地区。居住区的自然环境质量会直接影响到居民的健康，因此，应选日照良好、风景优美、环境宁静和清洁的地段作为居住区用地。同时，居住区必须有足够的面积，为了防止建筑密度和人口密度过高，可设若干个居住区，各个居住区的人口规模可以在5万人左右，利用地形、河流或干道将各个居住区隔开，并应该保证各居住区有充足的绿地。每个居住区内应配套文化、教育、商业等生活服务设施。

工业区 工业区的规划布局直接影响着城市环境质量。根据城市规模，城市内可设一个或几个工业区。每个工业区内可相对集中地布置若干个工业企业。布置工业用地时，必须严格遵守安全和卫生的要求。不同的因素对工业区的布局会产生不同的影响。

工厂污染程度 按照工厂对环境影响的程度，把消耗能源多、污染严重、运输量大的工业设在远郊；把污染较轻、运输量中等的工业布置在城市边缘；把污染轻微及运输量不大的工业设在居住区内的独立地段，用城市道路或绿化与住宅建筑群隔开。

盆地和谷地 不宜布置排放有害气体的工业，工业区与居住区之间应设置卫生防护距离（产生有害因素车间的边界至居住区边界的最小距离）。

河流 有河流的城市，工业区必须位于居住区的下游。在城市水源的上游水源保护区内，严禁设置排放有害废水的工厂。

污染排放和综合利用 配置工业区时，可考虑集中布置废水性质近似的工厂，以便统一处理，也应该考虑工业垃圾综合利用的配套项目。对暂时无法综合利用的垃圾，应考虑合适的堆置场地，并防止废渣飞扬或对水源和土壤造成污染。

居民住宅 旧城市有许多工厂与居民住宅犬牙交错，布局混乱，对卫生、消防、交通和城市发展都带来负面影响。应通过技术改造、工艺改革和设备更新等措施，消除"三废"和噪声对周围居民的危害。对环境污染严重或可能引起火灾、爆炸危险的工厂，应迁至远郊或改为无污染无危险的工艺，或转产甚至停产。

对外交通运输和仓储区 城市是交通运输的枢纽。在城市总体规划中，应尽量减轻对外交通运输设施对城市环境的影响。

铁路和公路 铁路不应将城市包围或分割，并尽量不要穿越市区，否则应采取立体交叉道路或地铁方式。对外过境公路应从城市外围通过，或利用环城路作为过境交通干道。长途汽车站可设在市区边缘，与市内交通干道、铁路客运站、客运码头等有便捷的交通联系。

港口 港口的客运和货运码头应分开设置。石油、危险品以及水泥、煤炭、矿石、石灰等散发粉尘的港口作业区应设在城市主导风向下风侧和河流的下游。

机场 飞机场应布置在郊区，从机场到市区的距离以乘机动车辆需时 30 min 左右为宜。

仓储区 城市中为储藏生产、生活资料而集中布置仓库、储料棚或储存场地的独立地区或地段。应设置在铁路、公路或码头附近。石油、煤炭、危险品、易燃品仓库，应设在城市主导风向下风侧的远郊区，并与居住建筑之间有一定的隔离地带。屠宰厂、皮毛加工厂的仓库以及禽畜宰前的圈舍，均需设在下风侧的市郊，并防止对水源的污染。

郊区 城市郊区包括市辖郊县、卫星城镇等，对提高城市环境质量有重要意义。郊区的绿地和卫生防护带对改善城市小气候和防风有良好的作用，村庄、水系或风景点则为城市提供旅游休息的场所。城市的给水水源、污水处理厂、垃圾处理厂、填埋场、火葬场、墓地、机场、铁路编组站、仓库等一般设在郊区。占地面积大、污染严重的工业，应设在远郊，加上配套的居住区和生活服务设施，形成相对独立的危险城镇。

（亚库甫·艾麦尔）

chengshi guihua weisheng

城市规划卫生 （hygienic principles in urban planning） 城市规划的卫生学要求。在城市规划中，应以人为尺度，以城市空间和环境利用为特点，分析城市气候、地形、水文、土壤、绿化等自然因素，以便充分利用对健康有益的良好自然因素，并尽量采取措施，改造城市自然环境，消除或减弱其不良影响，创造与自然和谐的、有利于居民健康的城市环境。

背景 城市生态系统（urban ecosystem）是城市区域内由生物群落及其生存环境共同组成的生态系统。城市是人、资源、环境三者复合而成的因素众多、结构复杂、功能综合的人工生态系统，因此城市生态系统具有自然生态系统的某些共性，同时又具有人为性、不完整性、复杂性和脆弱性等独特的个性。城市的特征是聚集性与稀缺性共存：人口、文化、信息、建筑、交通高度密集，因此人工控制和人为作用对城市生态系统的存在与发展起着决定性的作用；而城市中自然环境因素如其他生物种类、植被、水源、光照、清洁空气、能源、土地等均呈不同程度的稀缺状态。在城市生态系统中，生产者已从绿色植物转化为人类，消费者也是人类，而分解者组分的稀缺以及部分代替分解者职能的处理设施的不足，使得城市运转过程中产生的废物难以像在自然生态系统中那样得到有效的分解；相反，这些废物堆积和滞留在城市及附近的地域，给城市带来极大的负面影响。

为了应对城市问题及其对人类健康的挑战，"生态城市"的概念应运而生。生态城市是在联合国教科文组织发起的"人与生物圈"计划中提出的概念，其内涵随着社会和科技的发展，不断得到充实和完善。生态城市有以下特点：①和谐性，人与自然、人与人的和谐；②高效性，提高一切资源的利用率，物质和能量得到多层级分级利用，废物循环再生；③可持续性，生态城市以可持续发展思想为指导，合理配置资源，公平地满足现代与后代在发展和环境方面的需要；④整体性，生态城市兼顾社会、经济和环境三者的整体效益，不仅重视经济发展与生态环境协调，更注重人类生活质量的提高；⑤区域性，生态城市作为城乡统一体，是建立在区域平衡基础之上的，城市之间、城乡之间应该平衡协调发展。

要素 主要包括气候、地形、水和土壤四个方面。

气候 城市气候是重要的城市环境要素。城市内由于人口密集、大量能量释放等原因，往往形成与周围地区大自然气候不同的城市小气候。例如，城市气候的特征之一是城市热岛效应（heat island effect），即城市气温高于郊区气温的现象。因此，了解城市气候特点，掌握城市的太阳辐射、温度、湿度、风、降水等气候因素的时空分布规律，对于合理进行城市规划、避免和减轻大气污染以及改善城市生态环境有重要意义。

对城市规划影响较大的气象因素主要有：①太阳辐射。太阳辐射有重要的卫生学意义。在冬季寒冷地区，太阳辐射是天然热源；在夏季炎热地区，则可引起酷暑。城市所在地区的太阳辐射强度和日照率，对确定建筑物的间距、朝向、遮阳等设计，都是重要的依据。②风。多年平均的风向和风速资料，对城市规划中配置工业区与居民区的相互位置非常重要。城市规划时应综合考虑各风向的频率和风速，将工业区设在长年主导风向的下风侧。在盆地、峡谷以及静风和微风频率较大的地区，布局工业区位置尤应慎重考虑。有台风和风沙的地区，应在城市周围设防风林。冬季有寒风和暴风雪的地区，城市用地应选择受冬季主导风向影响小的地区，并在城市用地上风侧建造防风林。③温度。北方寒冷地区，规划时在不影响日照的条件下，可适当提高建筑密度。南方炎热季节比较长，规划时应注意加强城市和居住区的通风，适当降低建筑密度。④降水量。在城市小气候的改善、绿化、建筑物防潮和城市排水系统等方面，都需结合降水量考虑。我国不少地区夏秋季多暴雨，暴雨强度、持续时间和频率等资料是规划和设计城市排水系统的依据。

地形 地形对城市规划的影响是多方面的。地形坡度太陡，将对建筑物的布置、市内交通和居民生活带来困难。如地形完全平坦，则不利于排除雨雪水。地形若有0.3%左右的坡度则比较适合。可根据地形采取适当的规划措施，增添城市景观。地形对风有一定的影响，如滨海城市有海陆风，山谷凹地有山谷风，都是地形产生的局部空气环流。高岗能减弱风速，保护位于下风侧的居住区免受强风侵袭。山地背风面会产生机械湍流，若上风侧有污染源，山地背后处于下风侧的居住区大气污染会加重。

水 是城市发展的必需条件。优质的深层地下水可作饮用水水源，地面水可作为给水水源，其下游可接纳经处理后的城市污水。卫生部门应特别重视饮用水水源的卫生防护，在城市规划中要建立水源卫生防护带，制定防治水源污染的措施。地面水能改善城市小气候、美化环境，应尽量把地面水组织到城市用地内，结合绿化和风景点建设形成河（湖、海）滨公园。

土壤 地下水位较高地区的土壤、沼泽地区的湿土壤和不易渗水的土壤，易积水和滋生蚊子，并使建筑物受潮。曾被有机物污染而无机化过程尚未终结的土壤，不能用做居住区用地。特别是曾用于堆置或存放有毒有害污染物的土壤，是卫生上最危险的土壤，不能用做种植粮食、蔬菜的用地。

原则 主要包括以下内容。

确定性质，控制城市规模 城市的性质取决于其在政治、经济、文化中所负担的功能，决定和影响着城市人群活动的方式、特点。应根据国民经济和社会发展计划，全面分析当地的自然环境、资源条件、历史情况和现状特点，确定城市的产业结构，拟定城市发展的主导因素，作为城市规划和发展的依据。城市规模过于庞大时，往往会集中过多的人口和工业，消耗大量原料和能源，增加交通运输、住宅建设、城市基础设施和公共服务设施的压力，加重环境污染。

远期规划与近期规划结合，总体规划和详细规划结合 城市规划卫生要有预见性和超前性，以确定城市在一定时期内的发展远景。远期规划一般以20年为规划期限，近期规划一般以5年为期限。城市规划卫生分总体规划和详细规划。总体规划的主要任务是确定城市的性质、规模、容量和发展形态，统筹安排各项建设用地，结合自然条件进行合理的功能区分，合理配置城市基础设施和公共服务设施，制定旧城区的改造规划，制定给水排水、供电供气、道路交通、通讯电信、环境保护等各项专业规划，落实规划实施步骤等。详细规划是总体规划的具体化，对近期建设用地、各项专业规划和工程项目做出详细和具体的安排。

保护城市生态环境 城市规划卫生应当将可持续发展战略作为首要目标，运用生态学的观点进行综合规划，合理开发和保护自然资源，保护和改善城市生态环境，保持生物多样性，防止污染和其他公害，保护现有植被，提高城市绿化水平，妥善处理城市代谢废物，提高人居环境质量。

维护城市文化，改善景观环境 城市真实、客观地记录着人类文明的进程，是人类文化和科学技术的结晶。城市规划卫生要注意保持人类文明和文化的可持续发展，保护历史文化遗产和风景名胜，维护城市传统风貌、地方特色和自然景观，充分体现城市各自的特色。

加强安全防患，促进人际交往 城市安全是人居环境规划和建设的重要内容，要考虑城市的生态安全、公共安全、交通安全、防灾减灾能力，以保障公民利益。交往是人类的基本社会属性，现代信息技术使人的交往方式发生了根本的变化，使交往过程跨越了时间和空间的限制，但是人-机对话系统剥夺了人与人直接接触的机会，会造成人际关系的冷漠和孤独。城市规划卫生应该通过物质环境的建设来促进人们面对面的交往，以降低信息技术带来的负面影响，保持人类社会的和谐。

基础资料 城市规划卫生应当具备有关区域和城市的社会、经济、自然环境、资源条件、历史情况和现状等基础资料。规划、城建、卫生、环保、水文、气象、地质、工业、交通、通信、公用事业和房地产等部门应分别进行实地调查研究，搜集以下基础资料：①自然条件。包括地理位置、地形、水文、气象、地质等资料。②技术经济资料。包括自然资源、能源、

人口等资料；城市现有功能分区及土地利用资料；各种厂矿、对外交通运输、仓库的用地现状和发展计划；高等院校、非市属机关团体、科研等单位的发展计划。③城市建设现状。包括城市现有住宅、公共建筑的用地面积及分布；现有给水排水、污水处理、道路交通、通信、煤气等市政公用设施；绿地、名胜古迹、风景区现状以及城市发展史料等。④城市环境保护资料。包括大气、水、土壤等环境因素的质量；工农业、交通运输、市政服务、居民生活等产生的废气、污水、固体废物的种类和数量及其收集、运输和处理情况等。⑤公共卫生资料。卫生部门应收集城市人口的年龄构成、自然增长情况，居民健康状况指标，各种传染病、地方病、慢性病、肿瘤、伤害的发病率和死亡率等资料；有关环境质量与居民健康关系的资料；公共场所的卫生条件，医疗卫生服务设施的现状和发展计划等资料。 （亚库甫·艾麦尔）

chengxiang guihua weisheng jiandu
城乡规划卫生监督 （health supervision of urban and rural planning） 为了向居民提供良好的人居环境，卫生部门参与城乡规划的制定，对城乡建设实行的预防性的卫生服务和监察。卫生部门应协同有关部门在城乡规划中贯彻环境卫生学的要求，为提供人类生存所需的最佳环境起到根本的作用。

要求 在对城乡规划进行卫生监督时，卫生部门首先应会同有关部门通过现场勘察和调查研究，收集当地自然条件和社会经济的资料，并了解城市形成历史和今后发展目标、人口变迁和分布、现有功能区和各项基础设施、绿地系统和公共服务设施的资料。卫生部门应重点掌握当地的环境质量和存在问题，以及居民中地方病和其他与环境因素有关的疾病和健康状况。城乡规划涉及面广、综合性强，故相关人员应该熟悉国家有关政策法规、卫生标准和卫生要求，同时，要全面掌握和运用环境卫生学的主要内容和知识以及看图法等基本技能。

城乡规划卫生监督主要是对规划部门编制

的规划文件和图纸进行卫生审查。卫生部门应对城乡总体规划和各阶段的规划方案、详细具体的规划和各专项规划从选址、设计到实施进行审查，并提出意见和建议。最好是卫生部门参与到城乡规划工作中，与有关部门自始至终一起研究、讨论和制定规划方案，提出城乡规划的有关卫生标准和卫生要求，并落实到规划方案中。卫生部门在城乡建设过程中应经常性地进行卫生调查，分析研究城乡规划和建设中存在的卫生问题及其对环境质量和人群健康的影响，积累资料，提出改进意见，供有关部门修订或调整总体规划时参考。

内容　主要包括：①规划的用地选址是否符合卫生要求；规划的工业区和居住区用地以及今后发展的备用地能否满足经济、社会的发展和预期人口规模的需要。②城镇功能分区和各区的定位是否考虑当地自然条件和卫生要求，是否充分利用当地有利自然因素和防止不良自然因素的作用；工业区与居住区之间是否设置卫生防护距离和绿化地带。③居住区和居住小区的规模是否合适；建筑密度、人口密度、绿地面积等是否能保证环境质量；居住区的建筑群布置、公共服务设施是否合理。④饮用水水源的选择及其卫生防护，给排水系统的发展规划，生活污水、工业废水、工业废渣、垃圾、粪便的收集、运输和处理设施的规划是否合理。⑤绿地系统规划是否合理。⑥道路交通规划能否满足需求并避免交通噪声对居住区的影响。

（亚库甫·艾麦尔）

chijiuxing youji wuranwu jiankang weihai

持久性有机污染物健康危害　（health hazards of persistent organic pollutants）　由持久性有机污染物对人体健康造成的危害。持久性有机污染物（POPs）是指通过各种环境介质（大气、水、生物体等）能够长距离迁移并持久存在于环境中，因其特有的持久性、生物蓄积性、流动性和高毒性等特性，对人类健康和环境可直接或间接造成危害的有机污染物。

分类及其来源　在《关于持久性有机污染物的斯德哥尔摩公约》受控名单中的POPs共有23种，包括：滴滴涕、氯丹、灭蚁灵、艾氏剂、狄氏剂、异狄氏剂、七氯、毒杀芬、六氯代苯、多氯联苯、二噁英类、呋喃类、α-六氯环己烷、β-六氯环己烷、六溴二苯醚和七溴二苯醚、四溴二苯醚和五溴二苯醚、十氯酮、六溴联苯、林丹、五氯苯、全氟辛基磺酸及其盐类和全氟辛基磺酰氟、硫丹、六溴环十二烷。

健康危害　POPs通过多种途径（呼吸道吸入、食物摄取以及皮肤吸附等）进入人体内并在体内蓄积，一旦蓄积到一定程度后就会对人体产生伤害。POPs的危害作用性持久，有时可长达数十年甚至影响到下一代。尽管大多数POPs早已被停止生产和使用，但是目前世界上已经很难找到没有POPs的地方，所以相应地人人体内都有或多或少的POPs。不同种类POPs的毒性作用机制目前尚不明确，但可以确定的是POPs对人体造成的损害，往往并不是某一种或某一族POPs单独作用，而是几种或几类POPs联合作用的结果。概括起来POPs的健康危害主要有致癌作用、内分泌干扰、免疫毒性、生殖与发育毒性和其他作用。

致癌作用　大部分POPs具有致癌作用，世界卫生组织已于1997年将二噁英确定为Ⅰ类致癌物。其他POPs也有的被列为可能的人体致癌物，其中多氯联苯被列为ⅡA类致癌物；灭蚁灵、滴滴涕、毒杀芬、七氯、氯丹和六氯代苯则被列为ⅡB类致癌物。实验和流行病学研究表明，长期低剂量暴露于POPs环境中，癌症的发病率较正常情况有明显增高。

内分泌干扰　主要是通过以下几个方面进行干扰：①与受体直接结合。例如，某些POPs（如多氯联苯、滴滴涕等）可以模拟雌激素功能与雌激素受体结合后发挥类雌激素作用；而有些POPs（如杀虫剂等）则可以与雄激素受体结合，阻碍雄激素与受体结合，表现出抗雄激素作用。②与生物体内激素竞争靶细胞上的受体。POPs与靶细胞上的受体结合，阻碍了靶细胞上的受体与天然激素的结合，从而影响了天然激素在细胞、器官、组织上的信号传递，机体功能出现失调。③扰乱内分泌系统与其他系统之间的调控作用。POPs的内分泌干扰作用使原有的内分泌功能在调控其他系统时受到影响，从而出现了致癌性、免疫毒性、神经毒性以及生殖毒性。④影响受体数量。受体的数量决定于它们的合成和分解代谢率，而合成与分解代谢又会受到一些化学物质的干扰，例如，二噁英能对雌激素受体的表达的增加或减少发生作用，进而引起内分泌系统紊乱。

免疫毒性 主要表现为对免疫系统的抑制，进而影响巨噬细胞的活性，降低机体对病毒的抵抗能力等。由于"全球蒸馏效应"（在低、中纬度地区由于温度相对较高，POPs挥发进入大气，在高纬度寒冷地区沉降下来），最终POPs从热带地区迁移到寒冷地区，这也是在从未使用过POPs的南北极和高寒地区发现POPs存在的原因。居住在高纬度地区（如极地地区）的因纽特人日常生活中食用鱼、鲸、海豹等海洋生物的肉，而这些动物肉中的POPs通过生物蓄积和放大作用达到较高浓度。经调查，因纽特人人体脂肪组织中含有较高的有机氯农药含量。对加拿大因纽特人的婴幼儿研究发现，与奶粉喂养的婴儿相比，母乳喂养的婴儿健康的T细胞减少而受感染的T细胞增加，受感染T细胞所占的比率与母乳的喂养时间及母乳中有机氯的含量密切相关。

生殖与发育毒性 主要表现在：①对生殖系统的危害。在对人类生殖能力的影响方面，POPs及其代谢物之间往往具有协同作用。研究表明，POPs在体内长期蓄积可导致男性睾丸癌、精子数降低、生殖功能异常，新生儿性别比例失调，女性的乳腺癌、青春期提前等；并且POPs的生殖毒性不仅表现为对个体的损伤，对其后代也会造成永久性的影响。②对儿童出生体重和智力发育的影响。表现为孩子出生时体重较轻、头围较小；在7个月时认知能力较同龄孩子差；4岁时，读写和记忆能力也较差；在11岁时测得他们的智商（IQ）值较低，读、写、算和理解能力都较差。

其他作用 POPs可透过胎盘屏障影响胚胎发育，导致出生缺陷、死胎和生长发育迟缓等现象。其中有机氯农药还可诱导肝细胞微粒体氧化酶类，从而改变体内的某些生物化学过程。研究表明，有机氯农药对多种三磷酸腺苷酶具有抑制作用。POPs还会引起一些其他器官组织的病变。如四氯二苯并-*p*-二噁英（tetrachlorodibenzo-*p*-dioxin，TCDD）暴露既可引起慢性阻塞性肺病的发病率升高，也可以引起肝脏纤维化一级肝功能的改变，出现黄疸、精氨酸酶升高、高血脂，还可引起消化功能障碍。此外，POPs对皮肤还表现出一定的毒性，如表皮角化、色素沉着、多汗症和弹性组织病变等。POPs中的一些物质还可能引起焦虑、疲劳、易怒、忧郁等一系列的精神心理症状。（王旭英）

chimeibingmai shiwu zhongdu

赤霉病麦食物中毒（scab of wheat food poisoning） 食用被镰刀菌污染的麦类、玉米等谷物引起的一种真菌性食物中毒。其中被镰刀菌污染的麦类、玉米等谷物称为赤霉病麦。赤霉病麦食物中毒是一种世界性病害，它的流行除了造成严重的减产外，还会引起人畜中毒。

病原 赤霉病麦中分离的主要菌种是禾谷镰刀菌（无性繁殖期的名称，其有性繁殖期的名称叫玉米赤霉）。此外，还从病麦中分离出串珠镰刀菌、燕麦镰刀菌、木贼镰刀菌、黄色镰刀菌和尖孢镰刀菌等。赤霉病麦中的主要毒性物质是这些镰刀菌产生的毒素，包括单端孢霉烯族化合物中的脱氧雪腐镰刀菌烯醇、雪腐镰刀菌烯醇和玉米赤霉烯酮。脱氧雪腐镰刀菌烯醇主要引起呕吐，故也称致呕毒素。这些镰刀菌毒素对热稳定，一般的烹调方法不能将它们破坏而去毒。摄入的数量越多，发病率越高，病情也越严重。

流行病学 该食物中毒多发生于多雨、气候潮湿地区。在全国各地均有发生，其中以淮河以南和长江中下游一带最为严重。

临床表现 赤霉病麦食物中毒的潜伏期较短，一般为10~30 min，也可长至2~4 h。毒素主要侵犯神经系统，尤其是迷走神经刺激作用最为明显。主要症状有恶心、呕吐、腹痛、腹泻、腹胀、头昏、头痛、嗜睡、流涎和乏力，少数病人有发烧、畏寒等。症状一般在1天左右自行消失，缓慢者持续1周左右，预后良好。个别重病例有呼吸、脉搏、体温及血压波动，四肢酸软，手足麻木，步态不稳，颜面潮红和酒醉样等症状出现，故有的地方称之为"醉谷病"。

防治措施 赤霉病麦食物中毒预防的关键在于防止麦类、玉米等谷物受到霉菌的侵染和产毒。主要措施包括：①加强田间和贮藏期间的防霉措施，包括选用抗霉品种、降低田间的水位和改善田间的小气候等；使用高效、低毒、低残留的杀菌剂；及时脱粒、晾晒，使谷物的水分含量降至安全水分以下；贮存的粮食要勤加翻晒，并保持通风状况良好。②去除或减少粮食中的病粒或毒素。③制定粮食中毒素的限量标准，加强粮食的卫生管理。

赤霉病麦食物中毒尚无特殊药物治疗，按急救治疗原则处理，主要疗法是维持水、电解质与酸碱平衡及对症治疗，一般患者无须治疗而自愈，对呕吐严重者应补液。　　　（郑婵娟）

chongmei chuanranbing

虫媒传染病（insectborne disease）　一类以节肢动物（如蚊、蠓、虱、蚤、白蛉、蜱、螨等）为媒介而传播的疾病。虫媒传染病大都属于自然疫源性疾病，本质上是野生动物间的流行病；只有人类进入疫源地，才有可能受到节肢动物的侵袭而感染，这种感染只是病原体传播循环的末端，在自然界保持和播散病原体的作用中并不重要。少数为传染环节在人间的传染病。

特征　虫媒传染病在自然界以动物—昆虫—动物（注：动物指昆虫以外的动物）的形式传播，以人—昆虫—人形式传播的很少，只有疫情发生时才出现。传播的危险程度与传染源的种类、密度、接触的机会和密切程度，以及当地当时的适宜环境（包括温度、湿度）等有关；如鼠疫发生时，以家鼠作为传染源，发病例数往往多人，而以旱獭作传染源，则初发病例很少，常是一人；鸟类作为传染源时，能将病原体及体外寄生的节肢动物媒介从一个地区带到另一地区，引起扩散，危险范围较广。病原体越冬期不传播疾病，越冬期带菌动物体内的病原体繁殖受到抑制，此时该动物只发生隐性感染，不具传染源作用；来年当动物从冬眠状态中出蛰后，病原体才开始繁殖，再起传染源的作用，如黄鼠鼠疫、蜱传回归热等。

分类　虫媒传染病的种类较多，其统一的分类方法还没有确定，一般按照病原体的生物属性来分类，也可按传播媒介的属性来分类。因有一些虫媒传染病的媒介尚未查清，因此目前广泛采用的是前一种分类方法。此外，还有一种从虫媒病生态学角度分类的方法，即媒介和宿主的关系分类法，但尚不完善。

按病原体的生物属性分类　可分为：①虫媒病毒病，包括虫媒脑炎病毒病和虫媒出血性病毒病。前者有日本乙型脑炎、森林脑炎、东方型马脊髓脑炎、西方型马脑脊髓炎、委内瑞拉马脑脊髓炎、圣路易脑炎、墨累山谷脑炎、加利福尼亚脑炎、羊跳跃病、波瓦桑脑炎、中欧脑炎等；后者包括登革热和登革出血热、流行性出血热、新疆出血热、基孔肯雅病、黄热病、鄂木斯克出血热、科萨努尔森林病、阿根廷出血热、玻利维亚出血热、拉沙热、马尔堡病毒病、埃博拉出血热、立夫特山谷热等。②虫媒立克次体与埃立克体病，包括恙虫病、鼠源性斑疹伤寒、流行性斑疹伤寒、Q热、斑点热、猫抓热、战壕热、埃立克体病等。③虫媒细菌病，包括鼠疫、野兔病等。④虫媒螺旋体病，包括莱姆病、蜱传回归热等。⑤虫媒原虫病，包括疟疾、黑热病、弓形体病等。⑥虫媒蠕虫病，包括丝虫病、眼结膜吸吮线虫感染、美丽简线虫病等。

按传播媒介的属性分类　可分为：①蚊媒传染病，既包括登革热、乙脑、黄热病等病毒病，也包括疟疾、丝虫等寄生虫病。②虱媒传染病，包括流行性斑疹伤寒、回归热等。③蚤媒传染病，包括鼠疫、地方性斑疹伤寒等。

④白蛉传播疾病，包括黑热病等。⑤蜱媒传染病，既包括森林脑炎、克里米亚-刚果-新疆出血热等病毒病，也包括蜱传回归热、Q热、斑点热、野兔病、埃立克体病等。⑥螨媒传染病，包括流行性出血热、恙虫病等。

按媒介昆虫与宿主动物的相互关系分类 可分为三类。第一类以人类为有效宿主，基本传染环节在人间循环，如疟疾、丝虫病和登革热等；第二类是传染循环，本在野生动物之间进行，媒介昆虫偶然地将这些病扩大到非常规的敏感宿主，这些宿主不起扩大媒介感染和疾病传播的作用，如东方型马脊髓脑炎、西方型马脊髓脑炎和圣路易脑炎等；第三类是传染循环，原来也在野生动物之间进行，但传播到人群和家畜之后可形成新的传染环，如日本乙型脑炎和委内瑞拉马脑脊髓炎本是自然疫源性疾病，两病的病原体分别传播到猪和马后，成为扩大宿主，形成新的传染环。

流行病学 虫媒传染病的流行与其他传染病一样，只有当传染源、传播途径和易感群体三个基本条件同时存在并相互作用时才能形成，并受社会和自然因素的影响和制约。

传染源 虫媒传染病的传染源主要以感染了病原体的脊椎动物，包括野生的脊椎动物和饲养的家畜和家禽为主，尤其是啮齿动物，人类作为传染源的较少。动物感染虫媒病原体后多数呈隐性感染，如鼠类感染汉坦病毒后并无明显的症状；而人类感染则表现出明显的临床症状，如可能引起流行性出血热。机体易感性的高低与病原体的种类、毒力强弱、机体的免疫状态等因素有关。

传播途径 虫媒传染病是以节肢动物的吸血叮咬引起感染为其特征的一类传染病，主要包括蚊、蠓、蜱、螨、虱、蚤、白蛉等。因此，虫媒传染病主要是通过节肢动物媒介的刺叮吸血而感染，尤其是病毒性虫媒传染病。节肢动物传播病原体可分为生物性传播和机械性传播。生物性传播是病原体被吸入媒介体内，经过一定的发育和繁殖后，再传给另一易感动物或人，完成病原体在自然界的循环，如登革热、日本乙型脑炎、森林脑炎等。病原体在节肢动物表面通过被动的携带或被动的排泄或吸血时污染了口器，又借助口器或躯体将病原体搬运至另一易感动物，病原体在搬运过程中未发生质和量的改变者称为机械性传播。此外，一些虫媒传染病还可通过呼吸道、消化道及破损的皮肤黏膜等途径感染，如鼠疫、虱传斑疹伤寒、流行性出血热。

人畜的易感性 人和动物由于长期进化的结果，对虫媒传染病的病原体各有不同的易感性。许多虫媒病原体，动物感染后呈隐性感染，而人类则表现出明显的临床症状。如啮齿动物感染森林脑炎等病毒通常不表现异常，而人类感染后则表现出严重的临床经过。另一种现象为动物易感的病原体，对人类并不构成威胁，如禽流感病毒，一般情况禽类对其敏感，但人类对其并不敏感；但是由于生态进化等导致病毒基因的突变，或由于某种致病因子的改变，原本人类不易感的禽流感病毒，感染人类后也可引起临床症状甚至死亡。

地域性 虫媒传染病是由节肢动物媒介传播的，而节肢动物除少数分布于全世界外，大都各有其自然地理分布的特点，这也直接反映出虫媒传染病的地域分布特点。如疟疾虽然遍及世界各地，但传播疟疾的媒介按蚊则随地区而不同，如我国的南方山区主要由微小按蚊传播，而中部和北方平原地区则由中华按蚊传播。我国的森林脑炎主要分布于东北和新疆，这与其传播媒介全沟硬蜱在此地的分布有关。

季节性 虫媒传染病的流行常呈季节性消长，因媒介节肢动物是变温动物，其滋生、生活、繁殖等常受环境条件，特别是温度、湿度、光照和降水量等的影响，因而随着季节变化而呈现出季节性消长的曲线，形成了虫媒传染病的季节性特点。一般虫媒传染病的发生常随虫媒数量的增加而暴发流行，两者的季节消长规律基本一致。

防制措施 因虫媒传染病通过媒介传播，所以对媒介的控制是最为重要和有效的控制途径。但因传染病的发生和流行过程同时受到复杂的社会和自然因素的影响，因此必须重视因地、因时制宜及综合防制。为了有效地防制虫媒传染病的发生和流行，应采取以下措施。

传染源的控制 加强疫情和媒介的监测是做好虫媒传染病防制工作的前提，一旦发现疫情或出现危险虫情警戒线时，应提醒政府相关决策部门采取有关措施，如北方各省每年都进行对鼠疫的监测，南方各省也有疟疾和媒介虫情的监测工作，这对鼠疫和疟疾的预防起着重要作用。此外，对现病人要做到早发现、早诊断、早处理，防止疾病蔓延，同时应加强疫情报告，对法定传染病做出诊断或疑似诊断后，均应迅速向卫生防疫部门和有关机构进行准确报告。由于许多哺乳动物、禽类对虫媒传染病的病原体均易感，因此要做好动物的管理和检疫工作，并要加强对接触过病人和受感染的人员、动物或污染环境的工作者的检疫工作。

媒介节肢动物的防制 根据不同媒介的生态习性采取针对性的综合防制措施，包括药物杀虫和滋生地处置。鼠类等小型哺乳动物是多种自然疫源性疾病的储存宿主，要应用有效药械进行杀灭，每年根据不同季节，定期组织灭鼠。个体可加强自身防护，包括采用驱避剂在内的防护措施，以防止媒介的刺咬。

保护易感人群 可通过免疫接种和药物预防提高人群的抗病能力。虫媒传染病毒的自然感染一般能产生长久的终身免疫，加之虫媒病毒的敏感动物及细胞种类较多，构成研究活疫苗的有利条件。我国研制成功并在人群中应用的虫媒病疫苗有森林脑炎灭活疫苗、乙型脑炎病毒活疫苗、流行性斑疹伤寒疫苗、黄热病疫苗和鼠疫疫苗等。药物预防实施简便，见效较快，但它是一种非特异性预防措施，预防效果持续时间短，需要多次重复给药，且极易产生耐药菌株。药物预防对绝大多数病毒性传染病无效，其实际应用有限。此外，根据各种传染病发生的时间，适时地进行卫生教育，普及传染病预防知识，提高民众的防病意识也很必要。

依法防制 虫媒传染病的传播需要昆虫媒介的作用，因受虫媒生长条件的限制，其发生一般具有较强的地域性和季节性，但随着国际交往的增加和国际贸易的发展，媒介昆虫、储存动物以及病原体可以通过人员、交通工具和进口货物及包装等传入或输出。因此，不同于其他的传染病，虫媒传染病的防制不仅要靠业务部门的努力，还需制定必要的行政法规，作为环境保护、卫生监督、疫情监测、动物管理、组织协作和宣传教育等工作的依据。如政府必须制定和改进有关的法规条例，责成边境、港口和机场等卫检部门或其他执法机构进行认真的检疫、卫生监督和强制防制三个方面的工作，必要时采取消毒、杀虫、灭鼠等具体措施，将重要虫媒传染病的媒介、宿主动物及病原体拒国门之外，并使虫媒传染病防制工作走向法制化。法律措施的效力在许多国家已被证实。如登革热曾在新加坡严重流行，为防制此病，政府规定各家各户的屋前屋后不准有埃及伊蚊的滋生地，违者重罚处置，现新加坡已基本上不出现登革热的流行。针对血吸虫病，我国也制定了《血吸虫病防治条例》，为预防、控制和消灭血吸虫病、保障人体健康和促进经济社会发展提供了法治保障措施，使得我国的血吸虫病得到有效的控制。

(魏红英)

chouyangceng pohuai jiankang xiaoying

臭氧层破坏健康效应 （health effects of ozone layer depletion） 因臭氧层破坏引起地表阳光紫外线 UV-B 辐射增强而对人类健康产生的严重危害作用。

臭氧层破坏 人类活动排入大气中的一些物质进入平流层后与那里的臭氧发生化学反应，导致臭氧耗损，使臭氧浓度减少的现象被称作臭氧层破坏或臭氧层损耗。臭氧层是指大气层的平流层中臭氧浓度相对较高的部分，其主要作用是吸收短波紫外线。平流层臭氧对地球生命具有重要保护意义，但其在大气中只是极其微小和脆弱的一层气体。近 30 年来，人们逐渐认识到平流层大气中的臭氧正在遭受越来越严重的破坏，大气臭氧浓度有减少的趋势。

尽管大气臭氧层遭受破坏的原因及过程极为复杂，但环境化学污染物的作用毋庸置疑，越来越多的研究证实含氯和含溴的物质是造成臭氧层空洞的元凶。人为消耗臭氧层的物质主要是广泛用于冰箱和空调制冷、泡沫塑料发泡、电子器件清洗的氯氟烃（CFCs），以及用于特殊场合灭火的溴氟烷烃（halons）等化学物质。工业生产、飞机运行的废气排放和含氮化肥施用等都可能向大气释放氮氧化物并对臭氧产生破坏作用。

臭氧层破坏的健康效应 来自太阳的紫外线辐射根据波长可分为三个区，波长为315～400 nm的紫外线称为UV-A区，该区的紫外线不能被臭氧有效吸收，但是也不会造成生物圈的损害；波长为280～315 nm的紫外线称为UV-B区，该波段的紫外线辐射对人类和地球其他生命造成的危害最严重，能破坏人体细胞DNA、有较强的致癌作用；波长为200～280 nm的紫外线称为UV-C区，该区的紫外线波长短、能量高，并能被平流层大气完全吸收。臭氧层损耗可直接引起到达地表的UV-B辐射增强。阳光紫外线UV-B段的增加对人体的潜在危险包括引发和加剧眼部疾病、皮肤癌和传染性疾病等。

对眼部的损伤 实验证明紫外线照射会损伤眼角膜和晶状体，从而引起白内障、眼球晶状体变形等。据推测，平流层臭氧减少1%，全球白内障的发病率将增加0.6%～0.8%；如果对紫外线的增加不及时采取防治措施，预计到2075年，UV-B辐射的增加将导致大约1 800万例白内障病例的发生。

对皮肤癌发生率的影响 阳光紫外线UV-B段的增加能明显地诱发人类皮肤疾病。动物实验结果和人类流行病学研究数据显示，若臭氧浓度下降10%，巴塞尔皮肤瘤和鳞状皮肤瘤等非恶性皮肤瘤的发病率将会增加26%。科学研究也揭示了紫外线UV-B段可以提高恶性黑瘤发病率，这种危害在浅肤色的人群中特别是在儿童期尤为严重。

对呼吸道的损伤 臭氧层破坏分解加上全球变暖，将加快大气中化学污染物的光化学反应速率，生成的光化学氧化剂可以刺激人体呼吸道，引发呼吸道黏膜刺激性炎症。

对免疫系统的损伤 动物实验结果表明紫外线照射会减弱人体对皮肤癌、传染病及其他抗原体的免疫反应，进而导致丧失免疫反应的能力。人体研究结果也表明对紫外线UV-B段的暴露会抑制免疫反应。已有研究表明，长期暴露于强紫外线的辐射下，会导致细胞内的DNA发生改变、人体免疫系统的机能减退。这将使许多发展中国家本来就不好的健康状况更加恶化，大量疾病的发病率和严重程度都会增加，尤其是麻疹、水痘、疱疹等病毒性疾病，疟疾等通过皮肤传染的寄生虫病，肺结核和麻风病等细菌感染疾病以及真菌感染疾病等。

（亚库甫·艾麦尔）

chouyang wuran jiankang weihai
臭氧污染健康危害（health hazards of ozone pollution） 大气中臭氧超过一定浓度或长时间暴露于臭氧环境中对人体健康造成的危害。臭氧是地球大气中的一种微量气体，臭氧刺激性强并具有强氧化性，对人体健康有一定危害。臭氧稳定性极差，在常温下即可自行分解为氧气。臭氧是光化学烟雾的主要成分，约占光化学氧化剂的90%，是光化学烟雾的指示物。

污染来源 臭氧的自然本底值很低，为0.4～9.4 µg/m³。90%以上的臭氧存在于距地球表面20 km的平流层下部的臭氧层中，含量约50 mg/kg。平流层中的臭氧大部分生成于赤道附近，在强烈的紫外线照射下氧气分子解离为单氧原子，之后单氧原子结合氧气分子生成三个氧原子的臭氧。赤道附近生成的臭氧再随全球气流循环流向南北两极。大气表面的臭氧，少部分随自然活动如闪电而产生，大部分由人类活动产生，如工业生产、机动车尾气中二氧化氮的光化学分解等。

污染的时间和空间分布特点 在时间分布上，受机动车活动、工业生产、日照强度、云量、风力等因素的影响，臭氧的季节性和时间性都很明显。一年当中臭氧浓度的最高峰集中在4月、5月、9月和10月。一天之内的臭氧浓度在清晨是非常低的，8点之后，由于形成臭氧的废气越来越多以及日照时间越来越长，臭氧浓度逐渐升高，14点到16点之间臭氧浓度达到峰值，随后缓慢降低，到晚上8点后，臭氧浓度恢复至最低状态。在空间分布上，城市郊区和风景区的臭氧浓度一般比市中心要高，特别是当郊区处于城区下风向时。这是由于臭氧性质特别活泼，形成后会继续与其他污染物发生反应，因此市中心不断加剧的污染排放会暂时把臭氧变成其他污染物，然后随风飘向城市下风向如郊区，最后又重新变回臭氧。

健康危害 臭氧是强氧化剂，几乎能与任何生物组织发生还原反应，对呼吸道、眼、皮肤有直接的破坏作用，也可以引起循环系统、中枢神经系统、免疫系统及骨骼运动系统的损伤，甚至引发畸变。

易感人群 由于臭氧的密度约为空气的1.66倍，常常聚集在下层空间，所以个头小的儿童是最直接的受害者。流行病学研究发现，在臭氧浓度高的地区（年平均质量浓度为112~138 $\mu g/m^3$），经常运动的儿童的哮喘发病率比不做运动的孩子高出1倍。特别是低出生体重儿或是早产儿，受臭氧影响的概率更大。同时，老人、孕妇，以及气喘病、肺气肿和慢性支气管炎患者，也是臭氧的易感人群，其暴露于较低浓度的臭氧也会出现明显的症状。当空气中臭氧含量过高时，一般建议老人和幼儿不宜于户外做剧烈运动，以免吸入过量臭氧。

作用浓度 臭氧的质量浓度在100 $\mu g/m^3$以下时，被认为是无作用剂量浓度。但如果人体长时间暴露（6~8 h），即使臭氧浓度比较低，产生的危害也同样严重。在奥地利的一项研究发现，即使臭氧含量低于最大容许浓度，也可引起可逆性肺功能（如最大肺活量）下降。

对呼吸系统的影响 臭氧的水溶性较小，易进入呼吸道的深部。但由于它的高反应性，

40%的臭氧在鼻咽部被分解。人短期暴露于高浓度的臭氧环境下，可出现呼吸道症状、肺功能改变、气道反应性增高及呼吸道炎症反应。相关研究显示，健康成人暴露于质量浓度为160 $\mu g/m^3$的臭氧中4~6 h即可引起鼻和喉头黏膜的刺激，出现肺功能降低等呼吸系统功能改变，而儿童等敏感人群在质量浓度为120 $\mu g/m^3$的臭氧中暴露8 h即可引起肺功能指标的下降。体力活动还可使臭氧进入机体的量增多，从而使臭氧发生还原反应及对支气管的刺激作用增强；此时，若做深呼吸，即有疼痛感，使呼吸减弱；刺激之后的几天内都只能保持较弱的呼吸。大气中的臭氧质量浓度为210~1 070 $\mu g/m^3$时可引起哮喘发作、上呼吸道疾病恶化，并刺激眼睛，导致视觉敏感度和视力下降。大气臭氧质量浓度高于2 140 $\mu g/m^3$时会损害中枢神经系统，引起头痛、胸痛以及思维能力下降，严重时可导致肺气肿和肺水肿等。流行病学研究发现，大气中臭氧的质量浓度每升高25 $\mu g/m^3$，人群呼吸系统疾病的入院率将增加5%；每升高100 $\mu g/m^3$，成人及哮喘患者出现呼吸系统症状者将增加25%。

臭氧对呼吸功能的影响机制还不是很清楚。通过实验发现，臭氧可激活肺上皮细胞和炎症细胞中与应激信号转导有关的核因子活化B细胞κ轻链增强子及其核转移，诱导产生细胞因子和炎前因子（粒细胞-巨噬细胞克隆刺激因子、肿瘤坏死因子、白细胞介素、黏附分子等），进而引起中性粒细胞等在气道和肺泡的浸润，导致炎症发生和组织损伤。一项志愿者的研究发现，人体在784 $\mu g/m^3$的臭氧中暴露2 h后，支气管肺泡灌洗液中的多形核白细胞、蛋白含量、乳酸脱氢酶、花生四烯酸的代谢产物（前列腺素 E_2 和 F_{2a} 等）显著增多，其中多形核白细胞增多达8倍左右。

实验研究还显示，与肿瘤坏死因子、过氧化物歧化酶、谷胱甘肽过氧化酶及谷胱甘肽硫转移酶有关的基因突变可增加对臭氧的敏感性。对近交系小鼠进行的动物实验显示臭氧引起的中性粒细胞增多、细胞通透性增加与Toll

样受体 4（Toll-like receptor 4，TLR4）基因位点的一个基因有关。以上研究结果提示，人群对臭氧的敏感性差异可能与遗传多态性相关。

其他危害 动物实验发现，臭氧可降低动物对感染的抵抗力，损害巨噬细胞的功能。臭氧还能阻碍血液的输氧功能，造成组织缺氧，并使甲状腺功能受损、骨骼早期钙化，还可引起潜在性的全身影响，如诱发淋巴细胞染色体畸变、损害某些酶的活性和产生溶血反应。臭氧对微生物、植物、昆虫和哺乳动物细胞具有致突变作用。目前尚无证据表明臭氧有致癌作用。此外，臭氧对人体也有致畸性，母亲在孕期接触臭氧可导致新生儿睑裂狭小（也叫先天性小眼症，一般是怀孕三个月时胎儿眼球发育异常所致）发生率增多。臭氧也会破坏皮肤中的维生素 E，让皮肤长皱纹、黑斑。（胥美美）

chuanbo tujing

传播途径（route of transmission） 病原体从传染源排出后，侵入新的宿主之前，在外环境中停留和转移所经历的全过程。病原体停留和转移必须依附于各种生物媒介和非生物媒介物。这种参与传播病原体的媒介物，称为传播媒介或传播因子，如水、食物、空气、土壤、日用品等。传播途径实际上就是传播因子的组合。

病原体不仅能在宿主体内寄生，而且在长期进化过程中适应了从一个宿主转移到另一个宿主的过程。这种病原体更换宿主的过程，一般称为传播过程，包括排出途径、传播途径和侵入途径。病原体的排出和侵入与其在宿主机体的定位有关，往往在瞬间即可完成。而传播途径则比较复杂。经不同途径传播的传染病，可表现出完全不同的流行特征。同种传染病通过不同的途径传播，同样可发生新的传播并引起流行或暴发，如炭疽经皮肤、呼吸道、消化道的传播。而同种传染病在不同的时间与地区其传播途径可能不同，因此表现出不同的流行特征。

意义 主要在于：①便于掌握和了解各个传染病可能的传播途径，以及各种途径传播引起的流行或暴发所产生的流行特征，这为采取有效的切断传播途径的措施，防止该病蔓延与流行提供了依据；②在流行或暴发已经发生时，可根据流行特征来判断本次流行或暴发是经何种途径实现的，以便及时采取针对性的切断传播途径的措施，制止其蔓延及扩散。

种类 传染病通过一种或多种途径进行传播。传播方式可概括为水平传播、垂直传播和"Z"型传播三类。

水平传播 指传染病的病原体在外环境中借助传播因素实现人与人之间的相互传播。多数传染病属此类。水平传播途径有以下七种。

经空气传播 经空气传播的传染病的流行特征表现为：大多有季节性升高的特点，一般多见于冬春季节；传播广泛，发病率高；在未经免疫预防的人群中，发病可呈现周期性升高；少年儿童多见；人口密度与居住条件是影响空气传播的主要因素。

呼吸系统传染病主要经空气传播，传播方式包括以下三种：①飞沫传播。这种传播是指病人呼气、咳嗽、打喷嚏时经口鼻将飞沫排入环境，直接被他人吸入而引起感染。脑膜炎双球菌、流行性感冒病毒、百日咳杆菌等对外环境抵抗力较弱的病原体一般经飞沫传播，特别是在学校和车站等一些拥挤的公共场所较易发生。②飞沫核传播。即因易感者吸入带病原体的飞沫核而发生感染。飞沫核是指病人排出的飞沫悬浮在空气中时，蒸发掉水分后所剩的蛋白质和病原体。飞沫核能在空气中悬浮数小时或更久。白喉杆菌、结核杆菌等对外环境抵抗力较强的病原体可通过飞沫核传播。③尘埃传播。病人排出的较大飞沫在地面上干燥后会随尘埃飞扬而再次悬浮于空气中，被易感者吸入后而引起感染。结核杆菌和炭疽杆菌芽孢等耐干燥的病原体一般可通过此种方式传播。

经水传播 一些肠道传染病和寄生虫病可经水传播，如伤寒、霍乱、痢疾、甲型肝炎、血吸虫病、钩端螺旋体病等。经水传播包括经饮用水传播和经疫水传播两种方式。

经饮用水传播的疾病的流行特征为：①常呈暴发流行，因病例饮用同一水源水，所以病例分布一般与供水范围一致。②若水源常年被污染，则病例会全年不断且发病具有地方性。③除母乳喂养的婴儿外，各年龄、性别及职业的人群发病情况无差别。④停止饮用污染水源或将污染水源进行消毒、净化后，即可平息疾病的暴发或流行。

水源水被污染的原因很多，可能是由于自来水网管道破损导致污水渗入；地面污物被雨水冲刷而流入；粪便、垃圾落入及在水源中洗涤污物等。随着城市供水系统的建立和水质卫生监督管理的加强，我国广大城镇中饮用水污染引起的介水传播病暴发流行大大减少。而广大农村的给水卫生问题尚未完全解决，因此经水传播的疾病仍时有发生。其发生频率与范围取决于污染水源的性质及居民卫生习惯。

经疫水传播的病原体主要是经皮肤黏膜侵入机体。经疫水传播的疾病的流行特征为：①病人曾有抢险救灾、收割水稻、游泳等接触疫水史。②发病呈地区性（如水网地区）和季节性（如雨季和收获季节）。③患者具有一定的职业特征，如血吸虫病多见于渔民或农民。④大量易感人群进入疫区并与疫水接触后，可发生疾病的暴发或流行。⑤对疫水采取措施或个人加强防护可控制疾病的流行。

经食物传播　可经食物传播的疾病主要有肠道传染病、某些寄生虫病及少数呼吸道传染病。作为传播媒介的食物，大体分为两类：①食物中存在病原体。如患结核或布鲁氏菌病的乳牛所产的奶；感染绦虫的牛肉或猪肉；携带病原微生物的毛蚶、蛤贝类等水生动物。人类如若食用未经充分加热消毒的上述食品则可受到感染。②食物被污染。在生产、加工、运输、贮存及销售等各个环节中食品均可被病人、病原携带者以及鼠类和蝇类的排泄物等污染，在适宜条件下食品中的病原体可大量繁殖。

经食物传播的传染病的流行特征为：①病人有进食相同食物的历史，未食者未发病。②病例空间分布一般与食物的供应范围相一致。③患者潜伏期较短且症状较重，一次大量污染可致疾病的暴发流行。④停供污染的食物，即可很快平息疾病的暴发或流行。

经接触传播　包括直接接触传播和间接接触传播。直接接触传播是指在没有外界因素的参与下，易感者直接接触传染源而引起的传播，如性病、狂犬病等的传播。间接接触传播又称日常生活接触传播，是指易感者间接接触了传染源的排泄物或分泌物所污染的物品而引起的传播。手在疾病的间接接触传播中发挥着重要作用，传染源排出的病原体易污染手，易感者在日常生活中因接触了这些被手污染的物品而感染疾病。间接接触传播常见于肠道传染病和一些诸如白喉、结核病等对外界抵抗力强的呼吸道传染病病原体。间接接触传播的传染病的流行特征为：①病例一般呈现散发。②每个月均可发病，无明显季节性。③在卫生条件较差的地区易流行。④经严格消毒、加强传染源的管理以及注意个人卫生可减少该传播类型疾病的发生。

经虫媒传播　又称经节肢动物传播，是以节肢动物作为传播媒介而导致易感者感染疾病。这种传播可分为两种方式：①机械携带。苍蝇、蟑螂等节肢动物可携带病原体，但病原体在这些节肢动物的体内或体表并未繁殖或发育，而是通过接触、反吐或排便等方式污染食物或食具，当易感者食用被病原体污染的食物或使用被病原体污染的食具时则发生感染。机械携带传播的特点是病原体与节肢动物之间并没有生物学依存关系。②生物性传播。与机械携带不同的是，病原体在节肢动物的肠道或体腔内经过发育、繁殖后才能够感染易感者。生物性传播的特点是病原体与节肢动物之间是有生物学依存关系的，并具有一定的特异性，如按蚊传播疟疾。

经虫媒传播的传染病的流行特征为：①呈现一定的地区性，病例空间分布与节肢动物的分布相一致。②呈现明显的季节特征，即与节肢动物的季节消长相关。③呈现明显的职业分布特点，如森林脑炎多发生于森林作业人员。

④老疫区发病人群有年龄差别，因成年人已具有免疫力故发病者多为儿童，而新迁入疫区的易感者无年龄差别。⑤人与人之间一般不会相互传播。

经土壤传播 传染源的排泄物或分泌物带有病原体，可通过直接或间接方式污染土壤，或因埋葬患有传染病的死亡个体和病畜尸体而使土壤受到污染，若易感人群通过各种方式接触了被病原体污染的土壤则会感染疾病。由于蛔虫、鞭虫、钩虫等肠道寄生虫卵从宿主排出后，需要在土壤中发育到一定阶段才能感染新易感者，所以土壤在这些肠道寄生虫病的传播中具有特殊意义和作用。另外，破伤风、炭疽、气性坏疽杆菌等一些能形成芽孢的病原体污染土壤后，其传染性可保持数十年之久。病原体在土壤中的存活时间、易感者与土壤接触的机会和频率以及个人卫生习惯和劳动条件等决定了经土壤传播病原体的意义大小，如赤脚下地劳动可能易感染钩虫病，皮肤有损伤者接触土壤可能存在感染破伤风的风险等。

医源性传播 医疗和疾病预防工作人员由于未能严格遵照规章制度和操作规程执行，而人为造成某些传染病的传播。该传播方式大体分为两种：①易感者在接受检查、治疗或预防措施时所用的器械、针筒、针头、采血器和导尿管等装置消毒不严或其他原因导致其被病原体污染而引起的传播。②易感者所接受的输血或所用的生物制品和药物受病原体污染而引起的传播，如病人输血时感染艾滋病、乙型肝炎或丙型肝炎等，病人使用被污染的纤维内镜、血液透析装置或器官移植时发生的疾病传播。

垂直传播 又称母婴传播，是病原体通过母体传给子代的传播。垂直传播一般包括三种方式：①经胎盘传播。被乙型肝炎、风疹、艾滋病、梅毒等病原体感染的孕妇通过胎盘血液可将病原体传给胎儿。如孕妇在怀孕早期患风疹，可使胎盘受损导致胎儿畸形。②上行性传播。单纯疱疹病毒、葡萄球菌、白色念珠菌等病原体通过孕妇阴道，途经子宫颈口，最后到达绒毛膜或胎盘，传给胎儿。③分娩时传播。若孕妇产道中淋球菌、疱疹病毒等感染严重，在分娩时可传染给胎儿。

"Z"型传播 水平传播和垂直传播两种方式交叉出现或并存的传播。

切断传播途径 传染病的预防措施中，切断传播途径是为了消除传播因子上的病原体和媒介昆虫。

一般卫生措施 指保护和改善卫生的预防性措施。如对肠道传染病，应重点保护水源，加强饮水饮食卫生、个人卫生及大便管理，消灭苍蝇、蟑螂等；对呼吸道传染病，宜加强通风，保持室内空气新鲜、流通，必要时进行空气消毒，疾病流行期间减少或停止大型集会，外出戴口罩等；对输血性传染病，应严格筛选献血人员和严格遵守输血指征等。

消毒 利用物理或化学方法，消灭外界环境中的病原体，从而切断传播途径，防止传染病的传播。消毒分为疫源地消毒和预防性消毒两大类。疫源地消毒包括随时消毒和终末消毒。随时消毒是对传染源的排泄物、分泌物及其所感染的物品及时消毒；终末消毒是当传染源已离开疫源地或死亡，对其原住室及物品进行的一次彻底消毒。预防性消毒是指未发现明显传染源，对可能遭到病原体污染的排泄物、场所和人体进行的消毒，如对饮水、餐具和空气消毒以及粪便无害化处理等。

杀虫 通过机械、物理及化学杀虫法，可以杀灭环境中的病媒节肢动物，以达到切断传播途径的目的。能传播传染病的媒介昆虫有蚊、蝇、虱、蜱、螨、恙虫、白蛉等。掌握它们的生长发育和繁殖活动的规律，选择有效的杀虫方法，是预防和控制虫媒传染病的主要措施。

（胥美美）

chuanranbing

传染病 （infectious diseases） 各种病原体引起的能在人与人、动物与动物或人与动物之间相互传播的一类疾病。病原体包括病毒、衣原体、立克次体、支原体、细菌、螺旋体、真菌、原虫和蠕虫等。由原虫和蠕虫引起的疾病也称寄生虫病。

特点 包括以下几个方面。

传染性 该特点是传染病与其他感染性疾病的主要区别。例如，耳源性脑膜炎和流行性脑脊髓膜炎，在临床上都表现为化脓性脑膜炎，但前者无传染性，后者有传染性，必须对患者进行隔离。传染病的传染强度与病原体种类、数量、毒力、易感者的免疫状态等有关。传染病病人有传染性的时期称为传染期，传染期在每一种传染病中都相对固定，可作为隔离病人的依据之一。

流行性 按传染病流行过程的强度和广度分为4种：散发，指传染病在人群中散在发生；流行，指某一地区在某一时期内，某种传染病的发病率超过了历年同期的发病水平；大流行，指某种传染病在一个短时期内迅速传播、蔓延，超过了一般的流行强度；暴发，指某一局部地区在短期内突然出现众多同一种传染病的病人。

地方性 某些传染病或寄生虫病，因其中间宿主受地理条件和气温条件变化等的影响，常局限在一定的地理范围内发生，称为地方性传染病，如恙虫病、丝虫病、血吸虫病、森林脑炎和黑热病等虫媒传染病，以及以野生动物为主要传染源的自然疫源性疾病。

季节性 传染病的发病率在年度内有季节性升高的表现。季节性出现的原因主要与气温和昆虫媒介密度的高低有关。

周期性 急性呼吸道传染病如流感和麻疹等，由于人群免疫水平的下降和易感人群的积累，往往在若干年后出现一次较大的流行，即为流行的周期性。

感染后免疫性 传染病痊愈后人体对同一种传染病病原体产生的不感受性称为免疫性。人体感染病原体后，不论是显性感染或隐性感染，都能产生针对病原体及其产物（如毒素）的特异性免疫。感染后免疫属于自动免疫，通过抗体转移而获得的保护性免疫属于被动免疫。保护性免疫的获得可通过抗体检测而获知。感染后免疫的持续时间在不同传染病中有很大差异。一般来说，病毒性传染病（如脊髓灰质炎、乙型脑炎等）的感染后免疫持续时间最长，往往保持终生，但也有例外，如流感；细菌、螺旋体、原虫性传染病（如阿米巴病、细菌性痢疾、钩端螺旋体病等）的感染后免疫持续时间常较短，仅为数月至数年，但也有例外，如伤寒；蠕虫感染后通常不产生保护性免疫。无保护性免疫的传染病往往易产生重复感染，如血吸虫病、蛔虫病和钩虫病等。

传播环节 传染病传播是指病原体从已感染者体内排出，经过一定的传播途径，传入易感者而形成新的传染的全过程。传染病得以在某一人群中发生和传播，必须具备传染源、传播途径和易感人群三个基本环节。除以上环节之外，一些自然因素和社会因素也会影响传染病的流行。自然环境中的各种因素，包括地理、气候和生态等对传染病流行过程的发生和发展都有重要影响。传染病的地方性和季节性与自然因素密切相关，例如，我国北方有黑热病地方性流行区，南方有血吸虫病地方性流行区，疟疾的夏秋季发病率较高等都与自然因素有关。影响传染病流行的社会因素包括社会制度、经济状况、生活条件和文化水平、人群免疫水平、宗教信仰、社会地位、就医条件、职业、个人卫生水平和社会的安定与动荡等。

防治措施 包括预防措施和治疗原则。

预防措施 传染病预防主要是针对构成传染病流行过程的三个基本环节，采取综合性的措施。

管理传染源 传染病报告制度是早期发现传染病的重要措施，必须严格遵守。根据《中华人民共和国传染病防治法》及其实施细则，将法定传染病分为三类。①甲类。包括鼠疫和霍乱。为强化管理的传染病，城镇要求发现后2 h内通过传染病疫情监测信息系统上报，农村不超过6 h。②乙类。包括传染性非典型肺炎（严重急性呼吸综合征）、甲型H1N1流感、艾滋病、病毒性肝炎、脊髓灰质炎、人感染高致病性禽流感、麻疹、流行性出血热、狂犬病、流行性乙型脑炎、登革热、炭疽、细菌性和阿米巴性痢疾、肺结核、伤寒和副伤寒、流行性脑脊髓膜炎、百日咳、白喉、新生儿破伤风、猩红热、布鲁氏菌病、淋病、梅毒、钩端螺旋体病、血吸虫病、疟疾。为严格管理传染病，城镇要求发现后 6 h 内上报，农村不超过 12 h。③丙类。包括流行性感冒，流行性腮腺炎，风疹，急性出血性结膜炎，麻风病，流行性和地方性斑疹伤寒，黑热病，包虫病，丝虫病，除霍乱、细菌性和阿米巴性痢疾、伤寒和副伤寒以外的感染性腹泻病，手足口病。为监测管理传染病，要求发现后 24 h 内上报。

上述规定以外的其他传染病，根据其暴发、流行情况和危害程度，需要列入乙类、丙类传染病的，由国务院卫生行政部门决定并予以公布。对乙类传染病中传染性非典型肺炎、炭疽中的肺炭疽、人感染高致病性禽流感和甲型 H1N1 流感，采取甲类传染病的报告和控制措施。其他乙类传染病和突发原因不明的传染病需要采取甲类传染病的预防和控制措施的，由国务院卫生行政部门及时报经国务院批准后予以公布、实施。

切断传播途径 对于各种传染病，尤其是消化道传染病、虫媒传染病以及许多寄生虫病来说，切断传播途径通常是起主导作用的预防措施，具体措施包括隔离和消毒。隔离指将病人与病原携带者妥善安排在特定的隔离单位、暂时与人群隔离，以积极进行治疗和护理。隔离的种类包括严密隔离、呼吸道隔离、消化道隔离、血液-体液隔离、接触隔离、昆虫隔离和保护性隔离等。消毒是切断传播途径的重要措施，对具有传染性的分泌物、排泄物、用具等进行必要的消毒处理，可防止病原体向外扩散。消毒有疫源地消毒和预防性消毒两大类。消毒方法有物理消毒和化学消毒两种。

保护易感人群 包括提高人群非特异性免疫力和特异性免疫力。通过改善营养、锻炼身体和提高生活水平等，可达到增强体质、提高非特异性免疫力的目的。提高人群特异性免疫力的措施包括主动免疫和被动免疫。主动免疫即通过主动进行疫（菌）苗预防接种，提高人群的特异性免疫力。被动免疫指接受注射抗毒素、丙种球蛋白或高滴度免疫球蛋白，可使机体具有特异性被动免疫。被动免疫常用于急需进行免疫预防的人群，注射一次特异性免疫球蛋白一般只能保持特异性免疫力 1 个月左右。

治疗原则 治疗传染病的目的不仅在于促进患者康复，而且还在于控制传染源，防止传染病进一步传播。因此要坚持综合治疗的原则，即治疗与护理、隔离与消毒并重，一般治疗、对症治疗与病原治疗并重，同时给予支持治疗。

一般治疗与支持治疗 一般治疗包括隔离、消毒、护理和心理治疗。患者的隔离因其所患传染病的传播途径和病原体的排出方式及时间而异，并应随时做好消毒工作。支持疗法根据各种传染病的不同阶段而采取合理饮食，补充营养，维持水、电解质平衡和酸碱平衡，增强患者体质及免疫功能的各项措施。这些措施对维持患者的正常生命体征和调动患者机体的防御和免疫功能具有重要作用。

病原治疗 又称特异性治疗，是针对病原体的具体治疗措施，具有抑杀病原体的作用，可达到根治和控制传染病的目的。常用药物有抗生素、化学治疗制剂和血清免疫制剂等。针对细菌和真菌的药物主要为抗生素和化学制剂，针对病毒的药物除少数外目前的疗效还不够理想。血清免疫抑制剂包括各种抗毒素。此外，某些免疫调节剂，如白细胞介素、干扰素等对某些病原体有一定的抑杀作用。原虫和蠕虫感染的病原治疗常用化学制剂，如甲硝唑、吡喹酮和伯氨喹等。

对症治疗 除了可以减轻患者的痛苦外，还可通过调整患者各系统的功能，达到减少机体消耗、保护重要器官、使损失降到最低的目的。例如，在高热时采取各种降温措施，颅内压升高时采取脱水疗法，抽搐时采取镇静治疗，昏迷时采取恢复苏醒措施，心衰时采取强心措施，休克时采取改善微循环措施，严重毒血症时采用肾上腺糖皮质激素疗法，这些对症治疗措施能使患者度过危险期，促进患者康复。

康复治疗 对某些传染病的后遗症，可采

取针灸、理疗、高压氧等康复治疗措施，促进机体恢复。对脊髓灰质炎、脑炎和脑膜炎等引起的后遗症可采用康复治疗。

中医中药治疗 能够调整患者各系统的功能，提高机体免疫力。某些中药如黄连、大蒜、鱼腥草、板蓝根等还有一定的抗病原微生物的作用。

（魏红英）

传染源 （source of infection） 体内有病原体生长、繁殖，并能排出病原体的人或动物。作为传染源必须具备两个条件：①病原体最适宜的生长、繁殖场所；②能排出病原体，以保持其种族的延绵。

类型及作用 传染源包括传染病患者、病原携带者和动物传染源三类。

传染病患者 很多传染病的患者是重要传染源，因为患者体内存在着大量病原体，而且患者的某些症状有利于病原体排出，如呼吸道传染病患者的咳嗽及肠道传染病患者的腹泻等，这些症状增加了易感者受感染的机会。但依不同的病情和病程阶段其传染源作用不同，有些传染病如天花、麻疹、水痘等患者是唯一传染源。患者在其病程的不同阶段，如潜伏期、临床症状期和恢复期，因是否排出病原体及排出的数量和频率不同，作为传染源的意义也不同。

潜伏期 见潜伏期。

临床症状期 病期内患者借助症状如咳嗽、喷嚏、腹泻等，可排出大量病原体而具有较强的传染性，因此临床症状期患者是重要传染源，如不及时发现，尽早隔离治疗，其传染源意义更大。但也有些传染病临床症状出现不久，就会中止向外排出病原体，如麻疹、水痘、病毒性甲型肝炎、百日咳等，其传染源的作用相应会明显下降。

另外，临床症状期患者的传染源作用还取决于病情和活动范围等特点。如轻型、不典型的患者，常因诊断不易而未予隔离，可自由活动，所以其传播作用就大；若患者从事炊事、

饮水和保育工作，则可能造成单位内传染病的暴发，其流行病学意义就很大。而对于重症患者，一般需卧床，隔离治疗较易做到，其传染源作用就受到限制，但其需要人护理，若隔离和探视制度不严格或执行不力，仍可导致传播。有些传染病可慢性化，而慢性患者排菌时间较长，如慢性菌痢、慢性活动性肝炎、肺结核等，由于可不断或间歇性地排出病原体，所以对周围人群的危害时间较长，又因其行动自如、管理较难，传染源作用也较大，应予必要的重视。

恢复期 临床症状消失后，机体所遭受的损伤处于逐渐恢复的时期。此期病人的免疫力开始出现，体内病原体被清除，一般不再起传染源的作用，如天花、麻疹、甲型肝炎恢复期的患者不再是传染源。但有些传染病如菌痢、伤寒、白喉、乙型肝炎等在症状消失后仍可排出病原体，有的持续时间较长，甚至终生，而成为病后携带者，如慢性伤寒带菌者。这些恢复期患者的传染源作用仍不可忽视。

传染病患者排出病原体的整个时期称为传染期，其长短因病而异，可通过病原学检查和流行病学调查来确定。根据传染期可确定传染病隔离、消毒的期限，并为追索接触者或传染源、判断传播途径提供科学依据。传染期也在一定程度上影响疾病的流行特征，如传染期短的疾病，续发病例成簇出现；传染期长则续发病例陆续发生，持续时间可能较长。

病原携带者 是没有任何症状，但能排出病原体的人。故只能借助于病原学检验，才能发现与确定。传染病的急、慢性与隐性感染者均可转变成病原携带者，即病原体的致病作用与机体的抵抗力处于相对的暂时的平衡状态。病原携带者按携带病原体的种类可分为带菌者、带毒者与带虫者，按携带状态和临床分期又可分为下列三种。

潜伏期携带者 在潜伏期内可排出病原体者。只有少数传染病存在这种携带者，如麻疹、白喉、霍乱、痢疾等。实质上多属于传染病患者的前驱期携带。这类传染病如能及时发现并加以控制，对防止疫情发展与蔓延具有重要

意义。

病后携带者 传染病患者在症状消失后尚能排出病原体者，又称恢复期携带者，伤寒、霍乱、白喉和乙型肝炎等传染病存在这种情况。可分为暂时病原携带者和慢性病原携带者。前者是指在病后 3 个月内能排出病原体，可视为疾病尚未痊愈；后者是指超过病后 3 个月仍排出病原体者，常有间歇性排出病原体的现象，一般连续 3 次检查呈阴性时，才能确定病原携带状态解除。

健康携带者 没有患过某种传染病而能排出病原体的人。这类携带者只有通过实验室检查才能证实。其特点是携带时间短，排出病原体数量少，所以作为传染源意义不大。但有些传染病如流行性乙型脑炎、乙型肝炎、流行性脑脊髓膜炎等，由于健康携带者的数量甚多，其传染源的作用就不应忽视。

病原携带者传染源作用的大小，取决于排出病原体数量、携带时间长短、携带者所从事的职业、个人卫生知识水平与习惯、社会活动范围与频率、环境卫生以及卫生防疫措施等因素。对病原携带者的检出和管理，不应凭一两次检验结果而判定其是否处于携带状态，因携带者有间歇性排出病原体的现象，且检验技术和方法的特异性、敏感性影响也较大，故在实际卫生防疫工作中应给予多次反复检查，便于做出准确判断与严格管理。

动物传染源 人类罹患以动物为传染源的疾病统称为动物性传染病，又称人畜共患病。人畜共患病可分为动物源性共患病、人源性共患病、互源性共患病和真性共患病。受感染的动物作为传染源的危险程度，主要取决于易感者与受感染动物的接触机会和密切程度、动物传染源的种类和数量及环境中是否有适宜该疾病传播的条件等，也与人们的卫生知识水平和生活习惯等因素有关。

传染源管理 传染病的预防措施中，管理传染源，从源头进行控制，是很重要的一个方面。传染源管理主要包括以下几点：①对传染病患者的管理。必须做到早发现、早诊断、早报告、早隔离、早治疗。必须严格遵守传染病报告制度，它是早期发现传染病的重要措施。根据《中华人民共和国传染病防治法》及其实施细则，将法定传染病分为甲、乙、丙 3 类共 39 种，其中甲类 2 种，乙类 25 种，丙类 12 种。甲类传染病为强制管理的传染病，要求发现后城镇于 2 h 内、农村于 6 h 内上报。乙类传染病为严格管理的传染病，要求发现后城镇于 6 h 内上报、农村于不超过 12 h 内上报。丙类传染病为监测管理传染病，要求发现后城镇及农村在 24 h 内上报。②对接触者的管理。与传染病病人接触过的人称为接触者，应分别按具体规定采取医学检疫、预防接种或药物预防。③对病原携带者的管理。应尽可能在人群中检出病原携带者，进行治疗、教育、调整工作岗位和随访观察。④对动物传染源的管理。对经济价值高的家禽、家畜，应尽可能给予治疗，必要时宰杀后加以消毒处理；对经济价值不大者则设法消灭。

(胥美美)

cunzhen guihua weisheng

村镇规划卫生 （hygienic principles in rural planning） 村镇规划的卫生学要求。在村镇规划过程中满足生产、生活和各项工程建设的要求的同时，应避开地方病高发地区和严重的自然疫源地，建设能源利用、给水排水、粪便垃圾的无害化处理、村镇卫生院等有关村镇生存环境的基础设施。

中国现有 500 多万个村庄和 5 万多个集镇，分布在全国各地。由于地理位置、自然条件、社会经济条件、风俗习惯等方面的差异较大，村镇规划卫生工作要在全国农业资源调查和农业区划的基础上，根据国家的政策法令和规划原则，有计划、有步骤、因地制宜地进行。

村镇功能分区 根据功能，村镇建设一般分为生产区、公共生活区和居住区三部分。生产区内主要配置用于工、农业的生产、加工、贮藏等的厂房、库房建筑及其附属设施。公共生活区内主要配置文教、卫生、金融、邮电、商业服务、交通运输、贸易、园林绿化等方面的公共建筑及公共活动场所。居住区以住宅为主并相应配置生活服务性设施。各功能分区之间既要保持有机联系，又要满足卫生防疫、防火、安全等要求。村镇规划除上述各项建筑设施外，还要包括给排水、电力、电信的规划。也要根据当地条件对发展利用小水电、小煤矿、地热、沼气、太阳能、风力及薪炭林等多种能源做出规划，并确定有关设施的位置及用地范围。

村镇用地要按各类建筑物的功能划分合理的功能区。功能接近的建筑要尽量集中，避免功能不同的建筑混杂布局。应分为：①居住区，包括各户住宅基地、院落、公共建筑、绿地和各户间通道，应布置在村镇自然条件和卫生条件最好的地段。居住区与产生有害因素的企业、农副业、饲养业、交通运输、农贸市场及医院等场所之间应设立一定的卫生防护距离，在严重污染源的卫生防护距离内应设置防护林带。②工业副业区，指各种工厂、农副产品加工和副业生产用地。对环境影响较大、易燃易爆和排放"三废"的工厂应设在专门的工业区内，并位于当地主导风向的下风侧、河流的下游。对排放的污染物应采取必要的治理措施。为农业服务的农机修配厂等，可设在居民点边缘靠近农田的地点；农副产品加工工业，如榨油厂、碾米厂、面粉厂等应靠近农产品仓库；为居民生活服务的工业，如食品加工厂、修配厂、服装厂等，可分设在居住区内。③饲养区，家禽、家畜和奶牛等饲养场应设置在居民点外围、居住区下风侧和河流下游。禽畜粪便应有综合利用和处理措施，如堆肥或用于发生沼气等。④农业生产区，包括各种家用仓库、打谷场、役用牲畜棚、拖拉机站和运输车辆车库等的用地。

村镇规划卫生原则 村镇规划卫生要做到全面规划、合理布局、节约用地、统筹安排，并有利于可持续发展。村镇规划卫生要遵循以下原则：①维持自然生态的完整性和持续性。要研究每个村庄与其周围环境的关系，如自然景观、生态系统、水资源、能源等，在规划中不割断自然生态过程，保持原始的自然地貌，保持自然物种的多样性。②保障安全卫生的生存环境。具有抵御和防止自然与人为灾害发生的能力，具备基础卫生设施，提供安全的饮用水。③满足居民的社会需求。从技术、社会和环境上满足村镇居民的日常需要。采用人的尺度、土地与空间混合使用、人群混合居住、维护地方的社会资源等基本准则，加强农村社区的独立和综合功能。例如，居民在农村能够得到就业和基本的社会服务，从而减少出行，降低交通能源消耗。④居民参与村镇的规划设计。调动各方面力量积极参与社区可持续发展的规划设计，以使每个人都能承担起减少对生态系统的干扰的责任。居民参与村镇的规划卫生应该成为新农村规划的基本模式。

村镇规划卫生依据 准确而充分的自然资料和经济资料是村镇规划卫生的基础。自然资料包括地理位置、地形地貌、水文气象、地质状况、自然资源及环境质量等。经济资料包括历史沿革，农村经济各部门的发展现状、发展过程及发展前景，各种资源的开发利用状况及交通运输、电力供应、通信设备等状况，有关人口的资料，住房状况，文教、卫生、商业、邮电、集市贸易、建筑材料状况及其发展前景等。此外，还要收集村镇附近城市、厂矿企业、国有农场，以及名胜古迹、旅游区规划及其发展情况的资料。

村镇规划卫生要求 村镇规划卫生应考虑建设能源利用（太阳能、沼气）、给水排水、粪便垃圾的无害化处理等关系农村生存环境的基础设施。生活饮用水应尽量采用水质符合卫生标准、量足、水源易于防护的地下水源，采用集中式供水并用管道供水到户。以地面水为水源的集中式给水，必须对原水进行净化处理和消毒。应建立和完善适宜的排水设施，工厂和农副产业所产生的污水要进行处理，符合国家有关标准后才能排放；乡镇卫生院的污水必须进行处理和消毒。要结合当地条件，建造便于清除粪便、防蝇、防臭、防渗漏的厕所，根据当地的用肥习惯，采用沼气池、高温堆肥等多种形式对粪便进行无害化处理。在接近农田的独立地段，合理安排粪便和垃圾处理用地。

居住区内应有一定数量的公共绿地面积和基本卫生设施，绿地布置要均衡分布，把宅旁、路旁的绿地与村旁的果园和田地等连接起来。应避免机动车道穿越住宅区，以保证住宅区交通安全、不受噪声和废气污染。农村住宅的特点是每户有一个院落，以满足农民日常生活和家庭副业的需要，应规划出不同于城市小区的院落特色，并做到人畜分离。

村镇公共建筑设施要根据居民点的性质和规模，配置行政管理、文化教育、医疗卫生、商业服务、公用事业、污水与垃圾处理等设施，并按照各自的功能合理布置。学校应设于居民点边缘比较安静的地段，并有足够的运动场地。托儿所、幼儿园应靠近居住区，远离河、湖、池塘，各有分隔的空地并进行绿化，供儿童户外活动之用。社区卫生服务站要设在居民区内，卫生院应设在靠近交通道路的独立地段上。

（亚库甫·艾麦尔）

D

大肠埃希菌食物中毒 （Escherichia coli food poisoning） 人体的抵抗力减弱或摄入被大量的致病性大肠埃希菌污染的食品引起的、以急性胃肠炎或发热为主要临床表现的一种混合型细菌性食物中毒。

病原 大肠埃希菌属俗称大肠杆菌属，为革兰氏阴性杆菌，多数菌株有周身鞭毛，能发酵乳糖及多种糖类，产酸产气。在埃希菌中经常分离出来的是大肠埃希菌，该菌主要存在于人和动物的肠道中，属于肠道的正常菌群，通常不致病，有时还能合成相当量的维生素，并能抑制分解蛋白质类细菌的繁殖。该菌随粪便排出后，广泛分布于自然界中。该菌在自然界的生存力较强，在土壤、水中可存活数月，其繁殖所需的最小水分活性为 0.935 ~ 0.96。

在大肠埃希菌中，也有致病性的。引起食物中毒的致病性大肠埃希菌的血清型主要有 $O_{157}：H_7$、$O_{111}：B_4$、$O_{55}：B_5$、$O_{26}：B_6$、$O_{86}：B_7$、$O_{124}：B_{17}$ 等。目前已知的致病性大肠埃希菌包括如下四个类型：

肠产毒性大肠埃希菌 是婴幼儿和旅游者腹泻的病原菌，可从水中和食物中分离到，主要的血清群为 O_6、O_8、B_{15}、O_{25}、O_{27} 等。肠产毒性大肠埃希菌的毒力因子包括菌毛和毒素，致病物质是不耐热肠毒素和耐热肠毒素。该菌进入肠道后，可导致肠毒素质体传递至肠道内正常的大肠埃希菌，使之也变成肠产毒性大肠埃希菌。

肠侵袭性大肠埃希菌 较少见，主要侵犯少儿和成人，具有与志贺氏菌和伤寒沙门氏菌相似的侵入肠黏膜上皮细胞的能力，并在细胞内繁殖，发病特点很像细菌性痢疾，因此，又称它为志贺样大肠杆菌。不同的是，肠侵袭性大肠埃希菌不具有痢疾志贺氏菌Ⅰ型所具有的产生肠毒素的能力。肠侵袭性大肠埃希菌不产生肠毒素，不具有与致病性有关的定居因子抗原（colonization factor antigen，CFA）Ⅰ型菌毛，其主要特征是能侵入小肠黏膜上皮细胞，并在其中生长繁殖。我国流行的肠侵袭性大肠埃希菌有一定的血清型，但有较大的变动。

肠致病性大肠埃希菌 是引起流行性婴幼儿腹泻和腹痛的病原菌，有特定的血清型。肠致病性大肠埃希菌不产生肠毒素，不具有与致病性有关的 K88、CFA Ⅰ型菌毛，但能产生一种与痢疾志贺样大肠杆菌类似的毒素，侵袭部位是十二指肠、空肠和回肠上段，发病特点很像细菌性痢疾，因此容易误诊。

肠出血性大肠埃希菌 是 1982 年首次在美国发现的引起出血性肠炎的病原菌，有特定的血清型，主要血清型是 $O_{157}：H_7$ 和 $O_{26}：H_7$ 等。肠出血性大肠埃希菌不产生不耐热肠毒素和耐热肠毒素，不具有 K88、K99、987P、CFA Ⅰ、CFA Ⅱ 等黏附因子，不具有侵入细胞的能力，但可产生志贺样毒素，有极强的致病性，主要感染 5 岁以下儿童。临床特征是出血性结肠炎、剧烈的腹痛和便血，严重者出现溶血性尿毒症。日本、美国和加拿大等国曾报道 $O_{157}：H_7$ 食物中毒多起,并有死亡发生。

流行病学 主要包括以下三个方面:①季节性,多在夏、秋季节高发。②中毒食品种类,引起中毒的食品种类与沙门氏菌相同(参见沙门氏菌食物中毒)。③食品中大肠埃希菌的来源,健康人肠道中的带菌率为2%~8%,高者可达44%。成人肠炎和婴儿腹泻患者的致病性大肠埃希菌带菌率较健康人高,可达29%~52%。大肠埃希菌随粪便排出而污染水源和土壤,进而直接或间接污染食品。食品中致病性大肠埃希菌的检出率高低不一,高者可达18.4%。饮食行业的餐具易被大肠埃希菌污染,检出率高达50%,致病性大肠埃希菌的检出率为0.5%~1.6%。

原因 主要是由于食物被致病性大肠埃希菌污染,大量活菌在人和动物肠道中繁殖,在环境卫生不良的情况下,常随粪便散布在周围环境中,受污染的土壤、水和带菌者的手均可污染食品。食物的贮存条件不当如水分活性为0.95左右时,可导致大量致病菌繁殖并产生毒素。若被污染的食品烹调加工不当,或被污染的器具再次污染食品均可导致食物中毒的发生。

临床表现 大肠埃希菌食物中毒的临床表现因致病性大肠埃希菌的类型不同而有所不同,主要有以下三种类型。

急性胃肠炎型 主要由肠产毒性大肠埃希菌引起,是致病性大肠埃希菌食物中毒的典型症状,比较常见。易感人群主要是婴幼儿和旅游者。潜伏期一般为10~15 h,短者6 h,长者72 h。临床症状主要为腹泻、腹痛、恶心和呕吐。粪便呈水样或米汤样,每日4~5次。部分患者腹痛较为剧烈,可呈绞痛。吐、泻严重者可出现脱水,乃至循环衰竭,体温可达38~40℃。病程3~5天。

急性菌痢型 主要由肠侵袭性大肠埃希菌引起。潜伏期一般为48~72 h,主要临床表现为血便或脓黏液血便、里急后重、腹痛等,部分病人有呕吐和发热,38~40℃,可持续3~4天。病程1~2周。

出血性肠炎型 主要由肠出血性大肠埃希菌引起。潜伏期一般为3~4天,主要表现为突发性剧烈腹痛、腹泻,先水便后血便,甚至全为血水。亦可有低热或不发热、呕吐。严重者可出现溶血性尿毒综合征、血小板减少性紫癜等。病程10天左右,病死率为3%~5%,老人、儿童多见。

诊断 按《病原性大肠埃希氏菌食物中毒诊断标准及处理原则》(WS/T 8—1996)进行。根据流行病学特点与临床表现,结合细菌学检验可做出诊断。

流行病学特点 引起中毒的常见食品为各类熟肉制品,其次为蛋及蛋制品,中毒多发生在3—9月,潜伏期4~48 h。

临床表现 因病原不同而不同,主要为急性胃肠炎型、急性菌痢型及出血性肠炎型。

实验室诊断 主要包括细菌学检验和血清学鉴定等。①细菌学检验。按《食品安全国家标准 食品微生物学检验 致泻大肠埃希氏菌检验》(GB 4789.6—2016)操作。②血清学鉴定。挑取经生化试验和PCR(聚合酶链式反应)试验证实为致泻大肠埃希氏菌的营养琼脂平板上的菌落,根据致泻大肠埃希氏菌的类别,选用大肠埃希氏菌单价或多价OK血清做玻片凝集试验。当与某一种多价OK血清凝集时,再用该多价血清所包含的单价OK血清做凝集试验。

防治措施 大肠埃希菌食物中毒的预防与沙门氏菌食物中毒的预防类似。大肠埃希菌食物中毒的治疗一般采用对症治疗和支持治疗,对部分重症患者应尽早使用抗生素。首选药物为氯霉素、多黏菌素和庆大霉素,也可试用头孢噻肟或头孢曲松。

(郑婵娟)

daguijiebing

大骨节病 (kaschin-beck disease) 一种与环境低硒等多种因素有关的以软骨坏死为主要改变的多发性、变形性骨关节病。大骨节病以四肢关节软骨和骺板软骨营养不良性变性、坏死,继之增生、修复为主要病理改变,以骨关节增粗、畸形、强直、肌肉萎缩、运动障碍等为主要临床表现。

病因 迄今尚未彻底查明。国内外学者提出了多种假说，主要有生物地球化学说、环境生命元素说、食物性真菌中毒说、饮用水有机物中毒学说、腐殖酸致病学说等。大多数人普遍认为，环境中缺硒、水中腐殖质量过剩是大骨节病的主要原因。

硒缺乏 全国范围内的环境流行病学调查发现大骨节病主要分布在低硒地带。病区土壤、粮食和人群生物样本硒含量普遍偏低。利用亚硒酸钠进行的防治实验证明，硒能够阻止关节骨骺板软骨改变的恶化，并有促进修复的功效。但是并非所有低硒地区均有大骨节病流行，提示除缺硒外，大骨节病尚存在其他致病因子。

生物地球化学说 该学说认为，大骨节病是矿物质代谢障碍性疾病，因病区的土壤、水及植物中某些元素过多、过少或比例失调所致。有人认为环境中铜、铅、锌、镍、钼等金属元素过多或钙、硫、硒等元素缺乏可致病；另有人认为，环境中锶多硫酸钙少、硅多镁少等比例失调是主要致病因素。

食物性真菌中毒说 该学说认为，大骨节病是因病区粮食（玉米、小麦）被毒性镰刀菌污染而形成耐热毒素的污染，若居民长期食用这种粮食，则在毒素的作用下，骨骺板软骨和干骺区的血管变窄，软骨基质发生营养不良，致使软骨细胞变性、坏死。用毒性镰刀菌菌株给动物接种，15天后可发现类似人的大骨节病样软骨病变。

腐殖酸致病学说 一些流行病学调查认为，大骨节病与水质有密切关系，饮窖水、沟水者发病率很高，饮清水、深井水者发病率很低，甚至不发病。病区饮水中富含有机物，矿物质贫乏，有学者用酸化萃取法从病区饮水中检测出腐殖酸，认为大骨节病可能与饮水中腐殖质有关。实验研究证明，腐殖质对人体的胫骨细胞具有明显的损害作用。

流行病学 大骨节病区多地处荒凉偏僻山区，其地理环境和生存条件恶劣，经济发展缓慢，群众居住条件简陋，生活水平低下，多处于"贫病交加"境地。20世纪80年代以来，上述情况发生了巨大改变，人民生活水平的提高、生活条件的改善，使大骨节病发病率大幅度下降。

地区分布 在我国境内主要分布于黑龙江、吉林、辽宁、河北、山东、河南、内蒙古、山西、陕西、甘肃、四川、青海、西藏等地，从川藏到东北的狭长地带，延长波及西伯利亚东部和朝鲜北部少数地区。它的走向恰好相当于中国大陆东南温暖、潮湿季风带与西北寒冷、干旱地带的交界部位。

地区分布特点 包括：①病区与地理地形有关，主要分布于山区、半山区、丘陵、高原等地带，个别平原地区如东北松辽、松嫩平原亦有病区分布；病区气候多暑期短，霜期长，昼夜温差大，且具有一定程度的冷凉和相对的潮湿。②在病区内病村呈灶状分布，许多患病村庄断断续续接连成片，沿山麓或沟谷接连成带状分布；在一大片患病村庄中，可以出现一个或几个不发病的"健康岛"，在一大片不发病的村庄中也可以出现一个或几个"病岛"，形成灶状或镶嵌分布。③病区的可变性与相对稳定性，即大骨节病病区或非病区都是可变的，某些非病区可以变成病区，某些老病区可以再次多发，也可以自然趋于不再发生。

地质环境分型 可划分为四种类型：①表生天然腐殖环境病区，即病区气候湿润、沼泽发育、草炭堆积、腐殖质丰富，多分布于分水岭两侧河流中上游的谷地、山间盆地、碟形洼地，或分布于高原盆地和谷地；②沼泽相沉积环境病区，病区与古地理环境密切相关，若水井穿过湖沼相地层则多发病且病情重，病区主要分布于松辽平原、松嫩平原和三江平原的部分地区，大骨节病的发生、消长与饮用水井的性质和水质密切相关；③黄土高原残垣沟壑型，病区黄土广布，水土流失严重，群众多引用窖水、沟水等，水质不良，病情严重，属于此型病区的有渭北黄土高原、陇东黄土高原和陕北黄土高原等；④沙漠沼泽草炭沉积环境型，病区多数干燥无水、少数为芦苇沼泽，沼泽水呈茶色且有铁锈的絮状胶体，凡饮用此水者多患大骨节病，此类病区与微地貌和水源的关系最为密切，多呈"岛状"分布。以上四种病区类型的共同特点是元素贫乏、腐殖质富集，属于还原的水文地球化学环境。

人群分布 以当地的粮食为主食的农业人口为大骨节病的主要发病人群，不同民族、职业发病率之间无差异，有家庭多发倾向；性别差异不明显，但青年及成人患者中男性略高于女性。发病与病区居住年限无关，从外地迁入病区的外来人群，发病率高于本地人群，即有"欺外现象"。大骨节病从幼儿到高龄老人均有病例发生，但青少年时期是骨骼发育极为活跃的阶段，同时也是内分泌器官功能最活跃的时期，最易遭受机体内外环境中致病因子的损伤，故患者多从儿童和青少年时开始患病，病情严重病区 10 岁以下儿童患病率可达 50% 以上，在重病区可高达 90%，如四川省阿坝藏族羌族自治州垮沙乡。

时间分布 大骨节病在四季分明的温带地区多发生于春季；暖带多发生于冬春之间；而寒冷地带多发生于春夏之交。在致病因子非常活跃的地区，四季都有新发病例，季节性多发现象难以看到；反之，致病因子不活跃的地区发病率很低，季节性多发现象也难以看到。目前认为大骨节病发病具有明显的年度波浪性，一般观察认为霜期早、秋雨大的翌年多是大骨节病的多发年，但取决于致病因子的活跃程度，当致病因子不活跃时，连续观察多年也不会看到波浪性。在我国，大骨节病的发病高峰大致有两次，一次发生在农业合作化后的 1955 年到 1956 年，一次发生在普遍秋涝的 1969 年到 1970 年。1984 年以后，随着人民生活水平的提高，大骨节病发病率普遍降低。

病理改变 大骨节病是一种以软骨坏死为主要改变的多发性、变形性骨关节病，其发病主要是软骨内成骨作用障碍及骨骺板软骨、关节面软骨结构的破坏所致，机体内环境的紊乱及外环境中理化、生物致病因素均可影响软骨内成骨作用，并可破坏骨骺板软骨、关节面软骨的结构而影响儿童的生长发育。该病主要累及软骨内成骨的骨骼，特别是四肢骨，主要表现为透明软骨营养不良性变性、坏死，继而增生、修复。

临床表现 常有以下特点：①受累关节多，左、右双侧肢体关节同时受累，持重侧略重于对侧；②关节增粗、疼痛，不发红、发热和肿胀，无炎症表现；③疼痛多为酸痛或钝痛，休息后和晨起后重，活动后缓解；④病人智力、生育力和寿命不受影响；⑥不遗传、不传染。大骨节病病程进展缓慢，可长达数年或更长。

症状体征 发病初期多数病人无明显症状。部分病人自觉疲乏，皮肤有蚁走感或麻木感，肌肉酸痛，四肢发紧，动作不灵活，关节有摩擦音或轻微的疼痛，缺乏特异性。但若出现关节疼痛、手指歪斜、弓状指和凝状指节增粗时对疾病的诊断具有早期指导意义。随着病情的进展，除上述早期表现继续加重外，主要出现关节增粗、关节出现游离体、关节活动障碍、骨骼肌萎缩、短指（趾）/短肢畸形等。

X 线表现 大骨节病由于年龄、病变部位、病变性质、轻重程度的不同，X 线征象颇为复杂，但最基本的 X 线改变有 6 种：①干骺端先期钙化带模糊、凹陷、不整，或呈波浪状；②干骺端先期钙化带凹陷、硬化、增宽；③骨端骨性关节面毛糙、不整、凹陷；④骨端囊状改变、骨质缺损、骨刺，或变形、粗大；⑤骨骺变形与干骺端早期闭合，或骨骺溶解、碎裂；⑥骨质疏松、骨纹理紊乱，骨干短缩、变形，关节变形并伴有关节腔内游离碎骨块。以上变化可见于掌指骨、腕骨、尺骨、桡骨、肱骨、胫骨、腓骨、股骨及足踝部骨骼。

实验室检查指标 大骨节病是一种进行性、营养不良性软骨组织病，其实验室检验指标多能反映机体低硒、胶原代谢紊乱、内分泌失调等病理改变。经常开展的实验室检验指标有血清、毛发、尿中硒水平，谷胱甘肽过氧化物酶活性，与胶原代谢有关的指标及其他代谢酶活性等。大骨节病病人常表现出生物样本低硒、谷胱甘肽过氧化物酶活性降低、软骨组织中硫酸软骨素硫酸化程度降低，尿中羟脯氨酸、羟赖氨酸排出量增高，血清碱性磷酸酶、谷草转氨酶、乳酸脱氢酶、羟丁酸脱氢酶等活性显著升高的特点。

诊断　根据病区接触史和临床表现，以及手骨 X 线片可诊断本病，X 线指骨远端多发对称改变为该病特征性指征。大骨节病在临床上按病情轻重分为一期三度。早期是只有末节下垂，但无指关节增粗。Ⅰ 度是只有指关节增粗，但无短指畸形。Ⅱ 度除有手指增粗外，必有短指。Ⅲ 度除有 Ⅱ 度表现外，必须有身材矮小畸形。根据 X 线片表现，大骨节病可分为活动型、非活动型和陈旧型。临床上在进行大骨节病诊断时主要与骨关节炎（退行性关节病）、类风湿性关节炎、分离性骨软骨炎、软骨发育不全、佝偻病、氟骨症和克汀病等相鉴别。

防治措施　大骨节病是一种多病因的生物地球化学性疾病，因此应采取综合性防治措施。

预防措施　具体措施包括：①补硒，如服用亚硒酸钠片，食用含硒盐的食盐、富硒酵母、高硒鸡蛋、含硒食物（动物肝肾、禽蛋、鱼类、芝麻、蘑菇、大蒜等），也可采取田间粮食作物施硒的措施。②改水，如更换水源、进行水质净化等。③改良措施，包括改旱田为水田，改主食为大米；改善自产自销的生活方式，如在交通方便或靠近城镇病区，改种蔬菜或其他经济作物，由市场购入粮食；在边远山区实施退耕还林或退耕还牧，口粮由国家供给；推广科学种田，干燥储存，降低粮食的真菌污染程度等。④改善膳食结构，降低小麦、玉米在主食中的比例，增加大豆、小米摄入量，多吃水果蔬菜，增加维生素和无机盐的摄入量。⑤加强人群筛查，做到早发现、早诊断、早治疗。⑥在不适宜人类居住的地区，可采取搬迁的方法，但一定经过科学论证，保证搬到非病区。

治疗原则　该病无有效药物治疗，以对症治疗为主，以延缓病情发展、减少残疾和提高生存质量。发现患者后应使其尽早离开病区或换食非病区的粮食，某些具有解毒和抗氧化作用的药物，也有一定的辅助治疗作用。实践证明，中西医结合举措可明显阻止病情进展。大骨节病如未能及时发现、早期治疗，迁延至晚期关节增粗、变形后，治疗效果不佳，但仍可采取中西医结合方案，以减轻疼痛、保护关节，治疗方法包括药物治疗、物理治疗和手术治疗，以减轻病人的疼痛、改善活动受限和提高患者生活质量等。

（魏红英）

daqi bianyingyuan wuran jiankang weihai
大气变应原污染健康危害 （health hazards of air allergen pollution）
大气变应原通过呼吸、饮食及直接接触进入机体后，与相应的抗体结合，引发的变应性鼻炎、变应性哮喘、荨麻疹、特应性皮炎及接触性皮炎等超敏反应性疾患。

污染来源　常见的由大气传播的变应原主要有以下几种：①花粉，最易引起变应性哮喘的花粉为豚草属的花粉，此种花粉重量轻、体积小（直径约 20 μm），可随风飘扬，且表面有许多细刺易附着于呼吸道黏膜上。每年夏秋之交是此种花粉产生最多的季节，引起变应性哮喘的发病增多。我国的花粉致敏主要系蒿草花粉所致。②真菌孢子，如青霉属、曲霉属、链格孢属、丛梗孢属及色串孢属等，由真菌孢子引起的过敏性疾患一般无明显的季节性。③动物皮毛可引发变应性鼻炎。④近年来发现大气污染中某些化学品如甲胺、异氰酸盐等，也具有变应原性。⑤其他，如尘螨，皮垢，毛虫的毒毛（如松毛虫的毒毛），某些蛾、蝴蝶和其他昆虫的碎屑等，也可成为大气变应原。

健康危害　遗传及环境因素共同决定了变应原是否造成人体的超敏反应，其中遗传因素决定了哮喘等过敏体质患者会对环境中变应原产生特异性免疫球蛋白 E（IgE），从而导致哮喘等过敏性疾病。患者产生气道或全身变态反应性炎症而发病。大气中的变应原通过呼吸、饮食及直接接触进入机体后，常诱发 Ⅰ 型超敏反应，有的也可引发 Ⅲ 型和 Ⅳ 型超敏反应（参见超敏反应）。大气变应原引起的机体超敏反应主要有慢性鼻窦炎、支气管炎、肺炎、过敏性荨麻疹、特应性皮炎、接触性皮炎、变应性休克等。根据变应原的种类，大气变应原引起的疾病主要有变应性鼻炎和变应性哮喘、尘螨过敏、农民肺、棉尘热、蔗渣尘肺、花粉症等。

变应性鼻炎和变应性哮喘 见变应性鼻炎和哮喘。

尘螨过敏 见尘螨污染健康危害。

农民肺 是在生产劳动过程中，因反复吸入含有高温放线菌及其孢子的霉变谷草粉尘而发生的一种外源性过敏性肺泡炎，因患者多是从事农业生产者，故国内外通称此病为农民肺。农民肺主要是Ⅲ型超敏反应，但也存在Ⅳ型超敏反应和直接损伤作用。农民肺的病原菌主要为高温放线菌属中的高温多孢菌，即干草小多孢菌。病原菌进入呼吸道深部后，肺部病变从单核巨噬细胞性肺泡炎，经肉芽肿形成，最后发展成肺纤维化和右心室肥大。此病急性期患者可自愈，慢性期病程迁延反复发作，可形成弥漫性肺间质纤维化，并发呼吸衰竭和肺源性心脏病。我国主要地处亚热带和温带，尤其南方地区气温高、雨量大，又盛产稻米，堆积的谷草易发生霉变，适合高温放线菌的生长，易引发农民肺。

棉尘热 也称棉花热，是由毛霉菌属真菌的孢子囊、孢囊孢子和菌丝所导致的疾病，这些真菌存在于棉桃壳内的霉棉花纤维内、轧花车间的棉尘和空气的粉尘中。主要症状是在接触霉棉 4～5 h 后，先有头痛、恶寒不适，继而胸闷、喉部发紧、呼吸窘迫、干咳并发热，体温可高达 40℃，约 10 h 后症状缓解，其后约 2 天恢复正常。若再接触此种发霉棉花会再次发病，但症状较前次减轻。原因是吸入的霉变棉花中的毛霉属真菌具有抗原性，经多次吸入使人体致敏后，发生以呼吸系统症状为主的变态反应性疾病。预防措施为防止棉花受潮霉变以及在处理此种已霉变的棉花时重视个人防护。

蔗渣尘肺 是由于反复吸入发霉含有高温放线菌的蔗渣尘所引起的一种以呼吸道症状为主的变态反应性疾患。主要症状为畏寒、发热（38～41℃）、呼吸困难、咳嗽和全身不适。经抗生素和对症治疗后多数在 3～5 天内退烧，其余症状也随之逐渐消退，整个病程为 7～10 天。X 线胸片见典型过敏性肺泡炎特征。可采用加强通风、注意个人防护、密闭机器作业等措施加以预防，对经常发作的病人应调离接触旧蔗渣工作。

花粉症 又称枯草热，是由于具有特异体质的已致敏人员吸入空气中的致敏花粉所引起的一种呼吸道变态反应性疾病，常表现为季节性发病。其主要症状是喷嚏多、清涕不断，鼻、眼、耳、上腭奇痒，眼结膜充血、发红、肿胀、痒和流泪等。许多患者仅有五官过敏症状，而有部分患者在几年后会合并哮喘，使病情逐年加重。因不同地区植物分布不同，大气中花粉的种类以及高峰浓度时期也不相同，花粉症存在较复杂的时空分布。不同种属花粉的致敏性存在差异，有资料显示树木花粉的致敏性要比草本花粉低。花粉症的病因比较明确，故可对花粉症患者用特异性花粉抗原，采用常年脱敏法或季节脱敏法进行脱敏治疗，治疗效果较好。

防治措施 过敏性疾病的治疗体系分为避免接触变应原、药物治疗、特异性免疫治疗、健康教育及外科治疗五方面。无论是避免接触变应原还是进行特异性免疫治疗都必须预先明确致敏原。临床上多数患者变应原不明确，不同地区变应原的分布具有差异性，这给预防和治疗带来很大的困难。主要的防治措施有：①对有变态反应史的人，必须查明相应的变应原，以避免接触或经脱敏治疗。②皮肤点刺试验是目前国际上标准的变应原皮肤试验方法，是标准化变应原特异性免疫治疗必要的前提，对疑似变应性疾病患者进行点刺试验，对过敏性疾病的诊断、治疗和预防具有重要意义。③公布本地区变应原的分布情况，可以帮助患者尽量避免吸入变应原以减少发病，并为变应性鼻炎的特异性免疫治疗提供理论依据。④加强宣传教育，使患者了解变应原疾病的发生、传播方式和正确的诊断与治疗方法。⑤注意个人防护，避免吸入花粉、尘埃和粉尘等。

（胥美美）

daqi keliwu wuran jiankang xiaoying

大气颗粒物污染健康效应（health effects of particulate matter air pollution） 大气中的颗粒物通过呼吸等途径进入人体，对人体呼吸系统、心血管系统、神经系统等产生影响，或由于大气颗粒物污染对环境造成影响，进而间接对人体健康造成危害的现象。大气环境中固态或液态的颗粒状物质统称大气颗粒物。大气颗粒物是影响我国城市空气质量的首要污染物。

污染来源 大气中的颗粒物来源有自然来源和人为来源两类。自然来源是指风沙尘土、森林火灾、火山爆发、海水喷溅等自然界因素所产生的颗粒物。其中沙尘天气是影响我国北方某些地区大气颗粒物浓度的重要季节性因素。人为来源是指人类生产和生活活动所产生的颗粒物，如煤炭、石油、天然气等各种工业用燃料燃烧后产生的大量烟尘颗粒物；还有钢铁厂、水泥厂、有色金属冶炼厂和石油化工厂等工业生产过程及交通运输过程中汽油和柴油尾气造成的颗粒物的污染；建筑扬尘和公路扬尘也是我国一些城市大气中颗粒物的重要来源之一。相关研究发现，对于有采暖期和非采暖期的城市，大气颗粒物的来源具有季节性差异，采暖期燃煤排放的烟尘对大气颗粒物的贡献较高，而非采暖期的颗粒物来源中，沙尘暴、公路扬尘、建筑扬尘对大气颗粒物的贡献较大。

种类 根据其形态，可将大气颗粒物分为液态和固态两种，同时存在于空气中。液态颗粒物包括雾和霾。雾是指悬浮于空气中的细小液滴，霾是指悬浮于水滴中的尘、烟等微粒。固态颗粒物包括尘和烟。尘是指悬浮于空气中的固体物质粉碎产生的微粒，烟则是指不完全燃烧的产物。

根据颗粒物的形成特点可分为一次颗粒物和二次颗粒物。一次颗粒物是由自然来源和人为来源直接造成大气污染的颗粒物，如土壤粒子、燃烧烟尘等。二次颗粒物是由大气中某些污染组分（如二氧化硫、氮氧化物、碳氢化合物等），或这些组分与大气中正常组分（如氧气等）通过光化学氧化反应、催化氧化反应或其他化学反应转化生成的颗粒物，如硫酸盐、硝酸盐等。

按空气动力学直径的大小，颗粒物可分为总悬浮颗粒物、可吸入颗粒物、细颗粒物和超细颗粒物。总悬浮颗粒物（total suspended particulates，TSP）是指空气动力学直径小于100 μm 的颗粒物，它是气溶胶中各种悬浮颗粒物的总称；可吸入颗粒物（inhalable particles，IP；particulate matter 10，PM_{10}）是指空气动力学直径小于10 μm 的颗粒物，这类颗粒物可被人体直接吸入呼吸道；细颗粒物（fine particle；particulate matter 2.5，$PM_{2.5}$）是指空气动力学直径小于2.5 μm 的颗粒物，因其粒径更小，易于滞留在终末细支气管和肺泡中，其中某些较细的组分还可穿透肺泡直接进入血液，加之易于吸附各种有毒的有机物和重金属元素，故对人体健康的危害非常大；超细颗粒物（ultra-fine particle；ultrafine particulate matter，$PM_{0.1}$）是指空气动力学直径小于0.1 μm 的颗粒物，主要来自汽车尾气，多为在大气中形成的二次污染物，其对人体健康危害更严重。

生物学特点 颗粒物因其粒径、所吸附的化学成分不同，会表现出不同的生物学作用。

粒径 颗粒物在大气中的沉降与其粒径有关，一般来说，颗粒物粒径越小，沉降速度越慢，越容易被吸入。不同粒径颗粒物沉降到地面所需时间分别为：10 μm 的颗粒物需4~9 h，1 μm 的需19~98天，0.4 μm 的需120~140天，小于0.1 μm 的则需5~10年。

不同粒径的颗粒物在呼吸道的滞留部位不同。粒径大于5 μm 的多沉积在上呼吸道，通过纤毛运动可将其推至咽部，后通过吞咽或咳嗽等将其排除。粒径小于5 μm 的多滞留在细支气管和肺泡。2.5 μm 以下的颗粒物75%可在肺泡内沉积，且颗粒物越小，进入肺的部位越深。粒径小于0.4 μm 的颗粒物可以自由进出肺泡并可随呼吸排出体外，故在呼吸道沉积较少。有时颗粒物在进入呼吸道的过程中会因吸收水分而变大。

颗粒物的粒径不同，其表面吸附有害物质的量也不同。相关研究发现，60%～90%的有害物质存在于PM_{10}中。Pb、Cd、Ni、Mn、V、Br、Zn 以及多环芳烃等主要附着在 2 μm 以下的颗粒物上。有毒重金属、有机污染物、酸性氧化物、细菌和病毒等多附着于$PM_{2.5}$上。

成分 颗粒物的化学成分十分复杂，因来源不同而不同，多达数百种，可分为有机和无机两大类。颗粒物的毒性与其化学成分密切相关。颗粒物上还可吸附细菌、病毒等病原微生物。

颗粒物的无机成分主要包括元素及其他无机化合物，如金属、金属氧化物、无机离子等。通常，自然来源的颗粒物所含无机成分较多。不同来源的颗粒物表面所含的元素不同，如来自土壤的颗粒物主要含 Si、Al、Fe 等，燃油颗粒物主要含 Si、Pb、S、V、Ni 等，汽车尾气颗粒物主要含 Pb、Br、Ba 等，燃煤颗粒物主要含 Si、Al、S、Se、F、As 等，冶金行业排放的颗粒物主要含 Mn、Al、Fe 等。颗粒物的有机成分包括碳氢化合物，羟基化合物，含氧、含氮、含硫有机物，有机金属化合物，有机卤素等。煤和石油燃料燃烧产生的和焦化、石油等工业排放的颗粒物中有机成分含量较高。有机成分中以多环芳烃最受关注。

颗粒物可作为SO_2、NO_2、酸雾和甲醛等有毒污染物的载体，从而进入肺脏深部，加重对肺的损害。颗粒物上的一些金属成分有催化作用，可将某些大气污染物转化成毒性更强的二次污染物。此外，颗粒物上的多种化学成分还可发生联合作用，对机体产生毒性。

健康危害 由于颗粒物粒径不同、沉积部位不同及所含的化学组分不同，颗粒物对人的危害是多方面的，且危害程度也不同。大量流行病学研究发现，即使在符合环境空气质量标准的浓度下，颗粒物污染水平的增高也与呼吸道症状的发生、肺功能降低、心肺系统疾病的超额发病、死亡存在密切相关，尤其青少年、老年人及以往患有心肺疾患的人群更为易感。

对呼吸系统的影响 大量颗粒物沉积到肺部后，会对局部组织有阻塞作用，使局部支气管的通气功能下降，细支气管和肺泡的换气功能丧失。吸附有害气体的颗粒物还可以刺激和腐蚀肺泡壁，在长期持久作用下，破坏呼吸道的防御机能，发生慢性支气管炎、肺气肿、支气管哮喘等疾病。国内外研究发现，颗粒物主要通过以下机制对呼吸系统造成损伤：①颗粒物本身或其吸附的过渡金属等可刺激机体产生自由基，引起氧化损伤。②颗粒物的刺激会引起机体一系列编码转录因子、炎症相关因子基因转录水平增高，从而引起机体炎症反应。③大气颗粒物所含的碳粒长期刺激肺组织，可诱导肺上皮细胞增生、致纤维化。

对心血管系统的影响 大量流行病学研究表明，大气颗粒物暴露增加可导致心血管系统疾病死亡率，发病率，入院率和门、急诊就诊率的升高。美国癌症协会（ACS）等收集了美国 151 个大城市 55 万多名成年人 1982—1989 年的资料，分析发现$PM_{2.5}$质量浓度每升高 10 μg/m³，人群心肺疾病死亡与总死亡率分别增加 8.0% 和 4.0%。目前认为颗粒物可能通过以下机制对心血管系统造成损伤：①干扰中枢神经系统功能；②直接进入循环系统诱发血栓的形成；③刺激呼吸道产生炎症并释放细胞因子，后者通过引起血管损伤、导致血栓形成等机制影响心血管系统。

免疫毒性 颗粒物可以引起抗体免疫功能的下降。长期暴露在颗粒物污染环境下，小学生的免疫功能受到明显抑制。相关动物实验也证实，颗粒物一方面可以影响局部淋巴结和吞噬细胞的吞噬作用，致使免疫功能下降；另一方面又可增加动物对细菌感染的敏感性，导致肺对感染的抵抗力下降。

致癌作用 国内外的大量研究表明，颗粒物的有机提取物有致突变性，且以移码突变为主，并可引起细胞的染色体畸变、姐妹染色单体交换、微核率增高及诱发程序外 DNA 合成。

研究还发现，颗粒物的有机提取物可引起细胞恶性转化。此外，颗粒物中还含有多种致癌物和促癌物。采用不同的染毒方式如皮肤涂抹、皮下注射、吸入染毒、气管内注入等进行的研究发现，颗粒物提取物可对大鼠、小鼠诱发皮下肉瘤、皮肤癌以及肺癌等。流行病学研究表明，城市大气颗粒物中的多环芳烃与居民肺癌的发病率和死亡率呈相关关系，这提示颗粒物的致癌活性与其多环芳烃含量有关。

其他 颗粒物能吸收和阻挡太阳辐射，减少太阳辐射的强度，$0.5 \sim 0.8 \ mg/m^3$ 的可吸入颗粒物能降低太阳辐射 40%，尤其是降低紫外线辐射的强度。由于 $280 \sim 315 \ nm$ 的紫外线具有抗佝偻病及杀菌的作用，因此在大气污染严重的区域，儿童佝偻病发病率增加，一些呼吸道传染病发病率也增高。

流行病学研究发现，大气颗粒物污染对人群死亡率有短期影响。美国 20 个城市（2000年）和欧洲 29 个城市（2006年）的研究显示，大气 PM_{10} 质量浓度每增加 $10 \ \mu g/m^3$，人群总死亡率分别升高 0.46% 和 0.62%。我国的一项 Meta 分析结果（2009 年）表明，PM_{10} 质量浓度每增加 $10 \ \mu g/m^3$，人群总死亡率升高 0.38%。此外，队列研究（2002 年）表明，大气颗粒物污染对人群死亡率也有长期影响。大气 $PM_{2.5}$、PM_{10} 每增加 $10 \ \mu g/m^3$，总死亡率分别增加 $7\% \sim 14\%$ 和 10%。目前研究未能发现颗粒物对健康效应的阈值。　　　　（胥美美）

daqi weisheng fanghu
大气卫生防护 （air sanitation protection）

充分利用大气的自净能力等自然因素，因地制宜地采取规划、工艺及净化措施等对大气污染进行的防护。一个地区的大气污染程度受该地区的能源结构与布局、交通管理、人口密度、地形、气象条件及植被面积等自然因素和社会因素的影响，因此大气污染的防治具有区域性、整体性和综合性的特点。必须结合国情，制订有效控制大气污染源的方案，坚持"标本兼治"的原则，推行清洁生产的理念，完善相关的法规建设，使大气污染的防治工作得以落到实处。

规划措施　包括以下几个方面。

合理安排工业布局和城镇功能分区　应结合城镇规划，全面考虑工业的合理布局。工业建设应多设在小城镇和工矿区，以使工业项目不过于集中。较大的工业城市最好不再新建大型企业，特别是污染重的冶炼、石油及化工等企业。如需新建，尽可能建在远郊区或卫星城镇，并需建立废气治理设施。避免在山谷内建设有废气排出的工厂。功能分区应根据国家关于发展经济建设的任务，在当地政府的领导下，统一规划，合理配置。工业区一般应设置在城市的边缘或郊区。居住区内部不得修建有害工业企业。在旧城市改建中，凡不符合上述要求的，均应转变生产性质或改革工艺过程，加强防治措施以达到无害，否则应迁出居住区。应考虑当地长期的风向和风速资料，将工业区设置在当地最小频率风向的上风侧，使得废气吹向居住区的次数最少。此外，由于风向的变化，工业企业生产过程中还可能发生事故性排放，因此在工业企业与居民区之间还应设置一定的卫生防护距离。另外，生产管理也要加强，消灭跑、冒、滴、漏和无组织排放，严防事故性排放。

加强对居住区内局部污染源的管理　对居住区内饭店的烟囱、公共浴室的烟囱、集中供暖锅炉的烟囱、废品堆放处、垃圾箱及公共厕所等可能污染室内外空气的污染源，卫生部门应与有关部门配合，加强监督管理。

加强绿化　植物除美化环境外，还具有调节气候，阻挡、滤除和吸附灰尘，吸收大气中有害气体、调节二氧化碳和氧气比例等功能，是天然的空调器。绿地建设是地区性生态环境建设的主要内容。建立绿化带所需成本较低，是行之有效的生物防治措施。绿化地点可根据污染情况而定，对有组织排放的污染物，绿化地点应从烟波降落点开始，向外延伸；对无组织排放的，应在排放处附近进行绿化。

工艺措施　大气卫生防护中采取的工艺措

施包括控制燃煤污染、加强工艺措施和控制机动车尾气污染三个方面。

控制燃煤污染 主要包括：①合理选用燃料，城市地区应选含硫和灰分少的燃料，以减少污染物的排放量；②原煤脱硫，既降低污染，又可回收利用和增加硫的来源；③改革燃料结构，逐步以无烟燃料取代产烟燃料，以液体或气体燃料取代固体燃料，以减少煤烟和二氧化硫的污染；④集中供热，减少大量的分散烟囱，还可充分利用工业余热资源；⑤改造锅炉，提高燃烧效率，从而减少燃烧不完全产物的排出量；⑥适当增加烟囱高度，更有利于废气的稀释和扩散。

加强工艺措施 主要包括：①改革工艺过程，以无毒或低毒原料替代毒性大的原料，实行密闭化生产，鼓励生产企业引进新技术；②加强生产管理，加大企业环保投入，防止一切可能排放废气、污染大气的情况发生；③采用消烟除尘、废气净化措施，以减少废气的排放；④大力发展综合利用，倡导废物回收利用，例如，电厂排出的大量煤灰既可制成水泥、砖等建筑材料，又可回收氮，制造氮肥等。

控制机动车尾气污染 在建立、健全机动车污染防治的法规体系以及配套管理措施的基础上，采取措施以达到在机动车的生产和使用中节能降耗、减少污染物排放的目的。可采取机内净化、机外净化以及燃料的改进与替代等措施。机内净化是指在机动车的设计和生产过程中，通过改进发动机结构和燃烧方式，使新车的污染物排放符合国家的排放标准。机外净化一般是通过安装尾气催化净化装置，使机动车尾气达标排放。机动车燃料的燃烧是产生污染物的主要根源，因此，改进与替代燃料是减少机动车尾气对大气污染的重要措施之一。

防治措施 针对大气污染物的特性可采取积极的防治措施，坚持净化设备与生产企业建设同时设计、同时施工及同时使用的"三同时"制度，从而减少污染物的排放。

大气颗粒物的控制与电除尘器、袋式除尘器等的普及应用关系很大。有效控制颗粒物特别是细颗粒物污染，其主要技术手段就是普及使用电除尘器、袋式除尘器等。

对于不同性质有害气体的控制技术各异，如目前烟气脱硫主要采用湿法，而近年发展的除尘脱硫一体化技术是今后大气污染治理的热点，它强调在除尘的同时必须进行脱硫，在烟气排放达标的前提下，实行二氧化硫污染物总量控制。

（胥美美）

daqiwuran jiankang xiaoying
大气污染健康效应（health effects of air pollution） 大气中污染物质因浓度达到有害程度对人体健康产生的直接影响或因对自然生态系统的平衡造成破坏进而对人体健康产生的间接影响，包括引起感官和生理机能的不适反应，产生亚临床和病理性的改变，出现临床体征或存在潜在的遗传效应，发生急、慢性中毒或死亡等危害。

大气污染物的种类 按照其属性，大气污染物可分为物理性（噪声、电磁波等）、化学性和生物性（各种空气传播的病原体）三类，其中以化学性污染物种类最多、范围最广。

根据大气中污染物的存在状态，可将其分为：①气态污染物。主要包括含硫化合物、含氮化合物、碳氧化合物、碳氢化合物和卤素化合物。②气溶胶，又称大气颗粒物。按粒径大小一般分为总悬浮颗粒物、可吸入颗粒物、细颗粒物和超细颗粒物。

按大气污染物形成过程可分为一次污染物和二次污染物。一次污染物是由污染源直接排入大气的各种气体、蒸气和颗粒物，如二氧化硫、碳氧化合物、氮氧化物、碳氢化合物、颗粒物等，其物理和化学性质均未发生变化。二次污染物是大气中的碳氢化合物和氮氧化物等一次污染物，在太阳紫外线照射下发生光化学反应，生成的臭氧、醛类及各种过氧酰基硝酸酯（peroxyacyl nitrates，PANs）等污染物。一般来说，二次污染物对环境和人体的危害比一次污染物大。

世界卫生组织（WHO）在 2006 年修订了

《空气质量准则》（AQG），提出全球主要大气污染物分为大气颗粒物、二氧化氮、二氧化硫和臭氧。

污染来源 大气污染分为天然污染和人为污染。前者主要是由沙尘暴、火山爆发、森林火灾等自然原因形成的。人为污染是由人类生产和生活活动造成的，包括固定污染源（如烟囱、工业排气管等）和流动污染源（如火车、汽车等各种交通工具的排放）等。由于人为污染源普遍存在，所以相比天然污染源更受关注。

人为活动中比较重要的空气污染源有以下几类：①工业企业。这是大气污染的主要来源，一方面来自于燃料的燃烧，另一方面来自于工业生产过程的排放。燃料燃烧时产生的污染物的种类和排放量与燃料中所含杂质的种类和含量、燃料燃烧状态有关。燃烧完全时的主要产物是二氧化碳、二氧化硫、二氧化氮、灰分和水分。燃烧不完全时则会产生一氧化碳、硫氧化物、氮氧化物、醛类、多环芳烃、碳粒等。在工业生产中，从原料到产品，工业生产的各个环节都会有各种污染物质的排放。污染物的种类与原料种类及生产工艺有关，如生产过程中排出的烟尘和废气，以火力发电厂、钢铁厂、石油化工厂、水泥厂等对大气污染最为严重。②生活炉灶和采暖锅炉。生活炉灶主要使用煤、液化石油气、煤气和天然气，如果由于各种原因导致燃烧不完全，就会造成大量污染物低空排放。在采暖季节，各种采暖锅炉燃烧大量的煤炭或天然气进行供暖，这也是造成冬季大气污染物浓度较高的重要原因。③交通运输。主要是飞机、汽车等交通运输工具排放的污染物。近年来随着经济的发展，机动车数量越来越多，汽车尾气排放已成为我国许多城市大气污染的主要来源之一。有些交通污染物还可经光化学反应生成光化学烟雾，是二次污染物的主要来源之一。④其他。地面扬尘及沙尘暴等可将残余农药、铅等化学性污染物及结核杆菌、粪链球菌等生物性污染物转入大气。垃圾焚烧炉、火葬场等产生的废气可以影响周围大气质量。某些意外事故，如火灾、工厂爆炸、核泄漏等均能严重污染大气，此类事件虽为偶然发生，但危害很严重。

研究方法 在研究大气污染物对人体健康影响时，通常采用毒理学方法和环境流行病学方法进行研究。

在毒理学方法上，根据研究目的可以选用呼吸毒理学和体外试验两种研究方法。呼吸毒理学研究通常采用吸入染毒方式。如气态毒物一般采用吸入染毒方式，而颗粒物的染毒方式有气管滴注和自然吸入两种。气管滴注染毒的优点是每个动物的染毒剂量比较准确，操作比较简单，且不需要染毒室等复杂的染毒装置；其缺点是，这种染毒方法是一种非正常的暴露，可能会对气管造成一定损伤。自然吸入染毒的优点是其暴露途径为正常吸入，是非损伤的，但需要一定的染毒装置，使颗粒物能均匀分布于空气中，并在一段较长的时间内维持一定的浓度，故实验费用较高。呼吸毒理学研究是空气污染物毒作用研究中经常采用的一种研究方法，尤其在对颗粒物及其有机提取物的研究中应用较多。其优点是可以根据污染物毒效应中的关键点，选择性地研究某种效应及其机制。例如，根据空气中毒物的靶细胞，可选择巨噬细胞来研究颗粒物对其吞噬功能的影响。

体外试验较常用于大气污染物对呼吸道和心血管细胞的毒作用及其机制的研究，常采用的细胞有肺巨噬细胞、肺泡上皮细胞、肺成纤维细胞、心血管平滑肌细胞及血管内皮细胞等。此外，常见的体外试验还用于研究污染物的遗传毒作用，如颗粒物的致突变试验等。体外试验的优点是空气毒物作用的靶细胞和靶部位明确，内剂量准确，效应终点清楚，尤其适用于污染物毒作用机制的研究；其缺点是仅仅是对某种细胞或组织的研究，缺少机体整体调节对污染物毒作用的影响，而且一般染毒的剂量与机体真实的暴露也有较大的差距。

空气污染对人群健康的影响分为急性效应和慢性效应两类。急性效应研究的方法主要采用时间序列分析、病例交互研究以及定组研究等，慢性效应研究的方法主要包括队列研究、生态学研究及横断面研究等。这几种流行病学研究方法各有优缺点，但都是研究空气污染与人群健康关系常用的方法。急性效应研究探索的是短时间内大气污染急性暴露与暴露后数天健康结局的关系，一般较省时、省力。而慢性效应研究一般历时较长，多为前瞻性或回顾性研究，主要反映大气污染对人群长期慢性积累的影响，如研究某种污染物对人群慢性疾病的患病率的影响等，这种方法能较准确地确定健康效应发生的时间，并能确切判定大气污染与健康效应的因果关系及其危害程度，但可能较费时、费力。

健康危害 大气污染对健康的危害分为直接和间接两种。

直接危害 大气污染物主要通过呼吸道进入人体，如一氧化碳、二氧化硫等；小部分污染物也可以通过进食或饮水经过消化道进入体内，如农药等；有的污染物还可以通过直接接触黏膜、皮肤进入机体，如脂溶性物质。大气污染物直接进入人体，会对机体产生危害。就大气污染对人群健康效应终点的作用来看，分为急性危害和慢性危害。

急性危害 大气污染物浓度在短时间内急剧增高，人体因吸入大量大气污染物而引起急性中毒。按其形成的原因可分为大气烟雾事件和生产事故。

大气烟雾事件是大气污染造成急性中毒的主要类型，主要是因燃料燃烧产生的大气烟雾及生产过程中排放的污染物过多，而地形和气候等因素又对污染物的扩散稀释不利而引起的。根据烟雾形成的原因，大气烟雾事件分为煤烟型烟雾事件（参见煤烟型烟雾健康危害）和光化学烟雾事件（参见光化学烟雾健康危害）。

造成急性中毒的生产事故虽不经常发生，但一旦发生，其带来的人群健康危害和社会影响往往极为严重。如印度博帕尔市（Bhopal）氰化物泄漏事件（1984）、苏联切尔诺贝利核电站爆炸事件（1986）和我国重庆市开县特大天然气井喷事件（2003）。

慢性危害 大气污染的长期刺激作用，可对机体多个系统产生影响。

① 对呼吸系统的影响。大气中的氮氧化物、二氧化硫、盐酸雾、硫酸雾、硝酸雾、烟尘等污染物，高浓度时产生急性刺激作用，低浓度时则对人体呼吸系统产生长期慢性刺激，引起咽炎、喉炎、气管炎、肺气肿和肺心病等，并使这些疾病的人群发病率和死亡率增加。呼吸道疾病的反复发作，可以造成气道狭窄、气道阻力增加、肺功能不同程度下降，最终形成慢性阻塞性肺疾病（COPD）。流行病学研究显示，城市居民的呼吸系统疾病发病率和死亡率与大气污染程度有十分密切的联系。相关研究还显示，大气污染会降低儿童肺功能及阻碍儿童肺功能的增长。

② 对心血管疾病的影响。美国癌症学会（ACS）的研究报道显示，大气中细颗粒物浓度的增加与心血管疾病死亡率的上升具有统计学相关性，导致死亡危险性增加的最主要因素是缺血性心脏病，心律失常、心力衰竭和心脏猝死也是导致死亡率上升的危险因素。研究还发现，长期暴露于交通污染与人群死亡率高度相关，且居住点离主干道越近，心肺疾病死亡的危险性越高。

③ 降低机体免疫力。在大气污染严重的地区，居民唾液溶菌酶和分泌型免疫球蛋白 A 的含量均明显下降，血液中的其他免疫指标也有下降，说明大气污染可降低机体免疫力。大气污染物可削弱肺部的免疫功能，增加儿童呼吸道对细菌等感染的易感性。相关研究显示，免疫功能指标是反映大气污染对人体作用的敏感指标。

④ 变态反应。除花粉、灰尘等已知变态反应原外，大气污染物可通过直接或间接的作用引起机体的变态反应。大量的研究证据表明，大气颗粒物和污染性气体（二氧化硫、氮氧化物、一氧化碳、臭氧）浓度与呼吸道变应性疾病如变应性鼻炎、哮喘等的发病有关。

⑤ 致癌作用。大气污染物特别是可吸入颗

粒物中含有很多种已经被证实或可能的人类致癌物，如致癌性多环芳烃、砷、苯等。近几十年来，国内外许多研究表明，在同一个国家或地区，肺癌的发病率和死亡率，城市高于农村，工业区高于一般地区，高浓度污染地区高于低浓度污染地区。所以一般认为肺癌与大气污染有着非常密切的关系。

⑥慢性化学中毒。大气被污染后所含有的很多有害物质如铅、镉、铬、汞、酚、砷等能引起慢性中毒。据对美国 20 个大城市 2000 年的调查发现，城市大气中铬、镉、铅和锌的浓度分布趋势与研究地区的心脏病、动脉硬化、高血压、中枢神经系统疾病、慢性肾炎和呼吸系统症状的分布趋势相一致。某些工厂如铝厂、磷肥厂、冶炼厂排出含有高浓度氟的废气，可引起当地居民慢性氟中毒。含铅汽油燃烧后，可对公路两侧的大气和土壤造成铅污染。国内外研究显示，学校离公路越近，学生血铅含量越高，且血铅含量与学生的智力发育呈明显的负相关。

间接危害 大气污染物可破坏生态环境，从而间接对人体健康产生不利影响。主要包括以下四方面：

产生温室效应 大气层中的某些气体如二氧化碳、甲烷、一氧化二氮、臭氧、氯氟烃等含量增加时，由于可以吸收地面辐射的热量，从而导致气温增高，产生温室效应。气候变暖对人类健康会产生多种有害影响。气候变暖有利于病原体及有关生物的繁殖，会引起生物媒介传染病如疟疾、血吸虫病、丝虫病、登革热、黄热病等的分布发生变化，扩大其流行的程度和范围，进而加重对人群健康的危害。气候变暖还可导致暑热相关疾病的发病率和死亡率增加。此外，地表气温升高，会引起南北极冰山融化、海平面上升及全球降水量的变化。

破坏臭氧层 人类活动排入大气中的氟氯烃、溴氟烃、氮氧化物等消耗臭氧层物质，是导致臭氧层破坏的重要原因。此外，温室效应增强使地球表面变暖而平流层变冷，这也是臭氧空洞形成的原因之一。臭氧层被破坏后，吸收短波紫外线和其他宇宙射线的能力大大减弱，就会对人体健康产生不良影响，造成人群皮肤癌和白内障等发病率的增加，对地球上的其他动植物也有杀伤作用。相关资料显示，大气中的臭氧含量每减少 1%，太阳辐射到地面的辐射量将增加 2%，皮肤癌患者就会增加 5% ~ 7%。

形成酸雨 酸雨又称酸性沉降，它分为湿沉降和干沉降。前者是由于人类大量使用煤、石油、天然气等化石燃料，燃烧后产生的硫氧化物或氮氧化物等大气污染物，在大气中经过复杂的化学反应，引起的 pH 值小于 5.6 的酸性降水。后者是指在非雨天气，从空中降下来的落尘所带来的酸性物质。我国酸雨属于硫酸型酸雨，酸雨中的硫酸根和硝酸根之比约为 10:1，这表明酸雨主要是由于二氧化硫污染造成的。酸雨对人体健康的危害主要表现为：①对眼角膜和呼吸道黏膜有明显的刺激作用，导致红眼病和支气管炎、咳嗽，还可诱发肺病、肺水肿，甚至死亡；②降低儿童免疫力；③使土壤中的有害金属通过食物链进入人体；④居民长期生活在酸性环境中，诱使产生过多氧化酯，导致动脉硬化、心肌梗死等疾病发病率增加。

影响太阳辐射和微小气候 大气污染物中的气溶胶颗粒可促使云雾形成，吸收太阳的直射光和散射光，从而减弱太阳辐射强度和紫外辐射。研究资料显示，工业城市的雾天数比农村多 1 ~ 2 倍，太阳辐射强度则较农村减弱 10% ~ 30%，紫外线强度减弱 10% ~ 25%。在大气污染严重的地区，儿童佝偻病发病率较高，其生长发育受到影响，某些通过空气传播的疾病容易流行。大气污染物还可使白天的可见光强度下降，造成人群工作效率降低、心理和情绪不稳定等。此外，大气颗粒物还能吸收太阳能而使气温明显降低，造成"冷化效应"。如 1991 年海湾战争中科威特数百口油井着火，浓烟挡住了阳光，使地表气温比往年同期下降约 10℃。

（胥美美）

daichang

代偿 （compensation） 机体的某些器官因环境有害因素的作用受损后，机体调动未受损部分及有关的器官、组织或细胞来替代或补偿其代谢和功能，使体内建立新的平衡的过程。适度的代偿对机体是有利的，可以弥补器官已失去的功能，但是过度代偿会带来一些不利于机体的副作用。

肝脏的代偿 人体肝脏是由 3 000 亿个以上的肝细胞组成，远超过肝脏生理需要的最小量，其中一部分被破坏时不会发生肝功能不全的症状，这是由于部分肝细胞被破坏的同时，剩余的正常肝细胞可通过代偿性增生、替代和补偿作用，维持肝脏正常的生理活动和功能。在实验中，将狗的肝脏切除80%后，胆色素和胆盐都没有发生代谢异常。此外，肝具有非常强大的再生能力，大鼠肝脏切除70%后两周左右，就能恢复原有重量，而且反复切除都能再生。人体肝脏切除80%后，临床肝功能试验三周显示已大致恢复正常。

肺脏的代偿 正常人两肺有 3 亿左右的肺泡，总扩散面积约 70 m²，安静状态下，呼吸膜的扩散面积约 40 m²，比通常需要气体交换的面积大得多，故有相当大的储备面积。因疾病需做 1~2 肺叶切除时，不会明显影响呼吸功能。当发生代谢性酸中毒时，肺通气量会增加，使动脉二氧化碳分压降低，导致库斯茂氏呼吸 （Kussmaul's respiration），其结果是使机体 pH 值向 7.4 方向调节；当发生代谢性碱中毒时，肺通气量会减少，使动脉二氧化碳分压升高，调节 pH 值向 7.4 方向返回。但有些代偿会出现不同程度的肺功能障碍，如肺萎陷或支气管哮喘时，可以发生代偿性肺气肿，此时气肿的肺泡腔充气过多，肺泡隔毛细血管受压，肺循环血流阻力增加，右心负担加重，严重者还可导致肺源性心脏病。

肾脏的代偿 肾小球是一个强大的过滤单位，成年人两肾每分钟的血流量达 1.0~1.2 L，肾小球滤过率平均约为 125 mL/min，照此计算，两肾每昼夜从肾小球滤出的血浆总量将高达 180 L，因此，肾的储备能力是巨大的。临床上的捐肾者拥有一个肾即可满足正常的肾生理功能。如慢性肾小球肾炎，一些肾单位损伤破坏，肾小球发生纤维化，其所属肾小管萎缩、消失，这时未受损害的或受损较轻微的肾单位功能增强，细胞增生、肥大。若一个肾脏由于疾病而被切除，另一个肾脏则会肥大，甚至可增大一倍，以代偿切去肾脏的功能。

心脏的代偿 在人的生命中，心脏不断地、有节律地收缩与舒张，将血液从静脉吸入心脏，并射入动脉实现其泵血功能，心脏的这种节律性收缩和舒张产生的泵血活动是在心肌生理特性的基础上产生的，而心肌的各种生理特性又与心肌细胞的电生理学密切相关。因此，心脏的代偿能力不仅表现在心脏的生理基础（如心肌细胞）上，而且与心脏的电生理活动如心率有关。当心功能不全时，心脏会出现代偿反应，使心排血量满足机体需要。心脏主要的代偿方式有心率加快、心脏扩张和心肌肥大。心率加快在一定范围内可提高心排血量，但过度代偿会引起机体缺氧，反而促进心力衰竭的发生。心脏扩张又称心肌收缩力增强，可增加心排血量，但心肌纤维若过度拉长，则收缩力反而降低，从而失去代偿意义。心肌肥大是心肌细胞体积增大并伴有间质增生的心脏重量增加，是心脏长期负荷过度逐渐形成的一种慢性代偿机制，但当心肌肥大到一定程度时，会出现血氧供给不足、无氧糖酵解增强、酸性代谢产物聚积和肌收缩力下降，发生代偿不足，这称为代偿失调，可导致心腔扩张，发生心力衰竭，常为慢性发展过程。

神经-体液代偿 神经-体液调节涉及机体的各个方面，如心衰时心输出量不足，周围组织发生缺血缺氧，神经-体液调节即出现代偿反应：交感-肾上腺髓质系统释放大量儿茶酚胺，使心脏兴奋、心率增加、心肌收缩增强，心输出量回升；外周血管收缩使血压上升，组织灌注压增加；同时调节血流重新分布，使心、脑等重要脏器的供血得到保证。另一个典型的神经-体液调节即为因碘缺乏而致使甲状腺发生的代偿性增生，起初为小结节，可在一定程度上维持甲状腺的正常生理功能，若缺碘长期持续发生，则可出现缺碘性甲状腺肿，成为一种疾病状态。

代偿的原因　主要有以下两方面：一是机体的大部分器官都有一定的储备能力，即平时有一部分功能单位处于静止的或功能极低的状态，一旦发生生理性需要，这部分细胞或组织的功能就会增强；二是发生异常的器官、组织和细胞通过对神经和体液的调节响应发生增生或肥大，从而代偿失去或不足的功能。

（魏红英）

danyanghuawu wuran jiankang weihai

氮氧化物污染健康危害　（health hazards of nitrogen oxide pollution）　大气中氮氧化物（NO_x）含量过多对身体健康造成的危害。氮氧化物一般是一氧化氮（NO）和二氧化氮（NO_2）的总称。它可直接或间接引起大气环境问题，如酸沉降、光化学烟雾、平流层臭氧损耗和全球气候变化。此外，氮沉降量的增加会导致地表水的富营养化和陆地、湿地、地下水系的酸化和毒化，最终对人体健康和生态环境产生不利影响。

污染来源　大气中的氮氧化物来源于自然源和人为源两个方面。自然源排放的氮氧化物比较稳定，属于氮循环过程，主要来自微生物的活动、火山喷发、森林失火、雷电、平流层光化学过程、土壤和海洋中有机物的分解等。据估计，全球氮氧化物自然源的年排放量在150亿 t 左右（以氮计）。但由于其广泛分布于大气层，所以大气中氮氧化物的本底很低，年均质量浓度为 0.4 ~ 9.4 $\mu g/m^3$。

人为源是由人类的生活和生产活动产生和排放进入大气的，排放量变化比较大，主要有以下几类：①火力发电，是最大的固定源。②机动车尾气，是主要的移动源。当机动车行驶时，内燃机内 1 600℃高温和富氧条件致使燃料燃烧生成了氮氧化物。③采暖锅炉的燃烧，这也是氮氧化物的一大来源。在冬季采暖季

节，大气的氮氧化物污染问题显得更严重。④其他，如硝酸、氮肥、炸药、染料等生产过程排放的废气及垃圾焚烧产生的废气等也含有氮氧化物。

健康危害　NO 的毒性不大，但与血液中血红蛋白的结合能力为 CO 的几百倍，当浓度较高时，所形成的亚硝基血红蛋白（NOHb）可导致神经中枢的病变。NO_2 是一种红棕色呼吸道刺激性气体，其毒性比 NO 高 4 ~ 5 倍，被吸入后在肺泡内产生亚硝酸和硝酸，具有很强的刺激作用，导致胸闷、气喘、支气管炎和肺水肿等疾病，对人体健康危害甚大。

对呼吸系统的影响　氮氧化物对眼睛和上呼吸道的刺激作用较小，主要作用于深部呼吸道、细支气管和肺泡。研究发现，健康成人暴露于 4 700 $\mu g/m^3$ 以上质量浓度的 NO_2 后，2 h 内就会出现显著肺功能降低。患有哮喘的病人对 NO_2 比较敏感，有研究发现，哮喘患者在 560 $\mu g/m^3$ 的 NO_2 中暴露 30 ~ 110 min，就可出现肺功能的改变。对儿童来说，氮氧化物可能会造成肺部发育受损。

体外实验发现，NO_2 能激活细胞的氧化应激系统，引起肺组织内以淋巴细胞和巨噬细胞浸润为主的炎症反应。亚慢性和慢性动物实验表明，NO_2 暴露可导致呼吸系统、肝脏、脾脏及血液系统的病理改变。长期吸入低浓度氮氧化物可引起肺泡表面活性物质的过氧化，损害细支气管的纤毛上皮细胞和肺泡细胞，破坏肺泡组织的胶原纤维，严重时还可引起肺水肿。当氮氧化物通过干燥的气管和支气管到达肺泡时，可缓慢地溶于肺泡表面的水分中，形成亚硝酸和硝酸，对肺组织产生强烈的刺激及腐蚀作用，引起肺水肿，其作用大小取决于接触时间和浓度大小。

人体实验研究表明，空气中 NO_2 质量浓度达 0.20 ~ 0.41 mg/m^3 时，人体可嗅知；暴露于 1.30 ~ 3.80 mg/m^3 的 NO_2 10 min，会使气道阻力略微增加；暴露于 3.0 ~ 3.8 mg/m^3 的 NO_2 15 min，会引起气道阻力增加；而暴露于 7.50 ~

9.40 mg/m³ 的 NO₂ 10 min 后，会引起气道阻力显著增加和肺功能降低。

目前尚未有足够的流行病学证据来说明空气中 NO₂ 暴露与人群健康危害发生的暴露—反应关系。有研究认为，NO₂ 暴露有可能造成人群总死亡率、心血管疾病死亡率和婴儿死亡率增加，及哮喘发作、心血管疾病和慢性阻塞性肺部疾病等住院人数显著增加。一项研究提示，长期暴露于年均质量浓度 50~75 μg/m³ 的 NO₂ 下，儿童呼吸系统症状显著增加，肺功能也会受到一定程度的损害；流行病学和动物学实验研究均表明，NO₂ 可损伤肺泡上皮细胞和巨噬细胞的功能，降低机体对细菌和病毒感染的抵抗力。

对血液系统的影响　在肺中形成的亚硝酸盐进入血液后，与血红蛋白结合生成高铁血红蛋白，从而降低血红蛋白的携氧能力，引起组织缺氧。在一般情况下，当污染物以 NO₂ 为主时，对肺的损害比较明显；当污染物以 NO 为主时，高铁血红蛋白症和中枢神经系统损害比较明显。流行病学研究也表明，工人长期接触 8.2~24.7 mg/m³ NO₂ 后，除了有慢性肺部症状外，还有血液学的改变。

其他　NO₂ 以亚硝酸盐和硝酸盐的形式通过肺后进入血液，最后经过全身循环由尿排出，因此可能会引起肾脏、肝脏和心脏等器官发生继发性病变。一项研究显示，长期暴露于 NO₂ 与老年妇女和心血管疾病患者心脏节律障碍有关。

动物实验还表明，NO₂ 具有促癌作用，当动物暴露于 102.8 mg/m³ NO₂ 和苯并 [a] 芘 (B (a) P) 的实验环境中，能促使 B (a) P 诱发的支气管鳞状上皮癌的发病率增加。

NO₂ 与多环芳烃（PAH）共存时，可形成硝基化 PAH。目前研究认为硝基化 PAH 较 PAH 有更强的致癌性和致突变性。

NO₂ 与大气中的 SO₂ 和 O₃ 分别具有相加和协同作用，可增加呼吸道阻力和降低对感染的抵抗力。NO₂ 与烃类共存时，在强烈阳光照射下，可发生光化学反应，生成一系列光化学氧化物，从而对机体产生危害。

NO 在机体内神经信号传递、血压生理调控、血液流量控制、免疫调节和抵抗感染等方面均起着重要的作用。机体内的许多组织都会释放出 NO，而且其浓度的变化与机体的生理机能密切相关。当机体暴露于 NO 过高或体内 NO 释放增加，而机体调节不正常时，可能会引起脑血管病、老年性痴呆及眼科疾患等疾病。

（胥美美）

岛青霉类毒素　（islanditoxins）　见霉菌毒素。

denggere
登革热　（dengue fever）　登革病毒引起的，以突起高热，全身肌肉、骨、关节疼痛，疲乏，皮疹，出血，淋巴结肿大及白细胞减少为临床特征的一种急性传染病。该病于 1779 年在埃及开罗、印度尼西亚雅加达及美国费城发现，并据症状命名为关节热和骨折热，1869 年由英国伦敦皇家内科学会命名为登革热。

病原　登革病毒（dengue virus）属黄病毒科中的黄病毒属，病毒颗粒呈哑铃状、棒状或球状，直径 40~50 nm。病毒可分为 4 个血清型，各型之间及与其他黄病毒属的病毒之间有部分交叉免疫反应。登革病毒在伊蚊胸肌细胞、猴肾细胞及新生小鼠脑中生长良好，可产生恒定的细胞病变。病毒可在埃及伊蚊、白纹伊蚊等多种蚊体内繁殖，并产生高滴度的病毒量。这种带毒蚊虫一旦叮咬人便可传播登革热。登革病毒的变异比较普遍，同一血清型的病毒对乳鼠的致病性和感染人体后的临床表现都有可能不同。该病毒耐低温但不耐热，在人血清中保存于 -20℃可存活 5 年，-70℃可保存 8 年以上；100℃加热 2 min 或 60℃加热 30 min 即可被灭活。对酸、乙醚、紫外线、0.65% 甲醛等均不耐受。

流行病学　登革热流行于全球热带和亚热带地区，我国自 1978 年在广东佛山暴发流行以来，登革热的流行一直未间断，近年来在亚洲、太平洋群岛、中美洲及南美洲许多国家已造成严重威胁。

传染源 在城市发生的登革病毒感染中，病人和隐性感染者是主要传染源，患者在发病前1天和发病后5天内为病毒血症期，传染性最强，此时期可从病人血液中分离到各型登革病毒。在丛林型疫源地中，猴类是主要传染源，其感染后无明显的临床症状，但可出现类似于人的毒血症，可维持1~2天；此外，猴类在扩散和保存登革病毒中起主要作用。

传播途径 主要传播媒介是埃及伊蚊和白纹伊蚊。在东南亚和我国海南以埃及伊蚊为主，在太平洋岛屿和我国广东、广西以白纹伊蚊为主。伊蚊吸入带病毒血液后8~10天即有传播能力，传染期可长达174天，病毒主要在伊蚊唾液腺和神经细胞内复制，伊蚊可终身携带和传播病毒，并可经卵传递给后代，其可能是登革病毒的储存宿主。

人群易感性 人群对登革病毒普遍易感，在新流行区，可使大量人群发病，且以20~40岁的成人为主。在地方性流行区，20岁以上者血清中几乎都可检出抗登革病毒的中和抗体，发病以儿童为主。感染后可获得对同型病毒的免疫力，对异型病毒无交叉保护，因此可发生二次感染，而且在二次感染时，还可能引起登革出血热（dengue hemorrhagic fever, DHF）和登革休克综合征（dengue-shock syndrome, DSS）。

流行特征 流行地区主要在全球热带和亚热带地区，尤其是在东南亚、太平洋岛东面的美洲和非洲等地区，主要与伊蚊的分布有关。我国主要发生在广东、海南、广西和福建。随着气候变暖和人群流动的加大，出现了由南向北扩展的趋势。流行季节与伊蚊滋生活动有关，主要流行于气温高、雨量多的夏秋季。我国广东为5—11月，海南为3—12月。任何年龄均可发病，但新老疫区有差别，我国以儿童和青壮年患病率最高，无明显性别差异；发病以轻型多见，重型很少，隐性感染者极多。

发病机制与病理 登革热发病机制的研究一直是国内外研究的重要课题，但至今尚未完全阐明，现阶段的结果可总结为三种，即依赖抗体增强感染作用、细胞免疫作用和细胞因子作用。总的致病过程可概括为登革病毒经伊蚊叮咬进入人体，在毛细血管内皮细胞和单核-吞噬细胞系统增殖后进入血液循环，形成第一次病毒血症。病毒再定位于单核-吞噬细胞系统和淋巴组织中进行复制增殖，释放入血液循环形成第二次病毒血症，此时可引起临床症状。机体产生的抗登革病毒抗体与登革病毒形成的免疫复合物、机体释放的细胞因子，可激活补体系统，导致血管壁损伤和血管通透性增加；同时骨髓中白细胞和血小板系统被抑制，引起白细胞和血小板减少，导致出血倾向。

登革热的主要病理改变为微血管内皮肿胀、血管周围水肿、单核细胞和淋巴细胞浸润，在心、肝、肾等实质脏器可出现非特异性坏死，肾小球及肾间质肾炎，并可见淋巴结及脾脏肿大，关节周围肿胀、积液等。登革出血热病人可见大多数脏器有出血，以皮肤、皮下组织、鼻腔黏膜、呼吸和胃肠道黏膜等多见；大多数病例有肝脾的坏死、肿胀，并可见局灶性出血。

临床表现 登革热潜伏期一般为5~8天，人体感染后可表现为隐性感染、一般的发热、典型的登革热、登革出血热和登革休克综合征，后三者为典型的临床表现。

典型的登革热 多数患者起病急，表现为畏寒发热。体温迅速上升，高达39~40℃，持续5~7天后骤退至正常，部分患者表现为双峰热。发热同时伴有头痛，眼球后痛，全身骨、肌肉及关节痛，乏力，恶心，呕吐，腹痛，腹泻或便秘等。儿童病例起病较慢，体温较低，头痛、全身痛、乏力等毒血症较轻，恢复较快。一般在病程第3~6天可出现皮疹，见于全身、四肢、躯干或头面部，多为斑丘疹或麻疹样皮疹，也有猩红热样疹、红斑疹及出血点，大部分不脱屑，持续3~4天消退。多数病人伴有出血并发症，如皮下出血、牙龈出血、鼻出血、咯血和呕血等。此外，病人于病程开始时还可出现全身浅表淋巴结肿大，明显触痛；少部分病例有轻度肝大，个别病例有黄疸；后期可有相对缓脉。

登革出血热 除上述登革热症状外，病人出血症状严重，在发病2～3天皮肤出现瘀点、瘀斑，上消化道出血、肠道出血、阴道出血和腹腔出血等，偶可见蛛网膜下腔出血及脑出血。部分病人可出现中枢神经系统症状，如嗜睡、烦躁不安、肌张力增强、惊厥、昏迷及呼吸衰竭等。少数病人发生急性血管内溶血时，血红蛋白急剧下降，出现血红蛋白尿、血尿素氮升高。重症病例可出现凝血因子减少，患者凝血功能下降。

登革休克综合征 严重的登革出血热病人可在发病数天后出现病情恶化，出现体温骤然下降、烦躁不安、脉速、口唇青紫、皮肤发冷、脉压减小、血压降低等循环衰竭体征。此时应及时进行抗休克抢救，若未能及时治疗，患者有死亡的危险。

诊断 在登革热流行地区和发病季节（夏秋季），发生大量发热病例，同时有头痛、皮疹、皮肤出血、淋巴结肿大等症状时，应考虑为该病的可能。注意发热病人于发病前3天到2周内是否曾到过登革热流行地区或曾被伊蚊叮咬。实验室检查可见病人外周血白细胞总数、中性粒细胞明显减少，血小板可减少；脑损害病例脑脊液压力可升高。血清学检测可助于确诊。如血清特异性IgM抗体阳性，或恢复期血清补体结合抗体和红细胞凝集抑制抗体滴度比急性期升高4倍以上，或反转录聚合酶链反应检测登革病毒RNA阳性均可明确诊断。血清分离出登革病毒者可确诊。该病应与流行性感冒、猩红热、麻疹、登革出血热等疾病相鉴别。

防治措施 登革热的预防主要是控制传染源、控制传播媒介和提高人群的免疫力。治疗主要是采取支持及对症治疗，尚无有效抗登革病毒药物和特殊治疗药物。

预防措施 主要依靠控制蚊虫传播的办法来预防登革热的传播。但最终控制登革热流行的关键在于疫苗研制的成功。在非疫病发生期应采取一些平时措施，如消灭蚊虫滋生场所、杀灭幼虫和杀灭成蚊等。在流行季节和流行期间，要注意识别和发现轻型患者和隐性感染者，做到早发现、早诊断，及时隔离和治疗病人。在流行期防蚊灭蚊更是预防该病的根本措施。对疫区人员应做好个体防护工作，如抹驱蚊剂、披防蚊头网、戴防蚊帽、涂抹止痒剂等可防止被蚊虫叮咬，减少感染的机会。

治疗原则 急性期应卧床休息，予流质或半流质易消化吸收的食物，补充维生素，维持水、电解质、酸碱平衡，必要时采用降温、抗休克、脱水降压等处理措施。注意口腔和皮肤清洁，保持大便通畅。同时防蚊隔离至完全退热。可适当考虑抗病毒药物，如病毒唑；许多中药如金银花、穿心莲、板蓝根、大青叶、大黄等可用于病毒性感染的防治，可选择应用。登革热常为自限性，预后良好。病死率约为0.3‰，死亡病例绝大多数属于重型，在脑膜脑炎型病例中病死率高达90%以上，主要死因为中枢性呼吸衰竭。

展望 目前登革热的疫苗预防接种处于研究实验阶段，尚未能推广应用。不过随着分子病毒学研究的发展，可以从基因水平来研究登革病毒的分子结构和功能，进而研究有效的登革病毒防治疫苗，预期将来会有新的突破。

（魏红英）

diyuan fanying

低原反应 （low plain response） 世居高原者或移居高原者，由高原下到海拔1 000 m以下的平原地区后，出现的不同程度的全身不适、疲乏无力、困倦、思睡、食欲亢进、体重增加、下肢浮肿等，在医学上也称"低原综合征"或"脱适应"。低原反应还包括一些原有高原病患者，在到达平原地区3～4个月之内症状和体征部分或全部消失，但是经过这段时间后，部分病人已经消失的症状和体征又重新出现，体力也不如以前；高原高血压患者的血压在降至正常范围后，又有上升或时高时低的现象出现。

病因及发病机制 主要包括以下几方面。

在高原时，空气中氧气含量低，人们体内血氧饱和度也低，整个神经系统尤其大脑处于"缺氧"和二氧化碳潴留状态。回到低地后空气中氧含量增多，人体血氧饱和度增高，大脑处于富氧之中，这种富氧状态使一直处于相对缺氧下的大脑产生一种类似"氧中毒"状态，也即"富氧"。虽然氧对人体十分重要，但是从医学生理角度而言，任何药物和补品以适量为宜，氧气作为人体重要的生命必需物质也不例外。过度用氧非但无益，而且有害。动物吸入纯氧会出现中毒表现，人也一样，如果让人体进入 1 个大气压（1 个大气压 = 98.066 5 kPa）的纯氧环境中，超过 24 h 就会发生氧中毒型肺炎，最后因呼吸衰竭而死。氧中毒和吸氧时间密切相关，时间越长，越容易发生氧中毒。

在高原，由于相对缺氧，全身的毛细血管除大脑和心肌外都处于一种相对收缩状态，加之血流黏滞、红细胞增多等原因，消化道黏膜和消化腺亦处于瘀血状态，消化和吸收受到抑制，所以在高原人们食欲普遍降低，味觉也有所改变。回到平原后，各个器官血流动力学有了改善，在一段时间内，细胞内、外液流向组织间隙，导致全身浮肿而尤以下肢为剧，消化道和消化腺血流动力学有了改变，红细胞减少，血流稀释，其功能也就恢复，食欲明显增强，导致短期内体重增加。

世居高原者到达低海拔地区后，对寒冷的刺激易于适应，但是对炎热气候的影响适应不良。人体产热、散热受体温调节中枢控制，维持动态平衡，保持体温恒定。在炎热气候条件下，产热主要通过基础代谢，散热主要通过对流、传导、辐射和蒸发。当人体处在体温调节失调的状态下，就会发生病理变化。

临床表现 该症无男女性别差异，但是症状有轻重程度不同。年龄在 45 岁以上，多次往返高原者，易患该症，有个体差异。初期症状表现为全身不适、疲乏、软弱无力、食欲亢进、多吃嗜睡、体重增加。回到高原后体重再逐渐降到原来或其以下的水平。

海拔 3 000 ~ 5 000 m 发病的高原病患者，脱离高原环境到低海拔地区后，一般有轻快感，出现心慌、气促、胸闷、胸痛、头痛、头昏、失眠等症状，还有口唇、面部及手指发绀，下肢浮肿，心尖部有收缩期杂音等体征，经适当的休息，一般在 3 ~ 4 个月内，除心尖部收缩期杂音外，上述症状和体征可全部消失。但是有部分病例症状和体征消退后可以再现。高原高血压病的患者血压降至正常值后，血压又见上升或时高时低，下肢浮肿时消时肿。高原心脏病患者刚到低海拔地区后，即感全身舒适轻松，上多层楼梯也无心慌、气促以及劳累感。但是 3 ~ 4 个月后，心慌、气促及劳累感再现，体力亦不如前，其原因有待于进一步探讨。

高原气候寒冷，由寒冷的高原环境进入炎热的平原环境后，人体心搏频率、呼吸次数加快，口渴、尿少、汗多。随着汗液的排出，机体盐分也随之损失，可使胃液酸度降低，加之口渴饮用大量水分冲淡胃液，易引起消化不良及其他胃肠道症状。

诊断 有久居高原进入平原地区的经历，有低原反应的临床表现，并排除其他原因引起的类似疾病者，可诊断为低原反应。

防治措施 包括预防和治疗两个方面。

预防措施 包括从高原下到平原采取"循序渐下"的预防措施、注意休息、加强体育锻炼、注意饮食等方面。

阶梯性降低高度 从高原下到平原，应当采取"循序渐下"的预防措施。比如，先从 5 000 m 下到 3 000 m，休整一段时间再往低处走，必要时还可以进高压氧舱进行 1 ~ 2 次治疗，低原反应的症状可以得到一定程度的缓解。

注意休息 旅途奔波辛苦，加上"低原反应"，更需要好好休息，恢复状态和体能。要做到劳逸结合，避免过度劳累。

加强体育锻炼 根据现有条件、身体状况和个人的爱好，进行适当的体育锻炼，以增强机体适应新环境的能力，如进行慢长跑、游泳、气功、太极拳等运动，也要避免因为多食、嗜睡、少动而引起的体重过度增加。

注意饮食　饮食应以富含蛋白质、维生素的饮食为宜，多吃抗氧化食物，多食用蔬菜和维生素，避免高盐、高脂肪饮食，少饮酒。橘子、番茄、草莓、豆制品和茶叶等富含维生素E、维生素C、茶多酚、大豆异黄酮的食物，具有较强的抗氧化作用，有益于防治低原反应。对原有慢性高原性心脏病患者或有浮肿者应限制盐的摄入。高原世居居民到平原后更要注意节制饮食，尽量少饮啤酒，以免因脂肪在体内过度堆积而引起肥胖。

治疗原则　世居高原者或移居高原者返回平原后出现的低原反应，绝大多数症状是轻微的，无须用药治疗，如发生麻疹、结核等其他疾病则应做相应的处理。　　　　（黄婧）

difangbing

地方病（endemic disease）　在某些特定地区内相对稳定并经常发生的疾病。地方病最突出的特点是地方性发生，而地方性发生取决于当地复杂的自然环境和社会环境。因此，地方病是典型的环境病，必须在病区环境中寻找病因。

病因及分类　地方病按其病因可分为两大类：①生物地球化学性疾病，为当地水或土壤中某种（些）元素或化合物过多、不足或比例失常，进而通过食物和饮水等作用于人体所致，如碘缺乏病、地方性氟中毒、地方性砷中毒和地方性硒中毒等；其中燃煤污染型氟中毒、饮茶型氟中毒、燃煤污染型砷中毒还与当地特定的生产生活方式有关。②生物源性地方病，病因为微生物和寄生虫，是一类传染性的地方病，包括自然疫源性疾病和地方性寄生虫病，前者包括血吸虫病、鼠疫、布鲁氏菌病和森林脑炎等；后者包括疟疾、丝虫病和包虫病等。此外，库鲁病（食死人脑组织所致）和肉毒中毒（主要是食用自制豆制品和其他发酵食物所致）等因与当地人的特有生活方式有关，发病也呈现出地方性的特点。

我国曾纳入重点地方病防治管理的地方病有8种，分别是血吸虫病、地方性心肌病、大骨节病、碘缺乏病、地方性氟中毒、地方性砷中毒、鼠疫和布鲁氏菌病。血吸虫病、鼠疫和布鲁氏菌病因防治工作较好，现已不被纳入重点地方病防治管理范围。这些重点地方病是我国主要的地方病，其病情严重，病区面积广泛，严重危害人群健康，给地方和社会带来了巨大的经济负担。

基本特征　发生生物地球化学性疾病的地区称为地方病病区，发生生物源性地方病的地区称为地方病疫区。两者基本特征相同，表现为：①在地方病病区或疫区内，地方病的发病率和患病率都显著高于非病区或非疫区，在非病区或非疫区内甚至无该病发生。②地方病病区或疫区内的自然环境中存在引起该地方病的自然因子，一为病区环境中人体必需元素的过多、不足或比例失常，二为疫区存在某种病原微生物、寄生虫及其昆虫媒介和动物宿主。③健康人进入地方病病区或疫区同样有患病可能，且属于危险人群。④从地方病病区或疫区迁出的患者，其症状可不再加重，并逐渐减轻甚至痊愈。⑤从地方病病区或疫区迁出的健康者，除处于潜伏期者以外，不会再患有地方病。⑥地方病病区或疫区内的某些易感动物也可罹患某种地方病。⑦根除某种地方病病区或疫区自然环境中的致病因子，可降低人群患病率，甚至可使病区或疫区转变为健康地区。

流行病学　地方病发病具有典型的地方性的特点。此外，受病因分布及人群易感性的影响，其人群分布与时间分布也有一些明显的特征。

地方分布　地方病最显著的特征就是呈现出相对稳定的地方性发生的特点，这与地方病的病因分布有严格的地方性有关，或是与这一地区环境的化学元素或化合物有关，或是与这一地区的环境适合病原体和媒介生物的生长繁殖有关。地方病病区往往呈"灶状"分布，也有连成"片状"或"带状"的区域，诸如地方性心肌病、大骨节病和地方性氟中毒等。在片状的病区内，也可存在轻病区或非病区，呈现

57

出小灶块状和点状分布的特点，如地方性砷中毒。

地方病的发生及流行与病区的自然地理环境极为相关。如碘缺乏病的重病区为地形倾斜、雨水较多而致水土流失的地带，具有山区重于丘陵、丘陵重于平原、内陆重于沿海的分布特点；地方性心肌病、大骨节病病区则分布在中低山区、丘陵及相邻的部分平原地带；饮水型地方性砷中毒病区均分布在冲积平原的低地势或富砷矿床地区；饮水型地方性氟中毒的重病区分布在低洼易涝、地下径流条件较差的地区或高氟岩矿地区。

人群分布　地方病的人群分布主要表现为农（牧）业人口多发，病区主要是农村地区，地方性心肌病、大骨节病尤其明显，患者绝大多数为自产自给的农业人口，同一地区的非农业人口极少发病。其他种类地方病，亦是农村人口易接触到致病因子，如血吸虫病、鼠疫、布鲁氏菌病和碘缺乏病等等。不同种类地方病的好发年龄有所不同。碘缺乏病的高危人群是0~2岁婴幼儿、儿童、孕妇及哺乳期妇女；地方性氟中毒和地方性砷中毒均为累积性疾病，往往年龄越大，其病情越重，但氟斑牙仅发生在儿童恒牙萌生时期，恒牙萌生时期之后迁入病区的儿童不会再发生氟斑牙；地方性心肌病发病多为生育期妇女和断奶以后学龄前的儿童；大骨节病主要发生于儿童和少年，在成人中新发病人甚少。在发病性别分布上，地方性心肌病、碘缺乏病和氟骨症的发生呈女性多于男性和女性重于男性的现象，其他种类地方病基本上无明显的性别差异。在民族混居地区，若生产、生活方式相同，民族间地方病发病差异不明显。有的地方病有家族聚集的现象，多半是生活条件差、多子女的贫困户及外来户，如地方性心肌病、大骨节病等；有的地方病还呈现出外来人患病率高于当地人的特点，称为"欺侮外来户"现象，如地方性心肌病、大骨节病和地方性氟中毒；其他种类地方病，特别是自然疫源性疾病，均无这两种现象或不明显，其发病主要与接触致病因子（病原体或寄生虫）的机会有关，接触越多，感染的可能性越大。

时间分布　地方病往往表现为某一季节多发的特点，与这种地方病致病因子在不同季节的分布和具体的流行机制有关。生物地球化学性疾病发病一般与季节关系不明显，但其病情与气候关系明显，如北方病区的急性地方性心肌病多发生在严寒的冬季，南方病区的亚急性克山病多发于炎热的夏季；大骨节病则多发于冬春季。生物源性地方病的时间分布主要与病原体、媒介或其宿主的生长繁殖有关，血吸虫一年四季都能感染人，但以春夏感染机会较多；人间鼠疫好发季节主要与各类疫源地内啮齿动物的流行季节有关，冬眠鼠类黄鼠、旱獭鼠疫疫源地的人间鼠疫流行高峰为7~9月，长爪沙鼠鼠疫疫源地的人间鼠疫一年四季都可发生，以4—5月为第一高峰，10—11月为第二高峰；布鲁氏菌病可发生于全年各月份，但以春夏季为多。有的地方病还存在"年度多发"的现象，这种现象的发生往往与致病因素的作用特点有关。如过去地方性心肌病年别发病波动较大，有高发年、平年和低发年之分，从20世纪90年代以来，我国地方性心肌病病情已降到历史最低水平，已看不到年度多发的现象。

研究方法　流行病学方法和实验室方法是地方病常用的基本研究方法，二者紧密结合，为地方病病因发现、发病规律探索、发病机制研究和防治策略制定提供了重要科学依据。

流行病学方法　一般分为三大类。一是描述性研究，其中生态学研究和现况调查是研究地方病最常用的方法，如利用生态学研究方法对地方性心肌病和大骨节病进行宏观地理分布描述；对地方性氟中毒、地方性心肌病、大骨节病、血吸虫病等每年病情及防治措施的监测，就是典型的现况调查。二是分析性研究，主要包括队列研究和病例对照研究，多用于某些影响因素或可疑致病因子及其载体的探索性分析。三是实验性研究，包括临床实验和现场实验，临床实验已不常使用。现场实验是地方病防治研究的常用方法，如燃煤污染型氟中毒的改灶实验、地方性心肌病病区的投硒实验和大骨节病病区的换粮实验等。这些实验不仅可对地方病进行防治，还可反证病因，验证疾病链的具体环节及传播途径。

实验室方法　是对流行病学研究获得的线索或科学假设的进一步验证。在地方病研究中常用的实验室方法包括三大类。一是致病因子分离、培养和检测的技术方法，包括元素提取检测方法，细菌、病毒、真菌、寄生虫的分离培养技术及检测手段。二是动物病理技术，用动物复制某种地方病的动物病理模型，便于进一步探讨其病因及发病机制。三是生物化学、细胞生物学和分子生物学技术，以在细胞水平、酶学水平、蛋白质水平和基因水平探讨地方病的发病机制。

防制策略和措施　我国具体的防制策略和防制措施如下。

防制策略　根据我国地方病流行特征和防治工作的特点，总结出"政府领导，部门配合，群众参与"的有效工作机制，以及"依法防治，预防为主，加强管理和监测"的防治策略，这对过去、现在和将来的地方病防治工作都有指导意义。

依法防治　在防治地方病的法规工作上，我国先后颁布了一系列方针、政策、规定，对地方病的防治工作进行法规调整，如《卫生部关于完善地方病防治工作达标考核验收办法的通知》《卫生部关于加强领导严格控制鼠疫疫情发展的几点意见》《全国血吸虫病防治规划》《卫生部关于当前血吸虫病防治工作情况的报告》《全国麻风病防治管理条例》《麻风病联合化疗及评价标准》《基本消灭麻风病考核验收办法（暂行）》《食盐加碘消除碘缺乏危害管理条例》和《中国2000年消除碘缺乏病规划纲要》等，以因地制宜、因时制宜地指导地方病防治工作的开展。

预防为主　地方病的病因多与当地的自然环境和社会环境有关，要想制定某种地方病防制策略，必须按照预防为主的思想，在当地展开科学深入的调查，针对地方病发病的关键及

薄弱环节，兼顾科学性与可操作性，因地制宜地实现对目标地方病的有效阻断。如针对饮水型地方性氟中毒和砷中毒，在查明原因后，采取净化水资源的预防措施对于控制和最终消灭该地方病意义重大。

加强地方病管理体制　地方病因具有地方性流行的特点，其防控工作必须在当地基层开展，为此我国建立了自上而下的防控体系。国家及各省、自治区、直辖市均设有相应的管理机构，并针对本地区情况设立专业机构，组建专业队伍，切合实际地对地方病进行控制和管理。

建立及加强地方病监测系统　地方病的监测是计划性的、系统的、规律的连续观察地方病消长趋势、影响因素和防控效果的行为措施。通过常规监测，收集、分析地方病动态信息资料，研究地方病的流行特征，预测预报地方病，并评价防控效果，以制定科学有效的防控措施及计划。

健康教育　普及地方病的防治知识，引导病区居民主动参与地方病防治工作，配合国家实现地方病早日控制的目标。

防制措施　在以上防制策略的指导下，针对两大类地方病，应采取适宜的防制措施，以有效遏制病情、消除疫区、提高人群健康水平和促进社会经济和谐发展。

生物地球化学性疾病　针对生物地球化学性疾病，首先应补充环境和机体缺乏的元素，如推广食用碘盐可预防碘缺乏病，在妇女妊娠前或妊娠初期补充碘可预防地方性克汀病及因缺碘导致的不孕、早产和死产等，出生后各个发育时期补充足够的碘可以预防和治疗地方性甲状腺肿；补硒（口服亚硒酸钠片、使用亚硒酸钠强化食盐、粮食喷硒等）可预防大骨节病和地方性心肌病。其次应限制环境中过多的元素进入机体，如防止氟、碘的过度摄入，采用改炉改灶、改变主要食物干燥方式等措施防制燃煤污染型氟中毒和砷中毒，采取改换低氟、低砷水源或利用理化方法除氟、除砷等措施防制饮水型氟中毒和砷中毒，采取换粮、主食大

米、搬迁等措施防制大骨节病。

生物源性地方病　主要包括以下防控措施：①杀灭宿主，生物源性地方病分布和宿主的生活习性等关系密切，杀灭宿主，使宿主长期大面积下降，是消灭传染源和自然疫源地的根本控制措施，如通过杀灭褐家鼠控制出血热的流行及传播。②杀灭媒介昆虫，如采取化学药物（敌敌畏、敌百虫、除虫菊酯类药物）对蚤、螨、蜱等媒介昆虫进行杀灭，是防制生物源性地方病的重要措施。③消毒，是杀灭传播因素中病原体的重要手段，分为疫源地消毒、预防性消毒和终末消毒。④预防接种，通过疫苗免疫接种，刺激机体产生特异性免疫力，保护机体在一段时间内免受病原侵染，如布鲁氏菌活菌疫苗和森林脑炎灭活疫苗的免疫力可维持1年；鼠疫活菌疫苗接种后，其免疫力可维持半年；Q热灭活疫苗的免疫力较为持久。⑤加强个人防护，如穿戴防护衣物、涂沫驱避剂等防止蚊虫的叮咬等。　　　（魏红英）

difangxing fu zhongdu

地方性氟中毒（endemic fluorosis）　一定地区的环境中氟元素过多，而致生活在该环境的居民经饮水、食物和空气等途径长期摄入过量氟，引起的以氟骨症和氟斑牙为主要特征的一种慢性全身性疾病。

病因　长期摄入过量氟是发生该病的根本原因。一般情况下氟以氟化物的形式通过饮水、食物和空气进入人体，我国北方病区主要为饮水所致，西南病区为燃煤污染所致。在自然状态下，土壤、海水、地表水、地下水都含氟。地下水含氟量一般为 1.0 ~ 3.0 mg/L，高氟区可达 10 ~ 20 mg/L。高氟区居民长期饮用高氟水，会出现牙齿和骨骼氟中毒。地方性氟中毒的发生也受饮食营养因素的影响。在暴露相同氟浓度条件下，经济发达、营养状况好的地区氟中毒患病率低，病情较轻；相反，营养状况不佳的地区患病率高，病情较重。蛋白质、维生素类、钙、硒和抗氧化物具有拮抗氟毒性的作用。

流行病学　地方性氟中毒是一种自远古时代以来一直危害人类健康的古老疾病，在世界各地区均有发生，流行于世界50多个国家和地区。我国是地方性氟中毒发病最广、波及人口最多、病情最重的国家之一。

病区类型和分布　根据氟污染的来源不同，我国的氟中毒病区可分为以下三类：①饮水型病区，指由于饮用高氟水而引起氟中毒的病区，是最主要的病区类型；主要分布在淮河—秦岭—昆仑山一线以北广大北方地区的平原、山前倾斜平原和盆地；饮水型病区分布最广，饮水中氟含量高于《生活饮用水卫生标准》（GB 5749—2006）规定的 1.0 mg/L，最高甚至可达 17 mg/L。②燃煤污染型病区，指由于居民燃用当地高氟煤为能源而严重污染室内空气和食品，居民吸入污染的空气和摄入污染的食品引起的地方性氟中毒病区，是我国20世纪70年代后确认的一类病区；主要分布在陕西、四川、湖北、贵州、云南、湖南和江西等地区；煤氟世界平均含量为 80 mg/kg，而我国燃煤污染型氟中毒病区煤氟的平均含量为 1 590 ~ 2 158 mg/kg，最高可达 3 263 mg/kg。③饮砖茶型病区，指由于长期饮用含氟过高的砖茶而引起氟中毒的病区。病区主要分布在内蒙古、西藏、四川、青海、甘肃和新疆等地习惯饮砖茶的少数民族地区，在我国形成了世界上其他国家所没有的饮砖茶型氟中毒病区。茶可富集氟，根据世界卫生组织（WHO）报道，世界茶氟含量平均为 97 mg/kg，我国的红茶、绿茶及花茶平均氟含量约为 125 mg/kg，砖茶可高达 493 mg/kg，最高 1 175 mg/kg，而我国卫生标准《砖茶含氟量》（GB 19965—2005）中规定砖茶含氟应≤300 mg/kg。总体上来看，我国氟中毒病区分布特点为南方以燃煤污染型为主，北方以饮水型为主，交汇区大致在长江以北，秦岭、淮河以南；饮砖茶型主要在中西部习惯饮砖茶民族的聚居区。

人群分布　地方性氟中毒的发生与摄入氟的剂量、时间长短、蓄积量、个体排氟能力、生长发育状况及对氟敏感性等多种因素有关，显示出其人群分布规律。氟斑牙主要发生在正在生长发育中的恒牙，恒牙形成后再迁入高氟地区一般不患氟斑牙；氟斑牙的发病与在病区的居住年限无关。而氟骨症发病主要在成年人，发生率随着年龄增长而升高，且病情严重；在病区居住年限越长，氟骨症患病率越高，病情亦越严重；非病区迁入者发病时间一般较病区居民短，迁入重病区者可在 1～2 年内发病，且病情严重。氟骨症一般无明显性别差异，但由于生育、哺乳等因素女性的病情往往较重，特别是易发生骨质疏松软化，而男性则以骨质硬化为主。

病区划分标准 《地方性氟中毒病区划分》（GB/T 17018—2011）规定了我国地方性氟中毒病区的判定和病区程度划分标准。

病区判定 判定标准为：①饮水型地方性氟中毒病区，生活饮用水含氟量 > 1.2 mg/L，且当地出生居住的 8～12 周岁儿童氟斑牙患病率 > 30%。②燃煤污染型地方性氟中毒病区，居民有敞炉敞灶燃煤习惯，且当地出生居住的 8～12 周岁儿童氟斑牙患病率 > 30%。③饮砖茶型地方性氟中毒病区，16 周岁以上人口日均茶氟摄入量 > 3.5 mg，且经 X 线检查证实有氟骨症患者。

病区程度划分 划分标准为：①饮水型和燃煤污染型地方性氟中毒病区：轻度病区为当地出生居住的 8～12 周岁儿童中度及以上氟斑牙患病率≤20%，或经 X 线检查证实有轻度氟骨症患者但没有中度及以上氟骨症患者；中度病区为当地出生居住的 8～12 周岁儿童中度及以上氟斑牙患病率 > 20% 且≤40%，或经 X 线检查证实有中度及以上氟骨症患者，但重度氟骨症患病率≤2%；重度病区为当地出生居住的 8～12 周岁儿童中度及以上氟斑牙患病率 > 40%，或经 X 线检查证实重度氟骨症患病率 > 2%。②饮砖茶型地方性氟中毒病区：轻度病区为经 X 线检查，36～45 周岁人群没有中度及以上氟骨症发生；中度病区为经 X 线检查，36～45 周岁人群中度及以上氟骨症患病率≤10%；重度病区为经 X 线检查，36～45 周岁人群中度

及以上氟骨症患病率 > 10%。

发病机制 氟对人体健康具有双重作用，适量的氟是人体必需的微量元素，微量氟有促进儿童生长发育和防龋齿的作用。成人每日氟的摄入量一般为 1.0～1.5 mg，而长期大量氟进入机体可对健康产生损害，其损害机制主要可分为以下几点：①皮肤和黏膜损害，高浓度氟（如氟化氢）污染可刺激皮肤和黏膜，引起皮肤灼伤、皮炎、呼吸道炎症。②骨骼和牙齿损害，氟污染对人的危害主要为牙齿和骨骼的氟中毒，分别称为氟斑牙和氟骨症。③抑制骨代谢有关酶的活性，氟可与带正电的赖氨酸和精氨酸基团、磷蛋白以及一些亲氟的不稳定成分相结合，改变酶的结构，或与某些酶结构中的金属离子形成复合物，从而抑制酶的活性。氟对骨磷酸化酶的抑制影响骨组织对钙盐的吸收和利用；对细胞色素氧化酶、琥珀酸脱氢酶和烯醇化酶等活性的抑制，使能量代谢异常，骨组织营养不良。④抑制多系统有关酶的活性，氟化物对细胞原生质和多系统酶活性的广泛影响，使其对牙齿和骨骼以外的神经系统、肌肉、肾脏、血管和内分泌腺等也有一定的毒性作用。

临床表现 地方性氟中毒的临床表现主要分为氟斑牙、氟骨症和非骨相氟中毒。根据发病机制，地方性氟中毒非骨相损害中以神经系统损害多见，另外有骨骼肌、肾脏等的损害，表现为：①神经系统损害，常为首发症状，特点是沿受损神经根走行方向的放射性疼痛，此外可有截瘫、四肢瘫痪等脊髓损害症状；感觉障碍症状先有双下肢远端麻木、烧灼、刺痛、蚁走感等异常感觉，逐渐上升至病变平面；随病情进展括约肌功能障碍可渐渐出现尿急、尿频、尿失禁、便秘或大便失禁等症状。②骨骼肌损害，常见手部肌肉或下肢肌肉萎缩，可由神经系统损害引起骨骼肌继发性改变，也可能是氟对骨骼肌直接毒性作用的结果，部分是肢体瘫痪引起的失用性萎缩。③肾脏，主要表现为肾功能不全，导致肾脏排氟能力下降，可造成机体氟贮留而加重氟中毒。④其他，地方性氟中毒对心血管系统也有一定影响，还可引起

继发性甲状旁腺功能亢进。

诊断 地方性氟中毒的诊断主要是对氟斑牙和氟骨症的诊断。

防治措施 防治地方性氟中毒的关键在于预防，根本原则是控制氟的来源，减少氟的摄入。

预防措施 对不同类型的病区，采取有针对性的措施。饮水型氟中毒的预防措施主要包括：①改换水源，病区内如有低氟水源可以利用，应首先改换水源，如打低氟深井水，或者可引用低氟地面水或收集降水；②饮水除氟，对于无低氟水源的病区，可采用电渗析、反渗透、活性氧化铝吸附法、铝盐或磷酸盐混凝沉淀法、骨炭吸附法等除氟技术降氟；③如食品中氟含量高，则应在高氟地区选择种植含氟量较低的农作物，且不使用含氟量高的农药和化肥。燃煤污染型氟中毒的预防措施主要包括改良炉灶、减少食物氟污染、不用或少用高氟劣质煤等措施，从根本上最大限度地降低空气、饮水、饮食中的氟含量。饮砖茶型氟中毒主要措施为研制并推广低氟砖茶、降低砖茶中氟含量，或在饮砖茶习惯病区增加其他低氟茶种代替砖茶等。

治疗原则 目前尚无针对地方性氟中毒的特效治疗方法，治疗原则主要是减少氟的摄入和吸收，促进氟的排泄，拮抗氟的毒性，增强机体抵抗力及适当的对症处理。通过加强和改善患者的营养状况，可增强机体的抵抗力，减轻原有病情。应提倡蛋白质、钙、镁、维生素丰富的饮食，达到热量足够，特别应重视儿童、妊娠妇女的营养补充；高钙、蛋白和维生素A、维生素C、维生素D饮食尤为重要。可用钙剂和维生素D、氢氧化铝凝胶、蛇纹石等进行药物治疗。三磷酸腺苷、辅酶A等可改善神经细胞正常代谢，减少氟的毒性作用。对有神经损伤者宜给予维生素B族。可采用涂膜覆盖法、药物脱色法（过氧化氢或稀盐酸等）、修复法或使用防氟牙膏治疗氟斑牙。氟骨症的对症疗法主要是止痛，对手足麻木、抽搐等症状可给予镇静剂。对因有椎管狭窄而出现脊髓或马尾

神经受压的氟骨症患者应进行椎板切除减压；对已发生严重畸形者，可进行矫形手术。

（魏红英）

difangxing jiazhuangxianzhong
地方性甲状腺肿（endemic goiter） 居住在特定地理环境下的居民，长期通过饮水、食物摄入低于生理需要量或过量的碘，从而引起的以甲状腺肿大为主要临床体征的地方性疾病。

病因 概括有以下四点。

缺碘 是引起该病流行的主要原因，如饮水、食物及土壤中的碘缺乏或不足。缺碘可影响甲状腺激素的合成，使血浆甲状腺激素水平降低，甲状腺发生代偿性增大。根据代谢测定，碘的生理需要量成人为100～300 $\mu g/d$，当碘摄入量低于40 $\mu g/d$ 或水中含碘量低于10 $\mu g/L$ 时，可能发生地方性甲状腺肿的流行。碘含量与地方性甲状腺肿患病率呈现负相关。在缺碘地区补碘后，地方性甲状腺肿患病率显著下降。

致甲状腺肿物质 流行病学调查发现一些病区居民补碘后，甲状腺肿的患病率并无明显下降；某些地区环境中（水、土壤、粮食）并不缺碘，却有该病流行。可见缺碘并非该病发生的唯一病因，某些病区尚存在其他致甲状腺肿物质，可干扰甲状腺激素的合成，引起甲状腺的肿大。常见的致甲状腺肿物质有：①某些无机物，如水中的钙、氟、镁、锂等以及硝酸盐等；②某些有机物，包括生物酚类、类黄酮、有机氯化合物和邻苯二甲酸酯等；③有机硫化物，存在于木薯、黄豆、杏仁、芥菜、卷心菜等中的硫氰化物、硫脲类和硫葡萄糖苷等。致甲状腺肿物质常与缺碘联合作用而使地方性甲状腺肿流行。

碘过量 机体长期摄入远远超过机体生理需要量的碘会引起高碘性甲状腺肿。

其他原因 主要表现为营养方面的因素。从某种意义上来讲，碘缺乏性甲状腺肿是以缺碘为主的多种营养素缺乏症，主要表现为：①长期饮用高硬度水、含氟化物或硫化物过高的水以及某些化学物质污染的水可引起地方性

甲状腺肿流行；②锰、铁、钴、铅等元素与碘代谢和地方性甲状腺肿有关；③某些病区居民膳食中维生素A、B、C不足可促使甲状腺肿的发生。

临床表现 主要表现为渐进的甲状腺肿大，甲状腺体积和重量均可增加。当甲状腺任何一个侧叶大于受检者拇指末节时，即可称为甲状腺肿。

地方性甲状腺肿患者早期一般无明显不适，随着腺体增大，可出现周围组织的压迫症状，包括：气管受压引起憋气、呼吸不畅甚至呼吸困难；食管受压引起吞咽困难；喉返神经受压导致声音嘶哑、痉挛性咳嗽甚至失声；颈交感神经受压使同侧瞳孔扩大，严重者出现霍纳（Horner）综合征，表现为眼球下陷、瞳孔变小、眼睑下垂；上腔静脉受压引起上腔静脉综合征，表现为单侧面部、头部或上肢浮肿。当发生异位甲状腺肿如胸骨后甲状腺肿时可压迫颈内静脉或上腔静脉，造成胸壁静脉怒张或皮肤瘀点及肺不张；巨大的甲状腺肿可造成气管腔狭窄、弯曲、变形、移位或软化，诱发支气管扩张及肺气肿，严重者可导致右心肥大，查体时可听到喘鸣音；若发生甲状腺内出血可造成急性甲状腺肿大，加重以上阻塞和压迫症状。

分型和分度 根据甲状腺肿的病理改变，地方性甲状腺肿可分为三型：①弥漫型，甲状腺均匀肿大，质较软，摸不到结节，多见于儿童和青少年，补碘后易恢复；②结节型，在甲状腺上摸到一个或几个结节，此型多见于成人，特别是缺碘时间较长的妇女和老年人；③混合型，在弥漫肿大的甲状腺上，摸到一个或几个结节。

甲状腺肿分为三度，当甲状腺大小介于两度之间难以判断时，可列入较低的一度内：①Ⅰ度，头颈部保持正常位置时，甲状腺看不见、不易摸得着。即使摸得着但不超过受检者拇指末节。②Ⅱ度，头颈部保持正常位置时，甲状腺看不见，但容易摸得着，并超过受检者拇指末节（指一个侧叶的腺体轮廓超过拇指末节）；甲状腺不超过受检者拇指末节，但发现结节者也定为Ⅱ度。③Ⅲ度，头颈部保持正常位置时，甲状腺清楚可见肿大，其大小超过受检者拇指末节。

诊断 我国现行的地方性甲状腺肿诊断标准包括：①居住在地方性甲状腺肿病区；②甲状腺肿大超过本人拇指末节，或小于拇指末节而有结节；③排除其他甲状腺疾病；④尿碘低于50 mg/g肌酐，甲状腺吸^{131}I率呈"饥饿曲线"可作为参考指标。当病区8～10岁儿童的甲状腺肿大率>5%即尿碘含量<100 μg/L时，可以判定地方性甲状腺肿的流行已构成公共卫生问题。临床上需要与地方性甲状腺肿进行鉴别的疾病包括单纯性甲状腺肿、甲状腺功能亢进、亚急性甲状腺炎、慢性淋巴性甲状腺炎、侵袭性纤维性甲状腺炎和甲状腺癌等。

防治措施 地方性甲状腺肿是碘缺乏病的一种，其防治措施基本与碘缺乏病相同。此外，对不同严重程度的地方性甲状腺肿可采取适宜的治疗措施。Ⅰ度、Ⅱ度甲状腺肿只要能坚持补碘，可以逐渐好转而无须治疗。也可根据病情采用甲状腺激素疗法和外科手术疗法。前者适用于补碘后疗效不佳者、怀疑有致甲状腺肿物质或高碘性甲状腺肿者，以促进肿大腺体恢复。外科手术疗法适用于Ⅲ度及更为严重的有结节的甲状腺肿大患者，特别是有压迫症状或怀疑有癌变者，主要是行手术切除肿大的甲状腺组织。

（魏红英）

difangxing ketingbing

地方性克汀病（endemic cretinism） 胚胎期和新生儿期缺碘造成的以智力障碍为主要特征的神经—精神综合征。根据严重程度分为地方性亚临床克汀病和地方性克汀病。

病因 病因已比较明确，是胚胎期和新生儿期严重缺碘的结果，除缺碘学说外，还有人提出与致甲状腺肿物质（木薯）、遗传因素及自身免疫有关，但是否与后两者有关还需进一步研究证实。

根据碘缺乏的病因，可分为：①胎儿地方

性克汀病，重度缺碘地区流产的 4 月龄胎儿多出现地方性克汀病，发生率可高达 10% ~ 30%。动物实验也证实了缺碘所致的胎儿地方性克汀病是脑发育落后的主要原因。②母亲地方性克汀病，重要性小于胎儿地方性克汀病。母亲地方性克汀病会引起胎儿体内的碘含量及甲状腺素含量不足，且母亲地方性克汀病所致的甲状腺摄碘能力增强会加重胎儿缺碘和新生儿地方性克汀病。③新生儿地方性克汀病，将影响新生儿的脑发育，主要涉及小脑的发育、髓鞘化、胶质细胞增殖及神经元联系的建立等发育过程。

发病机制　胚胎期缺碘可使胎儿的甲状腺激素供应不足，导致胎儿生长发育障碍，尤其是大脑发育分化障碍，从而引起语言障碍、耳聋、上运动神经元障碍和智力障碍等。若出生后摄碘不足，则可使甲状腺激素合成不足，引起甲状腺激素缺乏，影响身体和骨骼的生长，导致体格矮小、性发育迟缓、黏液性水肿及其他甲状腺功能低下症状体征。婴幼儿通过母乳（乳腺有浓集碘的作用）及自身进食两个途径摄取碘，因此，哺乳期母亲缺碘也可导致婴幼儿缺碘。

临床表现　根据临床表现，地方性克汀病可分为三个类型。一是神经型，表现为精神缺陷、聋哑、神经运动障碍，但没有甲状腺功能低下的症状。二是黏液水肿型，特点为严重的甲状腺功能低下，生长迟滞和侏儒。三是混合型，兼有上述两型的特点，有的以神经型为主，有的以黏液水肿型为主。在以上三型中出现的主要临床表现如下。

精神发育迟滞　为地方性克汀病的主要症状。轻者能做简单运算，参加简单生产劳动，但劳动效率低下；严重者智力低下、生活不能自理，有的虽生活能够自理，但运动障碍较明显，不会计数，不能从事复杂劳动，不能适应社会生活。

聋哑　听力和言语障碍十分突出，是地方性克汀病（尤其神经型患者）的常见症状，多为感觉神经性耳聋，同时伴有语言障碍，其严重程度大致与病情一致。神经型地方性克汀病听力障碍较黏液水肿型严重，补碘后黏液水肿型改善也较神经型明显。

斜视　脑神经受损的表现，为共向性斜视或瘫痪性斜视，在神经型地方性克汀病中更多见。

生长发育落后　表现为身材矮小、性发育落后、典型克汀病面容，如头大、额短、脸方、眼距宽、塌鼻梁、鼻孔超前和唇厚舌方，常呈张口伸舌流涎状。

神经系统症状　神经型地方性克汀病的神经系统症状尤为明显，主要是锥体系病变和锥体外系病变。前者为下肢痉挛性瘫痪，肌张力增强和腱反射亢进，可出现病理反射及踝阵挛等；后者主要是肌肉强直以四肢屈肌为主，以近侧端明显，类似帕金森病表现，但没有阵挛。

甲状腺功能低下　主要表现为黏液性水肿，肌肉发育差、松弛、无力；皮肤干燥，弹性差，皮脂腺分泌减少；严重者体温低、怕冷；有精神及行为改变时表现为反应迟钝，表情淡漠，对周围事物不感兴趣，甚至嗜睡。该表现主要见于黏液水肿型患者，神经型少见。

甲状腺肿　一般说来神经型地方性克汀病患者多数有甲状腺肿大；黏液水肿型患者中甲状腺肿大者较少，且甲状腺大多数萎缩或很小，往往需甲状腺素替代治疗。

诊断　地方性克汀病的诊断标准包括必备条件和辅助条件。必备条件包括流行病学特征和临床表现，即患者必须出生和居住在碘缺乏病病区，同时具有不同程度的精神发育迟滞的临床表现。辅助条件包括神经系统障碍、运动神经障碍（锥体系和锥体外系）、不同程度的痉挛性瘫痪、步态和姿态异常、听力障碍、甲状腺功能低下、克汀病征象、不同程度的身体发育障碍、X 线骨龄落后和骨骺愈合延迟、血清 T4 降低、TSH 升高等。地方性克汀病的诊断原则为凡具备以上必备条件，再具有辅助条件中一项或一项以上者，而又排除分娩损伤、脑炎、脑膜炎及药物中毒等病史者，即可诊断为地方性克汀病。如具备上述必备条件，但又不能排除引起类似该病症状的其他疾病者，可诊断为可疑患者。临床上地方性克汀病需与散发性克汀病、21-三体综合征（先天愚型或唐氏综合征）、垂体性侏儒症、大脑性瘫痪、苯丙酮尿症、佝偻病（维生素 D 缺乏病）和家族性甲状腺肿相鉴别。

防治措施 同碘缺乏病。 （魏红英）

difangxing shen zhongdu
地方性砷中毒 （endemic arseniasis） 在特定地理环境下的居民长期通过饮水、空气、食物摄入过多的砷，而引起的以皮肤色素脱失、着色、角化及癌变为主的全身性的慢性中毒性疾病。地方性砷中毒临床上以末梢神经炎、皮肤色素代谢异常、掌跖部皮肤角化、肢端缺血坏疽、皮肤癌变为主要表现，是一种伴有多系统、多脏器受损的慢性全身性疾病。

病因 长期砷摄入过多是地方性砷中毒的根本原因。饮水型地方性砷中毒主要与自然环境中砷元素含量过多有关，如淋溶—蓄积作用（新疆病区）、富砷矿对地下水的污染、湖沼相地层富含大量的砷等。饮用高砷水是引起饮水型病区居民慢性砷中毒的原因［《生活饮用水卫生标准》（GB 5749—2006）规定砷的质量浓度不得超过 0.01 mg/L］，另外，长期燃烧高砷煤在某些地区也是发病原因。

流行病学 地方性砷中毒是一个古老而又广布的地方病，美洲流行最重的国家是智利和墨西哥；亚洲流行最重的国家是印度、孟加拉国，其次是中国和泰国；欧洲的匈牙利、罗马尼亚也有少量病区。

病区分布 我国大陆于 1980 年首次发现饮水型地方性砷中毒病例。现已知病区可分为三种类型：①饮水型病区，在居民生活环境中，因非工业污染所致饮用水中砷含量较高，造成人群发病，可定为饮水型地方性砷中毒病区（如新疆、内蒙古、山西、宁夏、吉林病区等）；凡饮水砷含量在 0.05 mg/L 以上，即可确定为高砷地区。根据水砷含量和病情，将地方性砷中毒病区划分为轻病区、中病区和重病区。轻病区饮水砷含量在 0.05～0.2 mg/L，砷中毒患病率小于 10%；中病区饮水砷含量在 0.21～0.5 mg/L，砷中毒患病率为 10%～30%；重病区饮水砷含量大于 0.5 mg/L，砷中毒患病率大于 30%。②燃煤污染型病区，凡以砷含量大于 100 mg/kg 的高砷煤为燃料，引起室内空气、食物、饮用水砷含量增高，造成人群砷中毒流行的地区，可定为燃煤污染型地方性砷中毒病区（如我国贵州地区）；其病区的划分以高砷煤分布范围和病情作为主要参考指标。③混合型病区，多为砷、氟病区共存。

人群分布 生活在地方性砷中毒病区中任何年龄的人均可被侵犯，年龄越大检出率越高，成人砷中毒检出率高于儿童；无性别、职业和民族差异，个别病区报道男女有差异，主要是活动量和饮水进食量不同造成的。地方性砷中毒病例有明显的家庭聚集性，无确定的潜伏期，一般均较长（10～20 年）。燃煤型病区冬春发病较多。病区居民砷中毒检出率随水砷和/或煤砷含量增高而上升，水砷和/或煤砷浓度与地方性砷中毒检出率呈密切正相关；水砷和/或煤砷总摄入量也与砷中毒检出率呈密切正相关。高蛋白食物可减少砷的吸收。自全国范围开展水砷浓度基线调查以来，尽管发现许多高砷水井，但暴露人群砷中毒表现却不明显或者完全没有任何症状，提示砷的不良生物学效应的显现是一个漫长过程。故应加强疾病前期效应的研究，并致力于代谢相关酶多态性等早期分子生物学标志的建立，以便尽早确定患病个体，更好地研究地方性砷中毒的人群分布特点。

发病机制 地方性砷中毒除引起皮肤损伤，特别是掌跖角化外，也可导致神经、智力发育异常及其他多脏器损伤。由于砷是确定的人类致癌物，除致皮肤癌和肺癌外，近年流行病学调查表明砷还可诱发多种内脏癌。因此，地方性砷中毒的发病机制和毒性作用机制研究一直受到重视，但由于砷代谢及毒性作用的种属差异太大，其发病机制至今仍不完全清楚，尚不能用一种理论解释地方性砷中毒这种全身病变的发生过程。

不同形态砷化物的毒性 不同砷化物的生物毒性相差甚大，无机砷毒性远大于有机砷，有机砷毒性很低，所以人们食用有机砷含量高的贝壳类食物不会中毒。常见的无机砷化物主要为砷的氧化物和盐类，如三氧化二砷、五氧化二砷、砷酸铅、砷酸钙、亚砷酸钠、砷化氢等。引起地方性砷中毒的主要为砷的氧化物。此外，砷的毒性与其价态有关，其毒性规律表现为 $AsH_3 > As^{3+} > As^{5+} > As^0 > R\text{-}As\text{-}X$。

毒理作用机制 研究者提出了多种学说以阐明地方性砷中毒的发病机制，包括干扰酶活性、影响能量代谢、诱导氧化应激、导致细胞凋亡、改变基因表达、DNA损伤修复和甲基化等。在体内，砷是亲硫元素，三价砷化物极易与巯基（-SH）结合，从而引起含巯基的酶、辅酶和蛋白质的生物活性及功能发生改变，如琥珀酸脱氢酶、谷胱甘肽过氧化物酶等受到抑制，这些酶的抑制可能导致机体生化、生理障碍，引起复杂的继发性改变。此外，砷对酶的干扰使三羧酸循环和线粒体氧化磷酸化反应受到影响，引起机体能量供给不足。已知皮肤是砷作用的靶器官，机体摄入过多的砷首先蓄积在皮肤中，皮肤基底层黑素细胞在砷的作用下，功能增强，分泌大量的黑色素颗粒，使皮肤色素沉着；当砷进入机体的量进一步增大时，黑素细胞则被抑制，功能衰退或丧失、凋亡，使皮肤色素脱失。此外，砷可使机体产生大量的自由基，导致细胞发生脂质过氧化反应。当砷进入血循环后，可直接损害毛细血管，引起通透性改变。

随着砷毒性作用研究的深入，砷的致癌机制已成为学科领域内的热点和难点课题。文献报道中具较强说服力的实验研究，将砷的致癌机制归纳为DNA损伤及修复、基因表达异常和DNA甲基化反应等。砷可以通过多种机制影响基因表达水平，从而改变生物的遗传性状，加大诱发肿瘤的危险性。在砷的致癌机制研究中，DNA甲基化反应所导致的基因表达水平异常作为一种表遗传学机制越来越受到人们的关注。

临床表现 地方性砷中毒的发病为慢性过程，由于砷摄入量及其他因素的影响，临床表现不尽相同。

症状 一般在轻病区，病人仅有较轻的皮肤改变，而无明显的临床症状。在重病区，病人摄入砷量较大时，临床表现往往很明显，可出现一些非特异性症状，如食欲差、乏力、失眠、头晕、全身不适等，之后可有手足麻木，并逐渐出现皮肤色素改变、掌跖角化等，若不及时治疗，久之可并发心血管病、皮肤癌、内脏癌等远期效应。

神经系统 常见有乏力、睡眠异常、头疼、头晕、记忆减退等非特异性表现。肢体可出现麻木、感觉迟钝、感觉异常和自发性疼痛，尤其表现为手套、袜套样麻木及感觉异常的末梢神经炎。自主神经功能紊乱可见多汗和烧热感。

循环系统 重症病人可有心慌、心跳、胸疼、胸闷、胸部不适和背疼，稍活动即感气短、怕冷、四肢凉感，尤以冬春季节明显。

消化系统 常见有食欲减退，重者可出现恶心、呕吐、腹痛、腹泻、便秘、腹胀和肝区痛。在燃煤污染型病区，肝痛较饮水型病区多见。

体征 典型病例常有掌跖角化、躯干色素沉着和色素脱失斑点，称为皮肤三联征。病程较久者可继发鲍温氏病、皮肤癌和内脏癌。

皮肤色素改变 表现为皮肤"色素沉着"与"色素缺失"共存，早期可出现弥漫性褐色、灰黑色斑点条纹，部分皮肤出现点状、片状、条纹状色素脱失，呈现白色斑点或片状融合。皮肤色素改变多同时出现在躯干部位，以腹部（花肚皮）和背部为主。

皮肤角化 地方性砷中毒的常见体征，尤其是掌跖角化具有特异性。角化物可相互连接融合成斑块、条索状；重者可累及整个掌跖，使皮肤呈蟾蜍皮状，大片状的角化物表面常发生皲裂呈菜花状。早期非特异，表现为多个隐于手掌大小鱼际处的针尖大小的疹，或单个散在的小米粒大丘疹，呈半透明状，水洗后更清晰，易于误诊。有时角化物局部可有出血、渗出、溃疡、黑变和四周红晕。四肢及臀部皮肤角化，可形成角化斑与赘状物。皮肤角化、皲裂处易形成溃疡，合并感染，甚至演变为皮肤癌。

黑脚病　见黑脚病。

皮肤恶变及内脏肿瘤　病程较久的地方性砷中毒病人掌跖角化病灶和躯体四肢部位的角化物若发生恶变，则易继发表皮内鳞状细胞癌（鲍温氏病）或皮肤癌，恶变常呈多发性。典型皮肤癌周边隆起，中间溃烂，表面不平整或呈菜花状，迁延不愈且不断扩大。此外，地方性砷中毒还常继发肺癌、肝癌等内脏肿瘤，呈现出相应的症状和体征。

诊断　根据砷暴露史和临床表现，配合实验室检查，地方性砷中毒病例诊断并不困难。地方性砷中毒的诊断依据主要包括：①砷暴露史，长期居住在病区是诊断地方性砷中毒的必备条件。②临床诊断指标，掌跖角化、躯干皮肤色素沉着和色素脱失斑点是地方性砷中毒相对特异的体征；周围神经损害与砷中毒有较好相关性。尿砷可反映人体近期摄砷水平及体内游离砷含量；发砷反映近一段时期体内砷的负荷状况，但不同地区两指标有较大变异，应以当地非病区的正常值作为参照。周围神经损害和尿砷或发砷只能作为地方性砷中毒临床诊断的参考指标。地方性砷中毒的大部分病例出现典型的皮肤三联征，易于诊断。但若单独出现某一皮肤改变而其他改变不明显则需要加以鉴别，主要包括与掌跖角化鉴别的疾病和病变、与色素沉着鉴别的有关疾病和病变以及与色素脱失斑点鉴别的疾病和病变等。

防治措施　地方性砷中毒尚无有效治疗药物和方法，因此控制地方性砷中毒的关键在于预防。

预防措施　预防的根本原则是控制砷的来源，减少砷的摄入，针对不同类型的病区，应采取有针对性的措施。

饮水型病区　主要包括以下两项措施：①改换水源，可采取的措施包括改换低砷井水，打建新的低砷井水，引流江、河、湖泊、泉水等作为水源以及使用窖水等。②饮水除

砷，水中的砷多吸附于悬浮物质，故经过沉淀过滤可以除去一部分砷，但自然沉淀除砷效果不佳。修建混凝沉淀池，投加明矾、活性氧化铝、硫酸铝、碱式氯化铝、硫酸亚铁和硅酸等混凝剂和助凝剂可加大砷的沉淀；采用家庭自制滤水器、社区小型砂滤池等过滤设施可除去饮水中的砷。另外，利用砷化物吸附性强这一特性，在除砷设施中放置活性炭、骨炭等吸附材料，可增加饮水除砷的效果。

燃煤型病区　主要是限制高砷煤炭的开采使用。我国在燃煤污染型砷中毒病区，对于高砷煤矿采用封闭和禁采政策，从而减少了砷化物向环境中的排放，降低了人群外暴露水平；此外，还可通过改换炉灶，改变食物干燥、保存及食用方式，改变住房结构和改变取暖方式等措施降低外环境中砷对食物的污染，降低人体的砷摄入。

治疗原则　一般采用对症治疗，特别是对掌跖角化患者的治疗。主要治疗措施包括：①处理皮肤损害，用5%二巯丙醇油膏涂抹可缓解慢性砷中毒皮肤损害；对于经久不愈的溃疡，或短期内明显增大的赘状物应及时做病理学检查，以便早期确诊、早期处理皮肤恶变组织；②治疗末梢神经炎，可选用维生素 B_1、维生素 B_{12}、肌苷、三磷腺苷、辅酶A、辅酶Q10等制剂，以减轻砷对神经系统的损害；③给予营养支持，在膳食中增加优质蛋白、多种维生素等营养素摄入，以提高机体的抗病能力；④使用砷的解毒剂，可采用二巯基丙磺酸钠，如无巯基解毒剂，也可选用10%硫代硫酸钠。

（魏红英）

difangxing xi zhongdu

地方性硒中毒　（endemic selenosis）　由于土壤、饮用水和食物中含硒过高，使机体摄入过量硒而引起的一种生物地球化学性疾病，其临床表现特征为毛发脱落、指甲损害、皮肤损害和神经系统损害。地方性硒中毒以慢性中毒多见，在动物和人群中均有流行。

病因　硒在自然界主要分布于地壳、土

壤、地下水和地表水、农作物中，其中粮食中的硒含量与硒中毒或硒缺乏病的关系甚为密切；此外，金属硫化物矿石开采冶炼、煤炭燃烧、石油燃烧、农业杀虫剂和某些化肥（过磷酸钙或硫酸铵）等生产过程均可造成硒对环境的污染。世界上许多国家相继发现一些富含硒并产生毒害作用的土壤，如美国的洛杉矶山脉、欧洲的爱尔兰岛、澳大利亚的昆士兰地区等。我国最早证实的高硒地区为湖北省恩施州，之后又发现陕西省紫阳县以及湖北省西南部分地区等。我国高硒地区分布与高硒煤岩分布一致，呈片状或灶状分布；另外高硒地带的边缘邻接贫硒带，呈南北走向，如以湖北的齐岳山为界，山的西侧为贫硒区，甚至有地方性心肌病流行，山的东侧为高硒区。

流行病学 国外曾有少数几例饮水硒中毒的报告，饮水中硒含量达 $50 \sim 300 \ \mu g/L$ 时引起龋齿、黄疸、关节炎、皮炎、胃肠机能紊乱及指甲病变等。国内于 20 世纪 60 年代在湖北省恩施地区发现一种脱发、脱甲病症，并可造成患者死亡，经测定发现与该地区自然环境（石煤）和农作物中的硒含量过高有关。对陕西省紫阳高硒地区进行的环境硒水平调查也发现，该地区的水、土壤、玉米、小麦、土豆、干辣椒和茶叶中的硒含量均过高，据调查是该地区主要生产含硒高的石煤所致。

发病机制 硒在体内发挥着许多重要的生物学作用，但安全剂量范围较窄。因此，在研究硒有益生物学作用的同时，必须深入探讨硒的毒性作用及其机制。硒的毒性作用机制尚不完全清楚，可大致归纳为以下两个方面。

自由基形成学说 该学说认为亚硒酸盐与谷胱甘肽反应，产生硒代三硫化物（GSSeSG），后者又与过氧化氢（H_2O_2）发生氧化反应，生成亚硒酸盐，同时将活性氧以 ROOH 或 H_2O_2 的形式释放出来。若产生的活性氧超过了机体抗氧化能力，则可重新导致脂质过氧化，其产物（ROOH、H_2O_2 等）又将促使硒代三硫化物的生成，从而形成恶性循环，最终造成或加重机体的过氧化损伤。

该学说是 1988 年由塞克（Seko）首先提出来的，并且已为大量的研究所证实：①体外亚硒酸钠和硒代半胱氨酸均能破坏红细胞膜，这与自由基作用有关；②亚硒酸盐与 L-半胱氨酸反应也能产生超氧化物，同时还能产生 H_2O_2；③亚硒酸盐在谷胱甘肽存在的情况下可与氧反应生成羟自由基；④硒代蛋氨酸还可通过胱硫醚途径转变为单质硒，而单质硒可与谷胱甘肽反应最终形成 Se^{2-}，因此推断组织中的硒代蛋氨酸也具有产生活性氧的能力。

硒对酶活性的抑制 该理论认为硒可抑制生物氧化过程中的某些脱氢酶的活性，如琥珀酸脱氢酶、丙酮酸脱氢酶、细胞色素氧化酶、蛋氨酸腺苷转移酶等。这些酶的结构中富含巯基，当大量的硒化物进入人体后，可取代巯基，使酶失去活性，干扰细胞的正常生物氧化和蛋白质、脂肪的合成过程。机体内的 S-腺苷蛋氨酸是生化代谢中重要的甲基供体，可为许多物质的生物转化提供甲基；但在无机硒的代谢转化（解毒）过程中，需要消耗大量 S-腺苷蛋氨酸为其提供甲基而形成生物活性相对较低的二甲基硒化合物，使 S-腺苷蛋氨酸大量耗损，妨碍细胞的正常生化代谢。

临床表现 人群硒中毒多为慢性中毒，病程相对较长，主要有以下表现：①消化道症状，早期表现多无特异性，病人出现食欲不振、腹胀、恶心等症状，呼出气中有大蒜臭味。②毛发脱落，为特异性表现，一次大量摄入高硒食物，可使病人在 1 ~ 2 天内头发全部脱落；长期摄入含硒较高的食物，可使头发、胡须、眉毛、指甲逐渐脱落，高硒所致头发、胡须、眉毛等脱落一般可以再生，但新长出的毛发干枯、发黄、缺少光泽。③指甲脱落，为另一特异性表现，可见甲床、甲沟发红、肿痛、化脓，最后病甲脱落；亦有部分病人指甲不发炎，新生指甲将病甲自甲床推出，此种脱甲称为"干脱"。④皮肤损害，可出现湿疹样改变，表现为皮肤充血潮红、起小疱，逐渐溃烂，且经久不愈。⑤神经系统损害，病人可有多发性神经炎表现，如皮肤发痒、刺痛，或感觉迟钝，逐渐出现四肢肌肉无力、麻木、抽搐和腱反射亢进，继而出现抬举困难、瘫痪等运动障碍。

诊断 地方性硒中毒目前尚没有明确执行的诊断标准，现行使的诊断依据包括以下几个方面：①环境硒水平，在高硒土壤中生长的粮食、蔬菜是硒摄入的主要介质，土壤中的硒含量达到 0.5 mg/kg、植物中的硒达到 5 mg/kg 时，可发生慢性硒中毒。②特殊的症状和体征，呼气有大蒜臭味被认为是硒吸收的早期特征，但非特异性；后期出现典型的毛发、指甲、皮肤和周围神经症状体征有诊断价值。③实验室检查，尿硒水平一般作为判定接触高硒的实验室指标。正常尿硒范围为 0～0.15 mg/L，一般不超过 0.3 mg/L。在高硒地区，人群尿硒含量可达 0.2～1.1 mg/L。

防治措施 在地方性硒中毒病区，应加强监督监测，了解土壤、地下水、粮食、蔬菜及牲畜饲料的硒含量和人群外暴露水平。在富硒地区开展人群健康检查，了解机体硒负荷，以便早发现早治疗。具体措施包括：①处理土壤，以减少植物对硒的吸收，如可采用除硒排灌措施，也可在土壤中施加石膏、硫、碳酸钙和氯化钡等，以降低植物对硒的吸收；同时应改变种植结构，少种粮食，多种棉花、花草和树木等经济作物。②改变膳食及生活方式，避免食用高硒粮菜，并增加优质蛋白质、必需脂肪酸、维生素等营养素的摄入，以拮抗硒的毒性作用。③病人的治疗。对于硒中毒的患者，首先避免高硒食物的继续摄入；慢性中毒患者的治疗主要是对症和支持治疗，如给予高蛋白饮食、口服维生素 E 和 C 等；排硒药物主要有硫代硫酸钠和二巯基丙醇；对毛发、指甲和神经炎等可做相应的对症处理。 （魏红英）

difangxing xinjibing
地方性心肌病 （endemic cardiomyopathy）
一种与环境低硒等因素有关的，以心肌变性坏死为主要病理改变的地方病。1935 年在我国黑龙江省克山县发现大批急性病例，主要表现为心脏扩大、心力衰竭和心律失常，因此又称克山病。

病因 环境硒水平过低是地方性心肌病发生的基本因素。但研究发现，低硒与柯萨奇病毒（Coxsackie virus）感染以及营养缺乏同时存在与地方性心肌病的发病有关：①环境硒水平过低。地方性心肌病病区多分布于我国的低硒地带；病区岩石、土壤、粮食、蔬菜中硒含量均明显低于非病区；病区人群血清、毛发及尿中的硒水平亦明显低于对照区人群。20 世纪 80 年代以来，在地方性心肌病流行区开始采取补硒干预措施，收到了明显的防治效果。②生物感染因素。许多研究发现，急性、亚急性地方性心肌病病人血清中柯萨奇病毒 B 组 1-6 型（COXB1-6）中和抗体效价明显高于健康人；从急性、亚急性地方性心肌病病人的血液、心肌及其他脏器中先后分离出 50 株病毒，将其中的部分病毒转染到低硒喂养的昆明乳鼠，可引起心肌坏死等组织病变；从急性、亚急性、慢性地方性心肌病尸检心肌标本中检出肠道病毒株。③膳食中营养素失衡。地方性心肌病流行区居民膳食中除缺硒外，常同时伴有优质蛋白、钙、铁、锌、维生素 B 族和维生素 E 等营养素的缺乏。20 世纪 80 年代以来，随着生活水平的提高和膳食结构趋于合理，地方性心肌病的流行已显现出明显的自限性。

流行病学 地方性心肌病的病区、发病年限、发病季节和人群等具有明显的特点。

地区分布 呈明显的低硒地带多发特征。地方性心肌病病区分布与自然地理条件密切相关，多沿大山系两侧、水系上游，分布于中低山区、丘陵地带及其相邻的平原地带，海拔一般在 100～2 500 m。地貌多为侵蚀区，地表水流失严重，各种可溶性化学元素被溶淋冲刷过度，因而造成硒、碘等元素贫瘠。病区多为温带、暖温带气候，或地处东南湿润季风区向西北干旱、半干旱地区过渡的中间地带，气候相对湿润，年降水量在 400～1 200 mm。

年限分布 地方性心肌病年度发病率波动较大，有高发年、低发年和平年之分。有的病区还有年数不等的暴发现象。另外，在不同的高发年，其高发病区（村庄）也不固定；集中高发年之间的间隔年数亦不相等。

季节分布 地方性心肌病虽然在全年各月份均可发生，但急性、亚急性的发病却有明显的季节多发现象。北方地区多为"冬季型"，西南地区多为"夏季型"，介于东北和西南之间的陕西、山西、山东、河南等省区多流行"春季型"。潜在型地方性心肌病在不同年度和月份的检出率，基本上与急性和亚急性相平行。

人群分布 地方性心肌病表现为农村多发、农业人口多发、生育期妇女和儿童多发。在民族混合居住的地区，若生产方式、粮食和蔬菜种类及生活方式相似，则发病没有明显的民族间差异；但某些少数民族如东北地区的朝鲜族人很少发病。

发病机制 生理剂量的硒能够加强机体抗氧化防御能力，提高机体免疫功能，降低血小板的高活性状态，改善甲状腺素代谢而影响心肌代谢功能。同时，硒能促进核酸蛋白质的生物合成，参与辅酶Q的生物合成，参与细胞的氧化磷酸化及能量代谢，从而有效降低心肌过氧化损伤；使谷胱甘肽过氧化物酶活性增强，对心肌线粒体具有保护作用，使心肌收缩功能得到改善。若人体缺硒则会影响或抑制硒的以上生理作用及对心脏的保护作用，从而引起心肌的变性坏死及出现一系列的临床症状和体征，成为地方性心肌病患者。

地方性心肌病的主要受损部位为心肌，心肌病变可表现为：①心脏外观改变。心脏扩大可达正常心脏的2~3倍、重量增加，尤其是慢性地方性心肌病患者。②心肌病理形态学改变。主要是不同程度的心肌坏死，早期心室壁切面可见界限清楚的灰黄、晦暗、质软、不凹陷的多发性坏死病灶；随着病程的进展，坏死灶可逐渐演变成为灰白色、凹陷、质坚实的片状或树状瘢痕。以上不同程度的心肌坏死可出现于同一病例。③心肌微细结构改变。光学显微镜检查可发现心肌纤维肿胀、横纹模糊不清并可出现心肌水泡变性和脂肪变性；病变轻者，可见到心肌细胞内细小的脂肪滴排列整齐，严重者脂肪滴粗大，肌原纤维及横纹不清。④在上述三种心肌病变的基础上，可逐渐演变为心肌凝固性肌溶解，另外镜下可见到点状、粟粒状、融合片状坏死病灶，并伴有不同程度的纤维修复瘢痕。上述病变中后三种可累及心脏传导系统，从而诱发心律失常。

临床表现 临床上将地方性心肌病分为急性、亚急性、慢性和潜在型四个类型。

急性地方性心肌病 具有起病急骤、病情危重、变化较快等临床特点，主要表现为心源性休克、急性左心衰和严重心律失常。此型多为原发，但也可由潜在型、慢性地方性心肌病急性发作转变而成。多见于成人和大龄儿童；多发生于冬季。成人起病时常主诉全身不适等消化系统症状；儿童可出现四肢发冷、咳嗽、气喘、阵发性腹痛、哭闹不安及烦渴喜饮等表现。不论成人或是儿童，若出现频繁喷射性呕吐，常提示病情危重，需积极对症处理。

部分病人以心源性休克起病，病人多出现各种心律失常，如室性心动过速、频发性多源性早搏、心房或心室纤维性颤动等。急性左心衰较心源性休克型少见，但病情危重且预后不佳，常在数小时内死亡。病人由于心律失常致心排出量减少，可诱发心脑综合征，此时绝大多数患者心电图提示完全性房室传导阻滞、室性心动过速或心室纤维性颤动。

急性地方性心肌病患者血常规检查可发现白细胞升高、红细胞沉降率增快；X线检查提示心脏轻度扩大、肺纹理增粗和肺水肿等指征；心肌酶学检查发现血清中磷酸肌酸激酶、谷草转氨酶和乳酸脱氢酶活性升高对心肌损伤有特异性意义。

亚急性地方性心肌病 该型发病较急性缓慢，是2~6岁小儿地方性心肌病的一种常见临床类型，夏季发病增多。临床表现主要为充血性心力衰竭的症状和体征。患者萎靡不振、颜面浮肿、呼吸急迫、心脏增大、心率加快，出现奔马律。多数患儿经救治后转危为安，但经3个月治疗未愈者多转变为慢性。多数患儿在起病一周内发生心力衰竭，从而使病情加重。

出现右心衰竭时可见颜面及下肢浮肿加重，颈静脉怒张，肝脏肿大且有压痛，肝颈静脉反流征阳性，两肺布满湿性啰音，或出现胸膜腔积液。亚急性地方性心肌病的心电图、血常规及血清生化检查与急性大致相同，但心脏扩大较急性更为严重。

慢性地方性心肌病　该型起病缓慢，寒冷季节发病增多。小儿患者多由急性、亚急性地方性心肌病转变而成。慢性地方性心肌病在疾病演变过程中可出现急性发作，其症状、体征与急性、亚急性地方性心肌病相同，但大多数患者临床上以慢性心功能不全为主要表现。病人常呈慢性病容，表情淡漠、发绀、气短、咯嗽、咳血红色泡沫痰、胸闷、心悸、恶心呕吐、腹胀腹痛，夜间可出现阵发性呼吸困难。血压偏低、脉搏细速、心界扩大、第一心音减弱而第二心音增强，心律失常，出现奔马律。X 线检查肺充血、间质水肿、心脏增大、搏动减弱。心电图检查心律失常，主要是室早和房颤等，常有传导障碍。慢性地方性心肌病患者如果无急性发作或心肌坏死，则其血象、红细胞沉降速率、血清生化等指标均在正常值范围内或轻度异常，但在急性发作期多与急性、亚急性地方性心肌病相同。

潜在型地方性心肌病　此型心肌病变较轻，心脏功能代偿良好，无心功能不全的症状和体征，心电图检查可见 ST-T 改变、Q-T 间期延长和室性早搏等。大多数人起病即为潜在型，也有部分患者由急性、亚急性或慢性好转而成。患者多无明显不适，仅在活动后出现心悸、气短、乏力、头晕等自觉症状。根据临床经过及心电图改变，可将潜在型地方性心肌病分为稳定潜在型和不稳定潜在型。前者起病即为潜在型地方性心肌病，预后良好；后者多由急性或慢性地方性心肌病转变而来，经治疗后心脏功能恢复至正常，此型病人病情多不稳定，常导致急性、亚急性发作，或转变为慢性地方性心肌病。

诊断　诊断原则为：①发病特点。具有在一定的地区、时间和人群多发，外来人口在病区与当地居民连续 3 个月以上以同样生活方式生活方能发病的特点。②具有心脏病的症状和体征（心大、搏动、节律、心电图等）或心脏功能不全的症状和体征（心悸、气短、奔马律、肝大浮肿）。诊断标准包括发病特点、临床表现、心电图改变、X 线检查、超声心动图改变、心肌图改变以及实验室检查等。急性地方性心肌病需要与急性心肌炎、休克、急性心肌梗死、急性胃炎、流行性出血热等相鉴别；亚急性地方性心肌病需要与急性肾小球肾炎、小儿支气管肺炎及支气管炎、心包炎等相鉴别；慢性地方性心肌病需要与扩张型心肌病、冠心病、心包炎等相鉴别；潜在型地方性心肌病主要与局灶型心肌炎、非梗阻型肥厚心肌病相鉴别。

防治措施　缺硒是地方性心肌病的一种致病因子，但同时可能存在感染、营养等其他因素，因此对该病应该采取综合性的预防措施；其治疗原则主要是治疗相关类型的心肌病。

预防措施　主要包括以下方面：①科学合理补硒，合理补硒可大大降低地方性心肌病的发病率和死亡率，主要的补硒方式有食用硒盐、食用亚硒酸钠片、粮食补硒及摄入天然的含硒食品如海产品、动物肝、肾、蛋等；另外也可大力开发研制硒强化食品，在安全摄硒量范围内推广食用。②宣传教育，使群众认识地方性心肌病的发病因素、诱因及该病的危害，同时可组织专业人员深入病区进行技术指导，帮助群众自觉进行预防措施的落实；开展健康教育，告诫当地居民注意防寒、防暑、避免过度疲劳，同时积极开展呼吸道和消化道感染性疾病防治。③建立以县、乡、村三级医务人员为基础的预防网络，定期进行卫生从业人员的业务培训，开展疾病监测、监督和疫情报告制度，做到早发现、早诊断和早治疗。④治理生态环境，根据病区特点制定病区长远治理规划，改善生态条件，加强水土保持，不断提高环境中硒水平；改善居住条件，修建防寒、防烟和防潮住宅；根据不同病区的具体情况，开展打深井、引水源、消毒处理等措施；加强垃圾粪便无害化处理，从而减少感染因素。⑤改善膳食结构和增加营养，实践证明，人群营养素的平衡和营养水平的提高可降低地方性心肌病的流行强度；通过合理搭配主副食，增加优质蛋白、维生素、无机盐的摄入量，适当增加肉、禽、蛋、奶及大豆制品的摄入量，多吃新鲜的水果和蔬菜；或可通过引进外来粮食和蔬菜，逐渐纠正自产自给的生活方式。

治疗原则 地方性心肌病的治疗原则为保护心肌、减轻心脏负荷、改善心肌及全身代谢、增强心肌收缩力、纠正循环衰竭、调整心律失常和防止各种并发症。急性地方性心肌病的治疗主要采用大剂量的维生素 C 静脉注射、抢救心源性休克、控制心衰、调整心率。亚急性、慢性地方性心肌病的治疗原则是纠正心衰、合理饮食及加强生活管理；指导病人消除地方性心肌病发病的可能诱因、注意休息、减轻心脏负担，纠正充血性心力衰竭和心律失常。潜在型地方性心肌病的心功能代偿良好，一般不需治疗，主要是进行生活管理，防止感染，应加强生活指导，注意劳逸结合，减少精神刺激；但要告诫患者定期复查，发现异常尽早处理；此外，可小量应用调节心肌代谢药物。地方性心肌病的常见并发症有心律失常、呼吸道感染、血栓、水电解质紊乱等，应在严密观察病情的基础上尽早发现，并予以及时正确处理。

(魏红英)

dianquefa bing

碘缺乏病 （iodine deficiency disorders，IDD）自胚胎发育到成人期由于碘摄入不足所引起的一系列病症，包括地方性甲状腺肿、地方性克汀病、地方性亚临床克汀病等。这些疾病形式实际上是不同程度碘缺乏在人类不同发育期所造成的损伤，而甲状腺肿和克汀病则是碘缺乏最明显的表现形式。

病因 碘广泛分布于自然界中，空气、水、土壤、岩石及动植物体内都含有碘。土壤中的碘不足，可引起当地水、植物、动物等碘含量减少，导致碘摄入减少而发病。除了环境因素，身体和遗传因素也会影响碘缺乏病的发生。

外环境缺碘 碘化物溶于水，可随水迁移，历史上冰川的融化、洪水的冲刷等都可引起土壤中含碘量的减少，某些冲积平原也可能是缺碘地区；此外，植被的破坏与沙化，土壤表面被风、沙、雨水带走，使碘大量丢失，这种现象在山区更为明显。因此，常呈现出山区碘低于平原、平原低于沿海的现象。

甲状腺储碘能力有限 人体甲状腺储碘饱和后，若不再进食碘，储存的碘只够 2～3 个月之用，故一旦缺碘，甲状腺很容易受累。外环境缺碘及机体摄碘不足是碘缺乏病的基本病因。

其他发病因素 尽管缺碘是碘缺乏病的基本原因，但碘缺乏不是唯一的病因。例如，致甲状腺肿物质和其他微量元素异常如高钙、高氟、高锂和低硒、营养物质缺乏（低蛋白、低热量）均与碘缺乏病的流行有关，但仅起辅助作用。此外，由于碘缺乏病常表现出家庭聚集现象，因此有人提出地方性克汀病与遗传因素有关。根据已有的国内外研究及食盐加碘后不再有新发地方性克汀病的资料，地方性克汀病是环境与遗传共同作用的疾病，先天存在的碘缺乏易感基因，在一定条件下促成疾病的发生。

流行病学 碘缺乏病是一种世界性的地方病。据调查，岩石、土壤、水质和气象条件对碘缺乏病的流行有重要影响。

人群分布 在流行区任何年龄的人都可发病，碘缺乏病流行越严重的地区发病年龄越早，以生长发育旺盛的青春期发病率最高。成年人中女性患病率高于男性，但在严重流行地区，男女患病率差别缩小甚至等同。从轻病区到重病区男女患病率比可以从 1∶8 到 1∶1。

地区分布 具有明显的地区性分布是碘缺乏病的主要流行病学特征。世界范围内，除冰岛外的各国都曾有不同程度的流行。流行区多在山区、丘陵以及远离海洋的内陆。流行区的共同特点为多地形倾斜或降雨量集中，导致水土流失严重，从而使环境中的碘元素含量急剧减少。碘缺乏病地区分布的总体规律为：山区高于丘陵，丘陵高于平原，平原高于沿海；内陆高于沿海，内陆河的上游高于下游，农业地区高于牧区。

影响因素 碘缺乏病的发病和流行与环境中的碘含量密切相关，因此受到以下因素的影响：①自然地理因素，环境中碘的水平受地形、气候、土壤、植被、水文等因素的影响，远离海洋、山高坡陡、土地贫瘠、植被稀少、降雨集中和水土流失等自然地理因素容易造成碘缺乏病的流行。②水碘含量，不仅反映了环境中碘的水平，而且反映了人体碘的摄入水平，与碘缺乏病的流行关系密切。③协同作用，如果在环境中严重缺碘的同时致甲状腺肿物质含量也很高，二者就会产生强大的协同作用，成为形成重病区的主要原因。④营养不良，蛋白质和热量不足、维生素缺乏等会增强碘缺乏和致甲状腺肿物质的效应，促进地方性甲状腺肿的流行。⑤经济状况，现今地方性甲状腺肿主要分布在发展中国家，而且越贫穷的国家流行越严重，主要与经济落后、生活水平低下、食用当地自产粮菜等有关；一旦交通条件改善、物质交流频繁、生活水平提高，即使不采取食盐加碘等措施，流行情况也会缓解。

发病机制 碘缺乏病的本质是一种营养缺乏症，实际上是直接碘缺乏或其他因素引起的间接碘缺乏导致的甲状腺激素合成不足而引起的功能障碍和病理改变。根据碘缺乏病的定义，所有的缺碘损害都可通过纠正碘缺乏而得到预防；多数损害通过碘缺乏的纠正可得到有效治疗，但有的损害，如智力发育障碍则是不可逆的。碘缺乏病的疾病谱带如下表所示。

碘缺乏病的疾病谱带

发育时期	碘缺乏病的表现
胎儿期	流产
	死产
	先天畸形
	围产期死亡率增加
	婴幼儿期死亡率增加
	地方性克汀病
	神经型：智力落后，聋哑，斜视，痉挛性瘫痪，不同程度的步态和姿势异常

发育时期	碘缺乏病的表现
胎儿期	黏液水肿型：黏液性水肿，智力落后，体格矮小
	神经运动功能发育落后
	胎儿甲状腺功能减退
新生儿期	新生儿甲状腺肿
	新生儿甲状腺功能减退
儿童期	甲状腺肿
青春期	青春期甲状腺功能减退
	亚临床型克汀病
	智力发育障碍，体格发育障碍
	单纯聋哑
成人期	甲状腺肿及其并发症
	甲状腺功能减退
	智力障碍
	碘性甲亢

防治措施 碘缺乏病是我国分布最广、危害人数最多的地方病之一，长期坚持补碘措施是防治碘缺乏病的根本措施。

预防措施 主要包括以下五个方面。

食用碘盐 预防碘缺乏病的首选方法。食用碘盐是把微量碘化物（碘化钾）或碘酸盐（碘酸钾）与大量食盐混匀后供人们食用。实践证明，食盐加碘是最易坚持的有效措施，其简便、经济、安全可靠，是其他方法无法替代的。为防止碘化物损失，碘盐应该干燥储存，且严防日晒。采取以上措施的同时，必须坚持长期性原则、生活化原则（食用碘盐）和全民化原则，以在全国范围内彻底控制甚至消除碘缺乏病。

适当使用碘油 有些病区地处偏远，食用不到供应的碘盐，可选用碘油。碘油是以植物油，如核桃油或豆油为原料加碘化合物制成的。碘油分肌肉注射和口服两种。碘油不能代替碘盐，在没有推广碘盐的病区，应尽早实行碘盐预防。

其他含碘物质或食物 包括对患者可口服碘化钾，但用药时间长，不易坚持。还有碘化面包、碘化饮水、加工的富碘海带和海鱼等。

防止碘中毒 碘摄入过多，可引起碘中毒或高碘性甲状腺肿。在高碘地区应供应无碘盐。

对非缺碘性甲状腺肿流行区，应进一步调查清楚原因加以针对性的预防。碘中毒可分为急性和慢性碘中毒两种，前者可发生在接受碘化物的当时或几小时之后，主要表现为恶心、呕吐、流涎、腹泻等；后者主要是口腔有碘味，口咽烧灼感，分泌物增多，皮肤可有粉刺样损害或疤状疹及脑胃综合征等。

监测　由于碘缺乏病是个涉及大量人群的公共卫生问题，而补碘又是长期要坚持的措施，故一旦碘供应不足，已控制的地区碘缺乏病还会"死灰复燃"。所以，对该病需要进行监测，主要工作包括：①碘盐监测，即从工厂、销售和居民户三个水平上检查盐中碘的质量分数，合格的碘盐要在90%以上。②甲状腺大小的监测，属病情监测指标。主要是采用整群分层概率抽样方法，对7～14岁儿童的总甲状腺肿大率进行检查，若总甲状腺肿大率大于5%被认为碘缺乏纠正不彻底，检查方法可以用触诊法，有条件的地方最好用B超法。③尿碘监测，是反映碘营养水平的敏感指标，常对50～100例儿童（男女各半）一次随机尿样进行检测，尿碘值中位数的正常值应大于100 μg/L。

碘缺乏病的消除标准主要包括以下三点：①合格碘盐（以碘离子计），指加工厂、销售点、用户三个层次的碘盐水平，90%以上的样品碘含量分别不低于40 mg/kg、30 mg/kg、20 mg/kg；②甲状腺肿大率（触诊），8～10岁在校学生甲状腺肿大率小于或等于5%；③尿碘，8～10岁在校学生尿碘中位数大于100 μg/L，小于或等于20 μg/L的样品数不超过10%。

治疗原则　一旦发现患者应立即开始治疗，可控制病情发展，治疗越早效果越好。适时适量地补充甲状腺激素，及时采用"替代疗法"可迅速得到理想的治疗效果。辅助药物可用维生素A、D、B$_1$、B$_2$、B$_6$和维生素C等多种维生素及钙、镁、锌、铁、磷等多种元素，也有采用动物脑组织制剂、灵芝以及中药等。同时应加强营养，加强智力训练和体育锻炼，提高抗病能力。

（魏红英）

电子垃圾污染健康危害（health hazards of electronic waste pollution）　电子垃圾中含有的铅、镉、汞、六价铬、聚合溴化联苯、聚合溴化联苯醚等多种有毒有害物质通过污染的空气、水体和土壤，作用于人体，对人体健康产生的影响。

污染来源　电子垃圾包括各种废旧电脑、通信设备、家用电器设备，以及被淘汰的精密电子仪器仪表等，即在消费过程中产生的废旧电子电器产品。多数电子元器件都有线路板和电池，这些部件含有铅、镉、汞、六价铬、砷、镍、锌、聚氯乙烯材料、溴化阻燃剂等化学物质。在电路板回收利用的过程中，由于采用了燃烧、酸化及填埋等方式处理，电子垃圾中的重金属和溴化阻燃剂等化学物质被释放出来，渗入地下或排入空气中引起严重污染，而这些污染会通过不同的途径影响人类。

健康危害　主要包括以下四方面。

溴化阻燃剂健康危害　电子垃圾拆解过程中产生的溴化阻燃剂主要有多溴联苯醚和四溴双酚A，飘浮在空气中，进而沉降到土壤和水中，因此可直接或间接进入人体。①多溴联苯醚。具有亲脂性，化学性质稳定，不易降解。但在拆解地区的母乳、胎盘、婴儿脐带血和母亲静脉血中有检出。它主要存在于空气、底泥、土壤、灰尘、食物和环境生物中。多溴联苯醚有内分泌干扰、肝毒性、发育毒性以及致癌、致畸作用。②四溴双酚A。在拆解电子垃圾地区主要存在于大气、水体、沉积物和土壤中。四溴双酚A的毒性主要表现为免疫毒素和内分泌干扰物样作用。

铅的健康危害　见金属污染健康危害。

镉的健康危害　见金属污染健康危害。

汞的健康危害　见金属污染健康危害。

（王旭英）

定组研究（panel study）　见分析流行病学。

冻伤 （frostbite）　　一种由寒冷所致的末梢部局限性炎症性皮肤病，属于冬季常见病，以暴露部位出现充血性水肿红斑，遇温高时皮肤瘙痒为特征，严重者可能会出现患处皮肤糜烂、溃疡等现象。该病病程较长，冬季还会反复发作，不易根治。

原因　　气温低是导致冻伤的主要因素，冻伤发生于寒冷的气候环境。当身体较长时间处于低温和潮湿刺激时，体表的血管会发生痉挛，血液流量因此减少，造成组织缺血缺氧，细胞受到损伤，尤其是肢体远端血液循环较差的部位，如脚趾。其次是局部因素，如鞋袜过紧、长时间站立不动及长时间浸在水中均可使局部血液循环发生障碍、热量减少，导致冻伤。此外，全身因素如疲劳、虚弱、紧张、饥饿、失血及创伤等均可减弱人体对外界温度变化的调节和适应能力，使局部热量减少导致冻伤。

发病机制　　发病机制尚未完全清楚，已发现的主要包括细胞损伤和血液循环障碍。寒冷的环境下，细胞间隙的细胞外液可形成冰晶核，细胞外液中的溶质尤其是电解质的浓度随之升高，细胞外液的渗透压也相应增加。在冻伤的过程中，血管壁的通透性增高，大量血管内液体和蛋白质外渗，形成渗出液和组织水肿，造成局部血液浓缩，血管内红细胞聚集，血流减慢，致使血小板凝集，加重血流瘀滞，引起缺血性坏死。由于渗透压的改变，细胞内的水分外溢到细胞外液后，发生细胞内脱水，细胞内的溶质和渗透压也相应增加，高浓度的电解质和细胞内脱水可导致细胞结构和功能的损伤，如细胞膜、细胞器的损伤，同时酶的活性也随之破坏。

分类　　依损伤的性质，可分为冻结性损伤与非冻结性损伤两类。冻结性损伤是指长时间暴露于0℃以下，或由于身体的局部或全部短时间暴露于极低气温而引起的组织冻结性病理改变。整个机体的中心温度（直肠温度）过低者称为冻僵。非冻结性损伤指身体的局部或全部长时间处于0～10℃的低温潮湿环境下造成的冻伤，不会造成组织冻结性病理改变。其中，非冻结性损伤的代表病变是战壕足和浸泡足，战壕足是长时间湿冷作用于足部所致，而浸泡足是足部长时间浸于0℃以上的冷水中引起的；此外，冻疮是湿冷因素引起的，往往反复发病。

临床表现　　局部冻伤、手冻伤、脚冻伤以及冻僵的临床表现各有不同。

局部冻伤　　可分为反应前期（前驱期）、反应期（炎症期）和反应后期（恢复期）。反应前期指冻伤后至复温融化前的一个阶段，由于局部处于冻结状态，其损伤范围和程度往往难以判定。其主要临床表现有受冻部位冰凉、苍白、坚硬、感觉麻木甚至丧失。反应期包括复温融化和复温融化后的阶段。反应后期指Ⅰ、Ⅱ度冻伤愈合后和Ⅲ、Ⅳ度冻伤坏死。

手冻伤　　主要分4个级别，损伤范围和程度随复温后逐渐明显。Ⅰ度冻伤最轻，亦即常见的"冻疮"，受损在表皮层，受冻部位皮肤红肿充血，自觉灼、痛、痒，症状在数日后消失，愈后除有部分表皮脱落外，一般不会留下瘢痕。Ⅱ度冻伤伤及真皮浅层，伤后除红肿外，伴有水疱，疱内可为血性液，深部可出现水肿，剧痛，皮肤感觉迟钝。Ⅲ度冻伤伤及皮肤全层，出现黑色或紫褐色，痛感觉丧失。伤后不易愈合，除遗留有瘢痕外，可有长期感觉过敏或疼痛。Ⅳ度冻伤伤及皮肤、皮下组织、肌肉甚至骨头，可出现坏死和感觉丧失，愈后可有疤痕形成。

脚冻伤　　冻伤疮面脱落后，出现冻伤皮肤局部发冷，感觉减退或敏感；对冷敏感，寒冷季节皮肤出现苍白或青紫；痛觉敏感，肢体不能持重等。这些表现系由于交感神经或周围神经损伤后功能紊乱所引起。足部冻伤占冻伤病例的70%～90%。

冻僵　　患者皮肤苍白、冰凉，有时面部和周围组织有水肿，神志模糊或昏迷，肌肉强直，肌电图和心电图可见细微震颤，瞳孔对光反射迟钝或消失，心动过缓，心律不齐，血压降低甚至测不到，可出现心房和心室纤颤，严重时心跳停止。呼吸慢而浅，严重者偶尔可见一、两次微弱呼吸。

诊断原则 患者有冻伤史，曾暴露于寒冷潮湿的环境中。受冻部位早期麻木，复温后有灼热、痒痛或刺痛等感觉，如果组织有坏死，则无上述感觉。根据冻伤的损害轻重，一般可以分为四度：①Ⅰ度，皮肤浅层冻伤，局部发生红斑及轻度水肿。②Ⅱ度，皮肤浅层和部分深层冻伤，早期充血水肿，继而有水疱形成。可见皮肤呈紫红色，或有瘀斑，肿胀显著。③Ⅲ度，皮肤及皮下组织冻伤，出现皮肤全层坏死，皮肤变为紫黑或黑色，感觉迟钝或消失。④Ⅳ度，损伤累及深部组织，使其发生干性坏死，失去功能。

防治措施 包括预防和治疗两个方面。

预防措施 主要包括：①注意锻炼身体。提高皮肤对寒冷的适应力。②注意保暖。保护好易冻部位，如手足、耳朵等处，要注意戴好手套、穿厚袜和棉鞋等。出门要戴耳罩，注意耳朵保暖。鞋袜潮湿后，要及时更换。③经常进行抗寒锻炼。人体皮肤在长期和反复寒冷的作用下，表皮会增厚从而增强御寒能力，适应寒冷。因此经常用冷水洗脸、洗手，可提高对寒冷的适应力，增强防寒能力。④加强营养。患慢性病的人，如贫血、营养不良等，除积极治疗相应疾病外，要增加营养，适当增加富含脂肪、蛋白质的食物摄入，以保证机体有足够的热量供应，增强抵抗力。⑤平时经常揉搓易冻部位，加强血液循环。可以用茄子秸或辣椒秸煮水，擦洗容易冻伤的部位，或用生姜涂擦局部皮肤。⑥注意对皮肤的保护。在洗手、洗脸时不要用含碱性太大的肥皂，以免刺激皮肤，清洗完后，可适当擦一些润肤脂、雪花膏、甘油等油质护肤品，以保护皮肤的润滑。

治疗原则 需要采取现场急救、复温治疗、预防感染等措施综合性地进行冻伤的治疗。

现场急救 冻伤的早期发现、早期诊断及有效的现场急救是降低致残、致死率及最大限度减少肢体功能丧失的关键，现场急救及时与否对患者的治疗和恢复有着决定性作用。对患者现场进行急救必须动作迅速，立即脱离冻伤现场并采取相应保温措施，如脱掉潮湿紧箍的衣服、抬高受损的肢体、利用热水袋局部加温和通过进食补充热量。急救过程中，要防止冻伤部位发生二次机械性损伤，搬动时要小心，以免引起骨折。冻僵者若呼吸心跳停止，应立即进行心肺复苏。

复温治疗 复温的方法较多，主要有非侵入性和侵入性两种。非侵入性复温主要用于轻中度冻伤，治疗措施包括空调加热、烤灯照射、温水复温等。其中温水复温简单易行也较为常用。将冻伤部位置于温水中，可以加入氯己定或碘伏。复温至冻伤区恢复感觉，皮肤恢复至深红或紫红色、组织变软、关节柔顺为止。面部可用湿毛巾湿敷。侵入性复温主要用于严重、全身性冻伤，方法主要包括静脉输入加热液体、腹膜透析、血液透析等。

预防感染 冻伤后容易并发感染，造成创面加深。为预防和减轻感染，可用无菌生理盐水反复冲洗创面，擦干后局部按照冻伤的深度采用包扎或暴露疗法。Ⅰ度和Ⅱ度创面在清创后，可外用磺胺嘧啶银锌或呋喃西林等，然后用无菌纱布包扎。Ⅲ度和Ⅳ度创面可外用碘制剂暴露治疗，并予以物理治疗。及时进行细菌培养，根据培养的结果选取适当抗生素。 （黄婧）

duwu

毒物 （toxicant） 在较低的剂量下可导致机体损害的物质。毒物与非毒物之间没有明确的界限，一般以中毒剂量的大小加以区别。急性毒性中规定的某个剂量下可引起机体的有害作用的物质称为毒物；而对于其他毒性则根据证据的充分性确定为人或动物的致癌物、致畸物、致突变物及特定靶器官毒物。

类型 毒物可以按不同的方法进行分类。按照用途及分布范围划分，可分为：①工业毒物，包括生产中的原料、中间体、辅助剂、杂质、成品、副产品、废物等；②环境污染物，包括生产中排放的废气、废水和废渣，这些污染物可通过空气、水、土壤或食物而危及人类健康；③食品中有毒成分，包括天然毒素或食品变质后产生的毒素，以及食品中不合格的添加剂；④农用化学物，包括农药、化肥、生长激素等。按照毒物的靶器官可以分为肝脏毒物、肾脏毒物、心血管毒物和呼吸毒物等。此外，有毒物质也可以按其物理状态（气体、粉尘、液体），化学稳定性或反应性（易爆品、易燃品、氧化剂），一般化学结构（芳香胺、卤代烃）或毒性大小（极毒、高毒、低毒等）进行分类。

任何单一的分类方法都不能囊括所有毒物，因此为某一特定目的提供一种最佳的分类体系，可能需要综合的分类体系或者一种能兼顾其他因素的分类方法。从毒理学科整体以及有毒物质的管理与控制的角度来看，可能最有用的是能够同时考虑到毒物的化学特性、生物学特性以及接触特征的分类体系。

特征 毒物可通过多种途径和方式对生物体及人群健康产生影响，其主要特征包括：①涉及面广，暴露人群多，特别是老弱病残孕幼等敏感人群；②毒物可进入环境，并逐步得到稀释，但可持续较长时间，因此受污染环境中的人群的暴露通常是低浓度、多途径和长时间，有时甚至是终生的暴露；③多种物理性、化学性毒物和生物性污染因素可同时存在，共同对生物系统起作用；④毒物可在环境中迁移转化或者在生物圈中生物富集，并通过食物链逐步转移、蓄积和放大，其浓度可以呈几何级数增加，对环境和人体健康造成直接、间接损害或潜在威胁。　　　　　　（秦宇）

duwu daixie donglixue

毒物代谢动力学（toxicokinetics） 从速率论的观点出发，用数学模型分析和研究毒物在体内吸收、分布、生物转化及排泄过程中随时间发生的量变规律的一门学科。毒物指受试的外源性化学物。

研究目的 包括：①为毒理学研究设计提供依据，如剂量和染毒途径的选择。②通过对时间依赖性的靶器官剂量与效应关系的研究，阐明毒作用机制。③确定有关剂量、分布、代谢和消除的参数，用以进行毒物的危险性评价和制定卫生标准。

主要参数 包括 t_m、c_m、F、AUC、V_d、K_e、$t_{1/2}$ 和 CL。其中，t_m、c_m、F 和 AUC 表示毒物吸收程度；V_d 代表毒物分布情况；K_e、$t_{1/2}$ 和 CL 反映毒物消除的特点。

生物半减期（$t_{1/2}$） 见生物半减期。

曲线下面积（AUC） 浓度-时间曲线下覆盖的总面积，单位为 mg·h/L，表示经某一途径给予毒物后一定时间内吸收入血的毒物的总量。

表观分布容积（V_d） 毒物在体内达到动态平衡时，体内毒物量或每千克体重毒物量与毒物血质量浓度的比值，单位用 L 或 L/kg 表示。由于 V_d 并不代表真正的容积，故称为表观分布容积。表观分布容积用于推测毒物在体内分布范围的大小。若以公式表示，则 $V_d = D/\rho$ 或 $V_d = D/(\rho·W)$，式中，D 为体内毒物量，kg；ρ 为血中毒物的质量浓度，kg/L；W 为体重，kg。当静脉染毒时，$V_d = D_0/\rho_0$ 或 $V_d = D/(\rho·W)$，式中，D_0 为静脉注射毒物量，kg；ρ_0 为零时血中毒物的质量浓度，kg/L。V_d 与血中毒物质量浓度有关，毒物血质量浓度越高，V_d 越小；反之，V_d 越大，表示毒物在组织中分布越广泛或越集中分布于某一组织。

消除速率常数（K_e） 表示体内毒物消除快慢的参数，以单位时间内体内毒物被消除的百分率表示，其单位为 h^{-1}。K_e 值大，说明消除速率快。如某化学毒物 K_e 为 $0.25h^{-1}$，表示每小时可消除体内毒物量的 25%。

清除率（CL） 表示单位时间内血中毒物的清除量，其单位为 L/h 或 L/(kg·h)。按清除途径的不同，可分为肾清除率和肝清除率。血浆清除率则是肾清除率和肝清除率的总和。CL = $V_d·K_e$ 或 CL = D/AUC。

生物利用度（F） 毒物被机体吸收进入血液循环的速率和程度。如经口生物利用度指经口染毒的 AUC 与该毒物静注后所得 AUC 的比值，以经口吸收百分率表示。

峰浓度（c_m） 毒物吸收入血后在血中出现的毒物浓度最高值。

峰时间(t_m) 毒物在血中的峰浓度能够维持的时间。

模型 主要包括房室模型、非房室模型、非线性动力学模型、生理毒代动力学模型和毒代动力学—毒效动力学结合模型。

房室模型 房室模型中为了描述毒物在体内的分布情况，将机体看成一个系统，系统内部根据毒物转运和分布的动力学特点的差别分为若干房室或隔室，把具有相同或相似速率过程的部分组合为一个房室。这是便于数学分析的抽象概念，与机体的解剖部位和生理功能没有直接联系，但与器官组织的血流量、生物膜通透性、毒物与组织的亲和力等有一定的关系。依据毒物进入体内分布速率的快慢，房室模型可分为一室模型、二室模型和三室模型。

一室模型 该模型假设毒物进入机体吸收后，能立即均匀地分布于动物的所有组织，并在组织和血液之间达到平衡，血浆中浓度的改变能定量地反映其他组织中浓度的改变，最后通过排泄或生物转化消除。即把机体看成一个房室或看成一个均匀的体系，化学物质进入体内可迅速分布，瞬间达到平衡，然后逐渐消除。一室模型时，静脉注射即刻吸收后，按一级速率从体内消除，即化学毒物消除速率与其在血浆中的浓度成正比（恒比消除）。

二室模型 染毒后毒物在体内各组织器官内的分布表现为不同的速率过程。毒物首先进入表观分布容积较小的中央室，然后较缓慢地进入表观分布容积较大的周边室。中央室包括血液和血流较丰富的组织，如心脏、肾脏、肝脏、肺脏、脑、骨髓和腺体等组织，而周边室则包括血流量较低的肌肉、皮肤及血流量极低的脂肪、牙齿、韧带、软骨和毛发等组织。中央室和周边室之间的毒物转换是可逆的，而毒物只能从中央室消除。

三室模型 是二室模型的扩展，有一个附加的深部组织的房室。需用三室模型描述的毒物，在中央室的分布很快，进入第二房室较慢，进入第三房室则极缓慢。深部房室包括灌注很差的组织如骨髓和脂肪等，也用于表示与毒物结合很牢固的组织。

非房室模型 近年来，毒物代谢动力学研究从传统的房室模型分析向基于统计矩理论的非房室模型分析发展。非房室模型不需要对毒物设定专门的房室，只要毒物符合线性毒物动力学，不管属于什么样的模型，均可以采用非房室模型分析。非房室模型基于曲线下面积、剂量、单剂量染毒后的数据来计算动力学参数。

非线性动力学模型 当毒物剂量较大，在体内的某些过程不符合线性速率过程的要求，存在明显的非线性特征时，采用非线性动力学模型进行处理。此时，毒物的动力学主要是随剂量而出现的毒物代谢动力学参数变化，因此也将该模型称为剂量依赖的毒物动力学。非线性特征出现的原因主要有毒物剂量较大或在吸收、分布、代谢和排泄过程中，有酶、载体以及转运系统的参与，如主动转运饱和、血浆蛋白结合位点饱和及代谢酶系统饱和等，毒物的生物半减期随剂量的增加而增加。具有非线性动力学特征的毒物，在重复染毒时血浆中浓度的增加与剂量的增加不成正比，而呈现为随着剂量的增加，毒物稳态血浆浓度的增加超过按比例的增加量及毒性效应增强的现象。

生理毒代动力学模型 以上介绍的动力学房室模型中，并没有把房室及参数研究所涉及部位的解剖结构以及生理功能等紧密联系起来，例如，组成模型的基本单位"房室"仅仅是一个数学上的抽象概念。为了克服这些缺点，有人提出了生理毒代动力学模型，该模型是根据已知的解剖学、生理学、生物化学以及化学物本身的理化性质等方面的资料和数据而建立起来的毒代动力学模型，模型模拟机体循环系统的血液流向，将器官或组织相互连接。该模型能更精确地预测任何器官或组织中受试物浓度的时间变化规律；同时，也能精确反映机体功能的生理或病理改变所引起的化学物配置动力学的变化；更重要的是，当人体实验难以进行或受到限制时，可以利用不同动物的生理解剖参数来预测毒物对人体的作用。

生理毒代动力学模型的建立可分为四个相

互关联的步骤：①模型表征。当发展一种生理模型时，应根据研究目的以及化学物的分布平衡速率、转运和转化特点，将与代谢相关的各器官（房室）、组织、血液循环途径、化学物质的染毒、吸收、处置途径等设计成生理模型血流图。设计必须突出重点、满足目的，且利于实际应用。②模型参数获得，包括解剖学、生理学、热力学、转运和转化、化学物的理化性质等资料，多数资料可从文献查得，少数通过实验获得。③模型预测/拟合。在特定条件下，用定积分对描述毒物分布的各种模型参数的各微分方程求解，预测各组织、器官中毒物水平；当条件不满足时则进行模型拟合。④模型验证，通过对模型的实际应用和考察来确认。生理毒代动力学模型的特点之一是可将动物实验的结果外推到人类，这就比其他数学模型更有条件来进行验证和表达。模型验证过程中，需要对各参数的不确定性、灵敏性及变异度等进行验证，模型只有经过反复验证、修订和完善才能成为一个有实用价值的模型。

生理毒代动力学模型可预测靶组织中化学毒物原形或其活性代谢物的剂量，利用化学毒物在靶组织的剂量为危险性评价中的剂量—效应关系研究提供可靠的基础；可预测和估算不同染毒方案、途径、剂量和物种的靶组织剂量，有助于避免或减少传统外推方法的不确定性，包括减少从一种染毒条件向另一种染毒条件（染毒程度、时间、途径）、从一个种属向另一个种属（实验动物向人），以及从一个群体向另一个群体（一般群体向敏感群体）外推时的误差。随着模型的逐渐完善，该模型还可用于评估工作和环境的危险性，甚至深入到机制研究。如对大鼠甲苯和二甲苯毒物代谢动力学的相互作用研究发现，两者在大鼠体内有竞争性抑制作用；通过对氯仿及其代谢物的分布及转化的研究，可估算代谢物在敏感器官的传递量，并对其毒性进行评价。

毒代动力学-毒效动力学结合模型 以上毒代动力学模型，都是阐明化学物的接触相与生物转运和生物转化相的动力学过程，而未涉及化学物的效应相。若将代谢动力学与效应相结合，研究化学物按照时间、浓度、效应三相同步进行的动力学行为，就形成毒代动力学和毒效动力学结合模型。毒效动力学是动态地研究毒量（剂量、体内毒量或浓度）与毒效强度间的定量关系并以数学模型表达这种规律的学科。

该模型可主要克服毒代动力学模型的两点不足，一是经典的毒代动力学模型的抽象性，即与解剖结构、生理功能缺乏直观的、清晰的联系；二是有些毒物的效应与血液或外室毒物浓度之间缺乏定量关系，靶部位的毒物与中央室、周边室内毒物的动力学特征相同的假定有其局限性和片面性。但该模型不适用于非线性毒代动力学过程，或者效应室浓度与效应之间的关系处于非稳定状况时（如发生毒物耐受、活性代谢物蓄积、双向效应等）。毒代动力学与毒效动力学应在同一动物上进行研究，即在记录生物效应的同时，采集标本进行化学物浓度测定。

（魏红英）

duwu jiance

毒物监测（toxic substance monitoring） 对工人作业环境进行有计划、系统的监测，分析作业环境中有害因素的性质、浓度及其在时间、空间上的分布和消长规律的方法，是职业毒理学研究的重要内容。

作用 估计人体的接触水平，为研究接触水平与健康状况的关系提供基础数据；检查生产环境的卫生质量，评价劳动条件是否符合相关卫生标准的要求；监督相关劳动卫生和劳动保护法规的贯彻执行情况，鉴定预防措施的效果；为控制毒物及制定、修订卫生标准和工作计划提供依据。

监测内容 主要包括空气监测和生物材料监测。此外，生物材料监测中的皮肤化学污染物量的测定能反映挥发性的、能通过皮肤被机体吸收的污染物的外暴露剂量。

空气监测 指通过定期监测工作场所空气中毒物的浓度，评价职业卫生状况和职员接触毒物的程度及对健康的可能影响。生产环境中化学因素对人体的影响，很大程度上取决于其理化特性和进入机体的途径。生产环境空气中的化学物质经呼吸道进入，是造成健康损害的主要途径，因此测定空气中化学物质的浓度，在生产环境监测中具有特别重要的意义。空气监测的评价指标为污染物在工作场所的容许浓度，其特点包括适用范围广，可测定各种毒物，操作简便快捷，测定结果的解释明确，适用于评价工作场所的空气质量；但仅能反映经呼吸道进入人体的可能剂量，通常一个毒物只有一到两种评价指标，不能反映个体差异。

采样方式 合理的车间空气中有害物质监测必须考虑采样策略和采样技术。空气采样分为：①区域采样，是在有害物质发生源附近或工人活动的区域选择一些能反映工人实际接触情况的、有代表性的监测点，在工人不同活动时进行采样，同时记录各种活动的次数和持续时间，这种采样测定的结果可以用来评价有害物质的来源、污染程度、分布情况和卫生技术措施的效果。②个体采样，是利用佩戴在工人身上的个体采样器，在一个工作班内连续不断地采集空气样品，然后进行检验分析。其结果可以反映一个工人在一个工作班的各种不同活动中所接触的各种不同来源的化学物的累积量。个体采样主要用于监测工人个体在接触化学物期间的总接触量，对于反映工人个体的实际接触情况有意义，但不能反映不同时间、不同地点的接触量。因此，应根据监测目的，选用不同的采样方式，不需时刻采取区域采样与个体采样相结合的方式。

采样方法 在进行空气采样时，需根据毒物在空气中的存在状态，毒物的性质，毒物在空气中飘浮、扩散的规律及毒物的含量等因素，选用不同的采样方法和采样仪器，不同毒物的采集方法如下表所示。依据在车间空气中的存在形式，有害物质可以分为气体、蒸气和颗粒物三类，但车间空气中有害物质往往是以其中的两种形式同时存在，此时可以用串联方式，或对采集颗粒物的滤膜进行特别处理，增加其吸附、吸收气体或蒸气中有害物质的功能。

空气采样中常用的采样方法包括：①液体或固体吸收采集，采用能与待测有害物质进行化学反应的液体或固体吸收污染物，液体或固体的颜色代表污染物的量；该方法可以在工作现场迅速知晓污染程度，不必将采集的样品送回实验室分析。②容器采样法，如惰性塑料袋、玻璃瓶、不锈钢桶等，可用于不需要采集许多空气样品的无机气体和非活性气体，需要注意容器内壁的吸附或吸收影响。③直读式检测仪，可直接检测空气中特定的有害物，并且可实时测量、迅速知晓作业现场是否存在可疑的有害物，以便立即采取措施。有些直读式检测仪只能检测一种有害气体，如一氧化碳或硫化氢，其体积小、携带方便；一些比较复杂的可以同时检测几种有害气体。④滤料采集法，利用滤料的阻留、吸附、静电、化学吸收和扩散作用进行有害物质采集，如可采用此法采集气溶胶颗粒、蒸气态和气溶胶与蒸气态共存时的样品。常用的滤料有微孔滤膜、过氧乙烯纤维滤膜、超细玻璃纤维滤纸等。⑤检气管法，于日常监测和紧急情况下使用，是一种快速、简单、易操作、方便携带的检测方法，但方法的准确度和精密度较差。检气管法有普通型和试剂型检测管、短时间和长时间检测管、抽气式和扩散式检测管之分。

空气中不同毒物的采集方法

物质形态	存在状态	采样和检测方法
气体	气态分子状态	吸收液采样法； 容器采样法； 固体吸附剂管采样法；
液体、固体	蒸气态	扩散膜采样法； 无泵型采样（检测器）法； 检气管法； 气体测定仪法；
固体	气溶胶态（雾、烟、尘）	冲击式吸收管采样法； 滤料采样法； 粉尘检测器测定法
	蒸气态 + 气溶胶态	浸渍滤料采样法； 冲击式吸收管采样法； 扩散膜采样法； 串联采样法

生物材料监测 见生物材料监测。

（魏红英）

duxing shiyan

毒性试验（toxicity test） 探索外源性化学物毒性效应及毒性作用机制的方法，可为外源性化学物的安全性评价、管理和控制提供方法和数据。

原则 包括：①对照原则，在确定接受处理因素的试验组时，应同时设立对照组，对照是比较的基础，是减少或消除非实验因素干扰造成误差的有效措施；对照可分为空白对照、溶剂对照、阳性对照和阴性对照等。②随机原则，是采用随机的方式，使每个受试对象都有同等的机会被抽取或分到不同的试验组或对照组，是应对大量不可控制非处理因素的另一个重要手段。随机化原则具体体现在抽样的随机、分组的随机和实验顺序的随机。③重复原则，是指在相同试验条件下进行多次研究或多次观察，以提高试验的可靠性和科学性。重复包括整个试验的重复、用多个受试对象进行重复和同一受试对象的重复三种类型。

设计要点 毒性试验的试验设计是试验进行的先决条件，是试验过程遵从的依据、试验数据处理的前提。毒理试验设计的基本要素有：①试验对象，即处理因素作用的对象，根据研究目的而定，主要分为整体动物、组织、器官和细胞等；试验对象要求同质性、代表性，不但要对处理因素敏感，其反应还需稳定。②处理因素，即需要观察的、能引起受试对象产生效应的因素，可以是一个、两个或多个因素，以单因素最为多见。③试验效应，是处理因素作用于受试对象后的反应和结局，以试验中受试对象的某项或某些指标的变化来表示，这些指标应该具有客观性、精确性、特异性和灵敏性。

试验体系 所有的毒性试验不论是一般毒性评价、特殊毒性评价或者不同系统的毒性评价，无外乎体内和体外两种类型，体内一般采用整体动物进行，体外则采用动物离体器官、组织（离体的组织器官）和细胞进行。其中，离体器官试验和细胞试验由于减少了实验动物的使用，也属于毒性替代试验的范畴。

整体动物试验 即在整体动物的水平研究受试物的毒效应及其机制，整体动物具有完整的机体运转体系，所得毒效应的代表性较好，但其费用昂贵、操作复杂，加之近年来实验动物伦理学的发展及国际动物保护组织的抗议，整体动物试验正面临着严重挑战，因此毒性替代试验得到了迅速的发展。参见体内毒性试验。

离体器官试验 是在体外，通过一定的设备、装置和条件等，模拟动物或人体器官在体内必要的存活环境，研究器官对外源性化学物的代谢、屏障以及毒性等规律的技术，该技术将受试物在体内经过的复杂过程简单化，利于研究受试物在特定器官的效应。根据不同的组织器官，可分为离体肺脏灌流技术、离体肝脏灌流技术、离体心脏灌流技术等。

细胞试验 细胞试验在毒理学中主要具有以下优点：①通过模拟外环境、人为地控制条件，观察外环境各种有害因素对细胞结构和功能产生的毒性作用。②对靶细胞的直接毒作用研究，避免了整体动物的个体差异及体内各种复杂因素的干扰，体现了其样本的均一性和特异性毒作用。③以细胞为对象，通过各种手段和技术直接观察或检测毒物引起的致畸、致突变、蛋白质合成、细胞间信息传递、染色体畸变、DNA损伤、细胞恶性转化等，从细胞水平或分子水平阐述有害物作用机制。

但体外细胞培养在应用上也有很多不足，如细胞脱离体内生长条件在体外生长过程中，其细胞形态和功能会发生一定程度的改变，所获得的结果可能与人体或动物整体试验结果存在某些差异，不可将体外细胞毒理试验结果直接推论到体内试验结果。对于体外培养的细胞应该把它们视作一种既保持有体内原细胞一定的性状、结构和功能，又具有某些改变的特定的细胞群体，而不能将之与体内的细胞完全等同看待。

分类 毒性试验种类繁多，根据不同的分类原则可分为不同种类。按毒作用的方式可分为以下两种。

一般毒性试验 是对外源性化学物毒性认识的基础，是外源性化学物安全性评价和危险性评价的重要组成部分，主要包括急性毒性试验、亚急性毒性试验、亚慢性毒性试验、慢性毒性试验、蓄积毒性试验和局部毒性试验。局部毒性试验是研究外源性化学物对机体局部接触部位毒性效应的方法。主要有皮肤局部毒性试验和眼刺激体外试验，前者包括皮肤腐蚀性体外试验（人重组皮肤模型 EPISKINTM 和 EpiDermTM 等）、皮肤刺激性体外试验（人重组皮肤模型 EPISKINTM、EpiDermTM 和小鼠皮肤功能完整性试验等）、皮肤光毒性试验（传统的光毒性试验和光毒性体外替代试验）和皮肤变态反应试验（小鼠局部淋巴结试验、树突状细胞模型试验和角质形成细胞培养系统等）；眼刺激体外试验包括鸡胚绒毛膜尿囊膜试验、鸡胚绒毛膜尿囊膜台盼蓝染色试验（chorioallantoicmembmne-trypanbluestraining，CAM. TBS）、离体牛眼角膜混浊度和通透性试验、离体鸡眼试验和离体兔眼试验等。

特殊毒性试验 外源性化学物的特殊毒性主要包括致癌、致畸和致突变，对特殊毒性进行评价的试验方法分别为致癌试验、致畸试验（参见发育毒性试验中的致畸试验相关内容）和致突变试验。 （魏红英）

duxing tidai shiyan
毒性替代试验 （toxicology alternatives）
又称毒理学替代法，是应用"3R"理论、随着对实验动物保护和实验动物福利的关注以及生命科学的发展而产生的毒性试验方法、程序或体系。

发展背景 随着经济和技术的发展，人们在环境中暴露的化学物质种类及数量日益增加，对化学物质可能造成的环境及人体的影响也越发关注。因此，各国政府纷纷通过立法，要求在化学物质投放市场之前必须做广泛深入的毒性试验，以确保对环境，特别是对人体的

安全。基于动物毒性试验的化学品安全性评价是经典的传统方法，且被普遍认为具有较高的可靠性。然而，传统的动物毒性试验所需动物量大、耗时周期长、成本高；此外，不同的物种对化学物质作用的表现也不完全一样，动物试验结果在预测人体毒性风险时也存在一定的不确定性。与此同时，随着人们对动物伦理、动物福利的关注和重视以及"3R"理论的推广与实施，动物实验受到越来越严格的限制。上述种种问题都迫切要求人们研究采用新的方法取代传统的动物毒性试验。

"3R"理论的形成与发展 "3R"理论，即减少（reduction）、替代（replacement）和优化（refinement）的简称，在 1959 年由英国动物学家威廉（William）和微生物学家雷克斯（Rex）在《人性动物实验技术原则》一书中首次提出。其核心思想是"正确的科学实验设计应考虑到动物的权益，尽可能减少动物用量，优化完善实验程序或使用其他手段和材料替代动物实验"。

减少 指在满足试验要求又不损失应得信息的前提下，通过选择优质动物、改进实验设计、规范操作程序等，尽可能减少实验动物的数量，而非盲目地只为减少实验动物的使用数目。

替代 指利用体外技术、使用低等生物和各种模型模拟等方法来替代有知觉动物的方法。替代分为相对替代和绝对替代，前者指人道处死脊椎动物获取器官、组织或细胞进行体外研究，而后者是完全不使用实验动物，如采用培养的人和非脊椎动物的细胞或组织模型，或使用计算机模拟等。

优化 指进行动物试验时，尽量减少非人道程序的影响范围和程度，减轻动物可能遭受的痛苦，优化饲养方式和实验步骤，如浓缩样品减少灌胃次数，或采用非致死终点代替致死终点。优化还包括使用低种属动物，或用低种属动物替换高种属动物。

"3R"理论的应用不仅是动物保护和动物权益的体现，也符合生命科学的发展要求。它

不仅可以优化试验程序、提高试验效率和降低试验成本，还可以进一步拓展人们的科研思路，完善研究手段，最终达到推动科学发展的目的。

替代法的概念　替代法（alternatives）一词涵盖了"3R"的所有方面，目前已被许多国家所接受并写入立法。在生物医学应用中凡是能替代实验动物、减少实验动物数量、使动物实验程序优化、减少动物痛苦的任何一种方法或程序，都被认为是替代法，包括用组织学、胚胎学、细胞学和计算机模型等取代整体动物，或以低等生物取代高等动物等。为解决科学问题仍需要较少量的实验动物，采用动物进行试验的目的只是用来验证体外试验中所获得的数据，而不是用于基本的试验研究。

毒性替代试验的发展　毒性替代试验经过40多年的发展，在急性毒性、皮肤致敏作用、遗传毒性及致突变性、亚急性和亚慢性毒性、毒物代谢动力学、致癌性及生殖和发育毒性等方面获得了巨大的进展。遗传毒性或致突变检测的几种体外方法已被列入经济合作与发展组织（OECD）测试指导原则。确定皮肤或眼睛局部毒性的体外方法也已经列入 OECD 测试指导原则作为管理法规使用，并已部分取代相应的体内动物试验。

替代的基本方法　从广义上来讲，替代法包括体外技术和人类模型的利用、不受控制动物试验法律保护的低等有机体的利用、数学模型和计算机模型的利用、物理化学技术的使用及分子物化性质的预测，以及改进已做过的动物试验数据的储存、交换和使用方式，以避免动物试验不必要的重复。主要包括以下几方面。

体外技术和人类模型的利用　体外法被认为是最普遍也是最主要的动物试验替代方法。其使用较低水平的组织，如原代培养细胞、组织和器官等进行试验，不依赖于完整动物的使用。近几十年来，体外方法作为常规基础科学研究的一部分，已占据了大多数生物学研究的主导地位，有超过80%的研究设计为体外方法，因此，它也是"3R"研究的一个关键要素。

人和动物之间存在种属差异，在解剖学、生理学、生物动力学过程，以及毒性反应方面均存在差异，因此，人体是进行研究和检测的最好模型，但由于诸多因素的限制，如法律、道德、伦理、人体材料的难以获得性等，利用人体材料进行研究难以发展。各种人类细胞和模型的使用，不仅是动物良好的替代选择，而且也极大缓解了物种外推的困难，但不可能完全取代整体动物试验，在研究过程中应注意个体差异及医学伦理学问题。

低等生物的利用　低等生物没有或只有简单的神经系统，不会感觉到疼痛，如植物、细菌、真菌、昆虫或软体动物以及早期发育阶段的脊椎动物。在某些情况下，可以利用这些低等生命体作为实验动物的替代物，不仅解决了动物模型的来源问题，也使研究过程易于控制，检定结果可靠性大大提高。如遗传毒性试验中使用细菌对具有诱变特性的新化学物进行筛选、将植物用于疫苗的生产、使用秀丽线虫或斑马鱼开展基因序列及胚胎发育和功能研究、用细菌作为环境污染的指示物、用蚕开展毒理学和发育学研究等都是围绕着用新生物材料替代常规实验动物。

物理化学方法的使用　化学物质的生物学活性与其物理和化学特性之间存在一定的关系。可以利用物质的理化性质或化学结构对其生物学活性进行定量分析。多以脂水分配系数、生成热、分子大小和亲电性等毒性作用机制为研究始点，具有多样性和复杂性。定量结构—活性关系用于化学品设计已有多年，近几年已将其应用于毒理预测评价之中，实践证明该方法自动化程度高，能快速地对物质进行分类标记、毒性分级以及危险性评估，有效减少实验动物的使用，具有广阔的发展前景。

计算机的使用　计算机技术的不断发展，对科学研究起到了极大的推动作用，如可以利用计算机设计出具有某些结构和特性的新化学物，减少需要动物检验的化学物数量；利用遥测技术能够在不打扰实验动物的情况下，对自由活动动物的体温、血压、心率、心电图等多个参数进行不间断测定；建立起许多有关生理、生化、病理和毒理学研究的数学模型，模拟有机体内的许多生命过程，可以补充及加强其他体外试验所获资料的不足；免疫化学及高效液相色谱技术的应用都可避免因应激而产生的不真实性，从而使数据更加真实可靠。

替代方法的验证　新的替代方法首先必须科学、可靠、有效及可操作性好，与现行的整体方法有很好的相关性和一致性，其结果能够较好地反映受试物的生物学效应，然后接受国际和各国权威部门组织的方法论证委员会中多家机构的严格和系统的论证，再根据专家的论证意见，并听取社会舆论，经反复修改方可发布并作为 OECD 的试验指南，为各国管理部门广泛采纳和应用。化学品安全性检测中，主要是针对相关性和可靠性的验证，前者是指测试系统的科学基础和相关模型的预测能力，而后者指的是检测结果在实验室内和实验室间的可重复性。可靠性和相关性检测是独立的过程，且均是必需的。相关性分析与毒性作用机制和使用目的有关，主要包括方法的敏感性、特异性分析或相关系数的统计分析。尽管不同的验证机构所采用的实际验证过程可能不尽相同，但任何一种替代法均必须进行验证并已在国际上达成共识。

在进行方法验证时，需要考虑以下因素：①明确阐述研究目的；②整体设计特征描述；③检测物质的选择、编码和分配；④独立进行数据收集和分析；⑤检测物质的数量和性能；⑥结果的特性和解释；⑦检测方法的性能；⑧同行评议结果；⑨原始数据有效性；⑩独立的结果评估。替代方法欧洲研究中心（EC-VAM）的替代试验验证标准为：①明确阐述替代方法的可能使用及其科学与法规性依据；②方法的基本描述；③对替代方法与体内试验结果的相关性进行描述；④对现存体内方法和其他非动物方法的需求说明；⑤优化计划书，包括必要的标准操作程序，终点和终点测量的规范，结果获取及表达方法，通过预测模型解释体内生物学效应，使用适当的对照；⑥替代方法局限性说明；⑦实验室内及实验室间重复性证据。为了验证替代方法与经典试验之间的相关程度，通常的做法是将替代试验的结果与经典试验结果进行比较。通常用敏感性、特异性、重复性、精密度和可操作性等指标来表示可靠性。同时还必须进行实验室内和实验室间的评价。

主要毒性替代试验　主要包括下列几方面。

整体动物毒性试验替代法　急性全身毒性试验的目的是确定化学物急性毒性效应的特点以及急性毒性效应的严重程度或定量致死性。基本细胞毒性是急性毒性的主要内容。研究显示体外细胞毒性和体内急性毒性之间存在正相关关系，因此可以利用体外试验方法对物质潜在的急性毒性进行定量预测。目前发展的急性毒性替代试验主要有固定计量法（OECD TG 420）、上下法（OECD TG 425）和急性毒性分类法（OECD TG 423）。固定计量法是 1984 年由英国毒理病理学会提出的，不以死亡为观察终点，而是以明显的毒性体征作为终点进行评价，OECD 于 1992 年采用；上下法又称阶梯法或序贯法，于 1998 被 OECD 采用。急性毒性替代法的发展比较缓慢，因为对急性毒性的预测不是简单地预测"死亡终点"的问题，还需考虑物质的体内动力学过程、作用机制、与各组织之间的相互作用以及机体对损伤的代偿能力等综合因素。即便如此，目前对急性毒性试验方法的优化，已经极大地减少了实验动物的使用及其对动物造成的痛苦。

皮肤刺激性和腐蚀性评价　几种通过验证的皮肤腐蚀性检测的替代方法已被 OECD 接受并用于化学物质的管理。这些方法是透皮电阻试验（OECD TG 430）、人体皮肤模型试验（OECD TG 431）及膜屏障测试试验（OECD TG 435）。两种皮肤刺激性检测的替代方法即人重组皮肤模型 EPISKIN 和 EpiDerm 方法，已完成了验证，且在 2007 年 ECVAM 科学咨询委员会（ESAC）接受了上述两种方法。此外，以物质理化性质或结构特征为依据，判断物质有无皮肤刺激或腐蚀性作用的预测工具已经构建，用 1 833 种物质进行验证研究，其预测率大于 95%；以规则系统为基础的非试验测试方法、以欧盟新化学品数据库资料为基础的用于皮肤腐蚀性和刺激性评价的决策支持系统已经研制成功并经有效验证。

皮肤过敏性作用评价 2007 年 4 月 EC-VAM 接受将局部淋巴结试验作为皮肤致敏检测的替代方法。但任何单一的体外试验均不能涵盖致敏作用复杂机制的各个方面，因此需采用多试验组合的检测方法。此外，研究如何区别接触性变应原与皮肤刺激物，以及区别接触性变应原不同致敏能力的替代方法是未来的发展方向。基于化学物的功能基团和作用机制模式所建立的专家系统或定量—构效关系模型可以用来预测皮肤致敏作用，将 40 种新化学物质的模型预测值与局部淋巴结试验数据进行比较，发现二者的一致率达到 83%。

眼刺激性和腐蚀性评价 包括 4 种体外替代试验方法，即鸡胚绒毛膜尿囊膜试验、牛角膜混浊和通透性试验、离体鸡眼试验和离体兔眼试验，虽然没有正式完成验证，但被欧盟部分成员国的管理机构接受，用于严重眼刺激物的鉴定和分类。此外，主要利用物质的理化性质和结构特征也可以预测化学物质有无眼刺激性或腐蚀性。

生殖和发育毒性替代方法研究 生殖与发育毒性评价需要消耗大量的实验动物，因此对其替代方法的研究也成为毒理学替代法发展的重点。国际上已有 3 种体外模型正式通过验证，并推荐作为发育毒性的筛检方法，包括胚胎干细胞试验、微团检测法和全胚胎培养试验（参见发育毒性试验）。但哺乳动物生殖周期长且复杂，并具有一定的时间发育程序，从而制约了替代方法的发展，且单一体外模型无法模拟整个生殖周期。因此，对生殖周期的研究可以拆分为不同的生物学过程，进而对其进行单一或组合研究。各种新技术，如胚胎干细胞和细胞工程技术、传感器技术、定量—构效关系

模型及其他以模式识别为基础的技术方法（如基因组学、蛋白质组学和代谢组学）的发展，对有效的评价系统的构建起到了重要的推动作用。

遗传毒性及致突变性研究 在各种毒理学检测终点中，用于化学诱变和遗传毒性检测的体外方法最多，其中多种方法已被 OECD 所接受，如细菌回复突变试验（OECD TG 471）、酵母菌基因突变试验（OECD TG 480）、酵母菌分裂重组试验（OECD TG 481）、哺乳动物染色体畸变试验（OECD TG 473）、哺乳动物细胞基因突变试验（OECD TG 476）、微核试验（OECD TG 487）、姐妹染色单体互换试验（OECD TG 479）和非程序性 DNA 合成试验（OECD TG 482）。然而，这些测试方法仍然还存在某些局限性或不足，欧盟委员会的一个专家组推荐发展一种全新的组合测试策略，即发展体外靶器官/系统模型组合，但其发展与验证需 8 ~ 10 年时间。目前还不能用体外试验结果准确地预测体细胞突变，主要根据体外试验结果确定是否需要进行进一步的体内试验，体外试验结果为阴性时则不必进行进一步的体内试验。

致癌性研究 目前尚没有一种体外试验或试验组合能够准确用于致癌物质的预测。现已建立了几种体外转化试验对此进行检测，如叙利亚仓鼠胚胎细胞试验、C3H10T1/2 和 BALB/c 3T3 细胞分析，所有方法以致癌物质诱导细胞转化灶的形成为基础，这些方法没有得到 OECD 的最后批准，但已有大量的数据可供参考。除了遗传毒性致癌物外，还有大量的非遗传毒性物质也具有致癌作用。细胞转化试验可作为鉴定非遗传毒性致癌物的一种有用手段。除非遗传毒性致癌物外，很多遗传毒性致癌物在细胞转化分析试验中也显示出阳性结果，但遗传毒性致癌物主要还是采用常规、简便和灵敏度高的致突变试验进行分析。体外转化试验虽然能够鉴定许多非遗传毒性致癌物，但并不意味着它能够替代体内致癌性研究。基于致癌过程中基因谱的改变，采用动物短期实验，预

测长期的致癌性结果的毒理基因组学技术研究近年来得到了很大的发展,有望用于遗传毒性与非遗传毒性致癌物的预测。 (魏红英)

duxing zuoyong

毒性作用 (toxic effect) 又称毒效应,是毒物引起机体发生生物化学改变、功能紊乱或者病理损害,或者降低机体对外界环境应激的反应能力的作用。

与毒性的区别 毒性(toxicity)是指外源性化学物能够引起机体损害作用的固有的能力,是物质一种内在的、不变的性质,取决于物质的化学结构。毒性作用与毒性的概念不同。化学物的毒性不能改变,而毒性作用的产生是化学物与机体交互作用的结果。即化学物或其代谢产物必须以具有生物学活性的形式到达靶器官、靶细胞,达到有效的剂量、浓度,持续足够的时间,并与靶分子相互作用,或改变其微环境,才能够产生毒性作用,条件发生改变会对毒性作用产生影响。按照毒理学的观点,任何物质均是有毒性的,只是强弱不同。毒性越强的物质,导致机体损伤所需的剂量越小。化学物质的毒性大小可以通过其对生物体产生的损害性质和程度而表现出来,其表现的结果就是毒性作用或毒效应。在不严格的情况下,毒性作用和毒性通常被混淆通用,例如,通常所说的急性毒性实为急性毒性作用,是化学物在短期内产生的毒性作用。

类型 根据毒性作用的特点、发生的时间和部位,可将环境化学物的毒性作用分为以下几类。

急性、迟发性、慢性、亚慢性毒性作用 某些毒物一次接触后在24 h内,或仅在几分钟甚至几秒钟内引起的毒性作用,称为急性毒性作用,又称速发毒性作用或即时毒性作用。如一氧化碳、硫化氢和氰化物等的急性中毒。急性毒性通常用急性毒性试验进行评价。若是一次或多次接触某些化学物后,经一段时间后才呈现毒性作用,则称为迟发性毒性作用或延时毒性作用。例如,化学物对人的致癌作用一般

在初次接触后10~20年才可检出肿瘤。但是迟发性毒性作用与慢性毒性作用的概念并不完全相同。慢性毒性是指机体长期接触外源性化学物所引起的毒性效应。某些有机磷杀虫剂暴露后可引起迟发性神经毒,如磷酸三邻甲苯酯,接触这种毒物至少数天后才会出现症状,这种情况属于迟发性毒性作用,但并不是慢性毒性。亚慢性毒性是指机体连续多日接触(一般1~3个月)环境污染物所引起的毒性效应。在一般情况下,慢性中毒较多见,且因发病缓慢和早期临床症状不明显而容易被忽视。为了确定毒物的慢性毒性作用,需对动物做慢性毒性试验。

局部或全身作用 依据其作用部位可分为两种:①局部毒性作用,指外源性化学物与机体直接接触部位的损害;②全身毒性作用,指外源性化学物被吸收后,随血液循环分布至全身,或到达远离吸收部位的器官而产生的有害作用。有些外源性化学物兼有这两种作用。例如,四乙基铅在皮肤吸收部位对皮肤发生作用,随后进行全身转运,对中枢系统与其他器官发生作用,出现典型的中毒效应。具有全身毒性的化学物对全身各器官组织的损害程度并不一致,往往仅对一两种器官产生严重的损害,这些器官部位则称为该化学物作用的靶器官。中枢神经系统(脑和脊髓)是全身毒效应中最常见的毒性靶器官。即使化学物的主要毒作用表现在其他器官部位,也可以通过适当而灵敏的方法,证实中枢神经系统也有损伤。其他常见的涉及全身毒效应的靶器官,依次为循环系统、血液与造血系统、肝、肾、肺等内脏器官以及皮肤,而肌肉和骨骼属于最少见者。以局部毒效应为主的化学物,毒性作用出现于各器官组织部位的频率,主要取决于化学物进入体内的部位(如皮肤、消化道或呼吸道)。

可逆和不可逆毒性作用 可逆的毒性作用是指停止接触环境化学物后,损伤可逐渐恢复,常见于机体接触化学物的浓度较低、时间较短、损伤较轻时。不可逆的毒性作用是指停止接触环境化学物后,损伤不能恢复甚至进一步发展。环境化学物的毒性作用是否可逆,在很大程度

上取决于所受损伤组织的修复和再生能力。如中枢神经系统，因已分化的中枢神经细胞不再分裂也无法替换，因此中枢神经受损后，一般为不可逆的。

一般毒性作用和特殊毒性作用　一般毒性也称为基础毒性，是全身各系统对外源性化学物的毒性作用反应，是与特殊毒性（致畸、致癌、致突变）相对而言的。根据接触毒物的时间长短，一般毒性作用可分为急性毒性、重复剂量毒性、慢性毒性作用等。

蓄积毒性作用　外源性化学物以低于急性中毒的剂量多次染毒后出现的毒性作用。蓄积作用有物质蓄积和功能蓄积两种。前者指量的蓄积，即毒物在体内的排出量小于进入量，以致毒物在体内的贮留量逐渐增多；后者是毒物进入机体后，并未发现在体内明显贮留，但其造成的损伤恢复慢，在前一次的损伤未恢复前又发生新的损伤，重复作用后可引起机体功能改变的逐渐累积，导致对该毒物的反应性增强，如此残留损伤的累积称为功能蓄积。但两者的划分是相对的，既有差别，又互有联系。

变态反应　机体对环境化学物产生的一种有害免疫介导反应，又称过敏反应或超敏反应。变态反应与一般毒性反应不同，表现为：①作为半抗原的环境化学物与机体接触后，与内源性蛋白质结合为抗原，激发抗体产生，称为致敏；当再次接触该化学物时，形成抗原-抗体反应，引起典型的过敏反应；②其剂量-反应（效应）关系不是一般毒性作用的 S 形曲线；③变态反应也是一种有害的毒性反应，损害表现是多种多样的，可以涉及不同的器官系统，其严重程度不等，轻者仅有微弱的皮肤症状，重者出现过敏性休克，甚至死亡。

特异体质反应　因遗传因素等某些个体对一些环境化学物表现出异常的反应性。特异体质反应的个体在反应的性质上与其他所有个体并没有明显的差别，所不同的是反应的程度。其方式表现为或是对低剂量化学物异常敏感，或是对高剂量化学物极不敏感。例如，缺乏还原型辅酶Ⅱ（学名：还原型烟酰胺腺嘌呤二核苷酸磷酸；reduced form of nicotinamide-adenine dinucleotide phosphate，NADPH）、高铁血红蛋白还原酶的人对亚硝酸盐和其他能引起高铁血红蛋白症的化学物质异常敏感。

影响因素　不同的环境化学物引起的毒性作用差异很大，究其原因也十分复杂，主要包括以下五个方面。

化学物因素　环境化学物本身的结构、理化性质和纯度/杂质都可以影响其在体内的吸收、分布、排泄和生物学作用。

化学结构　化学物的化学结构直接影响其毒性作用的性质和毒性的大小，因为化学结构决定了将会发生的代谢转化类型及其可能参与和干扰的生化过程。化学物结构与毒性的关系很复杂，表现为：①同系物碳原子数。当碳原子数小于等于 7 时，烷、醇、酮等碳氢化学物按同系物相比，碳原子数愈多，则毒性愈大（甲醇与甲醛除外）。甲醇在体内可转化成甲醛和甲酸，故其毒性反而比乙醇大。当碳原子数超过一定限度时（7~9 个，不同系的化合物不完全一致），毒性反而迅速下降。同系物当碳原子数相同时，直链的毒性比支链的大，如庚烷的毒性大于异庚烷；成环的毒性大于不成环的，如环戊烷的毒性大于戊烷。②取代基团。卤族元素有强烈的吸电子效应，在化学物分子结构中增加卤素，可使分子极性增加，更易与酶系统结合，从而使毒性增强。例如，氯甲烷对肝脏的毒性依次为 CCl_4 > $CHCl_3$ > CH_2Cl_2 > CH_3Cl。非烃类化合物分子中引入烃基可使化合物脂溶性增高，易于透过生物膜，从而使毒性增强。芳香族化合物中引入羟基，分子极性增强，毒性增加。如苯中引入羟基成为苯酚，后者与酶蛋白有较强的亲和力，毒性增大。③饱和度。分子中不饱和键增加时，其化学物活性增大，毒性增强。例如，丙烯醛对眼结膜的刺激作用大于丙醛；乙炔的麻醉作用大于乙烯。④分子异构。无论是顺反异构还是手性异构均对化学物的毒性有影响。例如，六六六的七种异构体，它们的毒性作用和性质各个不同。

理化性质　化学物的物理化学性质可影响

毒物的体内过程，影响其靶器官及在靶器官中的浓度，进而影响其毒性作用的性质和大小。具体包括：①溶解度。达到动态平衡时化学物在脂相和水相中的溶解分配率的平衡系数称为脂/水分配系数。一般脂溶性高的毒物易于被吸收，易于分布和蓄积，且不易被排泄，在体内停留时间长，毒性较大。如四乙基铅因其亲脂性，可在脂肪中蓄积，并易于通过血脑屏障影响中枢神经系统。化学物的毒性还与其在水溶液中的绝对溶解度有关。一般有毒化学物在水中，特别是在体液中的溶解度越大，毒性越强。例如，砒霜（As_2O_3）在水中的溶解度比雄黄（As_2S_4）大 3 万倍，因而毒性较后者大。另外，水溶性还可以影响经呼吸道吸收的化学物的分布，水溶性大的物质更易作用于上呼吸道。②挥发度。挥发性液态化学物的毒性与其固有毒性和挥发性有关。在常温下易挥发的化学物更易在空气中达到更大的浓度，经呼吸道吸入暴露的可能性越大。将物质的挥发度估计在内的毒性称为相对毒性，相对毒性指数更能反映液态毒物经呼吸道吸收的危害程度。③分散度。气溶胶的分散度与其空气动力学直径成反比；分散度大，则气溶胶粒子小，比表面积大，生物活性大。如一些金属烟，因其表面活性大，可与呼吸道上皮细胞或细菌等作用，引起"金属热"。分散度的大小还影响其进入呼吸道的深度和溶解度。

纯度　评价外源性化学物的试验通常采用该物质的纯品，但实际工作中，可能需要评价工业品或商品的毒性，需特别注意其中杂质对于毒性的影响。例如，早期对除草剂 2,4,5-T 进行研究时，由于样品中含有相当数量的毒性远大于除草剂本身的剧毒物质二噁英，因而，得到的 2,4,5-T 的毒性结果都是二噁英的。因此，要尽可能弄清楚受检样品的组成、成分及其比例，包括同分异构体的组成和比例，以及不纯物含有的杂质情况。

机体因素　在相同条件下，同一化学物对不同种属的动物或同种动物的不同个体或同一个体的不同发育阶段所产生的毒性有很大差异，这主要是由于机体的感受性和耐受性不同所造成的，与其种属、年龄、性别、营养和健康状况等有关。

种属和个体差异　不同种属对于同种化学物的敏感性差异很大，如 1959—1962 年发生在欧美等十几个国家的"反应停事件"。反应停在动物试验中未见致畸作用，即使对于与人类同源性最高的猴子、狒狒也仅有某个品系出现畸胎。投入市场之后，孕妇服用所致的"海豹儿"震惊世界，带来惨痛的代价。而同一种属不同个体因遗传差异、代谢酶不同对于化学毒物的易感性也不同。

年龄　人和其他动物的各种代谢能力和生理学功能受到年龄影响，从而影响对外源性化学物的敏感性。在婴幼儿和老年人中，毒性化学物的代谢与健康的成人有很大差异。婴儿的肠道和血脑屏障未完全发育，因此许多物质在胃肠道中易被吸收并到达中枢神经系统；婴儿肝脏的解毒功能和外源物的肾排除不如儿童期和成人有效。而老年人对许多药物都更为敏感。因此，毒理学试验中除特殊要求外，一般选用成年动物，以减少年龄差异的影响。

性别　性别对化学物毒性的影响主要表现在成年动物中。同种同系的雌雄动物常常对毒物的反应是相似的，但往往在敏感性方面具有较明显的量的差别，特别是大鼠。性别差异主要与性激素的性质和水平有关。据研究，雄性激素能促进细胞色素 P-450 的活力。因此，经该酶系代谢解毒的化学毒物对雌性动物表现的毒性大，而经该酶系代谢活化的化学毒物对雄性动物表现的毒性大。

营养与健康状况　营养状态对许多化学物的生物利用度有强烈的影响。蛋白质缺乏将引起酶蛋白合成减少及酶活性降低，使代谢减慢。矿物质（钙、铜、铁、镁和锌）缺乏可减少细胞色素 P-450 催化的氧化和还原反应。机体的健康状况也会影响物质的毒性作用。当一种疾病对于机体所产生的损害和某种外源性化学物作用的部位或方式相同时，则一旦接触这种环境化学物，往往会加剧或加速毒作用的出现。

患有肝、肾疾病的个体对于化学物的体内代谢会产生不同程度的影响。免疫功能过高（变态反应）或过低（免疫功能低下）都会对毒性作用产生较大影响。

环境因素 影响环境化学物毒性的环境因素很多，如物理因素（气温、湿度、气压等）、同时存在的其他化学因素等。湿度伴随气温升高可使机体毛细血管扩张，血液循环加快，呼吸加速，经皮和经呼吸道吸收的环境化学物吸收速度加快，而气压的改变可引起某些大气污染物的浓度改变。

暴露条件 不同的暴露途径、连续暴露时间、暴露频率和溶剂均会相应影响毒物对机体的作用。

暴露途径 外源性化学物的接触途径不同，其吸收速度、吸收率不同，毒性作用亦可不同。不同接触途径的吸收速度和毒性大小的一般顺序是静脉注射≈吸入＞腹腔注射≥肌肉注射＞皮下注射＞皮内注射＞经口＞经皮肤。化学物不同接触途径的致死量的比较常常可提供关于它的吸收程度的有用的资料。

暴露时间和频率 急性大剂量染毒与较长时间低剂量染毒的毒性表现不同，而一次性染毒和多次重复染毒的结果也不同。任何重复染毒，毒性效应的产生可能事实上完全依赖于染毒的频率和剂量而非染毒的持续时间。

溶剂 溶剂染毒时往往要将毒物用溶剂溶解或稀释，有时还要用助溶剂。有的溶剂和助溶剂可改变化学物的理化性质和生物活性。因此，要求所选溶剂或助溶剂无毒、不与受试化学物发生反应、不影响受试化学物的毒性，且受试化学物在溶剂或助溶剂中稳定。

化学物的联合作用 如两种或两种以上的化学物同时或短期内先后作用于机体所产生的综合毒性作用。环境化学物的联合作用主要有以下几种。

相加作用 如两种或两种以上的物质对机体毒性作用的靶器官或靶部位都相同，则其对机体所产生的毒性效应等于每种物质单独效应的总和，也称为剂量相加作用。两种化学物一

起给予时，相加作用是最常见的一种联合作用方式。

协同作用 两种物质的联合效应远大于每种物质各自单独效应的总和。例如，四氯化碳和乙醇都是肝脏毒物，两者一起给予，所造成肝脏损伤的严重程度，远远超出各自单独给予时引起的损伤之和。

增加作用 一种化学物对某器官或系统并无毒性，但与另一种化学物同时或先后暴露时使其毒性效应增强。例如，异丙醇不是肝脏毒物，但若与四氯化碳同时给予，则四氯化碳的肝脏毒性就会大大加强。

拮抗作用 两种物质的联合效应小于每种物质各自单独效应的总和。拮抗作用是一种期望的化学物联合作用方式，也是许多解毒药的作用原理。拮抗作用有四种方式：①功能拮抗作用，两种化学物作用于同一生理功能但产生相反效应，其毒性作用相互消减。②化学性拮抗，两种物质相互作用产生一种新的毒性更低的物质。③受体拮抗，毒物与拮抗剂作用于同一受体，从而抑制毒物的作用。④配置拮抗作用，一种化学物干扰另一种化学物的配置过程，即使得化学物在体内的吸收、生物转化、分布和（或）排泄过程发生改变，并使化学物在靶器官的存留浓度和（或）持续时间减少，从而使毒性降低。

独立作用 各外源性化学物相互不影响彼此的毒性效应，作用的模式和作用的部位可能不同，各化学物表现出各自的毒性效应，也称为效应相加作用。

机制 外源性化学物对组织细胞毒性作用的机理非常复杂，了解化学物的毒性作用的机制，有助于全面评价化学物的毒性作用，并有针对性地进行预防治疗。

干扰正常受体-配体的相互作用 受体是许多组织的大分子成分，与化学物即配体相结合后，形成受体-配体复合物，能产生特异的生物学效应。许多环境化学物尤其是某些神经毒物的毒性作用与其干扰正常受体-配体相互作用的能力有关。

89

干扰生物膜功能　维持细胞膜的稳定性对机体内的生物转运、信息传递及内环境的稳定是非常重要的。环境化学物可通过引起膜成分的改变，改变膜脂流动性，影响膜上某些酶的活力，从而改变膜的通透性等细胞膜的正常生理功能。

影响细胞能量的产生　机体内能量的产生是由糖和脂肪类的生物氧化来实现的，其所产生的能量以高能磷酸键三磷酸腺苷（ATP）的形式贮存起来，为各种生命活动提供所需的能量。此氧化磷酸化过程又称细胞呼吸链。许多环境化学物可干扰糖类氧化产生 ATP，使细胞供氧不足而产生有害作用。

与生物大分子结合　环境化学物与生物大分子（蛋白质、核酸、脂质）结合可分为非共价结合与共价结合。前者比较少见，仅起次要作用；后者是指化学物或其代谢产物与体内的生物大分子进行共价（或共轭）结合，改变生物大分子的化学结构和生物功能，从而引起一系列生理、生化以及病理变化。

干扰细胞内钙的内稳态　钙作为机体的第二信使，在调节细胞功能方面起着关键性作用。正常情况下细胞内外钙浓度不同，细胞外浓度较高，内外浓度相差 $10^3 \sim 10^4$ 倍。干扰细胞内钙的内稳态对化学性细胞损伤和死亡具有十分重要的作用。

体细胞非致死性遗传改变　环境化学物除直接和 DNA 共价结合引起细胞损伤和死亡外，还可诱发许多遗传毒性事件如染色体结构改变、干扰 DNA 复制或修复及激活原癌基因等，从而导致癌变。　　　　　　　　（秦宇）

duilie yanjiu
队列研究（cohort study）　见分析流行病学。

duolülianben jiankang weihai
多氯联苯健康危害（health hazards of polychorinated biphenyls）　多氯联苯（polychorinated biphenyls，PCBs）暴露所导致的人体生殖

系统、内分泌系统、学习记忆功能损害，甚至致癌作用。

理化性质　多氯联苯是由氯置换联苯分子中的氢原子而形成的一类含氯有机化合物，是一种无色或淡黄色的油状物质。多氯联苯有稳定的物理化学性质，属半挥发或不挥发物质，具有较强的腐蚀性。多氯联苯具有良好的阻燃性、低导电率、良好的抗热解能力和良好的化学稳定性，能抗多种氧化剂。

多氯联苯在环境中有很高的残留性。多氯联苯一旦进入环境就会长时间存在于环境中，难于降解，受其污染的水和土壤也很难得到恢复。

多氯联苯在机体内有很强的蓄积性，并通过食物链逐渐被富集。多氯联苯极难溶于水而易溶于脂肪和有机溶剂，并且极难分解，因而能够在生物体脂肪中大量富集。

污染来源　多氯联苯是人工合成的有机物，在工业上用作热载体、绝缘油和润滑油等。使用多氯联苯的工厂排出的废物，是多氯联苯污染的主要来源。主要来自：①用多氯联苯作绝缘油的电机工厂；②大量使用多氯联苯作热载体和润滑油的化学工厂；③造纸厂特别是再生纸厂；④船舶的耐腐蚀涂料，其中含有多氯联苯，被海水溶出也是相当大的污染源。

健康危害　主要表现为以下几个方面。

对生殖系统的影响　流行病学研究显示，多氯联苯可导致男孩睾丸发育异常，成年男性异常形态的精子增多。人群调查研究显示，多氯联苯可导致成年女性经血异常、月经周期缩短、生育能力下降、流产率和胎儿死产率增加等。

对内分泌的干扰作用　多氯联苯暴露可导致人群血清中的甲状腺激素水平异常。进一步的调查发现，多氯联苯暴露人群血液内的多氯联苯 118 浓度与促甲状腺激素浓度呈正相关，而多氯联苯 138、153、180、183 和 187 的浓度与三碘甲状腺原氨酸（T3）浓度呈负相关。多氯联苯的代谢产物羟基多氯联苯在结构上与雌激素和甲状腺激素类似，能够在生物机体内产

生类雌激素干扰和甲状腺干扰效应，因而受到越来越广泛的关注。目前的研究结果表明，羟基多氯联苯的内分泌干扰作用在多氯联苯引起的毒性效应中起着十分重要的作用，尤其是其内分泌干扰毒性效应不容忽视。

对学习记忆的影响 多氯联苯结构类似于甾体类激素，可通过胎盘和乳汁进入胎儿或婴儿体内，产生神经毒性。低水平多氯联苯暴露能引起儿童的学习记忆能力降低。而大剂量多氯联苯中毒儿童表现为生长发育持续性迟缓、肌张力过低、痉挛、行动笨拙，智商（IQ）偏低（平均70分）等。同时动物实验也证实多氯联苯能降低学习记忆能力及引起行为异常。

致癌作用 有研究显示白色人种女性乳腺癌患者乳腺组织中的多氯联苯平均浓度比正常人高 50% ~ 60%，且此差异性具有统计学意义。但其他研究发现人体内多氯联苯的浓度与乳腺癌发病率无直接联系。此后，也有其他研究证实女性患乳腺癌的危险程度不会随着体内血清中多氯联苯浓度增高而增加。因此，有关多氯联苯的致癌作用还需要进一步深入研究。

（王旭英）

duoxiulianbenmi jiankang weihai

多溴联苯醚健康危害 （health hazards of polybrominated diphenyl ethers） 多溴联苯醚通过食物、室内空气污染等途径进入人体，对人体健康造成的危害。

理化性质 多溴联苯醚（PBDEs）共有209种同系物，主要包括五溴联苯醚（PeBDE）、八溴联苯醚（OcBDE）和十溴联苯醚（DeBDE）。其中十溴联苯醚占目前多溴联苯醚总产量的 80% 以上，五溴联苯醚和八溴联苯醚分别占 12% 和 6%。PBDEs 具有高亲脂性、低水溶性，且易于在沉积物中蓄积，因此具有环境持久性，可远距离传输以及在生物体内蓄积。

污染来源 PBDEs 主要作为阻燃剂广泛应用于电子设备（家用电器和计算机等）、汽车、建筑装潢材料和纺织品中。PBDEs 在设备、材料使用和报废拆解过程中通过挥发和渗漏进入大气、水、土壤，造成 PBDEs 等持久性有毒污染物不断向周围释放，严重污染了环境，危害人群健康。

健康危害 人们对 PBDEs 毒性的了解远不如多氯联苯（PCBs）。目前，实验室证据积累相对较多，而人群研究对象主要是职业人群，数据相对缺乏。

流行病学研究 相对于实验室研究，PBDEs 的流行病学研究资料非常有限。有研究指出生产 PBDEs 的工人中原发性甲状腺功能低下患病率比一般人群高，并且出现明显的感觉和运动神经传导速度下降，但没有其他神经系统的表现。由于工人血清中并未检出 PBDEs，所以尚不能认为这些表现与 PBDEs 暴露有关。

实验室研究 体内和体外实验初步揭示，PBDEs 的健康危害主要表现为肝脏毒性、内分泌干扰作用、神经毒性、生殖毒性、免疫毒性以及致癌性。不同 PBDEs 同系物的健康危害不尽相同。

肝脏毒性 主要表现为肝微粒体酶活性诱导、肝肿大、退行性组织病理学改变和诱发肝癌。慢性肝性卟啉病是肝病引起的卟啉合成与分泌障碍性疾病，主要表现为卟啉（或）卟啉前体形成增加，在体内聚积而产生毒性反应，临床症状有腹痛、周围神经损害、下丘脑病变、精神障碍，以及光感性皮肤损害等。连续 13 周喂养含有 PBDEs 的饲料后可观察到动物肝脏和尿中卟啉含量明显升高。

内分泌干扰作用 已有充分实验证据表明，一些 PBDEs 同系物是内分泌干扰物，可干扰甲状腺激素和性激素。研究发现，PBDEs 干扰甲状腺激素的作用可能主要表现为两方面：一是与甲状腺激素受体 α（TR-α）和 β（TR-β）结合，增强、降低或模仿甲状腺激素的生物学作用。二是 PBDEs 可以诱导调节甲状腺激素代谢的不同酶的活性，包括肝脏甲状腺激素代谢酶（CYP1A1、CYP2B）和二磷酸尿苷葡萄糖转移酶（UDPGT）。无论是低溴联苯醚还是高溴联苯醚暴露均可以引起甲状腺激素失衡，影响其功能。PBDEs 干扰性激素主要是因为一些 PBDEs 具有雌激素和雄激素样作用。

神经毒性 神经发育早期暴露 PBDEs 可损害感觉运动、学习与记忆、自主行为发育。具体表现为导致小鼠神经发育障碍，成年后记忆和学习能力明显下降，活动亢进等运动行为异常。

生殖毒性 有关 PBDEs 生殖毒性的实验资料非常有限。仅有的动物实验研究表明，PBDEs 的高蓄积性，即使在孕期的暴露也可以导致出生后的生长发育障碍，仔鼠的青春期延迟发育、肛门—生殖器距离缩短，子代雄性成年鼠的血清雌二醇和睾酮水平下降，成熟仔鼠大脑性别分化区域、前列腺、子宫中性激素调控基因表达受抑制等。

免疫毒性 动物实验研究发现，PBDEs 可导致动物抗绵羊红细胞反应受抑制、胸腺重量下降、脾细胞数量明显降低等。有研究认为淋巴细胞对 PBDEs、PCBs 并不敏感，不会发生明显的免疫毒性。

致癌、致畸和致突变 从目前的研究资料来看，PBDEs 有潜在的致癌作用，但尚没有发现其具有致突变和致畸作用。　（王旭英）

duozhong huaxue wuzhi guominzheng

多种化学物质过敏症

（multiple chemical sensitivity，MCS） 由于多种化学物质作用于人体多种器官系统、引发多种症状的疾病。MCS 的特点是由低浓度化学污染物引发，但很难找到具体单一的致敏原；居住于同一环境者，其症状轻重程度有明显差异；症状呈慢性过程，具有复发性。

它是由环境中化学物质超过个体容忍度而引发，但个体容忍度往往有较大差异，且致病化学物质、致病剂量、疾病症状、病程、恢复速度都有很大多样性。

主要症状 目前认为，MCS 是一种原因不明的非变态反应性的过敏症。不同的研究者又称其为特发性环境不耐受症、环境病、化学物质过敏症、生态病、环境过敏、大脑过敏、

与化学物质有关的免疫功能异常、多器官功能减退等。MCS 主要表现为患者对多种化学物质过敏，多种器官同时发病，出现反复性头痛、眼刺激感、肌肉疼痛、易疲劳、运动失调、失眠、关节痛、咽喉肿痛、恶心、哮喘、皮炎等症状，同时还可能伴有低烧、痢疾、腹痛、便秘等症状。在致病因素排除后症状逐渐改善或消退。汇总 MCS 目前已知的主要症状见下表。

MCS 的主要症状

健康影响分类	症状
自主神经功能紊乱	出汗异常、手足发凉、头痛、易疲劳
精神障碍	失眠、不安、忧郁
耳鼻喉症状	眩晕、耳鸣、咽喉炎、鼻炎
眼部症状	结膜炎、视力减退
呼吸道症状	支气管炎、哮喘
消化道症状	腹泻、便秘、恶心
循环系统症状	心悸、心律不齐
骨骼肌肉系统症状	肌肉痛、关节痛
免疫功能异常	皮炎、自身免疫性疾患

疾病诊断 1989 年，库伦（Cullen）提出满足以下 7 个条件即可诊断为多种化学物质过敏症：①有已认可的环境物质暴露史；②有多种脏器同时发病症状；③预想是环境物质刺激引发或者缓解症状；④多种化学物质暴露后引发的症状；⑤证明可能是化学物质暴露引发的症状；⑥超低浓度化学物质暴露诱发的症状；⑦缺少与症状相符的临床检查结果。但该诊断标准不能排除精神疾病和急性职业疾病。

1998 年，日本的石川哲、宫田幹夫等提出了新的诊断标准。新诊断标准重视神经系统症状，并以排除其他慢性疾病为前提。主要症状是：①持续或反复发作的头痛；②肌肉及肌肉不适感；③持续性倦怠、高度疲劳感；④关节疼痛；⑤过敏性疾病等。次要症状是：①咽痛；②轻度发热；③腹痛、腹泻、便秘；④畏光、一过性暗点（scotoma）；⑤兴奋、精神不安、失眠；⑥感觉异常、皮肤瘙痒；⑦月经过多、生理异常等。在这些症状基础上临床检查还可见：①副交感神经刺激型瞳孔异常；②视觉空

间频率特征性阈值明显下降；③眼球运动的典型异常；④SPECT 检查可见大脑皮质功能明显下降；⑤诱发试验阳性反应等。2 项主要症状 +4 项次要症状或者 1 项主要症状 +6 项次要症状 +2 项临床检查所见就可诊断为多种化学物质过敏症。但是这种诊断方法过于烦琐，临床实践中有必要考虑使用更为简便的方法。

1999 年美国提出了诊断多种化学物质过敏症的 6 条标准：①病症有复发性；②主要为慢性症状；③由低浓度化学物质引发；④对多种化学物质产生过敏反应；⑤多种器官系统同时发病；⑥去除致病因素后症状将会改善或消退。

与不良建筑综合征（SBS）的鉴别

多种化学物质过敏症与不良建筑物综合征的临床症状十分相似，鉴别诊断十分困难。不良建筑综合征源于住宅环境，是住宅环境因素引发的综合征。除化学物质诱发外，不良建筑综合征还包括宠物、螨虫等致敏源引起的过敏症。不良建筑综合征的主要病因是通风不良导致的室内有害物质积累，多种化学物质过敏症则是一种不可量化解析的慢性疾病，需要远离致病物质。

预防措施　主要包括：①生活中尽量少用杀虫剂、空气清新剂、洗洁精、香水等化学制剂；②尽量少食含有化学物质的食品，选用不含食品添加剂的绿色食品，少吃喷洒过农药的果蔬，食用时要去皮；③住宅装修尽量选用合格建材，并在装修完后 3 个月内暂时不入住，同时注意工作环境中的空气流通；④对化学物质过敏者，应去除患者周围环境中可能引发过敏的物质，并及时去医院就诊。　　　（董凤鸣）

E

二噁英健康危害 （health hazards of dioxin）二噁英暴露所导致的人体内分泌干扰毒性、免疫毒性、致癌和致畸作用等。二噁英是毒性很强的物质，可通过食物链富集或直接职业接触进入人体，对人体产生危害。

理化性质 通常所说的二噁英实际是指二噁英物质，是多氯代二苯并二噁英（polychlorinated dibenzo-*p*-dioxin，PCDDs）和多氯代二苯并呋喃（polychlorinated dibenzofuran，PCDFs）的总称。二噁英在环境中具有稳定性、亲脂性和热稳定性，同时耐酸、碱、氧化剂和还原剂。自然环境中的微生物降解、水解以及光分解作用对其分子结构的影响均很小，因而环境中的二噁英很难自然降解消除，在空气、水和土壤中可能存在数百年，具有高度持久性。它包括210种化合物。二噁英的毒性因其氯原子的取代位置不同而有差异，故在环境健康危险度评价中以氯原子的数量乘以各自的等效毒性系数（toxic equivalency factors，TEFs）得到等效毒性量（toxic equivalent quantity，TEQ）。二噁英中以2,3,7,8-四氯二苯并*p*-二噁英（2,3,7,8-tetrachlorodibenzo-*p*-dioxin，2,3,7,8-TCDD）的毒性最强，研究也最多。

污染来源 在自然界中，二噁英广泛存在，其来源有自然过程和人类生产活动。自然环境中二噁英的量较少，主要来自人类生产活动。人类生产活动中的造纸业、化工生产、焚烧过程和冶金过程，均可产生二噁英。大气环境中的二噁英90%来源于城市和工业垃圾焚烧。大气中的二噁英浓度一般很低。与农村相比，城市、工业区或离污染源较近区域的大气中含有较高浓度的二噁英。一般人群通过呼吸途径暴露的二噁英量是很少的，估计为经消化道摄入量的1%左右，约为0.03 pgTEQ／（kg·d）。但在一些特殊情况下，如垃圾焚烧厂排放大量的二噁英到周围空气中，经呼吸途径暴露的二噁英量也是不容忽视的。有调查显示，垃圾焚烧从业人员血中的二噁英含量为806 pgTEQ/L，是正常人群水平的40倍左右。排放到大气环境中的二噁英可以吸附在颗粒物上，沉降到水体和土壤中，然后通过食物链的富集作用进入人体。食物是人体内二噁英的主要来源。

健康危害 概括为以下五个方面。

内分泌干扰 二噁英是环境内分泌干扰物的代表。它们能干扰机体的内分泌，产生广泛的健康影响。流行病学研究发现，在生产中接触2,3,7,8-TCDD的男性工人血清中睾酮水平降低、促卵泡激素和黄体激素增加，提示它可能有抗雄激素（antiandrogen）和使男性雌性化的作用。实验研究发现二噁英能引起雌性动物卵巢功能障碍，抑制雌激素的分泌，使雌性动物不孕、胎仔减少、流产等，雄性动物出现精细胞减少、成熟精子退化、雄性动物雌性化等。低剂量的二噁英能使胎鼠产生腭裂和肾盂积水。同时研究报告证实二噁英污染会引发糖尿病。

免疫毒性 二噁英有明显的免疫毒性，可引起动物胸腺萎缩、细胞免疫与体液免疫功能降低等。二噁英染毒动物可出现肝脏肿大、实质细胞增生与肥大，严重时发生变性和坏死。

皮肤毒性　二噁英还能引起皮肤损害，在暴露的人群和实验动物中可观察到皮肤过度角化、色素沉着以及氯痤疮等的发生。

致癌性　流行病学研究表明，二噁英暴露可增加人群患癌症的危险度。2,3,7,8-TCDD对动物有极强的致癌性。用 2,3,7,8-TCDD 染毒，能在实验动物中诱发出多个部位的肿瘤。根据动物实验与流行病学研究的结果，1997 年国际癌症研究机构（IARC）将 2,3,7,8-TCDD 确定为Ⅰ类致癌物。1988 年，美国发表了全球第一个二噁英危险评价公报，指出 10 000 个癌症病人中，就有一个是因二噁英引起的。1995年，该报告的第二版将这个数值修订为 1/1 000。

致畸作用　二噁英对人的致畸作用尚未得到证实，但在小鼠已经证明二噁英及其类似物可以引起腭裂、肾盂积水、先天性输尿管阻塞等。

（王旭英）

二氧化硫污染健康危害　（health hazards of sulfur dioxide pollution）　大气中二氧化硫（SO_2）含量过多对机体多个系统产生的危害。二氧化硫是大气中最常见的污染物。20 世纪世界上发生的多起污染事件（如英国伦敦烟雾事件）都和 SO_2 的污染有关。我国已将 SO_2 列为一种主要的法规控制空气污染物，并将大气中 SO_2 的浓度水平作为评价空气质量的一项重要指标。

污染来源　SO_2 的污染来源主要有以下三个。①含硫石油、煤、天然气的燃烧。②硫化矿石的熔炼和焙烧。③各种含硫原料的加工生产过程。

健康危害　主要体现在以下几个方面。

对呼吸系统的影响　SO_2 具有很强的刺激作用。它对人体健康的影响主要是刺激眼和鼻腔等黏膜，它能与水分结合形成亚硫酸，有腐蚀性。由于 SO_2 易溶于水，吸入后大部分被鼻腔和上呼吸道黏膜的富水性黏液吸收，因而它主要是作用于上呼吸道。黏液中的 SO_2 转化为亚硫酸盐或亚硫酸氢盐后吸收入血迅速分布于全身，最后以硫酸盐形式随尿排出。

大气中 SO_2 质量浓度为 10 mg/m³ 以上时可闻到刺鼻的硫臭味。暴露于 14.3 mg/m³ 3 h，肺功能可有轻度减弱，但黏液分泌和纤毛运动能力尚未改变；当其质量浓度增加至 28.6 ~ 42.8 mg/m³ 时，呼吸道纤毛运动和黏液分泌功能均受到抑制；当质量浓度达到 57 mg/m³ 时，对鼻腔和上呼吸道的刺激作用明显增强，会引起咳嗽、眼睛难受。吸入更高质量浓度如 286 mg/m³，则支气管和肺组织明显受损，可引起急性支气管炎、呼吸道麻痹和肺水肿。如果吸入 1 144 ~ 1 430 mg/m³，会立即危及生命。不同的人对 SO_2 的耐受性有很大差别。

SO_2 引起呼吸道阻力增加，可能有两种机制。一种是在上呼吸道的平滑肌内有末梢神经感受器，受到 SO_2 刺激后引起平滑肌反射性收缩，导致气管和支气管的管腔缩小，气道阻力增加。另一种是 SO_2 或 SO_4^{2-} 刺激肥大细胞，释放化学介质组织胺，间接地激活迷走神经，进而引起支气管收缩，导致呼吸道的阻力增加。

长期或高浓度暴露，直接抑制纤毛运动，使黏液变稠、上皮细胞损伤坏死，导致呼吸道抵抗力减弱，久之诱发慢性支气管炎、慢性鼻炎等各种炎症。由于呼吸道阻力增加和呼吸道炎症所致的通气障碍及肺泡本身受到 SO_2 的刺激，导致肺泡壁弹力蛋白和胶原破坏，可引起肺气肿和支气管哮喘等疾病。慢性支气管炎、支气管哮喘和肺气肿三者合称为"慢性阻塞性呼吸道疾病"（COPD），它们可引起心脏障碍。

致敏作用　吸附在颗粒物上的 SO_2 是一种变态反应原，可引起支气管哮喘发作。日本四日市的哮喘病就是一个例证，四日市是日本的石油工业基地，工厂每年排出大量的 SO_2 和各种粉尘，大气中 SO_2 质量浓度高达 2.1 ~ 2.9 mg/m³，当地居民支气管哮喘发作尤为突出。据研究，可能与硫酸雾损伤呼吸道黏膜进而引起继发性感染产生自身免疫或高浓度 SO_2 诱发过敏有关。

促癌和致突变作用 动物实验证明了 SO_2 具有促癌作用，10 mg/m³ 的 SO_2 可以加强苯并 [a] 芘（B（a）P）的致癌作用。有研究还指出，SO_2 促进癌症的发生与其抗营养作用有关，SO_2 能吸收紫外线，从而引起暴露人群维生素 D 缺乏，而维生素 D 可减少患大肠癌和乳腺癌的危险性。近年来还证实 SO_2 可以增加紫外线引起的真核细胞和原核细胞的突变频率。对硫酸工厂的外周血淋巴细胞染色体畸变研究也发现 SO_2 可引起染色体断裂，具有潜在的致突变效应。

影响新陈代谢 正常情况下，维生素 B_1 和维生素 C 能形成结合性维生素 C，使维生素 C 不易被氧化，从而满足身体的需要。SO_2 进入人体后，可与维生素 B_1 结合，破坏维生素 C 在体内的平衡。此外，SO_2 还能抑制或破坏某些酶的活性，导致体内蛋白质和酶的代谢发生紊乱，从而影响机体生长和发育。

对大脑皮层机能的影响 0.9 mg/m³ 的 SO_2 可阻断脑电波，使 α 节律（8~13 Hz）受到抑制。0.92 mg/m³ 的 SO_2 可增加光敏感、抑制暗适应。1.5 mg/m³ 的 SO_2 可使视觉反应时值上升。

SO_2 和颗粒物协同作用的影响 SO_2 很少单独存在于大气中，可吸附于颗粒物上，随着颗粒物进入细支气管和肺泡，由于颗粒物上含有 Mn 和 Fe 等金属的氧化物，可催化 SO_2 氧化成 SO_3 和硫酸，硫酸的刺激作用比 SO_2 大 4~20 倍。吸附 SO_2 的颗粒物到达肺深部，一部分被吸收，然后随血流传至身体各个器官，对心血管系统和神经系统等产生危害；另一部分则沉积于肺泡内或黏附于肺泡壁上，产生刺激和腐蚀作用，进而引起细胞破裂和纤维断裂，形成肺气肿，长期作用下会导致肺泡壁的纤维增生而发生肺纤维变性。英国伦敦烟雾事件是 SO_2 和颗粒物协同作用的典型实例。

目前还难以确定 SO_2 对人群健康影响的阈值。在很低的大气 SO_2 污染水平（日均质量浓度为 5~10 μg/m³）下，仍可观察到污染浓度升高与人群日死亡率增加的关联。　（胥美美）

F

fabinglü

发病率 （morbidity） 见疾病频率测量。

fagong

发汞 （mercury in hair） 头发中汞元素的含量。发汞是用以估计从消化道吸收甲基汞量的生物监测指标，通过分析距头皮不同发段的发汞含量，可以了解过去一段时间甲基汞的接触情况。

测定意义 发汞为接触甲基汞的生物监测指标，可用以估计从消化道吸收的甲基汞含量及健康危险度，并具有样品易采集、储存稳定等优点。但洗发用含汞香波、染发用含汞染料对头发的污染，以及烫发时使汞挥发及发样的清洗等因素均可能对测定结果产生影响。单独一次发汞测定并不能准确评价接触量，只有与血汞指标结合使用才更有价值。金属汞蒸气和无机汞气溶胶可污染头发表面，故发汞不能用作评价接触金属汞和无机汞的生物监测指标。

样品采集 发样采集一般先用止血钳夹住一束头发，然后用手术剪从尽可能靠近头皮处剪断，并用棉线将剪下的头发扎紧，以保证每根头发原来的排列，最后装入洁净的塑料袋或纸袋中，可长期保存。每次采集的发样至少在 1 mg 以上，最好达 10 mg，在将头发存放前，应注明近头皮端或远头皮端，以便分析时可进一步取不同节段的发样。

发样的预处理方法为将头发（0.5 g 左右）用中性洗涤剂或肥皂水浸泡约半小时，搅动洗涤后放在塑料网上用清水冲洗干净，至洗涤剂完全洗去，再用蒸馏水冲洗，放入小烧杯中，放在约 80℃ 的水浴锅盖上，烘蒸至干燥，取出盛于纸袋中，剪成 1~3 mm 长，保存供测定。

测定方法 最常用冷原子吸收光谱法测定，也可用气相色谱法、X 射线荧光光谱法等。

冷原子吸收光谱法 见血汞。

X 射线荧光光谱法 根据汞原子在 X 射线的能量作用下受到激发，发射出特征谱线这一原理实现对物质中汞元素的定性和定量分析。该方法具有不破坏样品组成、分析速度快、检测范围广、结果稳定和操作简便等优点。

结果评估 发汞质量分数一般用 $\mu g/g$ 表示。非职业接触者发汞均数为 2 $\mu g/g$ 左右，一般人群发汞量主要与食鱼量有关。国外调查发现，每日食鱼≥1 次者为 11.6 $\mu g/g$，每周食鱼 1 次者为 2.5 $\mu g/g$，每 2 周食鱼 1 次者为 1.9 $\mu g/g$，每月食鱼≤1 次者发汞均数为 1.4 $\mu g/g$。长期从食物中摄入甲基汞者发中甲基汞含量与其刚形成时的血中含量成正比，前者约为后者的 250 倍，即发汞为 50 mg/kg（250 $\mu mol/kg$）时，相应的血汞为 200 $\mu g/L$（1 $\mu mol/L$），当发汞或血汞到达此水平时，约有 5% 接触甲基汞的成人可出现神经系统损害。孕妇发汞大于 70 $\mu g/g$ 时，其子代将有 30% 以上可出现神经系统发育异常；孕妇发汞在 10~20 $\mu g/g$ 水平时，其子代的危险度可达 5%，可见胎儿对甲基汞更敏感。

（魏红英）

发锰 （manganese in hair） 头发中锰元素的含量。发锰是反映机体锰蓄积情况的指标。发锰对诊断有一定的参考价值，正常人发锰多在 1.68 ~ 9.8 μg/g。

样品采集 发样采集时用手术剪从尽可能靠近头皮处剪断，将其排列好后装入洁净的塑料袋或纸袋中，可长期保存。每次采集的发样至少在 1 mg 以上，最好达 10 mg，在将头发存放前，应注明头发的方向即近头皮端或远头皮端，以利于分析时取不同节段的发样。发样测定前需充分洗涤，其方法为将头发用中性洗涤剂或肥皂水浸泡约 30 min，充分洗涤后放在塑料网上用清水冲洗干净，将洗涤剂完全洗去，再用蒸馏水冲洗，放入干净的小烧杯中于 80℃的烘箱中烘干即可使用。

测定方法 主要包括甲醛肟分光光度法、微分电位溶出法、火焰原子吸收法（参见尿锰）、酸浸提-流动注射原子吸收法等。其中，甲醛肟分光光度法即将头发中的有机质破坏后，锰在碱性（pH10）条件下受空气氧化，变为 +4 价，与发中共存的铁和三聚甲醛共同形成配合物，用还原剂和乙二胺四乙酸（EDTA）将配合物中的铁配合物分解，然后将剩余的紫红色锰配合物进行比色测定。微分电位溶出法即采用同位镀汞膜电极，记录 -1.3 ~ 1.8 V 条件下的溶出曲线，根据峰高进行定量，该法重现性好、灵敏度高。酸浸提-流动注射原子吸收法是以火焰原子吸收光谱法为基础，用酸浸提法代替消化法预处理样品，采用流动注射进样方式测定发锰的方法，该法操作简便，节省试样，灵敏度高。

结果评估 研究发现，电焊作业工龄越长，工人的发锰水平越高；且发锰与自觉症状之间有明显关系，加之发样易于收集保存，故发锰仍是慢性锰接触的一项有价值的参考指标。由于锰在地球上广泛分布，不同的地区和饮食习惯均可影响体内锰的含量，因此有关体内生物标本锰的正常值应以当地正常值为准。

（魏红英）

发育毒性 （developmental toxicity） 出生前经父体和（或）母体接触外源性理化因素引起的、子代个体发育成为成体之前诱发的任何有害作用，包括胚胎毒性、胎儿期毒性以及出生后显示的影响。

毒性作用特点 发育过程可分为不同的阶段，不同阶段对于环境化学物的敏感度不同，可产生不同的效应，最容易引起畸形的阶段是器官形成期。

着床前期 从受精时算起，到完成着床之前，人类一般为妊娠第 11 ~ 12 天，啮齿动物为前 6 天。该阶段受精卵细胞迅速分裂而形成胚囊，分化很少，受损的是相对未分化的细胞。一般认为，该阶段发生的致畸效应很少，通常是未分化细胞受化学毒物损伤而致胚泡死亡，称为着床前丢失。

器官形成期 着床后孕体即进入器官形成期，直至硬腭闭合。人类一般为妊娠的第 3 ~ 8 周，大鼠和小鼠为第 6 ~ 15 天，兔子为第 6 ~ 18 天。在这一时期，外源性化学物表现出发育毒性，以畸形最突出，也可有胚胎死亡、生长迟缓。器官形成期是最容易引起畸形的时期，也称致畸敏感期或致畸作用危险期。

各器官在发育最旺盛时期感受性最强。由于不同器官发育不同步，因而大多数器官对致畸作用的特殊敏感时期（所谓的时间"靶窗"）不同，但又有交叉，表现为：①不同器官致畸高峰时间不同；②在器官形成期的不同时间，即使给予同种致畸物也会诱发不同器官的畸形；③同一天染毒可引起多个器官受损。

胎儿期 器官形成结束（以硬腭闭合为标志）后即进入胎儿期（人类从妊娠第 56 ~ 58 天起），直到分娩。胎儿期外源性化学物的不良作用主要表现为全身生长迟缓、特异的功能障碍、经胎盘致癌和偶见死胎。胎儿期以组织分化、生长和生理学的成熟为主，因此在此阶段暴露发育毒物主要对生长和功能成熟产生影响。如免疫系统、神经系统和生殖器官的功能异常，包括行为的、精神的、运动的缺陷和生殖力降低等。功能的改变一般在胎儿期不易察觉，需出生后对子代进行仔细观察和测试。

围生期和出生后的发育期　因在前三个阶段发生的毒性作用中，胚胎死亡及畸形都易于观察到，因而对于出生后的发育期的研究主要是针对毒物所致的功能异常，如发育免疫毒性、神经行为发育异常和儿童期肿瘤。有研究发现，因围生期细胞增殖快，药物代谢酶的个体发生不全，免疫监视功能低，该时期是一生中对致癌物最敏感的时期。许多儿童期高发的肿瘤（急性淋巴细胞性白血病、神经母细胞瘤等）都可能与出生前后暴露某些环境因素有关。动物实验已证明，孕期接触能诱发子代肿瘤高发的发育致癌物已有30多种，如亚硝基化合物。

分类　发育毒性可因母体的因素引起，也可因父体的因素引起，因此据其与亲辈的关系可分为以下两类。

母源性发育毒性　与母体毒性有关。母体毒性指环境化学物在一定剂量下对妊娠母体产生的损害作用，表现为增重减慢、功能异常、临床症状甚至死亡。母体毒性可直接或间接影响发育过程，主要的影响因素包括遗传、疾病状况、营养和应激等。

此外，应特别注意母体毒性与胚胎发育毒性的关系，两者之间的常见关系有以下几种：①仅具有母体毒性，但不具有致畸作用。②仅有发育毒性，但无母体毒性。如沙利度胺具有致畸作用，但与母体毒性无关，而这类化学物也最容易被忽视。③出现胚胎毒性作用的同时也表现出母体毒性，但对胚胎的致畸作用与母体的损害作用可能并无直接联系。如孕妇嗜酒不具有特定致畸作用，但可破坏母体正常生理稳态，对胚胎产生非特异性的损害作用，并造成胚胎毒性。④在一定剂量下，既无母体毒性，也未表现出致畸作用等胚胎发育毒性。母体毒性与胚胎发育毒性的剂量之间并无固定比值，一般情况下，胚胎发育毒性作用剂量比母体毒性作用剂量低。

父源性发育毒性　过去认为发育毒性主要与母体在妊娠期间接触环境有害因子有关。近年来发现，某些出生缺陷与男性因素有关，被称为父源性出生缺陷（paternal birth defect）。引起父源性出生缺陷的因素主要有遗传缺陷、年龄因素和外界暴露因素。父亲具有出生缺陷，其子代发生出生缺陷的概率是正常人群的2倍；不同年龄的父亲对子代不同疾病的患病率影响不同，但并不是年龄越小子代患病风险越小；外界暴露因素包括职业和环境暴露、药物影响以及饮酒、抽烟等不良嗜好，这些因子可通过父亲对发育个体产生不良影响。

父源性暴露可以引起的子代发育异常包括流产、死胎、低出生体重、畸形、功能障碍，甚至可能与儿童期肿瘤相关。近年来，父母嗜酒引起的出生缺陷，即胎儿酒精综合征（fetal alcohol syndrome，FAS）越来越受关注。FAS的主要影响是对中枢神经系统的永久破坏。酒精暴露会阻碍神经细胞及脑部结构的发育或造成畸形，一般会引发一连串的初级认知及功能障碍，包括记忆力变弱、注意力不足、冲动的行为及较弱的理解力。研究表明，FAS除了与孕期母亲饮酒相关外，孕前父亲大量饮酒也可以影响胚胎发育，引起流产、死胎、低出生体重、智力发育障碍和哭闹、多动等行为异常。多项动物实验也已证实，雄性大鼠大量接触乙醇后，即使停止暴露足够长时间，激素水平已恢复正常，但仍可见子代发育异常。

机制　发育毒物引起发育毒性的机制非常复杂，近年来，随着细胞和分子生物学、分子胚胎学的发展，对发育毒物的毒作用机制的认识也不断加深，主要包括以下几个方面。

基因突变与染色体畸变　胚胎发育受到众多基因的调控，各种发育相关基因都可能成为某些发育毒物的靶点。已知的诱变剂通常有潜在致畸性，如电离辐射、烷化剂、亚硝酸盐等。基因突变和染色体异常引起的先天畸形，可以由亲代生殖细胞突变遗传而来，也可能源自胚胎发育过程中发生的新突变。由生殖细胞突变引起的遗传性先天畸形主要通过隐性突变、显性遗传和伴性遗传三种方式影响子代。

细胞直接毒性作用 许多致畸物,如某些诱变剂、抗肿瘤药物,主要作用于复制时的细胞并且改变细胞的复制、转录、翻译或细胞的分裂。发育过程中几乎所有组织都要发生程序性细胞死亡或细胞凋亡。致畸物可诱导或抑制程序性细胞死亡,造成靶细胞的缺失、发育不良、生长过度等不良后果。目前认为,外源性化学物诱导的细胞凋亡是胚胎畸形中细胞死亡的主要方式。

干扰细胞—细胞交互作用 细胞之间的相互作用主要通过细胞通讯实现,包括间隙连接通讯、膜表面分子接触通讯等直接细胞间通讯和由受体介导的细胞信号转导系统。研究发现胚胎发育的各个阶段都有不同的细胞通讯方式存在,细胞通讯受到破坏就可以影响正常的细胞生物学过程,引起急性或其他发育毒性。

母体自稳态功能紊乱 某些外源性化学物只有在出现母体毒性时才引起发育毒性,或在出现母体毒性时,发育毒性明显增加,说明其发育毒性及致畸作用主要通过干扰母体稳态实现。母体妊娠时期营养不良可能引起胚胎或胎儿严重的生长迟缓、先天性甲状腺疾病以及神经系统发育不全等。而某些引起胚胎功能障碍的因素如母体疾病、服用外源性药物等可减少母体到胚胎的营养运送从而间接地影响胚胎发育,造成先天畸形。

结局 主要包括:①发育生物体死亡。受精卵未发育即死亡,或胚泡未着床即死亡,或着床后生长发育到一定阶段死亡。早期死亡可被吸收或自子宫排出,晚期则为死胎。②生长迟缓。一般认为胎儿的生长发育指标与正常相比,均值差 2 个标准差即认定为生长迟缓。③畸形。发育生物体解剖学形态结构的缺陷,可分为严重畸形和轻微畸形。严重畸形对外观、生理功能和(或)寿命有明显影响。先天畸形居围生期死亡原因的第二位或第三位。轻微畸形可不引起外观及功能的变化。能够干扰胚胎正常的生长发育过程,以致胎儿在出生时,具有形态结构异常(先天畸形)的作用称为致畸作用。能引起胚胎死亡和生长迟缓的毒物多数能引起畸形。由此可见,发育毒性与致畸作用不同,但相互关系紧密。④功能缺陷,包括器官系统、生化、免疫等功能的改变。与前三者不同,在出生时往往无法检测,需要在一定时间之后才能显现出来。畸形与功能缺陷也共同称为出生缺陷,即婴儿出生前已形成的发育障碍。

评价 通过发育毒性试验对发育毒性进行评价,见发育毒性试验。 （秦宇）

fayu duxing shiyan
发育毒性试验 （developmental toxicity test）将受试物暴露于妊娠动物以检测受试物对动物的发育毒性的试验。常用的发育毒性试验为三阶段试验,其中致畸试验非常关键。致畸试验是检查受试物能否通过妊娠母体而引起胚胎畸形的动物试验。通过致畸试验可以确定一种受试物是否具有致畸作用、诱发何种畸形以及出现畸形的主要器官,确定未观察到有害作用的剂量（NOAEL）和观察到有害作用的最低剂量（LOAEL）,即阈剂量。

种类 对具有发育毒性的化学物的毒性评价,可以通过整体动物试验、流行病学调查和体外替代试验而获得。化学毒物结构与活性资料也对安全性评价有一定帮助。

整体动物试验 动物试验的优点在于容易控制接触条件、接触动物的量、年龄、状态以及选择检测的效应指标,甚至一些轻微的效应指标也能控制。对新的化学物或产品,不可能进行流行病学研究,首先靠动物试验来预测它们的发育毒性。但是,将动物试验结果外推到人存在不确定性。

动物发育毒性试验方案主要有三阶段生殖毒性试验和一代或多代生殖毒性试验。试验中对成年动物进行染毒,观察期包括子代从受精卵到性成熟的所有生长发育阶段,以检测近期、远期效应。三阶段生殖毒性试验包括:①Ⅰ阶段试验,即雌雄性交配前—受孕—雌性受精—雌性着床期间染毒,研究对成年雌性、雄性的生殖功能,配子的发生和成熟,交配行为,受精，着床前的发育和着床的影响，称为生育力和早期胚胎发育毒性试验（一般生殖毒性试验）。②Ⅱ阶段试验，从着床到硬腭闭合期间染毒，研究对成年雌性的生殖功能、胚胎发育、器官形成期的影响，称为胚体-胎体毒性试验（致畸试验）。③Ⅲ阶段试验，从着床到幼仔断乳期间对孕母（及乳母）染毒，研究包括对从

着床到子代再到性成熟母体的生殖毒性（成年雌性生殖功能包括妊娠、分娩和哺乳）和子代的发育毒性（胚胎、胎儿生长发育，新生幼仔宫外生活的适应性，断乳前后的生长发育，独立生活能力和性功能成熟）。三阶段生殖毒性试验方案见下表。

三阶段生殖毒性试验方案要点

	Ⅰ阶段试验	Ⅱ阶段试验	Ⅲ阶段试验
目的	评价化学毒物对配子发生和成熟、交配行为、生育力、胚体着床前和着床的影响	评价母体自胚泡着床到硬腭闭合期接触受试物对妊娠雌性和胚体—胎体发育的影响	评价母体自着床至断乳期间接触化学毒物对妊娠/哺乳母体、孕体及子代发育直至性成熟的影响
实验动物	至少1种，首选大鼠，建议每种性别16~20只（窝）	通常两种，一种啮齿类，首选大鼠，另一种非啮齿类，最好是家兔。建议每组16~20只	至少1种，首选大鼠，建议每种性别16~20只（窝）
给药时间	交配前雄性4周，雌性2周，交配期（2~3周），雌性着床前（大鼠孕6天）	大鼠、小鼠孕6~15天，家兔孕6~18天	雌性从着床到哺乳期结束，大鼠孕15天至产后28天
终末处死与标本制作	雄性证实交配受孕后处死，雌性在孕13~15天终止妊娠	妊娠结束前1天处死，胎仔观察骨骼和内脏	断乳后处死母体和部分幼仔，每窝选8只幼仔养至性成熟并交配，评价生育力的F1代在F2代出生后处死
主要观察指标	雄性：饮水量、摄食量、体重变化、睾丸、附睾重量及脏器系数、附睾精子计数、活动度和形态观察、生育率、病理学检查；雌性：饮水量、摄食量、体重及一般健康状况、交配行为、受孕率、卵巢和子宫组织学检查；孕鼠：妊娠体重变化，处死后黄体数，着床数，吸收胎、死胎和活胎数	母体：体重变化、中毒症状、黄体数、着床数、吸收胎、早死胎、晚死胎和活胎数、胎盘重量；胎仔：性别、体重、身长、畸形、骨骼和内脏情况	母体：饮水量、摄食量、体重变化、中毒症状和死亡率、妊娠分娩时间、产子数、受孕率。F1代：性别比例、外观畸形、出生存活率、哺乳存活率、生长指数、生理发育和断乳前神经行为测试；断乳后处死的检查主要脏器及睾丸、附睾或卵巢和子宫重量、内脏情况；断乳后行为测试，交配行为及受孕率
结果评定	F0代毒性及NOAEL，F1代毒性及NOAEL，考虑各组受影响的窝数等	母体毒性及NOAEL，胚胎毒性、致畸性及NOAEL	母体毒性及NOAEL，胚胎毒性、致畸性，子代神经行为影响及NOAEL

流行病学调查 关于对外源性化学物发育毒性的评定，除进行动物试验外还应进行流行病学调查，从而研究化学毒物对人类发育的影响，包括其性质、程度以及原因。对新的化学毒物最好做前瞻性流行病学研究，对那些已知

的污染物采用回顾性和横断面调查。流行病学调查研究应配合环境化学毒物污染的检测和人体生物标志的检测（分子流行病学研究）。观察终点包括生殖功能、临床化验、生化、分子生物学、生育结局等。

体外替代试验 用动物试验来检测、研究化学毒物的发育毒性既耗费大量实验动物和研究经费，又历经较长的研究时间。多年来研究者一直在寻求简单、快速的体外试验方法，用来评价化学毒物的发育毒性并探讨其作用机制。现已有 30 余种不同培养系统作为发育毒性的测试方法，可归为细胞系、原代细胞培养、非哺乳动物胚胎培养和哺乳动物胚胎或原基（器官）的培养四类。常用的替代试验包括：

大鼠全胚胎培养 是已批准的 3 种胚胎毒性体外替代检测方法之一。在体外培养过程中始终保持早期胚盘和胚胎各系统、器官和组织间的相互关系，同时这个体系排除了母体代谢因素的影响，可用于筛试化学毒物的发育毒性、探讨其剂量-反应（效应）关系和作用机制。从孕鼠 9~10 天子宫取出胚胎，剥去赖歇特氏（Reichert）膜，放入培养液中加入受试物，在含 O_2、CO_2 和 N_2 的培养箱中旋转培养。培养过程中观察胚胎发育情况，记录胚胎存活情况，检测胚芽、卵黄囊直径、体节和体长等，并根据布朗（Brown）评分对受试物的发育毒性做出评价。

胚胎细胞微团培养 该法可以用来评价化学毒物的细胞毒性和发育毒性，也可以用来评价某种化学毒物对某种生殖毒物的修饰作用。取 11 天大鼠胚胎代表中枢神经系统的原代脑细胞微团、肢芽区或其他区细胞微团，在培养瓶中与不同浓度的受试物共同培养 5 天，用中性红染色判断细胞存活情况，用阿辛（Alcian）蓝染色判断肢芽软骨细胞分化数量，用苏木素染色判断中枢神经系统分化的数量，并求出影响终点的 IC_{50}（半数抑制浓度），比较不同剂量组和对照组数据，评价受试物的发育毒性。

小鼠胚胎干细胞试验 该法常用于哺乳动物细胞分化、组织形成过程的发育毒性的研究。小鼠胚胎干细胞在特定条件下可以分化为机体多种细胞，因此可作为生物测试系统，检测受试物的发育毒性。

致畸物的确定与评价 胚胎发育毒性研究结果评价应以观察到的症状为主。评价应包括以下信息：①母体和胎仔的试验结果，包括评价动物染毒与发病率及其程度的相关性或不相关性；②胎仔外观、软组织、骨骼异常等的分类标准；③有必要的话，可以参考历史对照数据来进一步说明试验结果；④计算所有百分率或指标时所用的动物数；⑤充分的试验数据分析，应包括分析方法的相关信息以便对分析进行复评；⑥如试验证明受试物无毒作用，应考虑进一步研究确定受试物的吸收和生物利用度。

评价致畸性的指标 由致畸指数进行评价，致畸指数 = 母体 LD_{50}（半数致死剂量）/ 胎体最低致畸剂量。致畸指数可用于判定化学物致畸作用带的宽窄和致畸性的强弱。致畸指数小于 10 者一般不致畸，10~100 者为致畸，100 以上者为强致畸。

化学致畸物的分类标准 由于人群流行病学调查难度很大，不易得到可靠的结论，目前主要通过动物致畸试验进行评价。如果致畸试验设计合理并实施良好，在无明显母体毒性下引起畸形发生率增高，就可判定为动物致畸物。其中一种分类法将致畸物分为三类：①已知对人类致畸的化学物质；②应当被认为对人确有致畸作用的化学物；③依据现有资料不能分类的化学物质。

分类判断标准分别是：①1 类是指有充足证据确定人接触某种化学物质与子代的非遗传性出生缺陷有因果联系，即已确定在妊娠期间孕妇接触某种化学物与特有结构畸形发生率增高有明确肯定的关系。所需证据由正规和有效的流行病学研究提供。②2 类是指有足够证据可有力地推测人接触这类化学物质可引起子代非遗传性的出生缺陷。证据一般包括合理的动物试验及其他有关的资料。③3 类是指不符合上述 1、2 两类标准的化学物质。 （秦宇）

fangshebing

放射病（radiation sickness） 由一定剂量的电磁辐射作用于人体所引起的全身性或局部性放射性损伤。

分类 根据接触时间、剂量以及病情轻重等情况，放射病可分为外照射急性放射病、外照射亚急性放射病、外照射慢性放射病以及内照射放射病。

外照射急性放射病 人体一次或短时间内受到多次的全身照射，吸收剂量达到 1 Gy 以上外照射所引起的全身性疾病。外照射急性放射病多见于事故性照射和核爆炸。病程具有明显的时相性，有初期、假愈期、极期和恢复期四个阶段。根据其临床特点和基本病理改变，分为骨髓型、肠型和脑型三种类型。

骨髓型急性放射病 照射剂量为 1~10 Gy，主要损伤造血系统，在造血抑制和破坏的基础上，发生以全血细胞减少为主的造血障碍综合征。主要的临床表现是出血、感染。骨髓型急性放射病在病程的不同时期各有不同的临床表现：①初期。病人受照后，从出现症状到缓解的一段时间为初期。此期的特点是神经系统开始兴奋，进而转为抑制，胃肠功能紊乱，造血功能调节障碍。主要症状是乏力、头晕、恶心、呕吐等。受照剂量越大，初期反应出现越早。实验室检查可见外周血淋巴细胞绝对值下降，白细胞总数表现一过性升高。血中非蛋白氮、乳酸、血糖升高，尿中总氮、尿酸排泄增加。②假愈期。初期之后，由于机体代偿作用，症状缓解或消失的阶段称为假愈期。病人除了稍感疲乏外，其他症状减轻或消失。但是病理变化仍在发展，造血系统呈渐进性损害，出现暂时的缓解假象。③极期。当机体防御代偿机能不足，初期症状再现，损伤过程发展到高峰即进入极期。病人出现严重的感染、出血、呕吐、腹泻、乏力、衰弱、精神淡漠等症状。极期是造血功能障碍最严重的时期，实验室检查可发现外周白细胞极度减少。当白细胞的数量极度低下、机体的抵抗力很弱时，可产生菌血症和败血症，这是促进机体死亡的主要原因。④恢复期。此期患者自觉症状减轻，体温逐渐趋于正常，出血停止。骨髓象和外周血象迅速回升。但是机体基本恢复后，在一定时间内仍留有一些后遗症，包括心悸、失眠、贫血、粒细胞减少、免疫功能低下等。

肠型急性放射病 人体受到 10 Gy 以上剂量的照射后，可发生肠型急性放射病。肠型急性放射病的主要特点是病人胃肠道的症状比骨髓型急性放射病出现早而且程度更重。不同期的表现分别为：①初期。一般在受照后 20 min ~ 4 h 内即可出现频繁呕吐，部分病人有腹痛、腹泻等全身明显衰竭症状。持续时间一般为 2~3 天。②假愈期。此期很短或者不存在，多数病人只是症状有所缓解，在呕吐消失后，仍有全身疲乏、衰弱、食欲减退等症状。③极期。病人在受到照射后 5~8 天重新出现严重的胃肠道症状，其中最突出的是频繁的腹泻，导致大量的体液丧失，水、电解质平衡严重失调，血液浓缩，血红蛋白浓度增高，肠黏膜上皮广泛脱落。

脑型急性放射病 50 Gy 以上的全身或头部照射，可发生脑型急性放射病。除骨髓和肠道的严重损伤外，主要是广泛的中枢神经系统的损伤。主要部位是脑干、下视丘和小脑，其次是大脑的病变。病人表现出以中枢神经障碍为主的综合征。脑型急性放射病的病程极短、发展急剧，在几小时或者 1~2 天患者可死于惊厥、昏迷和休克。

外照射亚急性放射病 通常起病隐匿，分期不明显，不伴有无力型神经衰弱综合征，临床上以造血功能障碍为主要表现。根据病人的临床症状以及造血功能损伤程度分为轻、重两度。轻度发病缓慢，贫血、感染、出血较轻。病人的血象下降较慢，骨髓有一定程度的损伤。血象中血红蛋白男性 <120 g/L，女性 <100 g/L，白细胞数 <4.0×10⁹/L，血小板数 <80×10⁹/L。早期可能仅出现其中 1~2 项异常。骨髓象可见骨髓粒细胞系、红细胞系和巨核细胞系中的二系或三系减少，至少有一个部位增生不良，巨核细胞明显减少。患者脱离射线，进行充分治疗后可恢复。重度患者发病较急，贫血进行性加剧，常伴有感染和出血。血象可见血红蛋白 <80 g/L，网织红细胞 <1%，白细胞 <1.0×10⁹/L，中性粒细胞绝对值 <0.5×10⁹/L，血小板 <

$20 \times 10^9/L$。骨髓象表现为多部位增生减低，粒细胞、红细胞和巨核细胞系三系造血细胞明显减少。患者脱离射线进行充分治疗后，恢复缓慢，或不能阻止病情恶化，有转化为骨髓增生异常综合征或白血病的可能，预后差。

外照射慢性放射病 人体在较长时间内连续或间断受到超剂量当量限值的外照射，达到一定累积剂量后引起的以造血组织损伤为主并伴有其他系统改变的全身性疾病。长期从事临床 X 射线诊断或治疗、γ 射线治疗、工业探伤、使用中子源、从事反应堆或加速器工作等的人员，在一定的致病条件下有发生慢性放射病的可能。慢性放射病的临床表现以神经衰弱综合征为主，伴有造血系统的改变，常见白细胞减少。患者的体征包括神经系统变化，腱反射、腹壁反射亢进或减弱或不对称，眼睑、舌、手指震颤。闭目难立征及皮肤划痕症阳性。患者的皮肤表现为营养障碍，皮肤出现干燥、角化过度、皲裂、脱毛、手足多汗、指甲变脆、增厚等。

内照射放射病 放射性核素沉积于人体某些器官和系统中所致的全身性放射病。其特点是进入体内的放射性核素对机体产生持续性照射，以放射性核素沉积部位的局部损伤为主，临床表现迟发且迁延。事故性内污染、医疗性及职业性内污染以及放射性落下灰内污染等是引起内照射放射病的直接病因。

该病的主要特点是：①损伤程度取决于进入体内的放射性物质的电离密度，主要产生危害的是 α 粒子和 β 粒子。②损伤具有持续性和选择性，进入体内的放射性核素可以滞留在体内，称为持续性的照射源，持续不断地作用于人体，直到机体内的放射性物质已经排完或衰变完为止。由于新旧损伤交错并存，所以临床上分期不典型，病程缓慢，远期效应明显。根据放射性核素体内代谢规律，核素进入和排出途径的局部损伤明显。如亲骨性分布的核素（^{90}Sr、^{226}Ra 等）可引起骨痛、骨髓造血功能障碍、白血病以及骨肉瘤。亲网状内皮系统的核素（^{144}Ce、^{210}Po）对肝、脾、淋巴结损伤严重，

可引起中毒性肝炎及肝硬化，晚期可引起肝肿瘤。亲肾性分布的核素（^{238}U、^{106}Ru）可引起肾脏损伤，如肾功能不全、蛋白尿、血尿等。③自觉症状除一般神经衰弱症状较明显并且持久外，有些放射性核素，特别是亲骨性核素，在中毒时往往伴有特殊的"骨痛症候群"，多见于四肢、胸骨和腰椎等部位。

诊断 主要依据受照史、现场受照剂量调查、临床表现以及实验室检查的结果进行综合分析。不同类型放射病的诊断原则如下：①外照射急性放射病，应根据明确的剂量照射史、初期表现、血象检查结果和估算受照剂量，并根据《职业性外照射急性放射病诊断》（GBZ 104—2017）进行早期分类诊断。②外照射亚急性放射病，依据受照史、受照剂量、临床表现和实验室检查，并结合健康档案进行综合分析，在排除其他疾病后，可做出诊断。③外照射慢性放射病，具有接触射线和超当量剂量限值的职业史，有接触射线的剂量记录，出现临床症状和体征，有阳性实验室检查结果，结合既往体检情况，并排除其他疾病等进行综合分析。④内照射放射病，全面掌握职业史、临床表现、体征和实验室检查情况，进行放射性核素沉积器官功能检查和体内放射性核素测定，包括现场污染水平、呼出气、排出物（痰、尿、粪）、血液等的放射性定性和定量测定，体外全身放射性测量等，并推算出污染量及内照射剂量。

防治措施 包括预防和治疗两个方面。

预防措施 主要包括：①做好放射源的管理，放射源应有专人负责管理，对编号、强度、出厂日期、数量等应登记并建立档案。放射源应配有防火、防潮的源库，库外实测强度不得高于当地自然基底。装卸源时应有防护措施，严禁人体直接接触。②进行体格检查，对接触放射性物质的职业人员，进行就业前和就业后定期的体格检查，患有血液系统、神经系统等基础性疾病者不宜从事此行业。③做好卫生教育，职业工作人员须在学习辐射性防护卫生知识后，方可从事此项工作。④采取辐射防护措施，对外照射，可采用屏蔽防护、距离防护、

时间防护等措施。⑤开展辐射监测工作,包括工作场所监测、人体监测和环境监测,一旦发现辐射超标情况,立即采取措施进行处理。

治疗原则 根据不同类型放射病的特点和病情轻重,尽早采取针对性的治疗措施。对外照射急性放射病,应用抗放射药物、改善微循环、防感染、防治出血、进行造血干细胞移植和应用细胞因子等。对外照射亚急性放射病,应保护和促进造血功能恢复,改善全身状况,预防感染和出血等症状。对外照射慢性放射病,主要针对患者的神经衰弱综合征以及造血系统的变化进行对症治疗。对内照射放射病,除了一般治疗与外照射急性放射病相同外,主要通过减少放射性核素的吸收和加速放射性核素的排出,治疗放射性核素沉积器官的损伤。

(黄婧)

fei'ai

肺癌 (lung cancer) 肺实质部的癌症。肺癌通常不包含其他脑膜起源的中胚层肿瘤,或者其他恶性肿瘤如类癌、恶性淋巴瘤,或是转移自其他来源的肿瘤。肺癌最常见发生于支气管黏膜上皮,又称支气管肺癌,因此以下所说的肺癌,是指来自于支气管或细支气管表皮细胞的恶性肿瘤。

病因及发病机制 肺癌的致病因素包括环境因素与遗传因素。

环境因素 多种环境因素均可能成为肺癌发病的病因或影响因素。

吸烟 肺癌的病因与吸烟密切相关,肺癌发病率的增长与烟草消耗量的增多呈正比。烟草中含有苯并芘等多种致癌物质,实验证实,动物吸入烟草烟雾或涂抹焦油可诱发呼吸道癌和皮肤癌。有吸烟习惯的人群肺癌发病率比不吸烟者高10倍,吸烟量大者发病率更高,比不吸烟者高20倍。长期吸烟可引致支气管黏膜上皮细胞增生、鳞状上皮化生,诱发鳞状上皮癌或未分化小细胞癌。临床确诊的肺癌病例中,每日吸烟20支以上、历时30年以上者超过80%。无吸烟嗜好者,虽然也可患肺癌,但以肺腺癌为主。

空气污染 包括室内小环境和室外大环境污染。室内用煤、接触煤烟或其不完全燃烧物为肺癌的危险因素,特别是对女性的影响较大。我国云南省宣威县(现为宣威市)是肺癌发病的典型地区,当地女性吸烟率仅为0.2%,但由于习惯燃煤取暖和烹调食物,长期暴露于燃煤引起的室内污染。燃煤时可释放大量的多环芳烃类、二氧化硫等污染物,显著增加了当地女性患肺癌的危险度。研究表明,大气污染程度与肺癌的发生和死亡率呈正相关。空气中的3,4-苯并芘,氧化亚砷,放射性物质,镍、铬化合物以及不燃的脂肪族碳氢化合物等均有致癌作用。污染严重的大城市居民每日吸入空气中含有的苯并芘量可超过20支纸烟的含量。近年来细颗粒物(PM$_{2.5}$)受到广泛关注,PM$_{2.5}$质量浓度每升高10 $\mu g/m^3$,肺癌死亡率增加8%~15%。

职业因素 多种职业暴露因素与肺癌紧密相关。已被证实的致人类肺癌的职业因素包括石棉,砷,铬,镍,铍,煤焦油,芥子气,三氯甲醚,氯甲基甲醚,烟草的加热产物以及铀、镭等放射性物质衰变时产生的氡和氡子气,电离辐射和微波辐射等,这些因素可使肺癌发生危险性增加3~30倍,而吸烟与这些职业性致癌因素具有协同作用。我国《职业病分类和目录》中规定的职业性肺癌包括石棉所致肺癌,氯甲醚、双氯甲醚所致肺癌,砷及其化合物所致肺癌,焦炉逸散物所致肺癌,六价铬化合物所致肺癌和毛沸石所致肺癌。

其他诱发因素 既往肺部疾患,特别是肺结核与肺癌的发生有一定的关联,美国癌症学会(ACS)将结核列为肺癌的发病因素之一。结核病患者患肺癌的危险性是正常人群的10倍。除此之外,病毒感染、黄曲霉毒素等对肺癌的发生可能也起一定作用。

遗传因素 遗传因素可能在对肺癌易感的人群和/或个体中起重要作用,有少数肺癌发病有家族聚集的倾向。当受到各种环境因素影响时,可诱发细胞原癌基因活化、抑癌基因失活、自反馈分泌环的活化和细胞凋亡的抑制，从而导致细胞生长的失控。此外，免疫功能降低，代谢、内分泌功能失调等也可能在肺癌的发生中起重要作用。

流行病学 肺癌是目前世界范围最常见的癌症。近半个世纪以来，肺癌的发病率及死亡率均在逐年增加，20 世纪初肺癌还是比较少见的疾病，到 20 世纪末肺癌已居恶性肿瘤死亡率首位。世界卫生组织定期公布的资料显示，肺癌的发病率和死亡率在世界各国均呈明显上升趋势，尤其是在工业发达国家。

肺癌的流行具有以下特点：①发病率和死亡率具有明显的地理差异，欧洲、北美洲以及南美洲南部为高发地区，而亚洲相对较低。我国肺癌死亡率分布也有明显的地理差异，由东北向南、由东向西逐步下降。②性别差异，肺癌的发病率和死亡率几乎在所有国家均是男性高于女性。③死亡率随年龄增大而增加，主要死亡年龄在 35 ~ 69 岁。④不同种族和民族中，发病率和死亡率有所不同。

临床表现 早期肺癌常无症状。咳嗽在中心型肺癌较早出现，常以阵发性、刺激性干咳为首发症状，无痰或仅有少量的白色泡沫状黏液痰。此外，还可伴有胸痛、咯血、呼吸困难等。全身症状有发热、乏力、食欲减退、体重减轻等。早期可无阳性体征。肿瘤增大可有气管移位。肿瘤压迫上腔静脉可出现颈部、胸壁浅表静脉怒张。肺癌转移到肝、骨骼和肾上腺等组织器官时可出现相应体征。

诊断 先经上述症状和体征进行判断。通过临床症状及胸部 X 线片怀疑肺癌后，患者还需要进一步检查以明确肺癌的诊断分期，检查包括：①定性检查，获得病理或细胞学诊断，包括痰检、气管镜、纵隔镜、穿刺活检、胸水引流细胞学、开胸活检及探查术等方法，通过取得肿瘤组织或细胞进行病理分析来明确肺癌的诊断；②定位及分期检查，主要是通过 CT、核磁共振成像（MRI）、正电子发射计算机断层显像（PET-CT）及骨扫描显像，明确肺癌的位置及是否有转移和转移灶的部位。通过上述病理检查、分期检查以及患者的脏器功能状态制定治疗策略。此外，还需要进行血液肿瘤标志物的检查，如癌胚抗原（CEA）、神经元特异性烯醇化酶（NSE）、癌抗原 125（CA125）等对肺癌的诊断有一定帮助作用。

分期是用来定义癌症扩散程度的方法。分期非常重要，这是因为肺癌患者的恢复和治疗概况取决于其癌症的分期。小细胞和非小细胞肺癌（NSCLC）有不同的分期体系。肺癌患者的治疗和预后（存活可能概况）在很大程度上取决于癌症的分期和细胞类型。CT、MRI、X线扫描、骨髓活检、纵隔镜和血液学检查等可用于癌症的分期。肺癌的分期主要包括两大类：①非小细胞肺癌的分期，常用于描述非小细胞肺癌生长和扩散的是 TNM（注：T 指原发灶、N 是淋巴结、M 是远处转移）分期系统，也叫作美国癌症联合委员会（AJCC）系统。在 TNM 分期中，结合了有关肿瘤、附近淋巴结和远处器官转移的信息，而分期用来指特定的 TNM 分组。分组分期使用数字 0 和罗马数字 I 到 IV 来描述。②小细胞肺癌的分期，虽然小细胞肺癌可以像非小细胞肺癌一样分期，但绝大多数的医生发现更简单的 2 期系统在治疗选项上更好。这个系统将小细胞肺癌分为"局限期"和"广泛期"（也称扩散期）。局限期指癌症仅限于一侧肺且淋巴结仅位于同一侧胸部；如果癌症扩散到另一侧肺，或者对侧胸部的淋巴结，或者远处器官，或者有恶性胸水包绕肺，则叫做广泛期。

防治措施 预防主要是从肺癌的病因出发，采取相应的预防方法：①控制吸烟；②控制环境污染特别是大气污染；③加强室内通风换气，减少室内空气污染。

治疗包括以下三大方面：①外科手术治疗，是肺癌首选和最主要的治疗方法，也是目前临床唯一能使肺癌治愈的治疗方法。通过手术治疗，以期完全切除肺癌原发病灶及转移淋巴结，达到临床治愈，并减少肿瘤转移和复发；或可切除肿瘤的绝大部分，为其他治疗创造条件；或通过手术治愈或缓解临床症状，延长生命或改善生活质量。②药物治疗，包括化疗和分子靶向药物治疗（EGFR-TKI 治疗）。90% 以上的肺癌需要接受化疗治疗。化疗分为治疗性化疗和辅助性化疗。因化疗除杀死肿瘤细胞外，对人体正常细胞也有损害，因此化疗应当严格掌握临床适应证，并在肿瘤内科医师的指导下施行。化疗应充分考虑患者病期、体力状况、不良反应、生活质量及患者意愿，避免治疗过度或治疗不足，并应当及时评估化疗疗效，密切监测及防治不良反应，酌情调整药物和（或）剂量。③放射治疗，分为根治治疗、姑息治疗、术前新辅助放疗、术后辅助放疗及腔内放疗等，临床上应根据病人的实际病情选用适宜的放疗方法。　　　　　　　　　　　　（秦宇）

feijiehe

肺结核 （pulmonary tuberculosis） 结核分枝杆菌引起的肺部慢性传染性疾病。肺结核约占结核病患者的 80%。结核病是由结核分枝杆菌引起的慢性传染性疾病，可累及全身多个脏器。

病原 肺结核的病原体为结核分枝杆菌（*M. tuberlosis*），人肺结核的致病菌 90% 以上为人型结核分枝杆菌，少数为牛型和非洲型分枝杆菌。典型的结核分枝杆菌是细长稍弯曲两端圆形的杆菌，抗酸染色呈红色，这是鉴别结核分枝杆菌和其他细菌的方法之一。结核分枝杆菌抵抗力强，对干燥、冷、酸、碱等均不敏感。但 100℃煮沸 5 min 可杀死结核分枝杆菌，5% 石炭酸杀死结核杆菌需要 24 h。常用杀菌剂中，70% 酒精最佳，一般在 2 min 内可杀死结核分枝杆菌。结核分枝杆菌对紫外线比较敏感，太阳光直射下痰中的杆菌经 2 ~ 7 h 可被杀死。但在室内阴暗潮湿处，痰液中的结核分枝杆菌存活时间较久，能数月不死。

结核分枝杆菌菌体成分复杂，主要是多糖类、蛋白质和类脂质，这些成分与该菌的致病性和毒力有关。多糖类与血清反应等免疫应答有关。菌体蛋白质是结核菌素的主要成分，可诱发皮肤变态反应。类脂质占总量的 50% ~ 60%，其中的蜡质约占 50%，其作用与肺结核的组织坏死、干酪液化、空洞发生以及变态反应有关。

流行病学 肺结核的传染源主要是继发性肺结核的患者，其痰培养可查出结核分枝杆菌阳性。飞沫传播是肺结核最重要的传播途径，喷嚏、咳嗽、大笑、大声谈话等方式可把含有结核分枝杆菌的微滴排到空气中而传播疾病。肺结核的易感人群包括老年人、婴幼儿、免疫抑制剂使用者、艾滋病病毒（HIV）感染者、慢性疾病患者等免疫力低下者。生活贫困、居住拥挤、营养不良等社会因素及遗传因素也对肺结核的发病有一定影响。感染结核分枝杆菌后，如果细菌多、毒力强、机体营养不良、免疫力低下则易患肺结核；反之，菌量少、毒力弱、机体抵抗力强，结核分枝杆菌可被人体免疫防御系统监视并杀灭则不易患病。

我国的肺结核具有高耐药率、高病死率、低递降率，农村疫情高于城市，中青年患病多和地区患病差异大的特点。我国有近半的人口曾受到结核分枝杆菌感染，15 ~ 59 岁年龄段的肺结核患者数占全部患者的 61.6%；西部地区活动性肺结核明显高于全国平均水平，而东部地区低于平均水平。

致病机制与病理 结核分枝杆菌由类脂质、蛋白质和多糖物质组成，侵入并感染机体后产生免疫反应和变态反应。在人体内，类脂质能引起上皮样细胞、单核细胞和淋巴细胞浸润而形成结核结节，细菌的脂质成分与细菌的毒力有关；蛋白质具有抗原性，可引起过敏反应及中性粒细胞和大单核细胞浸润；多糖类可引起局部中性粒细胞浸润，能引起某些免疫反应。肺结核的特异性免疫是一种细胞免疫，致敏的淋巴细胞与特异性抗原结合后可释放出各种细胞介质，引起单核细胞、巨噬细胞及淋巴细胞聚集在结核分枝杆菌周围，形成结节。感染结核分枝杆菌后是否发病及病变的类型，均取决于机体发生免疫反应或变态反应的类型。肺结核的基本病理改变为渗出、增生（结核结节形成）和干酪样坏死。干酪样坏死组织发生液化经支气管排出后形成空洞，其内含有大量结核菌。据此，病理变化可分为以渗出为主的病变、以增生为主的病变和以变质为主的病变。

临床表现 临床上肺结核可分为原发型肺结核（Ⅰ型）、血行播散型肺结核（Ⅱ型）、浸润型肺结核（Ⅲ型）、慢性纤维空洞型肺结核（Ⅳ型）和结核性胸膜炎（Ⅴ型）。各型肺结核的临床表现不尽相同，但有共同之处。

共同表现 分为呼吸道症状和全身症状。肺结核的呼吸道症状中最常见的是咳嗽咳痰，咳嗽较轻，为干咳或可有少量黏液痰；若合并支气管结核，则表现为刺激性咳嗽；有空洞形成时，痰量增多，若合并其他细菌感染，痰可呈脓性。1/3~1/2 的患者有咯血，多数患者为少量咯血，少数为大咯血。结核累及胸膜时可出现胸痛，随呼吸运动和咳嗽加重。有干酪样肺炎和大量胸腔积液的患者可出现呼吸困难。肺结核的全身症状中最常见的为发热，多为长期午后低热，部分患者有倦怠乏力、食欲减退、盗汗和体重减轻等；育龄女性患者可以有月经不调。

不同型的表现 不同类型的肺结核有不同的表现：①原发型肺结核（Ⅰ型），包括原发综合征和支气管淋巴结结核。症状轻微而短暂，有的则有微热、咳嗽、食欲不振等，数周好转。原发综合征恶化时，偶可液化形成空洞和支气管播散。淋巴结结核破溃到血管，可引起血行播散。干酪化淋巴结压迫支气管时，可发生肺不张和支气管扩张。②血行播散型肺结核（Ⅱ型），急性血行播散型肺结核起病急、有全身毒血症反应，亚急性和慢性血行播散型肺结核则临床症状不严重。③浸润型肺结核（Ⅲ型），干酪性肺炎和结核球属于该型。表现为肺部渗液、浸润和/或不同程度的干酪样病变，是继发型肺结核的主要类型，可见空洞形成。④慢性纤维空洞型肺结核（Ⅳ型），此型肺组织破坏通常较显著，往往伴有较为广泛的支气管播散性病变及明显的胸膜增厚，造成患处肺组织收缩和纵隔、肺门的牵拉移位，邻近肺组织常呈现代偿性肺气肿，是继发型肺结核的慢性类

型。⑤结核性胸膜炎（Ⅴ型），多由结核病变直接蔓延或胸内淋巴结经淋巴管逆流至胸膜，造成感染而引起胸膜炎症，可伴渗出形成胸腔积液。

诊断 结合接触史、症状、影像学检查和实验室检查综合判断，根据各个检查的资料，肺结核的诊断分为可疑症状患者的筛选、是否肺结核、有无活动性和是否排菌四个程序。具体过程包括：①首先应了解肺结核接触史，主要是家庭内接触史，对宿舍、邻居、同事等有无肺结核患者也应了解。②肺结核患者的症状一般没有特异性，但明确症状的发展过程对结核病诊断有重要参考意义。③影像学检查是诊断肺结核的重要方法，据此可判断病变性质、有无活动性、有无空洞、空洞大小和洞壁特点等；并可以发现早期轻微的结核病变，确定病变范围、部位、密度、形态、与周围组织的关系、病变阴影的伴随影像等。④实验室检查，痰结核分枝杆菌检查结果阳性是确诊肺结核病的主要依据，也是制订化疗方案和考核治疗效果的主要依据，对每一个有肺结核可疑症状或肺部有异常阴影的患者都必须查痰。在进行诊断的过程中，应与肺炎、慢性阻塞性肺疾病、支气管扩张、肺脓肿、肺癌以及其他纵隔和肺门疾病相鉴别。

防治措施 肺结核的防治坚持预防和治疗相结合的原则，在预防肺结核的发病和传播的同时，应积极治疗肺结核患者。

预防措施 除了控制流行的三个环节（传染源、传播途径和易感人群）之外，还应采取其他多种防止肺结核发病和传播的措施。主要措施包括：①对痰菌阳性肺结核患者应该严格隔离，待痰菌检查两次阴性，病灶吸收，方可解除隔离；同时做好病人的隔离消毒，及时处理患者的痰等排泄物；对易感人群，可进行一般预防、药物预防和疫苗预防，提高其抗病能力和对结核的免疫力。②全程督导化学治疗，督导化疗可以保证规律用药，提高治疗依从性，因而能够显著提高治愈率，降低复发率并减少死亡，使患病率快速下降并减少耐多药病例的

发生。③病例登记和管理，由于肺结核病程较长、易复发和具有传染性等特点，必须要长期随访，掌握患者从发病、治疗到治愈的全过程，从而达到掌握疫情、便于管理和提高防控效率的目的。④预防性化学治疗，主要应用于受结核分枝杆菌感染易发病的高危人群，包括涂阳肺结核患者的密切接触者、肺部硬结纤维病灶的患者（无活动性）、HIV 感染者、糖尿病患者、硅肺患者、长期使用免疫抑制剂和糖皮质激素者、吸毒者及营养不良者等。

治疗原则　包括化疗、对症治疗、手术治疗和耐多药结核的治疗，其中以化疗为主。肺结核化疗具有杀菌、防止耐药菌产生的作用，原则是早期、规律、全程、适量、联合。常用的化疗药物有异烟肼、利福平、吡嗪酰胺、乙胺丁醇和链霉素。化疗的整个治疗方案分强化和巩固两个阶段。对症治疗中以咯血和抗结核毒性症状为主。咯血是肺结核的常见症状，处置时要注意镇静、止血，令患者侧卧，预防和抢救因咯血所致的窒息并防止肺结核播散。对于结核毒性症状严重者，可用糖皮质激素进行抗炎和抗毒治疗。当前肺结核外科手术治疗主要的适应证是经合理化疗后无效、多重耐药的厚壁空洞、大块干酪灶、结核性脓胸、支气管胸膜瘘和大咯血保守治疗无效，手术的原则为尽可能切除病灶，保存健康的肺组织。对于肺结核与 HIV 双重感染的病例，治疗过程中常出现药物不良反应，易产生获得性耐药，治疗需以 6 个月短程化疗方案为主，可适当延长治疗时间，一般预后差。此外，我国为耐多药肺结核的高发国家之一，应制定耐多药结核病治疗方案，治疗方案通常含强化期（注射剂使用）和继续期（注射剂停用）两个阶段，方案的制定应注意详细了解患者用药史，尽量用药敏试验结果指导治疗，应至少包含 4 种可能的敏感药物。

（魏红英）

feizang duxing

肺脏毒性（lung toxicity）　外源性化学物与机体相互作用对肺脏造成的损害作用。呼吸道作为直接与外界空气接触的器官，暴露于各种环境化学物的机会较大，易受各种外源性物质的损伤。环境毒物一方面可以直接损伤肺脏和呼吸道；另一方面可通过其他途径吸收入血，经血流到达肺脏引起肺脏损伤。肺脏不仅是气体交换的器官，对于化学物的代谢及损伤防御也均有重要作用。因而肺脏的损伤不仅仅是呼吸功能的损伤，还与全身损害密切相关。

常见肺脏毒物　如上所述，环境化学物对肺脏的影响途径分为两条，相应地按照来源可将毒物分为：①空气来源毒物，主要有气体、蒸汽、气溶胶及颗粒物等。这些毒物不仅对肺脏产生毒害作用，也可损害整个呼吸道。毒物的吸收过程与其水溶性相关，水溶性越大，越容易被上呼吸道吸收，而水溶性小的毒物则较易经下呼吸道吸收。脂溶性大的物质可以直接经肺泡吸收入血。这类肺脏毒物很多，并与一些职业病密切相关。②血液来源毒物，由呼吸道以外的途径进入棘突，经血液循环到达肺脏，主要有一些农药和药物等。

毒性作用类型　肺脏拥有丰富的代谢酶系统，可经代谢活化生成活性代谢产物，并可与肺脏细胞的生物大分子发生共价结合，也可以生成自由基损伤细胞大分子，从而引起各种病理学改变。在多种类型的急性或慢性肺损害的发病中，脂质过氧化反应起着重要作用。

急性损伤　主要表现为呼吸道黏膜和肺部的刺激作用，如急性肺炎和肺水肿等，还可以引起超敏反应。

急性刺激　大气污染物刺激呼吸道引起肺刺激反应、支气管收缩和呼吸改变等。肺刺激物（如二氧化氮、臭氧等）刺激肺部的感觉受体，引起呼吸困难和呼吸速率增加。一些化学物（如氨水、一些颗粒物和过敏原等）可引起支气管收缩，使气流阻力增大，直接影响平滑肌、刺激神经末梢或释放组胺，引起免疫反应。

急性炎症　毒性物质进入肺泡损害上皮细胞，使之肿胀变性、崩溃，并从基底膜上脱落，同时产生炎症反应。由呼吸毒物引起的呼吸道炎症可以发生在呼吸道的任何部位。水溶性化学物易引起上呼吸道的炎症；脂溶性的化学物质可引起支气管和细支气管炎症；某些过敏原、有毒颗粒物以及感染性微生物可以进入肺泡引起肺泡炎或肺炎。毒理学实验常用呼吸道急性炎症来确定吸入性物质的肺脏毒性。肿瘤坏死因子-α和白介素-1及由巨噬细胞释放的促炎性介质，是肺炎早期的生化介质。对染毒动物进行支气管肺泡灌洗液检测并确定炎性反应的程度，也是评价外源性物质致炎能力的一个有效工具。

肺水肿　肺损伤后的急性渗出，致使肺脏间质和实质有过量水分潴留形成的肺水肿，是肺部急性损伤的标志。大部分肺毒物对肺急性或慢性早期损害时，都可引起肺水肿，它可以改变通气—血流关系，限制氧气和二氧化碳的交换。严重的肺水肿往往伴有明显的炎性损害，而肺间质和肺泡的炎性渗出则通过纤维化来消除，这虽可使肺水肿得到消除，却增加了肺纤维化的机会。

慢性损伤　慢性作用主要表现为肺气肿、肺纤维化、哮喘和肺癌等。

肺气肿　终末细支气管管腔异常增大，并伴有腔壁的破坏性改变而无明显纤维化的一种病理状态。长期吸入低浓度刺激性气体时，在呼吸道防御功能减弱的基础上，易并发慢性支气管炎，进而发展为肺气肿。肺脏毒物引起肺气肿的一个显著特征是反复发生的严重炎症，特别是涉及白细胞释放的蛋白水解酶参与的肺泡炎。

肺纤维化　生理上表现为肺的弹性降低，难以膨胀。间质纤维化是由慢性间质水肿和炎症引起的，其特点是肺泡间染色的胶原纤维数量增多，其生化指标是胶原蛋白数量增加。间质纤维化是难溶性粉尘吸入所致肺尘病的一种主要病症，如二氧化硅引起的硅肺，石棉也可引起肺部纤维化。

检测与评价　经呼吸系统染毒实验动物是经典的肺脏毒性研究方法。近年来，一些新的技术也得以在体外试验中运用，极大地丰富了肺脏毒性的研究。

整体试验　给实验动物染毒污染物，一定时间之后观察动物的中毒症状和生化指标等。常用于呼吸系统毒性研究的啮齿类动物有大鼠、小鼠、豚鼠和仓鼠。按照动物接触毒物的方式，可将染毒模式分为全身接触染毒、仅头部或仅鼻部接触染毒、气管滴注3种。常规动物实验均要观察动物的体征、体重和一般中毒症状。除此之外，肺脏毒性试验还应观察呼吸功能、形态学和生物化学的变化。

当动物受到外源性化学物作用时，首先发生改变的通常是呼吸功能，往往要先于形态学的改变，所以是比较灵敏的指标。呼吸系统指标结果的获得没有创伤性，可在人群中开展。常用的评价呼吸功能的参数有：①呼吸频率，是局部刺激的敏感指标而且常与浓度有关。②呼吸动力学状态，以肺通气阻力和肺的顺应性进行测量。肺通气阻力的增加是支气管收缩、呼吸道黏膜水肿或黏液分泌增加的结果。肺的顺应性是指在外力作用下弹性组织的可扩张性或可变形性，当外源性化学物致肺纤维化、肺不张、肺水肿、肺表面活性物质减少时，可使肺的顺应性降低；而肺气肿由于失去了支持性的结缔组织，顺应性增加。③血气分析，在医学上常用于判断机体是否存在酸碱平衡失调或缺氧和缺氧程度等。但是动物试验发现只有在发生严重的阻塞和限制性肺脏改变时才可测定出气体交换功能的变化，是一个不太灵敏的指标。常用的血气指标有血氧分压（p_{O_2}）、血氧饱和度（Sa_{O_2}）、二氧化碳分压（p_{CO_2}）和酸碱度（pH）等。

外源性化学物作用于实验动物引起的局部刺激、细胞损害、水肿、纤维化、肿瘤等急性慢性损伤均可通过大体观察和镜下观察看到。可用组织的石蜡封片进行病理学检查；用电子显微镜观察细胞及亚细胞结构的变化；还可通过测定肺组织中羟脯氨酸或羟脯氨酸羟化酶的含量估计胶原含量，评价肺脏纤维化的程度。

支气管肺泡灌洗（bronchoalveolar lavage fluid, BALF）　指反复用等渗的盐溶液冲洗和灌注气管和肺泡区表面，并将灌洗后的液体回收，对其中细胞组成和功能特点以及生化参数进行分析，以了解支气管肺泡区的疾病存在及变化情况，用于估计疾病的进展情况、判断预后及阐明机制。支气管肺泡灌洗的优点有：①可以直接应用于人体；②是对肺脏的定量测定，能检测到机体吸入毒物早期的细胞和生化学改变；③由于 BALF 主要作用在支气管和肺泡的表面，不会引起呼吸道的局部损伤，其所反映的是支气管肺泡部位的所有炎性改变；④为探讨肺部的疾病发生、发展以及机制的研究提供了一些新思路。

对于人的肺泡灌洗液，红细胞 <10% 及上皮细胞 <3% 被认可为合格标本，并可以进行细胞成分和液体成分分析。肺泡灌洗液分析包括：①细胞成分分析，可利用血细胞分析仪进行测定。比对正常细胞分类计数结果，依据细胞数量的变化，判断出现何种损害。一般认为，BALF 中细胞总数增加、中性粒细胞增多是肺泡炎的标志。②液体成分分析，包括白蛋白、球蛋白（IgM，IgG，IgA，IgE，α2-巨球蛋白）、补体、癌胚抗原、纤维联结蛋白、透明质酸、各类酶、细胞因子、脂质过氧化物含量、肺表面活性物质等的测定分析。正常动物 BALF 中只有少量的蛋白（主要是白蛋白）和低水平的酶活性。当呼吸系统表皮和/或内皮细胞膜损伤时，血清流入呼吸道，蛋白增加。

受损的巨噬细胞可释放溶酶体酶、酸性磷酸酶和 β-葡萄糖醛酸糖苷酶等。乳酸脱氢酶的增加说明肺细胞生物膜通透性或者结构受到损伤。酸性磷酸酶活性增加说明肺吞噬细胞活力增强或结构受损。碱性磷酸酶的活化则说明肺泡Ⅱ型细胞上皮细胞膜受损。血管紧张素转换酶是肺的特异性酶，而当肺血管内皮细胞受损时，血管紧张素转换酶会进入肺泡腔，使血管紧张素转换酶含量增高。但是血管紧张素转换酶大部分释放进入了血液，血清中的血管紧张素转换酶与支气管肺泡灌洗液中的血管紧张素转换酶有很好的相关性，因此，可通过测定血液中的血管紧张素转换酶含量反映肺损伤状况，这也成为快速而特异性的肺损伤检测方法。

体外试验 常用的体外试验包括肺灌流、肺切片与显微解剖、离体细胞培养等。运用电镜技术、放射性同位素技术、细胞生物学技术、离体及活体生物化学技术、免疫技术等先进技术，综合地应用于化学性肺损伤及其机制研究。电镜技术有助于识别各种类型肺细胞和组织损害的微细变化；细胞学方法用于在离体条件下研究毒物作用的机理；生物化学方法可揭示肺细胞损伤和修复的机制。 （秦宇）

fenxi liuxingbingxue

分析流行病学 （analytical epidemiology）根据所假设的病因或环境因素进一步在选择的人群中探索疾病发生的条件和规律，验证所提出的病因假说是否成立的研究方法。

分析流行病学研究方法在病因研究方面起着重要作用，主要分为队列研究和病例对照研究两种，此外定组研究为后期衍生的一种类型。队列研究检验病因假设的效能优于病例对照研究及定组研究。但建立队列所需成本较高、研究时间长且实施难度大。而定组研究和病例对照研究及其衍生类型如病例交互研究，因通过研究设计降低了成本并方便研究，较受环境卫生学研究者的青睐而成为首选。

队列研究 （cohort study） 又称群组研究、前瞻性研究、发病率研究、随访研究等，即选定暴露和未暴露于某种因素的两组人群，追踪其各自的健康结局，比较两组健康结局的差异，从而判定暴露因子与健康结局有无因果关联及关联强度的一种观察性研究方法。主要用于研究环境暴露因素与健康结局的关系，进而验证疾病病因假说等，是环境与健康领域病因研究中常用的一种流行病学方法。根据特定条件的不同，流行病学中的队列（cohort）一般有两种情况，一种是指特定时期内出生的一组人群，叫出生队列（birth cohort）；另一种泛指共同暴露于某一类因素（如大气污染物）或具有某种共同特征（如某种饮食习惯）的一组人群，称为队列或暴露队列。

用途 主要应用如下：①验证病因假说。

队列研究是从因到果的研究，它可以确定与某种健康结局的发生有关联的危险因素。②描述疾病的自然史。队列研究可以描述人群疾病的自然发展过程，从疾病的易感期、潜伏期、临床前期、临床期到自然结局的全过程，即疾病的自然史。③评价干预措施的效果。干预措施是"因"，观察结局是否改变为"果"，队列研究可做出因果关系的评价。例如，评价食盐中加碘预防地方性甲状腺肿的效果，可用队列研究观察加碘后地方性甲状腺肿的发病率是否下降来判断。④研究某种环境暴露和相关健康结局发生的长期变动趋势，为制定环境保护规划和预防措施等提供依据。

特点 表现在：①属于观察性研究。队列研究中所观察的暴露因素不是人为给予的，而是客观存在于研究人群中，暴露情况及其变化由研究者观察获得。这是区别于实验研究的重要标志。②属于前瞻性研究。开始研究时，疾病或观察的结局尚未出现，随访一段时间后，才能观察到研究结局是否发生。从时间顺序来看，是从现在到将来的研究方法。③按是否暴露分组。队列研究按研究对象是否暴露于所研究的因素分为暴露组和非暴露组（对照组）。④由"因"推"果"。在队列研究中，危险因素的暴露出现于疾病发生之前，即原因已经存在，结果随后发生；通过直接计算两组的发病率、死亡率和相对危险度，能确定暴露因素和结局的因果关系，因此检验病因假设的能力强于病例对照研究。⑤尤其适合于暴露率低的危险因素与疾病关系的研究。在研究分组时，对暴露率低的情况，可先选择特殊暴露人群，然后随访一段时间，观察其发病情况，这可极大地提高研究效率。⑥观察时间一般较长。队列研究先有暴露，然后要"等待"病例的出现。"等待"时间即随访时间的长短，取决于所研究疾病的潜伏期，即从接触暴露因素到疾病发生的这段时间的长短。因此，队列研究更适合于急性疾病的研究。

类型 根据研究时健康结局是否出现，将队列研究分为前瞻性队列研究、历史性队列研究和双向性队列研究。

前瞻性队列研究 研究开始时健康结局还没有出现，根据当时研究对象对某因素的暴露状况分为暴露组和非暴露组，然后随访观察健康结局的发生情况。

历史性队列研究 研究者根据既往的暴露记录和资料来确定研究对象的暴露分组，并确定研究对象从过去某时点直到研究开始这段时间内，暴露组和非暴露组健康结局的发生情况。与前瞻性队列研究的主要区别在于研究对象的确定和分组是根据研究开始时的资料（前瞻性）还是历史性资料（历史性），研究对象的健康结局是发生在研究开始之前（历史性）还是之后（前瞻性）。前瞻性研究资料可靠性强、偏倚较小、确证力较强，而历史性研究需要有暴露和健康效应的详细资料，否则研究的可靠性和真实性较差；前瞻性研究所需时间较长、成本较高，而历史性研究可在较短时间内完成，节省人力、物力和财力。

双向性队列研究 也称混合型队列研究，即在历史性队列研究之后，继续前瞻性观察一段时间，它是将前瞻性队列研究与历史性队列研究结合起来的一种设计模式，因此兼有两者的优点，且在一定程度上弥补了相互的不足。

设计与实施 队列研究的具体设计和实施步骤包括以下内容。

确定研究目的 这是队列研究的第一步，即根据目前存在的一些病因线索提出病因假设，然后开展研究以验证假设是否科学、正确。可以先开展横断面研究或病例对照研究来初步验证假设，然后再根据以上研究情况提出队列研究的检验假设。

确定研究因素 队列研究中的研究因素通常称为暴露因素或暴露变量。首先根据研究目的来确定暴露因素，然后通过查阅以往文献或请教有关专家，同时综合考虑本次研究目的、财力和人力的限度以及对研究结果的精确度要求等因素后，对暴露因素进行合适的定义。另外，对暴露因素要尽可能进行定量化，并且要考虑到暴露时间的长短以及是否需要连续暴露。除了确定影响研究结局的主要暴露因素，还应尽可能地收集其他次要的暴露因素及一般特征的相关资料，以便全面充分地说明研究结果。

确定结局 结局指研究者预期的结果事件。结局不仅限于发病，还有死亡和各种化验指标，如血清抗体的滴度，血脂、血糖达到一定水平等。判断结局的标准应尽量采用国际或国内统一标准。另外，需考虑到疾病的不同类型和不同临床表现等，还应注意记录其他可疑的症状或现象供以后详细分析。

研究人群的选择 首先要明确队列人群的特征，包括性别、年龄、职业、地区等，还须考虑人口稳定、易于合作、便于随访、有较高的人群暴露率和发病率。有时为某种研究目的选择特殊暴露人群，如职业人群。为了节省人力、物力或者便于组织，可选择便于研究的人群。如多尔（Doll）和黑尔（Hell）所开展的吸烟与肺癌关系的前瞻性研究，是以1951年英国登记的全体医生（59 600人有答复，实际可用的有40 710人）作为调查对象。

对照组的选择 应注意其与暴露人群的可比性，即对照人群除未暴露于所研究的因素外，其他各种因素或人群特征应尽可能与暴露人群相似。

对照包括以下几种类型：①内对照。在同一研究人群中，采用没有暴露或暴露水平较低的人群作为对照即为内对照。队列研究应尽量选用内对照，这种对照较为理想，因为除暴露因素外，其他特征与暴露人群的可比性好。而且两组接受相同的随访方式，故具有相等发现健康效应的机会，信息偏倚小。但研究环境或职业暴露时难以实施，因非暴露组易被"污染"。②外对照。职业人群或特殊暴露人群常需在该人群之外特设对照组，叫外对照。以铅污染为例，可在污染区选择一个儿童队列作为研究组，在非污染区选择条件相同的一个儿童队列作为对照组。外对照可以避免非暴露组被"污染"，但是可比性受一定影响。③总人口对照。即暴露人群的发病率与一般人群进行比

较。环境流行病学研究中常用此类对照。做比较时注意总人口应与暴露组在相同地区（地理可比），即最好使用暴露组所在地区的总人口资料；应与暴露组随访观察同时期（时间可比）。在评价职业暴露危险性的研究中，应注意"健康工人效应"，一般不采用总人口作为对照。总人口对照的优点是一般人群的发病率或死亡率比较稳定且较容易得到，可节省大量的经费和时间。缺点是资料不够全面、不精确或可能缺乏要比较的项目，另外与暴露人群的可比性较差。④多重对照。有时为了避免采用一种对照进行比较带来的偏倚，可采用上述多种对照形式，即多重对照。无论采用哪种对照方法，在对研究结果下结论前，必须仔细评价暴露组与对照组在其他可能影响研究结局的因素或特征方面的可比性。

确定样本大小 队列研究的样本大小主要取决于4个参数：①一般人群中所研究疾病的发病率水平 P_0。P_0 越接近0.5，所需观察的人数越少。②暴露人群的发病率 P_1。用一般人群发病率 P_0 代替非暴露组的发病率。两组之差 $d = P_1 - P_0$，d 值越大，所需观察人数越少。③显著性水平，即检验假设时的第一类错误的概率 α 值。④把握度（power），即 $1-\beta$（β 指第二类错误的概率）。用查表法或公式法确定样本量。还需注意通常采用暴露组与对照组两组等量的方法；通常按10%来估计失访率，故计算出来的样本量再加10%作为实用样本量。

资料的收集 包括：①暴露资料的收集，包括查阅历史记录，如医疗记录和职业暴露史等；询问调查，即用调查表由调查员访问填写或通信调查，收集研究对象的生活习惯和生活方式等资料，如吸烟、饮酒、饮食习惯等；环境监测，可获得暴露水平的数据，如室内外污染物的浓度；生物监测，获得生物标志的数据，如血铅、发汞水平等。②结局资料的收集，通过定期随访和检查或查阅医疗记录、职业记录等获得相关数据。③随访，确定研究队列并得到研究对象的基本资料和环境暴露资料后，对每个研究对象进行随访。随访的目的是确定研

究对象是否仍处于观察之中，即确定分母信息；确定研究人群中的结局事件，即确定分子信息；进一步收集有关暴露和混杂因素的资料，以备分析资料时使用。

随访中要注意：①失访，研究对象因各种原因离开观察队列。研究对象失访过多，会带来失访偏倚，研究的准确性受到影响，因此应尽量避免。②观察终点，研究对象出现了预期的结局，达到了观察终点，就不再对该研究对象继续随访。观察终止时间是指整个研究工作截止的时间，应以暴露因素作用于人体至产生结局的一般潜伏期作为确定随访期限的依据。若在观察终止前研究对象出现死亡或发生其他健康结局而终止观察，则为失访，不能认为是达到终点。

结果分析　队列研究结束后，应对所获得的资料进行整理，然后进行分析。分析的内容包括：①均衡性检验，看暴露组和对照组是否有可比性，在人群选择时是否控制了混杂因子，如年龄、性别等。②发病率或死亡率、健康指标的检出率或异常率等，与对照组或全人群率比较。③显著性检验，当样本很大而率值很小时应用 Poisson 分布 u 检验，当率值较大且样本较小时，用卡方检验。④相对危险度（暴露组与对照组的危险度之比）和超额危险度（暴露组发病率与非暴露组发病率相差的绝对值）。⑤时间 - 反应关系或暴露 - 反应关系。⑥人年的计算，队列研究因随访时间较长，观察人数会不可避免地发生变动，有时队列成员的起始观察时间也不一致，因此每个成员受观察的时间不同；研究对象的年龄不断增加，各年龄组人数变动，暴露水平也可能变化。因此，分析结果时必须将这些变动尽可能估计在内。用观察的人年数（人数和生存年数的乘积）作为计算率的分母，是解决该问题的一种方法。观察期不长而人数较稳定的队列研究不必计算人年。

优点　包括：①可以直接获得暴露组与非暴露组的发病率或死亡率，因此可直接估计相对危险度；②由于原因发生在前，结局发生在后，故检验病因假说的能力较强；③有助于了解疾病的自然史并且可以获得一种暴露与多种疾病结局的关系；④样本量大，结果比较稳定；⑤可以了解基线率，因而能够发展和实施控制、预防和健康促进规划；⑥可发现需要干预、治疗和控制的新病例的资料；⑦所收集的资料完整可靠，不存在回忆偏倚。

局限性　包括：①不适于发病率很低的疾病的病因研究；②由于长期的研究与随访，因死亡、中途退出、搬迁等造成的失访难以避免；③研究较费时间、人力和物力等；④随着时间推移，未知的变量引入人群，可能导致结局受影响；⑤研究的设计要求高，实施难度大。

病例对照研究　环境流行病学最基本的研究类型之一，是常用的一种探索病因的流行病学方法。它以现在确诊的一组患有某种疾病（或不良健康效应）的人为病例，以一组或几组未患该病的人为对照，调查他们过去对某个或某些可疑环境病因（统称研究因子或研究变量）的暴露有无和水平高低，通过对病例组和对照组的比较，推断研究变量作为病因的可能性。若病例组有暴露史者的比例高于对照组，在统计学上有意义，则可以认为这种暴露与患病存在联系。为证明这种联系是否为因果联系，一般还需进行队列研究或实验研究。其原理是从某种疾病（健康结局）出发，探讨可能的病因，即由果求因，在时间角度上是逆向的，又称为回顾性研究。在环境流行病学研究中，病例对照设计中的暴露，通常指外环境暴露因素，如大气污染物等。因为该研究方法所需要的调查对象数目少，人力、物力较节省，获得结果较快，所以它通常是罕见病的病因研究唯一可采用的方法。

用途　主要应用于：①探索或验证疾病的病因，评价疾病预防效果；②筛选和/或评价影响疾病预后的因素。

特点　病例对照研究除具有分析性研究的一些共性特征，如需要设立对照组等，还具有自身所独有的特点：①属于由果及因的研究，研究者预先已知观察的"结果"，然后再去弄清导致这种"结果"的"原因",故而是一种"从果到因"的回顾性的研究方法,但从时间序列上来看,仍然是一种纵向的研究。②暴露情况通常通过回顾获得,由于暴露资料可通过直接调查研究对象,即他们回忆过去的暴露情况获得,因此整个研究所需的人力、物力和时间可大为节省,研究效率较高,但研究中往往存在回忆偏倚。③可同时研究多种暴露因素,在收集资料过程中,可通过调查表同时收集与疾病相关的多种因素的暴露资料,所以病例对照研究最适合用于筛选疾病的危险因素。

类型 病例对照研究可从目标人群的来源、病例与对照是否匹配等方面来进行分类。

根据目标人群的来源,可将病例对照研究分为两种:一种是以人群为基础的病例对照研究,目标人群为某一特定的自然人群,研究对象是该人群中符合纳入标准的某疾病的确诊患者,对照则来源于同一人群不患该病的个体(包括正常人);另一种是以医院为基础的病例对照研究,目标人群可以理解为一个特殊人群,即普通人群中因有病而到特定医院就诊的个体的集合,其对照可以是不患所研究疾病的其他类型的患者。

根据病例与对照是否匹配,可将病例对照研究分为病例与对照不匹配和病例与对照匹配两种类型:①病例与对照不匹配。在设计所规定的病例和对照人群中,分别抽取一定量的研究对象,一般对照的人数要等于或多于病例的人数。对照选择时没有其他特殊的规定。②病例与对照匹配。匹配(matching)或称配比,即要求对照在某些因素或特征上与病例保持一致,目的是对两组进行比较时排除匹配因素的干扰,进而分析和阐明影响疾病发生、发展的真实因素。例如,研究中常以年龄作为匹配因素,在分析比较两组资料时,可消除两组年龄特征的差别造成的对疾病和因素的影响,从而更真实地阐明所研究因素与疾病的关系。根据病例与对照配比的数量关系,可以将匹配分为个体匹配和频数匹配。个体匹配是指给每个病例选择一个或几个对照,配成对或配成伍,使

对照在某些因素或特征(如年龄、性别等)方面和与其相配的病例相同或基本相同。这些因素或特征称之为匹配因素(matching factor)或匹配变量(matching variable)。频数匹配是指匹配因素所占的比例在病例组与对照组一致。

衍生类型 近年来,为满足环境流行病学发展需要,在传统流行病学基础上又扩展了许多新的病例对照研究设计类型,如巢式病例对照研究、病例队列研究、单纯病例研究、病例交互研究等。这些方法设计效率高、研究花费少、适用范围广,在环境与健康研究领域某些方面具有传统流行病学方法无法替代的优势。

巢式病例对照研究(nested case-control study) 又称套叠式病例对照研究,由美国流行病学家曼特尔(Mantel)在1973年提出,是将队列研究与病例对照研究的设计思路相结合而形成的,因此其兼有队列研究和病例对照研究的优点。基本原理是首先根据一定条件确定研究队列人群,然后收集队列中每个成员的暴露、混杂因素等信息以及生物标本,并对该队列随访一段预先确定好的时间,将随访期内发生的全部病例(出现所研究的健康结局)组成病例组,将该队列内在病例发病时尚未发生所研究的健康结局并且年龄、性别、社会阶层等因素与病例相匹配的人组成对照组,随后分别对病例组和对照组的相关资料及生物标本进行检查、整理,最后按病例对照研究(一般是匹配病例对照研究)的统计分析方法对资料进行分析和推论。

根据队列确定的时间可将巢式病例对照研究分为前瞻性巢式病例对照研究和回顾性巢式病例对照研究两种。按是否匹配选择对照可将巢式病例对照研究分为匹配巢式病例对照研究和不匹配巢式病例对照研究两种。

巢式病例对照研究的优点包括:①与传统病例对照研究相比,病例和对照均源于同一队列,因此产生选择偏倚的机会减少,并且病例组和对照组同质,所以具有较好的代表性和可比性。②暴露资料的收集是在发病或死亡前,避免了回忆偏倚。若研究结果显示暴露与疾病

是存在关联的，而该关联又与因果推断的时间顺序相符合，则因果联系的论证强度高。③统计和检验效率均高于传统病例对照研究，还可以计算疾病频率。④比队列研究所需样本小，节约了大量的人力、物力和财力。⑤可用于罕见病以及分子流行病学研究。

巢式病例对照研究的缺点包括：①统计效率比队列研究略低。②回顾性评价研究因素水平的能力会影响探索病因的能力，能力不足可能导致测量偏倚或遗漏，最终造成所估计的效应的扭曲。

病例队列研究（case-cohort study） 由普伦蒂斯（Prentice）在1986年提出，是将队列研究与病例对照研究相交叉，融合以上两种研究的优点后形成的一种新的研究方法。基本原理是首先确定研究队列人群，然后按一定比例采用随机方法从队列中抽出一个有代表性的样本（子队列）作为对照组，按研究疾病的病程、自然史来确定随访期限，随访结束时，将全队列中患有所研究疾病的全部病例作为病例组，最后用合适的统计方法比较分析病例组和对照组的资料，以探索影响疾病发生、生存时间及预后的环境暴露等影响因素。

病例队列研究的优点包括：①病例队列设计样本量一般只需队列研究的1/6，因此相比于队列研究，该研究方法节约了样本量并节省了人力、物力和财力。②由于一个对照组可用于研究多种疾病，所以该研究方法设计效率高。③即使不能获得队列中每个成员的信息，仍可估计RR值（相对危险度）。④因无须与病例匹配，所以对照选择较简单。⑤可监测整个研究过程中子队列的依从性、生物学前体的变化。

病例队列研究的缺点包括：①对照组中含有部分所研究疾病的病例，即病例组和对照组相重叠。若要达到相同的统计效率，对于相同数量的病例，病例队列研究比病例对照研究需要更多的对照数量。但如果病例队列研究的健康结局不常见，则所需的额外对照数就很少。②病例队列研究所涉及的分析计算较复杂。

单纯病例研究（case-only study） 又称病例-病例研究。由彼格罗施（Piegorsch）和贝格（Begg）等流行病学家于1994年提出，近年来逐渐被应用到环境流行病学领域，特别是基因与环境因素交互作用的研究中。但该方法仅可用来评价基因与环境对于某疾病的交互作用，不能获得基因与环境各自对疾病的主效应。单纯病例研究的应用需满足前提条件，即正常人群的基因型相对所研究的环境暴露是独立发生或不影响环境暴露，且所研究的健康结局较少见［此时OR值（比值比）可用来估计RR值）］。

单纯病例研究的基本原理是将某一患病人群拟定为研究对象（无须正常对照组），通过回顾性调查的方法收集每一研究对象的环境暴露、一般情况、相关混杂因素及其他宏观资料。同时采集病人的生物标本，并利用分子生物学技术检测其基因型，根据是否具有某一基因型将病例分为病例组和对照组（若基因型较多，也可分成多组别）。在调整其他协变量（如性别、年龄、种族、职业等）的情况下，按照基因型和环境暴露情况进行分层分析或利用非条件logistic回归模型等，用以获得该疾病的基因和环境相乘模型交互作用的估计。

单纯病例研究的优点包括：①特别适合于研究肿瘤以及罕见慢性病。②相比于传统病例对照研究，检测基因与环境交互作用的可信区间更窄。③所需样本量比传统病例对照研究样本量的一半还少。④因无须对照，从而避免了选择对照所带来的偏倚。⑤节约了人力、物力和时间，且组织实施起来较容易。

单纯病例研究的缺点包括：①仅能估计基因与环境因素的相乘交互作用，无法获得二者各自的主效应。②仅适用于研究患病率不超过5%的疾病。③对于研究基因外显率高的疾病不适用。④存在病例对照研究中选择病例所带来的常见偏倚，以及亚人群环境暴露率不同和基因型频率不一致所带来的偏倚。

病例交互研究 又称病例交叉研究，由麦克卢尔（Maclure）于1991年首次提出，是一种用于研究短期暴露对罕见急性事件的急性效应的流行病学方法。该研究方法的基本思路是选择已发生某急性事件的对象作为病例，分别调查病例在事件发生时以及发生前的暴露情况和暴露程度，从而判断暴露危险因素与所研究事件之间是否存在关联以及关联程度的大小。病例交互研究可分为单向病例交互研究和双向病例交互研究。

单向病例交互研究为最初的应用类型，考虑到事件的发生有可能影响到事件发生后的暴露，因此研究仅收集事件发生前的时间为对照时间。

双向病例交互研究收集事件发生前及发生后的时间为对照时间。单向回顾性对照样本信息会因暴露的时间趋势而导致对照的暴露多于或少于病例的暴露，从而产生选择性偏倚。如果事件发生的结果未影响事件发生后的暴露，可以同时收集事件发生前后的暴露资料进行评价，用以消除暴露的时间趋势所造成的偏倚。与行为暴露相比，事件发生不会影响事件发生后的暴露水平，所以这种研究设计常用于研究环境因素暴露的作用（如大气污染对人群死亡的效应研究）。

病例交互研究的优点包括：①特别适用于研究罕见的急性事件，如车祸、伤害等。②无需设对照，从而避免了对照选择所带来的偏倚。③由于对照即为病例自身，因此可排除病例与对照之间的偏倚（如遗传因素、年龄、社会经济状态等）。④通过精妙的研究设计避免了采用一些复杂的数学模型来进行统计分析。⑤节约了样本量，节省了人力、物力和财力，易于组织实施。

病例交互研究的缺点包括：①一般要求暴露非常短暂，从暴露到事件发生的时间很短，而且暴露的滞后效应很少。因此，病例交互研究一般不用于评价某干预措施的累积作用或慢性病的进展情况。②有时难以避免信息偏倚以及暴露的时间趋势所带来的混杂偏倚等。

设计与实施　病例对照研究的实施步骤包括以下内容。

提出病因假设　在广泛查阅文献、对实际的环境与健康问题分析提炼的基础上，提出研究假设。

确定研究设计的类型　病例对照研究通常采用匹配设计和非匹配设计两种。非匹配法较匹配法容易，且丧失的信息少，但该方法本身不能控制混杂因素，应在统计分析中予以弥补。匹配可提高病例组与对照组的可比性，并能控制某些混杂因素。但在匹配设计中要慎重选择匹配因素；可疑病因不能作为匹配因素；病例与对照的比例，一般为1∶1，也可以是1∶2，甚至1∶3或1∶4，最多不超过1∶4；匹配的因素不宜过多，避免发生匹配过度，增加工作难度。在研究实施过程中，如果是探索和筛选影响健康结局的可能环境危险因素，可采用非匹配或频数匹配设计；若是罕见病，病例数会很少，可采用个体匹配设计，因为匹配设计一般比非匹配设计的统计学效率高，但匹配比不要超过1∶4。以较小的样本获得较高的统计效率是病例对照设计的重要原则。

选择病例与对照人群　选择病例与对照的基本原则是代表性和可比性。代表性是指所选择的病例和对照分别能代表总体中的病例和非患病群体，但事实上通常是这些病例与对照的抽样样本。病例和对照选择的思路一般是按照研究目的来选择病例组，进而可以确定源人群，最后根据源人群选择出对照组。可比性是指对照组要在非研究因素（如性别、年龄等）方面与所选的病例组一致，这样所得出的结果差异才会不受这些非研究因素的影响。

病例的选择应采用统一、明确的疾病诊断标准，尽量采用国际通用或国内统一的诊断标准，以便进行研究间的比较。若采用自订的标准，则要注意均衡诊断标准的假阳性率和假阴性率的高低。一般认为新发病例比现患病例作为研究对象要好。一般可从医院选择病例，收集相对容易，诊断准确性高，但代表性差，易引起选择偏倚；根据现况调查或发病登记报告从社区选择病例，代表性好，结果可推及全部人群，但病例收集较困难，病例特征的不均匀性较大。

对照的选择是病例对照研究的关键之处，往往比病例选择更复杂、更困难。选择对照时，应选择与病例同一人群的未患病者；应当尽量减少或消除混杂因素的影响，如用年龄来匹配以消除年龄因素的影响；在测量方面，对照应与病例有同样的测定准确度和精度。从全人群中选择对照，结论可推及总体，但选择和调查过程费事，无应答率高，且调查环境与病例不同，可能引起偏倚；从医院选择对照，来源多，方便管理，但应排除因患有与研究变量有关的疾病而住院的其他病人；从病例的亲属、同事和邻居等群体中选择对照，可比性较好，但应注意避免配比过度。

计算样本量 需根据人群中暴露者的比例、预期的相对危险度、第一类错误的概率、把握度等流行病学参数用查表法或公式法计算样本量。

环境暴露与人群健康资料的收集 包括现有资料的收集和问卷调查。现有资料的收集包括医疗记录、登记报告资料、职业史记录、访问调查、通信调查、环境污染监测记录、污染源调查记录等。问卷调查中问卷设计要简单明确，逻辑性强，还应顾及最后整理分析时的表格。

数据统计分析 包括：①环境监测数据分析。②均衡性检验。对两组的年龄、性别、职业、民族等因素进行比较。③研究因子分布情况的描述。④相对危险度计算。在病例对照研究中，通常用 OR 值来估计相对危险度。各研究变量与患病危险度的联系用 2×2 表的模式进行分析检验。⑤混杂因素的控制。在设计阶段，匹配是病例对照研究控制混杂的重要方法。匹配因子必须是已知的混杂因子，至少有充分理由怀疑是混杂因子，否则不配对。在分析阶段，可采用分层分析或多因素统计分析排除混杂因素的影响。

结果解释 一般可以得到暴露因素与健康结局之间较为明确的统计学相关或暴露-反应关系。由于病例对照研究是从果到因的逆向推理，因此一般难以获得可靠的因果关系结论，但可为进一步研究提供病因线索。对于这类研究结果的解释要慎重。

优点 包括：①研究效率高，病例对照研究所需样本含量小，研究时间短，人力、财力和物力均较节省，研究的可行性好，因此获得结果较快。②适用于发病率低的罕见疾病的研究，病例对照研究在研究开始时，疾病已经发生，只要找到足够的病例数，或通过增加对照的数量来满足样本量即可进行研究。有时，病例对照研究是某些罕见病唯一的研究方法。③适用于潜伏期较长疾病的研究，对于某种疾病，若潜伏期很长，病例对照研究是比较适合的研究方法。但若对于这类疾病的研究能够选择合适的时间点，也可采用队列研究。例如，研究吸烟与肺癌的相关性，从个体暴露在吸烟的条件下，到肺癌的发生可能需要 20 ~ 30 年，如果能够选择吸烟年限已经比较长的个体来进行队列研究也是可行的，如选择 50 岁以上年龄段的研究对象进行队列研究。④能够同时分析多个暴露因素，例如，采用病例对照研究调查冠心病的危险因素，在确定了冠心病患者为病例组、非冠心病患者为对照组后，可同时调查吸烟、饮酒等在病例组和对照组的水平，从而分析以上因素与冠心病之间的相关性。对病因未明疾病的危险因素的探索，首选病例对照研究方法。⑤更符合以人群为研究对象的医学伦理学，由于在研究开始时，结局（疾病）已经发生而且与此有关的各种危险因素也已存在，因此对研究对象的伤害最小。

局限性 主要有以下几个方面：①不适合研究人群暴露率低的因素。若研究因素的暴露率很低，为保证足够的统计学把握度，需要很大的样本量，使得研究较难实现。②研究结果易受多种偏倚（如选择偏倚、回忆偏倚、测量偏倚）的影响。病例和对照的选择不合理，可能致使研究对象缺乏代表性，带来选择偏倚。既往暴露是通过回忆获得的，会产生回忆偏倚。若对研究因素的定义不明确或测量尺度不合理，则会引起测量偏倚。以上这些偏倚均会影响研究结果。③有时很难正确选择对照组。理论上，对照组应来自与病例组在同一时点和范围的非患病人群，而在现实操作中，常难以完全满足这一要求。④由于不能确定人群中疾病的发病率，因此不能直接计算相对危险度。病例对照研究中一般没有目标人群的发病情况、人口学等背景资料，故无法计算出暴露组和非暴露组的发病率，通常用病例组和对照组的暴露率比来估计所研究疾病的相对危险度。⑤难于推断暴露与疾病的时间顺序。研究开始时疾病已经发生，发病前研究因素的暴露史是通过研究对象的回忆获得的，其因果关系的时间顺序难于判断，因此难以验证因果关系。

定组研究（**panel study**）　是选择一组研究对象（通常样本量较小），在一个时间段（如一个月）的不同时点对该组研究对象的健康结局指标反复观测，并收集有关的环境暴露指标数据，然后进行综合分析、获得结果的研究方法。定组研究是环境流行病研究中一个新的研究设计类型。

用途　定组研究以往在预测社会学或经济学的长期变化或累积效应方面作用显著，典型案例研究或横断面研究通常难以做到。近年来，定组研究在环境与健康领域多用于短期环境因素变化与相应健康效应变化的动态相关分析。例如，2008年6—9月在北京开展的一项定组研究，对26例老年心血管疾病患者定期随访5次，测量其心率变异性指标与同时间大气污染物浓度变化的相关关系，在有效控制其他影响因素后，发现大气污染物的暴露与老年心血管疾病患者的心率变异性改变有关。

设计与实施　实施步骤包括以下几个方面：①确定研究目的。根据以往研究提示的病因线索提出病因假设。②确定研究因素和结局。根据研究目的确定暴露因素和测量方法以及结局指标和收集方法。同时还要明确研究时间长度和观测次数。③选择研究人群。为了节省人力、物力或便于组织，一般选择便于研究的人群。首先要明确研究现场，然后根据入选标准确定一定数量的研究人群。④收集资料。

每次随访收集暴露资料和健康结局资料。⑤结果分析。由于定组研究的资料收集属于重复性测量，因此采用混合效应模型分析研究因素与健康结局的关系。

优点　包括：①因观察期相对较短，可控制研究对象的长期既往暴露对于健康效应的干扰，而且通过在不同时点上对相同人群的健康效应进行比较，可以较好地控制群组间的变异和许多混杂因素。②由于研究设计上相当于短期随访，故因果时间链合理。③短期内观察频率较高，因此能够大大提高对某些急性健康效应（如心肌梗死、哮喘等）与可疑环境诱因之间的动态相关或因果关系方面研究的敏感性和准确性。④由于样本量小，观察期短，一个研究可同时观察更多个指标，因此研究效率更高。

局限性　包括：①参与者通常难以募集。因为人们通常不愿多次重复填写问卷、接受检查或采集生物样本。②失访出现。参与者中途可能遇到这样或那样的问题而停止参与。样本量减少，会降低研究效率。③研究设计的内部有效性。定组研究的变量要根据时间顺序测量多次，但是只有在原因变量在效应变量之前发生及其他可能导致结果变量变化的原因都排除的条件下，才能确定因果联系。如果定组中失访率较高，那么可能会因为剩余的研究成员间的协变量关系不同而使结果出现偏倚。④研究设计本身的脆弱和不稳定。由于研究对象要经过多次重复测定和调查，其间可能对测试和询问内容产生适应，因此导致样本代表性降低，信息偏倚增加。⑤结果受指标监测仪器和方法的影响很大。在整个观察期应保证监测仪器和方法的稳定和一致。如果在研究对象的多次监测中使用不同的仪器或方法，监测本身的可比性会受到破坏而使结果出现偏倚。　　（胥美美）

fenmeng

粪锰（manganese in stool）　粪便中锰元素的含量。粪锰是锰接触的生物监测指标，在排除饮食的影响后，其含量可作为锰接触的生物监测指标。体内排出的锰大部分以粪锰的形式排出。粪便样品采集后应立即冷藏或冷冻保存。可采用过硫酸铵氧化法和高锰酸钾法对粪锰进行测定。过硫酸铵氧化法即在酸性溶液及硝酸银存在的条件下，用过硫酸铵使锰氧化或紫色物质，通过标准曲线及比色法进行定量。高锰酸钾法是在稀硝酸溶液中用高锰酸钾将锰氧化为紫红色的高锰酸，于波长 530 nm 处进行光度测定。粪锰的测定结果可以反映近期锰的吸收程度，我国建议以 0.12 mg/g 作为粪锰的正常值，一般以 40 mg/kg 作为正常上限。锰在地球上广泛分布，不同地区和不同饮食习惯的人群体内锰的含量差别较大，因此体内生物标本锰的正常值应根据当地正常值而定。

（魏红英）

fengniubing

疯牛病 （mad cow disease） 全称为"牛海绵状脑病"（bovine spongiform encephalopathy，BSE），是一种发生在牛身上的进行性中枢神经系统病变。疯牛病是一种典型的人畜共患病，是 1985 年年底英国兽医在牛身上发现的一种致命性疾病，之后不到 20 年的时间，疯牛病就已扩散到了欧洲、南北美洲和亚洲的几十个国家，造成大量的经济损失。

病原 朊粒（prion）又称朊病毒，是引起疯牛病的病原体。朊粒是一种不含核酸和脂类的疏水性糖蛋白，对理化因素抵抗力很强。有研究发现疯牛病脑组织能耐受 2 mol/L 的 NaOH 处理 2 h，其脑组织匀浆经 134～138℃处理 1 h 对实验动物仍有传染性。将疯牛病组织置于 10%～20% 福尔马林中数月仍有传染性。朊粒在土壤中可存活 20 年。朊粒具有蛋白酶抗性，在感染者体内既无特异性的免疫反应，又无持续的生化和血液学改变。

流行病学 病牛发病年龄多为 4～6 岁，2 岁以下的病牛罕见，6 岁以上牛发病率明显减少，小牛感染疯牛病的危险性为成年牛的 30 倍。这种年龄依赖易感性，可能与牛肠道生理学和免疫学随年龄增长而发生改变有关。除牛外，迄今已发现 6 种野生牛科动物（林羚、好望角大羚羊、大角斑羚、阿拉伯大羚羊、大捻角羚、弯角大羚羊）、家猫和 3 种野生猫科动物（美洲狮、猎豹、豹猫）自然感染类似的海绵状脑病。疯牛病的流行特点表现为乳牛发病多于肉牛，这种差异是饲料管理方式决定的：由于乳牛出生后不久用代乳品人工喂养，代乳品内含被病原体污染的肉骨粉（可能达 5%），此后也补饲含肉骨粉的高蛋白饲料，从而易于感染疯牛病。

发病机制与病理 目前最广泛被接受的假说是"蛋白假说"。此假说认为朊病毒不具有核酸，而是由细胞朊蛋白（cellular prion protein，PrP^c）的一种异构体构成。PrP^c 为一种正常蛋白，在神经元外表面大量存在；当 PrP^c 进入正常细胞后，能使 PrP^c 或其前体转化为 PrP^{sc}，从而对细胞造成损伤。PrP^{sc} 具有潜在的神经毒性，大量 PrP^{sc} 在脑内的积累可抑制二价铜离子与超氧化物歧化酶或其他酶的结合，从而使神经细胞的抗氧化能力下降，PrP^{sc} 还可抑制星形细胞摄入能诱导其增殖的谷氨酸。此外，细胞内的 PrP^{sc} 还可抑制牛磺酸调节的微管蛋白聚合，导致 L-型钙通道发生改变，进而使细胞骨架失去稳定性，最终导致神经细胞发生凋亡并形成空泡状结构，进而使各种信号传导发生紊乱；外在表现为自主运动失调、恐惧、生物钟紊乱等症状。该病的病理变化以灰质的空泡化为特征，脑干灰质有两侧对称的变性病理变化，神经纤维网中有中等数量、散在的卵圆形和圆形空泡；在空泡形成部位，经常可以看到神经胶质细胞和星形胶质细胞增生。与神经元的空泡化相联系的神经元变性的另一证据是偶见楔形孤立的坏死神经元。坏死的神经元很少显示噬神经细胞作用。

临床表现 主要表现为神经系统症状和全身症状。神经系统症状较全身症状出现早，最常见的症状是行为异常、共济失调和感觉过敏；要注意与其他神经系统疾病的临床症状相区别。病牛最常见的全身症状是体重下降和产奶量减少，绝大多数病牛食欲良好。根据临床症状可以做出初步诊断，但即使是有经验的兽医，临床诊断的病牛也会有 20% 是假阳性。

综合来讲，临床上主要表现为：①精神状态异常，表现为焦虑不安，狂暴、磨牙、嗜睡，用头摩擦其他物体等；②感觉异常，病牛对触摸、光和声音过度敏感，挤奶时乱踢乱蹬，有人靠近时，会出现攻击行为；③运动障碍，表现运动失调（主要是后肢）、步态异常、倒卧等；④病的初期常见后肢运动失调、站立困难、步态不稳、头部和肩部肌肉震颤和抽搐、恐惧、高度敏感等。

诊断 目前还没有一种可用于临床活体诊断疯牛病的方法。可根据流行病学特点和典型症状，对疯牛病做出初步诊断。确切诊断尚需组织病理学检查，一旦发现疯牛病特征性病理改变，即可确诊。实验室诊断方法有：①组织病理学检测，可以通过免疫印迹、免疫组织化学、免疫荧光等方法，检测组织中沉积的 PrP^{sc}；②脑电图诊断，疯牛病感染牛可出现异常的脑电图，可用于此病的生前诊断，这是英国法定的诊断方法；③电镜检查，对诊断有重要意义。通过抗血清检测 PrP^{sc} 存在感染浓度低、不易检测等技术屏障。建立特异性高、简便、非创伤性和有早期诊断效果的检测方法是当前疯牛病生物学诊断研究的重要课题。

防治措施 疯牛病的防治已受到国际社会的极大关注。联合国粮食及农业组织（FAO）和世界卫生组织（WHO）发表声明指出，必须停止使用含有动物来源蛋白的饲料。自 2001 年起，欧洲国家和组织都采取了疯牛病监测措施。美国严禁 20 世纪 80—90 年代去过英国或在英国居住超过 6 个月的人献血。疯牛病既无有效疫苗进行免疫预防，也无有效药物治疗。目前主要针对该病的可能传播途径采取措施进行预防。虽然我国迄今尚未发现疯牛病病例，但是随着国际贸易的不断扩大，疯牛病病原因子的传入随时存在可能。为此必须提高警惕，加强疯牛病的进出口检疫工作，并建立完善的疯牛病监测体系，加强各国之间的交流与合作，积极开展疯牛病的早期诊断、病原快速检测手段等方面的研究，尽快找出疯牛病的有效防治措施，为最终消灭疯牛病、保障人类健康做出努力。

展望 朊粒的发现使中心法则有待修改，朊粒 PrP-PrP^{sc}“自他复制”的遗传过程是蛋白质与蛋白质之间遗传信息的输出与输入过程，其增殖过程不涉及核酸复制，与中心法则相抵触，表明遗传信息并不仅仅是中心法则所说的信息大分子的一级序列，信息大分子的构型也是一种信息，而且是一种遗传信息。朊粒的发现使经典 Anfinsen 原理有待修改。经典的 Anfinsen 原理认为蛋白质的氨基酸序列唯一地决定其高级结构，而朊粒的发现意味着相同的氨基酸序列在不同的环境中可以形成不同的空间结构，这大大增加了破译第二遗传密码的难度。虽然已经取得大量的关于朊粒生物学特性的认识，但仍有许多问题没有找到答案，新技术的开发和新观念的引入促使我们从新的角度重新理解中枢和外周神经系统朊粒的致病机制，其中一些也适合于其他神经退行性疾病的研究。

（魏红英）

氟斑牙（dental fluorosis） 在牙齿发育形成期间，机体摄氟过多导致牙釉质矿化不全而引起的牙体硬组织改变，临床上肉眼可见牙釉质表面失去正常光泽，出现白垩、着色、缺损样改变，是地方性氟中毒的早期表现和突出特征。氟斑牙在世界各国均有报告，我国氟斑牙流行区很多，几乎各省都有报道，山区和沿海地区相对比较严重。

发病机制 当过量的氟进入体内，可使大量的氟化钙沉积于正在发育的牙组织中，影响牙釉质形成正常的棱晶结构，而产生不规则的球形结构，局部呈现出粗糙、白垩状斑点、条纹或斑块等异常，易使色素沉着，可呈现黄色、褐色或黑色；最终致使牙釉质发育不良、变脆，甚至发生早期脱落。恒牙在 7~10 岁时完成钙盐沉积，大部分牙在 7 岁前完成钙化，儿童在 2 岁以后逐渐断奶，吃普通食物，此时摄入氟较多则釉质发育易受到损害，导致氟斑牙形成。

但值得注意的是，适量的氟可取代牙釉质中羟基磷灰石的羟基而形成氟磷灰石，并排列成规则的棱晶结构，使牙齿光滑坚硬、抗断耐磨，并可抑制口腔中的乳酸杆菌，降低糖类分解产生的酸度，因而具有预防龋齿的作用。

临床表现 氟斑牙是氟中毒的早期表现，凡在高氟区出生或恒牙生长期进入高氟区居住者，几乎均可发生不同程度的氟斑牙。临床上把氟斑牙分为三型：①白垩型，表现为釉面失去光泽，不透明，可见白垩样斑点、线条、斑块，白垩样变化也可布满整个牙面，且为不可逆性。②着色型，主要是釉面着色，即釉面出现浅黄、黄褐乃至深褐色或黑色等不同程度的颜色改变；着色范围可由细小斑点、斑块、条纹，直至布满大部釉面。③缺损型，即釉面有不同程度的缺损，呈点状或片状凹痕或深层釉质较大面积的剥脱，轻者缺损仅限于釉质表层，严重者缺损可发生在所有的牙面，以致破坏了牙齿整体外形。牙齿发育完成后发病者不产生典型的氟斑牙表现，在较重病区可出现牙磨损，磨损面可有棕色环状色素沉着，并出现牙剥脱，牙龈萎缩、松动和脱落等表现。

诊断 有明确的牙发育期间摄氟过量病史，结合临床检查，具有白垩样变、釉质着色、釉质缺损其中一项者可诊断为氟斑牙。氟斑牙的判定应与牙外源性染色、釉质混浊、釉质发育不全、四环素牙和龋齿进行鉴别。对氟斑牙进行诊断后，按照严重程度进行分度，按标准可依次分为正常、可疑、极轻、轻度、中度和重度。

防治措施 同地方性氟中毒。

（魏红英）

fuguzheng

氟骨症（skeletal fluorosis） 因摄入过量氟化物而引起的以颈、腰和四肢大关节疼痛，肢体运动功能障碍以及骨和关节 X 线征象异常为主要表现的慢性代谢性骨病。

发病机制 过量氟在体内与钙结合形成难溶的氟化钙。一方面，氟与钙结合可消耗大量的钙，使血钙水平降低，造成钙代谢紊乱，刺激甲状旁腺分泌激素增多，抑制肾小管对磷的重吸收，使磷排出增多，继而引起磷代谢紊乱。另一方面，氟化钙主要沉积于骨、软骨、关节面、韧带和肌腱附着点等部位，造成骨密度增加、骨质硬化，并可使骨膜、韧带及肌腱等发生硬化。另外，氟与钙结合造成的血钙减少和甲状旁腺激素的增加又刺激钙从骨组织中不断释放入血，造成骨质脱钙或溶骨，临床上可表现为骨质疏松及骨软化甚至骨骼变形。由此可见，氟对骨有双向作用，这种作用使氟中毒时骨骼组织出现骨质硬化、骨质疏松或两者同时并存的表现。同时，骨骼生长代谢异常刺激成骨细胞和破骨细胞活动增强，进而促进新骨形成，骨内膜增生，因而造成骨皮质增厚、表面粗糙、外生骨疣等病变，使得骨骼发生形态和功能改变。氟化钙对软骨细胞的毒性作用也可影响软骨的成骨作用，严重情况下可使中毒者身高发育受到影响。

临床表现 氟骨症发病缓慢，很难确定具体的发病时间，临床表现也无特异性，主要表现为：①疼痛，为最常见的自觉症状，一般呈持续性酸痛，活动后可缓解，静止时加重，重者可出现刺痛或刀割样痛，病人常保持一定的保护性体位；疼痛由腰背部逐渐累及四肢大关节直到足跟，可遍及全身。②神经症状，部分可出现一系列的神经系统症状，如肢体麻木、蚁走感、知觉减退等感觉异常，以及肌肉松弛、握物无力、下肢力量减弱等。③肢体变形，轻者一般无明显体征，随着病情进展可出现关节功能障碍及肢体变形、脊柱生理弯曲消失、活动范围受限等；部分患者以骨质硬化为主，包括广泛性骨质增生、硬化及骨周软组织骨化等，表现为关节僵硬及运动障碍、脊柱固定、胸廓固定、四肢关节强直；部分患者在骨周软组织骨化的同时，可因骨质疏松、软化而引起脊柱及四肢变形。④不少患者有头痛、头昏、心悸、乏力、困倦等神经衰弱症候群表现，也有恶心、食欲减退、腹胀、腹泻、便秘等胃肠道功能紊乱症状。以上症状、体征随临床类型与疾病严重程度而异。

诊断 根据流行病学史、临床症状及体征和/或骨及关节 X 线改变进行诊断。

诊断依据 包括：①流行病学史，出生并居住在地方性氟中毒病区或出生后迁居病区一年以上；②临床表现，有骨和关节疼痛症状、运动功能障碍体征和肢体变形，表现为颈部活动受限、上肢活动受限、腰部活动受限和下肢活动受限；③骨和关节 X 线改变，可为骨质疏松、骨质硬化、骨质软化、骨转换、骨周软组织骨化和关节退行性改变。临床上氟骨症的鉴别诊断主要包括骨关节炎、风湿性关节炎、类风湿性关节炎和强直性脊柱炎等。

临床诊断及分度 包括：①轻度，仅有颈、腰和四肢大关节持续性休息痛症状（三个以上部位），不受季节、气候变化影响，可伴有肢体抽搐、麻木，关节晨僵，腰部僵硬；②中度，除上述骨和关节疼痛症状外，伴有颈、腰、上肢、下肢关节运动功能障碍体征，生活、劳动能力降低；③重度，有骨和关节疼痛症状并有严重的颈、腰、上肢及下肢关节活动障碍，肢体变形，生活和劳动能力显著降低或丧失，甚至出现瘫痪。

X 线诊断及分度 包括：①凡有下列征象之一者，可诊断为轻度：骨小梁结构异常，表现为沙砾样或颗粒样骨结构、骨斑；骨小梁变细、稀疏、结构紊乱、模糊，或单纯长骨干骺端硬化带并有前臂、小腿骨周软组织轻微骨化；桡骨嵴增大、边缘硬化、表面粗糙；前臂或小腿骨间膜钙化呈幼芽破土征。②凡有下列征象之一者，可诊断为中度：骨小梁结构明显异常，表现为粗密、细密、粗布状骨小梁或骨小梁部分融合；普遍性骨质疏松并有前臂或小腿骨间膜骨化；四肢骨干骺端骨小梁结构明显紊乱、模糊，在旋前圆肌附着处骨皮质松化；前臂、小腿骨间膜或骨盆等肌腱、韧带附着处明显骨化。③凡有下列征象之一者，可诊断为重度：多数骨小梁融合呈象牙质样骨质硬化；明显的骨质疏松或骨质软化并有前臂或小腿骨

间膜骨化；破毯样骨小梁或棉絮样骨结构、皮质骨松化、密度增高伴骨变形；多个大关节严重退行性改变、畸形、骨周软组织明显骨化。

防治措施 同地方性氟中毒。

（魏红英）

fuhuawu wuran jiankang weihai

氟化物污染健康危害（health hazards of fluoride pollution） 人体短时间摄入大剂量可溶性氟化物或长期接触低剂量氟化物，导致人体急性中毒、慢性中毒或氟骨症发生的现象。

理化性质 氟化物是指含负价氟（F^-）的化合物，包括氟化氢、金属氟化物、非金属氟化物以及氟化铵等，有时也包括有机氟化物。

污染来源 氟污染物主要是氟化氢和四氟化硅，来自铝的冶炼、磷矿石加工、磷肥生产、钢铁冶炼和煤炭燃烧等过程。陶瓷、玻璃、塑料、农药、铀分离等工业也排放含氟化合物。在自然条件下，有的地区土壤和水以及农作物氟含量较高，有时可达到有害健康的水平（地方性氟中毒）。电镀、金属加工等工业的含氟废水，以及用洗涤法处理含氟废气的洗涤水，排放后可造成水污染。用含氟废水灌溉、含氟尘埃的沉降以及土壤中的空气与受氟污染的大气的交换，可使土壤和地下水受到污染。

氟化氢气体能很快与大气中水分结合，形成氢氟酸气溶胶。四氟化硅在大气中与水蒸气反应形成水合氟化硅和易溶于水的氟硅酸。降水可把大气中的氟化物带到地面。多种无机氟化物在大气中都能很快被水解，并通过冷凝或成核过程降落下来。碱性金属氧化物与氟化物作用能降低氟化物的溶解度，从而减小毒性。无机氟化物还能被一些植物转化为毒性更大的有机氟化物，如氟乙酸盐和氟柠檬酸盐。

健康危害 氟有高度生物活性，对许多生物具有明显毒性。严重的氟污染能直接危害动、植物。陆生植物和水生生物能富集环境中的氟污染物，因此即使在污染程度不高时，家畜也可能通过食物链受到危害。

人体中的氟来自饮水、食物和空气，成人每日摄入 1~1.5 mg 氟，过量摄入则会影响健康。经呼吸道吸入的气态氟几乎全部被肺吸收并进入血液循环，氟尘可沉积在上呼吸道、支气管和肺泡内。可溶性氟化物吸收速度快，不溶性氟化物难以被机体吸收。进入体内的氟有一半以上可以排出，排泄途径主要通过肾脏，其次是肠道，小部分通过汗腺。氟与钙有极强的亲合力，体内的氟 90% 以上积蓄于骨骼、牙齿等钙化组织中。

急性中毒 短时间摄入大剂量可溶性氟化物，能引起急性中毒。经呼吸道吸入高浓度含氟气体，刺激鼻和上呼吸道，轻者可引起黏膜溃疡和上呼吸道炎症，重者可引起化学性肺炎、肺水肿和反应性窒息。

慢性中毒和氟骨症 氟是一种原生质毒物，易透过各种组织的细胞壁与原生质结合，具有破坏原生质的作用。动物实验表明，氟可以抑制脂肪酶、骨质磷酸酶和尿素酶等酶的活性，引起物质代谢紊乱。氟还可使甲状旁腺代偿性增生，干扰骨的钙磷代谢。慢性氟中毒是由氟在骨质中沉积造成的，称之为氟骨症，表现为骨变厚、韧性降低、表面粗糙、骨腔缩小，并伴有多发性外生骨疣，使关节活动受阻。严重者因韧带钙化使肢体变形，易发生骨折。氟与牙齿中钙质结合，沉积于齿面上，使牙面珐琅质失去光泽、牙质脆弱易磨损。儿童成长期间牙齿对氟尤为敏感。

其他毒性 近年研究表明，氟化物对人体的毒作用不局限于骨和齿。高浓度氟污染可引起皮肤灼伤、皮炎、呼吸道炎症。大量氟能使实验动物的肾结构改变、降低肾小管功能等，但对人体来说，氟对肾的损害并不明显。氟染毒还可使实验动物心肌细胞线粒体断裂和肌原纤维变性。氟还可抑制内分泌作用，对生殖腺、肾上腺和胰腺产生不良影响。　　（王旭英）

furongxuexing hujun shiwu zhongdu

副溶血性弧菌食物中毒（Vibrio paraheamolyticus food poisoning） 又称嗜盐菌食物中毒，是由于摄入带有大量副溶血性弧菌及其肠毒素污染的食物所引起的混合型细菌性食物中毒，在我国沿海地区最常见。

病原 副溶血性弧菌是一种嗜盐性细菌，为革兰氏阴性杆菌，呈弧状、杆状、丝状等多种形态，无芽孢，有鞭毛，运动活泼，主要存在于近岸海水、海底沉积物和鱼、贝类等海产品中。副溶血性弧菌的最适生长温度为 37℃，最适 pH 值范围为 7.4~8.2，在含盐 3%~4% 的培养基上和食物中生长良好，而在无盐的条件下生长缓慢。对酸敏感，在普通醋内经 5 min 即死亡。抵抗力较弱，不耐热，56℃ 加热 10 min，或 90℃ 加热 1 min，均可将其杀灭。该菌在淡水中的生存期短，在海水中存活时间可超过 47 天。对低温抵抗力较弱，0~2℃ 经24~48 h 即可死亡。

副溶血性弧菌有 845 个血清型，主要通过 13 种耐热的菌体抗原（O 抗原）进行鉴定，而 7 种不耐热的包膜抗原（K 抗原）可用来辅助鉴定。其致病力可用神奈川（Kanagawa）试验来区分。该菌能使人或家兔的红细胞发生溶血，在血琼脂培养基上出现 β 溶血带，称为神奈川试验阳性。神奈川试验阳性菌的感染能力强，多数毒性菌株为神奈川试验阳性，多数非毒性菌株为神奈川试验阴性。据报道，从中毒患者粪便分离出的该菌有 96.5% 为神奈川试验阳性；由海水、鱼和贝类中分离出的菌株有 99% 为神奈川试验阴性。但是，近年来报道，神奈川试验阴性的副溶血性弧菌也可能引起食物中毒。该菌与肠道传染病菌比较，致病力较弱，必须食入大量的活菌才能引起中毒。

流行病学 主要包括以下四个方面。

地区分布 我国沿海地区为副溶血性弧菌食物中毒的高发区。近年来，随着海产食品大量流向内地，内地也有此类食物中毒事件的发生。

季节性及易感性 副溶血性弧菌食物中毒的高发季节在 7—9 月。男女老幼均可发病，但以青壮年为多。

中毒食品种类 主要是海产品，其中以墨鱼、带鱼、黄花鱼、虾、蟹、贝、海蜇最为多见，如墨鱼的带菌率达 93%；其次为盐渍食品，如咸菜和腌制的肉禽类食品等。食品带菌率因季节有所不同，冬季带菌率很低，而夏季平均带菌率可高达 94.8%。

食品中副溶血性弧菌的来源　主要包括：①直接污染，沿海地区的饮食从业人员、健康人群及渔民的副溶血性弧菌带菌率为 11.7% 左右，而有肠道病史者带菌率可高达 31.6%～88.8%。②间接污染，沿海地区炊具副溶血性弧菌的带菌率为 61.9%。

原因　主要是食品的污染和加工不当。中毒的发生除了海产品的消费外，还与外界条件如温度和湿度等有关。副溶血性弧菌在外界温度为 37℃ 和有盐的条件下大量繁殖，当最小水分活性为 0.75 时繁殖更甚。在烹调食物过程中，被副溶血性弧菌污染的食物若未经烧熟煮透，则不能彻底杀灭病原菌；若烹调后的食品受到带菌者、带菌的生食品、容器及工具等污染以及环境中的蝇类带菌污染食品，则均可引起副溶血性弧菌食物中毒。另外，带菌者对食品的污染也可导致中毒的发生，不同职业健康人群其带菌率各异，其中以水产加工业人员及渔区居民带菌率较高。此外，在制作凉拌菜的操作过程中也可受到副溶血性弧菌的污染。

临床表现　副溶血性弧菌食物中毒的潜伏期为 2～40 h，多为 14～20 h。潜伏期短者病情较重，食物中毒初期主要为腹部不适，多以剧烈腹痛开始，尤其是上腹部疼痛或胃痉挛。继之恶心、呕吐、腹泻等症状，一般在吐、泻之后感到发冷或部分病人有寒战，继而出现发热，体温一般在 37.7～39.5℃。发病 5～6 h 后，腹痛加剧，以脐部阵发性绞痛为特点。粪便多为水样便，部分患者有血水样便，之后可转为脓血便、黏液血便或脓黏液便，每日腹泻多在 10 次以内，一般持续 1～3 天，里急后重不明显。部分病人可出现脱水，如口渴、皮肤干燥、眼窝凹陷等，严重者还可出现意识障碍、血压下降等症状，病程 3～4 天，恢复期较短，预后良好。近年来国内报道的副溶血性弧菌食

物中毒，临床表现不一，可呈典型、胃肠炎型、菌痢型、中毒性休克型或少见的慢性肠炎型。

诊断　按《副溶血性弧菌食物中毒诊断标准及处理原则》（WS/T 81—1996）进行。根据流行病学特点与临床表现，结合细菌学检验等可做出诊断。

流行病学特点　在夏秋季，进食海产品或间接被副溶血性弧菌污染的其他食品。

临床表现　发病急，潜伏期短，大多数病人先泻后吐，腹泻物呈血水样、水样脓血便，腹痛多在上腹部和脐部附近，多呈阵发性绞痛，腹泻后出现恶心、呕吐。发热很少超过 40℃，往往是先有发冷或寒战，后有发热。循环障碍等中毒表现一般比较严重，白细胞数及中性粒细胞相对较高。

实验室诊断　主要包括：①细菌学检验。按《食品微生物学检验—副溶血性弧菌检验》（GB 4789.7—2013）操作。采集可疑中毒食品样品、炊具、食具与病人呕吐物或腹泻物，经增菌、培养、分离以及形态、生化反应、嗜盐试验等检验确认为生物学特性或血清型一致的副溶血性弧菌。②血清学检验。副溶血性弧菌食物中毒病人血清对该菌凝集时间出现较早，在中毒初期的 1～2 天内，病人血清与细菌学检验分离的菌株或已知菌株的凝集效价通常增高至 1:40～1:320，一周后显著下降或消失。健康人的血清凝集效价通常在 1:20 以下。③动物试验。将细菌学检验分离的菌株注入小鼠的腹腔，观察毒性反应，以帮助确诊。④快速检测。采用 PCR（聚合酶链式反应）等快速诊断技术，24 h 内即可直接从可疑食物、呕吐物或腹泻物样品中检出副溶血性弧菌耐热毒素。

防治措施　副溶血性弧菌食物中毒的预防与沙门氏菌食物中毒基本相同，也要抓住防止污染、控制繁殖和杀灭病原菌三个主要环节，其中控制繁殖和杀灭病原菌尤为重要。各种食品，尤其是海产食品及各种熟制品应低温贮藏。鱼、虾、蟹、贝类等海产品应煮熟煮透，蒸煮时需加热至 100℃ 并持续 30 min，否则深部污染的副溶血性弧菌不能全部杀死，经一定时期

的保存又大量繁殖后仍可引起中毒。凉拌食物清洗干净后在食醋中浸泡 10 min 或在 100℃沸水中漂烫数分钟即可杀灭副溶血性弧菌。此外，盛装生、熟食品的器具要分开，并注意洗刷、消毒等，以防交叉污染。副溶血性弧菌食物中毒的治疗包括抗生素治疗和对症治疗，副溶血性弧菌对氯霉素敏感，在对症治疗过程中，应以补充水分和纠正电解质紊乱为主。

（郑婵娟）

G

ganzang duxing

肝脏毒性 （liver toxicity） 外源性化学物与机体相互作用对肝脏造成的损害作用。当肝脏受损伤时，会导致机体一系列的代谢障碍及症状，如营养物质代谢功能障碍、化学毒物解毒功能障碍、凝血功能障碍和免疫功能障碍等。

肝脏成为环境化学物的靶器官，主要原因是：①肝脏血流丰富，存在门静脉与肝动脉两套入肝血管，分别接受来自胃肠道的静脉血液与体循环的动脉血液，化学物质可通过血液迅速达到肝脏。尤其从消化道吸收的化学毒物，在进入血液循环以前首先与肝脏接触。②肝脏作为化学毒物生物转化的主要器官，在一定条件下，其代谢产物可能直接作用于肝脏造成损害。③由胆汁排泄的有毒化学物质或代谢产物，可通过肝—肠循环系统再次进入肝脏发挥毒性作用。

常见肝毒物 肝毒物的种类很多，根据肝毒物对肝脏的毒作用机制可将其分为体质依赖性肝毒物和真性肝毒物。肝胆损伤类型及主要肝毒物见下表。

体质依赖性肝毒物 某些毒物或药物常在具有特异体质如存在某种遗传特异性或处于某种特殊生理状态的机体中发生肝毒性，潜伏期长短不一，其损害作用不易通过动物实验模型复制，无剂量-反应关系，主要表现为肝细胞坏死或胆汁淤积。

真性肝毒物 更为常见，肝脏损害程度一般有剂量-反应（效应）关系，潜伏期短，造成的肝损害在动物实验模型中可以复制。根据毒作用机制，真性肝毒物可进一步分为：①直接肝毒物，直接作用于肝细胞膜或生物大分子的化学毒物，可导致脂质过氧化和膜蛋白变性，使膜结构破坏，最后引起肝细胞死亡，如四氯乙烷和碘仿等。②间接肝毒物，进入肝细胞内干扰细胞酶活性，从而导致细胞内物质代谢紊乱的化学毒物；或其代谢产物与生物大分子结合，使细胞功能发生改变的化学毒物。

肝胆损伤类型及主要肝毒物

损伤类型	典型毒物
肝细胞坏死	对乙酰氨基酚，铜，二甲基甲酰胺，乙醇，摇头丸
脂肪肝	四氯化碳，乙醇，非阿尿苷，丙戊酸
免疫介导型反应	双氯芬酸，乙醇，卤代烷，替尼酸
胆小管胆汁淤积	氯丙嗪，环孢素 A，1，1-二氯乙烯，雌激素，锰，鬼笔环肽
胆管损伤	阿莫西林，α-萘基异硫氰酸盐（ANIT），二苯胺基甲烷，菫孢菌素
肝胆血窦异常	促蛋白合成类固醇，环磷酰胺，微囊藻素，吡咯烷类生物碱
肝纤维变性和硬化	砷，乙醇，维生素 A，氯乙烯
肝肿瘤	黄曲霉毒素，雄激素，二氧化钍，氯乙烯

毒性作用类型 化学性肝损伤按其损伤发生的快慢可分为急性肝损伤与慢性肝损伤。

急性肝损伤一般由短期接触较大剂量肝毒物或肝脏功能不全时接触某种肝毒物而引起，病理改变以肝细胞死亡、脂肪变性和胆汁淤积等常见。慢性肝损伤是因长期接触低剂量肝毒物引起，也可由一次急性坏死的后遗症引起，病理改变包括肝血窦异常、肝纤维变性、肝硬化和癌变等。

细胞死亡　肝脏细胞的死亡方式有坏死和凋亡两种。细胞坏死主要表现为细胞肿胀、渗漏、核崩溃和炎症细胞侵入。当肝细胞发生坏死时，可以通过测定血浆的丙氨酸氨基转换酶来评价。细胞凋亡又称程序性细胞死亡，是机体为了维持自身组织中细胞生成与消亡的平衡，所出现的一种细胞基因指导下的主动自我消亡过程，主要表现为细胞收缩、核裂解、凋亡小体形成，但没有炎症反应。许多化学性肝毒物可加快或抑制细胞凋亡过程。细胞凋亡涉及单个细胞，而细胞坏死可以影响到肝小叶的大部分区域，以灶性、带性或全小叶性（广泛）的形式出现。灶性细胞坏死的特点是单个或单块肝细胞随机死亡。带性坏死主要是指门周区或小叶中心区的肝细胞坏死。全小叶性坏死是大量肝细胞的死亡，只有极少数存活。毒物的肝损伤机制包括脂质过氧化、与细胞生物大分子结合、线粒体损伤、细胞骨架的破损和大量钙的流入。从损伤向死亡的演进常涉及肝血窦细胞激活，并且在反复暴露毒物时，可能导致抗体介导性免疫攻击。

脂肪变性　又称脂肪肝，指肝脏脂肪含量显著增加（正常人肝脏脂质不足肝脏重量的5%）。光镜下检查可发现含有过多脂肪的肝细胞，脂肪以脂滴的形式在细胞质中呈圆形空泡。脂肪肝源于脂质的代谢紊乱。脂肪变性是许多毒物急性损伤后的常见反应。化学毒物引起脂肪变性的机制主要有脂肪酸氧化减少、甘油三酯合成增加、运脂蛋白合成减少及肝外游离脂肪酸入肝增多。

胆汁淤积　胆汁淤积的出现常常是肝脏对化学毒物的一种急性毒性反应，出现频率较脂肪肝与肝细胞坏死低，有时可伴有轻微的胆道炎症和肝细胞坏死。引起胆汁淤积的主要机制包括肝细胞膜功能的损伤、胆管壁上皮细胞通透性降低及化学物在胆管内沉淀阻塞胆管等。胆汁淤积可分为胆小管胆汁淤积和胆管损伤两类。

胆小管胆汁淤积　指形成的胆汁容量减少或胆汁中某特定溶质分泌障碍。胆汁淤积的生化特征表现为正常应在胆汁中浓缩的化学物（如胆盐和胆红素）在血清中浓度升高。当胆汁淡黄色胆红素经胆道分泌过程受损时，在皮肤和眼中沉积导致黄疸，漏入尿中使尿带亮黄色或暗棕色。磺溴酞钠之类的染料可经胆汁排泄，常用于评价胆汁分泌功能。胆汁淤积的组织学特征非常细微，往往需要进行超微结构研究才能检测出来。结构的改变包括胆小管膨胀、胆管和胆小管中胆汁堵塞。化学物诱发的胆汁淤积可能是暂时的，也可能是慢性的。许多不同类型的化学物，包括金属、激素和药物均可引起胆汁淤积。

胆管损伤　肝内胆管损伤也称胆管损伤性胆汁淤积。胆管损伤常见的生化改变为胆管酶，尤其是碱性磷酸酶的血清水平急剧升高。此外，如同胆小管胆汁淤积一样，胆盐和胆红素的血清水平也会升高。单次给予胆管损害剂的初始损伤包括胆管上皮肿胀，管腔内出现细胞碎片以及肝门区域炎症细胞浸润。慢性摄入胆管毒物可导致胆管增生及与胆管硬化相似的纤维变性。另一胆管损伤反应为胆管缺失。

肝血窦损伤　肝血窦是一种特殊的毛细血管，内壁有高渗透性的窗孔，是肝细胞之间的通道，负责全肝脏的血液供应。血窦腔的扩张、堵塞或其内皮细胞壁的进行性损伤均会破坏其功能的完整性。出肝的血流受阻可导致肝血窦膨胀；血窦的严重堵塞可导致肝脏淤血，甚至引起休克；肝血窦内皮细胞壁的进行性解构可导致其完整屏障出现裂隙进而破裂。肝血窦破裂是静脉阻塞病等脉管病的早期结构特征。

肝硬化　肝硬化出现在慢性进行性肝损伤的末期，由反复暴露于肝毒物而引起，常具有致命性和不可逆转性。肝硬化的特征是直接损伤或炎症导致的大量胶原蛋白纤维的堆积。由于持续的化学损伤，受伤的肝细胞组织转变为纤维瘢痕。由于长期的胶原蛋白沉积，肝脏的结构被分割为相互连接的纤维组织。当纤维瘢痕包绕、再生肝细胞形成假小叶时，纤维化进展为肝硬化，此时肝脏只能通过残余正常肝组织来完成其重要的功能。

肝脏肿瘤　化学物诱发的肝脏肿瘤包括肝细胞瘤、胆管细胞瘤或罕见的血窦内衬细胞恶性血管肉瘤。肝癌已被证明与食物被黄曲霉毒素污染以及雄性激素的滥用有关。黄曲霉毒素B和乙型肝炎病毒具有协同效用，可增加乙肝患者肝癌的发病。我国是一个乙肝患病大国，要特别注意各种毒物对肝脏的进一步损伤。

检测与评价　使用科学的试验设计和敏感的检测方法，不仅可以评价化学物的肝损害程度，还可以评价其损害性质。评价的方法分为体内试验和体外试验。

体内试验评价　将肝毒物暴露于受试动物，进行动物各项生化指标检测及处死后的病理学检查。肝损害常用的受试动物有大鼠和小鼠，其次为仓鼠、豚鼠、兔、狗等。动物染毒应尽量选择和人接触环境化学物相同的途径。实验性肝损伤的体内试验检测方法有以下两种。

生化指标检测　通过检测相应的生物标志，评价肝脏功能的改变。主要分为以下三类：①血清酶检测技术，检测血液肝酶是目前研究肝脏毒性最有用的工具之一，通过检测释放入血的肝酶活性，可以了解肝脏的损伤情况。根据血清酶对肝脏损害的特异性和敏感性的不同，将血清酶分为四组：第Ⅰ组反映胆汁淤积较实质损伤敏感，主要包括碱性磷酸酶、5′-核苷酸酶等；第Ⅱ组反映实质损伤较胆汁淤积敏感，主要包括天冬氨酸转移酶、乳酸脱氢酶、谷丙转氨酶、山梨醇脱氢酶；第Ⅲ组对肝损伤相对不敏感，为肌酸激酶；第Ⅳ组则在肝损伤时表现为水平降低，如胆碱酯酶。②肝脏排泄功能检测，化学物可以原形或代谢产物的形式经肝脏排泄，经胆汁排泄的化学物根据排泄时所测得的胆汁/血浆浓度比值被划分为三类：A类包括钠离子、钾离子、氯离子以及葡萄糖，其比值大约为1；B类物质包括胆盐、胆红素、磺溴酞钠和许多外源物，比值大于1，通常在10～1 000；C类物质是一些大分子物质，如菊粉、磷脂、黏蛋白和白蛋白，其比值小于1。最常用的检测肝损伤的方法有血清磺溴酞钠排泄试验和靛青绿试验。肝功能损伤时磺溴酞钠和靛青绿在血中停留时间延长，以此反映肝功能损伤程度。③肝脏组织化学成分的检测，包括肝脂质成分、脂质过氧化物、葡萄糖-6-磷酸酶活性测定（用于反映肝细胞内质网的完整性）、肝纤维化测定、肝毒物及其代谢产物与大分子共价结合的测定。

病理学检查　实验动物染毒结束后，通常进行大体解剖和组织病理学检查。一般检查包括观察肝脏的颜色和外形、称量并计算肝脏的脏器系数等。通过光镜检查可发现肝细胞坏死、肿胀、脂肪空泡、细胞癌变以及肝组织纤维化等病理学改变。必要时可进行电镜观察，以提供肝细胞早期损伤的形态学改变依据，鉴别光镜下难以观察到的各亚细胞结构的精细变化，可以为机制研究提供线索。

体外试验评价　体外试验的条件可人为控制，干扰因素少，因此对于评价肝脏损伤的机制特别有价值。常用方法包括：①离体灌流，运用体外肝灌流技术，在保持肝组织结构完整的情况下，研究毒物对肝生物合成功能、物质代谢、转运与排泄等过程的影响。②肝匀浆试验，用于毒物代谢、蛋白质合成能力及脂质过氧化作用的研究。③肝薄片孵育试验，可用以观察毒物对大鼠肝细胞膜的损伤和对脂质分泌功能的抑制作用。④肝细胞培养试验，可进行原代细胞培养和细胞系的培养，主要用于机制方面的研究。　　　　（秦宇）

ganranpu

感染谱　（spectrum of infection）　宿主对病原体感染反应的轻重程度的频率。传染病都是由特定的病原体感染宿主所引起的，但病原体进入宿主体内后，受病原体及宿主生物学因素的影响，感染结局可表现为不同形式，如隐性感染、显性感染甚至死亡等。

类型 不同传染病具有不同的感染谱，一般可概括为三类：①以隐性感染为主。隐性感染是指那些无明显临床症状、体征，但能够通过某些实验室检测方法进行测定证实的感染。这类传染过程的结局以隐性感染所占比例较大，只有小部分感染者有明显的临床表现。重症和死亡病例罕见。流行病学上将这种感染状况形象地比喻为"冰山"现象，其原因是所能观察到的有明显临床症状与体征的病人如同冰山外露于海平面的尖顶部分，而大部分感染者因未出现临床症状和体征而无法观察到，如同隐藏于海平面下的庞大山体。许多传染病是以隐性感染为主，如流行性脑脊髓膜炎、脊髓灰质炎、流行性乙型脑炎等。②以显性感染为主。这类传染病的特征是大多数感染者出现明显的临床症状和体征，隐性感染者、重症感染者或死亡所占比例极小，如麻疹、水痘等。这类传染病易于诊断。③大部分感染者以死亡为结局。在这类传染过程中绝大部分感染者呈现严重的临床症状和体征，以死亡为结局，如狂犬病、艾滋病等。此类传染病尚无有效的治疗手段。

流行病学意义 感染谱的研究可以了解一种传染病在人群中流行的全貌，为制定防治措施提供依据。它在流行病学中占有重要位置。不同感染谱的流行病学意义表现在：①发现传染源的方法不同。通常凭临床症状便可确诊显性感染，而必须借助实验室方法才能发现隐性感染。②消灭传染源的价值大小不同。如对以显性感染为主的寄生虫病，重点驱虫效果是很明显的，但对以隐性感染为主的寄生虫病，由于显性感染者仅占少数，对这部分显性感染者给予驱虫后，所消灭的传染源数量占比还是很少的。③隔离传染源的作用大小不同。隔离传染源对以显性感染为主的疾病是有效的，但对以隐性感染为主的疾病，由于难以查清隐性感染者，不可能全部隔离这些隐性感染

者，所以隔离作用效果甚微。④管理疫情的要求不同。以疫情统计为例，对于以隐性感染为主的疾病，疫情登记和疫情统计仅能针对数量较少的就诊者，而不能纳入大量的隐形感染者，所以不能用疫情统计来反映这类疾病的流行全貌。而需借助实验室方法，主动开展流行病学调查方可弄清流行全貌。　　　　（胥美美）

gaodianxing jiazhuangxianzhong

高碘性甲状腺肿（hyper-iodic goiter）　机体长期摄碘量远远超过机体生理需要量而引起的甲状腺肿。因高碘饮食而呈地方性流行性发病的，称为地方性高碘性甲状腺肿；因长期服用含碘药物呈散发性发病的称为散发性高碘性甲状腺肿。

病因 从流行病学上来看，水碘大于300 μg/L、尿碘大于800 μg/L 就会发生高碘性甲状腺肿流行。日本早在20世纪40年代就在北海道沿海地区发现了高碘性甲状腺肿，当地居民每天摄碘 10~50 mg，学龄儿童甲状腺肿患病率高达6.6%~7.0%，而北海道的内陆地区只有1.3%。经调查发现，北海道沿海地区高碘性甲状腺肿的高发与居民长期食用含碘量很高的海产品（海藻）有关。

流行病学 当一个地区的 8~10 岁儿童甲状腺肿大率大于5%，儿童尿碘水平（群体）大于800 μg/L，人群有明确的高碘摄入（如果是水源性，则水碘大于300 μg/L），则该地区可确定为高碘病区。我国首次报道的高碘性甲状腺肿事件为河北黄骅县（现为黄骅市）滨海居民因饮用高碘水而造成的高碘性甲状腺肿流行，该地区甲状腺肿大率高达28.36%。而后在山东、广西、新疆、山西、内蒙古均发现了高碘性甲状腺肿，这些地区多为盆地或山脉延伸的高地，系古代洪水冲刷而成，含碘丰富的水沉积到这些地质中，人群饮用该地区水后造成高碘摄入。

发病机制 高碘性甲状腺肿的发病机制目前并不完全清楚，可能包括：①碘阻断效应，即当摄入碘量高时，过量的碘可抑制甲状腺过

氧化物酶的活性，使甲状腺素（T3 和 T4）合成减少，进而反馈性调节增加促甲状腺激素的分泌，促进甲状腺肿的发生；②碘转运减少效应，又称为碘阻断的逃逸现象，即高碘摄入后通过抑制钠—碘转运体，使碘向甲状腺细胞内的转运减少，造成细胞内碘水平下降，T3 和 T4 合成减少并反馈性调节增加促甲状腺激素的分泌，从而促进了甲状腺肿的发生。碘转运减少效应是暂时的，多数人能很快适应而不发生高碘性甲状腺肿；但若长期摄入高碘，尽管机体的适应可使激素代谢维持正常，但由于胶质合成过多而造成潴留，同时高碘又抑制蛋白脱碘，最终导致滤泡腔扩大而形成甲状腺肿。

临床表现　主要表现为甲状腺肿大及甲状腺功能的改变。

甲状腺肿大　多呈弥漫型，与低碘性甲状腺肿相比质感较韧，触诊时较容易同低碘性甲状腺肿相鉴别。新生儿高碘性甲状腺肿可压迫气管，甚至引起窒息。低碘性与高碘性甲状腺肿的鉴别见下表。

低碘性与高碘性甲状腺肿的鉴别

	低碘性甲状腺肿	高碘性甲状腺肿
触诊（边界）	界限较清楚	光滑、界限很清楚
触诊（质地）	较软、仔细触诊可摸得着	较硬、很容易摸得着
望诊	不易看见、Ⅲ度才容易看见	容易看得见、Ⅰ度肿大可以看见其轮廓
B超	回声均匀、边界模糊	回声粗糙、边界清晰

甲状腺功能改变　血清甲状腺素（T3、T4）和促甲状腺激素多为正常，但也可出现T4低、促甲状腺激素升高的现象，同时伴随甲状腺功能减退；但在高碘病区的绝大多数人群，包括甲状腺肿病人在内，其甲状腺功能多数正常。

其他　高碘性甲状腺肿病人24 h甲状腺吸碘率下降，一般低于10%。长期摄入高碘可有自身免疫过程增强的改变，如出现自身免疫抗体；呈现出自身免疫性甲状腺疾病或甲状腺功能减退的发病率增高、甲状腺癌发病增多（主要是乳头状癌）的现象。在水源性高碘甲状腺肿病区，发现在未采取任何干预措施的情况下，儿童期的高碘性甲状腺肿进入成年期后多自行消退，表明人们对高碘的摄入有较强的耐受性。

诊断　根据流行病学和实验室检查综合诊断。病人生活或居住在高碘地区，甲状腺肿大，质地硬（必要时可做甲状腺活检）；有明确的高碘摄入史；检查尿碘大于800 μg/L；吸碘率低（一般24 h低于10%）；且能排除其他原因引起的甲状腺肿可诊断为高碘性甲状腺肿。

防治措施　预防和控制的策略以限制人群的高碘摄入为主。当碘摄入量、甲状腺肿大率达到病区划分标准时就应立即采取干预措施，如限制食用碘盐、改善高碘地区饮水结构、严重时甚至改善水源等，以降低碘的摄入量，保障人民群众身体健康。对一些尽管不是高碘病区，但碘摄入量较高的地区，也应限制食用碘盐，沿海高碘地区应禁食盐渍海带。对于严重的高碘病区，解决的根本措施是"改水"，以减轻和消除高碘的危害。一旦发现甲状腺肿大，可采取相应治疗措施。轻、中度（Ⅰ、Ⅱ度）肿大者，可用甲状腺素治疗，如服用碘化钾、复方碘液或甲状腺片，治疗不仅可纠正甲状腺功能不足，并且可以抑制促甲状腺素，使甲状腺缩小，多发结节可稍减少，但很难消退；青春期轻度甲状腺肿常属生理性，不需治疗；严重有压迫症者应考虑手术。

（魏红英）

gaowen huanjing jiankang yingxiang

高温环境健康影响　（health effects of high temperature environment）　在高温环境中，热负荷超过机体的调节极限对人体健康产生的不良影响。高温环境通常是由自然热源（如太阳光）或人工热源（如生产性热源）引起的，通常把35℃以上的生活环境或32℃以上的工作环境称为高温环境。而相对湿度大于80%、环境温度大于30℃的环境也可视为高温环境。

高温环境对健康的影响　高温环境可对

机体体温调节、水盐代谢、循环系统、呼吸系统、消化系统、神经系统及内分泌系统、泌尿系统和免疫系统等产生不良影响。

对体温调节的影响　一般情况下，机体产热和散热保持在一种相对平衡的生理状态，即处于热平衡状态中，但是高温环境可以打破该平衡，导致体热蓄积、体温升高。人体的下丘脑是体温调节的中枢且受大脑皮层的整合调控。中枢神经通路与身体各个部位的热、冷感受器相连接，脊髓、皮肤温度感受器在体温调节上也起一定的作用。人体在中枢神经系统和内分泌的调控下，通过心血管系统、皮肤、汗腺和内脏等组织器官的协同作用，维持着产热和散热的动态平衡。当人体受热时，热刺激皮肤温热感受器，感受器由兴奋转化为神经冲动，传至下丘脑体温调节中枢，而外环境的附加热和劳动时机体产生的热使血液加温，通过血液循环直接加热视前区-下丘脑前区（PO/AH）的中枢温热感受器，此时热敏神经元放电频率明显增加，冷敏神经元则明显减少，导致散热中枢兴奋，引起心输出量增加、内脏血管收缩、皮肤血管扩张和汗腺分泌增强等反应；同时，产热中枢受到抑制而减少产热，使体温保持在正常范围。但体温调节恒定的能力有一定限度，如果机体产热和接受外界附加热之和超过了机体的散热能力和空气的冷却力，则造成体内蓄热或过热，出现不同程度的体温升高。因此，体温升高是体温调节紧张的重要标志。在劳动后，体温升高在1℃以内（肛温低于38.5℃或口温低于37.4℃）可认为是正常范围的波动，如超过正常范围，则表示机体过热。皮肤温度是反映高温气象条件对人体综合作用和体温调节的敏感指标。高温劳动时，皮肤温度升高，有利于辐射、传导、对流散热。通常平均皮肤温度超过34℃时，就会产生过热感。由于汗液蒸发和气流影响可冷却体表，此时皮肤温度便不能真正反映机体的热负荷状况。人体受热时的耐热能力不仅取决于体内的热状况，而且在很大程度上取决于体表的热状况，因此，有人主张用平均体温和相应的积热

指数作为人体耐热极限的客观指标。

对水盐代谢的影响　环境温度越高，人体出汗越多。汗液的有效蒸发率在干热有风的环境中高达80%，散热良好。但是在湿热风小的环境中，有效蒸发率常不足50%，汗液难于蒸发，往往成汗珠淌下，不利于散热。皮肤潮湿、角质渍汗而膨胀，会阻碍汗腺孔的正常作用，从而使人更多地淌汗。由于汗液中同时含有盐分，因此大量出汗可导致水盐代谢障碍。出汗量是高温受热程度的综合指标，一个工作日出汗量6 L为生理最高限度，失水不应超过体重的1.5%。

对循环系统的影响　在高温环境中，大量的汗液排出和体液丢失，会导致血液浓缩和血容量减少。同时心脏要向高度扩张的皮肤血管网输送大量的血液，以便有效地散热。这种供求矛盾使得循环系统处于高度应激状态。心脏向外周输送血液的能力取决于心输出量，而心输出量又依赖于最高心率和血管容量。心率是评价热负荷强度的重要指标，人体可耐受心率一般为140次/min，如果大于160次/min，人体会明显感到不适。如人体已经达到最高心率，机体蓄热还在不断增加，则心输出量不可能再增加来维持血压和肌肉灌注，从而可能导致热衰竭。

对呼吸系统的影响　在高温环境的影响下，呼吸频率和肺通气量增加，以利于气体交换和肺蒸发散热，但过度的肺通气可能导致机体酸碱平衡失调。同时，受到空气中污染物的影响，过度的肺通气可能会引发呼吸系统的刺激反应和/或炎症反应，引起人体的不适感，咳嗽、咳痰增加。对于有基础疾病如慢性阻塞性肺疾病和哮喘的患者，可能引起疾病症状的加重。

对消化系统的影响　在高温环境中人体为了调节体温将血液重新分布，此时皮肤血管扩张导致皮肤血流量增多，而腹腔内血管收缩使血流量减少。消化道血流量减少相应引起唾液、胃液、胆汁、胰液、肠液等消化液分泌减少。胃液减少和大量出汗会引起氯化钠大量丢失，

胃液中的游离盐酸减少。同时高温环境下，蛋白酶、淀粉酶也相应减少，导致消化功能减退。在高温环境下，胃排空也会发生改变。有研究显示，高温对机体的胃排空具有抑制作用，胃收缩力明显减弱，胃蠕动波的频率不明显，胃肌甚至不发生机械性收缩，胃中食物的固体部分滞留，而液体部分的排空却增加。在高温环境下还常常出现食欲降低、消化不良以及其他肠道不适应症状。这除了与消化液分泌减少和胃排空改变等因素有关外，还与热环境下体温调节和饮水中枢兴奋而摄食中枢受抑制有关。

对神经系统及内分泌系统的影响　在高温环境下，大脑皮质的兴奋过程减弱，抑制过程占优势，条件反射的潜伏期延长，味觉敏感阈增高，视觉—运动反应时间随环境温度的升高而增加，在体温调节障碍之前视觉分析中枢的敏感性下降。因此，可出现注意力不集中、测验时错误次数增多、反应迟钝、动作的准确性和协调性降低以及疲乏、失眠等现象，容易发生意外伤害事故。热应激时，机体通过神经活动和激素分泌产生调温效应，内分泌活动也可对下丘脑体温调节中枢发挥负反馈调节作用。在高温、热辐射环境中活动时，中枢神经系统先兴奋后抑制，或因缺氧使皮质功能发生改变，或因体温调节中枢兴奋而产生负诱导使其他中枢抑制过程加强。

对泌尿系统的影响　热环境下肾血流量平均减少51%，肾小球滤过率下降21%，对尿素、菊粉、对氨基马尿酸（PAH）清除率明显下降。肾脏是机体调节酸碱平衡的重要器官，主要通过吸收钠和排出酸性物质来调节，当一日出汗量达5L以上时，可丢失水和电解质，引起酸碱平衡失稳、组织缺氧、乳酸增多、碱贮备下降和酸性物质排出减少，从而引起代谢性酸中毒。由于尿液浓缩、尿量减少，肾脏负担很重，加上高热状态对氧的需要增加等，可导致肾缺氧，有时可出现轻度肾功能不全，尿中有蛋白、管型、酮体、红细胞、白细胞乃至发生血尿。

对免疫系统的影响　免疫系统对高温作用的反应具有明显的时相性，在热应激状态下机体的免疫功能先有短暂的反应性增强，随后出现免疫抑制。长时间暴露于热环境中可引起血清中IgG、IgM、IgA等免疫蛋白含量下降。

防制措施　为了预防高温环境对人体产生的上述不良健康影响，可采用健康宣教、通风降温、加强个人防护、关注高温作业禁忌证以及饮食调整等措施。

健康宣教　通过健康宣教，在高温环境中的居民以及作业人员可以了解高温环境对健康影响的防制知识，预防高温环境对健康的不良影响。

通风降温　在高温环境下，可通过自然通风和机械通风的方法来降低高温对人体健康的影响。任何房屋均可以通过门窗、缝隙等进行自然通风换气，使环境内的余热及时排出。在自然通风不能满足降温需要时，可采用机械通风，如采用空调或者电风扇等降低人体对高温的不良反应。但是应当注意，在满身出汗时，不宜用空调降温或电风扇直吹，以防止皮肤和血管急剧收缩，妨碍身体直接蒸发散热。

个体防护措施　在高温环境中行走或进行生产活动，很容易引起中暑。因此人们在高温环境中活动时，一定要做好个人防护，如戴帽子、使用遮阳伞等，避免阳光直射头部。出行时应穿浅色宽松衣服，降低衣服对太阳辐射的吸收。有条件的还可准备一些清凉解暑药品，包括清凉油、薄荷油、人丹等。

关注高温作业禁忌证　对患有高血压，器质性心脏病，活动性肺结核，先天性汗腺缺乏以及有肝、肾等基础性疾病的作业人员均应将其调离高温作业区。

饮食调整　包括：①补充水分，以补偿出汗丢失的水量，维持体内水的平衡，补水以少量多次为宜。②补充电解质，高温环境下人体在补水的同时要补充电解质，不仅仅是氯化钠，还包括含钾在内的各种电解质，以盐水、汤、粥等来补充出汗造成的电解质丢失是重要的防暑措施。③补充维生素，高温环境中，绝大多数水溶性维生素可随汗排出，因此及时摄入新鲜的蔬菜和水果，有助于补充高温环境下维生素的丢失。④食物的合理烹调，高温环境下人体的消化功能减弱，食欲下降，所以促进消化、增强食欲是保障人体营养的重要措施。菜肴应尽量保证色、香、味俱全，荤素搭配，清淡爽口。 （黄婧）

gaoyuanbing

高原病 （altitude sickness） 又称高山病，是由平原移居到高原或短期在高原逗留的人对高原环境适应能力不足引起的以缺氧为突出表现的一组疾病。高原通常是指海拔 3 000 m 以上的地区，其环境空气稀薄，大气压和氧分压低，气候寒冷且干燥，紫外线辐射强。我国是全球高原分布最广泛的地区，随着社会经济的不断发展，到高原工作和旅游的人不断增多，高原病患者有增无减，成为高原旅行者常见的病死原因。我国高原医学研究显示，国内慢性高原病患者达 25 万人，主要是久居高原居民，还包括许多援藏人员。因此，应当充分重视对该病的认识，对患者进行积极治疗，减少高原病带来的健康影响。

原因 高原环境的低气压和缺氧是高原病的主要病因。人进入高原环境后会发生缺氧，并且随着海拔的升高，吸入氧分压明显下降，氧供发生严重障碍。低压性低氧血症是急性高原病的主要原因。海拔在 2 400 ~ 2 700 m 时，动脉血氧饱和度仅轻度下降；海拔 3 500 ~ 4 000 m 时，动脉血氧饱和度降低到 90% 以下；海拔 5 000 m 时，动脉血氧饱和度降低到 75%以下；海拔在 5 500 m 以上时，会引起严重的低氧血症和低碳酸血症；海拔 7 000 m 时，动脉血氧饱和度降低到 60% 以下；海拔上升到 8 000 m 高度时，大气压约为海平面大气压的 1/3，吸入氧分压仅为 56 mmHg （1 mmHg = 133. 322 Pa）。高原病的发病快慢、严重程度和发病率与所攀登高原的海拔高度、攀登速度、在高原停留时间以及个体易感性有关。

发病机制 人从平原进入高原，为适应低氧环境，身体需要进行适应性改变，以维持毛

细血管内血液与组织间必要的压力差。但是，每个人对高原缺氧环境的适应能力有一定限度，过度缺氧时会发生适应不全，对神经系统、呼吸系统、心血管系统、造血系统等多方面产生影响。

神经系统影响 由于大脑代谢旺盛、耗氧量大，大脑皮质对缺氧的耐受性最差。急性缺氧时，最初发生脑血管扩张、血流量增加和颅内压升高，大脑皮质的兴奋性增强，出现头痛、多言、失眠和步态不稳等。随着缺氧的加重，脑细胞无氧代谢加强，腺苷三磷酸（ATP）生产减少，脑细胞钠泵功能出现障碍，细胞内出现水、钠潴留，引发高原脑水肿。

呼吸系统影响 人体进入高原后，动脉血氧分压降低，刺激颈动脉窦和主动脉体化学感受器，出现反射性呼吸加深、加快，使肺通气量和血氧动脉分压增加。过度换气使呼出的二氧化碳增多，会导致呼吸性碱中毒。急性缺氧还可导致肺小动脉痉挛，持续的小动脉痉挛导致平滑肌层增厚、肺循环阻力增高、肺毛细血管压力升高、血管壁通透性增强、血浆渗出增多，引发高原肺水肿。此外，肺泡壁和肺毛细血管损伤、表面活性物质减少和血管活性物质如花生四烯酸的释放，会加重肺毛细血管内皮损伤和渗漏，促进肺水肿的发生。慢性高原病患者，其呼吸中枢对二氧化碳的敏感性和周围化学感受器对低氧的敏感性降低，肺泡通气不足，会出现弥散性功能障碍。长期处于低氧环境可引起肺小动脉平滑肌肥厚及内膜纤维化，导致肺动脉高压，最终发生慢性高原病。

心血管系统影响 高原缺氧刺激颈动脉窦和主动脉体化学感受器引起的心率增加是机体最早的代偿性反应。心率增快使心排出量增加。急性缺氧时，体内血液重新分布，如腹腔器官及皮肤的血管收缩使血供减少；心脏脑血管扩张使血流量增加。血液重新分布是机体的重要代偿机制，有利于保证重要器官的血液供应。但是血管代偿性扩张有一定的限度，严重和持久性缺氧将引起心肌的损伤。长期移居高原者肺动脉阻力持续增加，导致肺动脉高压。肺动

脉高压虽然可以改善低氧条件下肺血流灌注，但是肺动脉压持续增高会使右心负担加重，出现右心室肥大，即高原性心脏病，高原性心脏病属于肺源性心脏病。缺氧引起继发性红细胞增多又可以增加血液黏稠度，进一步加重心脏负荷。缺氧刺激还可以使血中儿茶酚胺、垂体加压素和肾上腺皮质激素分泌增加，肾素—血管紧张素—醛固酮系统活性增加，使血压升高，从而进一步加重高原性心脏病。

造血系统影响　进入高原后，出现代偿性红细胞增多和血红蛋白增加也是缺氧适应性反应。发生急性缺氧时，主要是刺激外周化学感受器，反射性地引起交感神经兴奋性增加，使储血器官释放红细胞、糖无氧酵解增加、血中乳酸合成增多、血中 pH 值下降、还原型血红蛋白增多、2,3-二磷酸甘油酸合成增加、氧与血红蛋白亲和力降低，使氧易于释放给组织。低氧血症还能刺激红细胞生成素的生成，红细胞生成素又能促进骨髓红细胞系统增生，使红细胞增多及红细胞内血红蛋白含量增加，血液携氧能力增加。

临床表现　高原适应不全的速度和程度决定高原病发生的急缓和临床表现。

急性高原病　指人从海拔低地区进入高海拔地区后，由于大气氧分压降低导致人体缺氧，加上寒冷、劳累等其他因素的综合作用引起的体内一系列不适应改变。急性高原病又分为三种类型：①急性高原反应，即人们初到高原时发生的急性缺氧反应。初到高原的人这种病症的发生率很高，多在进入高原数小时后或一两天内发生。主要临床表现为头痛、头晕、眼花、耳鸣、心悸、胸闷、气短、恶心、呕吐、睡眠障碍等。病人一般在 1~2 周内病情缓解或痊愈，降至低海拔地区可迅速恢复正常。②高原肺水肿，又称肺型急性高原病。急进高原的人员，常由于过劳、受寒、感冒、酗酒等因素，加上高原环境的缺氧造成肺动脉压升高、肺毛细血管通透性增加和肺泡表面活性物质降低，多种因素综合导致肺水肿。表现为头痛剧烈和急性高原反应症状的加重，伴有呼吸困难，唇发绀，难以平卧，咳白色或粉红色血性泡沫痰。肺底检查可闻水泡音或全肺出现水泡音。有的患者同时出现恶心、呕吐、发烧、腹痛等症状。③高原脑水肿，又称脑型急性高原病，是急性高原病中的危重类型。急性高原脑水肿发病急，多见于初次进入高原者，但久居高原者因疲劳、上呼吸道感染、寒冷、低血糖等诱因也可发生此病。临床表现的前驱症状分为兴奋型和抑制型两型。兴奋型表现为欣快多语、哭笑无常、行动不稳等状态；抑制型则表现为神志恍惚、表情淡漠、嗜睡等。如未经及时发现和处理，可在 3 h~3 天内进入昏迷期。昏迷期可出现意识丧失、大小便失禁、颅内压升高、瞳孔缩小而固定或忽大忽小的反应，晚期可能出现呼吸、循环、肾功能衰竭。

慢性高原病　指进入海拔 3 000 m 以上地区超过 3 个月，急性高原反应症状已消失后又出现头晕、头疼、胸闷、乏力、厌食、精神不振、嗜睡或失眠等一系列反应，还可出现高原红细胞增多症、高原心脏病等一些严重病症。典型表现有以下三种：①慢性高原反应，是指在高原停留 3 个月后，仍出现类似急性高原反应的各项症状者，并排除神经衰弱、呼吸道疾病、心血管疾病等诱发因素，是机体对高原习服较差的表现。②高原红细胞增多症，是指人体长期在高原低氧环境下生活，由慢性低氧引起的红细胞增生过度。患者血液中红细胞、血红蛋白以及红细胞压积增高，导致血黏度增高，加之缺氧性损害，进一步加重了全身的缺氧，形成因果交替的恶性循环。③高原心脏病，当机体对抗高原缺氧产生的生理代偿性反应失调后，造成红细胞过多和严重的肺动脉高压，可使心脏尤其是右心室的负荷过重；同时心肌在缺氧状况下又不间断做功，使已经衰弱的心脏负荷更重，形成高原心脏病。临床症状表现为呼吸困难、心悸、胸闷、头晕、乏力等，有时咳嗽，少数咯血，声音嘶哑，最终发生右心衰竭。

诊断　急性高原病的诊断原则包括：①有进入高原或由高原进入更高高原的经历；②有

急性高原病的临床表现；③排除心、脑、肺等基础性疾病。慢性高原病的诊断原则包括：①久居高原；②有慢性高原病的临床表现。

防治措施 包括预防和治疗两个方面。

预防措施 见高原环境健康影响。

治疗原则 针对高原病的临床症状不同分别采用不同的治疗措施。

急性高原反应 一旦考虑急性高原反应，在患者症状未改善前，应终止攀登、卧床休息和补充体液。同时对患者给予经鼻管或面罩吸氧进行氧疗。症状不缓解甚至恶化者，应尽快将患者转送到海拔较低的地区。

高原肺水肿 患者应绝对卧床休息，并且注意保暖。同时用通气面罩吸入氧气可有效缓解呼吸急促和心动过速。当氧疗无效时，应立即转送至海拔较低的地区。

高原脑水肿 基本与急性高原反应和高原肺水肿的治疗相同。早期识别是成功治疗的关键。除了立即将患者转送到海拔较低的地区、进行氧疗以及降低颅内压的治疗外，对发生高原脑水肿的患者还应注意保持其呼吸道的通畅，必要时进行气管内插管。

慢性高原病 对于慢性高原病患者，在可能的情况下，应转送到海平面居住地。在夜间给予低流量吸氧能缓解其症状。药物治疗方面，可采用改善氧饱和度的药物。　（黄婧）

gaoyuan huanjing jiankang yingxiang

高原环境健康影响（health effects of plateau environment）

高原环境对人体的中枢神经系统、呼吸系统、循环系统、血液系统以及其他方面产生的不良影响，包括程度轻、重不等的急、慢性高原病，并且随着海拔的升高发病率相应增高。医学上将海拔接近 3 000 m 及以上的地区视为高原。

高原环境的特点 包括以下五方面。

气压低 在高原环境中，由于海拔高，空气中的分子密度减小，因此空气稀薄，气压下降。

缺氧 从海平面到 10 万 m 的高空，氧气在空气中的含量平均为 21%，但是随着海拔的升高，空气变得稀薄，大气压力随之降低，空气中氧分压也因此随之下降。所以，尽管氧气在空气中的占比没有变化，但是由于高原环境中空气稀薄，氧气的绝对量却变小了，由此导致了缺氧。

寒冷 气象测定显示，气温随着高度的增加而降低，一般海平面每升高 100 m，气温下降 0.56℃。因此，高原地区的气温比同一纬度的其他地区更寒冷。而且高原地区因气候干燥，地面植被少，白天太阳辐射强烈，晚上散热快，昼夜气温相差很大，显著时可达 30℃。

湿度低 高原地区的湿度低、风沙大，一般在海拔 2 000 m 时，绝对湿度仅为海平面湿度的一半，海拔达到 6 000 ~ 7 000 m 时的绝对湿度不超过海平面湿度的 3% ~ 5%。

紫外线辐射强 由于海拔升高，空气变得稀薄，大气透明度增加，被吸收的太阳辐射减少，加上高原的日照时间长，太阳辐射中达到地面的紫外线增多。通常每升高 100 m，紫外线强度增加大约 1.3%。

高原环境的健康影响 机体在高原低氧环境下的反应取决于影响机体对低氧反应的因素，包括个体因素和外界环境因素。个体因素包括低氧发生的速度、低氧程度、持续时间、体质状况、心理因素等，外界环境因素包括大气压、氧分压、温度、风速、湿度等。在高原的低氧环境下，机体生理功能变化具有双重性，首先出现一系列适应性改变，以使机体获得较多的氧并且提高对氧的利用率，但是如果适应不良，低氧的不断加重就可导致病理性的改变。

对中枢神经系统的影响 中枢神经系统对高原的缺氧环境最为敏感，因为中枢神经系统的耗氧最高。大脑仅占身体 2% 的重量，但是耗氧量约占全身的 20%。在减压舱登高山时，人体脑电图显示随着高度的增加，缺氧程度加深，脑电图中慢波逐渐增多，异常率增加。对高级神经活动的研究证明，机体在高原缺氧环境下，大脑皮质受到抑制，随着缺氧的加深，抑制过程向皮质下中枢扩散。人类精神活动是中枢神经系统高级部位功能状态的反映。高原低氧环境对人体精神活动的改变也反映了缺氧对中枢神经系统的影响。轻度缺氧可表现为头痛、意识错乱、嗜睡、肌无力、运动协调障碍，严重的急性缺氧可突然出现意识丧失，失去知觉。

对呼吸系统的影响 缺氧时呼吸的变化出现较快，一旦暴露于高原缺氧环境，肺通气量即有所增加，并且一般随着海拔高度的增高或缺氧程度的加深，每分钟肺通气量也相应增加。一方面，呼吸加深加快可把原先不参加换气的肺泡调动起来进行气体交换，因此有更多的氧扩散入血与血红蛋白结合，提高动脉血氧饱和度。同时深呼吸还可增加静脉回流和肺血流量，有助于氧的弥散入血。另一方面，呼吸加深加快，可使二氧化碳排出增加，血中二氧化碳分压降低，血液中 pH 值升高，发生呼吸性碱中毒。呼吸性碱中毒可以使血红蛋白氧离曲线左移，使血红蛋白和氧的亲和力增加，不易离解，从而不利于组织获取氧。同时，呼吸性碱中毒还可使脑血管收缩引起脑缺血，加重脑缺氧。到达海拔 4 000 m 以上高原缺氧环境，需要数天后肺通气量才能增加到最大值，其机制是外周与中枢化学感受器对呼吸调节的相互作用。进入低氧环境之初，由于血氧分压降低，刺激外周化学感受器，通过反射引起呼吸加深加快，但是由于 pH 值升高，抑制了中枢化学感受器，所以抵消了部分外周化学感受器对呼吸的刺激作用。经过 3～4 天，pH 值恢复正常，中枢化学感受器的抑制解除，外周化学感受器对呼吸的刺激作用得以发挥，肺通气量达到最大。中枢化学感受器对缺氧刺激不能产生兴奋反应，但是严重缺氧对呼吸中枢有直接抑制作用。因此，当严重缺氧导致呼吸中枢兴奋性下降时，即使外周化学感受器传入神经冲动，也不足以兴奋呼吸中枢，呼吸转入抑制，直至麻痹停止。

对循环系统的影响 高原缺氧环境会对心率、心输出量以及器官循环产生影响：①心率变化。刚进入高原环境，心率常随着海拔增高而加快，随着对机制的适应，心率逐渐减慢，但仍高于平原水平。急性高原病患者，由于脑水肿的发生，可能出现心率减慢。高原世居者和久居者可能由于迷走神经张力增加，其心率较慢。②心输出量变化。多数研究显示，进入高原环境后，由于心率加快，每搏量不变，心脏每分钟输出量增加，但是停留 1～2 周后接近初始水平。严重缺氧时，由于心肌收缩力减弱和心率减慢，每分钟输出量和每搏量均降低。③器官循环变化。心肌对缺氧很敏感，当血氧饱和度低于 80% 时，即可引起心肌缺血性改变。急性轻度和中度缺氧，可使冠状动脉血管扩张，冠状动脉血流量增加，使心肌摄氧量增加。但是在严重缺氧的情况下，尽管冠状动脉血流量有所增加，但是仍然不能满足心肌对氧的需要量而发生心肌缺血。高原世居者的冠脉流量比平原人低，但是心肌不产生过剩乳酸，血氧分压也无明显变化，说明心肌供氧量虽然有所减少，但是并不缺氧，这可能是在高原低氧环境中，心肌耗氧量减少、机体长期适应的结果。

高原环境也会对机体的肺循环产生影响。进入高原环境后，肺动脉压立即升高，升高程度与海拔高度成正比。而且年龄越小，肺动脉压升高就越明显。高原世居者和久居者的肺动脉压比平原人高。在高原进行体力活动所引起的肺动脉压增加反应也比平原更为明显。肺动脉高压可能使灌流不足的肺组织得到灌注，改善氧的供给，减少肺动脉与静脉之间的功能性短路，有利于维持动脉血氧分压。肺动脉压升高是急性缺氧引起的肺小动脉收缩、肺动脉壁增厚和动脉压升高，短期改变有益；但如果肺动脉长期处于高压状态可使右心室负荷过重，致使右心室肥大，如果进入更高海拔再加上过劳、感染等一系列诱发因素，可导致肺心病的表现。高原环境还会对脑循环产生影响。进入高原环境后，发生急、慢性缺氧时脑血流增加。脑血流增加一方面具有代偿意义，可增加供氧，改善大脑的功能状态。另一方面，在海拔 4 000～6 000 m 的高原环境发生急性缺氧时，尽管脑血流增加可提高脑组织的氧供应，但是仍然不能完全满足代谢所需要的氧，结果将发生不同程度的中枢神经系统功能障碍。

对血液系统的影响 包括：①对红细胞生成素的影响。到达高原 1~2 周内，血浆容量早期下降 15%~20%，使循环血红蛋白增加。这是红细胞生成量增加造成的。红细胞生成增加的同时，红细胞破坏也增加，但是红细胞的寿命在正常范围内。到高原 1~2 周，红细胞生成活性比平原约高 3 倍，血红蛋白增加与缺氧程度呈线性关系。当高原海拔超过 3 600 m 时，血红蛋白的增加速度快于高度的增加速度，但是在 6 000 m 极度缺氧的条件下，红细胞与血红蛋白的生成开始降低。当动脉血氧饱和度降低到 60% 时，红细胞生成活性过度的现象就开始减少。②对血红蛋白氧离曲线的影响。血液中 97% 的氧由血红蛋白携带，溶解氧只有 3%。组织从血液中获得氧的能力取决于氧从血红蛋白释放的难易。血红蛋白与氧之间的亲和力以血红蛋白氧离曲线来表示。在高原环境中，血红蛋白对氧的亲和力是降低的，所以当血液流经毛细血管时，血红蛋白释放氧，血红蛋白氧离曲线右移，可以维持较高的氧分压。当海拔在 3 500 m 以下时，可通过提高氧分压对机体产生益处，但是海拔高于 3 500 m 时，血红蛋白氧离曲线右移会使肺泡内氧分压大幅度下降，致使肺内血液含氧量降低，对机体产生不良影响。③对二磷酸甘油酸的影响。2,3-二磷酸甘油酸存在于红细胞中，在机体对高原缺氧环境的适应能力中起着重要作用。一般能适应高原低氧环境的人体内 2,3-二磷酸甘油酸合成增加，氧与血红蛋白亲和力降低，以使氧易于释放给组织。

对其他系统的影响 机体暴露于高原低氧环境时，与代谢有关的内分泌系统、核酸代谢、酶的活力、无氧酵解、肌红蛋白等会发生一系列变化，以便在氧供给不足的情况下，向有利于氧有效利用的方向转化。其他系统的功能，如消化系统、泌尿生殖系统的功能也相应地降低，以保证重要的组织器官如大脑和心脏的供氧。

防治措施 为了预防高原环境对人体产生的上述不良健康影响，可通过采取健康宣教、体格检查、阶梯适应、体育锻炼、合理安排劳动、防寒保暖、注意饮食等措施来进行高原环境健康影响的防护。相关的治疗原则见高原病。

健康宣教 部分人由于缺乏对高原环境及其健康影响的了解，会产生紧张和恐惧心理，如不采取科学防护措施易患急性高原病，因此在进入高原环境之前应加强健康宣教，使进入高原环境的人员认识高原环境的特点及其对人体的健康影响、高原病的主要表现和防护方法，普及和增强自我健康保护意识和技能。

体格检查 患有严重疾病者在进入高原环境后，不仅更容易患高原病，而且还可能因为高原环境缺氧等因素使原有疾病加重，严重者甚至危及生命。因此在进入高原环境之前，应进行严格的体格检查。患有心脏病、肺气肿等器质性疾病以及严重神经衰弱者，不宜进入高原地区。

阶梯适应 在进入高原环境的过程中，应先在较低的高原上居留一段时间，使机体对较低海拔的高原有一定的习服后，再上到中等高度地区并停留一段时间，最后达到预定的高度。

体育锻炼 进行适应性体育锻炼，有利于增加骨骼肌的血液供应和组织氧的运送，可提高机体对缺氧的耐受能力，对促进高原习服具有重要的积极意义。

合理安排劳动 进入高原后，人体的劳动能力会有所降低，并且海拔越高，降低越显著。因此，在高原环境中，应尽量避免剧烈运动，减少劳动量及劳动强度，适应后逐渐增加劳动量。

防寒保暖 高原环境昼夜温差大，夜间极为寒冷。因此在进入高原环境后，应注意防寒保暖，避免受凉感冒，同时注意保证充分的睡眠和休息。

注意饮食 缺氧条件下，机体的有氧代谢以糖为主，在高原环境中的饮食应以高糖、高蛋白、低脂肪饮食为主，并供给充足

的新鲜蔬菜和水果，同时禁烟酒和避免服用镇静催眠药物。 （黄婧）

《Gongye Qiye Sheji Weisheng Biaozhun》

《工业企业设计卫生标准》（Hygienic Standards for Design of Industrial Enterprises）

用于国内所有新建、扩建、改建建设项目和技术改造、技术引进项目的职业卫生设计及评价的职业卫生标准。《工业企业设计卫生标准》（GBZ 1—2010）于2010年1月22日，由中华人民共和国卫生部发布，除个别明确表示为参照条款外均为强制性条款。

范围和对象 GBZ 1—2010规定了工业企业选址与总体布局、工作场所、辅助用室以及应急救援的基本卫生学要求。该标准适用于工业企业新建、改建、扩建和技术改造、技术引进项目（以下统称建设项目）的卫生设计及职业病危害评价，除此之外，还新加了对事业单位和其他经济组织建设项目的卫生设计及职业病危害评价，建设项目施工期持续数年或施工规模较大、因特殊原因需要的临时性工业企业设计，以及工业园区总体布局等内容。

主要内容 包括总则、选址、总体布局与厂房设计、工作场所基本卫生要求、辅助用室和应急救援六部分。

总则 对工业企业建设项目设计的基本原则进行了阐述，指出应贯彻《中华人民共和国职业病防治法》，坚持"预防为主，防治结合"的卫生工作方针，落实职业病危害"前期预防"控制制度；应优先采用有利于保护劳动者健康的新技术、新工艺、新材料、新设备，限制使用或者淘汰职业病危害严重的工艺、技术、材料；对于生产过程中尚不能完全消除的生产性粉尘、生产性毒物、生产性噪声以及高温等职业性有害因素，应采取综合控制措施；并对职业卫生防治从报告、人员编制和经费支持等方面做出了规定。

选址、总体布局与厂房设计 包括以下三部分的内容。

选址 有关选址的原则，标准指出应依据我国现行的卫生、安全生产和环境保护等法律法规、标准和拟建工业企业建设项目生产过程的卫生特征及其对环境的要求、职业性有害因素的危害状况，结合建设地点现状与当地政府的整体规划，以及水文、地质、气象等因素，进行综合分析而确定。选址宜避开自然疫源地；对于因建设工程需要等原因不能避开的，应设计具体的疫情综合预防控制措施。宜避开可能产生或存在健康危害的场所和设施，如垃圾填埋场、污水处理厂、气体输送管道，以及水、土壤可能已被原工业企业污染的地区；因建设工程需要难以避开的，应首先进行卫生学评估，并根据评估结果采取必要的控制措施。

总体布局 包括平面布置和竖向布置两部分。

厂房设计 对厂房设计提出了比较突出的要求：①厂房建筑方位应能使室内有良好的自然通风和自然采光，相邻两建筑物的间距一般不宜小于二者中较高建筑物的高度；②以自然通风为主的厂房，车间天窗设计应满足卫生要求，即阻力系数小，通风量大，便于开启，适应不同季节要求，天窗排气口的面积应略大于进风窗口及进风门的面积之和；③热加工厂房应设置天窗挡风板，厂房侧窗下缘距地面不宜高于1.2 m；④高温、热加工、有特殊要求和人员较多的建筑物应避免西晒；⑤厂房侧窗上方宜设置遮阳、遮雨的固定板（棚），避免阳光直射，方便雨天通风；⑥产生噪声、振动的厂房设计和设备布局应采取降噪和减振措施；⑦车间办公室宜靠近厂房布置，但不宜与处理危险、有毒物质的场所相邻；⑧应满足采光、照明、通风、隔声等要求。

工作场所基本卫生要求 主要包括以下几方面的要求。

防尘、防毒 优先采用先进的生产工艺、技术和无毒（害）或低毒（害）的原材料，消除或减少尘、毒职业性有害因素；对于工艺、技术和原材料达不到要求的，应根据生产工艺和粉尘、毒物的特性，参照《工作场所防止职业中毒卫生工程防护措施规范》（GBZ/T 194—

2007）的规定设计相应的防尘、防毒通风控制措施；如预期劳动者接触浓度不符合要求的，应根据实际接触情况，参照《有机溶剂作业场所个人职业病防护用品使用规范》（GBZ/T 195—2007）的要求同时设计有效的个人防护措施。产生或可能存在毒物或酸碱等强腐蚀性物质的工作场所应设冲洗设施；高毒物质工作场所墙壁、顶棚和地面等内部结构和表面应采用耐腐蚀、不吸收、不吸附毒物的材料，必要时加设保护层；车间地面应平整防滑，易于冲洗清扫；可能产生积液的地面应做防渗透处理，并采用坡向排水系统，其废水纳入工业废水处理系统；贮存酸、碱及高危液体物质贮罐区周围应设置泄险沟（堰）。

工作场所粉尘、毒物的发生源应布置在工作地点的自然通风或进风口的下风侧；放散不同有毒物质的生产过程所涉及的设施布置在同一建筑物内时，使用或产生高毒物质的工作场所应与其他工作场所隔离。防尘和防毒设施应依据车间自然通风风向、扬尘和逸散毒物的性质、作业点的位置和数量及作业方式等进行设计。经常有人来往的通道（地道、通廊），应有自然通风或机械通风，并不宜敷设有毒液体或有毒气体的管道。应结合生产工艺和毒物特性，在有可能发生急性职业中毒的工作场所，根据自动报警装置技术发展水平设计自动报警或检测装置。可能存在或产生有毒物质的工作场所应根据有毒物质的理化特性和危害特点配备现场急救用品，设置冲洗喷淋设备、应急撤离通道、必要的泄险区以及风向标。泄险区应低位设置且有防透水层，泄漏物质和冲洗水应集中纳入工业废水处理系统。

防暑、防寒 应优先采用先进的生产工艺、技术和原材料，工艺流程的设计宜使操作人员远离热源，同时根据其具体条件采取必要的隔热、通风、降温等措施，消除高温职业危害。对于工艺、技术和原材料达不到要求的，应根据生产工艺、技术、原材料特性以及自然条件，通过采取工程控制措施和必要的组织措施，如减少生产过程中的热和水蒸气释放、屏蔽热辐射源、加强通风、减少劳动时间和改善作业方式等，使室内和露天作业地点 WBGT 指数符合《工作场所有害因素职业接触限值 第二部分：物理因素》（GBZ 2.2—2007）的要求。对于劳动者室内和露天作业 WBGT 指数不符合标准要求的，应根据实际接触情况采取有效的个人防护措施。当高温作业时间较长，工作地点的热环境参数达不到卫生要求时，应采取降温措施。防寒要求为：凡近十年每年最冷月平均气温≤8℃的月数大于等于 3 个月的地区应设集中采暖设施，小于 2 个月的地区应设局部采暖设施；当工作地点不固定，需要持续低温作业时，应在工作场所附近设置取暖室。

防非电离辐射与电离辐射 产生工频电磁场的设备安装地址（位置）的选择应与居住区、学校、医院、幼儿园等保持一定的距离，使上述区域电场强度最高容许接触水平控制在 4 kV/m。对有可能危及电力设施安全的建筑物、构筑物进行设计时，应遵循国家有关法律、法规要求。在选择极低频电磁场发射源和电力设备时，应综合考虑安全性、可靠性以及经济社会效益；新建电力设施时，应在不影响健康、社会效益以及技术经济可行的前提下，采取合理、有效的措施以降低极低频电磁场辐射的接触水平。对于在生产过程中有可能产生非电离辐射的设备，应制定非电离辐射防护规划，采取有效的屏蔽、接地、吸收等工程技术措施及自动化或半自动化远距离操作。设计劳动定员时应考虑电磁辐射环境对装有心脏起搏器病人等特殊人群的健康影响。

采光和照明 工作场所采光设计按《建筑采光设计标准》（GB 50033—2013）执行。工作场所照明设计按《建筑照明设计标准》（GB 50034—2013）执行。照明设计宜避免眩光，充分利用自然光，选择适合目视工作的背景，光源位置选择宜避免产生阴影。应根据工作场所的环境条件，选用适宜的符合现行节能标准的灯具。

工作场所微小气候 工作场所的新风应来自室外，新风口应设置在空气清洁区，新风量应满足规定要求。

辅助用室基本卫生要求 主要包括一般规定和特殊用室的规定。一般规定为应根据工业企业生产特点、实际需要和使用方便的原则设置辅助用室，包括车间卫生用室、生活室、妇女卫生室等，并应符合相应的卫生标准要求。特殊用室因种类和内容较多，视具体情况而定。

应急救援 标准中主要规定有以下措施：①生产或使用剧毒或高毒物质的高风险工业企业应设置紧急救援站或有毒气体防护站。②生产或使用有毒物质的、有可能发生急性职业病危害的工业企业的劳动定员设计应包括应急救援组织机构（站）编制和人员定员。③有可能发生化学性灼伤及经皮肤黏膜吸收引起急性中毒的工作地点或车间，应根据可能相应的职业性有害因素及其危害特点，在工作地点就近设置现场应急处理设施。④对于生产或使用有毒物质的且有可能发生急性职业病危害的工业企业的卫生设计应制定应对突发职业中毒的应急救援预案。⑤工业园区内设置的应急救援机构（站）应统筹考虑园区内各企业的特点，满足各企业应急救援的需要。

意义 《工业企业设计卫生标准》是职业卫生标准中最重要的标准之一，在职业病防治过程中具有重要作用；同时对职业卫生监督执法、职业卫生技术服务、用人单位职业病防治工作均具有重要的指导意义。GBZ 1—2010 与之前版本的标准相比，扩大了适用范围，增加了对很多工作场所的职业有害因素的相关规定，为进一步保障广大劳动者的职业健康提供了依据，也为我国职业病防控、治疗事业的进一步发展奠定了坚实基础。 　(郝羽)

gonggong changsuo weisheng
公共场所卫生 （hygiene of public place）研究公共场所环境因素与其内活动的人群的健康关系，阐明公共场所环境对人群健康影响的发生和发展规律，并研究利用有利的公共场所环境因素以及控制不利公共场所环境因素的对策，预防疾病，以保障和促进人群健康的一个

分支领域。公共场所卫生是环境卫生的组成部分。

公共场所 指公众从事各种社会活动的公用场所，是住宅以外的一种临时性生活环境，是人类生活环境中不可缺少的组成部分之一。公共场所大多具有围护结构和特有的功能，在一定时限内可容纳不同数量的公众，并能根据公众各自的需要，为从事经济、文化、娱乐、卫生、旅游、医疗等各种活动提供条件。

分类 公共场所是随着人类社会的发展而发展起来的，社会发展水平越高，公共场所的服务功能种类就越多样化。根据国务院发布的《公共场所卫生管理条例》，目前能依法进行卫生监督的公共场所共分7类28种：①住宿与交际场所（8种），包括宾馆、饭馆、旅店、招待所、车马店、咖啡馆、酒吧、茶座；②洗浴与美容场所（3种），包括公共浴室、理发店、美容店；③文化娱乐场所（5种），包括影剧院、录像厅（室）、游艺厅（室）、舞厅、音乐厅；④体育与游乐场所（3种），包括体育场（馆）、游泳场（馆）、公园；⑤文化交流场所（4种），包括展览馆、博物馆、美术馆、图书馆；⑥购物场所（2种），包括商场（店）、书店；⑦就诊与交通场所（3种），包括候诊室、候车（机、船）室、公共交通工具。

卫生学特点 主要包括以下几个方面：①人群来源的地域性广泛，健康状况不一，带来多种致病微生物。而且传播范围广，传播速度快。②人数众多，人群密集，接触频繁，传播疾病的途径多，影响面大，受影响人口多。③易感人群多，容易受感染。除了由于接触频繁，来往人员容易受感染以外，公共场所中有许多是老、弱、病、残、幼、孕等弱势群体，他们的免疫水平比普通人低，更容易在公共场所内感染上疾病。④公共场所的卫生状况不仅关系到普通社会公众，也关系到全体从业人员。

研究内容 根据公共场所卫生的定义、研究对象以及各类公共场所环境因素，可将公共场所卫生的具体研究内容概括为以下几个方面。
公共场所空气污染与健康 重点研究公共

场所空气污染种类、来源、排放规律和排放量，及其对公共场所环境质量的影响，为国家制定公共场所卫生标准和有关部门采取必要防护措施提供依据。

公共场所饮用水污染与健康　研究公共场所饮用水污染所导致的疾病和中毒，以及公共场所饮用水污染的原因，引发疾病、中毒的发生规律、条件及其影响因素，并提出控制公共场所饮用水所致疾病和中毒的防制策略。

公共场所化妆品卫生与健康　研究公共场所使用化妆品索证、进货时卫生要求、产品标识以及索证注意事项。

公共场所食品安全与健康　研究各类公共场所的食品安全问题、食物中毒和食源性疾病的预防及处理。

公共场所消毒　研究公共场所消毒方法，以及根据需要建立健全消毒制度。

公共场所卫生监督与卫生监测　研究公共场所卫生监督与卫生监测的关系，为制定、完善卫生法规、标准提供依据。

研究方法　作为环境卫生学的分支，环境卫生学技术、环境流行病学研究方法均可应用于公共场所卫生的研究。同时，基于公共场所卫生的学科特点及所面临的任务，为了掌握公共场所卫生状况，在研究中还常应用到物理学、化学、微生物与免疫学等基础科学的检测手段。现行的研究方法主要有：

环境因素与人体健康相结合的研究方法
开展公共场所卫生学研究工作时，需要同时考虑公共场所环境因素以及环境因素对人体的健康影响两个方面，二者不可偏废。为此，应做到：①将环境流行病学和毒理学相结合，探讨公共场所环境因素对人体健康的影响及其作用机制；②采用生理学、病理学、卫生毒理学和实验医学的研究方法，进一步探讨公共场所环境因素对机体的影响特征；③采用环境流行病学、卫生统计学的方法，阐明公共场所环境对人群健康影响的性质和程度。

环境卫生学和卫生工程学结合应用　公共场所卫生学研究公共场所的设计、室内微小气候、室内空气污染、采光照明、噪声等环境因素对人体健康的影响，制定卫生学要求和公共场所卫生标准，探讨满足卫生学要求和卫生标准的技术措施和监督措施。

公共用品和空间消毒效果评价　为保证公共场所及其中公共物品的消毒效果，应采用微生物学技术和流行病学方法评价消毒效果。例如，采用纸片法对茶具、拖鞋采样，进行微生物培养，了解消毒效果。同时应建立健全有效且标准化的消毒效果评价体系。目前，在对采自液体或物品表面的样品消毒方面，已有比较成熟的评价方法。但对空气中微生物的消毒评价技术尚不成熟，这主要是由于空气的流动性和气溶胶粒子沉降的不确定性等原因造成的。

（董凤鸣）

gonghaibing

公害病　（public nuisance disease）　人类活动造成严重环境污染所致公害引发的地区性疾病。公害指污染和破坏环境对公众的安全、健康、生命及公私财产造成的危害。公害病的发生常具有区域性的特点，如大气污染造成的四日市哮喘、由含汞废水引起的水俣病、由含镉废水引起的痛痛病等。

公害病不仅是一个医学概念，而且具有法律意义，需经严格鉴定和国家法律的正式认可。公害病一般由国家立法确认，病人享受国家补贴。公害病一般具有以下特征：①由人类活动造成的环境污染所引起。②损害健康的环境污染因素复杂。③在疾病谱中属新病种，有些发病机制至今还不清楚，缺乏特效疗法。④公害病的流行，一般具有长期（十数年或数十年）陆续发病的特征，还可能累及胎儿，危害后代。

导致公害病的污染物，一般与造成职业性危害的污染物种类相同并具有相同的性质，只是浓度较低。但导致公害病的污染物浓度低并不意味着其危害程度低，因为汇集到环境中的多种有害物质在各种环境因素（日光、空气、土、水、生物等）的作用下，可能发生物理、化学或生物学方面的变化，从而产生各种不同的危害。例如，含无机汞的工业废水排入水体后，其中的无机汞会沉积于水底，被细菌转化为毒性更强的甲基汞，并被富集于鱼类或贝类等水生生物体内，这些含甲基汞的鱼类或贝类被捕获并长期食用后，可导致人体中枢神经系统损伤。凡处于公害污染物范围内的人群，不论年龄大小，甚至胎儿均可受其影响。公害病对人群的危害比生产环境中的职业性危害更为广泛。

(魏红英)

gouwu changsuo weisheng

购物场所卫生 （hygiene of shopping areas）研究人们在日常生活、工作和学习活动中购买各类生活和工作学习用品等的室内场所环境因素与在其内活动的人群的健康关系的公共卫生分支。

购物场所 向全社会提供购买各种商品和书刊的室内场所，主要包括商场（店）和书店。商场（店）是指在一定建筑物内从事商品买卖的经营场所，商场和商店在经营性质、经营内容上基本一致。一般建筑和经营规模较大的称为商场，较小的称为商店，但两者之间往往无明确界限。一般认为商场也包括商店。书店和商场有许多共同的卫生学特征。因此，尽管书店与商场的管理体系、经营内容不同，但从公共卫生的角度看，仍将它们归为一类。

卫生特点 人们在购物场所中的逗留时间往往较长，所以购物场所的卫生特点主要如下。

基础卫生条件差 在建筑结构上，商场、书店的营业厅进深比一般建筑物大，采光系数小，自然照度系数也较小，通常白天也需要人工照明。营业厅面积大，自然通风和机械通风不良，自净能力低下。绝大多数营业厅无空气消毒设施，档次低的营业厅内无空气调节设施，夏季室温较高，冬季室温较低，甚至无供暖设施。

污染源容易聚集 商场、书店内人群来源复杂，人员密集且接触频繁，其中可能有传染病患者和病原微生物携带者。部分人员卫生意识差，存在随地吐痰、乱扔废物等污染环境的

行为。场所内人声嘈杂，如营业活动产生的噪声、附设娱乐设施如游艺厅等产生的强声和店外环境噪声的传入，使得店内噪声污染严重。有些商品在生产过程中使用了某些化学物质，在货架上会释放出来。例如，某些布料和纺织品中会有甲醛释放；某些塑料玩具会释放一些挥发性有机化合物；家具类挥发物种类更多；而图书的印刷油墨也会散发出挥发性物质。有的商品还会因发霉而产生大量的微生物和异味。多种有害物质混在一起，会造成人体不适，甚至造成交叉感染而引发疾病。

卫生管理措施薄弱 商场、书店的经营者往往将主要精力放在经济效益上，对卫生工作从认识到措施都比较薄弱，导致投入不足。许多商场、书店基本上未建立消毒制度，尤其无相应消毒措施。

主要有害因素及其来源 影响购物场所卫生的因素很多，其来源也多种多样。除了顾客和从业者的活动、建筑设计及有关设施、外环境卫生状况等影响购物场所的卫生质量外，经营商品的种类对商场卫生的影响也很大。

空气污染物 购物场所内空气污染来源很多。一方面，场所内人员密集，人的呼吸、体表代谢物蒸发以及人员活动会扬起地面灰尘和病原微生物等，这些因素可严重污染室内空气，使空气中二氧化碳、一氧化碳、飘尘、病原微生物等有害因素大量积累。另一方面，购物场所内建筑装饰装修材料、多种商品都会散发某些有害气体。有害气体除了主要的甲醛、苯系物、甲苯二异氰酸酯以外，还可能有多种醇类、醛类、醚类、酮类、卤代烃类等的化合物。此外，购物场所多建立在交通便利的繁华区和居民聚集的生活居住区，商场内往往受汽车尾气、道路尘埃和生活废物产生的有害气体等的污染。

噪声 购物场所噪声的主要来源有顾客购物时的谈笑声，顾客行走时的脚步声，货物移动时的碰撞声，场所内为吸引顾客活跃气氛播放的音乐声等，场所外环境的人声、车辆发出的声音等。

微小气候 由于购物场所面积广，容积大，

货架、柜台多，人员密集，因而不利于场所内空气流动及热气扩散。近年来新建的商场多采用整墙玻璃窗，虽有利于美观和自然采光，但不利于保暖隔热。因此，有些大中型购物场所组装了人工通风和空调设备，但因种种原因，也常常达不到有关卫生标准和要求。

卫生标准和要求　《商场（店）、书店卫生标准》（GB 9670—1996）规定了商场（店）、书店的微小气候、空气质量、噪声、照度等标准值及其卫生要求。它适用于城市营业面积在300m²以上和县、乡、镇营业面积在200m²以上的室内商场、书店等购物场所。

卫生标准　包括：①温度，有空调装置的18～28℃，无空调装置的采暖地区冬季≥16℃。②相对湿度，有空调装置的40%～80%。③风速≤0.5m/s。④二氧化碳含量≤0.15%。⑤一氧化碳含量≤5mg/m³。⑥甲醛含量≤0.12mg/m³。⑦可吸入颗粒物含量≤0.25 mg/m³。⑧空气细菌数：撞击法，空气细菌数≤7 000CFU/m³；沉降法，空气细菌数≤75 个/皿。⑨噪声≤60 dB（A），出售音响设备的柜台≤85 dB（A）。⑩照度≥100 lx。

卫生要求　包括：①商场（店）、书店营业厅内应有机械通风设备。有空调装置的商场（店）、书店，新风量不低于20 m³/（h·人），进风口应远离污染源。②新建、改建、扩建商场（店）、书店营业厅应利用自然采光，采光系数不小于1/6。③店内应清洁整齐。采用湿式清扫，垃圾日产日清。④店内禁止吸烟，大型商场应设顾客休息室。⑤大中型商场须设顾客卫生间，卫生间应有良好通风排气装置，做到清洁无异味。⑥综合商场内出售食品、药品、化妆品等商品的柜台应分设在清洁的地方。出售农药、油漆、化学试剂等商品，应有单独售货室，并采取防护措施。⑦出售旧衣物等生活用品的商店，应有消毒措施和消毒制度，旧衣物必须经消毒后方可出售。⑧商场（店）、书店用作其他公共场所使用时应执行相应的公共场所卫生标准。

卫生规划要求　主要包括以下几个方面。

选址　按照城市总体规划的原则，大中型商场应设置在交通便利的商业区，小型商店则应设置在居民住宅区，服务半径以500～1 000 m为宜，地势干燥，周围无工业及其他污染源。

布局　建筑用地的规模、形状、长宽比例，建筑物的长、宽、高、面积、层数、朝向、与周围建筑物的间距，均应有利于采光和自然通风。建筑面积在1 000 m²以上的大中型商场，门前应有足够面积的停车场和绿地。营业面积大于800 m²的商场和书店，应在下风侧的每一层楼设置洗手池、卫生间等上下水系统完善的卫生设施，其通风系统应与营业厅隔离。主体建筑应有理想的朝向，营业厅层数不宜过多，一般不超过7层。高层建筑地板应采用耐磨、隔音、防滑和不产生粉尘的建筑材料铺设，并便于清扫。屋顶和墙壁应采用吸音、隔热效果好的建筑材料，表面色调要明快。

柜台布置　食品、药品、化妆品等商品应陈列在易防护、空气清洁的地区。释放有毒有害物质的商品，应有单独售货室，并采取防护措施。

通风　利用自然通风的商场、书店室内风速不小于0.1 m/s。营业厅面积大于300 m²者应有机械通风，每人50 m³/h；有空调装置的每人20 m³/h。

采光照明　购物场所应充分利用自然采光，双侧或多侧开窗采光，窗玻璃与地面面积比不小于1/4。同时须设置人工照明，正确悬挂与配置照明灯具，光线应均匀柔和稳定，不产生眩目，光谱接近日光谱。柜台台面照度不应低于100 lx，以保证顾客辨别商品的质量和色泽，同时防止从业人员视觉疲劳和工作效率降低。

（董凤鸣）

guangbiantai fanying

光变态反应　（photoallergy）　光能在抗原的形成上可能起一定作用的免疫应答反应。光变态反应是光敏作用的一种，多见于少数敏感体质的个体。已知外源性光敏物质主要有卤化水杨酰苯胺、氯丙嗪和六氯酚、血卟啉类及叶绿素类。

光变态反应机制　光变态反应的发病机制尚不清楚，可能是光感物质在光能作用下，使前半抗原变成半抗原，后者与皮肤蛋白结合形成全抗原后刺激机体产生抗体或细胞免疫反应。反应过程分为两个不同的阶段。第一阶段为诱导阶段，化学物质渗入有活性的表皮层和细胞中成为半抗原，与载体蛋白或肽结合形成完全抗原，半抗原修饰的蛋白质/肽激活表皮内的朗格罕氏细胞（抗原呈递细胞），活化的朗格罕氏细胞经淋巴腺迁移到淋巴结，在淋巴结里将抗原呈递给T细胞，抗原活化T细胞成为记忆细胞，遍及全身起"哨兵"作用。第二阶段为激发阶段，当记忆T细胞再次接触相同化学物质时，诱导形成抗原，激活生成各种前炎症细胞因子，触发炎症反应。化学物质的变应原性（或致敏性）存在与否取决于其物理化学性质：分子质量≤1 000 Da的化学物质能通过角质层渗入皮肤真皮层；亲脂性化学物质进入皮肤能与蛋白质结合。

光变态反应试验　评价化学物质引起皮肤光变态反应可能性的试验，分为传统光变态反应试验和光变态反应替代试验两大类。

传统光变态反应试验　试验方法的原则与光毒性试验（参见光毒性）相同，在其基础上增加两条，一是光变态反应试验需采用阳性对照，常用的阳性光感物为四氯水杨酸酰替苯胺；二是光变态反应接触浓度可采用适当的稀释浓度。皮肤光变态反应试验分为诱导阶段和激发阶段。凡是化学物质单独与皮肤接触无作用，经过激发接触和特定波长的光照射后，局部皮肤出现红斑、水肿甚至全身反应，而未照射部位无此反应者，则可以认为该受试物是光敏感物质。

光变态反应替代试验　由于变态反应性接触性皮炎的机制尚未阐明，至今仍无可行的体外试验方法进入有效性验证，科学家们正从化学物质引起皮肤变态反应的免疫学基础着手，致力于寻找敏感指标的实验研究。目前皮肤变态反应体外试验研究策略包括：①已有资料表明某化学物质具有致敏性，可进行分级和标识，不需做进一步的测试。②使用计算机定量构效关系模型，评估化学物质结合蛋白质的能力，鉴别化学物质的分子结构，预测化学物质的致敏性。③根据经济合作与发展组织（OECD）化学物质试验方法指南进行皮肤吸收试验或体外皮肤渗透试验，判断化学物质是否能够通过皮肤屏障；利用新鲜皮片检测化学物质在皮肤内的新陈代谢率，以确定该化学物质是否在体内可转化成致敏原。④如果化学物质或其代谢物具有与致敏原相似的分子结构，并能透过皮肤，则可认为具有致敏性。根据体外蛋白质结合试验判定化学物质与蛋白质的结合能力，试验结果为阴性的物质可认为无致敏性。⑤用志愿者进行皮肤斑贴试验，评价非蛋白结合物的致敏性。⑥采用角质形成细胞、朗格罕氏细胞（树突状细胞）等体外培养系统，对化学物质的致敏性进行评价、分级和标识。

现已发展起来的光变态反应体外替代试验体系主要有小鼠局部淋巴结试验、树突状细胞模型试验、角质形成细胞培养系统、协同培养系统和人重组皮肤/表皮培养系统。小鼠局部淋巴结试验的发展是皮肤变态反应替代试验方法研究的一次飞跃，该方法是对小鼠耳朵进行致敏，然后取耳淋巴结，采用细胞学指标观察淋巴细胞增殖情况，该试验体现了优化、减少原则，观察指标更客观，但它仍属于动物试验范畴。

（魏红英）

guang duxing

光毒性（phototoxicity）　皮肤接触外源性化学物后，继而暴露于紫外线照射下所引发的一种皮肤毒性反应，或全身接触某种化学物后诱发的类似于皮肤刺激的反应。主要表现为在光照皮肤处出现红肿、发热、瘙痒、疱疹等症状。暴露光毒性物质越多，紫外线暴露的时间越长，光毒性反应越严重。

光毒性效应机制　具有光毒性效应的化学物质易吸收紫外线或可见光，并呈现出更高能量的电子激活态，可分为单线态（存活时间较短）和三联态（存活时间较长）两种。单线态光敏物质具有较强的电离特性，只与富含电子的底物反应，氧化形成自由基，可导致机体的过氧化反应。三联态光敏物质可诱导两种氧化反应，一是不需氧的电子或氢离子转移的Ⅰ型反应（光敏—底物型）和需氧的自由基转移的Ⅱ型反应（光敏—需氧型）。Ⅰ型反应和Ⅱ型反应的发生主要取决于光敏物质和反应底物的化学特性和试验条件，如溶质、pH值、光敏物质的浓度等，有时还取决于光敏物质的吸收光谱。

光敏物质的单线态和三联态形成后，迅速与细胞小分子物质进行光结合，形成特异的光激活物质。这些特异性的光激活物质在体内降解，可形成有毒物质或再成为光敏物质，导致胶质形成细胞和局部白细胞产生并释放各种免疫介质，然后进一步募集更多的炎性细胞到达皮肤，呈现出光毒性临床症状。光敏反应对机体的危害主要取决于光敏物质与光刺激细胞的结合及其特性，其中油—水分配系数、溶解度、离子性质和分子量很可能是影响光敏物质和细胞结合的理化因素。

光毒性试验　传统的光毒性试验采取整体动物为试验模型，20世纪80年代以来，皮肤光毒性体外替代试验得到了一定的发展，具体的试验方法如下。

传统光毒性试验　即动物皮肤光毒性试验，该实验方法的原则为：①首选动物为白色家兔或白化豚鼠，每组动物8~10只。②光源要求波长为280~315 nm的中波紫外线或波长为315~400 nm的长波紫外线，如日光、氙灯光、碳质电弧光、荧光灯光、治疗用汞石英灯和水冷式石英灯等。③照射的剂量按照引起最小红斑量的照射时间和最适当的距离来控制，一般需做预备试验以便确定最小红斑量。④受试物浓度采用原液或按人类实际使用的浓度。⑤溶剂采用无光感作用的丙酮或酒精做稀释剂。⑥光源照射前应使受试物作用30 min以上，以使其有足够的时间穿透皮肤，并确保受试物存留在皮肤内。⑦如已证明受试物具有光毒性，可以不做光毒性试验。

光毒性替代试验　包括光溶血试验、人角质形成细胞试验、3T3成纤维细胞中性红摄取光毒性试验等。欧洲替代方法验证中心（EVCAM）对这些体外光毒性试验进行了有效性预验证和正式验证。皮肤光毒性试验体外替代方法有效性验证已取得了很大进展，并建立了预测光毒效应的人体数据库模型。根据作用终点和作用机制不同，光毒性替代试验分为以下两大类。

光毒性筛选试验　光毒性筛选试验是一组试验，通过检测化学物质和紫外线照射的联合作用对细胞增殖和存活率的影响，来评价化学物质引起皮肤光毒性的可能性。该试验操作简单、重现性好，与体内试验结果的相关性高。2002年3月经济合作与发展组织（OECD）正式发布该试验的操作指南，作为动物光毒性试验的正式体外替代试验。

光毒性筛选试验主要包括：①3T3成纤维细胞中性红摄取光毒性试验，试验通过测量Balb/c 3T3（永生化小鼠成纤维细胞系）成纤维细胞经化学物质和紫外线照射联合作用后的细胞存活率，判断该化学物质是否具有光毒性。②人重组三维皮肤模型，能较真实地模拟化学物质作用于人类皮肤的方式，亦可模拟化学物质与皮肤接触后的吸收和渗透，提供更相关的数据，可靠性高。但该模型由于建立的细胞模型数量和种类有限，且价格昂贵，并不适用于常规检测。③肝细胞试验，该试验中肝细胞的分离、保存技术尚不完善，其活性在培养液中随培养时间延长进行性下降，因而不适合于体外筛选试验；目前多用于光生物转运、光生物动力学等光毒效应的代谢机制研究。④人角质形成细胞试验，对光毒性反应敏感度低于成纤维细胞（如3T3成纤维细胞），并没有明显优势。

光毒性机制评价试验　主要包括：①光—红细胞联合试验，包括光溶血试验和血红蛋白光氧化试验。光溶血试验用于检测光敏物质诱导细胞溶血导致的光动力学反应；血红蛋白光氧化试验用于检测甲基化血红蛋白的形成，以判断外源性化学物质特别是光毒物质对氧化血红蛋白的光毒效应。该试验准确性和灵敏性较好，阳性预测率较高，重现性较好，且能区分光毒物质和非光毒物质，但其假阴性较多。②组氨酸光氧化试验，主要用于水溶性药物和化妆品光毒性的检测，属机制研究试验。③酵母菌试验，即厌氧酵母菌增殖率试验，是基于化学物与机体的细胞、器官或 DNA 的光动力学反应，通过测量与化学物质接触 24h 后的细胞增殖率来评价光照下化学物质对细胞生理状态的总体影响。与其他体外光毒试验比较，该方法相对简单且经济。　　　　　　　（魏红英）

guanghuaxue yanwu jiankang weihai

光化学烟雾健康危害 （health hazards of photochemical smog）　　汽车、工厂等污染源排入大气中的氮氧化物（NO$_x$）和碳氢化合物（HCs）在强烈阳光的照射下，经过一系列的光化学反应生成的刺激性很强的浅蓝色烟雾对人体造成的多系统的危害。光化学烟雾的形成过程极为复杂，是一系列相互交错的氧化还原反应链的结果。20 世纪 40 年代，美国洛杉矶首次出现了光化学烟雾，并于 1952 年发生了严重的洛杉矶烟雾事件。20 世纪 50 年代以来，日本的东京、大阪、川崎，英国的伦敦，澳大利亚的悉尼等城市也相继出现了光化学烟雾。我国兰州西固地区也出现过光化学烟雾。

主要成分　　光化学烟雾主要成分是臭氧（O$_3$，占 90% 以上）、醛类（约占 10%）以及各种过氧酰基硝酸酯，此外还含有酮类和酸类等。醛类化合物主要是甲醛、乙醛、丙烯醛等。PANs 主要是过氧乙酰硝酸酯（PAN），其次是过氧苯酰硝酸酯（PBN）和过氧丙酰硝酸酯（PPN）等。

健康危害　　光化学烟雾的特征是烟雾呈蓝色，具有强氧化性，其高峰出现在有强阳光照射的中午或稍后，傍晚消失。污染区域往往在污染源的下风向几十到几百公里处。光化学烟雾对人体的危害体现在以下几个方面。

对眼睛的刺激　　光化学烟雾中的很多物质具有强氧化作用，会对眼睛产生强烈的刺激作用。主要作用物是 PAN、PBN、甲醛、丙烯醛、各种自由基及过氧化物等。其中 PAN 是极强的催泪剂，其催泪作用相当于甲醛的 200 倍。而 PBN 虽含量不如 PAN，催泪作用却更强，比后者大约强 100 倍。

对呼吸系统的影响　　光化学烟雾对鼻、咽、喉、气管和肺等呼吸器官也有明显的刺激作用，主要是 O$_3$ 的作用（参见臭氧污染健康危害）。此外，光化学气溶胶还可吸附和凝集气体污染物，将其带入呼吸道深部，加重气体污染物的毒害作用，低浓度的 O$_3$ 与 NO$_2$、SO$_2$、PAN 联合作用时，均可增加对肺的损伤。

对免疫系统的影响　　O$_3$ 对免疫系统具有毒性作用。长期暴露于低浓度 O$_3$ 下，对 T 淋巴细胞和 B 淋巴细胞可产生损伤，造成免疫功能下降，结果使呼吸道对感染的敏感性增加、存在的肿瘤发生恶化或使潜在的感染如结核等活动化。

致敏作用　　光化学烟雾中的甲醛是致敏物质，在环境中可形成半抗原，能引起流泪、打喷嚏、咳嗽、呼吸困难、哮喘等。

致突变作用　　臭氧是强氧化剂，可与 DNA、RNA 等生物大分子发生反应，并使其结构受损，对微生物、植物、昆虫及哺乳动物细胞均有致突变作用。人和动物体内的细胞遗传实验结果不一致，现有的实验室和流行病学研究尚不能确定对人体的遗传毒性和致癌作用。

（胥美美）

guangminxing piyan

光敏性皮炎 （photosensitizing dermatitis）　因皮肤接触光感物质而引发的皮肤过敏性炎症。

病因　　能引起光敏性皮炎的外源性物质包括以下三大类：①化学性物质，如化妆品、食品防腐剂、添加剂以及家庭日常生活和工农业常用的化学剂。这些化学物分子量较低、有双键的环状或多环状结构，均有吸收紫外线的特性。这类物质又可分为引起光毒性反应的光敏物和引起光变应性反应的光敏物，前者主要为煤焦油衍化物（蒽林、沥青、吖啶等）、氯丙嗪和四环素类等；后者包括氨基苯甲酸及其酯类衍化物、卤代水杨酰苯胺、某些抗真菌剂和酚噻嗪类等。②植物类，如菠菜、槐花、榆叶、红花草、木耳、藜（灰菜）、紫云英、芥菜和龙芽草等。③生物类物质，如泥螺、竹舞蚜（一种竹枝寄生菌）等。此外，光敏性皮炎的发生与个体易感体质也有较大的关系。

临床表现 不同类型光敏性皮炎的临床表现各有特点，常见类型及其临床表现如下。

光接触性皮炎 在接触致敏的光感物质后，局部皮肤遭受日光曝晒所引起的一种炎症反应。临床上可分为光毒性接触性皮炎和光变态反应性接触性皮炎两种。前者表现为日晒伤样损害，以沥青或焦油工人易见，自觉烧灼感和疼痛；后者以局部皮损为延迟型丘疹、湿疹样损害，在未被照射的部位也出现皮疹，呈光变态反应的表现，有人认为它与T细胞介导的免疫反应有关。

光线性药疹 内用致病的光感性物质，同时患者易感以及皮肤遭受日晒引起的炎症损害。皮损的发生与服用物品的性质、浓度、剂量、皮肤吸收光线的程度、曝晒时间、角质层的厚薄、黑素存在的多少和体质等因素有关。按发病机理可分为光毒性药疹和光变应性药疹。

泥螺日光皮炎 病因尚不清楚。泥螺是杂食性小海贝类，常吞食藻类、泥沙，体内可能含有某种光敏物质，人过度服食泥螺后再经日光曝晒，可引起光化学反应，在3~4天内发病。皮疹多发于曝光的头、面和手足背等处。重者可伴口唇黏膜红肿和糜烂，自觉患处灼热、瘙痒和触痛，全身症状轻微。

植物日光性皮炎 藜（灰菜）是引起该型皮炎最常见的植物，故可直接称为藜皮炎。此型皮炎的真正病因尚不清楚，可与体质、进食某种植物和长时间日晒有关，还可能与肝肾疾病、内分泌障碍、代谢异常、贫血或营养不良等多种因素有关，属急性光毒性炎症。发病时间多在5—8月，家庭中可有或轻或重的同样病

者。面部和手背发生显著的非凹陷性浮肿，口唇因肿而外翻，张口受限，皮肤呈弥漫性轻度潮红或呈紫红色，有瘀点或瘀斑、丘疹、水疱、大疱等。自觉灼热、麻木、蚁走感、胀痛、刺痛或瘙痒。重者发生糜烂、溃疡或坏死，并可有全身不适、发热、头昏及消化道症状。病程1~3周不等，愈后可有色素沉着、溃疡和瘢痕。

诊断 首先应详细询问病史，如既往有无接触光感物质或应用光感性药物、在避免光感物质接触或停用光感性药物之后是否痊愈等。该病的鉴别诊断有多形性日光疹、红细胞生成性原卟啉病、药疹、湿疹和接触性皮炎。可通过接触史、药物史、临床表现和光斑试验等进行鉴别。

防治措施 首先应避免接触致病的光感物质和可引起交叉过敏的物质。其次应防止强烈日晒，高度光敏者尤应注意。萘醌、二羟基丙酮洗剂外用有良好的预防作用，可做对症处理治疗。

（魏红英）

硅肺 （silicosis） 在生产过程中长期吸入游离二氧化硅粉尘所致的以肺部弥漫性纤维化为主的全身性疾病。我国硅肺病例占尘肺总病例的近50%，位居第一，是尘肺中危害最严重的一种。

病因 硅肺发病与粉尘中游离二氧化硅含量、二氧化硅类型、粉尘浓度、分散度、接触时间（接尘工龄）、防护措施及接触者的个体因素有关。各种不同石英变体的致纤维化能力依次为磷石英＞方石英＞石英；不同晶型的石英致纤维化能力依次为结晶型＞隐晶型＞无晶型。粉尘中游离二氧化硅含量越高，发病时间越短，病变越严重。一般情况下，含游离二氧化硅80%以上的粉尘，在肺部可引起典型的以硅结节为主的弥漫性纤维化改变；含游离二氧化硅低于80%的粉尘，引起的病变不太典型，病情进展较慢；低于10%时，则主要引起间质纤维性改变，病程发展更慢。

硅肺的发生发展及病变程度还与肺内粉尘的蓄积量有关，空气中粉尘浓度越高、分散度越大、接触粉尘工龄越长、防护措施越差，吸入并蓄积在肺内的粉尘量越大，越易发生硅肺，且病情越严重。在生产环境中很少有单纯的石英粉尘存在，大多数情况下多种粉尘同时存在。因此，应考虑混合粉尘的联合作用。此外，粉尘作业人员的个体因素和健康状况对硅肺的发生也有一定影响，既往有慢性呼吸系统疾病者或肺结核者，罹患硅肺的可能性更大。

分类　一般来说，可分为以下几种类型：①硅肺发病比较缓慢，接触较低浓度的游离二氧化硅粉尘多在 10～20 年后发病。②少数患者由于持续吸入高浓度的游离二氧化硅粉尘，经 1～2 年即可发病，称为速发型硅肺。③另外一些患者，虽接触较高浓度硅尘，但在脱离粉尘作业时 X 线胸片未发现明显异常，或发现异常但尚不能诊断为硅肺，在脱离粉尘作业若干年后被诊断为硅肺，称为晚发型硅肺。

发病机制　游离二氧化硅进入肺泡后，肺泡巨噬细胞吞噬尘粒成为尘细胞，尘细胞扩展到全肺和胸膜，引起硅结节和弥漫性间质纤维化。硅肺发病机制研究已取得了许多进展并提出了多种假说，如机械刺激学说、化学中毒学说、硅酸聚合学说、表面活性学说和免疫学说等，但尚无法用单一的机制来解释其病理过程。研究的热点包括巨噬细胞相关因子及其调节网络、细胞氧化损伤、信号转导和细胞凋亡通路以及硅肺的遗传易感性等。

硅肺发病的主要机制包括：①二氧化硅颗粒表面的羟基活性基团（硅烷醇基团）可与肺泡巨噬细胞、炎性细胞等构成氢键，产生氢的交换和电子传递，使细胞膜流动性降低、通透性增高、细胞破裂。②石英在粉碎过程中，硅氧键断裂产生硅载自由基，与空气中的氧气、二氧化碳和水反应生成自由基和过氧化氢，这些自由基参与生物膜的过氧化反应，引起膜损伤。③二氧化硅可直接损害巨噬细胞膜，导致细胞膜、线粒体和内质网上的多种 ATP 酶失活，钙离子由细胞器释放入胞浆，细胞外的钙离子大量进入胞内，形成"钙超载"，导致细胞死亡破裂。④二氧化硅能诱导巨噬细胞、肺上皮细胞、炎性细胞等释放出多种细胞因子，包括白细胞介素 1 和 8、肿瘤坏死因子-α、纤维粘连蛋白、转化生长因子-β 和趋化因子等，这些因子参与刺激成纤维细胞增生或网织纤维及胶原纤维的合成。⑤二氧化硅作用于肺泡 I 型上皮细胞，可使其变性肿胀，崩解脱落，当肺泡 II 型上皮细胞不能及时修补时，基底膜受损松解，暴露间质并激活成纤维细胞增生。当巨噬细胞功能改变及受损后，可启动免疫系统，形成抗原抗体复合物，沉淀在网状纤维上，形成硅结节透明样物质。以上多种细胞和活性物质共同构成了一个复杂的反应调节网络，彼此间相互作用、相互影响，共同促进肺纤维化的发展。

病理改变　硅肺患者的肺体积增大，硬度增加，弹性降低，触及有砂粒感和硬皮感。晚期肺体积缩小，外观灰白或黑白，呈花岗岩样。肺重量增加，入水下沉。肺表面有散在、孤立的结节如砂粒状，晚期结节可融合成团块状，坚硬且呈灰黑色。显微镜下硅肺的基本病理改变为硅结节形成和弥漫性间质纤维化，硅结节是硅肺的特征性病理改变，由吞噬二氧化硅的巨噬细胞聚集组成，继而成纤维细胞增生，使之发生纤维化，最后形成胶原结节。肺内有不同程度的弥漫性间质纤维化，可能与肺间质内散在性分布的吞噬硅尘的巨噬细胞有关。随着病变的发展，硅结节与纤维化的肺组织可融合成团块状，在团块中央常因缺血、缺氧等坏死、液化，形成硅肺性空洞。硅肺病理形态可分为结节型硅肺、弥漫性间质纤维化型硅肺、急性硅肺和团块型硅肺。

结节型硅肺　典型病变为硅结节，是由于长期吸入游离二氧化硅含量较高的粉尘而引起的肺组织纤维化。典型硅结节横断面似葱头状，外周是多层发生透明性变的纤维，中心管腔受压，成为典型硅结节。粉尘中游离二氧化硅含量越高，硅结节形成时间越长，结节越典型。

弥漫性间质纤维化型硅肺　此型病变进展

缓慢，常见于长期吸入的粉尘中游离二氧化硅含量较低，或虽游离二氧化硅含量较高，但吸入量较少的病例。表现为在肺泡、肺小叶间隔及小血管和呼吸性细支气管周围，纤维组织呈弥漫性增生，可相互连接呈放射状、星芒状，使肺泡容积缩小，有时可形成大块纤维化，其间夹杂尘细胞和粉尘颗粒。

急性硅肺 又称硅性蛋白沉积，多见于短期内吸入高浓度、小粒径二氧化硅粉尘的青年人。病理特征为肺泡腔内硅性蛋白沉积，随后可发展为小纤维灶乃至硅结节。

团块型硅肺 由上述各种类型硅肺病灶融合发展而成，表现为硅结节融合、纤维增生和透明性变，又称进行性大块纤维化型硅肺。镜下主要可见结节型和弥漫性间质纤维化型病变、大量胶原纤维增生及透明性变，还可见因血管、神经被压所造成的坏死、薄壁空洞及钙化病灶；同时，萎缩的肺泡腔内充满粉尘和尘细胞，周围肺泡壁破裂呈代偿性肺气肿，贴近胸壁形成肺大泡；胸膜纤维化可引起胸膜增厚和广泛粘连。

其他 多数硅肺病例，由于长期吸入混合性粉尘，兼有结节型和弥漫性间质纤维化型病变，称混合型硅肺，有些严重病例可兼有团块型病变。此外，病灶若被结核杆菌感染，还可形成硅肺结核病灶，病理特点是既有硅肺病变，又有结核病变。

临床表现 由于肺的代偿功能很强，硅肺患者可在相当长的时间内无明显自觉症状，此时 X 线胸片上可能已经出现硅肺的影像学改变。随着病情的进展或有合并症时，患者可出现胸闷、气短、呼吸困难、胸痛、咯嗽、咳痰、咯血等。早晨咳嗽较重，无痰或有少量黏液痰；肺内有并发感染时，则有较多脓性痰。晚期硅肺，特别是并发肺结核的病人突发胸痛，若伴有气短者，要注意发生气胸的可能。咯血、发热多是并发肺结核或肺部感染的征象。以上症状无特异性，虽可能出现逐渐加重的现象，但与 X 线胸片改变可能并不一致。

X 线检查主要表现为：①肺纹理改变，如肺纹理增多、增粗且紊乱，多为早期表现，无特异性。②网状阴影，表现为两肺中、下肺野纤细的网状纹理，肺野透亮度降低呈磨玻璃样密度。③结节状小阴影，硅结节是诊断硅肺的主要依据，典型的硅结节表现为致密且孤立的小结节阴影，大小 3 mm 左右，轮廓清楚，多在两侧肺的中、下肺野中带区域出现；随着病变的发展，圆形小阴影直接增大、增多，密集度增加，分布范围扩张。④团块状大阴影，随着病变的发展，硅结节逐渐增大增多，互相融合形成致密而均匀的团块，其边缘清楚、密度较高，常见于两上肺野外带，周边肺气肿比较明显。⑤肺门改变，肺门影可增大，密度增高，有时可见淋巴结呈蛋壳样钙化。⑥胸膜增厚，以肋膈角变钝或消失最为常见。⑦肺气肿，可为弥漫性或间质性，泡性肺气肿表现为成堆小泡状阴影，晚期可见到肺大泡。⑧硅肺结核，肺结核是硅肺重要的并发症，发病率高，而且两者可相互促进病情的发展，成为病人死亡的重要原因之一。硅肺的并发症除肺结核之外，还常见肺及支气管感染、自发性气胸和肺心病等。硅肺与并发症相互促进，可加剧病情进展。

诊断 必须以确切的接触游离二氧化硅粉尘职业史为前提，以技术质量合格的 X 线前后位胸片为依据，根据《职业性尘肺病的诊断》（GBZ 70—2015）中的尘肺 X 线诊断标准，参考受检者的系列胸片和该单位硅肺的发病情况，综合分析，按照 GBZ 70—2015 进行诊断和分期。早期硅肺应与肺泡细胞癌、肺转移瘤、结节病、特发性含铁血黄素沉着症和急性粟粒性肺结核等相鉴别；发展到晚期需与肺癌和结核球相鉴别。

防治措施 硅肺是一种进展性疾病，一经发生不可逆转，即使脱离硅尘作业，病情仍可继续发展。因此，防治工作极为重要，要严格岗前、岗中体检，厂矿要做到"革、水、密、风、护、管、教、查"八字方针，坚决杜绝硅肺的发生。

预防措施 硅肺的主要预防措施与尘肺相同。除此之外，对在厂（矿）工人应作定期体格检查，及时发现可疑尘肺及其患者，并观察病情变化。检查项目包括职业史、自觉症状和X线胸片（前后位）。检查间隔时间根据接触二氧化硅的性质和接触严重程度而定，原则是中度接触者1~2年检查一次，轻度接触者2~3年检查一次，接触更轻者可3~5年检查一次。但对于某些高危险的特殊行业，应加强检查力度，缩短检查间隔。对发现患有不宜继续从事接尘作业的疾患者，应及时调离，并在脱尘前进行一次健康检查，记录职业史，拍摄胸片。对于已经脱尘作业的职工，可根据接触粉尘的性质确定脱尘后检查间隔。有硅尘的厂矿要做好预防结核的工作，以降低硅肺结核病的发生。

治疗原则 硅肺确诊之后，应立即调离粉尘作业岗位。一旦发病，目前尚无根治的办法，以治疗和预防各种并发症为主。病情较重者应休息或安排疗养，在冬春两季要注意防止呼吸道感染。病人应在医疗监护下工作或休息，可进行适当体育活动以增强体质。同时对患者给予对症治疗，以缓解症状、减轻痛苦。良好的心理护理会减轻患者的焦虑、恐惧和精神负担；持续给氧是一种必要且有效的治疗措施。同时应严密防止并发症的发生，硅肺病人病情复杂，应该详细观察，记录病人的生命体征变化，防止呼吸道感染。多年来我国学者研究了多种治疗硅肺的药物，如克矽平、柠檬酸铝、汉防己甲素、羟基哌嗪、哌喹等，在动物模型上有抑制胶原纤维增生、保护肺泡巨噬细胞的作用，在临床试验中发现克矽平、柠檬酸铝可延缓硅肺的进展，汉防己甲素对硅肺有一定效果，但有待继续观察评估。　　　　（魏红英）

H

含氰甙类食物中毒 （cyanide glycoside food poisoning） 见有毒动植物食物中毒。

寒冷环境健康影响 （health effects of cold environment） 当寒冷强度或寒冷暴露时间超过人体的生理调节功能时，对人体产生的寒冷损伤以及诱发的其他疾病。在医学上，人体最适宜的环境温度范围为 21±3℃，因此 18℃以下的温度即可视为低温，但是通常环境温度在 10℃以下时会对人的健康和工作效率有不利影响，故将环境温度 10℃作为低温的临界温度，而将 10℃以下的环境称为低温环境，又称寒冷环境。

寒冷环境对健康的影响 主要包括寒冷损伤，诱发心脑血管疾病和呼吸系统疾病，神经系统损伤，以及对运动系统的影响等。

寒冷损伤 在寒冷环境中，机体一方面通过收缩血管减少散热，另一方面通过中枢神经系统的调节产热。寒冷暴露的初期，通过寒战产热维持体温；持续的寒冷暴露下，机体将通过神经、内分泌激素的调节增加非寒战产热，但是暴露皮肤的温度随着受冷时间的延长和受冷强度的增加而逐渐降低，过长时间或过强的寒冷暴露将导致皮肤出现潮红、冷、胀、麻、痛等症状，以及发生局部冻伤，皮肤感觉也逐渐减弱直至丧失。除了皮肤温度下降之外，人体中心温度（通常以直肠温度为代表）也会下降，体温变化不如皮肤温度变化敏感，主要表现为直肠温度下降，当体温降至 35℃时，会造成低体温或全身性的冻伤。冻伤为局部组织经历冻结—融化之后引起的损伤。冻伤形成的机制目前不是十分清楚，但是多数研究者认为是组织冻结形成的细胞结构和功能损伤以及冻结组织融化后微循环障碍导致的损伤。冻伤分为三期，即冻伤反应期、冻结—融化期以及炎症反应期。

寒冷损伤按照损伤部位可分为全身性损伤和局部性损伤。全身性损伤为体温过低，又称冻僵，冻僵是由于低温的作用使中心体温降至 35℃以下导致的全身性冻伤，是可危及生命的病症，常发生于意外事故。人体在寒冷环境中，因产生的热量无法弥补丧失于环境的热量，体温不能继续维持，致使体温下降。体温过低包括极快速发展的体温过低和中速发展的体温过低。极快速发展的体温过低主要为在冬季落入江、河、湖、海等冷水中引起，由于水的导热性较空气好，因此在水中人体的体温急速下降，很快发生体温过低，严重者在几小时内即可发生致死性的体温过低。中速发展的体温过低多为长时间的寒冷暴露，或因饥饿、疲劳、营养不良等原因，体内能量储备大量消耗和（或）产热不足而发生体温过低。局部性损伤按组织是否发生冻结又分为冻结性损伤和非冻结性损伤。冻结性损伤称为冻伤。非冻结性损伤包括冻疮、战壕足、浸渍足等。

心脑血管疾病 寒冷可直接或反射性地引

起皮肤血管收缩，加以交感神经系统的兴奋、血中儿茶酚胺浓度增高以及产热反应的动员，使心输出量增多，血压上升，心率加快。冷暴露可使血液流变学性能恶化，如血细胞比积、循环血中血小板数及血黏度升高，加重心脏负担。常温中劳动时舒张压常降低，但伴有冷空气吸入时却反而增高，使心血管动力学改变及冠状动脉收缩。全身的冷暴露或局部冷刺激（如手泡于冰冷水中），常引起冠心病者冠状动脉阻力增高，心肌供血减少，诱发或加重左室功能异常，有诱发心绞痛的危险。

呼吸系统疾病　寒冷使鼻黏膜的温度及湿度均降低，过度通气时，大量冷空气吸入还会引起支气管分泌物增加和排出分泌物困难，严重时可能发生呼吸道黏液溢出。冷空气的吸入使气道阻力增加，是冬季运动型哮喘发病的主要因素，而极冷空气的吸入还会使上呼吸道直接受损。寒冷还可影响呼吸道及肺实质的血流，使肺静脉收缩，引起进行性肺高压。在寒潮天气来临时，冷锋过境前后是大气悬浮物浓度最高的时候，由于低压和低温的气象因素作用，大气中的悬浮物很难向高空扩散，而这些空气中的悬浮物所携带的致病菌很可能是引起呼吸系统疾病流行和死亡的罪魁祸首。

神经系统损伤　寒冷可通过对中枢和外周神经系统以及肌肉、关节的作用影响肢体功能，使皮肤感觉敏感性、肌肉收缩力、协调性、操作灵活性减弱，更易疲劳。严寒对脑功能也有一定影响，如表现为冷漠、易激动、注意力不够集中以及作业错误率增多、反应时间延长等。特别是观察距离较远的物体时，视觉灵敏度减弱。冷暴露较长时间也易发生幻觉，且在体温过低发生之前即可产生。此外，机体在寒冷环境中的神经传导速度减慢，血脑屏障渗透性增加。

对运动系统的影响　在寒冷环境下，肌肉收缩能力、协调性和肢体的灵活性都明显降低，且更易出现疲劳。如在相同负荷的条件下，肌纤维在25℃时的收缩速度明显慢于35℃，而功率输出峰值仅为后者的55%。寒冷环境的暴露还可使关节温度降低，关节囊滑液的黏度升高，活动阻力加大，此时如果参加体力劳动，尤其是有肌肉暴发性收缩动作时容易导致肌肉或肌腱撕裂。

防制措施　为了预防寒冷环境对人体产生的上述不良健康影响，可通过采用健康宣教、防寒保暖、个体防护、耐寒锻炼、饮食调整等措施来进行寒冷环境健康影响的防护。

健康宣教　通过健康宣教使处于寒冷环境中的居民以及作业人员了解寒冷环境对健康影响的防制知识，预防该环境对健康的不良影响。

防寒保暖　入冬时应做好防寒保暖工作，提高居室温度，同时经常通风换气，保持室内空气清新。按时收听天气预报，根据天气变化增减衣物。当气温发生骤降时，要注意添衣保暖，特别是要注意手、脸、脚部的保暖。

个体防护　在寒冷季节外出以及从事室外工作时应配备防寒服、鞋、帽、手套等，服装要避免潮湿，手足不可束缚过紧，以免影响血液循环。对体质虚弱者，伤病员，有冷伤病史，患有心血管疾病、呼吸系统疾病以及外周神经或周围神经疾病的人应加强防护，以减少寒冷环境带来的不良健康影响。

耐寒锻炼　积极开展耐寒锻炼，包括长跑、用冷水洗手洗脸、进行冷水锻炼等方法，通过自身的生理调节功能，在一定程度上提高机体的耐寒能力。

饮食调整　人体中的碳水化合物、脂肪、蛋白质在寒冷环境下的代谢、分解加快，能量消耗增加，因此在寒冷环境中的饮食应适当增加食用富含上述成分的食物，如谷物、粗粮、肉类和鱼类等。　　　　（黄婧）

hetun dusu zhongdu

河豚毒素中毒（tetrodotoxin poisoning）见有毒动植物食物中毒。

heijiaobing

黑脚病（black foot disease）我国台湾西海岸嘉义、台南等县发生的一种由饮水含砷过高所致的慢性砷中毒，主要病变为四肢小动脉慢性阻塞而使脚趾或手指坏疽。

黑脚病最初表现为脚部皮肤白斑，后色素沉着变黑，重者出现角化肥厚、龟裂性溃疡，有时可恶变为皮肤原位癌。砷化物是一种毛细血管毒物，可作用于血管壁，使之麻痹及通透性增加，也可损伤小动脉血管内膜，使之变性、坏死、管腔狭窄和血栓形成。此种病变多发生在脚趾部位，由于血液供应减少，病人主诉脚背、脚趾发凉，颜色苍白，血管搏动减弱或消失，致使脚趾疼痛明显；早期以间歇性跛行为主要表现，久之脚趾皮肤发黑、坏死，即为黑脚病；失活、坏死、发黑的皮肤可部分自行脱落，或需手术切除。黑脚病的病情是在不知不觉间加剧的，从发病到坏疽需数月到数年，发病后病人疼痛难忍。黑脚病有效的防制方法为在自然环境中砷含量过高的地方，及时采取有效措施改水、改土，对当地居民的不良生活习惯给予宣传教育，提高其自身保护意识，出现症状时应及时就医；此外，还应严格控制有毒物质的排放，防止环境污染。　　（魏红英）

hengduanmian yanjiu

横断面研究 （cross-sectional study）　见描述流行病学。

huaxuexing shiwu zhongdu

化学性食物中毒 （chemical food poisoning）食用被有毒有害化学物污染的食品、被误认为是食品及食品添加剂或营养强化剂的有毒有害物质、添加了非食品级的或伪造的或禁止食用的食品添加剂和营养强化剂的食品、超量使用了食品添加剂的食品或营养素发生了化学变化的食品（如油脂酸败）等引起的食物中毒。

流行病学　发病率和死亡率均较高，无明显的季节性、地区性和传染性。发病与含有毒化学物的食物、进食时间和食用量有关，常有群体性，病人有相同的临床表现，中毒程度严重，中毒食物无特异性。剩余食物、呕吐物、血尿等样品中可检出相应的化学毒物。造成化

学性食物中毒的有毒物质种类繁多，主要包括有毒金属及其化合物、非金属及其化合物、农药、兽药和食品添加剂等。因此，化学性食物中毒主要有亚硝酸盐食物中毒、有机磷农药中毒、砷中毒、锌中毒等。

原因　主要包括以下三个方面：①有毒有害的化学物质直接污染食品，如食用农药拌种剩下的谷物、喷洒农药不久的蔬菜和水果等；误用盛装化学毒物或被污染的容器来盛装食品或饮料；误将化学毒物当作调味剂或食品添加剂，如将亚硝酸盐作食盐、碳酸钡作发酵粉；滥用有毒化学物，如用甲醇勾兑后作白酒出售。②有毒有害的化学物间接污染食品，如食用已吸收有毒化学物质的动物或植物等。③无毒或毒性小的化学物在体内转化为有毒或毒性强的化学物质，如硝酸盐在肠道有关细菌的作用下，变为毒性较强的亚硝酸盐。

临床表现　化学性食物中毒的潜伏期一般较短，但病程较长，其具体的临床表现因毒性物质的不同而各异，一般不伴有发热。

防治措施　化学性食物中毒的急救处理措施为立即采用催吐、洗胃、导泻等清除尚未吸收的毒物；应用血液透析、腹膜透析、血液过滤、血液灌流、换血或利尿等手段排出已进入体内的毒物；对有机磷农药、铅、砷、亚硝酸盐、钡盐等中毒，可采用特效解毒药治疗。另外，还应进行积极的对症和支持治疗。化学性食物中毒的发生多属偶然，但后果严重，故应加强宣传教育，防止食品污染和误食，严格管理化学物的保存与使用，并限制其添加量，加强蔬菜卫生管理和水质监测等，从而预防中毒的发生。　　（郑婵娟）

huazhuangpin buliang fanying

化妆品不良反应 （adverse reaction of cosmetics）　使用化妆品后机体产生的非功效性的有害反应，以皮肤病多见。

化妆品是指以涂抹、喷洒或者其他类似方法，散布于人体表面的任何部位，如皮肤、毛发、指（趾）甲、唇齿等，以清洁、保养、美

容、修饰和改变外观，或者修正人体气味、保持良好状态为目的的化学工业品或精细化工产品。化妆品使用时直接与施用部位接触，在其发挥功效的同时有可能导致一些皮肤病。一般使用普遍、使用量大、使用频率高的化妆品引起皮肤病的比例高。特殊用途的化妆品因含有为发挥功效而添加的特殊成分，也易引起皮肤损害。

化妆品的分类 目前国际上尚无统一分类方法，主要包括以下几种。

按其使用目的的分类 一般分为以下几种：①清洁化妆品，如清洁霜、洗面奶、浴剂等。②毛发化妆品，如洗发护发剂、剃须膏等。③基础化妆品，即化妆前对面部及头发进行基础处理的用品，如各种面霜、蜜、化妆水、面膜、发乳、发胶等。④美容化妆品，即用于面部及头发的美化用品，如胭脂、口红、眼影和染发剂等用品。⑤疗效化妆品，即介于药品与化妆品之间的日化用品，如清凉剂、除臭剂、除毛剂、染发剂、驱虫剂等。

按其使用部位分类 一般分为以下几种：①皮肤用化妆品，是指面部及皮肤用化妆品，如各种面霜、浴剂等；②头发用化妆品，是指头发专用化妆品，如香波、摩丝等。

按其剂型分类 一般分为以下几种：①液体及乳液，如洗面奶、浴液、洗发液、化妆水、香水、原液、蜜类、奶类；②膏霜类，如润面霜、粉底霜、洗发膏；③粉类，如香粉、爽身粉、散粉；④块状，如粉饼、口红、发蜡。

按其使用者分类 一般分为以下几种：①婴儿用化妆品。②女用化妆品。③男用化妆品。

化妆品不良反应的特点 一般有两个明显的特点：其一，发病前有明确的化妆品接触史；其二，出现不良反应的原发部位是涂抹过该化妆品的部位。因此，一旦出现不良反应，应先停用可疑致病的化妆品，在专业人员的指导下进行对症处理，避免再次接触已经明确的致病物质。

化妆品不良反应的原因 主要表现有以下几种：①皮肤接触化妆品中的某些化学物质

后，因受直接刺激而引起瘙痒症、神经性皮炎等疾病；②弥漫于空气中的花粉、尘埃等物质被化妆品黏附于皮肤上，溶解、吸收后引起种种变态反应，引发某些皮肤病；③过多的化妆品及其吸附的尘埃等物堵塞了汗腺和毛囊腺，引起毛囊炎、疖子、痤疮等；④化妆品中某些颜料含有铅、钼、镉等重金属，长期使用后通过皮肤吸收积聚体内，造成中毒；⑤有些化妆品刺激黏膜，引起不良反应，如口红引起的口唇水肿、睫毛膏引起的眼部炎症等；⑥指甲病变，多数为含胶水的指甲油造成的指甲与周围皮肤损害；⑦某些染发剂中的有害物质被吸收进入人体后，有可能诱使细胞发生变异而致癌。

此外，一些因素会影响化妆品的不良反应，这些影响因素包括：①皮肤接触程度，施用润肤膏霜、清洁霜、祛臭剂、止汗剂等化妆品，能较持久地停留在皮肤上，作用时间长，易引起皮肤反应；②皮肤接触部位，不同部位皮肤对化妆品敏感性不同，如眼部周围皮肤比其他部位皮肤敏感，因此，眼部化妆品容易引起皮肤不良反应；③化妆品酸碱度（pH 值），高碱性化妆品如脱毛剂和直发剂，其 pH 值大于 12，易引起皮肤损伤；④化妆品易挥发组分含量，化妆品中的水、乙醇、气溶胶推进剂等，施予皮肤后容易蒸（挥）发，使停留在皮肤上的其他组分浓度增高，从而增强其对皮肤的不良作用，如配方不当的护肤霜、祛臭剂、止汗剂等；⑤外部环境因素，如温度、湿度；⑥个体因素，如皮肤的敏感性、过敏体质等；⑦是否正确使用，如使用频率等。

化妆品不良反应的类型 化妆品的不良反应常表现为皮肤红斑、肿胀、粗糙、脱屑、色素沉着和减退，或伴有刺痛、痒痛等，这些异常可以是全身的，也可以是局部的。原因主要涉及化妆品的质量、重金属或杂质的含量、微生物污染情况、化学原料的毒性刺激及药物的毒副作用等。《化妆品皮肤病诊断标准及处理原则 总则》（GB/T 171491—1997）将化妆品皮肤病定义为：人们日常生活中使用化妆品引起的皮肤及其附属器的病变。该标准对六种常见化妆品皮肤病诊断的具体要求和方法做出了规定。除此之外，化妆品的不良反应还包括接触性唇炎以及对眼睛的损害。

化妆品接触性皮炎 皮肤或黏膜因接触化妆品后，在接触部位发生的炎症反应。化妆品引起的接触性皮炎，一般不出现急性反应，主要是累积性反应，经反复施用接触后引起，是化妆品皮肤损伤中最常见的一种。按发病机制分为两种，一是刺激性接触性皮炎，指无变应原存在的因化妆品理化性质引起的刺激作用，是由化妆品中一种或一种以上化学物质反复接触皮肤的直接作用所致的皮肤损伤，出现皮肤渗出性炎症反应；二是变应性（过敏性）接触性皮炎，是皮肤、黏膜多次接触同一化妆品或含相同成分的化妆品后在接触部位或非接触部位缓慢发生的湿疹样改变，症状随刺激次数增多而逐渐加重，偶可导致全身致敏。一旦对某一种化妆品过敏，常可导致对多种化妆品过敏。

化妆品光感性皮炎 使用化妆品后，经日晒或紫外线照射而引起的皮肤炎症反应。该病是接触化妆品后经光的间接作用引起的，有刺激和敏化两种。一是光毒性皮炎，限于直接曝光部位，常于暴晒后数小时发生，多为边缘清楚的水肿性红斑，间有水疱或结膜充血，自觉灼热或灼痛。停止接触与避光后，皮疹消失较快，常有色素沉着。二是光变应性皮炎，主要发生于曝光部位，严重时可累及未曝光部位。初发时常有数日或更长的潜伏期，皮疹呈湿疹样，伴瘙痒，病程可持续较久，并可反复发作。需具备两个条件，一是化妆品含光变应原，二是皮肤受到一定时间的光线照射。

化妆品痤疮 常因涂擦含油脂丰富的化妆品，导致皮肤毛囊阻塞，影响皮脂排泄而引起。一般在连续涂擦一段时间后发生，其表现与青春期痤疮相似，但以炎性毛囊性丘疹及白头粉刺较多见，黑头粉刺较少见，一般无自觉症状或稍有痒感。停用化妆品后可逐渐减轻或消退。如原患有青春期痤疮，使用某些化妆品后常使原有痤疮增多、加重。油性皮肤者或已患有青春期痤疮者更易诱发该病。

化妆品皮肤色素异常 因美容或皮肤化妆品引起的色素沉着，大多局限于涂擦化妆品的面颈部，尤以眼睑及颧颊部常见，多伴有潮红、丘疹等炎症现象，少数色素斑发生前无明显皮炎发作史。光照可使病情加重。引起化妆品皮肤色素异常的主要成分是化妆品的含焦油染料，尤以偶氮染料、香料多见。

化妆品毛发损害 因使用毛发化妆品（洗发剂、发胶、染发剂、烫发剂、眉笔、眉胶、睫毛油等）而引起的毛发损害。可发生在毛干，表现为毛发脱脂干燥、枯黄、分叉甚至断发；也可发生在毛囊，引起毛发营养不良、毛囊角化性疾病和不同程度脱发。

化妆品甲损害 由甲用化妆品（甲油、甲清洁剂等）引起的指甲损害，包括甲质损害和甲周围皮肤损害。甲质损害可以是甲用化妆品的溶角质和脱脂作用导致的甲板变形、表面粗糙、甲质脆弱、断裂、增厚等形态异常；也可以表现为由于甲床受到破坏而导致的甲生长不良、甲分离甚至甲脱落。甲周围皮肤损害主要是刺激性皮炎和脱脂作用引起干燥、角化。

化妆品接触性唇炎 因施用唇用化妆品（唇膏、唇线笔、油彩等）引起的唇部损害。损害限于唇红部位，也可波及唇红邻近皮肤。皮疹表现为水肿性红斑和疱疹，反复发作可变为干燥、脱屑、裂纹，自觉瘙痒、干绷、灼痛。

化妆品对眼睛的损害 由化妆品引起的眼部伤害，被统称为"化妆品伤眼症"或"化妆品眼病"，主要有以下几种：①眼睑和眶骨区接触性皮炎。施用头发、面部或指甲化妆品，尤其是头发染料和指甲擦光剂是常见原因。面部膏霜、美容化妆品（粉底液和粉底）和油彩引起的变应性和刺激性反应只限于眼睑部位。胭脂或眉笔的笔芯有变应原性质，可引起变应性睑缘炎，较严重者可引起眼睑皮肤坏死和溃疡，愈后留有瘢痕。这种皮炎如处理不当或继续使用化妆品，可转为慢性，眼睑皮肤呈现粗糙、增厚和色素沉着。②结膜炎和结膜色素沉着。施用扑香粉、胭脂或眉笔，或涂擦香膏、香水时误入眼内，可引起结膜和角膜刺激反应。

施用眼线膏涂抹在眼睑或结膜侧面，可引起结膜色素沉着，因其位于睑板结膜上沿，只有在外翻上眼睑时才能发现。大多数无自觉症状或主诉眼不适、流泪和发痒。③角膜灼伤。施用强碱性的冷烫液及其定型粉时，如不慎溅入眼内，可引起角膜灼伤，严重者可致角膜浑浊和白斑，影响视力甚至可引起角膜穿孔。含苯胺类化学物的染发水，误入眼内不仅可损伤眼球表面组织，还可渗入深层，进而损害眼内组织，如不及时处理，渗入晶状体可引起白内障。④角膜真菌病。睫毛笔中常发现茄病镰刀菌污染。新的睫毛笔使用前污染率约 1.5%，使用过程中可使污染率急剧上升为 60% 左右。茄病镰刀菌容易引起角膜真菌病，严重者可导致双目失明。

（亚库甫·艾麦尔）

huazhuangpin weishengwu wuran jiankang weihai
化妆品微生物污染健康危害 （health hazards of microorganism pollution of cosmetics）
化妆品因微生物污染造成的产品变质对健康产生的危害。为了抑制微生物的繁殖和减少消费者使用过程中的产品污染，往往在化妆品中加入防腐剂。因此，一方面化妆品中含有的水分、油脂、蛋白质、多元醇等营养物质为微生物的生长繁殖提供了良好的环境，另一方面由于防腐剂的应用可抑制微生物的生长。

污染来源 化妆品的微生物污染按来源分为一级污染和二级污染。一级污染是指化妆品生产过程中使用的原料、容器和制作过程中产生的污染。因此，原料本身的理化性质和含水量、生产环境和设备卫生状况、操作人员的健康状况等均与化妆品的卫生质量有关。二级污染是指化妆品在运输、储存、销售及启封后，使用或存放过程中发生的污染，包括手部接触化妆品后将微生物带入、空气中的微生物落入引发的污染。一些美容美发店的化妆品是共用的，更可造成交叉感染。尽管化妆品中的防腐剂可抑制微生物的繁殖，但其作用有限。因此，防止化妆品的二级污染对于预防化妆品的不良反应有着重要的意义。

污染种类 日常生活中的化妆品微生物包括细菌和霉菌。病原细菌包括链球菌、芽孢及梭状芽孢杆菌等革兰氏阳性菌，假单胞菌、沙门氏菌、弧菌等革兰氏阴性菌。化妆品还常受到致病真菌如青霉、曲霉、根霉、毛霉等霉菌的污染。

膏霜类（护肤类） 此类化妆品含有一定量的水分，有可供微生物生长繁殖需要的碳源和氮源，大多数为中性、微碱或微酸性，这都为微生物的生长繁殖提供了良好的条件。据调查这类化妆品微生物的污染率最高，受污染的微生物种类也最多，检出率较高的有粪大肠菌群、绿脓杆菌、金黄色葡萄球菌、产气杆菌、链球菌、黑曲霉菌。此外，检出的微生物还有蜡样芽孢杆菌、产气克雷伯氏菌、沙门氏菌、肠杆菌属等。

发用类化妆品 此类化妆品不但富含水分，而且也有微生物生长所需的营养，如水解蛋白、多元醇、维生素等。香波的主要成分烷基硫酸盐等较易被芽孢杆菌、绿脓杆菌、金黄色葡萄球菌、产气杆菌、假单胞菌污染。

粉类 此类化妆品为干燥性化妆品，比上述两类化妆品的微生物污染率低。其污染来源主要是原料。这类化妆品中检出的抵抗力较强的需氧芽孢菌较多。

美容类 此类化妆品如唇膏、化妆水等易被葡萄球菌、白喉杆菌、链球菌、芽孢杆菌和黄曲霉菌等污染。这类化妆品在制造过程中大多经过高温熔融，因而染菌量不高。但此类化妆品的微生物污染对人的健康影响最大，特别是眼部化妆品和唇膏等，一旦被致病菌污染，将会引起严重后果。

健康危害 化妆品受微生物污染后，微生物繁殖可导致化妆品变质、腐败，其代谢产物和活性酶可使化妆品理化性质改变，表现为膨胀、产生气泡、酸败（pH 值下降）、色泽改变、霉斑、剂型破坏、有异味等。由于化妆品停留在人体皮肤、毛发、黏膜、眉眼部和口唇等部位时间较长，所含微生物特别是致病菌可从与人体接触的部位进入体内，引起感染，有时甚至是致命性的。

化妆品污染致病菌导致感染　污染致病性葡萄球菌、链球菌的化妆品感染皮肤可致毛囊炎、脓疱疮等化脓性皮肤病；污染真菌可致皮肤癣病；还有文献报道因爽身粉中的滑石粉被破伤风杆菌污染而引起新生儿破伤风，因使用污染的口红和唇膏引起性病传播等。化妆品污染危害最大的是眼部化妆品污染，尤其严重的是绿脓杆菌污染，进入眼内可引起角膜化脓性溃疡，并迅速从角膜中央向四周和深层扩展，角膜大片坏死、穿孔、痊愈后会留下瘢痕或角膜葡萄肿，有的形成白斑，严重病例可发展成全眼球炎。化妆品污染腐皮镰刀菌也会引起角膜炎和溃疡。

化妆品污染微生物或其代谢产物的毒性危害　微生物成分或其代谢产物成分可对机体产生毒害作用，如黄曲霉菌产生致癌物黄曲霉素；某些代谢产物或微生物（如真菌）还可成为致敏原，导致变应性反应。

化妆品变质成分的毒性危害　变质的化妆品可直接刺激皮肤，导致接触性皮炎。

化妆品对皮肤微生物生态的影响　皮肤存在正常微生物群，常见的有表皮葡萄球菌、类白喉杆菌、丙酸杆菌、绿脓杆菌、非致病性分枝杆菌、需氧芽孢菌、厌氧芽孢菌、大肠杆菌、变形杆菌、枝形芽孢杆菌、棒杆菌、新型隐球菌、皮癣菌、糠秕孢子菌。菌群间保持动态平衡并相互制约，正常情况下不致病。有学者研究了长期使用化妆品对皮肤菌群的影响，对使用化妆品两年以上的女性，观察其皮肤表皮葡萄球菌、金黄色葡萄球菌、革兰氏阴性杆菌、类白喉杆菌、真菌、溶血性链球菌的变化，结果发现长期使用粉蜜类化妆品的女性，其皮肤表面革兰氏阴性杆菌检出率增高、细菌总数也增加了，说明皮肤菌群数量已发生变化，但其生物学意义有待进一步阐明。

污染鉴定　被霉菌和细菌等微生物污染的化妆品可在其各部分产生质量改变，一般表现出如下现象：①化妆品内外都变色，这是由于细菌产生色素所致；②化妆品表面形成红、黑、绿等颜色霉斑，这是由于霉菌产生不同色素所致；③化妆品发生气胀现象，这是由于微生物特别是酵母菌产生气体所致；④酸败，这是由于微生物分解有机物产生酸性物质，使化妆品的 pH 值降低；⑤乳化体破坏和分层，这是由于细菌、霉菌分解膏体内的有机营养物质，使乳化体受破坏，稳定性变差，出现黏度变化、分层和失去光泽。

卫生标准　化妆品的卫生标准如下：①眼部化妆品及口唇等黏膜用化妆品以及婴儿和儿童用化妆品菌落总数小于 500 CFU/mL 或 500 CFU/g；②其他化妆品菌落总数小于 1 000 CFU/mL 或 1 000 CFU/g；③每克或每毫升产品中不得检出粪大肠菌群、绿脓杆菌和金黄色葡萄球菌；④化妆品中霉菌和酵母菌总数不得大于 100 CFU/mL 或 100 CFU/g。

微生物污染预防措施　根据化妆品的生产和使用过程，化妆品微生物污染的预防措施主要分为一级预防和二级预防。一级污染的预防方法包括在原料、生产设备、容器、用具和操作人员等方面采取严格措施。二级污染的预防方法主要有以下五点：①加强卫生宣传，减少污染；②加入适量的防腐剂和抗氧剂；③常用的化妆工具注意清洗和消毒，不要混用或共用；④保持面部和手的清洁；⑤未用过的化妆品开封后的处理，如拧紧瓶盖以减少污染。

此外，购买和使用化妆品时应注意以下几点：①使用化妆品前，应注意产品的保质期，不宜使用长期保存或超过保质期的化妆品；②存放时应避免紫外线、潮湿、温度过高或过低的环境，尽可能放置于避光、温度适宜、清洁的地方，以防止化妆品变质；③使用时，多余的不能放回容器，以避免污染容器内化妆品；④使用时间较长、存在污染可能性的化妆品要进行灭菌处理；⑤使用不同类型化妆品时，应注意各自不同的性状。　　　　（亚库甫·艾麦尔）

huazhuangpin weisheng jiandu yu guanli

化妆品卫生监督与管理（hygiene supervision and management of cosmetics）　国家卫生

行政部门对化妆品的质量安全性进行的监督管理。

我国化妆品卫生监督管理体系 主要包括三级：①国务院卫生行政机构的卫生监督职责，包括审批化妆品新原料的使用、审批特殊用途化妆品的生产（复审）、审批首次进口的化妆品、进行化妆品安全性评价单位的资格认证。②省、自治区、直辖市卫生行政部门的卫生监督职责，包括化妆品生产的预防性卫生监督、化妆品生产企业卫生许可证发放、特殊用途化妆品生产的初审。③县以上卫生行政部门的卫生监督工作，包括对取得化妆品生产许可证的企业及化妆品经营者组织定期和不定期检查、指定化妆品卫生检验机构、聘任各级化妆品卫生监督员对化妆品生产人员进行健康检查。

《国务院办公厅关于印发国家食品药品监督管理总局主要职责内设机构和人员编制规定的通知》（国办发〔2013〕24 号）规定，国家食品药品监督管理总局依法承担化妆品监督管理工作，并要求"将化妆品生产行政许可与化妆品卫生行政许可两项行政许可整合为一项行政许可"。《国家食品药品监管总局关于进一步做好当前化妆品生产许可有关工作的通知》（食药监药化监〔2013〕213 号）规定，自发文之日起，凡新开办的化妆品生产企业，应向省级食品药品监管部门提出申请，经省级食品药品监管部门按照原生产企业卫生许可并参照原生产许可的标准审查，符合要求的，核发《化妆品生产企业卫生许可证》。化妆品生产企业已向省级质监部门提出新开办申请且审查符合要求的，转由省级食品药品监管部门核发《化妆品生产企业卫生许可证》。

沿革 化妆品的卫生监督与管理中，有关产品质量、安全性、标志等衡量的准则和评价依据是关键因素。卫生监督检验机构、生产者、经营者和消费者可根据相关的卫生标准或规范来衡量化妆品的市场价值。1987 年卫生部发布了《化妆品卫生标准》（GB 7916—1987），对化妆品的化学、微生物学的卫生质量进行了规定，对化妆品组分中的禁用物质、限制使用的色素、防腐剂、紫外线吸收剂等也做了规定。同时颁布的还有与《化妆品卫生标准》的实施相对应的微生物和有毒物质、有害物质的标准检验方法。1989 年卫生部颁布了《化妆品卫生监督条例》，1991 年颁布实施《化妆品卫生监督条例实施细则》，形成了我国化妆品的卫生监督和管理体系。

卫生部于 1996 年颁布了《化妆品生产企业卫生规范》，2000 年和 2007 年先后对该规范的部分条文进行了修订，并颁布实施。1999 年卫生部根据 1998 年 10 月版欧盟化妆品规程颁布了我国的《化妆品卫生规范》，2002 年对部分条文进行了修订。2007 年卫生部根据欧盟化妆品规程的 2005 年修订最新版本（the Cosmetics Directive of the Council European Communities, Dir. 76/768/EEC，21 November 2005 amending）再次修订并颁布了《化妆品卫生规范》（2007 年版），自 2007 年 7 月 1 日起实施，目的是加强化妆品的监督管理，进一步保持规范与国际相关标准的接轨。此次修订增加了化妆品组分中禁限用物质的名单，同时对旧版规范中防腐剂、防晒剂、着色剂、染发剂中部分原料的规定进行了删除、增加和改变限用条件等调整，增加了一些新的禁限用原料的检测方法、防晒化妆品 UVA 防晒效果评价方法和防晒化妆品防水性能测定方法。2015 年国家食品药品监督管理总局组织完成了对《化妆品卫生规范》（2007 年版）的修订，颁布了《化妆品安全技术规范》（2015 年版）。

《消费品使用说明化妆品通用标签》（GB 5296.3—2008）于 2009 年 10 月 1 日实施，该标准规定了化妆品标签的形式、基本原则、标签标注内容等方面的要求。化妆品标签应提供的信息包括产品名称、制造者的名称和地址、产品的有效期、生产企业卫生许可证编号、产品批准文号或备案号、内装物量、生产许可证号、产品标准号等。必要时还应注明安全警告和使用指南、满足保质期和安全性要求的储存条件等。化妆品标签内容应简单明了，通俗易懂，科学正确；不应有夸大虚假的宣传内容，不应使用医疗用语或易与产品混淆的用语。

展望 在化妆品管理上，应进一步完善化妆品等健康相关产品的法律、标准体系，完善化妆品的评价程序和内容，使新产品标准和管理法规与国际接轨。有些省份已建立独立的机构专门从事化妆品安全性评价、化妆品常规项目的检测、化妆品中限量与禁用成分的检测及化妆品中生物有效成分的检测。这些机构经卫生行政部门的认定后可对进入市场的各种化妆品进行质量检测、分析和鉴定并可向社会提供化妆品质量检测及技术服务。

（亚库甫·艾麦尔）

huazhuangpin yuanliao he chanpin de anquan xing pingjia

化妆品原料和产品的安全性评价（safety evaluation of raw materials and products of cosmetics） 对进入家庭日常生活的化妆品尤其是新的化妆品对人体健康的影响和危害的检测和调查，以及对其在家庭中使用的安全性评价。

化妆品新原料和新产品的评价方法有所不同，分别介绍如下。

化妆品新原料安全性评价 内容包括毒理学安全性评价综述、必要的毒理学试验和可能存在安全性风险物质的有关安全性评估。必要的毒理学试验一般包括以下几种：①急性经口和急性经皮毒性试验；②皮肤和急性眼刺激性/腐蚀性试验；③皮肤变态反应试验；④皮肤光毒性和光敏感试验，原料如具有紫外线吸收特性需做该项试验；⑤致突变试验，至少应包括一项基因突变试验和一项染色体畸变试验；⑥亚慢性经口和经皮毒性试验；⑦致畸试验；⑧慢性毒性/致癌性结合试验；⑨毒物代谢及动力学试验；⑩根据原料的特性和用途，还可考虑其他必要的试验。如果该新原料与已用于化妆品的原料化学结构及特性相似，则可考虑减少某些试验。

化妆品新产品的安全性评价 化妆品在生产或销售之前，对其原料和产品进行安全性评价是预防性卫生监督的重要内容之一。美国、日本、欧盟等对化妆品安全评价均有严格规定，例如，美国有专门设置的化妆品成分评价机构，每年对化妆品原料进行综合评价并发表报告以供生产厂家参考利用。还有的国家不要求化妆品在投放市场前进行安全性评价，但须在产品标签上说明"本产品安全性未经确定"的文字说明。在一般情况下，新开发的化妆品应根据产品的用途和类别进行相应的安全性评价试验，确保安全后才能大量投入市场销售。由于化妆品种类繁多，在选择试验项目时应根据实际情况确定相应的试验，例如，每天使用的化妆品需进行多次皮肤刺激性试验；间隔数日使用的和用后冲洗的化妆品进行急性皮肤刺激性试验；与眼接触可能性小的产品不需进行急性眼刺激性试验。

皮肤斑贴试验 为确定化妆品致皮肤损伤的种类及其中致病成分，确定化妆品安全性，皮肤斑贴试验是一种有效的检测方法。该试验是将装有一定量化妆品（抗原）的特制斑试小室（finnchamber）贴敷于受试者背部或前臂内侧，24~48 h后除去，于24 h、48 h、72 h观察斑试局部皮肤变化。我国进行化妆品安全性评价时推荐用二次斑贴试验。因该试验属抗原抗体反应试验，对化妆品接触致敏性皮炎起辅助诊断作用，对化妆品致皮肤色素沉着、毛囊皮脂腺炎症则无确证意义。

替代试验 国外一些国家和组织出于动物保护的考虑，对使用动物进行化妆品的安全性评价进行了限制或禁止。如2013年3月欧盟全面禁止化妆品动物实验，也不允许成员国从外国进口和销售违反上述禁令的化妆品。因此建立有效的体外替代试验方法是卫生毒理学的一项重要工作，尤其是对进出口化妆品检验，避免以此为由构成我国化妆品产品出口的贸易壁垒。从另一角度来看，建立安全性评价的体外替代试验方法和程序也有利于降低成本、缩短检验周期、增加化妆品原料和产品的抽样频率和检验覆盖率，有益于对产品安全性的监督。

（亚库甫·艾麦尔）

huanjing baolu
环境暴露 （environmental exposure） 某一个体接触了一定浓度的某种环境物质并达到一定接触时间的过程。对环境暴露的基本描述主要包括暴露浓度和接触时间。暴露浓度是指人体接触面上某种环境介质中的有害物质浓度。接触时间的评价要依情况具体分析。从健康效应的角度讲，接触时间可能是累积的，也可能是平均的；从暴露特征看，接触时间可能是连续的或间断的，这些与环境和人群特征都有密切关系。环境暴露可分为以下三种。

外暴露 又分为广义的外暴露和狭义的外暴露。广义的外暴露是指实际存在于环境中有害因子的量，通常的环境监测就是测量这种暴露。狭义的外暴露是指环境中的暴露因子进入人体的量，即摄入。污染物的理化性质会影响摄入，例如，空气中的颗粒物直径大于 5 μm，容易被滞留在鼻咽部和上呼吸道；易溶于水的气体（如二氧化硫、甲醛）在上呼吸道湿润的环境中容易被吸附，而不易溶于水的光气则可进入细支气管和肺泡。

内暴露 进入人体内的物质实际被机体组织吸收的量。通常摄入的污染物只有部分被吸收，吸收量＝摄入量×吸收率。各种物质的吸收率有很大差异，例如，甲基汞在肠道几乎被完全吸收，而金属汞则几乎完全不被吸收；铅在空腹时吸收比在饱腹时多，儿童较成人吸收快。在测量内暴露时，有时还要考虑器官的暴露。但流行病学研究通常不可能测定靶器官中有毒物质的浓度，可通过生物材料的监测来估计靶器官的暴露量。

局部暴露 指环境因子作用于机体的局部，可分为刺激作用和穿透作用。刺激作用是指化学物质或物理因素对皮肤和黏膜的作用，如过氧乙酰硝酸酯对眼黏膜的刺激，其作用大小取决于溶解性和渗透性；再如光对眼的刺激作用及噪声对听觉的刺激作用等。穿透作用是指有些理化因子能穿透皮肤，直接作用于机体的组织器官。如电离辐射和电磁辐射或有机磷农药、化妆品等经皮肤黏膜吸收的化学因子，作用大小取决于该物质和皮肤的性质（同一个人不同部位的皮肤差异很大）、环境温度、湿度、皮肤健康状况等。

环境暴露还可按单个或多个因子的暴露来分类。环境中的有毒有害因素不是单独存在的，如空气污染物的成分就很复杂。因此在研究暴露对健康的影响时，应该考虑到多种因子的联合暴露和联合效应。 （胥美美）

huanjing baolu pingjia
环境暴露评价 （environmental exposure assessment） 见暴露评价。

huanjing biaoguan jiyinzu xue
环境表观基因组学 （environmental epigenomics） 在基因水平探讨环境因素的表观遗传效应及其对基因表达影响的学科。从环境—基因交互作用来看，可以认为它是环境基因组计划的延伸和深入。环境表观基因组学的核心问题就是哪些人类基因在受到环境因素的作用而出现表观遗传失调时可能提高人类疾病的易感性。

继人类基因组计划（Human Genome Project，HGP）圆满完成之后，2003 年人类基因组表观遗传计划（Human Epigenome Project，HGP）也正式启动。这是世界上首项针对控制人类基因"开关"的主要成分进行的图谱绘制工作，旨在帮助科学家建立人类遗传、疾病与环境之间的关键联系。表观遗传是指在 DNA 序列不发生改变的情况下基因表达发生改变，该变化可通过有丝分裂和减数分裂在细胞和世代间传递。在基因组水平研究表观遗传改变规律及其效应的学科领域称为表观基因组学（epigenomics）。表观遗传学研究主要包括 DNA 甲基化、组蛋白修饰、染色质重塑以及非编码 RNA［如 microRNA、siRNA（small interfering RNA，小干扰 RNA）］等。基因组中表观遗传过程的精确性对于调控基因转录活性和染色体稳定性以及人类正常发育是必要的。许多环境因素可以通过对基因组的影响产生潜在的毒性作用，导致可遗传的表型改变。然而，突变并不是基因组可遗传变异的唯一机制。环境因素可通过表观遗传机制改变基因的表达，从而导致多种人类疾病的发生，如肿瘤、衰老、印记综合征、免疫疾病和中枢神经系统疾病及精神发育紊乱等。环境因素对生命发育早期表观遗传的影响被认为是环境因素增加成人期非传染性疾病发生的重要机制。

研究方法 过去几十年来，用于分析DNA甲基化和组蛋白修饰等表观遗传现象的细胞和分子生物学技术不断发展与创新，这些方法学的应用加速了人们对表观遗传过程及特征的理解。

DNA甲基化检测技术 DNA甲基化是表观遗传过程的最重要的内容，而DNA甲基化的分析方法在过去十余年来也是发展最快的领域。

甲基化敏感的限制性内切酶法 甲基化敏感的限制性内切酶（methylation-sensitive restriction endonucleases，MSREs）是一类对其识别位点含有甲基化碱基敏感的限制性内切酶。此类酶如在其切割位点中含有1个甲基化碱基，则它们中的绝大多数就不能切割DNA。MSREs法原理是基于甲基化敏感Ⅱ型限制性内切酶不能切割含有一个或多个甲基化切点的序列。该法最大的优点是即使在缺少靶DNA一级结构详细信息的情况下，仍然可以提供CpG岛甲基化状态的评价信息，并包括一些对被检基因甲基化的定量分析信息。经典的限制性内切酶法已变通和发展为多种不同的检测方法，包括Southern印迹、差异甲基化杂交（DMH）技术、限制性界标基因组扫描和甲基化敏感随机引物聚合酶链式反应（MS-AP-PCR）技术等。

亚硫酸氢钠测序法 该方法是利用亚硫酸氢盐的处理将胞嘧啶转变为尿嘧啶，但甲基化的胞嘧啶不能转变。通过设计特异性的与靶序列互补的引物，将这一化学修饰的DNA经PCR扩增，所有的尿嘧啶和胸腺嘧啶以胸腺嘧啶被扩增，5-甲基胞嘧啶（5-mC）则以胞嘧啶被扩增，进一步对被扩增的DNA片段进行测序，即可发现目标基因中甲基化DNA的精确位置及其甲基化状态。该方法在寻找有意义的关键性CpG位点上，有其他方法无法比拟的优点，并且其可靠性及精确度高、重复性好，能明确目的片段中每一个CpG位点的甲基化状态，目前被广泛使用。

全基因组甲基化分析 主要包括高效液相色谱法、免疫荧光法和高效毛细管电泳法等，但这些方法都是获得全基因组甲基化含量的总体信息，无法获得基因组每个位点的信息（需要全基因组测序才能实现）。①高效液相色谱法是目前测定基因组DNA中5-甲基胞嘧啶总量最标准的方法，但不能获得甲基化的位置和状态信息且对DNA纯度要求较高。该法的原理是用酸或酶将DNA裂解为5类单核苷酸（包括4种正常的核苷酸和5-甲基胞嘧啶），因5类单核苷酸在极性溶液中的溶解度不同，因此在经过非极性的过滤柱时，出峰时间也不同，可用波长260nm的紫外检测器测定流出液的吸收峰并以此进行定量分析。②免疫荧光法是根据抗原抗体反应的原理对细胞加以固定并暴露细胞内DNA抗原，然后应用5-甲基胞嘧啶抗体结合细胞核中甲基化的DNA，再通过荧光素标记的二抗识别5-甲基胞嘧啶的抗原抗体复合物，从而原位检测DNA甲基化的分布及含量。该方法具有特异性强、灵敏度高和简便快速的优点，但其结果为半定量。③高效毛细管电泳法是近年来发展最快的分析方法之一，是以高压电场为驱动力、以毛细管为分离通道，依据样品中4种正常的核苷酸和5-甲基胞嘧啶在淌度和分配行为上的差异而实现分离分析的液相分离方法，具有分离效率高、分析速度快、费用低、所需样品少、易于操作、自动化程度高、应用范围广等优点。

组蛋白修饰的检测 组蛋白修饰的机制较为复杂，因此研究组蛋白修饰的表观遗传学技术比分析DNA甲基化更具挑战性，有些方法仍在探索中。质谱分析是鉴定组蛋白修饰最准确的技术，但其技术要求高，须由非常有经验的专家来完成，同时该技术难以应用于全基因组的检测。全基因组组蛋白（H3、H4、H2A、H2B 和 H1）修饰水平的信息可在应用高效液相色谱分离后，用高效毛细管电泳和液相色谱—电喷雾质谱分析。对于组蛋白上每个氨基酸残基上的特定修饰也可利用特异性抗体进行蛋白质免疫印迹、免疫染色或串联质谱来分析。然而，组蛋白与 DNA 序列密切关联，不同的组蛋白修饰状态直接影响 DNA 的修饰及其表达，因此，除了测定存在于特定细胞或组织中的组蛋白修饰类型和相对数量外，还需要了解组蛋白修饰与特定 DNA 序列关联的信息。目前最有效的技术就是使用针对特定组蛋白修饰的抗体进行染色质免疫共沉淀（chromatin immunoprecipitation，ChIP）分析。染色质免疫共沉淀是表观遗传学研究的一种重要的技术方法，是研究蛋白质-DNA 相互作用的有力工具。染色质免疫共沉淀技术根据染色质制备的不同，分为非变性染色质免疫共沉淀（nChIP）和交联的染色质免疫共沉淀（xChIP）。非变性染色质免疫共沉淀适用于与 DNA 亲和力很高的蛋白质研究，经前期处理后只有与目的蛋白结合的 DNA 片段才能够被沉淀下来，通过检测免疫沉淀的 DNA 或蛋白质，可以定性和定量分析蛋白质-DNA 相互作用或组蛋白的修饰。交联的染色质免疫共沉淀技术采用甲醛或紫外线处理细胞，制备与蛋白质交联的染色质，然后利用超声能量断裂染色质，该法是检测低 DNA 亲和力蛋白唯一的技术，包括很多非组蛋白。

染色质免疫共沉淀与相关分子生物学技术的联用技术包括以下四种。

染色质免疫共沉淀结合克隆技术（ChIP-Cloning）　可用于鉴定 DNA 序列是否是基因启动子的一种方法。该法首先对 DNA 进行免疫共沉淀并纯化，并将纯化后的 DNA 用 T4 DNA 聚合酶补平，进而将其克隆到脱磷酸化的线性载体中，从连接成功的载体中选取插入片段大于 500bp 的重组子，对插入片段进行测序，之后与 DNA 序列数据库（genebank）中的数据进行比对，寻找所测序列附近是否含有开放阅读

框，若有则说明染色质免疫共沉淀的 DNA 序列可能是某个基因的启动子，对目标序列可做进一步分析。

染色质免疫共沉淀结合基因芯片技术（ChIP on Chip）　基因芯片与染色质免疫共沉淀技术相结合的方法的发展，极大地促进了在基因组水平上对 DNA 和蛋白质的相互作用进行高通量的研究。因为染色质免疫共沉淀富集的 DNA 极少，通常只有几个纳克，因此在做基因芯片之前需要一个 PCR 步骤来扩增，常用连接介导聚合酶链式反应（ligation mediated PCR，LM-PCR），可使染色质免疫共沉淀后所要研究的 DNA（特异和非特异的染色质免疫共沉淀产物）的比值在扩增以后不发生偏差，但整体含量倍比增大。然后用 Cy5 和 Cy3 对特异性染色质免疫共沉淀的 DNA 和对照 DNA 产物分别进行荧光标记，进而与含有整个基因组的 DNA 芯片或者选择性的 DNA 芯片进行杂交。通过比较两种荧光信号的强弱筛选出目的蛋白可能的结合序列，从而在基因组水平上绘制出目的蛋白的分布图谱。

染色质免疫共沉淀结合体内 DNA 指纹技术　又称体内 DNA 指纹技术（in vivo DNA footprinting），是检测体内蛋白质-DNA 相互作用的重要方法，可以确定特异的蛋白在基因组 DNA 上的结合情况，但不能确定 DNA 具体与何种蛋白质结合。该法首先使用切割试剂（如 DMS、DNA 酶Ⅰ等）处理一定量的细胞或细胞核，使处于体内环境的基因组 DNA 形成随机的缺口。如果 DNA 特定区域与蛋白质发生结合，这部分 DNA 就会受到蛋白质的保护而不被切割，继而通过连接介导 PCR 扩增，进而通过进行琼脂糖凝胶电泳分析不同的条带。若缺少某些条带，则说明这些条带在基因组 DNA 上对应的位置即为蛋白质结合所形成的保护区。

染色质免疫共沉淀结合基因表达系列分析技术　该技术首先用抗特定修饰的组蛋白抗体进行染色质免疫共沉淀，从而获得细胞中与这种修饰组蛋白相合的全部 DNA 片断；然后利用基因表达系列分析技术构建 DNA 文库并

进行测序，测序结果经生物信息学分析就可获得这种特定修饰的组蛋白在全基因组中分布状况的信息，进而获得组蛋白在全基因组的定位图谱。

展望　现已明确表观遗传调控在正常生理发育和外源性物质的毒性反应中具有重要作用，在毒物暴露引起的最快速反应当中，染色质结构和修饰状态的改变引人关注，而且表观遗传改变的发生较一些生化标志更为稳定。随着分子生物学技术的不断发展，环境表观基因组学研究迎来了新的契机，不仅包含对各种表观遗传调控作用的研究，并且包含对各类修饰之间相互作用的探索。大量人类疾病与 DNA 甲基化和非编码 RNA 的异常调控有关，这进一步突出了表观遗传修饰在维持机体正常生理发育中的重要性。　　　　　　　　（郝羽）

huanjing danbaizhizu xue

环境蛋白质组学　（environmental proteomics）　应用蛋白质组学的理论与技术，研究环境污染物分子毒性与蛋白质组学之间作用规律的一门学科，是蛋白质组学和环境科学交叉融合的边缘领域。它突出的目标功能是了解并确证危险污染物对人体或对其他生命体所产生的分子毒性，发现和界定污染物对生物机体蛋白的作用位点和作用方式，为维护人体健康与环境健康提供控制标准与预警规范。环境蛋白质组学从暴露于污染环境的机体或细胞的蛋白质整体活动的角度，揭示和阐明污染物对生命活动的影响。

沿革　自人类基因组计划（HGP）完成之后，生命科学已进入了后基因组时代，即利用基因序列预测表达的蛋白质及其结构和功能。一般认为，基因在表达蛋白质的过程中，受到多种因素的影响。一种基因可以表达出多种蛋白质，从而产生不同的功能与效应，所以仅仅根据基因的序列不能确定生命活动的规律。此外，基因所表达的蛋白质，自身还存在修饰加工、转运定位、结构形成、代谢转化等过程及蛋白质与蛋白质的相互作用过程，蛋白质与其他生物大分子之间的相互作用过程等，这些均无法从基因水平的研究中获得。因此，研究细胞内全部蛋白质的组成及其活动规律的蛋白质组学（proteomics）也就应运而生，并在此基础上形成了以研究环境污染物分子毒性与蛋白质组学之间作用规律为目的的环境蛋白质组学。

研究内容　主要包括两部分：①研究暴露于污染环境中生命体的蛋白质表达模式，包括识别和量化表达的各种蛋白质，以及蛋白质的细胞内外定位与修饰结果等；②研究暴露于污染环境中生命体的蛋白质功能模式，包括蛋白质之间的相互作用与反应过程及其之间形成的网络关系与生物效应等。

研究方法　环境蛋白质组学的发展依赖于蛋白质组学的三大支撑技术——双向凝胶电泳技术（two-dimensional gel electrophoresis，2DE）、质谱技术（mass spectrometry，MS）和生物信息学分析。这些技术可以在细胞水平上对蛋白质进行大规模的平行分离和分析，可同时处理成千上万种蛋白质，具有高通量、高灵敏度、高准确性等特点。

双相凝胶电泳技术　双向凝胶电泳技术出现于 1975 年。基本原理是：①基于蛋白质等电点不同在 pH 梯度胶内等电聚焦（isoelectric focusing，IEF）；②根据分子量大小不同进行 SDS-PAEG 分离，把复杂蛋白质混合物中的蛋白质在二维平面上分开。目前最常用的双向凝胶电泳方法为 IPG-DALT 双向凝胶电泳技术，它利用固定 pH 介质来形成固定 pH 梯度（immobilized pH gradient，IPG），具有 pH 梯度稳定、上样量大、重复性好、分辨率高等优点。双向凝胶电泳技术作为蛋白质组学的核心技术之一，近几年已经有了很大的改进，在医学、生物学等各个领域都得到了广泛的应用。

质谱技术　质谱法是通过将样品分子转化为运动的气态离子并按荷质比大小进行分离并记录其信息的分析方法，根据所得的质谱图提供的信息可以进行多种物质的定性、定量及结构分析。生物质谱技术能清楚地鉴定蛋白质并能准确地测定肽和蛋白质的分子量、氨基酸序列及翻译后的修饰，是目前蛋白质组学研究中常用的蛋白质鉴定方法。蛋白质的鉴定包括肽质量指纹图谱鉴定和运用串联质谱分析肽序列。生物质谱技术在蛋白质组学研究中有很多优点，如对普通的缓冲液成分相对耐受、快速、灵活等，因此，已成为目前蛋白质组学研究技术中最具活力和潜力的技术，得到了飞速的发展。但生物质谱技术只能分离气体状态的带电分子，而且一次只能分析带正电或带负电的分析物，且很难区分两种同源性很高的蛋白质。

生物信息学分析　生物信息学分析基于已经大量存在的数据库和分析软件。环境生物信息学在环境蛋白质组学中的应用主要有三个方面：①蛋白质结构的预测，包括二级和三级结构，从方法上看有演绎法和归纳法两种途径。这是生物信息学在蛋白质组学应用中最重要的课题之一。②蛋白质分子空间结构的比对，发现它们之间的相似性或不相似性，从而确定污染物对蛋白质所产生的影响和作用机理。③根据生物大分子的结构和功能，为污染物与有机分子的作用方式和程度提供一定的依据。目前环境生物信息学方法已经成为环境蛋白质组学乃至整个环境科学研究中不可缺少的手段，并得到越来越广泛的应用。

展望　环境蛋白质组学自身的优点使其在污染物毒性评估和污染环境的处理方面具有巨大的潜力，对环境科学的发展有巨大的潜在推动作用。目前，关于环境蛋白质组学的研究在国内外都取得了一定的进展，但仍然处于起步阶段，存在许多问题有待于进一步的研究。今后环境蛋白质组学研究的方向应包括：①适应于环境样品或环境监测的蛋白质组学实验方法的建立。蛋白质组学作为目前生命科学研究的热点，其基本理论基础和技术平台已经建立，但环境试验的目的和样品处理的不同要求对已有的技术平台进行改进，建立适应于不同环境试验的蛋白质组学技术。②环境相关蛋白质数据库的建立。随着环境蛋白质组学的快速发展，数据必然会大量产生，相应的检索和数据库的建立是蛋白质组学进一步发展的基础之

一。③寻找适合于环境蛋白质组学监测的模式物种。不同的物种对同一污染物的反应是不同的，所以在评价不同污染物的分子毒性时应尽量选用相同的物种，对污染物敏感的模式物种的选择将是环境蛋白质组学研究发展的重要课题之一。

（郝羽）

环境毒理学　（environmental toxicology）利用毒理学的方法，研究环境污染物对有机体（人类及相关生物）的损害作用及其机理的科学。环境毒理学属于环境科学的范畴，也是生命科学和毒理学的重要分支。同时，环境毒理学也是一门利用毒理学的原理和方法，从预防医学角度研究环境污染物对人体的损害作用及其机理的科学，因而也属于预防医学的范畴。

沿革　环境毒理学是近年来人类在保护和改造环境的过程中孕育的一门新兴学科，但是它扎根于历史悠久的毒理学研究。在古代中国，已有不少书籍对毒物进行描述。《神农本草经》中将药物分为上品、中品及下品。上品被认为是无毒而可长期服用的药物，中品可用于一般疾病的防治，而下品则多半有毒。这说明早在东汉年间，人们对于毒物已有认知。现代毒理学开端可追溯到西班牙医学家奥菲拉（Orfila，1787—1853），他提出毒理学这门科学的定义，并系统观察了化学物质与生物体间的关系。第二次世界大战之后，随着化工行业的飞速发展，接触化学物质的人数迅速增加，对化学物质的安全性的担忧与日俱增，毒理学呈现飞跃发展，逐渐形成独立体系，同时研究范围也不断扩大，产生了一些新的分支，其中包括环境毒理学，环境毒理学也是其中发展最快的学科之一。而随着日本水俣病事件（20世纪50年代爆发）、美国洛杉矶光化学烟雾事件（20世纪40年代）、英国伦敦烟雾事件（1952年）、日本四日市事件（20世纪60—70年代）等多起环境公害事件的发生以及1962年《寂静的春天》的出版，人们开始更加深入地进行毒理学研究，以阐明环境中某种甚至几种污染物对生物体的

作用。同时，众多技术方法在这一时期快速发展，刺激了环境毒理学的发展，使其在研究的深度和广度上均有了新的突破，最终成为一门独立的学科。

研究对象　环境毒理学的研究对象是各类环境污染，包括物理性、化学性及生物性污染。物理性污染有电离辐射、电磁辐射及噪声污染等；化学性污染是最主要的污染，包括各种人为生产的工业化学品、农药、染料等；生物性污染包括细菌、病毒及生物毒素污染。目前全球已知的化学物质有1 000多万种，其中常用的有8万种之多。因此，在享受这些物质为生活带来的便利的同时，也需对其安全性进行综合评价。

环境污染物可通过各种途径和方式对生物体和人群健康产生影响，其主要特征有：①环境污染物涉及面广，接触人群多，特别是老弱病残孕幼等敏感人群；②污染物的作用通常是低浓度、多途径、长时间，甚至是终生的接触，急性毒性通常较小，易产生慢性毒性作用；③环境中多种污染物同时存在，物理因素、化学因素及生物因素可同时作用，产生联合毒性；④环境污染物在环境中发生迁移转化及富集，并通过食物链逐步转移、蓄积和放大，其浓度可以呈几何级数增加，从而对环境和人体健康造成直接、间接损害或潜在威胁；⑤有的环境污染物可经过转化成为新的污染物，经过转化的二次污染物，其毒性可能增强而产生更大的损害。环境污染物的上述特点也使环境毒理学具有有别于其他学科的独特之处。

鉴于环境污染物的上述特点，其对人体产生的损害影响也有相应特征：①急性毒性事件较少，尤其自20世纪多次严重的环境公害事件之后，人们对此问题的重视程度逐渐增加，并采取相应的防治措施，近年来此类事件已较罕见。②死亡率或发病率增加，且多见于敏感人群。这些人往往免疫功能异常、心肺功能不全或机体存在其他基础疾病，其代偿功能已处于临界状态。近年来对于大气污染的流行病学研究也发现，死亡者大多属于这类人群，并证明

大气污染与医院某些疾病就诊率及住院率增高密切相关。③亚临床状态。对于大多数人群，污染物的影响并不会导致疾病的发生，而是一些敏感的生物标志物发生改变。例如，大气颗粒物可致呼吸道气道阻力增加和心脏自主功能改变；受汽车废气严重污染的地区，健康人血中碳氧血红蛋白含量明显升高。④远期作用。环境污染物的作用时间通常较长，在明显低于一般毒作用阈浓度的情况下，也有可能产生致癌、诱变等远期影响，并可能通过影响遗传物质对下一代继续产生影响。⑤生理负荷增加。在接触环境污染物的人群中，有时检查不出任何生理生化指标或功能的改变，但可发现某些污染物在器官组织中蓄积。例如，在农药污染地区，检测到人体脂肪组织中有DDT蓄积；在重金属污染地区，检测到人体毛发中的重金属含量高于本底水平。

研究任务　主要包括：①阐述环境污染物与机体相互作用的一般规律，包括环境污染物接触机体后的吸收、分布、代谢转化和排泄（ADME）过程，机体对毒物的应答、损伤及修复等过程及其机制；②探索环境污染物对机体损害的早期检测指标，使用最灵敏的检测手段，找出环境污染物作用于机体后最初出现的生物学改变（生物标志），预测其对健康的潜在危害，从而进行有效的防治；③研究环境污染物对机体损害作用的条件及影响因素，观察环境污染物在环境中的转移、分布、变迁、侵入方式、接触时间及其他条件对机体反应的影响；④定性和定量地评定环境污染物对机体的影响，确定其剂量-效应或剂量-反应（效应）关系，从而得出对机体作用的相对安全限值，为制定环境卫生标准提供科学依据；⑤研究环境污染物对于其他非人类有机体及生态系统的损害作用，通过污染物在环境中的转归途径，研究污染物对人体的间接毒性作用及防护措施。

研究内容　主要包括以下7个方面：①环境毒理学基本概念、理论和方法的研究；②对环境污染物的体内过程（包括在人体内的吸收、分布、转化和排泄规律）的研究，以及其

对人体的一般毒性作用与机理的探究；③对环境化学物及其转化或代谢产物的"三致"作用（致突变、致癌变、致畸变）及特殊毒性作用与机理的研究；④环境污染物的毒性评定方法，包括一般毒性试验（急性、亚急性、亚慢性和慢性毒性试验）、局部毒性试验、蓄积毒性试验、代谢试验、生殖与发育毒性试验和"三致试验"（致突变试验、致癌试验和致畸变试验）等；⑤对各种环境污染物对人体损害作用的三级预防理论、方法和措施的研究；⑥环境污染物对于其他生物的毒性作用规律和预防措施；⑦环境风险管理与调控。环境毒理学的基本组成见下图。

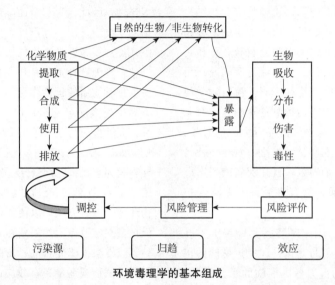

环境毒理学的基本组成

研究方法　环境毒理学的研究方法除传统毒理学方法外，还包括流行病学调查。各方法均有其特性及优缺点。

体内试验　又称整体动物试验，指按人体可能接触的剂量和途径使实验动物在一定时间内接触环境污染物，通过观察动物整体形态、脏器和功能的改变，评价污染物的毒性。常用的实验动物包括大鼠、小鼠、豚鼠、仓鼠、家兔、狗、猴子、猪等哺乳动物，有时根据实验需要，也可选择鸟类、昆虫、鱼类及其他水生生物等。整体动物试验按照染毒时间的长短可分为急性、亚急性、亚慢性和慢性毒性试验；按照试验目的不同可分为发育试验、蓄积试验、代谢试验及"三致"试验等。哺乳动物体内试验是毒理学标准的研究方法，试验条件易于控制，能同时测定多种效应，其结果原则上可用于外推至人。但是由于动物暴露与人体暴露相关的不确定性，受控的饲养条件与人体暴露实际情况不一致，暴露的时间和浓度模式显著不同于人群的暴露，因而限制了其外推力。另外，由于体内试验影响因素较多，难以进行代谢和机制的研究。

体外试验　利用游离器官、培养的细胞或者细胞器、生物模拟系统进行毒理学研究，多用于外源性化学物对机体急性毒作用的初步筛查、作用机制和代谢转化过程的深入研究。例如，可采用器官灌流技术，将受试化学物经过血管流经特定的脏器，观察环境污染物在脏器内的代谢转化和毒性作用。也可以分离细胞进行原代培养或者利用在体外经过多次传代的细胞株进行毒性评价及机制研究。采用离心技术，可将细胞器或其组分如内质网、线粒体等分离纯化，在研究中毒机理、毒物引起损伤的亚细胞定位和化合物代谢方面有重要意义。随着分子生物学技术的迅猛发展，体外研究也随之不断深化，将有关酶、核酸、蛋白质的理论和方法引入环境毒理学，极大地促进了环境毒理学在机制方面的探索。体外试验的影响因素少，易于控制，可进行某些机制和代谢的深入研究，人力物力花费较少，但是不能反映毒作用的全貌，不能作为毒性评价和危险性评价的最后依据，且难以观察慢性毒作用。

流行病学调查 对环境中已存在的污染物，可利用流行病学方法，将动物实验的结果进一步在人群调查中验证，选用适当的观察指标，对接触该污染物的人群进行调查，分析污染物与人群健康损害的关系。流行病研究还可对已知疾病的环境病因进行探索。流行病学研究可获得动物实验中不能得到的资料，接触条件真实。但是流行病学调查耗资大、耗时长，暴露确定困难，存在年龄、性别、营养、社会经济环境等多种混杂因素，且在疾病或损害已发生之后进行观察，具有事后性，无法保护健康。

进展及展望 由于环境污染物种类不断增加，污染物特点不断变化，环境污染问题仍是包括我国在内的世界各国面临的重要问题，环境毒理学也相应在不断发展和突破。

低剂量环境污染物暴露的生物效应问题 低剂量暴露的生物效应，特别是低剂量暴露的兴奋效应（hormesis）是近年来人们持续关注的一个问题。化学物的低剂量兴奋效应是指某些物质在高剂量时可产生抑制或毒性效应，而在低剂量时却可产生兴奋或刺激效应，如促进生长发育等。二噁英、甲基汞、双酚 A 等多种环境化学物质都呈现出低剂量兴奋效应。与一般化学毒物的线性阈值或非阈值剂量-反应关系模型曲线不同，这类化学物质的生物作用曲线往往呈 β 型或 U 型。β 型生物作用曲线显示化学毒物在低剂量时对某些有益的生物学反应终点如生长率、寿命、生殖等产生促进效应，而在高剂量时则显示抑制作用，如低剂量的镉暴露可明显促进怀孕母鼠的体重增长以及增加所产子鼠的数目。U 型生物作用曲线则代表某些化学物质在低剂量时可降低某些有害反应的发生率（如致突变、致癌和出生缺陷等效应降

低），而在高剂量时增加这些有害效应的发生，如促癌剂苯巴比妥和 TCDD 在低剂量时可抑制亚硝胺诱发的大鼠肝脏癌前病变的发生。

对于环境化学物的低剂量兴奋效应的研究和评价一直是环境毒理学研究的热点和难点。传统的安全性评价方法常采用剂量-反应关系的线性外推模式，并未充分考虑剂量-反应关系的多样性，因此，为了全面准确地认识环境化学物的生物学作用，进行安全性评价时应注意以下几点：①考虑受试物的低剂量兴奋效应的影响，合理地选择剂量范围，更加准确、客观地评价化学物质的毒性作用。②同一化学物质的不同生物效应可能呈现出不同的剂量-反应关系，在外推时应选用合适的剂量-反应关系模型。如 TCDD 对 CYPIAl 型 P-450 代谢酶的诱导表现为直线型的剂量-反应关系，而其促癌作用则呈 U 型剂量-反应曲线。③改进现行化学物致癌性试验方法，以便能够观察到受试物的低剂量兴奋效应，如采用短期动物致癌模型试验等。④根据研究目的、研究条件等具体情况判断受试物低剂量兴奋效应的意义，有时还需要结合实际的暴露水平和人体的反应规律做出判断。例如，一些实验表明极微量的铅可能对动物是必需的，而实际环境中人体的暴露水平远远高于这些可能产生有益作用的水平，因此实验研究结果在对人体效应的外推时要尤为慎重。

分子生物学技术在环境毒理学中的应用 环境毒理学将生物化学和分子生物学的最新技术应用到实验研究中，将有关核酸、蛋白质的理论和方法渗透到多个领域。PCR 基因扩增、DNA 序列分析等分子生物学的概念和方法已成为环境毒理学研究的重要工具。近年来，随着人类基因组测序的实现，以及各种动、植物基因组和蛋白质组学的研究进展，环境基因组学、环境蛋白质组学及环境酶学正在兴起。人类的疾病通常是环境因素与遗传因素共同作用的结果，但人们对于两者是如何相互作用的仍然知之甚少。美国国立环境卫生科学研究所于 1997 年启动了环境基因组计划，引起了各国科

学家的广泛关注。环境基因组计划推动了环境相关疾病发病机制的研究，提高了危险度评价的精准度。

化学品的安全性评价和管理 环境污染物不断出现，其特征也在不断变化，对环境化学物的安全性评价和管理依然是环境毒理学的研究重点。我国自20世纪80年代起，相继出台多部法律、法规、毒理学评价程序或试验方法，以加强对有毒物质的管理，如《中华人民共和国大气污染防治法》《化妆品安全性评价程序和方法》《化学品毒性鉴定管理规范》《新化学物质危害评估导则》等。与此同时，人们逐渐认识到保护人体健康与保护生态环境密切相关，两者必须同时进行。经济合作与发展组织（OECD）专门成立了负责化学品安全管理的环境、健康与安全项目组。各个国家也相继根据该机构的方法指南，对本国的化学品管理法规进行了修订，强调在新化学品送审时应提供生态毒性评价的结果。为加强对化学物质的安全性评价与监管，2003年，联合国提出"全球化学品统一分类和标签制度"（GHS），旨在通过提供一种国际综合性的危险公示制度，加大对人类健康和环境的保护，为尚未制定制度的国家提供一个公认的框架，减少试验和评价化学物质的必要性，促进危险度已在国际上获得恰当评估和认定的化学物质的国际贸易。（秦宇）

huanjing fangshexing wuran jiankang weihai

环境放射性污染健康危害 （health hazards of environmental radioactive pollution） 放射性污染通过空气、饮水、食物等方式进入人体，从而对人体健康产生的危害。环境中的放射性物质不断增加，高于天然本底值或超过规定标准时称为环境放射性污染。人体受到放射性污染的危害，轻者出现头晕、乏力、脱发、血小板减少等症状体征，大剂量的照射则会引起白血病以及骨、肺、胃、甲状腺等多器官的癌变甚至死亡，并且放射性污染还能引起基因突变和染色体畸变。

含放射性元素的物质即放射性物质，在工、农、医、国防等各方面均有极重要的价值。放射性元素的原子核不稳定，能够自发地改变结构，从一种原子核转变为另一种原子核，并在此衰变过程中发出放射线，包括 α 射线、β射线和 γ 射线。

环境放射性物质来源 环境放射性物质的来源包括天然来源和人为来源。其中天然来源包括宇宙射线和天然放射性核素。宇宙射线是从宇宙空间辐射到地球表面的射线。天然放射性核素包括地球表面、空气中以及地表水系中含有的放射性核素。人为来源主要包括原子弹和热核弹爆炸时产生的大量放射性物质，工业和核动力产生的放射性物质，核事故产生的放射性物质以及医疗、科研过程中排出的含有放射性物质的废水、废气等。引起环境放射性污染的来源主要是人为放射性物质。

健康危害 放射性物质不仅能对人体产生外照射，还能通过呼吸道吸入、消化道进入以及皮肤或黏膜侵入等多种途径进入人体内，再由血液输送到有关器官，对人体产生内照射，其危害更大。由放射引起的原子激发和电离作用使机体内起着重要作用的各种分子变得不稳定、化学键断裂并对分子造成其他损害，从而产生新分子或诱发癌症。人体受到过量的放射线照射所引起的疾病称为放射病。环境放射性污染对人体的健康危害可分为急性损伤、慢性影响和远期效应。

急性损伤 短期暴露于大剂量的放射线照射可引起全身性损伤。由环境放射性污染造成的人体的急性损伤主要见于核爆炸后环境污染对机体产生的外照射，或吸入、摄入放射性尘埃产生的内照射，或为核工业的意外事故所致。根据受照剂量大小、临床特点和主要病理改变，急性放射病一般分为骨髓型（1 ~ < 10 Gy）、胃肠型（10 ~ 50 Gy）和脑型（> 50 Gy）三种。其中骨髓型放射病最为多见，主要引起骨髓等造血系统损伤，表现为白细胞数的减少和感染性出血，且以口咽部的感染最为明显。胃肠型主要表现为频繁呕吐、腹泻、水样便或血便，可导致失水，并发生肠麻痹等消化道疾病。

脑型的病情最为凶险，患者短期内出现精神萎靡，很快转为意识障碍、共济失调，并有抽搐和躁动症状发生，可引起休克。

慢性影响 是多次照射、长期累积引起的。放射性污染使各种环境因素（包括空气、土壤、水、食物等）中的电离水平升高，造成人群的低剂量长期暴露，导致对人体健康的慢性影响。在长期低剂量的作用下，人体免疫系统受到较明显的影响，主要表现为对免疫系统的兴奋作用，呈现毒物兴奋效应，引起外周淋巴细胞染色体畸变率增高。

长期暴露于室内的氡元素可能与肺癌的发生有关。常温下氡及其子体在空气中能形成放射性气溶胶而污染空气，容易进入人体呼吸系统，并在局部区域不断累积而诱发肺癌。有研究显示，氡诱发肺癌的潜伏期大多在 15 年以上，世界上有 1/5 的肺癌与氡有关。

放射性碘对机体的危害表现在对甲状腺结构和功能的损伤，导致腺体病理组织学改变，最终诱发甲状腺肿瘤的发生。放射性碘引起的慢性损伤以间质增生和纤维化为主，伴有血管损伤、滤泡萎缩及胶体减少等。一般认为，甲状腺受照后影响甲状腺激素的分泌和腺体的合成，降低吸收 ^{131}I 的功能，抑制机体的生长，体重减轻。

远期效应 人体受到大剂量放射线照射后，有些效应要经过很多年才会出现，如白内障、白血病或癌症可能要 5 年以后才发生。放射线照射对生殖细胞的遗传损伤更可能在后代身上表现出来。此外，放射线照射还具有致畸性，可造成胎儿发育迟缓和出生缺陷发生率升高。

受到放射性照射的人群中，白血病、肺癌、甲状腺癌、乳腺癌、骨癌等各种癌症的发生率随着受照射剂量的增加而升高。有研究者对 1945 年原子弹在日本广岛和长崎爆炸后的幸存者的研究发现，其白血病和甲状腺癌发病率升高，在事故发生的 10 年之内，白血病发生率是正常地区的 11 倍。在爆炸后 6 年，幸存者中的白血病发病率达到高峰。病例主要为爆炸中心

1 500 m 内的幸存者，暴露剂量在 1~9 Gy，发生率的增加与剂量成正比。切尔诺贝利核电站核泄漏事故发生后，甲状腺癌成为该事故引起的首要疾病。

大剂量的放射性照射还可导致遗传效应。遗传效应是指体现在受照射者后代身上的效应，如后代发生了基因突变、染色体畸变等辐射效应。放射性照射可使基因组 DNA 分子在结构上发生碱基对的增添、缺失或改变，从而引起基因结构的变化。放射性照射还可以使染色体数目发生增减或者染色体结构发生改变。此外，放射性照射还具有致畸作用，可以引起胎儿出生前死亡率增加、胎儿出生缺陷发生率升高和发育迟缓，如智力发育迟缓、小头症等，使胎儿出生后发生精神发育障碍和青少年时期的智力低下。

防制措施 针对环境放射性污染的健康危害，可通过源头控制、采取防护措施等方法进行防护。

源头控制 首先需要在源头上控制环境放射性污染。对放射性废物要进行严格管理，不能随意堆放，防止其对环境造成污染。对于放射性核素要严格执行国家的相关标准，如《室内空气质量标准》（GB/T 18883—2002）。对可能造成内照射的放射性核素，防治的关键措施是防止放射性核素进入人体，防止其向空气、水及土壤中逸散等。如《生活饮用水卫生标准》（GB 5749—2006）中就规定了水质常规指标中总 α 放射性不高于 0.5 Bq/L，总 β 放射性不高于 1.0 Bq/L。此外，要提前做好预案，积极预防放射性物质造成的污染事故的发生。

采取防护措施 防护方法包括时间防护、距离防护以及屏蔽防护。人体受照射时间越长，接受的照射量越大，这就要求操作准确、敏捷，以减少受照射时间，达到防护目的；也可以增配工作人员轮换操作，以减少每人的受照射时间。而人距离辐射源越近，受照射量也越大，因此应在远距离操作，以减轻辐射对人体的影响。还可在放射源与人体之间放置一种合适的屏蔽材料进行屏蔽防护，利用屏蔽材料对射线

的吸收降低外照射剂量。

针对 α 射线、β 射线和 γ 射线的防护分别为：①由于 α 射线穿透力弱、射程短，因此用几张纸或薄的铝膜即可将其吸收，或用封闭式手套来避免其进入人体表面及体骨造成辐射。②β 射线穿透力比 α 射线强，但较易屏蔽，常用原子序数低的材料，如铝、有机玻璃、烯基塑料等。③γ 射线穿透力很强，危害极大，常用高密度物质来屏蔽。考虑经济因素，常用铁、铅、钢、水泥和水等材料作为屏蔽。　（黄婧）

huanjing guangwuran jiankang yingxiang

环境光污染健康影响　（health effects of environmental light pollution）　环境中光污染对人体健康产生的一系列不良影响。国际照明委员会从照明的基本要求上考虑做出的光污染的定义为"因特定环境下光照的数量、方向或者光谱分布而导致人的懊恼、不舒适、精神涣散或者减低人识别环境中重要信息的能力的光行为"。光污染通过对人体褪黑激素分泌及正常生物钟的影响等影响人们的正常生活，对人体健康可产生一系列不良影响。

光污染的分类　国际上一般将光污染分成三类，即白亮污染、人工白昼和彩光污染。

白亮污染　是阳光照射强烈时，城市里建筑物的玻璃幕墙、釉面砖墙、磨光大理石和各种涂料等装饰反射光线引起的污染。波长在 10 nm ~ 1 mm（紫外光、可见光和红外光）的光辐射，在不同的条件下都有可能成为白亮污染源。特别光滑的墙壁、玻璃幕墙和洁白的书籍纸张的反射率高达 90%，比草地、森林或毛面装饰物的反射率高 10 倍左右。

人工白昼　是由人为形成的大面积照亮光源导致的光污染。各种灯具的灯光汇集是人工白昼的主要污染源。国际照明委员会标准《室内工作场所照明》（S008/E—2001）对商业或混合居住区的建筑墙面照度一般规定为 50 lx，灯具的发光强度为 2 500 cd；居住区的照度为 10 ~ 20 lx，灯具的发光强度为 500 ~ 1 000 cd。由于缺乏专业的设计人员，国内多数夜景照明

不节能，危害性很大，离国际标准有一定差距。这种光污染使人昼夜不分，打乱了正常的生物节律，使人容易产生疲劳综合征。人工白昼还可能严重干扰卫星探测和天文观测。

彩光污染　指舞厅、夜总会安装的黑光灯、旋转灯、荧光灯、闪烁的彩色光源和激光灯构成的污染。家装中普遍采用的照明灯，户外闪烁的各色霓虹灯、广告灯和娱乐场所的各种彩色光源，电视、电脑等带屏幕的家用电器是彩光污染的主要污染源。黑光灯所产生的紫外线强度大大高于太阳光中的紫外线，且对人体有害影响持续时间长。彩色光源让人眼花缭乱，不仅对眼睛不利，而且干扰大脑中枢神经，还会影响心理健康。

光污染对健康的影响　光污染不仅会对眼睛产生危害，还会使人发生头晕目眩、失眠、情绪低落等一系列神经衰弱症状，甚至诱发儿童性早熟等不良健康影响。

对眼睛的危害　光污染会对人眼的角膜和虹膜造成伤害，引起视疲劳和视力下降。尤其是五颜六色的灯具和光源，对婴幼儿及儿童的影响更大，较强的光线会削弱婴幼儿的视力，且影响儿童的视力发育。

人眼有两类感光细胞即视锥状细胞和杆状细胞，分别适应明暗两种不同环境，交替工作。夜晚从门外进入灯光明亮的房间，或从明亮的房间走到室外，眼睛常有几秒钟看不见东西，这是两种视觉细胞在转换职责的瞬间发生的现象。明暗突然交替，它们来不及适应，人就会感觉不舒服。尤其在黑暗环境中，人的瞳孔开得很大，突遇强光，瞳孔来不及闭合，大量强光线进入眼内，会造成眼损伤。在黑夜，明暗交替出现的强光轮番刺激眼底，会迅速使视网膜神经感觉疲劳，很容易引起视力下降并导致神经调节系统出现某种紊乱。

长期在白色亮光下活动、工作和生活的人，不仅视力会下降，还易患眼病，严重者会导致白内障和视网膜变性。当白色亮光的波长大于 1 400 nm 时，几乎全部入射辐射都被角膜和房水吸收，造成眼的内部损伤，并且这种损伤在

很长时间内难以恢复。

对皮肤的损害　过量的红外线和紫外线辐射可能导致皮肤的红斑与灼伤，例如，强烈的紫外线辐射可引起皮炎，表现为弥漫性红斑，有时出现小水泡和水肿，并伴有发痒和烧灼的感觉，长期的过量照射甚至还可以引起皮肤癌。

对神经系统的影响　人们长期生活或工作在过量的或不协调的光辐射下会出现头晕目眩、失眠、情绪低落等神经衰弱症状。这是由于缤纷的彩色光源影响了人类大脑中枢神经，使中枢神经系统的功能受损所致。经常性失眠、烦躁不安等症状，导致机体长期处于亚健康的状况。

对发育的影响　各种灯光可扰乱机体自身的自然平衡，各种疾病乘虚而入。经常处于光照环境中的新生儿往往会出现睡眠和营养方面的问题，甚至会刺激儿童性早熟，这是因为接受光照太多会减少松果体褪黑激素的分泌，减弱对性腺发育的抑制，引起性器官的超前发育。

其他方面　长期暴露于光污染环境，使人体产生一种"光压力"，体内的生物和化学系统会发生改变，体温、心跳、脉搏、血压会变得不协调，甚至出现血压升高、心悸、发热等各种不良症状和体征。此外，光污染不仅会对人体的生理功能造成损害，还会对心理健康产生影响。

防制措施　包括以下四方面。

制定规范和立法　已经有一些国家出台了光污染防制的法律条文。早在 20 世纪 80 年代末，一些欧美国家就开始限制在建筑物外部装修使用玻璃幕墙，并且欧洲各国对于光污染这种侵权形式都做了确认。

选用合适照明光源　人们采用的各种光源中，不仅发出可见光，而且很多种光源含有红外辐射和紫外辐射，对人体健康构成危害。因而在不同的场合使用不同光源时，应尽量避免光污染，以减少对人体自身的损害。如采用白炽灯、卤钨灯等光源照明，尤其是局部照明时，由于此类光源含红外辐射较多，应采用遮光性好的灯具，以避免光线直接照射眼睛。舞台、影视和剧场等场所采用高压气体放电灯，如最常用的金属化物灯含有较多的紫外辐射和红外辐射，应采用带隔紫外线辐射玻璃罩的灯具，其辐射通量应符合国际电工委员会有关标准的要求。演员、工作人员也不宜长时间不间断地在此类光源下工作。采用荧光灯照明可以避免紫外线和红外线辐射带来的伤害。因此，荧光灯是一种较理想的光源。但是荧光灯在市电交流电源下工作时，由于市电工作频率为 50 Hz，所以荧光灯存在每秒 100 次的闪烁，即光由强到弱和由弱到强的不断变换。由于荧光粉的余晖效应和人眼的暂留作用，人们感觉不到这种光的变化。但这种闪烁是客观存在的，并不断影响人的眼睛和视神经。在这种光线下观看时间长了会产生眼疲劳，甚至引起头痛等不适反应，在某些条件下甚至会引起视觉错觉，造成对工作的影响和对身体的损伤。如羽毛球、乒乓球等运动在荧光灯照明下进行，会使运动员对球的运行速度和方向产生错觉，影响成绩。对高速运转的车库纺织机等，可能产生静止的错觉，造成人体伤害。采用高品质的电子镇流器的荧光灯，其工作频率在 20 kHz 以上，使荧光灯的闪烁度大幅度下降，有利于改善视觉环境和人体健康。

防止眩光干扰　高大建筑物的玻璃幕墙对光的反射，道路边灯光装饰和夜景照明光源产生的眩光，对路上行人，尤其是对司机的干扰很容易引发交通事故。因此在城市环境、道路照明和夜景照明中应防止眩光干扰。公路上巨幅广告牌的铁皮可能会产生强烈反光，"炫"得司机睁不开眼睛，成为安全隐患。对机场附近的灯光，特别是高速公路灯光的光污染要严格限制。公路灯光的颜色和机场跑道灯光的颜色不能一样，以免造成飞机误降在靠近机场的高速公路上。

加强个体防护　可采取的措施包括：①提高个人对光污染的防护意识；②避免长期处于光污染的工作环境；③在有光污染的工作场所作业要戴防护眼镜和防护面罩；④高危工作者应该定期去医院眼科做检查以及时发现病情；

⑤郊外游玩时应戴上遮阳镜；⑥尽量减少去歌厅、舞厅等彩光污染环境。　　　　（黄婧）

huanjing huaxuewu anquan pingjia

环境化学物安全评价

（safe evaluation of environmental chemicals）　通过规定的毒理学试验程序和方法以及对人群效应的观察，对某种化学物的毒性及其潜在危害进行的评价。环境化学物安全评价可提出在通常的暴露条件下某种化学物对人体健康是否安全及安全接触限值，以保证该化学物在生产和使用中产生效益的同时对人类及环境的危害降到最低。

我国对化学物的毒性鉴定及毒理学实验研究开始于 20 世纪 50 年代。随着改革开放和国民经济与社会的发展，化学物质安全性评价体系的制定和立法管理取得了突破性的进展，先后制订了《化妆品安全性评价程序和方法》《化学品毒性鉴定管理规范》等标准规范。

评价程序　首先，要进行准备工作。在对受试化学物进行评价之前，需要了解该物质的基本特性、相关数据、可能用途、适用范围和使用方式等。其次，对化学物进行毒性鉴定。我国目前对化学品的毒理学安全性评价分为四个阶段：①第一阶段包括急性毒性试验、眼刺激试验、皮肤刺激试验和皮肤致敏试验；②第二阶段包括亚急性毒性试验和致突变试验；③第三阶段包括亚慢性毒性试验、致畸试验、繁殖试验和迟发型神经毒性试验；④第四阶段包括慢性毒性试验、致癌试验和代谢动力学试验。

结果解释原则　由于种属以及实验设计等的差异，进行安全性评价结果解释时，应遵循以下原则：①由于人和动物可能对化学物的敏感程度不同，为安全起见，在无确切资料的情况下，一般常把人看作最敏感的种属。②动物毒性试验结果用于预测对人的健康损害时存在很大的不确定性，为弥补此不确定性，在化学物的安全性评价过程中应尽可能地收集受试化学物对人体毒作用的资料，包括志愿者的试验结果、中毒事故的调查记录、职业暴露人群的健康体检记录以及人群流行病学的调查结果等。人体资料是评价化学物对人体危害的最直接和最可靠的依据。

注意事项　需要注意以下问题：①对受试物进行安全性评价时一定要遵循有关机构的规范或指南。②安全性评价应进行质量控制和保证，全面贯彻良好实验室规范（good laboratory practice，GLP）。GLP 是就实验室实验研究从计划、实验、监督、记录到实验报告等一系列管理而制定的法规性文件，涉及实验室工作的可影响到结果和实验结果解释的所有方面。制定 GLP 的主要目的是严格控制化学品安全性评价试验的各个环节，即严格控制可能影响实验结果准确性的各种主客观因素，降低实验误差，确保实验结果的真实性，因此也成为国内外实验室之间数据通用的基础。③实验设计和实施时注意贯彻"3R"理论（参见毒性替代试验）。④安全性评价试验主要是对受试物的毒效应的筛选，有必要时应进行靶器官毒理学研究，进一步研究毒性作用模式和机制。⑤经过安全性评价可得到受试物毒性作用的观察到有害作用的最低剂量（LOAEL）和未观察到有害作用的剂量（NOAEL），以 NOAEL 作为阈值的近似值，以此为基础可得出安全限值。　　（秦宇）

huanjing jiyinzu jihua

环境基因组计划

（environmental genome project，EGP）　对环境应答基因的多态性研究计划。目标是推进有重要功能意义的环境应答基因的多态性研究，确定其引起环境暴露致病危险性差异的遗传因素，并以开展和推动基因-环境交互作用对疾病发生影响的人群流行病学研究为最终目的。

沿革　1997 年 10 月 17 日，美国国立环境卫生科学研究所（National Institute of Environmental Health Sciences，NIEHS）召开会议，讨论环境基因组计划的可行性。1998 年 2 月，美国国会正式批准实施"环境应答基因及其对人类健康的影响"项目，即 EGP。同年 4 月 4 日，NIEHS 正式拨专款（首期投入 6 000 万美元）启动该研究项目。EGP 是由隶属于国家健康研究院（National Institutes of Health，NIH）的几个研究所、能源部和其他联邦政府机构合作实施的。EGP 的科学家想确定环境应答基因在个体之间是如何变化，以及这些变化是否与疾病易感性有关。为此，他们计划首先"重新测序"一组代表典型美国人群的个体的 DNA 样本中的基因，寻找单碱基突变也就是单核苷酸多态性（single nucleotide polymorphism，SNP）。起初，一些专家对这项计划的可行性持怀疑态度，但随着测序成本的降低，以及基因组研究人员意识到 SNP 发生的模式与疾病紧密相关，这些疑虑逐渐打消。我国于 2000 年前后开始环境基因组计划的研究。

目的和意义　人类的疾病和健康状态是基因、环境以及衰老等因素综合作用的结果。人类基因组计划（human genome project，HGP）已经发现个体间基因组 99.9% 以上是相同的，仅有剩下的 0.1% 的差异。这表明每个人含有几乎完全相同的基因，但不同个体对环境因素应答的差别却是由人类基因组中微小的差异造成的，而正是这些差异构成了不同个体对于相同环境暴露产生不同效应的生物学基础。环境应答相关基因的多态性可能影响个体对环境因素的易感性，这些拥有易感性基因的个体即为人群中的高危者。EGP 的目的就是更好地理解环境和基因对疾病的影响及基因—环境交互作用，并在一定的人群中形成一个关于这些基因多态性的中心数据库，继而服务于以人群为基础的流行病学研究，探讨基因—环境交互作用及其在疾病发病中的作用。这些结果不仅能更准确地预测影响人类健康的危险因素，且有助于政府制定环境保护政策，改善人类健康。

研究项目　主要包括以下七个方面的内容。

生物统计学/生物信息学　生物统计学项目主要是发展统计学方法来分析基因—环境的相互作用。生物信息学项目主要发展计算分析 DNA、RNA 和生物大分子如蛋白质的数据库的方法。这也包括以网络为基础应用的计算资源的发展和验证。

DNA 测序　包括 DNA 测序和序列分析、基因型的确定、同源性的确定、载体构建、侧翼区和外显子/内含子连接区域的分析、增强子和其他调节区域的分析。目前共有 7 个项目，如奥尔森（M. Olson）进行的单核苷酸多态性分析方法研究和雷斯尼克（M. Resnick）进行的人类 DNA 多态性的功能和流行病学研究。

伦理、法律、社会意义　该项目主要研究如何保护研究样本的利益及具有某种"疾病易感基因"的群体所引发的法律、社会学问题。目前共有 2 个项目，一是土著人群基因研究中的承诺和陷阱，二是药物基因组学和少数民族。

功能分析　包括结构-功能研究、酶学研究、细胞定位、蛋白质折叠、组织-器官特定基因表达谱、功能基因组学、转基因和其他动物模型的建立，以及体外培养和用细胞株进行研究。目前共有 61 个研究项目，如戈尔曼（E. Gelmann）进行的前列腺癌遗传易感性的研究、甘纳言（B. Ghanayem）进行的酵母中表达的细胞色素 P-450 的代谢活性、格罗尔曼（A. Grollman）进行的 DNA 加合物的分子毒理学研究，以及罗斯（D. Ross）进行的 NQ01 对苯中毒的保护作用的研究等。

鼠类基因研究　主要根据在美国人群研究中发现的与人类 DNA 修复和细胞周期调控相关的基因，发展新的鼠类模型，并研究其不同基因型的生物学意义。目前共有 4 个项目，如古契尔拉帕蒂（R. Kucherlapati）进行的 DNA 修复缺陷的大鼠模型的研究、约翰逊（D. Johnson）进行的肿瘤中细胞周期失控的大鼠模型的研究等。

以人群为基础的研究　包括环境流行病学和分子流行病学、生物标志、遗传易感性和基因-环境交互作用等方面的项目。目前共有 21 个项目，如巴弗勒（Patricia Buffler）进行的儿童白血病和环境有害因素暴露研究、卡夫曼（W. Kaufmann）进行的氯乙烯遗传易感性生物标志的研究、沃甘（G. Wogan）进行的关于环境致癌物接触和效应的分子生物标志研究等。

技术发展　主要是发展基因和蛋白质功能研究的高通量技术，包括 DNA 芯片技术的发展和验证、毛细管电泳变性高压液相色谱、所有的细胞蛋白质含量分析技术等。目前共有 4 个项目，如阿夫沙里（C. Afshari）进行的利用基因表达技术研究毒物机制的课题、霍根（M. Hogan）进行的危险性/Tox 芯片研究项目。

进展及展望　该计划自启动以来，在 DNA 序列分析、多态性功能分析、人群研究等方面取得了许多重大突破。

DNA 序列分析　是发现和认识多态性的前提。环境基因组计划资助的 DNA 序列分析项目包括 DNA 多态性位点的识别、基于生物信息学的序列分析、DNA 序列变异体的鉴定、比较基因组学、基因剪接分析和基因调控序列分析等。个体易感性与基因组中 DNA 序列变异相关，最常见的 DNA 序列变异是 SNP。目前，识别 SNP 的方法主要有两种：一种是分析数据库中已有的 DNA 序列，但它不能提供 SNP 出现频率的信息。另一种是对群体样本进行大规模测序，鉴定人群 SNP 和评估 SNP 出现频率。这种方法适用于整体基因组、特定基因组合以及目标亚群的特定基因的序列分析。此外，如果群体样本和特定基因组合适，所获得的信息还有助于基因-环境交互作用的临床流行病学研究。

多态性功能分析　由于环境暴露对人体健康的影响受到人体许多基因功能的影响，因此，功能分析一直是环境基因组计划的重点内容。环境基因组计划已经鉴定了许多重要的环境易感基因。到目前为止，在鉴定人类基因组变异体的功能生物学意义过程中，功能基因组学分析时常落后于流行病学研究。人类基因组变异体功能生物学意义的研究是一项长期、艰巨的任务。

人群研究　该研究既包括环境、分子和遗传药理学流行病学研究，也包括有关疾病风险因子、生物标记和 SNP 基因分型研究。

环境基因组计划推动了毒理学、流行病学等学科乃至整个预防医学的发展，对人类疾病的预防、人口素质的提高有着巨大影响，并促进了预防医学研究宏观与微观的有机结合。但其中也存在着伦理学、复杂交互作用研究、研究成果社会化等诸多问题，有待进一步解决。

（郝羽）

huanjing jiyinzu xue

环境基因组学　（environmental genomics）研究参与或介导环境因子对机体生物表型产生影响的相关基因的识别、鉴定与功能的学科。某些基因对环境因素的作用会产生特定的反应，称为环境应答基因。环境基因组学的主要目的，就是进行环境应答基因的多态性研究，并在病因学研究中探讨基因与环境的相互作用。

沿革　基因组（genome）的概念是由德国植物学家温克勒（Winkler）在 1920 年提出的。它表示一个生物物种所有染色体及其基因的总和（细胞遗传学上的定义）；或所有 DNA 分子的总和（分子遗传学上的定义）；或决定所有生物遗传性状的遗传信息的总和（经典遗传学上的定义）。结构是功能的基础，基因组的结构是基因组中所有的基因的功能活动的基础。因此，现代生物学定义基因组为一个物种的结构与功能的所有遗传信息的总和。人类疾病往往是环境因素和遗传因素共同作用的结果，但是环境因素与遗传因素是如何相互作用的，以前人们对此知之甚少，近年来，国际上开始对此进行多方面探索。2003 年 4 月 14 日，人类基因组计划（Human Genome Project, HGP）成功地绘制出了遗传图谱、物理图谱、序列图谱和转录图谱 4 张图谱，标志着人类基因组计划的所有目标已全部实现。至此，HGP 的研究已从结构基因组学研究时代进入了功能基因组（后基因组）时代，并与不同的学科之间进行交叉融合。基因组学和环境科学交叉融合形成了环境基因组学。环境基因组学是在人类基因组基础上发展的功能基因组，是基因组学技术和成果在环境保护与污染控制及其在生态风险评价中的应用，推动了环境科学研究的发展。

研究内容　环境基因组学建立在对环境因素所致疾病病因的认识基础上，以深入探讨基因—环境、基因—基因交互作用为主要研究内容，是在 HGP 基础上发展起来的后基因组时代功能基因组研究的重要内容之一。其目标是研究环境因素对机体遗传物质和表观遗传变异影响的过程和机理，包括发掘环境应激应答基因的多态性，探索环境因素对 DNA 甲基化、非编码 RNA 及组蛋白乙酰化等表观遗传标记的影响，及其与环境因素所致疾病的患病风险的关系，从而为污染控制、生物修复与环境污染预警提供可用的生物标志和线索。

研究方法与技术　环境基因组学的研究以基因组学技术为依托。经典的减法杂交、差示筛选等技术已被广泛用于鉴定和克隆污染环境下差异表达的基因。近年来，基因组学研究新技术、新方法不断涌现，为环境基因组的研究提供了便利的技术平台，包括各种 DNA（deoxyribonucleic acid，脱氧核糖核酸）、cDNA（complementary DNA，互补 DNA）微阵列和 DNA 芯片技术，转基因和基因删除技术，实时定量荧光 PCR（polymerase chain reaction，聚合酶链式反应）技术（qPCR），基因表达序列分析（serial analysis of gene expression，SAGE）技术，差异显示反转录 PCR（DDRT-PCR）技术，甲基化测序技术，microRNA（微小核糖核苷酸）芯片技术，蛋白质组学技术等。目前，应用于环境基因组学研究的主流技术有三种，即 DNA、cDNA 微阵列和 DNA 芯片技术，差异显示反转录 PCR 技术以及基因表达序列分析技术。

展望　基因组时代的到来，给环境科学的研究提供了新的思路和新的研究方法。环境基因组学研究的兴起和发展将在环境污染毒性识别与检测、致毒性机理、毒性通路、环境疾病特异生物标志的发现、环境疾病的防控以及污染生物修复与环境预警等方面发挥重要作用。随着环境功能基因组研究的逐渐深入，DNA 芯片、cDNA 微阵列、甲基化测序和基因表达序列分析等都将产生高通量、大规模的基因组信息，这些信息的积累形成的更为庞大的信息，需要生物信息学和大数据分析方法进行分析处理。生物信息学技术正好能满足环境基因组研究的这种需求。因此，基因组（包括蛋白质组和环境基因组）和生物信息学一体化的生物信息采集、分析和开发平台将成为环境基因组学未来发展的重要方向和内容。　　（郝羽）

huanjing jiankang weixiandu pingjia
环境健康危险度评价　（environmental health risk assessment，EHRA）　收集和利用科学可靠、设计合理的毒理学、流行病学及其他实验研究成果，遵循一定的评价准则和技术路线，对某种环境有害因素造成暴露人群的不良健康效应进行的定性与定量分析和评价。其中，危险度一般指某化学物在一定暴露条件下所产生的不良效应的概率。危险度评价是对人群暴露于某种有毒有害物质产生有害影响概率的科学估计。环境健康危险度评价侧重于对现有资料的分析和专家判断，应用在环境管理和决策过程中。

环境健康危险度评价包括对各单项化学物（混合物）的评价和方法学研究，是在综合流行病学、毒理学、数学、卫生经济学、卫生统计学及公共管理学等研究成果的基础上，与管理和决策实践相结合而发展起来的一门跨学科的方法学。

沿革　20 世纪 70 年代，有关决策者在制定外源性化学物的卫生政策时，开始参照毒理学资料。毒理学研究成果开始为管理服务，增加了管理决策的科技成分，其后逐渐形成毒理学的一个分支，即管理毒理学。管理毒理学的核心即危险度评价与管理。传统毒理学中，从实验动物研究的结果外推到个体或人群的健康影响，从高剂量暴露的实验结果外推到低剂量暴露的反应或效应，始终是两大难点。毒理学研究如何利用流行病学研究及实验研究得到的科技信息，按照一定的准则，综合地定量评价有毒物质的健康效应，也是多年难以解决的问题。在这些方面，"危险度评价"已经进行了多年的有益探索和尝试。

1995年，美国西雅图第七届国际毒理学大会提出当代毒理学研究的最新动态与生长点是"健康危险度评价"。20世纪70年代之前，对环境有害物质的评价一直是"剂量决定毒性"。将外源性有害物质的环境浓度控制在"零"，将人群的有害环境暴露限制到"零"，进而要求人群的不良健康效应也应当是"零"，以此作为防治环境有害物质的基本战略和策略。随着社会科学及毒理学、流行病学及概率论等的发展，人们认识到任何事物都有两面性，一个绝对安全、毫无危险的社会是不存在的，要求绝对适应人群生存和健康的自然环境也是不现实的。实际上，人们在日常生活或生产环境中的行为与活动始终都在接受着某种程度的危险。在环境中彻底清除有害物质是不现实的，正确的态度是在充分利用人类现有的各种信息和资源的基础上，维持自然环境、生态与人的动态平衡，使环境的变化保持在人体可接受的危险水平，从而最大限度地保护人群的健康。

环境健康危险度评价的四个层次　目前，国际上比较公认的环境健康危险度评价概念包括四个层次，即危险度评价（risk assessment）、危险度感知（risk perception）、危险度交流（risk communication）及危险度管理（risk management）。四个层次之间相互衔接、互为补充、密不可分，形成健康危险度评价的基本内核。

危险度评价在保持环境可持续发展中的重要性已经纳入《21世纪议程》。危险度评价是进行危险度管理的重要基础，对危险度评价过程中的不确定因素和定量评价所受到的各种限制应当充分说明，通过危险度评价所获得的结论应当有较高的一致性并保证高度透明，以便管理和决策者做出决定。危险度评价是一个不断展开和发展的过程。方法学的改进和发展将提高危险度评价的质量，并进一步有利于其后的危险度管理。危险度感知是公众对客观存在的危险度的认知。在整个过程中，人们对化学品的危险度感知（危险度意识）可对决策者进行危险度管理的优先选择产生一定影响。危险度交流是指危险度评价的研究者、管理决策者与公众之间对健康危险度的评价结果及相应采取的管理决策进行及时、深入、广泛的相互交流、相互沟通的过程。危险度管理是指在危险度评价的基础上，结合公共卫生、保健、政治、经济、技术可行性等方面，分析与权衡评价结果，从而做出管理决策的过程。

评价过程　开展对环境化学物的健康危险度评价，最终要回答两个问题：一是被评化学物是否具有健康危害的可能性；二是估计被评化学物对人群健康危害的程度。危险度评价过程一般分为危害鉴定、暴露评价、剂量-反应关系评价、危险度特征分析四个部分，这四个部分相互联系，构成危险度评价的全过程。

应用　环境健康危险度评价首先可用于预测、预报在特定环境因素暴露条件下，不同暴露时间的暴露人群终生发病或死亡的危险度（概率）。其次可用于排列治理次序和新化学物的筛选，即根据暴露因素的危险度，对各种有害化学物或其他环境因素的危险度进行比较评价，从而为环境管理决策提供科学依据。最后，根据危险度评价的结果提出环境中某种有害化学物及致癌物的可接受浓度，为有害物质及致癌物环境卫生学标准的制定提供科学依据，并据此确定卫生基准，同时为有关卫生法规、管理条例的制定和卫生监督工作提供数据支持。

（郝羽）

环境健康影响评价　（environmental health impact assessment，EHIA）　预测、分析和评估规划和建设项目实施后可能造成的环境质量变化对人群健康的影响的过程。

世界卫生组织（WHO）认为，环境健康影响的评价内容必须包括发展政策和建设项目或产品对人群健康及安全性的影响；鼓励环境科学专业人员和公共卫生专业人员之间的协作；环境健康问题要有公共讯息和公众参与。

评价方法 环境健康影响是环境影响评价中不可缺少的组成部分，其评价方法与环境影响评价方法类似，可分为以下范畴。

影响的识别 并非所有的环境因素对健康都有影响，因此如何确定拟建项目和发展政策对健康的影响，以及在不同环境下影响的差别，需要进行一系列的调查研究，否则易使评价工作复杂化。

影响的测定 是对影响的大小和程度进行的定量估算。不同类型的影响，在不同的地理条件和范围内，发生的程度可能不同，应该依具体情况估算。例如，距离拟建项目的噪声源或排污口一定范围内，污染对住宅区人群健康的影响如何，是否受到周围地形和风向的影响，影响有多大等。

影响的解释 是评价特定条件下影响重要性的依据。例如，在特殊地区或敏感点（医院、疗养所和学校区）增加噪声，对该区人群的影响有多重要。影响的重要性往往因区域和影响人群的不同而不同，需要对其做出解释。这些影响的重要性可以和其他不同影响因素的重要性进行比较。

影响资料的交流 影响资料的收集者和使用者往往不是同一类人员，因此有必要将所获得的调查研究的资料与资料使用者进行交流，使决策者和公众能够真正地理解和合理使用影响资料，从而据此对拟建项目利弊进行评价。

影响的监测和审查 建立拟建项目在建设或运转过程中应严格遵守的规定标准，加强对识别环境参数变化的监管和审查。

评价程序 环境健康影响评价有以下步骤：①环境参数的初级影响评价。影响参数的筛选和范围确定，一般可采用核对清单（checklist）的方法。②环境参数的2次与3次影响评价。对2次与3次的影响进行识别和确定，一般采用网状系统和能量图解（networks and energy diagram）。③筛选和识别对健康有特殊意义的影响参数。识别应根据有关参数可能引起的健康作用的流行病学和毒理学证据，并结合公共卫生学知识和环境健康数据进行。④预测人群暴露于拟建项目的环境健康影响因素。这需要有当地的人口统计数据和接触途径的生态毒理学知识。⑤预测拟建项目可能影响人群健康的范围。即哪些人将受到危害，一般要有人口调查数据以及医学和毒理学知识。⑥以发病率和死亡率计算、预测对人群健康的影响。一般采用人群暴露评价、剂量-反应曲线（dose-response）及流行病学的方法预测并计算其可能引起的死亡率或发病率变化。⑦评价不良影响环境因素的重要性和可接受性，并与拟建项目的有利因素进行比较。⑧识别防止或减少不良影响的手段，如改变发展计划或另行选址，并与原有计划进行比较。⑨最终决定该拟建项目是否可以实施。

限制因素 环境健康影响评价主要探讨环境污染可能对人群健康产生的影响，目的在于预测建设项目和发展政策可能对人类健康的直接影响，并正确识别和预测环境影响参数中对健康具有重要意义的因素。因此，环境健康影响评价必须从流行病学、毒理学和风险评价等方面获得综合的数据，并就建设项目可能引起的健康变化进行识别、鉴定、评价与预测。这方面的工作在实践中存在着两种主要的困难：第一，预测的不确定性，要从建设项目或发展政策的健康效应中得出发病率或死亡率的确切数据是困难的；第二，不确定性所导出的数据可能引起较大的争论，且具有敏感性，有些数据不便公开发表，只可作内部参考。尽管如此环境健康影响评价已被广泛用于协助环境规划和政策制定，包括改变项目的设计和选址，防止或减少任何对环境健康的不良因素。

环境健康影响的复杂性 环境变化和人类健康的相互关联较难识别与预测，这是因为环境系统产生健康影响的性质和强度随着不同的接触途径、接触时间和接触对象的敏感性而变化。此外，有许多影响是间接的或者是长期慢性持续的作用，例如，不恰当的污水处理导致水污染和食品污染，从而引起胃肠道疾患或其他影响；又如，水受汞污染引起的鱼类甲基汞污染，周围居民因长期食用被甲基汞污染的鱼贝类而发生水俣病。再者，环境因素对人体的作用往往是非特定的，同样的作用可由不同的因素引起，如哮喘、肺癌和心血管疾病能由许多不同因素引起；不同的因素也可能引起相同的效应，如多种因素均可对肺功能产生影响。另外，环境健康因素也能相互影响，使环境中化学物质形成协同或拮抗作用，使得健康影响的效应更加复杂。

环境健康影响的空间和时间特性　为了估算排入大气中的污染物对人体的作用，必须了解其在环境中的浓度、扩散模式和分布情况，有时影响会出现在远离污染源的地方，如酸雨和大气颗粒物的区域迁移。环境健康影响也会出现于不同的时距，如重金属和持久性有机污染物的生物累积致毒作用出现在暴露后的相当长时间，而噪声影响会立刻出现。有些污染物对人体健康的影响有特定的敏感期或敏感人群，非敏感期的作用可能无害或与敏感期的危害不同；对敏感人群可能产生较为严重的影响，而对正常人群则无明显影响。因此环境健康影响是动态的、多样的、复杂的和超时限变化的。另外，流行病学和毒理学研究的结果是以统计概率来表达的，统计上的误差可能使环境健康影响评价难以获得准确的数据来识别、鉴定与预测。对"影响"的理解问题可能会使评价具有倾向性，不同的评价人员对同一种影响通常会有不同的解释，对影响重要性的识别也因此而不同。在进行影响识别、鉴定和预测时，必须尽可能地客观与科学，并借助风险分析而获得正确的结论。

科学知识的限制　科学的发展是长期的、渐进的，因此某一历史时刻人们对事物的认识也是有限的。例如，直到1962年人们才证实吸烟与肺癌、心脏病有一定关系，但至今还存在许多怀疑，如尚未明确烟草烟雾中对健康影响的具体因素以及影响的机理。此外，流行病学和毒理学研究方法均存在不足之处，如流行病学研究不能控制暴露水平和人口流动，混杂因素多，难以获得过去是否接触过同类污染物的

历史资料等。毒理学研究又存在动物实验资料到人体的外推性等问题。因此，评价人员要尽可能地了解化学物毒性引起环境疾病的机理，掌握足够的证据和生物学知识，同时对接触对象的防御能力和感受性也要有一定的认识，才能更好地进行环境健康影响评价。

生物学的差异　流行病学研究以不同的年龄、性别或某些特殊职业人群为研究对象，可能得到不同的结果和结论，许多易感性强的人群如老年人、婴儿、营养不良者和固有疾病者与一般人群对同一环境因素的应答模式可能不同，这种差异性也使流行病学工作进行的难度较大。而使用动物毒理实验的数据预测人类的危险性，则由于种属差异、敏感性差异和生物代谢差异等的存在，也构成多种评价的不确定性。

（郝羽）

huanjing liuxingbingxue

环境流行病学　（environmental epidemiology）应用传统流行病学的方法，研究各种环境暴露因素和人群健康效应之间的相关及（或）因果关系的学科。环境流行病学是环境医学的一个分支学科，可为制定相应的环境卫生标准和采取预防措施提供科学依据。

沿革　环境流行病学最初是于19世纪作为一种寻找传染病病因的工具发展起来的。英国医生约翰·斯诺（John Snow）被公认为流行病学研究领域的先驱和创始人，其于1848—1854年进行的关于伦敦宽街霍乱流行的经典调查也被认为是环境流行病学调查中非常典型的早期案例之一。20世纪前半叶，环境流行病学发展比较缓慢。自20世纪50年代以来，环境污染引起的公害病相继出现，各国广泛开展了环境流行病学调查，其目的不仅要阐明环境污染与健康之间的相关关系和因果关系，还要揭示环境污染对人群健康的潜在和远期危害。1974年，巴黎举行的环境污染物对健康影响评价的国际会议，将暴露-效应关系问题列为主要议题，并认为它是决定污染控制政策的主要基础之一，这也促进了环境流行病学的快速发展。

现今环境流行病学的研究内容主要涉及环境暴露因素（大气、水、危险废物、重金属、农药和辐射等）、健康效应（心血管疾病、癌症、神经系统损伤和生殖危害等）、方法学（生物学标志、生态学调查、暴露-剂量评价、实验设计、Meta分析、风险评估和生物统计学等）、环境与基因的交互作用及伦理、法律等方面。

特点　主要包括以下几点：①研究某个或某几个环境因素对人群健康产生的影响。首先应从生物学上对该环境因素产生疾病或健康效应的可能性加以考虑和论证。例如，调查某波段的微波对人中枢神经系统的危害，首先应从理化特征、动物实验等方面证实该环境暴露因素是否具有这种效应。②环境因素对人群健康的影响不仅反映为疾病，还表现为反应较广的健康效应谱。因此，环境流行病学不仅研究疾病的分布规律，而且更经常研究疾病前的状态，以揭示特殊环境对人群健康的影响。③在探讨环境因素对人群健康影响时，若已知暴露因素，则研究其对健康的影响，如某地湖水污染对人群健康危害的预警研究。若出现健康异常，则探索引起健康异常的暴露因素，如日本关于痛痛病的研究。④环境流行病学特别注意对暴露-效应关系及暴露-反应关系的研究，这是制定环境卫生标准和环境质量标准的根据，同时也是制定环境卫生政策、法规及条例的重要依据。⑤环境流行病学研究的最终目的是消除污染、改造环境、保护人群健康。通过环境暴露和健康监测，及时发现有害环境因素及其对健康的损害，继而采取有效措施，防止和控制疾病流行。

内容　环境流行病学主要研究以下三方面的内容。

暴露测量　环境暴露水平是人群接触的环境因素的平均水平，是通过对环境因子在环境中的时空分布的实测结果得到的平均值。暴露水平是估算人体接触剂量的依据，因此要求测量结果精确、可靠、有代表性。暴露测量可分为环境测量和生物测量。

环境测量　通常采用对暴露的环境因素进行抽样测量的方法来估计个体暴露量。这种估计是不精确的，特别是在研究空气污染对人群健康的影响时，因为个人活动、生活环境、工作环境不同，个体暴露量可能不同。近年来常采用个体空气采样器来估计个体暴露量。由于环境因素是复杂的，暴露途径也是多样的，对某种污染物来说，它可能通过空气、水、食物、接触等不同途径进入人体，因此在估计个体暴露量时，要考虑到摄入途径。环境暴露水平的测量由于影响因素太多而很难得到精确的结果。

生物测量　测量人体组织、体液中的有害物质或微量元素的浓度用以代表人体的暴露水平，称为生物剂量，也称体内负荷。尽管它也存在着变异，但比环境测量结果的精确性高。生物剂量的测量对于化学性质稳定、有蓄积倾向的物质尤为适宜。对于在体内被转化和容易代谢的物质，则可测定其代谢产物在体内的负荷以估计该物质的生物剂量。生物测量属于暴露水平的间接测量方法，但对于估计"负荷-效应关系"却具有直接的重要意义。

健康测量　为探索环境因素对健康的影响，就要对健康状况进行精确的测量。要尽量发现早期的功能改变，作为健康风险的警戒。环境卫生工作者应与基础学科和临床学科的工作者密切合作，探讨发现早期健康损害的敏感和特异指标。对敏感人群和高暴露人群的健康调查是早期发现环境有害因素的重要途径，环境流行病学家对这类人群应给予高度重视。敏感人群和高暴露人群又称高风险人群。在一般人群未出现健康效应的某种暴露水平以下，有部分人会发生健康效应，这部分人群称为敏感人群，即易受侵害的人群。如婴幼儿对铅和甲基汞等神经毒物尤为敏感，是铅污染和甲基汞污染的敏感人群。暴露于某种可能引起健康损害的污染物的水平较高或机会较多的人群为高暴露人群。如与一般居民相比，铅冶炼厂的工人是铅的高暴露人群。在日本的水俣湾被甲基汞污染期间，当地的渔民吃被污染的鱼的机会很多，因而他们是甲基汞的高暴露人群。高风险人群是环境流行病学研究的重点人群，在制定预防措施或制定相关卫生标准时应特别注意。

环境暴露因素对人群健康的影响 这是环境流行病学研究的重点，可为制定环境卫生标准和采取预防措施提供科学依据。

研究已知的环境暴露因素对人群的健康效应 如由于含铬废水污染水体、磷肥厂氟污染大气等而对与其接触的居民开展的健康影响调查。通过调查和分析，描述暴露人群健康效应的构成（健康效应谱）及其在空间（地区）、人群（按年龄、性别、职业等特征分组）上的分布特征。由于环境因素对人群健康的影响是一个反应较广的健康效应谱，所以环境流行病学除了研究疾病的发生，还应该注重研究发病前处于亚临床状态人群的一系列健康效应，包括生理功能、生化代谢等的改变，用以揭示环境污染或自然环境因素引起的不同级别的效应在整个人群中的分布。

探索引起健康异常的环境有害因素 指在出现健康异常之后，探索引起健康异常的环境暴露因素的研究，如日本的水俣病、痛痛病病因学研究，国内学者对克山病、大骨节病、宣威肺癌、林县食管癌等病因的研究等。因为环境中共存的作用因素较多，因素之间交互作用的类型和机制比较复杂，所以这是一类非常重要也是最为困难的环境流行病学研究。通过研究，可以提供健康异常与可疑的环境作用因素之间的相关性资料，为环境病因学提供线索。但是要确切阐明两者之间的因果关系，往往需要采用多种研究手段、长期探索才能最终突破。

暴露剂量-反应关系的研究 环境流行病学中的剂量-反应关系，主要是人群暴露剂量的大小与人群中特定效应出现的频率之间的关系。因为剂量-反应关系的存在是暴露与效应依存性的重要依据，是对暴露剂量和效应之间关联的一种定量描述，可为制定环境卫生标准、法规及进行环境危险度评价提供重要依据，所以在环境流行病学研究中应特别注意暴露剂量-反应关系的研究。

研究方法 一般流行病学研究方法分为描述性的（如现况研究）、分析性的（如病例对照研究和队列研究）、实验性的和理论性的研究。环境流行病学研究方法是在一般流行病学研究方法的基础上，结合环境暴露因素和暴露人群的特征，经逐步深化、扩展形成的。由于环境流行病学研究的内容有其本身的特点，在采用这些方法时应该有所选择。若暴露因素已知，欲研究其健康效应，可采用现况研究和队列研究设计或实验研究设计。在选择观察指标时，应当注意人群的健康效应谱。对于研究功能异常或亚临床的暴露人群，应尽量选择特异和敏感的指标。在健康异常状态出现后，为追究其病因，可采用病例对照研究或现况研究。得出病因线索后，再选用队列研究或实验研究验证。

优势 环境流行病学的一大优势是其研究人群是最广泛、最实际和真实的一般人群，研究的暴露是真正外环境的暴露水平。环境流行病学的目标是建立环境暴露与相应人群健康效应之间的定性关联和（或）定量的暴露-反应关系，从而评价环境暴露对人群健康的不良效应。这使得环境流行病学研究与其他学科相比具有以下有利条件：①研究结果可直接应用到人群，这避免了动物实验结果外推到人所带来的不确定性；②暴露水平是一般外环境中的暴露，这避免了职业高暴露研究结果外推时造成的误差；③研究人群可以选择高危人群如老人、儿童、失业者，甚至监狱犯人，选择余地比较大，代表性好；④环境暴露人群样本量比较大，容易选择足够的样本量，使统计分析的可信度增加；⑤暴露水平的数据可以从常规监测数据中获得（如大气污染物每日浓度），所以研究成本比较低；⑥有关健康效应终点的数据也可以从卫生管理部门获得较为长期的资料。

环境流行病学的另一个重要优势是可供研究选择的环境暴露情景和人群健康效应的结局比较广泛。研究中涉及的暴露因素可包括化学物质、反射性因素、振动、噪声、心理压力等；人群健康结局可包括明显的临床症状、亚临床人群的生理学指标测定、人体生物学标志的采样测定、死亡报告、肿瘤登记及某种医疗和护理措施的应用等。由于某些环境暴露条件在实验室中难以模拟或重复（如突发环境污染事件对人群的健康影响，心理因素的环境健康效应），某些人群健康效应终点没有可适用的动物实验模型（如砷的致癌效应观察），这都使得环境流行病学方法在某些情况下成为公共卫生学研究和评价中唯一可采用的方法，体现了该方法的重要性。

局限 环境流行病学的主要局限在于其本身仍属于"观察的科学"。因为在现实中，要找到所有非研究因素完全相同的对比人群几乎不可能。由于自然人群在遗传背景、社会条件、职业因素和心理素质等方面存在各种差异，环境流行病学与毒理学相比存在方法学上的局限性，包括：①难以从均匀的目标人群中做到完全随机选择研究样本；②难以对每个研究对象进行标准化的、长期的、完整的健康监测和记录；③难以做到整个研究中对每个研究对象维持有规则的、包括阈下浓度在内的暴露；④不可能在研究过程中对人体组织器官进行采样活检；⑤难以做到研究期间对每个研究对象进行研究因素以外的其他活动的限制和干预。以上这些局限性在环境流行病学方法中是显而易见的，很难避免。所以，如何降低这些局限性在环境流行病学研究方法的可靠性和结果解释的合理性等方面造成的影响，正是近代环境流行病学在研究设计、资料收集、偏倚和混杂因素控制技术方面不断发展、创新的方向和动力。

展望 环境流行病学的发展面临着机遇和挑战，主要包括以下几个方面。

暴露评价的复杂性和多样性 暴露评价是环境流行病学中非常重要但又较为薄弱的一个环节。要准确地定量检测各种环境因素的变化，收集暴露人群对外环境因素的实际暴露水平及暴露时间信息，是一件非常困难的事情，有时甚至不可能做到。但是准确的暴露信息在相关人群健康效应终点评价中是至关重要的。

人类所涉的环境因素极为复杂，既可分为化学因素（各种化学污染物等）、物理因素（振动、微波、噪声等）和生物因素（细菌、致敏菌、病毒），又可分为自然环境因素和人为环境因素（如住宅、汽车等），上述因素常常同时存在并共同作用于人体。如在研究大气污染对人群健康影响的暴露-反应关系时，因为人们在室内活动的时间往往超过室外，所以研究中必须兼顾室内空气的影响；在考虑大气颗粒物的健康效应时，需要排除大气中同时存在的其他污染物（如二氧化硫、二氧化氮等）的混杂作用。现实中，人体对各种污染物的暴露是交互综合的，因此如何评价各种污染物对人体的综合作用及污染物之间的交互影响、如何评价和比较实际环境因素对人群终生的综合暴露水平成为十分复杂的难题。

人类在环境中的活动模式是多种多样的，不同人群的工作和生活方式、活动规律、日常喜好等不尽相同，对同一环境因素的实际暴露水平和暴露时间也不一致。如老人和儿童在室内的活动时间较多，因此暴露于室内污染物的机会较大；职业人群在工作环境中的暴露时间较长，所以研究其健康效应时必须考虑职业场所的暴露情况。如何选择合适的暴露人群进行准确的暴露测量和评价也是一个难题。

人类对环境因素的检测手段是有限的，这也限制了一些研究的开展。近年来，随着分子生物学技术和痕量微量分析化学技术的发展，研究学者对外环境中某些微量污染物与人体健康关系的环境流行病学（包括分析流行病学）研究得以进行。生物学标志的研究突飞猛进，使研究学者对环境与人体健康关系的认识水平与以往相比大大提高。当前，研究学者对现实中可能威胁人类健康的环境暴露因素的种类和水平仍知之甚少。虽已证实人类疾病至少70%与环境因素有关，很多癌症的发生也可能与环境污染有关，但目前的环境检测技术水平对人群实际暴露水平的准确测量及环境流行病学暴露—反应关系方面的证据有限，较难给出答案。这同样是一个难题。此外，对暴露资料的回顾性收集方式及既往数据的严重缺失等问题会对暴露评价的准确性和可靠性带来一定的影响，这是环境流行病学面临的巨大挑战。

健康效应终点 早期对健康效应终点的选择较简单，主要是选择某种可疑的化学或物理因素对暴露人群造成的特异性发病率或死亡率的增加作为观察终点；随后选择致癌、致畸、致突变的潜在作用，特别是潜在的致癌效应作为效应标志，用以反映人们对环境污染物长期、慢性效应的关注。目前在很多发达国家，政府官员和普通公众都把提高生活质量作为人群健康效应的重要标志。因此健康效应终点的选择在环境流行病学研究中比较复杂，常与社会的经济、文化发展及人民生活质量密切相关。在选择健康效应终点时需要考虑很多影响因素，如污染物在体内的靶器官、健康效应本身的正常生理范围、健康效应出现的时间和在体内的变化特征等。此外，健康效应终点的测量也是个重要问题。健康效应的测量必须有标准的测量方法，效应测量方法不一致会导致环境流行病学研究结果缺乏可比性和可信性，使研究效力明显下降。因此，如何改善健康效应的选择设计和测量技术，使研究结果有更大的效力和可靠性，是环境流行病学当前面临的重大课题。

偏倚 偏倚的存在及其对研究结果的影响是环境流行病学面临的另一重大挑战。由于环境因素与人群健康的关系往往是潜在的，不易被发现，所以在研究设计中可能存在选择研究因素和研究人群时代表性不好、暴露与非暴露研究人群及病例与对照对研究的反应敏感度和支持态度不同、不同环境因素之间的交互作用等问题，这些都会使最终的估计结果与真实情况之间有一定的偏差，从而造成各种偏倚。环境流行病学研究中要完全消除偏倚非常难，解决的关键是要探索如何能尽量减少偏倚对研究结果的影响，并估计偏倚对结果影响的基本方向和大小。

(胥美美)

huanjing wuran jiankang sunshi

环境污染健康损失 (health loss of environmental pollution) 污染物进入环境后，对人群机体及精神状态产生直接的、间接的或潜在的有害影响，从而对身体健康、心理健康及社会经济等造成的损失。具体的内容包括环境污染与人体健康之间的效应关系分析（简称污染健康效应分析）以及环境污染造成人体健康的损失分析（简称健康损失分析）。两者互为依托，密不可分。

环境污染与人体健康之间的效应关系 其确定包括以下步骤：①确定健康影响因素，包括人口、社会、经济因素，气象气候因素，自然环境因素等；②选择与设计参数，包括环境负荷参数、人群基线参数、时空参数、人群效应参数等；③建立适当的污染健康效应模型。

环境污染造成人体健康的损失 不仅包括引起人类发病率和死亡率的增加，还包括对劳动生产率的不利影响。从广义的劳动生产率降低角度理解，健康损失以货币效益的损失形式来衡量，常用的统计指标如下：①过早的死亡、疾病和病休造成的收入损失；②医疗服务费用的增加；③精神或心理上的损失。

环境污染对人体健康的损失分析是环境影响评价和环境污染控制费用—效益分析等的重要内容，涉及大气、水质、放射性、农药、食品和噪声等污染对人体健康的影响，这些影响一般具有多因子、低浓度、多途径、长时间等特点，同时也增加了定量分析环境污染对人体健康损失的难度。

(郝羽)

huanjing yixue

环境医学 (environmental medicine) 研究环境中的物理、化学、生物、社会以及心理因素与人体健康（包括生活质量）的关系，揭示环境因素对健康影响的发生、发展规律的学科。是环境科学的分支学科，也是公共卫生和预防医学的重要组成部分。

沿革 早在两千多年前，人们就已经认识到环境与人体健康的关系。古希腊医学家希波克拉底（Hippocrates，前460—前377）在他的论文《气候水土论》中，从季节、气候、城市的位置以及水质等方面阐述了环境与人体健康的关系。他还指出，居民的饮食习惯、生活方式以及是否参加体力劳动等都与健康有密切的关系。

我国的《黄帝内经》中曾提出人与天地相应的观念，认为自然是人类生命的源泉，人与自然之间有着不可分割的联系，因此强调"顺四时而适寒暑"，"服天气而通神明"，"节阴阳而调刚柔"。中医将自然环境中的风、寒、暑、湿、燥、火称为六气，六气太过为六淫，认为机体受到六淫侵袭可引起多种疾病，同时也认识到人体本身内在的喜、怒、忧、思、悲、恐、惊等情态变化也是重要的致病原因。

我国古代人民很重视住宅环境与疾病的关系。《左传》曾有"土薄水浅，其恶易觏"，"土厚水深，居之不疾"的说法。公元3世纪，嵇康认为"居必爽垲，所以远风毒之患"。可见古人已经考虑到了修建住宅的选址问题以及居室环境对人体健康的影响。史前龙山文化遗址河南淮阳平粮台出土的陶土排水管道是迄今所知中国最早的规划最为先进的排水设施。汉代已创制出了洒水车，并在都市中设置公共厕所，这对改善城市卫生、方便百姓生活、预防传染病的传播都起到了很重要的作用。

近代的环境卫生学是在进入19世纪后开始的。德国的医学家马克斯·冯·佩滕科弗（Max Joseph von Penttenkofer，1818—1901）首次提出肠伤寒和霍乱等传染病的流行与空气、水以及食物等生活环境因素有关，并于1865年在德国的慕尼黑大学开设卫生学讲座，以空气、水、食物、住宅、土壤等为研究对象，采用物理和化学方法，开展了空气中二氧化碳浓度测定方法的研究，当时称为实验卫生学，是现代环境医学的基础。

近几十年来，环境科学学科的蓬勃发展，使其各分支逐渐形成和成熟、分工日益明确，形成了诸如环境工程学、环境化学、环境生物学、环境管理学等与传统的环境卫生学在研究内容上相互交叉的学科。在此背景下，环境卫生学的研究内容从强调"卫生"逐渐转变为以"健康"为核心，环境医学也应运而生。因此，

环境医学是在环境卫生学的基础上逐渐发展起来的，从环境卫生学的发展过程可以看出孕育环境医学产生的时代条件。

自古以来，通过与自然环境相互作用，人类活动不断地影响自然环境，引起环境质量的变化，环境的变化又反过来影响了人类正常的生活和健康。在生产活动规模比较小、生活方式比较简单时，人类活动对环境影响不大。但工业革命推动了人类社会生产力的发展，也对人类环境特别是对生态系统产生了影响甚至破坏。20世纪以来，随着煤炭、化学工业、钢铁、石油和交通运输业的迅猛发展，城市不断扩张，新的居民区和工矿区不断出现，人类活动范围不断扩展，城市人口急剧增加，人类活动对自然界及生态系统的影响不断增大。工业废水、废气、废渣、生活垃圾和生活污水、新型有机合成污染物质、放射性物质和噪声等严重污染了环境，甚至形成公害事件，如英国伦敦烟雾事件，美国洛杉矶光化学烟雾事件，日本水俣病、痛痛病、四日市哮喘以及米糠油事件（多氯联苯中毒）等，给人类带来了不可估量的巨大损失和惨痛的教训。近几十年来，环境医学工作者应用环境科学、基础与临床医学、预防医学的新成就，研究了各种环境因素对机体健康的影响及其发生、发展和控制的规律和方法。随着环境科学和公共卫生的发展，环境医学也逐步形成一门独立的重要学科分支。

研究内容　环境医学的主要研究对象是人类及其周围的环境。环境医学的研究内容可分为环境与医学的基础研究、环境因素与健康关系的确认性研究、新技术与方法的研究和引进、环境保护与环境卫生法制和监督体系的理论依据研究等。具体来说，主要包括大气、水体、土壤与健康，饮水卫生与健康，住宅及室内环境与健康，公共场所卫生，人居环境与健康，家用化学物品、个人用品与健康，环境质量评价和健康危险度评价，卫生监督与卫生管理，灾害卫生，全球环境变化与健康等方面。

研究方法　为阐明环境因素对人群健康的影响，在运用现代科学技术了解环境因素的物

理、化学和生物学性质和特征的同时，还需要认识环境因素作用于机体时引发的各种生理、生化和病理学反应。在环境医学领域，主要采用环境流行病学和环境毒理学的研究方法来探讨环境与健康的关系。

展望 环境医学的发展趋势主要包括两个方面：一是研究重点的转移或调整，二是研究方法的改革与创新。随着科学研究的深入，许多环境因素尤其是环境化学物对人体的疾病与健康效应已经得到论证，未来的研究重点将是环境因素的生物效应机理及其应对与控制措施，以及新型环境因素对人体的健康效应研究。基于此需求，环境医学的发展必须要充分运用其他交叉学科的先进技术与方法，包括社会—环境—人体交互作用的统计分析方法，基因组学、蛋白组学、代谢组学等高通量技术，更加符合环境医学研究内容的实体/虚拟模型等技术，以为其快速、全面发展提供基础支持。环境医学是环境科学和预防医学的分支学科，这两大学科的发展瓶颈同时也制约着环境医学的发展。如何利用先进的科学方法和手段突破现有的技术瓶颈也是环境医学要考虑的重要问题之一。

(郝羽)

推荐书目

郭新彪. 环境健康学. 北京：北京大学医学出版社，2006.

郭新彪. 环境健康学基础. 北京：高等教育出版社，2011.

huanjing yixue jiance

环境医学监测 （environmental medicine monitoring）

用医学方法监测环境污染对人类健康的影响，观察人体对环境污染的生物效应的过程。环境医学监测既包括对人群健康及一些公害病的监测，也包括对环境质量的监测，可为环境质量评价提供重要依据。

方法 包括临床医学检查、流行病学调查和毒理学实验。

临床医学检查 在人群中定期进行体格检查，检查污染物对人体器官和系统的影响，并采集相关生物样本，检测其中的暴露标志和效应标志，为鉴别污染物的种类提供线索。如人群脱发症检出率增高，提示可能存在铊和砷等的污染；血液中碳氧血红蛋白含量升高，表示可能存在一氧化碳污染。

流行病学调查 监测污染物对人群发病率影响的范围和程度。在污染与疾病相关性的调查中，通过病例对照研究、定组研究、回归分析等流行病学和统计学方法，进行病因多因素分析，可为人群健康危害的病因提供一定的线索。在进行流行病学调查时，环境暴露测量和人群健康效应测量是最基本、最重要的研究内容，只有在获得两者科学的、准确的数据或资料后，才能将暴露与健康效应联系起来进行分析、判断并得出正确的结论。

毒理学实验 用于确定某种环境污染物与人体某一损害效应之间的剂量-反应（效应）关系以及因果关系。此外，应用毒理学实验还可掌握环境污染物在机体的生物转运和转化过程、环境污染物的毒作用大小、蓄积性、作用的靶器官和组织等基本毒理学特征，并可得到污染物毒作用机制方面的资料。此外，在毒理学实验中研究和探索特异、敏感的生物标志，可为流行病学调查提供新的指标和手段。

以上三个方法虽各具特点和优势，但又各有不足，如临床医学检查往往难以反映出低浓度污染的损害和亚临床变化，流行病学调查难以确定出新污染物的剂量-反应（效应）关系和因果关系，毒理学实验数据又需以人群流行病学调查资料为依据进行修正。所以，环境医学监测需要综合以上三个方面的资料，对不同资料结果进行综合评定，方能得出完整、准确、可靠的评定数据。

医学监测指标 环境污染物引起的人体健康危害是一个连续的多阶段过程，从医学监测角度分为死亡、发病、亚临床变化、意义不明的生理学变化和污染物在体内负荷增加五个等级。在环境有害因素作用的人群中，由于个体对污染物的暴露水平和暴露时间不同，个体的性别、年龄、生理状态及其他易感性不同，可能出现以上五个等级中不同级别的效应。

发病率和死亡率的增高是判断公害事件的重要依据，如 1952 年的伦敦烟雾事件即是从该地区死亡人数比以往同期增多 4 000 余人，同时结合当时的逆温气象条件和大气污染数据进行分析确定的。发病和死亡是人体生物学效应谱的末端，也是污染物对健康最严重的影响。而较弱的、非特异性效应或疾病的影响面较大，如环境污染引起的咳嗽、咳痰、肺炎、支气管炎等的增多等，常提示存在一定程度的大气污染。但由于影响非特异性疾病的因素很多，在调查设计上应注意排除混杂因素，判断时必须结合环境质量监测的数据进行多因素分析。

意义 环境医学监测是从人体健康的角度评价环境质量的重要方面。监测结果中的污染物数据可为环境管理决策、环境规划、环境污染治理、环境指标考核和环境工程验收提供重要的科学数据；人群健康效应的数据不仅可提供环境污染物健康危害的数据，还可为危害的防治提供重要依据。因此，为控制环境污染可能引起的健康危害，不少国家已建立了一系列的监测制度和监测系统，包括：①对新化学物质进行登记，设立毒理学资料库，进行致畸、致癌、致突变以及生态学效应的筛选；②建立污染对健康有害影响的警报系统和快速实验生物学鉴定系统；③对高危人群进行定期健康检查和生物材料监测；④对人群疾病和死亡进行登记和统计，并进行流行病学的调查和分析。

（魏红英）

huanjing yingda jiyin

环境应答基因 （environmental response gene）对某些环境因素的作用产生特定应答反应的基因。这些特定应答反应是环境因素对人体健康效应机理的重要组成部分。

人类的疾病和健康状态是基因、环境等因素综合作用的结果。机体的损伤反应不仅与有害环境暴露的程度有关，同时还与遗传易感性有着密切联系。个体的发病易感性差异是由遗传因素决定的。基因多态性的出现是人类进化和适应环境的必然结果。不同位点携带者的生物学行为的不同，影响体质的形成和疾病的易感性。对环境应答基因的研究，也是人类基因组计划一直以来的热点。

（郝羽）

huanbinglü

患病率 （prevalence rate） 见疾病频率测量。

huangbianmi zhongdu

黄变米中毒 （yellowed rice poisoning） 由米粒上感染并生长繁殖的产毒真菌所分泌出的毒性色素造成的中毒，因污染后米粒变黄，故叫黄变米，属于真菌性食物中毒的范畴。侵染米粒的菌株一般为青霉菌，条件适合时，会产生多种毒素，如黄绿青霉素、橘青霉素和岛青霉类毒素。因此，黄变米大体上可分为三种类型，即黄绿青霉黄变米、橘青霉黄变米和岛青霉黄变米。

临床表现 不同种类的黄变米由于感染的菌类各异，产生的毒素不同，故引起中毒的表现也各异：①黄绿青霉黄变米中毒，黄绿青霉黄变米由黄绿青霉菌引起，这种菌生成的毒素毒性较强，属于神经毒素，能侵害中枢神经，当发生黄绿青霉黄变米中毒时，表现以中枢神经麻痹为主，最初是肌力弱，以后对称性下肢瘫痪，渐及全身，严重时发生呼吸麻痹和心力衰竭等。②橘青霉黄变米中毒，主要是橘青霉菌所致，一旦橘青霉菌感染了稻谷或大米，并迅速生长繁殖，就能使米粒从表面到内部都呈黄色，并在紫外光下发出荧光。橘青霉菌和其他霉菌生成的橘青霉素，能引起食用者生长缓慢、肾变性肿大、肾功能降低、肾小管扩张及坏死等。③岛青霉黄变米中毒，主要由岛青霉菌所致，主要在大米上繁殖，米粒被感染后变为黄色或黄褐色。岛青霉产生的毒素中毒性较大的是黄天精和含氯肽。这两种毒素对动物的急性中毒作用均发生肝萎缩现象，慢性中毒发生肝纤维化、肝硬化或肝肿瘤等。

防治措施　黄变米中毒发生后，立即采取急救处理措施，急症处理主要以对症治疗、保肝、护肾为主。此外，可采取一些预防措施防止黄变米的生成，如可将稻谷的水分控制在14.5%以下，温度控制在10℃左右，尽量低温储藏。同时做到适时收割。一般黄变米可肉眼辨认，挑一把黄变米就能闻出一股特殊臭味，故少量的黄变米可以挑出。　　（郑婵娟）

huanglü qingmeisu

黄绿青霉素　（citreoviride）　见霉菌毒素。

huangqumei dusu

黄曲霉毒素　（aflatoxin）　见霉菌毒素。

huoluan

霍乱　（cholera）　霍乱弧菌所致的烈性肠道传染病。霍乱被世界卫生组织（WHO）规定为必须实施国际卫生检疫的传染病之一，在我国《传染病防治法》中被列为甲类传染病。自1961年埃尔托（Eltor）霍乱传入我国以来，除西藏、青海未曾报告疫情外，霍乱流行几乎波及全国各地。

病原　霍乱弧菌（*Vibrio cholerae*）是1883年第五次霍乱世界性大流行期间德国医师柯霍（Koch）在埃及发现的。1905年一名德国科学家戈奇利希（Cotschlich）在埃及西奈半岛埃尔托检疫站从麦加朝圣者的尸体中分离出与霍乱菌类似的特殊弧菌株并命名为埃尔托弧菌。1966年国际细菌命名裁定委员会将先后发现的两种病原性弧菌统称为霍乱弧菌的两个生物型，即古典生物型和埃尔托生物型。

形态及培养特性　霍乱弧菌革兰氏染色阴性，呈弧形或逗点状，尾端有一根鞭毛，长度为菌体的4～5倍，运动活泼，在暗视野悬液中可见穿梭运动，粪便直接涂片检查可见弧菌纵列呈"鱼群"样。霍乱弧菌属兼性厌氧菌，在普通培养基上生长良好，在碱性环境中生长繁殖快，最适宜pH值为7.2～7.4。霍乱弧菌根据其菌体O抗原，可分为139个血清群，编号为O1～O139，其中O1群和O139群霍乱弧菌繁殖速度快，在1%蛋白胨水中生长迅速。

抗原结构与分型　霍乱弧菌有耐热的菌体（O）抗原和不耐热的鞭毛（H）抗原。H抗原是霍乱弧菌共有的，O抗原有群特异性和型特异性两种，是霍乱弧菌分群和分型的基础。WHO腹泻控制中心根据O抗原的特异性和致病性的不同，将霍乱弧菌分为三群，即O1群霍乱弧菌（包括古典生物型和埃尔托生物型）、非O1群霍乱弧菌和不典型O1群霍乱弧菌。一般认为非O1群霍乱弧菌仅引起散发的胃肠炎性腹泻，而非霍乱，但1992年在印度及孟加拉国发生的霍乱被证实为非O1群的O139群霍乱弧菌所致。不典型O1群霍乱弧菌可被多价O1群血清所凝集，但在体内不产生肠毒素，因此无致病性。

霍乱弧菌能产生肠毒素、神经氨酸酶、血凝素，菌体裂解后能释放内毒素，对该菌的致病性和毒力具有重要影响。其中，霍乱肠毒素（CT）在古典生物型、埃尔托生物型和O139群之间很难区别。霍乱弧菌对干燥、强光、热、酸及一般消毒剂均敏感。经干燥2 h、煮沸2 min或0.2%～0.5%过氧乙酸溶液可立即将其杀死，在正常胃酸中仅能生存4 min，在未经处理的粪便中可存活数日。在自然环境中存活时间较长，在自来水、江、河中能生存1～4周，在藻类或甲壳类等生物的淡盐水中存活时间更长，条件适宜时可繁殖甚至越冬。

流行病学　霍乱在人群中流行已达两个世纪。自1817年以来，霍乱曾发生七次世界大流行，每次均波及我国。尽管1949年以后古典生物型霍乱在我国已被控制，但由于国际往来频繁，20世纪60年代埃尔托生物型霍乱又传入我国，1992年起新的血清型O139群霍乱弧菌引起的霍乱又波及世界各地，因此应引起人们的警惕和重视。

传染源　患者和带菌者是霍乱的主要传染源。重、中型病人由于频繁的吐泻是重要的传染源；轻型病人由于临床上极易误诊和漏诊，其作为传染源的流行病学意义更大。各期带菌者由于不易发现，不能及时隔离和治疗，在疾病传播上也起着重要作用。

传播途径 该病主要通过水、食物、生活密切接触和苍蝇媒介而传播，其中以经水传播最为重要。患者的吐泻物和带菌者的粪便污染水源后易引起局部暴发流行。埃尔托生物型和 O139 群霍乱弧菌均能通过污染的鱼、虾等水产品引起传播，造成霍乱流行。我国国内生食、半生食或盐腌生食所致霍乱占饮食感染的 80%。

易感人群 人群不分种族、性别和年龄，对霍乱普遍易感。老疫区儿童发病率高，而新疫区成人发病多。病后可获得一定的免疫力，再次发生严重感染者少见。

流行特征 霍乱在我国沿海一带如广东、广西、浙江、上海、江苏等地较多，流行高峰多在 7—11 月，但全年均有发病。该病有暴发及迁延散发两种形式，前者常为经水或食物传播引起，多见于新疫区；而后者多发生在老疫区。O139 群霍乱的流行特征表现为无家庭聚集性，以成人为主，男性多于女性。

发病机制与病理 人体感染霍乱弧菌后是否发病，取决于机体免疫力和食入霍乱弧菌的数量。胃酸在抵挡霍乱弧菌的侵入方面起主要作用，若曾进行胃大部切除或大量饮水、大量进食使胃酸分泌减少、浓度降低，可降低对霍乱弧菌的抵抗力。正常人食入霍乱弧菌数量超过 10^9 个时可引起发病。霍乱弧菌经胃到达肠道后，通过鞭毛运动、黏蛋白溶解酶、黏附素及细菌的化学趋化作用等，能黏附在肠黏膜上皮细胞表面，大量繁殖并产生多种毒素，其中最主要的是霍乱肠毒素。霍乱肠毒素可刺激肠黏膜细胞过度分泌水、氯化物和碳酸盐，杯状细胞分泌黏液；并抑制肠对钠、氯离子的吸收，引起剧烈腹泻。除肠毒素外，霍乱弧菌内毒素、神经氨酸酶、霍乱弧菌溶血素、酶类及其他代谢产物也有一定的致病作用。病人可因循环衰竭造成肾缺血、肾功能减退或衰竭。霍乱患者的主要病理变化为严重脱水，皮肤干燥，皮下组织和肌肉脱水，心、肝、脾等脏器

均见缩小。其他脏器也有出血、变性等，如肾脏毛细血管扩张和肾小管变性坏死，小肠黏膜可见轻微炎症。

临床表现 潜伏期一般 1~3 天，也有短至数小时及长达 7 天者。临床表现从轻度的腹泻、呕吐到严重缺水甚至循环衰竭，暴发型又称"干性霍乱"，很罕见，表现为起病急骤，尚未出现腹泻和呕吐就迅速出现中毒性休克而死亡。此外，严重病人可出现肾衰竭、急性肺水肿、低钾血症和心律不齐等并发症。古典生物型与 O139 群霍乱弧菌所致病者症状较重，埃尔托生物型引起的多为轻型或无症状。典型病程一般可分为泻吐期、脱水期和恢复期。

泻吐期 以剧烈腹泻开始，继而呕吐。持续时间数小时到 3 天。儿童有时发热，成人常不发热。腹泻多为无痛性，无里急后重感，开始含粪质，之后迅速转变为黄色水样便或米泔水样便，无粪臭，少数病人肠道出血可为洗肉水样便或柏油样便。腹泻次数由每日数次至数十次不等。腹泻后随之发生呕吐，一般呈喷射状，初为胃内容物，后为水样，严重者呈米泔水样，轻者无呕吐。

脱水期 持续时间数小时至两三天。轻度脱水表现为皮肤、黏膜干燥，皮肤弹性稍差，失水量在 1 000 mL 左右（儿童 70~80 mL/kg）。中度脱水皮肤弹性差，见皮肤、眼窝凹陷，声音嘶哑，血压下降，尿量减少，丧失水分在 3 000~3 500 mL（儿童 80~100 mL/kg）。重度脱水则出现皮肤干皱，声音嘶哑，眼窝内陷，面颊深凹，眼裂增大，神志淡漠或不清的"霍乱面容"。如果严重失水，可出现循环衰竭，导致低血容量休克，主要症状是四肢厥冷，脉搏细弱，血压下降或测不出，继而脑部因供血不足出现意识障碍，如烦躁、嗜睡和昏迷。脱水期还会出现电解质紊乱，导致肌肉痉挛、肌张力减弱、腱反射减弱和心律失常等症状。丢失大量碳酸氢盐，加之组织缺氧进行无氧代谢产酸增多，可致代谢性酸中毒。

恢复期 随着脱水和电解质、酸碱平衡紊乱的纠正，多数症状消失，腹泻停止，尿量增

加，逐渐恢复正常，部分病人有反应性低热，一般 38 ~ 39℃，持续 1 ~ 3 天自行消退。

诊断 霍乱流行期间，凡临床上发现有泻吐症状患者，应取粪便或呕吐物标本，尽快进行排除霍乱的细菌学检查。症状典型者可先按霍乱处理。霍乱的确诊标准有：①有腹泻、呕吐等症状，大便培养霍乱弧菌阳性者；②霍乱流行期在疫区有典型霍乱症状而大便培养阴性无其他原因可查者，同时双份血清凝集素试验滴度 4 倍上升者可诊断；③疫源检索中发现粪便培养阳性前 5 天内有腹泻表现者可诊断为轻型霍乱。疑似霍乱标准包括：①凡有典型霍乱症状的首发病例，但病原学检查未确诊前只能判定为疑似霍乱；②霍乱流行期有明确霍乱接触史，并有泻吐症状而无其他原因可查者。鉴别诊断的疾病主要有细菌性腹泻、细菌性痢疾、急性砷中毒和各种细菌性食物中毒［注：根据《霍乱诊断标准及处理原则》（GB 15984—1995）整理］。

防治措施 包括针对霍乱流行的三环节（传染源、传播途径和易感人群）进行的预防控制，以及采用的多种综合治疗措施。

预防措施 首先是管理传染源，普遍建立肠道门诊，发现病人立即隔离治疗，对疑似病人进行隔离检疫，接触者应检疫 5 天。对发现的带菌者，在隔离检疫期间应用四环素预防感染发生。针对传播途径，可改善环境卫生，加强饮水和食品的消毒管理，对病人和粪便、其他排泄物和用具、衣被等，均应严格消毒；消灭苍蝇，不喝生水，养成良好的卫生习惯。研制抗原性强、效力高的菌苗，如佐剂菌苗、口服低毒活菌苗、类毒素菌苗和基因工程菌苗等是有效进行霍乱预防的关键。

治疗原则 包括：①严格隔离。患者按甲类传染病进行严格隔离，确诊患者和疑似患者应分别隔离，患者排泄物应彻底消毒，患者症状消失后连续两次粪便培养阴性可解除隔离。②及时补液。病人水、电解质丧失后及时补液是治疗该病的关键。静脉补液的基本原则是早期、快速、足量、先盐后糖、先快后慢、纠酸补钙、见尿补钾。对轻型患者可给予口服补液，WHO 推荐使用口服补液，特别是在发展中国家更为适用。③抗菌治疗。抗菌药物控制病原菌后可缩短病程，减少腹泻次数，但仅作为液体疗法的辅助治疗，常用药物有环丙沙星、四环素、多西环素、红霉素和氯霉素等。④对症治疗。包括纠正酸中毒、纠正休克和心力衰竭、纠正低钾血症和对抗肠毒素等。此外，尿毒症者应严格控制液体入量，禁止蛋白质饮食，加强口腔及皮肤护理，必要时进行透析治疗。高热者可给予物理降温或药物降温。霍乱的预后受霍乱弧菌的生物类型、临床表现的轻重、治疗是否及时等多种因素的影响，通常幼儿、年老体弱及有并发症者预后较差，肾衰竭及循环衰竭者可致死。

（魏红英）

J

基因-环境交互作用 （gene-environment interaction） 人体遗传基因表达与外界环境暴露因素在疾病或健康效应发生过程中的相互作用关系。一般可以从统计学交互作用和生物学交互作用两个角度来阐述。

交互作用类型 主要包括统计学基因-环境交互作用和生物学基因-环境交互作用两种类型。

统计学基因-环境交互作用 对于含有不同基因型的个体，环境因素与健康效应间的统计学关联的程度或方向不同；或者对于处于不同环境暴露条件下的个体，基因型与健康效应间的统计学关联的程度或方向不同。

生物学基因-环境交互作用 基因和环境因素彼此依赖地影响一个生物学表型，缺少其中任何一个因素，疾病均不会发生，一般不要求必须具有统计学交互作用。

统计学交互作用往往是评价疾病危险性中是否存在基因-环境交互作用的初步工作，在预防和治疗干预研究的设计中，需要将统计学交互作用与生物学交互作用联系起来，以避免得出一个没有生物学意义的统计学关联。

常用模型 对于一个可测量危险因素和遗传易感性的疾病，主要有五种描述遗传和环境之间影响关系的模型。

第一种模型 遗传易感性不直接引起疾病，但通过增加危险因素的表达水平产生作用，如苯丙酮尿症的隐性基因。血中苯丙氨酸水平与智力发育迟缓有关系。苯丙酮尿症（phenylketonuria，PKU）基因纯合子个体缺乏将苯丙氨酸转换为酪氨酸所需的酶，导致血中苯丙氨酸水平堆积。如未纠正，高水平的苯丙氨酸则可引起智力发育迟缓。通过饮食干预，血中苯丙氨酸维持在低水平，可防止智力发育迟缓的发生，从而说明纯合子PKU基因型的影响的间接特性。此外，宫内暴露于高水平的苯丙氨酸也显示可在缺乏高危基因型的个体——PKU纯合子母亲的杂合子子女中引起智力发育迟缓。

第二种模型 危险因素对疾病易感性有直接影响，而且遗传易感性又加强了这种影响。没有该危险因素时，遗传易感性没有作用，但该危险因素能够单独发生作用导致疾病。这种机制的一个例子是紫外线辐射与皮肤癌之间的关系。

第三种模型 遗传易感性对疾病发生有直接影响，而且危险因素加强了这种影响。缺乏遗传易感性时，危险因素没有作用。卟啉病是符合这一模型的常染色体显性遗传疾病，发病个体有不同程度的皮肤疾患，包括异常敏感和易起水疱，当暴露于巴比妥酸盐时将急性发病，可能导致瘫痪和/或死亡。没有易感性基因的个体不会发生皮肤疾患，也不受巴比妥酸盐的影响。

第四种模型 遗传易感性或危险因素均不能影响患病危险，但两者同时存在时可增加患病危险，如葡萄糖-6-磷酸脱氢酶（G6PD）缺乏、食用蚕豆与溶血性贫血之间的关系。个体G6PD缺乏同时食用蚕豆才会导致溶血性贫血的发生。

第五种模型 遗传易感性或危险因素均可影响患病危险，但这两种因素的联合作用可能不同于各个因素单独作用的影响。这个模型的典型例子是 α-1-抗胰蛋白酶缺乏、吸烟与肺气肿的关系。吸烟者和 α-1-抗胰蛋白酶缺乏的个体发生肺气肿的频率均会增加，但该酶缺乏的个体吸烟时患病危险将显著增高。

患病危险预测 在存在或缺乏危险因素和易感优势基因型的四种人群中，从上述各个模型可对患病危险做出不同的预测。

对于第一种模型，不管危险因素的增加是由遗传易感性还是由另一因素（如PKU例子中宫内暴露于高水平的苯丙氨酸）引起的，危险因素的影响都是相同的。如果易感优势基因型有不完全的外显率，或者其影响可以预防（如PKU中的饮食干预），具有遗传易感性的某些个体将缺少危险因素，而且患病危险也不会增加。从该模型可做出四种预测：①不管是否存在遗传易感性，危险因素均有作用；②在遗传易感性存在时和缺乏时，危险因素的相对危险度相同；③无论有无危险因素，遗传易感性均无作用；④有遗传易感性的个体，较无遗传易感性的个体更易产生危险因素。

对于第二种模型，仅有危险因素的个体患病危险增加，而既有危险因素又有遗传易感性的个体患病危险更高。因为遗传易感性没有直接影响，故仅有易感优势基因型的个体，其患病危险不会增加。从该模型可做出以下预测：①不管有无遗传易感性，危险因素均有其作用；②存在遗传易感性时的危险因素的相对危险度较无遗传易感性时更大；③无危险因素时，遗传易感性没有作用；④危险因素存在时，遗传易感性有其影响。

对于第三种模型，不管是否有危险因素的存在，有遗传易感性的个体患病危险均增加，但危险因素存在时有遗传易感性的个体较危险因素缺乏时患病危险更高。从该模型做出的预测是：①缺乏遗传易感性时，危险因素没有影响；②存在遗传易感性时，危险因素有其影响；③危险因素存在和缺乏时，遗传易感性均有其影响；④危险因素存在时，遗传易感性的相对危险度较危险因素缺乏时更大。

对于第四种模型，仅在易感基因型和危险因素均存在的个体，患病危险才增加。所以可做出如下预测：①遗传易感性缺乏时，危险因素没有影响；②遗传易感性存在时，危险因素有其影响；③危险因素缺乏时，遗传易感性没有影响；④危险因素存在时，遗传易感性有其影响。

对于第五种模型，在有危险因素、无遗传易感性的个体和有遗传易感性、无危险因素的个体中，患病危险均增加。既有遗传易感性又有危险因素的个体的患病危险可能更大，也可能更小，或者可能与仅有单一因素的个体的患病危险相同。该模型预示：①遗传易感性缺乏时，危险因素有其影响；②危险因素缺乏时，遗传易感性有其影响；③遗传易感性存在时，危险因素的影响取决于危险因素与遗传易感性之间的关系（协同、拮抗等）；④危险因素存在时，遗传易感性的影响取决于危险因素与遗传易感性之间的关系。

常用的研究设计 为了区分上述五种模型，研究对象必须根据易感基因型和危险因素存在与否进行分类。大多数情况下有关的遗传易感性不能测量，故按照易感基因型是否存在进行分类比较困难。按危险因素状态分类通常困难较小。基因型或危险因素的非差异错误分类，将妨碍所有模型的区分。其他基因位点或危险因素的作用也能使这些模型的区分变得模糊。

检验上述模型的这种"理想"设计仅能应用于已经证明的与某种遗传标志连锁的疾病（如x-连锁的躁狂抑郁症、家族性结肠息肉和2A型多发性内分泌性肿瘤）。在这种情况下，即使易感性基因本身未能分离或鉴定，仍然能够用遗传标志所提供的信息，根据研究个体携带疾病基因的概率将其分类。

无连锁不平衡时，由于在不同的家族，遗传标志位点上的不同等位基因将与疾病基因分离，故仅在可获得有关家族的遗传标志资料时，才能应用此方法。某家族内的每一个体可指定一个该个体带有易感基因型的概率，然后用某一阈值将这些概率一分为二。只要指定了家族内的基因型以及能够假定遗传同源性，则在一组家族中也能应用该方法。研究对象也可根据环境危险因素的存在与否进行分类，患病危险可在最终的四组人群中进行比较。这种方法的效能取决于连锁的遗传标志所提供的信息量、与疾病位点连锁的紧密程度以及所测试的家族成员的利用度。在最佳条件下，该方法能够提供有关易感性位点上基因型的十分准确的信息。

对于连锁不平衡或者与某遗传标志的群体联系已被证明的疾病，没有家族连锁资料时也能确定基因型。在这种情况下，可假定带有相关遗传标志的个体携带易感性等位基因的可能性较大，而未带有这种遗传标志的个体携带易感性等位基因的可能性较小。对于这种方法，疾病基因型错误分类的程度自然取决于与该遗传标志相联系的强度。当不能获得遗传标志的资料时，可以利用家族史资料作为遗传易感性的一种粗略指标，这时假设有阳性家族史的个体较无阳性家族史的个体更可能具有遗传易感性。是否存在阳性家族史受多种因素的影响，如家族大小、亲属年龄分布以及有关亲属与先证者的遗传距离、可能引起疾病基因型的严重的潜在错误分类。这种非差异错误分类的结果将会低估遗传易感性的相对危险度，或引起朝向无效假设的偏倚。当存在有差异错误分类时，在家族史研究中将出现更严重的问题。在病例对照研究中，有差异错误分类是由于在家族史信息的准确性方面病例和对照之间存在差异（如病例组更注意患病的亲属）。在队列研究中，有差异错误分类是家族史与疾病发现率之间的关系（如存在阳性家族史时筛检更仔细）引起的。

队列研究 根据是否存在危险因素确定研究对象，通过是否存在阳性家族史将研究对象进行分层，进而在最终的四组人群中研究疾病发生率。因具有阳性家族史的个体的比例通常很小，这种方法需要非常大的样本量以便获得足够的统计学把握度。

病例对照研究 可采用两种不同的方法：①病例和对照可按家族史和危险因素分类，然后计算仅有家族史、仅有危险因素、既有家族史又有危险因素的比值比（OR值），上述各种情况均与既无家族史又无危险因素者进行比较；②病例-对照抽样方案可转换成队列形式的分析，将病例的亲属（阳性家族史）和对照的亲属（阴性家族史）定义为两个队列。然后每一组亲属可按是否存在危险因素进行分层，在最终的四组人群中可再次研究疾病的发生情况。关于亲属的危险因素的信息很少可以得到，这是因为这些信息很难从访问病例和对照者中获得。为了真实地收集到亲属的吸烟史、饮食史等因素的资料，需要访问亲属本人。当病例和对照的亲属组成研究总体时，在病例-对照抽样方案中会发生一种特殊情况的基因型错误分类。危险因素和遗传易感性之间的某些关系预示着高危基因型的概率与病例和对照的危险因素状态之间的联系。如在第二种和第四种模型中，仅在有危险因素的个体中病例携带高危基因型的概率高于对照，无危险因素的病例和对照携带高危基因型的概率相等。

对于不完全病例对照研究的资料，采用传统的Logistic模型分析只能得到环境的主效应，采用单纯病例研究的Logistic模型分析只能得到基因与环境的交互作用，不能充分利用资料的信息。国内学者研究出了一种对数线性模型，可以充分利用对照的环境暴露信息，估计环境的主效应，并同时估计基因-环境的交互作用。

展望 对基因-环境交互作用的研究，为进一步阐明某些疾病或亚临床健康效应的病因和机理提供了重要的理论支持。同时，环境因素与易感基因在疾病发生过程中的效应研究，对于易感人群保护措施的研究与政策的制定，

也是关键的科学依据。基因-环境交互作用已经成为并将继续作为环境医学的研究重点和热点。　　　　　　　　　　　　（郝羽）

jidongche weiqi wuran jiankang weihai
机动车尾气污染健康危害 （health hazards of vehicle exhaust pollution） 机动车尾气污染引起的急慢性健康危害，包括人体刺激症状、心肺系统损害、神经免疫损害、生殖系统损害以及"三致"效应等。

大量的实验研究和流行病学研究表明，机动车尾气不仅造成人体刺激性症状、呼吸系统炎症等急性反应，还会对人体造成慢性毒性效应，尤其是以柴油为燃料的机动车排放的颗粒物，因其表面吸附的芳香族化合物及其衍生物、有毒有害重金属可对人体的呼吸系统、免疫系统、生殖系统产生慢性毒性，甚至是致突变、致癌效应，从而给人体健康带来不可逆转的危害。机动车在为人们提供便捷生活的同时，其尾气排放已经成为影响我国城市环境空气质量和居民健康水平的主要污染源。

尾气成分与危害 机动车的燃料分为汽油、柴油、电力、代用燃料（液化石油气、液化天然气、压缩天然气、甲醇裂解燃料、乙醇裂解燃料、乙醇重整燃料、二甲醚、生物燃料等）以及其他新型燃料。除电动车外，其他机动车的发动机均为内燃机，均排放尾气。我国从1999年开始禁止生产、销售、使用车用含铅汽油，因此现今机动车尾气中仅含有极少量的铅。机动车尾气的成分很复杂，机动车尾气中的化学物质可达上千种，而燃料的不同也会导致尾气成分的变化。汽油车排放的主要污染物是CO、HCs和NO_x；柴油车排放的主要污染物为颗粒物和NO_x；天然气车排放的主要污染物为NO_x和少量的HCs。

一氧化碳 CO是烃类燃料燃烧的中间产物，主要是在局部缺氧或低温条件下，由于烃的不完全燃烧而产生的，继而混在内燃机废气中排出。当汽车负重过大、慢速行驶或空挡运转时，燃料不能充分燃烧，废气中的CO含量就会明显增加。CO的健康危害见一氧化碳污染健康危害。

氮氧化物 NO_x是由于发动机燃烧室内的高温燃烧而产生的，其排放量取决于燃烧温度、时间和空燃比等因素。机动车尾气中的NO_x主要包括NO和NO_2，其毒性是含硫氧化物的3倍。NO在空气中氧化后形成二次污染物NO_2，因白天气温较高，有利于NO的转化，所以导致NO_2的浓度在昼间较高。NO和NO_2的健康危害见氮氧化物污染健康危害。

碳氢化合物 机动车尾气的碳氢化合物来自三种排放源：内燃机废气的排放贡献约60%的HCs，曲轴箱的泄漏贡献20%～25%，燃料系统的蒸发贡献15%～20%。机动车尾气中有200多种HCs，如饱和烃、不饱和烃、含氢化合物以及3,4-苯并芘等致癌物质。甲烷是窒息性气体，人体对它的嗅觉阈值是142.8 mg/m^3，只有高浓度的甲烷才会对人体健康造成危害。苯可引起人体失眠、黏膜出血等症状，还可导致红细胞减少而出现贫血。乙烯、丙烯和乙炔对人体几乎无危害，主要是伤害植物，影响路边树木的生长。空气中苯并芘的质量浓度达到0.012 $\mu g/m^3$时，肺癌的发病人数就会明显增加。机动车尾气所含的多环芳烃浓度低，但多环芳烃却含有危害人体的多种致癌物质。此外，较高浓度的HCs在太阳光紫外线照射下会与NO_x反应产生O_3，当O_3积累到较高浓度时，会进一步与NO_x进行光化学反应，生成二次污染物，形成光化学烟雾，从而对人的眼、鼻和口等产生强刺激作用。

醛类化合物 虽然尾气中醛类含量较低，但随着机动车数量的增多，尾气排放量增加，所以尾气中醛类污染物对人体健康的危害也是不容忽视的。机动车尾气排放的醛类主要是甲醛、乙醛和丙烯醛，占比分别为60%～70%、7%～14%和6%～10%。源于机动车尾气的醛类化合物对机体的危害主要是这几种醛类的危害。甲醛具有刺激性，人体对它的嗅觉阈值为0.06～1.2 mg/m^3，低浓度时对眼睛和呼吸道有刺激作用，高浓度时可引起咳嗽、胸痛、恶心和呕吐等症状。乙醛虽属低毒性物质，但高浓度时具有麻醉作用。丙烯醛具有辛辣刺激性，对眼睛和呼吸道有强烈的刺激作用，并可引起支气管细胞的损害。

颗粒物　颗粒物主要是由机动车燃料的不完全燃烧而生成的。机动车尾气对城市大气颗粒物污染的贡献，近年来随着机动车数量的增加而增加。机动车包括柴油机和汽油机，它们排出的颗粒物是不同的，相对于汽油机，柴油机的颗粒物粒径偏小，组成更复杂，数量更大，所以对人体的健康危害也不同。机动车尾气颗粒物粒径通常在 $0.1 \sim 10 \mu m$，粒径越小，在空气中的悬浮时间越长，进入机体后停滞在肺部及支气管中的比例越大，危害也就越大。此外，由于颗粒物具有多孔隙性及吸附活性，所以还能携带多种有害物质如苯并芘等强致癌物质进入机体，从而对机体产生健康危害。参见大气颗粒物污染健康效应。

其他　尾气中还含有二氧化硫和二氧化碳等物质。二氧化硫具有强刺激性，对人体健康的影响参见二氧化硫污染健康危害。二氧化碳的排放增加造成的冰川融化、海平面上升以及厄尔尼诺现象加剧等，都对人类的生存带来了严峻挑战。

综合健康危害　由于机动车尾气含有多种有害成分，所以其对人体健康的危害主要是各种成分综合作用的结果，包括急性反应和各种慢性毒性。

急性反应　机动车尾气具有典型的刺激性异味，可引起刺激性作用，其中急性眼刺激是其急性反应中最敏感的指标之一。机动车尾气中的 NO_2 所转变的硝酸以及尾气中甲醛、乙醛和丙烯醛等醛类物质都可引起急性眼刺激症状。机动车尾气浓度较高时，还能引发头痛、喉痛、咳嗽、气喘和呼吸困难等症状以及诱发哮喘等。

慢性毒性　机动车尾气，尤其是以柴油为燃料的机动车排放的尾气，对人体还可以造成慢性毒性效应。

对呼吸系统的影响　由于机动车尾气的排放接近人体呼吸带，所以人体呼吸系统是机动车尾气危害的主要靶器官。流行病学研究发现，儿童肺功能显著降低与 NO_2 和细颗粒物（$PM_{2.5}$）的暴露有关。高速公路两侧 100 m 以内的学校内学生发生呼吸困难、慢性咳嗽、支气管炎和鼻炎等呼吸道症状显著增多，与高速公路上的车辆密度以及学校附近的可吸入颗粒物（PM_{10}）浓度水平呈正相关。相比于一般居住区的儿童，居住在高交通密度地区附近的 5 岁以下儿童因哮喘发病住院的危险度较高，特别是居住在距交通干道 500 m 内的儿童危险度更高。不吸烟的交通警察暴露于机动车尾气污染的情况下，与对照人群相比，其咳嗽、咳痰和鼻炎等呼吸系统疾病的症状显著增加，而 FEV1（1s 用力呼气容积）、FVC（用力肺活量）等肺功能指标则显著降低。

机制性研究认为，机动车尾气中多种有害物质可进入肺深部，从而增加人体肺部小气道的阻力，长期作用会降低肺功能，导致慢性支气管炎及呼吸困难的发病率升高等。动物实验证实，动物长期吸入柴油机尾气颗粒物，会出现肺清除能力下降、清除半衰期延长，结果导致：①肺泡内有大量沉着的颗粒物，间质组织和胶原纤维增生；②由于大量的炎症细胞和多种细胞因子的浸润，巨噬细胞功能和免疫力下降，机体容易感染细菌，最终肺的通气功能损害，造成慢性损伤和病变。

对免疫系统的影响　机动车尾气颗粒物对机体免疫功能的影响主要有以下两方面。

①诱发机体出现变态反应等超常的免疫反应。流行病学调查发现在空气污染严重的地区过敏性疾病的患病率升高，机动车尾气污染是主要的危险因素，因为机动车尾气中的颗粒物可介导过敏性炎症、增强免疫球蛋白 E（IgE）应答和提高气道超敏反应。

②损害机体特异性和非特异性免疫功能。机动车尾气中的颗粒物进入肺部后，被肺泡巨噬细胞吞噬，同时肺泡巨噬细胞释放出一系列细胞因子和前炎症因子，结果导致炎症发生，若炎症反应过度则会导致机体的病理损害。颗

粒物除影响巨噬细胞的非特异性免疫功能外，还可损害特异性的细胞免疫，如淋巴细胞的转化功能、NK 细胞活性以及 T 淋巴细胞亚群等指标的改变。研究发现儿童长期生活在机动车尾气污染环境中，在未出现临床症状前，机体免疫功能已有不同程度的降低。

对生殖系统的影响　长期吸入高浓度的机动车尾气，内分泌功能会受影响，进而性激素的平衡以及生殖细胞的形态和功能可能会发生改变。

动物实验发现，机动车尾气对内分泌功能的干扰作用，可能与机动车尾气刺激肾上腺皮质激素的分泌以及抑制促性腺激素释放激素的分泌有关。用机动车尾气染毒大鼠后，大鼠血浆中睾酮和雌二醇的浓度显著增加，促卵泡生成激素和黄体生成素的浓度减少，大鼠精子的数量、精子的形态均有改变，并且 NO_x 比颗粒物对内分泌系统的影响大。还有动物实验发现，柴油机排放的颗粒物对生殖系统的损害具有种属依赖性，小鼠可能比大鼠更敏感。

目前流行病学证据并不是很充分。以往流行病学研究发现，在平衡了混杂因素后，与年龄相近的健康对照组相比，出租车司机的精子畸形率显著增加，并且工龄的增加会增大这种差异。交通警察属于机动车尾气的暴露人群，有研究检查了交通警察的精液，发现交通警察的精子活动率和琥珀酸脱氢酶活性降低，精子畸形率增高。此外，还有流行病学调查发现，机动车尾气颗粒物中所吸附的芳香族物质可能损害生殖细胞，如引起精子畸变和新生儿缺陷等。

诱变和致癌效应　1962 年，一项研究用丙酮提取了汽油发动机排放的颗粒物，结果诱发出了小鼠的皮肤乳头状瘤和皮肤癌。这推动了有关机动车尾气在人群遗传毒理学和肿瘤流行病学方面的研究。但由于研究设计上难以避免混杂因素的干扰，因此目前尚无一致性结论，今后需进一步研究。

从目前的研究报告分析发现，汽油机和柴油机尾气均有很强的致突变作用。汽油机排放的颗粒物及气体冷凝物的有机提取物主要表现为间接致突变，而柴油机排放的颗粒物则以直接致突变为主，并且颗粒物粒径越小，致突变性越强。柴油机排放的颗粒物可通过抑制细胞间隙的通讯功能而发挥其促癌作用，且细胞间通讯功能下降的程度随着细胞恶化程度的增加而增加。此外，柴油机排放的颗粒物还可诱导 p21、Bcl-2 和 c-myc 等基因的表达，从而促进细胞的增殖和转化以及抑制细胞的凋亡。人群调查研究发现，警察、司机等职业人群长期暴露于机动车尾气中，其微核率和姊妹染色单体交换的发生率均高于一般人群。

以往流行病学研究发现，机动车尾气可使人体呼吸系统肿瘤的发病率升高。暴露于机动车尾气排出的 NO_x 污染物的年限超过 30 年时，肺癌的危险性将增加 1.2 倍。相对于普通人群，卡车司机的肺癌死亡率显著升高。长期职业暴露于机动车尾气，呼吸系统以外的其他部位肿瘤的发病危险也增加，如甲状腺癌、乳腺癌、周围神经系统癌、唇（舌）癌等。此外，流行病学研究还发现当母亲孕期对 NO_2 的暴露浓度增加 1 倍时，儿童患霍奇金淋巴瘤的危险性将增加 147%，并且儿童白血病与中枢神经系统肿瘤也有升高趋势。

（胥美美）

jixing duxing shiyan

急性毒性试验（acute toxicity test）　评价外源性化学物急性毒性作用的试验，是了解和研究外源性化学物对机体毒性作用的第一步。急性毒性是指机体一次接触或 24 h 内多次接触某一化学物所引起的毒效应，包括死亡效应。"一次"是指瞬间给实验动物染毒，而"多次"是指当外源性化学物毒性很低，即使一次给予实验动物最大染毒剂量还观察不到毒性作用，同时该剂量还未达到规定的限制剂量时，便需要在 24 h 内多次染毒，从而达到规定的限制剂量。

目的　主要包括以下四个方面：①确定化学物的致死剂量，通过观察实验中动物的表现、毒性作用强度和死亡情况，初步评价毒物对机体的靶效应特征和剂量-反应（效应）关系，并根据半数致死剂量（LD_{50}）进行急性毒性分级。②通过观察动物中毒表现、毒性作用强度和死亡情况，初步评价毒物对机体的毒效应特征、靶器官、剂量-反应（效应）关系和对人体产生损害的危险性。③为重复剂量、亚慢性和慢性毒性研究及其他毒理试验染毒剂量的设计和观察指标的选择提供依据，并为选择观察指标提出建议。④为毒性作用机制研究提供线索。

设计要点　不同类型急性毒性试验的设计要点如下。

经典急性毒性试验　设立合理的剂量组和剂量间距，以死亡为观察终点，测试和求出受试化学物引起死亡的剂量-反应（效应）关系和求得 LD_{50}。不同的 LD_{50} 计算方法对于实验设计有不同的要求。

实验动物　选用成年健康的实验动物，最常用的是大鼠和小鼠。一般动物要求雌、雄各半，并须进行随机分组。待测化学物对雌、雄动物毒性敏感性有明显差异时，则应分别求出雌、雄性动物各自的 LD_{50}。一般要求小动物每组 10 只、大动物可每组 6 只。

染毒剂量　首先了解受试化学物的各种理化性质，包括结构式、分子量、纯度、杂质与含量、常温常压下的状态（液态、固态或气态）、溶解度、挥发度、pH 值等。对于新的受试物，以与受试物化学结构和理化性质相似的化学毒物为参考，选取相同的动物物种或品系、相同染毒途径的 LD_{50} 作为参考值，先用少量动物以较大的剂量间隔（一般是按等比级数）染毒，找出 0%～100%（或 10%～90%）的致死剂量范围，然后在此剂量范围内设几个剂量组。利用不同的方法测定化学物的 LD_{50} 对剂量组和动物数的要求不同。如霍恩（Horn）法一般设立 4 个剂量组，每组 5 只动物；改进寇氏（Karber）法最好设立 5 个剂量组，大鼠或小鼠每个剂量组 10 只动物，雌雄各半。剂量组要求以等比级数设置。剂量组距（i）可依下列公式求得：

$$i = \frac{\lg LD_{100} - \lg LD_0}{n-1} \text{ 或者 } i = \frac{\lg LD_{90} - \lg LD_{10}}{n-1}$$

式中，i 为组距（相邻两个剂量组对数剂量之差）；n 为涉及的剂量组数；LD_{100}、LD_0、LD_{90} 和 LD_{10} 分别为 100%、0%、90% 和 10% 的致死量。

有的化学物毒性较小，在急性毒性试验中给以很高剂量时实验动物仍无明显的中毒症状，或虽有中毒表现而没有发生死亡，此时可不再求其 LD_{50}，而应进行限量试验。在用大鼠或小鼠进行试验时，一般用 20 只动物，雌雄各半。单次染毒剂量一般限定为 5 g/kg 体重。如果实验动物无死亡或仅有个别动物死亡（死亡率低于 50%），则可得出 LD_{50} 大于限制剂量的结论。

观察　染毒后一般要求观察 14 天，依据 14 天内动物的总死亡情况计算 LD_{50}。对于一些已知的速杀性化学物，可缩短观察时间，但具体观察时间应在实验报告及结果表示中明确说明，如 LD_{50}（7 天）。观察内容包括：①动物体重。于染毒前、染毒期间和死亡时测定体重，有助于了解受试化学物所致的中毒效应是短暂或较长期的效应。②动物死亡情况和时间分布。③中毒反应症状和发生过程。临床观察每天至少 1 次，观察皮肤、被毛、眼睛和黏膜改变，呼吸、循环、自主和中枢神经系统以及四肢活动和行为方式的变化等，特别要注意有无震颤、惊厥、腹泻、嗜睡等现象。通过毒性表现可初步确定急性毒性靶器官。④病理学检查。对中毒死亡的实验动物应及时解剖进行病理学检查，实验结束时存活及对照组的所有动物均应进行大体解剖，观察各器官有无充血、出血、水肿或其他改变，对肉眼观察有变化的脏器需进行组织病理学检查。

计算　LD_{50} 或 LC_{50}（半数致死浓度）是表示急性毒性的有关参数中最为重要的，可作为外源性化学物急性毒性分级和不同外源性化学物毒性大小比较的依据。数值越小表示外源性化学物的毒性越强；反之则毒性越弱。LD_{50} 的计算方法有很多，可用任何一种公认的统计学方法计算，如寇氏法、霍恩法、概率单位—对数图解法、Bliss 法和直接回归法等。

急性毒性试验替代法 经典急性毒性试验所获得的 LD_{50} 表征的仅是实验动物 50% 存活的单点剂量，它不能等同于急性毒性，死亡仅仅是评价急性毒性的许多观察终点之一。由于经典毒性试验需消耗大量的实验动物且获得的信息有限，且其科学依据和涉及的伦理道德均受到挑战，随着动物福利和"3R"理论的发展与应用，已发展出经典急性毒性研究方法的替代法，主要包括下列两种方法。

固定剂量法 不以动物死亡作为观察终点，用一系列固定剂量（5 mg/kg、50 mg/kg 和 500 mg/kg，最高限量 2 000 mg/kg）进行染毒，以某一剂量产生明显的毒性作为观察终点，并依此对化学物的毒性进行分类和分级。固定剂量法由英国毒理病理学会于 1984 年提出，经济合作与发展组织（OECD）于 1992 年正式采用。首先以 50 mg/kg 的剂量给 10 只实验动物（雌雄各半）染毒，如果存活率低于 100%，再选择一组动物以 5 mg/kg 剂量染毒；

如存活率仍低于 100%，将该受试物归于"高毒"类；如果存活率是 100%，归于"有毒"类。如果以 50 mg/kg 的剂量染毒，动物存活率为 100%，但有中毒表现，则不需进一步试验，将其归于"有害"类。如果以 50 mg/kg 的剂量染毒后存活率为 100%，而且动物没有中毒表现，则继续以 500 mg/kg 的剂量给另外一组动物染毒；如果存活率仍为 100%，而且没有中毒表现，则以 2 000 mg/kg 的剂量染毒；如果仍然 100% 存活，将受试物归于"无严重急性中毒的危险性"类。

急性毒性分级法 OECD 在 1996 年提出的急性毒性分级法采用分阶段试验，每阶段 3 只动物，根据动物的死亡情况，平均经 2～4 阶段即可对急性毒性做出判定。一般利用 25 mg/kg、200 mg/kg、2 000 mg/kg 3 个固定剂量之一开始染毒，根据动物的死亡情况决定是对受试物急性毒性进行分级，还是需要选择另外一种性别，以相同染毒剂量进行下一阶段试验，或以较高/较低的一个剂量进行下一阶段试验，见下表。

外源性化学物急性毒性分级（WHO）（LD_{50} 或 LC_{50}）

接触途径	第1类（极毒）	第2类（剧毒）	第3类（中等毒）	第4类（低毒）	第5类（实际无毒）
经口 LD_{50}/（mg·kg^{-1}）	5	50	300	2 000	5 000
大鼠（或兔）经皮 LD_{50}/（mg·kg^{-1}）	50	200	1 000	2 000	5 000
吸入气体 LC_{50}/10^{-6}（体积分数）	100	500	2 500	5 000	5 000
吸入蒸气 LC_{50}/（mg·L^{-1}）	0.5	2.0	10	20	5 000
吸入粉尘与烟雾 LC_{50}/（mg·L^{-1}）	0.05	0.5	1.0	5	5 000

（秦宇）

jixing duxing zuoyong

急性毒性作用 （acute toxicity） 见毒性作用。

jixing huxidao ganran

急性呼吸道感染 （acute respiratory tract infection） 由生物、物理或化学因素引起的鼻、鼻咽、咽、喉部及气管-支气管黏膜的广泛急性炎症的总称，主要是由病毒和细菌所致，

包括急性上呼吸道感染和急性气管-支气管炎。

急性上呼吸道感染 是最常见的呼吸系统感染性疾病。多由病毒引起，少数为细菌所致。发病率高，具有一定的传染性。其特征表现为起病急、病情轻、病程短及预后良好。有时还可继发支气管炎、肺炎及副鼻窦炎，少数人可有肾炎、肺心病等并发症，应积极防治。

病因 急性上呼吸道感染有 70%～80% 由病毒引起。主要有流感病毒、副流感病毒、呼

197

吸道合胞病毒、鼻病毒、腺病毒、柯萨奇病毒、埃可病毒、麻疹病毒和风疹病毒等。细菌感染可直接或继病毒感染之后发生，以溶血性链球菌多见，其次为流感嗜血杆菌、肺炎球菌和葡萄球菌等，偶见革兰氏阴性杆菌。呼吸道感染的病原体主要通过飞沫传播，也可由直接接触而传染。淋雨、受凉或过度疲劳等诱发因素可使全身或呼吸道局部防御能力降低，使原已存在于上呼吸道的或从外界侵入的病毒或细菌，迅速繁殖引发呼吸道感染。有慢性呼吸道疾病的人或老幼体弱等人群更易患病。

流行病学 该病全年皆可发病，冬春季节多发，多数为散发性，但常在气候突变时流行。一个人在一年内可有多次发病，这是因为引起该病的病毒类型较多，人体对各种病毒感染后产生的免疫力较弱且短暂，各病毒间也无交叉免疫，健康人群中有病毒携带者。

病理 急性上呼吸道感染的病程约两周。上呼吸道首先出现血管收缩、局部缺血及分泌物减少，继而血管扩张、充血、水肿、分泌物增多，黏膜上皮细胞脱落，黏膜下层水肿，细胞浸润，腺体分泌增多，有浆液性及黏液性炎性渗出。细菌感染时，有大量脓性分泌物。

临床表现 急性上呼吸道感染的病因不同，其临床表现亦不同。

普通感冒 俗称"伤风"，又称急性鼻炎，成人多数由鼻病毒和副流感病毒引起，起病较急，初期有咽干、咽痒，继而出现喷嚏、鼻塞、流清水样鼻涕，2～3天后变稠，可伴咽痛。全身症状相对较轻，一般有发热或轻度发热、头痛等。如无并发症，一般经5～7天痊愈。

病毒性咽炎、喉炎和支气管炎 急性病毒性咽炎表现为咽部发痒和灼热感，疼痛不持久，也不突出；急性病毒性喉炎的临床特征为声嘶、讲话困难、咳嗽时疼痛，常有发热、咽炎或咳嗽；急性病毒性支气管炎表现为咳嗽、无痰或少量黏痰，伴有发热、乏力、声嘶及非胸膜性胸骨下疼痛。

细菌性咽-扁桃体炎 起病急，有明显咽痛、畏寒和发热，体温可达39℃以上，多由溶血性链球菌引起，也可由流感嗜血杆菌、肺炎球菌和葡萄球菌引起。

并发症 急性上呼吸道感染可并发急性鼻窦炎、中耳炎、气管-支气管炎，部分患者可继发心肌炎、肾小球肾炎和风湿病等。

诊断 根据病史、流行病学、鼻咽部发炎的症状和体征，结合周围血象和胸部X线检查可做出临床诊断。通过细菌培养和病毒分离，或病毒血清学检查、血凝抑制试验、免疫荧光法、酶联免疫吸附检测法等，可确诊病因。同时注意与过敏性鼻炎，流行性感冒及其他传染病如麻疹、脊髓灰质炎、脑炎等相鉴别，病毒分离、血清学诊断或必要的辅助检查可供鉴别。

防治措施 增强机体自身抗病能力是预防急性上呼吸道感染最好的办法。个体应坚持有规律的身体锻炼、健康合理的饮食、规律的作息，提高机体预防疾病的能力及对寒冷的适应能力。应做好防寒工作，避免发病诱因等。急性上呼吸道感染的治疗原则包括抗病毒/抗菌药物治疗、对症治疗及中医治疗。目前尚无特效抗病毒药物，吗啉胍、阿糖腺苷、利福平和干扰素可从不同的机制对抗某些病毒的感染。如有细菌感染，可选用适合的抗生素，如青霉素、红霉素、螺旋霉素、氧氟沙星等。如有发热、头痛，可选用解热止痛片如复方阿司匹林、索米痛片等口服。咽痛可用消炎喉片含服，局部雾化治疗等。此外，常用的中成药如板蓝根冲剂、苦甘冲剂、清开灵等有一定疗效。

急性气管-支气管炎 是由病毒、细菌感染，物理、化学刺激或过敏引起的气管-支气管黏膜的广泛急性炎症。临床主要表现为咳嗽和咳痰，常见于寒冷季节或气候突变时节，也可由急性上呼吸道感染蔓延而来。

病因 该病多因过度疲乏或受凉削弱了上呼吸道生理防御功能而发病，所以急性气管-支气管炎发病多见于寒冷季节。其发病病因有感染、理化因素刺激和过敏因素三方面。其中感染是最常见的病因，包括病毒感染，细菌感染，支原体、衣原体及真菌感染。其中，细菌感染常在病毒感染基础上发生。常见的感染病毒与细菌同急性上呼吸道感染的病原体基本一致。理化因素如过冷空气、粉尘、二氧化硫、氯等刺激气体都易引起发病。此外，过敏因素如细菌蛋白质或寒冷刺激引起的过敏，蛔虫的幼虫、钩虫等在肺脏移行时也可引起急性气管-支气管炎发生。少数儿童若有反复急性气管-支气管炎发作状况，应排除丙种球蛋白血症或囊性纤维肺。该病若病情迁延反复发作，可导致慢性支气管炎、支气管扩张等疾病的发生。

流行病学 急性气管-支气管炎的发病率极高，是一种常见多发性疾病。任何年龄均可发病，一般而言，老年人、幼儿发病率高于成人，并以冬春两季多见。其他特征有北方高于南方，山区高于平原，吸烟者高于不吸烟者，空气污染严重的地方高于污染较轻的地区。

临床表现 起病较急，常先有急性上呼吸道感染症状。当炎症累及气管、支气管黏膜，则出现咳嗽、咳痰，开始为频繁干咳，伴胸骨后不适，2～3天后黏液性痰转为黏液脓性，咳嗽加剧，痰量增多，偶有痰中带血。如伴有支气管痉挛，可有气急和喘鸣。全身症状一般较轻，仅有轻度畏寒，可有发热，体温38℃左右，伴头痛及全身酸痛等，多于3～5天降至正常。咳嗽和咳痰可延续2～3周才消失，如迁延不愈，日久可演变为慢性支气管炎。偶可并发肺炎和支气管扩张。急性气管-支气管炎的病理改变主要为气管、支气管黏膜充血、水肿，纤毛上皮细胞损伤脱落，黏液腺体肥大，分泌物增加，并有淋巴细胞和中性粒细胞浸润。炎症消退后，气管、支气管黏膜的结构和功能可恢复正常。

诊断 主要根据典型症状体征及实验室检查做出诊断。胸部 X 光片可见阴性或肺纹理增粗。血常规可正常也可有白细胞升高。病毒和细菌学检测有助于病因学诊断。该病的鉴别诊断包括流行性感冒、急性上呼吸道感染、支气管哮喘、支气管肺炎、肺结核、肺癌、肺脓肿、麻疹、百日咳等多种肺部疾病，可根据病史、临床表现和体征、实验室病原学检查等相鉴别。

防治措施 急性气管-支气管炎的预防同

急性上呼吸道感染一致，治疗与上呼吸道感染基本相似，包括抗感染治疗、对症治疗和一般治疗。细菌感染可以选用大环内酯类、青霉素、头孢菌素类和喹诺酮类等药物。多数患者口服抗生素即可，症状较重者可用肌内注射或静脉滴注。必要时可使用药物进行镇咳、排痰、解痉和平喘治疗；发热可用解热镇痛药。患病期间应注意休息、保暖、多饮水及补充足够的热量等。

（魏红英）

疾病频率测量（disease frequency measurement） 对疾病事件在人群中出现的频率进行的测量，用以描述疾病分布。常用的疾病频率测量指标有发病频率、患病频率和死亡频率三大类。

发病频率测量指标 主要包括以下 3 个指标。

发病率（morbidity） 表示在一定时期内，特定人群中某病新发生的病例出现的频率。发病率可用于描述疾病的分布，能反映疾病发生的频率。常通过比较不同人群的发病率来探讨病因，提出病因假说，评价防制措施的效果。发病率的准确性会受疾病报告、登记制度以及诊断水平等的影响。

$$发病率 = \frac{一定期间内某人群中某病新病例数}{同时期暴露人口数} \times K$$

$$K = 100\% \text{、} 1\,000‰ \text{或} 10\,000/万 \cdots\cdots$$

观察时间单位根据所研究的疾病病种和研究问题的特点决定，通常以年为单位。

发病率的分子是一定期间内的新病例数，病例的确定需要有公认的客观标准。此处的病例数并不等于病人数，特别是在对流感等急性疾病发生频率进行测量时，如果同一个人在观察期内多次患病，则应多次被计数为新病例。对发病时间难以确定的一些疾病可将初次诊断的时间作为发病时间，如恶性肿瘤等。在利用登记报告资料进行分析比较时，应充分估计诊断标准的一致性，以及漏报率可能产生的影响。

发病率的分母应为可能发生该病的暴露人

口，既可以是一个地区或单位的全部人口，也可以是某一特定人群，如某一年龄段的全部人口等。对那些不可能发生该病，如因曾感染传染病或因接种疫苗而获得免疫力者，理论上不应计入分母内，当分母足够大时可忽略。同时期的暴露人口数常用该人群在随访观察期间的平均人口数表示。如以"年"作为时间单位时，可用年初与年终人口数之和除以 2 所得的平均人口数或以当年 7 月 1 日的人口数作为分母。

发病率有发病密度（incidence density）和累积发病率（cumulative incidence）之分。发病密度是单位时间内人群中某疾病事件出现的平均概率水平，是疾病瞬时发生率的度量。一般表示为一定时期内特定人群中某病新病例数除以该人群各个研究对象观察时间总和的商，主要用于大的地域空间、大数量人群中疾病发生频率的测量与比较。例如，队列研究观察时间比较长或有人口流动时，常用人年发病率等。累积发病率是观察期内某疾病事件在确定数量的人群中的发生比例，说明一定时期内该人群中任一个体发生某病的危险性或可能性。累积发病率的大小与观察时间的长短有关，所以在报告累积发病率时必须说明累积时间的长短。

发病率可按不同特征（如年龄、性别、职业、民族、种族、婚姻状况、病因等）分别计算，此为发病专率。由于发病率的水平可受很多因素的影响，所以在对比不同资料时，应考虑年龄、性别等的构成，进行发病率的标准化或使用发病专率。

罹患率（attack rate） 描述人群新发病例数的指标。通常多指在某一局限范围，短时间内的发病率。观察时间可以日、周、旬、月或一个观察期为单位，使用比较灵活。罹患率可以根据暴露水平比较精确地测量人群中疾病发生的程度。因此，常用于食物中毒、职业中毒以及各种疾病流行或暴发疫情的病因探讨与调查分析。

$$罹患率 = \frac{一定期间内某人群中某病新病例数}{同时期暴露人口数} \times 100\%$$

续发率（secondary attack rate，SAR） 又称二代发病率，表示家庭或某较小人群单位中发生初例某病患者后，在一定的观察期内因受其感染而发生的新病例数占所有易感接触者总数的百分率。一般可将较小人群单位中最先发现的病例作为原发病例；自第一例患者出现时起，在该病的最短与最长潜伏期之间（潜伏期内）发生的病例作为续发病例或二代病例，计算续发率，一般以百分率表示。

$$续发率 = \frac{潜伏期内易感接触者中发病人数}{易感接触者总人数} \times 100\%$$

续发率的调查一般应在具有经日常生活接触传播疾病可能性的基本人群单位中进行，如家庭、病房、托儿所、集体宿舍等。调查时应特别注意收集首例病人的发病时间、易感接触者的人数、观察期内新发生的病例数及发病时间等有关资料。计算续发率时，可事先根据疾病的性质和传播特点，规定最短和最长潜伏期的时间范围，以便确定续发病例，并须将原发病例从分子及分母中剔除。

续发率是疾病流行因素分析及预防控制措施效果评价的重要指标。可用于估计年龄、性别、职业、家庭人口数、儿童数、经济条件等各种因素对传染病传播的影响，也可用于比较近似条件下不同病原体相对传染力的强弱及衡量日常生活接触传播在某种传染病流行过程中的作用等。

患病频率测量指标 包括以下 3 个指标。

患病率（prevalence rate） 又称现患率或流行率，是指某特定时间内一定人群中某病（包括新和旧病例）所占的比例。患病率可按观察时间的不同分为期间患病率和时点患病率两种，后者较为常用。时点患病率在理论上应是无长度的，但实际上常以不超过 1 个月为度。而期间患病率的时间范围较长，特指一段时间，通常超过 1 个月。其间患病率实际上等于某一特定期间开始时点的患病率加上该期间内的发病率。

$$时点患病率 = \frac{某一时点一定人口中\\现患某病新旧病例数}{该时点人口数} \times K$$

$$期间患病率 = \frac{某观察期间一定人口中\\现患某病新旧病例数}{同期的平均人口数} \times K$$

$K = 100\%$、$1\,000‰$或 $10\,000/万$……

引起患病率升高的因素包括：①病程延长；②未治愈者的寿命延长；③新病例增加（发病率增高）；④病例迁入；⑤健康者迁出；⑥易感者迁入；⑦诊断水平提高；⑧报告率提高。导致患病率降低的因素包括：①病死率升高；②病程缩短；③新病例减少（发病率下降）；④健康者迁入；⑤病例迁出；⑥治愈率提高。

患病率反映某一时间断面疾病在一定范围人群中的流行规模和水平，适用于病程较长或者病后可在体表或体内留有可检测指标的疾病的调查与分析，如冠心病、肺结核、糖尿病及恶性肿瘤等慢性疾病的发生与流行情况。患病率可为卫生政策的制定、卫生经济的规划、医学资源的合理分配以及医疗质量的评估提供科学依据。

患病率和发病率与病程密切相关。如果某地某病的发病率和病程在相当长的时期内保持稳定，患病率、发病率和病程三者之间的关系是：患病率＝发病率×病程。例如，某地区某慢性病的发病率虽然很低，但由于治愈率和病死率均不高，疾病的病程较长，病例可能在人群中大量积累，使患病率升高；而急性疾病，病例在较短时间里可能很快被治愈或者死亡，患病率则不会很高。可见，患病率的高低实际上反映了发病率的变化或疾病结果的变化或两者兼有。

感染率（infection rate） 在某个时间内所检查的人群中，某病现有感染者数所占的比例。感染率可分为现状感染率和新发感染率，前者的性质与患病率相似，后者类似于发病率。感染者或感染状态可通过检出某病的病原体的方法来实现，也可用血清学或其他方法证明。

$$感染率 = \frac{受检者中阳性人数}{受检人数} \times 100\%$$

感染率是评价人群健康状况的常用指标，一般用于研究某些传染病的感染状况和防制工作的效果评价，估计某病的流行势态，也可为制定防制措施提供依据。它在流行病学工作中应用广泛，特别是在针对那些隐性感染、病原携带及轻型和不典型病例（如艾滋病、乙型肝炎、乙型脑炎、脊髓灰质炎、结核、寄生虫病等）的调查中应用较多。

残疾率（prevalence of disability） 某人群中，在一定时期内每百（或千、万、十万）人中实际存在的残疾人数（通过询问调查或健康检查确诊的残疾人数）与调查人数之比。该指标既可说明残疾在人群中发生的频率，也可对人群中严重危害健康的任何具体病残进行单项统计。它是人群健康状况的评价指标之一。

$$残疾率 = \frac{残疾人数}{调查人数} \times K$$

$K = 100\%$、$1\,000‰$或 $10\,000/万$……

死亡频率测量指标 包括以下 3 个指标。

死亡率（death rate，mortality） 某人群在一定期间内死于某病（或死于所有原因）的频率。死亡率是测量人群死亡概率的常用指标，表示以死亡为结局的疾病事件的发生频率。

$$死亡率 = \frac{某期间内（因某病）死亡人数}{同期平均人口数} \times K$$

$K = 100\%$、$1\,000‰$或 $10\,000/万$……

用于描述某人群总的死亡水平的死亡率，称为全死因死亡率、总死亡率或粗死亡率。全死因死亡率的资料容易获得，计算比较简便，但易受人口构成的影响，不能直接用于地区间的比较。全死因死亡率不仅可以测量人群因病伤死亡危险性的大小，同时也是某个时期一个国家或地区社会政治和经济发展状况、医疗卫生和居民健康水平等的综合反映，可为当地经济建设及卫生保健的规划决策提供科学依据。

死亡率也可按病种或死因，按年龄、性别、职业、民族等人口学特征分别计算，即死亡专率。在病死率较高的疾病，如恶性肿瘤、心肌梗死等的流行病学研究中，死亡专率能较为准确地提供疾病在时间、地区或人群中变化的信息，是一项非常重要的指标。死亡专率计算时应注意分母必须是与分子相对应的人口。例如，在计算卵巢癌的死亡专率时，分母应只限于女性人口。

死亡的事实容易确定，并且每人只有一次，故准确性较高，因此常被用作病因探讨和分析的指标。在应用死亡率作为测量与分析指标时，应注意提高死因诊断的可靠性，减少漏报，确保死亡调查资料的完整性。对于恶性肿瘤等某些预后差且病死率高的疾病，死亡率与发病率十分接近，其死亡率基本上可以代表该病的发病率。在进行国际或不同年代的比较时，死亡率往往是唯一可利用的指标，因为世界各国的死亡统计大都是按照通用的国际疾病和死因分类标准进行归纳和分析的。

病死率（fatality rate） 一定时期内，某病患者中因该病死亡人数所占的比例。一定时期对于病程较长的疾病可以是 1 年，病程短的可以是月、天。

$$病死率 = \frac{某时期内因某病死亡人数}{同期患某病的人数} \times 100\%$$

在发病率和死亡率比较稳定的地区或人群，还可用同一时期死亡专率与发病专率的比值来估计疾病的病死率。

$$病死率 = \frac{死亡专率}{发病专率} \times 100\%$$

与死亡率不同，病死率主要用于描述某种疾病确诊病例死亡的比例，说明该病的危害性和严重程度。它也可反映医疗水平和诊断能力，通常多用于急性传染病，较少用于慢性病。一种疾病的病死率在不同流行中可因病原体、宿主和环境之间的平衡发生改变而变化。用病死率评价不同医院的医疗水平时，要注意可比性。因为医疗设备好、规模较大的医院接受危重型病人比小医院要多，因而大医院有些疾病的病死率可能高于小医院。

生存率（survival rate） 又称存活率，是接受某种治疗的病人或某病患者中，经若干年随访后，尚存活的病人数所占的比例。

$$生存率 = \frac{随访满 n 年尚存活的病例数}{开始随访的病例数} \times 100\%$$

生存率用于反映疾病对生命的危害程度，也可用于评价对某些疾病治疗的远期疗效。在某些慢性病如心血管疾病、结核病、恶性肿瘤等的研究中常常应用。 （胥美美）

jiliang-fanying guanxi pingjia

剂量-反应关系评价 （dose-response assessment） 对环境有害化学物质暴露与健康不良效应之间关系的定量评价。剂量-反应关系评价是环境健康危险度评价的核心部分，与危害鉴定、暴露评价、危险度特征分析紧密联系，构成环境健康危险度评价的四大部分。其目的是确定某种化学物质的剂量与人群不良健康效应发生率之间的定量的相关关系。评价资料可以来自人群流行病学调查资料，多数来自动物实验资料。动物实验资料混杂因素相对较少，得到的剂量-反应曲线较清晰，但它与人类间存在着明显的种属差异，所得结果需要根据一定的原则进行外推。

关键效应的选择 用于剂量-反应关系评价的研究数据应该来自设计和控制得很好的人群流行病学研究或实验动物，以及其他相关的研究；也可以是完全缺少人或动物毒性资料，仅有结构-效应关系资料。选择和确定关键效应时应当注意以下问题：①确定关键效应时，必须判断所检出的效应是否为有害效应，因为有些效应在短期内可能难以判断其危害性；②未观察到有害作用的剂量（no observed adverse effect level，NOAEL）或观察到有害作用的最低剂量（lowest observed adverse effect level，LOAEL）是多种参数（如样本量大小、暴露期限、首次暴露时间、检查方法的灵敏度等）的函数。③确定多个候选的"关键效应"及其关键数据。一般通过比较由它们分别推导出的参考剂量值确定，但仍然要根据最敏感原则来最终确定关键效应及其 NOAEL 值。

有阈化学物剂量-反应关系评价的方法

目前，有阈化学物的剂量-反应关系评价法基本上仍在沿用多年来使用的"安全性评价"法，主要有参考剂量法和基线剂量法。

参考剂量法 参考剂量（reference dose, RfD）是一种日平均剂量的估计值，指人群（包括敏感人群）终身暴露于这个水平时，预期其一生中出现有害效应的危险度很低，或实际上不可检出。通常以 mg/（kg·d）表示。其过程主要包括收集待评物质的数据库、选择不确定系数（uncertainty factors, UFs）及修饰系数、推导 RfD 三个步骤。

收集待评物质的数据库，可从美国国家环境保护局（EPA）的相关网站上搜索相关的数据库或从其他实际的研究报告中获取数据，从而确定其关键效应及其 NOAEL，如无 NOAEL 时可以用 LOAEL 代替。选择不确定性系数（对评价过程中由于不确定性可能造成误差的校正）及修饰系数（modifying factor, MF），一般认为至少应包括从动物到人的种间变异、人群个体间的种内变异、化学物质的毒性不同及其数据库的完整程度四方面外推不确定性。EPA 推荐：由流行病学资料外推时，为说明个体之间的敏感性差异，UF 为 10；由动物研究外推到人时，为说明种间变异，UF 为 10；对由亚慢性研究外推到慢性研究之间出现的差异，UF 为 10；对由 LOAEL 代替 NOAEL 推导 RfD 造成的差异，UF 为 10；对由于数据库不完整等带来的其他不确定性的差异，MF 为 1～10。通常，总的不确定性系数为 100～1 000，最好不大于 100。RfD 的推导公式为 RfD = NOAEL 或 RfD = LOAEL/（UFs·MF）。

基线剂量法 基线剂量法（baseline dose method, BDM）在确定关键效应时应用剂量-反应关系曲线斜率的信息，其他的假设与 NOAEL 法基本相同。BMD 法目前被认为是较准确的危险度评价定量方法，在 1984 年由美国斯坦福大学的库帕（Cooper）教授首先提出，最早用于发育毒性危险度评价。

BDM 法受到众多科学家的青睐并能迅速发展就在于它克服了 NOAEL 法的局限性，具有更多的优越性和稳定性，主要表现在以下几个方面：①BDM 是依据一定的剂量-反应关系模式，通过统计处理而得到的。因此，它对实验设计时剂量组和剂量间距的选择的依赖性小，消除了实验设计时随意性的因素；②BDM 法概括了各个实验组的资料，而且可以选用最合适的剂量-反应模型；③BDM 法可以通过可信区间的宽窄来调整由于样本量小而带来的不确定性；④BDM 法所对应的危险度水平是已知的和一定的，这对于参考剂量的确定和管理对策的制定是十分重要的。

无阈化学物剂量-反应关系评价的方法

无阈化学物为已知或假设此类化学物的毒作用（致突变、致癌）是无阈的，即该物质高于零的任何剂量都可以发生有害效应，如有遗传毒性的致癌物。近 20～30 年来，许多国家（特别是发达国家）或国际组织致力于低浓度化学致癌物暴露对人类致癌危险度的评价，但各国的评价方法不尽相同。鉴于 EPA 采用危险度评价的时间较早，方法比较规范化，应用有一定成效，这里仍以 EPA 的方法为主。

无阈化学物的剂量-反应关系评价需回答致癌物的暴露剂量与人群超额致癌反应概率之间的定量关系，从而预测人群在低剂量暴露条件下，出现癌病（患癌或死亡）的危险度。EPA 则推荐以"致癌强度系数"（carcinogenic potency factor, CPF）表达。致癌强度系数的含义为：实验动物或人终生暴露于剂量为每日每千克体重 1mg 致癌物时的终生超额致癌概率（危险度），其值用剂量-反应关系曲线斜率的 95% 可信上限（以动物实验资料为依据时），或者该斜率的最大似然估计值（maximum likelihood estimate, MLE）[mg/（kg·d）] 表示。其值越大，则单位剂量致癌物所导致的动物或人的超额患病率越高，故称之为致癌强度系数。

致癌强度系数可因其暴露途径不同而异，即每一种化学致癌物依其暴露途径均有其特定的致癌强度系数。为此，引用时要注意物质的暴露途径。1987 年后，EPA 文件中把化学致癌物吸入途径的致癌强度系数单位改成 $\mu g/m^3$。致癌强度系数一般可分为消化道致癌强度系数、呼吸道致癌强度系数和皮肤致癌强度系数。求化学物致癌强度系数有以下两个途径。

根据动物实验数据推导人的致癌强度系数 实际上，人群在极低的剂量条件下（比实验剂量低几个数量级）出现的致癌反应率为 $10^{-5} \sim 10^{-6}$。显然，无论是动物实验或流行病学研究均无法进行这样的观察。因此，不得不利用高剂量（实验剂量）的数据外推低剂量（人类实际接触情况）处的剂量-反应关系，这就必须借助数学模型。EPA（1986）推荐线性多阶段模型作为向低剂量外推的模型。此数值可查阅美国 IRIS（integrated risk information system）数据库，不必全部从头做起。

根据流行病学资料计算致癌强度系数 通常首选根据流行病学资料推导的致癌强度系数。实际上，比较系统、完整的流行病学资料很少，因此，多数化学致癌物还是采用由动物实验数据推导的致癌强度系数。　　　（郝羽）

jihua mianyi

计划免疫　（planned immunization）　根据疫情监测和人群免疫状况分析，按照规定的免疫程序，有计划、有组织地利用疫苗进行预防接种，以提高人群免疫水平，达到控制乃至最终消灭相应传染病的目的的策略和规划。计划免疫是预防传染病发生的一项有效措施。

基本要素　一般应具备以下三个基本要素，才能将疾病的预防纳入计划免疫范畴，否则就仅停留于预防接种阶段。包括：①以控制乃至消灭相应疾病为目的。要达到这个目标，不但需要有免疫效果理想的疫苗和较高的免疫接种率，而且还要有较高的免疫成功率。②有可行的免疫规划和免疫策略。③具有免疫预防工作及疾病控制效果的监测评价系统。

计划免疫方案　计划免疫的目标是使易感人群中绝大部分的人在生命的早期，即在有暴露于病原微生物的可能性之前实施免疫接种。其中，扩大免疫规划是计划免疫方案推行的重要事件。

扩大免疫规划　1974 年，世界卫生组织（WHO）吸收消灭天花和不同国家对麻疹、脊髓灰质炎等传染病的预防控制经验，正式提出全球扩大免疫规划（expanded program on immunization，EPI）活动。EPI 是一项重要的全球公共卫生行动，要求各国坚持以免疫方法与流行病学监测相结合，用于防治白喉、百日咳、破伤风、结核病、麻疹和脊髓灰质炎等传染病。EPI 的中心内容有：①要求不断提高免疫接种的覆盖率，使每个儿童在出生后都有机会获得免疫接种；②要求不断增加免疫接种的疫苗种类。

1980 年我国正式参加 EPI 活动。1989 年和 1991 年经卫生部、联合国儿童基金会和 WHO 联合审评，确认我国按期实现了普及儿童免疫的各项目标。《九十年代中国儿童发展规划纲要》提出到 1995 年消灭野毒株引起的麻痹型脊髓灰质炎，消除新生儿破伤风。前者这一目标已经达到，后者情况有所好转但未消除。进入 21 世纪后，《中国儿童发展纲要（2001—2010年）》要求全国儿童免疫接种率以乡（镇）为单位达到 90% 以上，继乙型肝炎疫苗接种纳入计划免疫之后，逐步将新的疫苗接种纳入计划免疫管理。2007 年国家扩大了计划免疫免费提供的疫苗种类，在原有的"五苗七病"基础上增加到 15 种传染病。新增甲型肝炎疫苗、乙脑疫苗、流脑多糖疫苗、风疹疫苗、腮腺炎疫苗、钩体病疫苗、流行性出血热疫苗和炭疽疫苗。

内容　现行国家免疫规划疫苗包括儿童常规接种疫苗和重点人群接种疫苗。

儿童常规接种疫苗　包括重组乙型肝炎（乙肝）疫苗（HepB）、皮内注射用卡介苗（BCG）、口服脊髓灰质炎（脊灰）减毒活疫苗（OPV）、吸附无细胞百日咳—白喉—破伤风（百白破）联合疫苗（DTaP）及吸附白喉—破伤风（白破）联合疫苗（DT）、麻疹—风疹（麻风）联合减毒活疫苗（MR，即下表中的麻疹疫苗）、麻疹—流行性腮腺炎—风疹（麻腮风）联合减毒活疫苗（MMR）、甲型肝炎（甲肝）疫苗（HepA）、流行性乙型脑炎（乙脑）疫苗（JEV）、A群脑膜炎球菌多糖疫苗（A群流脑多糖疫苗，MPSV‐A）和A＋C群脑膜炎球菌多糖疫苗（A＋C群流脑多糖疫苗，MPSV‐AC）。

重点人群接种疫苗 包括在重点地区对重点人群预防接种的双价肾综合征出血热灭活疫苗（出血热疫苗）；发生炭疽和钩端螺旋体（钩体）病疫情时，对重点人群应急接种的皮上划痕人用炭疽活疫苗（炭疽疫苗）和钩体疫苗。

程序 指需要接种疫苗的种类及接种的先后次序与要求。计划免疫程序的设计是根据传染病的流行特征、疫苗的生物学特性和免疫效果、人群的免疫应答能力和实施免疫预防的具体条件来确定的。目前我国扩大免疫规划疫苗免疫程序见下表。

扩大免疫规划疫苗免疫程序

疫苗	接种对象 月（年）龄
乙肝疫苗	0、1、6月龄
卡介苗	出生时
脊灰减毒活疫苗	2、3、4月龄，4周岁
百白破联合疫苗	3、4、5月龄，18～24月龄
白破联合疫苗	6周岁
麻风疫苗（麻疹疫苗）	8月龄
麻腮风疫苗 （麻腮疫苗、麻疹疫苗）	18～24月龄
乙脑减毒活疫苗	8月龄，2周岁
A群流脑疫苗	6～18月龄
A＋C流脑疫苗	3周岁，6周岁
甲肝减毒活疫苗	18月龄
出血热疫苗（双价）	16～60周岁
炭疽疫苗	炭疽疫情发生时，病例或病畜间接接触者及疫点周围高危人群
钩体疫苗	流行地区可能接触疫水的7～60岁高危人群
乙脑灭活疫苗	8月龄（2剂次），2周岁，6周岁
甲肝灭活疫苗	18月龄，24～30月龄

预防接种 将生物制品（抗原或抗体）接种到机体，使机体获得对传染病的特异性免疫力，从而保护易感人群，以预防传染病的发生。它是预防、控制甚至消灭传染病的重要措施，是实施计划免疫的重要组成部分。预防接种分为人工主动免疫、人工被动免疫和被动主动免疫。

人工主动免疫 免疫预防的主体，是将疫苗接种到机体，使之产生特异性免疫，从而预防传染病发生的措施。疫苗是将病原微生物或其代谢产物经理化因素处理后，使其失去毒性但仍保留抗原性而制备的生物制品。人工主动免疫的主要生物制品包括以下几种。

减毒活疫苗 由减毒或无毒力的活病原微生物制成。减毒活疫苗进入机体后，其减毒的病原体在宿主体内复制和增殖，引起宿主产生特异性免疫反应。接种活疫苗后，机体实质上发生了一次轻型感染，故一次成功接种可产生较长时间的免疫力。减毒疫苗接种剂量小，注射次数少，免疫效果好，维持时间较长，当机体的免疫水平减弱到一定程度时也需做加强注射。该疫苗不易保存，通常需要冷链。麻疹疫苗、脊髓灰质炎疫苗和卡介苗等均属于此种。

灭活疫苗 是选用免疫原性强的病原微生物，经人工大量培养后，用理化方法灭活后所制成的疫苗，如霍乱、伤寒、百日咳等疫苗。一次接种灭活疫苗，机体形成免疫力较低，免疫持续时间较短，一般还须定期重复加强注射，以维持较长时间的免疫力。灭活疫苗因其组分复杂，接种后局部和全身反应较重。但该疫苗易于保存，有效期长。

类毒素 是将细菌的外毒素经0.3%～0.4%的甲醛处理后，使其失去毒性、保留抗原性制成的疫苗。接种后使机体产生抗毒素，中和相应细菌产生的外毒素，从而预防细菌感染。该疫苗可延缓吸收，减少接种次数，不仅反应小，免疫效果好，而且产生抗体持续时间长。常用的类毒素有白喉类毒素、破伤风类毒素等。

亚单位疫苗 是通过去除病原体中与激发保护性免疫无关的甚至是有害的成分，保留有效免疫原成分制成的疫苗。如提取百日咳杆菌

205

的丝状血凝素制成的无细胞百日咳疫苗等。此种疫苗免疫效果好，副作用小，但制备较复杂。

重组疫苗 是利用 DNA 重组技术制备的只含保护性抗原成分的纯化疫苗。世界上第一种重组疫苗是乙型肝炎疫苗。重组疫苗不含活的病原体和病毒核酸，安全有效，成本低廉。

DNA 疫苗 又称核酸疫苗，是用编码病原体有效免疫原的基因与质粒构建重组体，通过直接免疫机体使之表达保护性抗原，从而诱导机体产生针对该抗原的特异性免疫的疫苗。不同于传统的疫苗，DNA 疫苗旨在将病原体的某种专门组分的裸露 DNA 编码直接注入机体内。此类疫苗尚未面世，目前正在研制的此类疫苗包括疟疾、流感、轮状病毒、HIV 等疫苗。

人工被动免疫 用含特异性抗体的血清或细胞因子等制剂接种人体，以获得现成抗体而受到保护的一种免疫。此种免疫见效快，但维持时间较短。主要用于疫情发生时的紧急预防或治疗。

免疫血清 是抗毒素、抗菌和抗病毒血清的总称。这种血清中含有大量抗体，进入机体后可及时产生保护作用，但其在体内停留和作用时间短。可用于治疗和预防。由于免疫血清为动物血清，含有大量异体蛋白，易产生过敏反应，使用时必须做过敏试验，阴性者方可应用。

免疫球蛋白 又称丙种球蛋白。由健康产妇的胎盘与脐带血或健康人的血提取丙种球蛋白制成。主要用于防治麻疹、甲型肝炎等特殊的预防接种，但不能预防所有的传染病。因不同地区和人群的免疫状况不同，所以不同批号的制剂所含抗体的种类和效价不尽相同。

被动主动免疫 兼有被动及主动免疫的长处。如在注射破伤风或白喉抗毒素实施被动免疫的同时，接种破伤风或白喉类毒素疫苗，以使机体在迅速获得特异性抗体的同时，产生持久的免疫力。此类免疫是在疫情发生时用于保护婴幼儿及体弱接触者的一种免疫方法，但只能用于少数传染病。

免疫接种的注意事项 主要包括以下几个方面。

接种途径与剂量 预防接种途径大体分为口服、气雾、注射（包括皮下、皮内、肌内）和划痕等。不同疫苗接种途径不同。接种剂量同接种途径一样均是保证免疫成功的关键。接种剂量因年龄不同而有差异。如果接种途径和剂量不当，不仅会影响免疫效果，而且会加重反应，甚至造成接种事故。因此，在进行现场接种前应详细阅读疫苗使用说明书，严格按照要求执行。

疫苗禁忌证 疫苗几乎没有禁忌证，但有严重疾病的儿童若接种疫苗，可能会出现不良后果。因此，WHO 规定了常规免疫的禁忌证：①有免疫缺陷、恶性疾病（白血病、肿瘤等）或应用放疗或抗代谢药物等导致免疫功能抑制者，不可使用活疫苗。②若接种对象正患伴有发热或明显全身不适的急性疾病，则应推迟接种。③对于需连续接种的疫苗，若以往接种有严重不良反应者，则不应继续接种。④患有神经系统疾病的儿童，在未控制癫痫、婴儿痉挛等情况下，避免接种含有百日咳抗原的疫苗。

预防接种反应 接种所用的生物制品，对人体来讲均具有抗原性，接种人体后，除产生有益的免疫反应外，有时还可能因生物制品质量、使用方法或极少数人处于某种病理生理状态及具有特有遗传素质，而产生有损于机体的不良反应或变态反应，称为副反应。包括：①一般反应，包括局部反应和全身反应。局部反应限于接种局部红肿，伴有疼痛，在接种后 10 h 左右出现，24 h 达高峰，2~3 天消失，不留痕迹。全身反应只见于少数被接种者。②异常反应，接种同一批生物制品的人中，只有少数人出现并发症，如晕厥、过敏性休克、变态反应性脑脊髓膜炎、无菌性脓疡、血管神经性水肿和过敏性皮炎等。这些反应发生率很低，但后果严重，需及时抢救。③偶合病，与预防接种无关，只是时间上巧合而被误认为是由疫苗接种所引起。遇到这种情况要与预防接种反应相鉴别。

冷链 由于大多数疫苗是蛋白质，一般怕热、怕光，所以需要冷藏。疫苗从生产单位发出，经冷藏保存并逐级冷藏运输到基层卫生机构，直到进行接种，全程都必须按疫苗保存要求妥善冷藏，以保持疫苗的效价不受损害。冷链是保证疫苗质量的重要措施之一。我国与联合国儿童基金会建立了冷链合作项目。冷链的配套设备包括贮存疫苗的低温冷库、运送疫苗专用冷藏车、冰箱、冷藏包等。

评价 计划免疫接种及其效果的评价关键是评价疫苗的安全性和有效性。

疫苗安全性是保证预防接种取得成功的重要条件。疫苗在出厂前已经通过国家检定部门严格检定，证明对人体使用后是安全的。但是，在大规模接种工作中，不能排除个别在接种疫苗后出现一些加重反应，甚至异常反应。一般以接种疫苗后人群的反应强度作为疫苗质量监测的一种手段。一般反应是正常免疫反应，不需做任何处理。如果反应强烈，需要对症治疗。如果接种人群中的强烈反应超过 5%，则该批疫苗不宜继续使用，应上报卫生机关。

评价有效性的指标包括免疫效果评价指标、流行病学效果评价指标及计划免疫管理评价指标三种。

免疫效果评价指标 免疫效果主要是通过测定接种后人群的抗体阳转率、抗体平均滴度和抗体持续时间来评价。如麻疹血凝抑制抗体滴度≥1:2 或有 4 倍及以上增高；脊髓灰质炎中和抗体滴度≥1:4 或有 4 倍及以上增高等。

$$抗体阳转率 = \frac{抗体阳转人数}{疫苗接种人数} \times 100\%$$

流行病学效果评价指标 可用随机对照双盲的现场试验结果来计算疫苗保护率和效果指数。

$$疫苗保护率 = \frac{对照组发病率 - 接种组发病率}{对照组发病率} \times 100\%$$

$$疫苗效果指数 = \frac{对照组发病率}{接种组发病率} \times 100\%$$

计划免疫管理评价指标 计划免疫工作质量的考核内容包括组织设备和人员配备、免疫规划和工作计划、计划免疫实施的管理和各项规章制度、冷链装备及运转情况、人员能力建设及宣传动员、监测及疫情暴发控制等。具体考核指标有以下四种。

建卡率 以 WHO 推荐的两阶段整群抽样法，来调查 12~18 个月龄儿童的建卡情况，要求达到 98% 以上。

接种率 对象为 12 月龄儿童，接种率越高越好。

$$某疫苗接种率 = \frac{按免疫程序完成接种人数}{某疫苗应接种人数} \times 100\%$$

四苗覆盖率 即四种疫苗的全程接种率。

$$四苗覆盖率 = \frac{四苗均符合免疫程序的接种人数}{调查的适龄儿童数} \times 100\%$$

冷链设备完好率 按下式计算。

$$冷链设备完好率 = \frac{某设备正常运转数}{某设备装备数} \times 100\%$$

（胥美美）

jiayong huaxuepin jiankang fanghu
家用化学品健康防护（health protection against household chemicals' hazards） 为防止家用化学品对人体健康造成危害而进行的一系列活动的总称。

各种家用化学品因其使用目的、方式、范围的不同，可通过不同途径进入人体而对健康造成危害，因此对家用化学品的危害进行防护非常重要。家用化学品健康防护依据化学品类型的不同而不同，日常生活中最常使用的为化妆品、洗涤剂和涂料，分别介绍其防护措施如下。

化妆品危害的防护 主要包括以下两方面。

正确选用化妆品 选择和使用化妆品时，应注意以下两个方面：①包装和标签。化妆品包装应该整洁，标签应该清楚完整，所提供信息（如产品名称、有效期、生产企业卫生许可证编号、内装物量等）应该详细可靠，尤其进口产品的标签中各项内容应同时附有规范的译文。②内容物。应观察容器内化妆品是否存在变色、变味或发霉等情况，以确认化妆品是否过期或制造时添加色素有误。另外，如果发现化妆品外观出现浑浊、油水分离或出现絮状物、膏体干缩、裂纹等现象，则不能使用。

防止化妆品对健康的不良影响 主要有以下几方面：①加强化妆品的卫生管理。使化妆品的生产、销售和流通各环节纳入法制管理轨道，杜绝各种冒牌、掺假、伪劣化妆品在市场上出现。②建立对化妆品使用者的卫生监督。建立化妆品使用引起不良反应报告制度，及时发现和处理人群使用化妆品在卫生安全方面的问题。上述工作应视为化妆品安全评价的延续，也是卫生监督机构的一项重要工作。③安全使用化妆品。消费者除了应选用合格化妆品外，还应在使用前对化妆品作全面的了解（成分、使用方法、注意事项等），做到预防为主、及时处理，避免产生不良后果。化妆品中所含的油脂、蛋白质等物质时间长了容易变质或被细菌感染，不要使用变质的化妆品。为防止使用纯度较低的劣质原料制造的或添加了有毒有害物质制造的化妆品，应选择经国家卫生健康委员会批准的优质产品。要防止过敏反应，在使用一种新产品前，应先做皮肤试验，无发红、发痒等反应时再用。一旦发现化妆品对自己皮肤有不良反应，应立即停用。④合理保存化妆品。化妆品从购进到用完有保管过程和使用过程，妥善地保存是有效安全地使用化妆品的保证。

存放化妆品时，应注意以下事项：①防污染。使用时化妆品最好用消毒化妆棒取出，用后旋紧瓶盖，避免在使用过程中受细菌污染。②防晒。化妆品应避光保存，以防由于受强烈的紫外线照射导致氧化油脂和香料并破坏色素。③防热。温度过高会使乳剂类化妆品的乳化体遭到破坏，使其变质失效，因此应在35℃以下存放化妆品。④防冻。温度过低会使化妆品中的水分结冰，融化后质感变粗变散，失去化妆品的效用，还能对皮肤产生刺激。⑤防潮。潮湿的环境有利于微生物繁殖，会使含有蛋白质、脂质的化妆品发生变质。另外，在潮湿的环境下，铁制包装瓶或盒盖容易生锈，从而导致瓶内化妆品腐蚀，使之变质。因此，化妆品应放在环境干燥、通风良好的地方。⑥合理摆放。化妆品应放在清洁卫生的地方，密封保存，防止香味散失。摆放时应防止因挤压而造成包装损伤，导致化妆品氧化或污染。

洗涤剂危害的防护 洗涤剂属于低毒和微毒类化合物，但合成洗涤剂和香皂等使用不当也会引起严重后果。

合成洗涤剂 使用合成洗涤剂应该注意以下几点：①使用合格的洗涤产品。《洗衣粉（含磷型）》（GB/T 13171.1—2009）和《洗衣粉（无磷型）》（GB/T 13171.2—2009）对洗衣粉的一些物理化学指标和使用性能指标进行了规定，如总活性物、游离碱、pH值、表观密度等。②使用日常浓度的洗涤剂。应尽量限制接触时间和接触数量，皮肤直接接触洗涤剂时要使用安全浓度，严禁任意加大浓度。③皮肤损伤者（皮肤病、皮肤外伤）由于皮肤屏障功能受损，应暂时停止使用与皮肤接触的洗涤剂。④控制洗涤剂污染水环境。要求含洗涤剂的污水排入水体中时，水面上不应出现泡沫，一旦出现泡沫，应进行严格处理。《生活饮用水卫生标准》（GB 5749—2006）规定，阴离子合成洗涤剂含量不应超过 0.3 mg/L，以防止水体出现泡沫。

香皂 香皂从外观上很难看出质量的优劣，而香皂的主要成分脂肪酸钠在水中溶解时，会游离出钠离子，所以香皂水溶液呈碱性（pH值在10左右），使用时会对皮肤有一定的刺激作用，因此，选择使用时应注意以下几点：①洗脸用香皂最好选用含香料或色素较少、碱性稍弱的淡色皂，因为皮肤长期受香料或色素刺激会对紫外线异常敏感；使用碱性过强的香皂对皮肤有刺痛感，易引起过敏性皮肤病。②婴幼儿最好选用专用香皂，且不宜经常使用，因为香皂或多或少含有游离碱成分，对婴儿幼嫩的肌肤有一定的伤害。③老年人选用香皂时，应选择性质温和的润肤型香皂或能杀菌止痒的药皂，尽可能避免使用碱性较大、有刺激性、脱脂作用强的香皂。④使用药物香皂必须选用具备长期去臭、广谱杀菌功能，且对皮肤刺激性较低的，如硫黄皂、硼砂皂等。⑤应使用近期生产的香皂产品。香皂原料中含有不饱和脂肪酸，会被氧、光、微生物等氧化出现酸败现象，长期存放后香皂中的水分也会散失，影响本身的使用效果。⑥使用香皂洁面或洗浴时还应先了解自己皮肤的性质。干性皮肤最好选富含油脂的香皂，它具有保持皮肤水分、洁肤、润肤的效果；油性皮肤应选择去油脂效果好的香皂。

涂料危害的防护　涂料组分除少数天然物质外，大多数是人工合成化学物质，其毒性除与理化性质、浓度、接触时间有关外，还受使用现场环境条件（通风、温度、湿度等）的影响。涂料中的基质与溶剂在干燥过程中可挥发至空气中，经呼吸道吸入或皮肤接触可致机体损伤。在涂刷过程中为了防止涂料对人体的危害，应注意以下几点：①在保证工作场地有良好通风的条件下进行涂刷。②涂刷人员必须佩戴防毒口罩、橡皮手套等必要的防护用具。③加强劳动安全方面的知识宣传教育，提高操作人员自我防护能力。④涂刷过程中，若手上或皮肤上粘有涂料时，应及时使用煤油或柴油等安全溶剂来洗涤，再用温水洗净。⑤长时间从事涂刷工作的工人，实行定期体格检查，发现症状及时治疗。⑥改善操作现场环境，少用喷涂，以减少飞沫及气体吸入体内的机会；操作时，站在上风向；不用时盖紧封严涂料容器，避免气体挥发。⑦涂刷人员要养成良好的个人卫生习惯，工作结束后需冲澡。

（亚库甫·艾麦尔）

jiayong huaxuepin yu jiankang

家用化学品与健康　（household chemicals and health effects）　进入家庭生活和居住环境的日用化学品对人体健康的影响。

家用化学品门类繁多，品种不计其数，如广泛用于家用化学品生产的主要原料表面活性剂已达16 000多种、化妆品达25 000多种。随着家用化学品数量的增加、品种的多样化，带来的健康问题也逐渐增多。家用化学品还具有使用数量大、接触人群广和接触时间长等特点，其与人体健康和室内环境污染等关系极为密切。家用化学品的卫生管理与监督、监测已成为环境卫生工作的重要内容之一。

家用化学品分类　家庭中最常用的化学品按其功能与使用目的有以下种类：①化妆品，目前国际上尚无统一分类方法，按其功能和使用部位可分为清洁类化妆品、护理类化妆品、美容/修饰类化妆品和口腔卫生用品等。②洗涤剂，以去污为目的而设计的配方制品，包括肥皂和合成洗涤剂两类。③黏合剂，指能黏合两种或两种以上相同或不同材料的物质。按原料来源可分为两大类：天然黏合剂（动物胶水、天然橡胶胶水、酪蛋白黏合剂、大豆黏合剂）和合成黏合剂（合成橡胶胶水、尿素、环氧树脂、酚醛树脂等）。④涂料，指涂布于物体表面使之能结成坚韧薄膜而起保护、装潢或有其他特殊功能（绝缘、防锈、防霉、耐热等）的物质。家用涂料的种类有地板用涂料、墙壁用涂料、木器家具用涂料、防锈涂料等。⑤家用杀虫剂和灭鼠剂，是用于灭鼠、灭蟑螂、灭蚊蝇、防蚊驱蚊、防蛀虫等的物质。⑥其他，包括衣物类化学制品、家用塑料制品、橡胶制品、家用芳香剂、皮革保护剂等。

家用化学品对室内外环境的影响　化学品的使用无疑改变了人类生活环境中的化学组成，但同时也改变了人类生活环境的化学构成。因此，正确认识人们日常接触的这些化学品、识别其利弊、扬长避短是环境卫生工作者必须关注并长期面对的工作内容。

装饰装修材料　装饰装修材料的使用是室内环境污染的主要来源之一，如木质人造板材、内墙涂料等。涂料溶剂的挥发可给室内环境带来大量的挥发性有机化合物，其中苯系物、甲醛、胺类等的浓度可大幅度增高。木质人造板材甲醛释放量与制造时使用的脲醛树脂黏合剂有关，使用大量未经过高压高温处理的板材导致释放出大量甲醛。甲醛浓度通常随装修后时间的延长而下降。油漆和涂料含甲醛、苯系物、酚类、重金属等，在涂装后挥发可在局部形成高浓度环境，从而对施工者构成危害。而在工程完成后的相当一段时间内，涂装表面仍可释放出挥发性有机物。内墙涂料由于涂装面积大，涂料的使用量大，其挥发量也大，其含有的挥发性有机化合物，铅、镉、铬和汞等重金属，导致室内空气污染。

杀（驱）虫剂　家用杀虫剂大多是气雾型制剂，以拟除虫菊酯类为主要成分，这类物质属内分泌干扰物，长期低浓度暴露对敏感个体有可能造成危害。使用时由于雾化过程可在局部形成较高浓度，易被使用者吸入，且在施用后相当一段时间内，室内空气中均可维持一定的浓度。以气溶胶的形式散布的这类物质，因其在呼吸道和肺泡表面有较高的吸收率而具有更高的危险性。

一些劣质的蚊香、液体蚊香、灭蚊喷雾剂等家用卫生灭蚊产品以仲丁威等含氨基甲酸酯类农药作为有效成分，由于氨基甲酸酯类的毒性大，在室内环境近距离接触有可能对使用者，尤其是老年人和婴幼儿造成健康危害。

空气清新剂与香水　气雾型的空气清新剂和香水是由香精、乙醇和雾化剂配制而成的，雾化剂大多以丁烷、氟利昂这类低沸点物质为原料。使用过程中可迅速将有效成分以气溶胶的形式扩散到空气中，这样就增加了在室内暴露挥发性有机物的机会，导致室内空气污染。当清新剂和香水的成分对于某些人是过敏原时也可能发生相关的健康危害。

合成洗涤剂　合成洗涤剂以表面活性剂为主，以一些助洗涤剂如磷酸钠、香精、酶等为辅。一般对环境构成危害的成分是磷酸盐、次氯酸盐、甲醇、酚类、松节油、各类表面活性剂、直链烷基化合物等。合成洗涤剂对外环境的影响主要是通过水体污染造成水体的富营养化，影响水体的自净能力并增加生活饮用水中的洗涤剂成分，随着生活饮用水进入人体从而增加人体负荷。

消毒剂　常见类型为过氧乙酸，是酸性的强氧化剂，使用时与空气接触迅速形成烟雾，尤其是高浓度时，对室内物品有强烈的腐蚀性，同时对人体皮肤和呼吸道也具有强刺激性，可造成室内空气的严重污染。

家用化学品对健康的影响　家用化学品在使用过程中，主要接触途径是皮肤，偶可出现黏膜接触。皮肤接触化学品时，某些成分可通过皮肤吸收而对全身的健康产生影响。家用化学品对健康的影响包括有利和有害两方面，有害作用多因为使用不当、使用过量或使用不合格产品而引起。

吸收途径　家用化学品与皮肤接触，可经过三种途径透过皮肤：①跨细胞扩散，化学物质直接穿过角质细胞和细胞间质，在水/脂相中交替扩散；②细胞间扩散，化学物质绕过角质细胞，在细胞间质中弯曲扩散；③旁路扩散，通过毛囊、皮脂腺、汗腺直接扩散至真皮。角质层是皮肤吸收的最重要途径，实验证明，仅有少量化学物质是通过毛囊、皮脂腺和汗腺管侧壁弥散至真皮。

低浓度化学物质经皮肤吸收，单位时间、单位面积内物质的通透率与其浓度呈正比。化学物质的理化性质如溶解度、挥发性、电解性等也影响化学物质的通透率。一般分子量大于300的物质，较难透过皮肤。脂溶性强的物质被角质层吸收，透过真皮层后，其中水溶性大者易进入血液循环。脂/水兼容性物质最易透过皮肤。分子状态物质的通透率大于离子状态物质的通透率。极性物质可经角质层蛋白微丝扩散，非极性物质经蛋白微丝间隙通过。角质层作为化学物质渗透的限速屏障，对完整皮肤起重要作用。角质层在皮肤表面形成一完整半透膜，角质层中角质细胞的细胞质、细胞膜和细胞间隙中的物质都对化学物质具有屏障作用。

效应　化学物质与皮肤接触可致以下结果：①皮肤对化学物质形成不通透性屏障，化学物质不引起任何作用；②化学物质与皮肤细胞起反应，导致皮肤刺激，引起皮肤炎症；③化学物质与皮肤局部蛋白结合，导致接触致敏；④化学物质渗入皮肤进一步分布，引起全身反应。

健康影响机制 家用化学品致皮肤损伤的发病机制有以下几种。

原发刺激反应 化学物质具有潜在刺激性，即对组织细胞的直接刺激作用，若刺激强度超过皮肤耐受阈，即可发生炎性反应，发病不涉及免疫机制。强刺激常引起强烈炎性反应，弱刺激则需较长时间接触而致炎性反应，可引起接触性皮炎。原发刺激反应的严重程度与接触方式、刺激物化学性质和浓度、接触时间等有关。

超敏(变态)反应 多属于Ⅳ型迟发型超敏反应，偶有Ⅰ型速发型超敏反应（参见超敏反应）。化学物质中含有的抗原物质被吸附渗入皮肤，使机体至致敏状态，当抗原信号再次刺激机体时，致敏淋巴细胞释放淋巴因子，激发炎性反应，引起单核细胞浸润和炎性介质释放。致敏细胞还发挥细胞毒作用，杀伤携带抗原信号的组织细胞，引起红斑浸润等湿疹样皮炎反应。化学物质应具有较大分子量、胶体性和一定的空间构型，方可成为完全抗原。分子量小的化学物质属半抗原，须与载体蛋白、脂类等大分子物质结合成完全抗原物质。某些新型化妆品掺入多种动物性营养成分如珍珠、蜂王浆、胎盘提取液等，均具有明显的抗原性。除化学物质抗原性外，机体敏感性也是发病的重要因素之一。

光毒性反应 其机制尚不十分清楚，可能是化学品含光感物质，吸收290~320 nm的中波紫外线后发生能量传递而致组织细胞损伤。可分为氧依赖性与非氧依赖性，前者需氧参与，激活态氧可与DNA交联而发生反应，如防腐剂、燃料类物质引起的光毒性反应；后者在缺氧条件下因引发自由基产生而致光毒性反应，如某些药物（呋塞米、氯丙嗪等）。目前认为光毒性作用的靶点是细胞膜、细胞器和DNA，补体也有重要作用。

光敏性反应(光变态反应) 发病机制也不明确，一般认为化学品中光敏物质能在吸收320~400 nm长波紫外线后发生结构改变，从而成为抗原或半抗原，再使机体产生抗体和细胞免疫反应。光敏反应有致敏期，经多次照射后致敏期会缩短。常见的光敏物质有含共轭结构的防晒剂及其衍生物、荧光增白剂、柠檬油、六氯酚、含香豆素类的某些中草药等。

色素沉着反应 其机制尚不清楚。近年研究表明，炎性反应和日晒对色素沉着起重要作用。已证实炎症产生的某些炎性介质，如花生四烯酸、前列腺素D2、白三烯B4是促黑素细胞分裂剂。炎症使角朊细胞增生，后者分泌的碱性成纤维细胞生长因子（BFGF）、内皮素（ETI）等，是黑素细胞的促分裂原，可刺激黑素细胞生长分化和合成黑素。紫外线可刺激角质细胞释放一种细胞分裂素，后者被黑素细胞受体接受后即刺激黑素细胞增殖、分化并激活酪氨酸酶，提高黑素合成量。化学品中某些偶氮染料如立索尔红、甲苯胺红等也可直接刺激黑素细胞增殖。

痤疮样反应 化学品某些成分引起皮肤的皮脂腺和汗腺毛囊孔机械阻塞，影响皮脂腺及其代谢产物的排泄从而积聚在毛囊口，形成乳酪样物质，继而发生痤疮样皮损。

（亚库甫·艾麦尔）

jiashiqi re

加湿器热 （humidifier fever） 又称加湿器发烧症，是一种与被微生物污染的加湿器产生的气溶胶接触后短时间内发生的症状类似流感的疾病。

病因 加湿器热是一种没有确切病原的波及免疫系统的感冒样疾病。其到底是由于致敏原、细菌内毒素或其他毒素引起，尚有争论，真正的病因还不清楚。但是可以肯定的是，接触微生物污染的加湿器系统的人群可出现此病，目前一般被认为是由存在于加湿器、空调、养鱼缸中的阿米巴菌、细菌、真菌引起的。国内该病较为少见。

病毒和细菌不能单独存在，常吸附在比它们大数倍的可吸入颗粒物上，并通过人的呼吸进入人体内部。秋冬季节气候干燥，可吸入颗粒物增多。这个时期使用加湿器，既能改善室内湿度，还能减少吸附有病毒和细菌的可吸入颗粒物，从而有效地控制疾病的传播。但是，加湿器使用不当会对人的健康造成危害。如加湿器本身不卫生，病菌就会随水蒸气飘浮在空气中；相对湿度高于65%，会使人体呼吸系统和黏膜产生不适，免疫力下降，从而导致病毒乘虚而入。

症状 加湿器热主要症状包括头痛、咳嗽、呼吸困难、寒战、肌肉酸痛、疲乏无力和高热。但即使继续接触致病原，患者也可在几天内康复。但脱离接触一段时间后，可在重复接触的第一天复发。加湿器热患者的临床和生理表现与过敏性肺泡炎相似，但胸部X光照片结果正常。

预防措施 预防加湿器热，应注意以下几点：①加湿器应每天清洁、换水，防止水中产生的微生物被散发到空气中。最好能每周清洗一次加湿器。②控制好环境湿度。最佳环境相对湿度为45%～65%，不能超过65%。在45%～65%的相对湿度条件下，人体感觉最舒适，各种病菌不易传播。③使用加湿器仍应注意房间通风。通风是预防呼吸系统疾病最好的办法之一。秋冬季节，人们往往紧闭门窗防寒保暖，造成室内空气质量不佳，加速疾病传播。

（董凤鸣）

jianyabing

减压病（decompression sickness） 人体停留于高压环境中，在转回正常气压环境时，由于减压过快或幅度过大，使溶解于机体组织的总氮张力与减压后的外界总气压之比值超过惰性气体（氮）的过饱和限度，过多的氮不能保持溶解状态而游离成气泡，从而引起的全身性疾病，可造成皮肤、肌肉、骨骼、神经系统、循环系统等部位的压迫和气泡栓塞，出现相应的病理改变和症状。

原因 可因下列几种状况发生：①潜水员急速上浮，或在长时间或深潜后没有进行减压停留；②未有加压设施的飞机升空时；③如飞机的座舱增压失效，纵然飞机有进行加舱，但座舱压力未能维持在海平面的压力时；④潜水员于潜水后马上搭乘飞机；⑤工程人员从加压后排除地下水的沉箱或坑道出来时；⑥太空人进行太空漫步或舱外活动，而宇航服内的压力较舱内压力低时。这些状况都会使溶在身体组织内的气体（主要是氮）溶出，在体内形成气泡而致病。

发病机制 减压病是机体不充分减压后，血液中气体过饱和程度和血管功能障碍的反映。暴露在高气压环境中的机体在环境压力降低的过程中血液中的气体就会由不饱和或饱和状态转变为过饱和状态。一般情况下机体血液中气体在安全过饱和状态时血液中未形成或只形成少量气泡是不会出现减压病症状的。但是，当血液中气体超过安全过饱和后不仅会形成气泡而且会产生膨胀力，血管壁受到膨胀力的作用就会发生痉挛，导致功能障碍。当血管痉挛、功能障碍发展到一定程度就会导致组织缺氧，产生临床症状和病理改变，甚至发生不可逆的病理改变。

当人体由高气压环境逐步转向正常气压时，体内多余的氮便由组织中释放而进入血液；并经肺泡逐渐缓慢地排出体外，无不良后果。当减压过速，超过外界总压过多时，就无法继续维持溶解状态，于是在几秒至几分钟内游离为气相，以气泡形式聚积于组织和血液中；减压愈快，产生气泡越迅速，聚积量也就越多。氮可长期以气泡状态存在。在脂肪较多而血循环较少的组织中，如脂肪组织、外周神经髓鞘、中枢神经白质、肌腱和关节囊的结缔组织等，脱氮困难。除了血管内的气泡外，氮气泡往往聚积于血管壁外，挤压周围组织和血管，并刺激神经末梢，甚至压迫、撕裂组织，造成局部出血等症状。在脂肪少而血流通畅的组织中，氮气泡多在血管内形成栓塞，阻碍血液循环。气泡还可引起血管痉挛，导致远端组织缺血、水肿及出血。根据栓塞部位及其所引起的组织营养障碍程度和时间久暂，可产生一系列症状。此外，由于血管内外气泡继续形成，造成组织缺氧及损伤，细胞释放出钾离子蛋白水解酶等，后者又可刺激产生组胺及 5-羟色胺。这类物质主要作用于微循环系统，致使血管平滑肌麻痹、微循环血管阻塞等，进而减低组织与体液内氮的脱饱和速度。

所以在减压病的发病机理中，气泡形成是原发因素；但因液气界面作用，尚可继发引起一系列病理生理反应，使减压病的临床表现更复杂。骨骼内气泡有特殊作用，骨骼是一个不能扩张的组织，股骨、肱骨、胫骨等长骨内黄骨髓含脂量高，血流很缓慢，减压时会产生多量气泡，直接压迫骨骼内的血管；骨骼营养血管内也有气栓与血栓，容易造成局部梗塞，最终缓慢地引起无菌性的缺血性骨坏死，又称减压性骨坏死或无菌性骨坏死，其形成除了骨骼内气泡的特殊作用外，还与脂肪栓塞、血小板凝聚、气体引起渗透压改变、自体免疫等作用有关。

临床表现　包括弯曲症、皮肤瘙痒及灼热、肌肉骨骼系统损害、神经系统损害、循环及呼吸系统影响等方面。

弯曲症　大多发生于上肢关节或其附近，而空气压缩工人的局部疼痛则多见于下肢关节。有时疼痛的部位难以确定，疼痛的性质难以描述，但表现为"深部痛"和"像有某物钻入骨头那样痛"。有时疼痛很尖锐，界线很清楚。开始时疼痛轻且间歇性，但可逐渐加重直至很严重。局部常无炎症和触痛，疼痛不受活动的影响。

皮肤瘙痒及灼热　瘙痒可发生在局部或累及全身，以皮下脂肪较多处为重，主要由于气泡刺激皮下末梢神经所致。由于皮肤血管被气泡栓塞，可见缺血（苍白色）与静脉瘀血（青紫色）共存，而呈大理石样斑纹。大量气体在皮下组织聚积时，也可形成皮下气肿。灼热多发生于四肢末端，多与血管扩张有关。

肌肉骨骼系统损害　约 90% 的病例出现肢体疼痛。轻者有劳累后酸痛，重者可呈搏动、针刺或撕裂样难以忍受的剧痛。患肢保持弯曲位，以求减轻疼痛，又称屈肢症或弯痛。疼痛部位在潜水作业者中以上肢为多，沉箱作业则以下肢为多，主要是由于入水深度较大、时间较长且劳动强度较大。局部检查并无红肿和明显压痛。引起疼痛原因可为神经受累、血管与肌肉痉挛、局部缺氧、肌腱及骨关节损伤等。

神经系统损害　损害大多发生在脊髓，因该处血流灌注较差，特别是在供血较少的胸段。可发生截瘫，四肢感觉及运动机能障碍，以至尿潴留或大小便失禁等。如不及时进行有效治疗，病变可长期存在。由于脑部血液供应丰富，脑部病变较少。如脑部血管被气泡栓塞，可产生头痛、眩晕、呕吐、运动失调、偏瘫，重者昏迷甚至死亡。特殊感官受累可产生内耳眩晕综合征、神经性耳聋、复视、视野缩小、视力减退等。

循环及呼吸系统影响　血循环中有多量气体栓塞时，可引起心血管功能障碍，如脉搏增快、黏膜发绀等，严重者并发低血容量休克。淋巴管受侵，可产生局部浮肿。如大量气体在肺小动脉及毛细血管内栓塞时，可引起肺梗死或肺水肿等。

其他　如大网膜、肠系膜及胃血管中有气泡栓塞时，可引起腹痛、恶心、呕吐或腹泻等。患者也可有发热。

诊断　诊断依据包括：①有潜水作业、沉箱作业、特殊的高空飞行史，且未遵守减压规定；②出现氮气泡压迫或血管栓塞等减压病的临床表现；③经综合分析排除其他原因引起的类似疾病。

防治措施　包括预防和治疗两方面。

预防措施　主要包括：①技术革新，从根本上减少减压病，如采用氮氧潜水法可缩短减压时间，有利于预防减压病。②严格遵守减压规定，我国交通运输部已制定了具体的减压病处置原则。由于减压过程中，吸入二氧化碳越多，减压病发病率也就越高，因此，降低二氧化碳含量十分重要。此外，要做好潜水供气（高压管路系统、装备检查、检修、保养、配气）及潜水技术保证等工作。③进行体格检查，对在高压环境中的作业人员进行就业前和就业后定期的体格检查，患有心血管系统、呼吸系统、神经系统及皮肤疾病者，不宜从事高压环境作业。④做好卫生教育，对从事潜水、沉箱、特殊的高空飞行等作业者，进行医学防治知识教育，使其了解减压病的发病原因及预防措施。⑤开展自我保健，建立规律的作息制度，工作前防止过度疲劳，少饮酒。从事潜水工作预防受寒和受潮，工作后立即脱下潮湿的工作服，洗热水浴，在温暖的环境中休息，以促进血液循环，使体内多余的氮加速排出。在饮食方面，注意高热量、高蛋白、低脂肪，并适当增加各种维生素的供应。

治疗原则 再加压是唯一对严重减压症有效的治疗，而休息及吸氧气（须提高氧气浓度）也对轻微的症状有效。

特殊治疗 及时送入高压舱中再加压治疗减压病是唯一有效的方法，可使90%以上的急性减压病获得治愈。近年来，我国用加压治疗，使有的慢性减压病患者症状明显减轻。加压治疗愈早愈好，以免时间过久易导致组织严重损害而产生持久的后遗症。在升压、高压停留和减压过程中，必要时尚需辅以其他对症治疗措施，如补液或注射血浆以治疗休克等。患者出舱后，应在舱旁观察6～24 h；如症状复发，应立即再次加压治疗。

药物治疗 对严重病例，加压治疗只能排除气泡的栓塞作用，有时难以解决继发的生化变化及机能障碍。药物作为辅助疗法，一般应在减压病刚发病时就给药，效果较好。常用药物有血液扩容剂如低分子右旋糖酐，也可补充血浆和生理盐水，以上处理除了使血液扩容外，尚可抑制血小板黏附和聚集，减少血小板因子的活性，从而阻止血凝，改善症状和体征。

其他治疗 如有肌肉关节痛，在再加压后，可进行全身热水浴，并可用按摩及理疗等。有气急者，除再加压外，须保持安静，适量给氧吸入等。 （黄婧）

jiankang chengshi

健康城市（healthy city） 能够支持人们发挥最大潜能，不断创新，改善城市自然和社会环境，扩大社区资源，从而实现人们生活的所有功能的城市。健康城市从城市规划、建设到管理各个方面都以人的健康为中心，营造高质量的自然环境和更加舒适的生活环境，保障市民健康的生活和工作。健康城市不只是外部环境的健康，还包括生活在城市里面的人们在心理上的健康。

产生及发展 "健康城市"的概念在1984年加拿大多伦多召开的第一届健康促进国际会议上首次被提出。1986年，加拿大多伦多市首先响应世界卫生组织（WHO）欧洲区域办公室的号召，决定启动城市健康促进计划，通过制定健康城市规划和相应的卫生管理法规、采取反污染措施、组织全体市民参与城市卫生建设等，取得了显著的效果。随后，活跃的健康城市运动便从加拿大传入美国、欧洲，而后在日本、新加坡、新西兰和澳大利亚等国家掀起了热潮，逐渐形成国际性健康城市运动。截至2000年，全世界有4 000多个城市通过各种途径加入了全球健康城市网络。到2003年10月，全球共计3 000多个城市、社区、乡镇、村庄、岛屿加入到健康城市项目。

标准 WHO在1996年4月7日的世界卫生日公布了"健康城市10条标准"，作为建设健康城市的努力方向和衡量指标，其主要内容如下：①能为市民提供清洁安全的自然环境；②能为市民提供可靠和持久的食品、饮水、能源供应，具有有效的清除垃圾系统；③通过富有活力和创造性的各种经济手段，能满足市民在营养、饮水、住房、收入、安全和工作方面的基本要求；④拥有一个强有力的相互帮助的市民群体，其中各种不同的组织能够为了改善城市健康而协调工作；⑤能使其市民一道参与制定涉及他们日常生活，特别是健康和福利的各种政策；⑥提供各种娱乐和休闲活动场所，以方便市民之间的沟通和联系；⑦保护文化遗产并尊重所有居民（不分种族或宗教信仰）的各种文化和生活特征；⑧把保护健康视为公众决策的组成部分，赋予市民选择有利于健康的行为的权利；⑨做出不懈努力争取改善健康服务质量，并能使更多市民享受健康服务；⑩能使人们更健康长久地生活和少患疾病。

全球发展目标 WHO 健康城市项目追求的目标是把健康问题列入城市决策者的议事日程，促使地方政府制定相应的健康规划，从而改善居民的健康状况。每个健康城市都应努力实现以下目标：①创建有利于健康的支持性环境；②提高居民的生活质量；③满足居民基本的卫生需求；④提高卫生服务的可及性。

（亚库甫·艾麦尔）

jiankang gongren xiaoying
健康工人效应 （healthy worker effect）职业病研究中观察到工人总死亡率较一般人群为低的现象，是一种典型的易感性偏倚。由于职业人群多处青壮年阶段，有些还经过就业体检加以筛选，其身体状况较一般人群更为健康。在分析结果中会发现接触毒物工人的死亡率或某些疾病的发病率反而低于不接触毒物的工人，因而得出该毒物对人体无害甚至有保护作用的结论，此即健康工人效应所致。

影响因素 大体分为以下几个方面：①死因。不同死因的健康工人效应有所不同，如局部缺血性心脏病等临床表现明显的慢性心血管病和呼吸系统疾病等较强，而临床上"突然出现"癌症的健康工人效应较弱。②暴露情况。不同暴露状况的健康工人效应有所不同，在有健康工人效应存在的条件下，许多研究结果仍表明其研究队列成员处在潜在的能缩短寿命的职业性有害因素影响下，这种情况尤其常见于做体力劳动的职业人群，这种暴露既可增加健康工人效应，也可增加死亡率，这两者均不能确切估计。③年龄。一般情况下，工人被雇佣后的前五年左右，其健康工人效应表现得最为明显。随着工龄的增加，健康工人效应逐渐减退，退休工人的健康工人效应几乎消失。④性别。研究资料显示女性职业人群的死亡率很低，可能是由于男女之间的健康工人效应不同所致。⑤民族。例如，在整个人群中，非白人的健康工人效应比白人高，这可能是由于民族

群体的社会地位不同所致。⑥社会阶层。不同社会阶层的死亡率有所不同，较低社会阶层的人有较高的死亡发生率，这一倾向更多地增加了社会地位较高、工资较多、工种技术性较强职业的健康工人效应。⑦经济状况。在经济困难者中，与同龄男性相比较，有更多的健康女性受雇佣，这一倾向使得女性的健康工人效应比男性表现得更明显。⑧观察期。一般情况下当观察期延长，选择偏倚随观察时间的增加而减少，则健康工人效应也随之减少；同时，暴露产生的慢性效应仅仅在长期随访后，才变得最明显，在长期观察研究后，便中和了健康工人效应的作用；但并不是观察期越长越好。

控制 在进行职业流行病学调查研究时，健康工人效应通常不可能完全被控制，而且也不可能精确定量。尽管如此，还是可以通过以下方法进行控制以减少该效应。

在设计阶段减少健康工人效应 如适当选择队列和随访时间。选择研究队列应注意队列人群要有足够的暴露水平，必须限定进入队列的最短工作年限，一般是半年至五年，具体时间视不同工种而定。对于有较大的工种变动的工人，由于通常不能被追踪观察到及其暴露时间短等因素，不能包括在暴露队列中；如果包括在研究队列中，则可能会冲淡研究队列的暴露效应。同时还要注意队列有足够的职业人数。

适当选择参照人群 由于健康工人效应主要由选择偏倚所致，通过选择比一般人群更适合比较的参照人群，可以校正这一偏倚。选择适宜的参照人群的方法有：①在同一个队列里，选择除研究因素外，其余所有其他因素尽可能相同的参照人群。②利用所有工业部门人群代替一般人群作为参照组。③可以试用几个不同的参照组代替一个参照人群做比较。④运用不同职业组互为内对照。

在分析阶段减少健康工人效应 主要有以下两种方法：①按年龄、性别、民族进行分层分析，以控制这些因素产生的混杂效应；社会阶层也可作为基本的混杂因素进行分层分析。

②可以试用多种不同的计算方法，如利用校正系数计算期望死亡数，但要注意若校正系数过于简单，也可能带来偏倚，影响评价职业因素与死亡关系的可靠性。另外，在分析时可以尝试不同随访时间的死亡率，这不仅可以帮助了解健康工人效应的作用大小，而且有助于研究疾病的潜伏期。　　　　　　　（魏红英）

jiankang xiaoying pingjia

健康效应评价（health effect assessment）为及早采取全面的预防措施、提高人群健康水平，应用统计学和流行病学的方法对环境及其他有损健康的因素对特定人群的健康影响进行的定量评价。

人群健康效应谱　环境有害因素可引起人体不同程度的健康效应，这些健康效应从弱到强可分为 5 级：①污染物在体内负荷增加，但不引起生理功能和生化代谢的改变。②体内负荷进一步增加，出现某些生理功能和生化代谢的变化，但是多为生理代偿性的，非病理学改变。③引起某些生化代谢或生理功能的异常改变，对健康有不良影响，具有病理学意义。但是，机体处于病理性的代偿和调节状态，无明显临床症状，可视为亚临床状态。④机体功能失调，出现临床症状，成为临床性疾病。⑤出现严重中毒，导致死亡（图1）。

在环境有害因素作用的人群中，由于个体暴露剂量水平、暴露时间存在差异，年龄、性别、生理状况以及对该有害因素的遗传易感性不同，可能会出现不同级别的效应。每一种级别的效应在人群中出现的比例是不同的。最强的危害、最严重的效应是死亡，所占比例很少；而最弱的效应所占的比例最大。不同级别的效应在人群中的分布类似于金字塔形，如图 1 所示。以上所述的不同级别的效应在人群中的分布称为人群健康效应谱（spectrum of health effect）。这种效应谱有"冰山现象"之称。临床所见的疾病患者和死亡者只是"冰山之巅"，而不是"冰山"的全貌；预防医学需要了解和掌握"冰山"的全貌，即了解整个人群有害效

应的分布。只有了解人群效应的全貌，才能对其危害做出全面的定量评估，为制定预防措施和卫生决策提供可靠的依据。

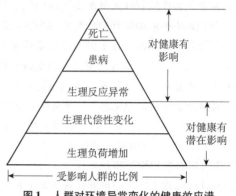

图1　人群对环境异常变化的健康效应谱

健康效应终点的选择　根据研究目的具体分析，选择不同的健康效应终点。一般来说，特异性、敏感性和可接受性是研究者选择健康效应终点应该遵循的基本原则。按照对环境的不同反应可将常见的健康效应终点分为以下几种。

主观不良反应发生率　环境中的污染物种类复杂且浓度一般偏低，机体长期暴露于这些污染物后会产生慢性危害。但在危害的早期，机体一般不会出现明显的疾病或临床症状，而是表现出轻度的不良反应。若要评价环境污染物对人群的早期健康效应，需结合污染物的种类，通过问卷调查来收集人群不良反应的发生率。例如，评价室内空气污染等因素引起的不良建筑物综合征（SBS），主要是通过机体的一系列主观不良反应来反映的。美国国家环境保护局（EPA）推荐的与 SBS 有关的不良反应包括眼干、流泪、眼痒、眼疼、嗓子干、嗓子痛、咳嗽、气喘、皮肤发痒、皮疹、失眠、嗜睡、食欲下降等 32 种。这些反应多为不典型表现，通过综合评价才有应用价值。

临床症状和体征　在环境污染物等有害因素的长期作用下，机体各个器官系统可出现一系列临床症状和体征。要评价这些环境污染所引起的人群健康效应，就要收集人群中与这些

环境污染相关的症状和体征的发生率。例如，评价室内甲醛污染对机体的健康效应，需要通过问卷调查收集暴露人群早期是否出现眼痒、眼干、嗜睡、记忆力减退等症状，更长期的暴露后是否出现嗓子疼痛、急性或慢性咽炎、喉炎、眼结膜炎、失眠、过敏性皮炎、哮喘等症状和体征。

相关疾病的发生率 如果人群暴露于环境污染物后，没有得到有效控制而继续暴露，就会发生各种相关疾病。例如，研究认为，室内空气污染与城市人群的过敏性哮喘、过敏性鼻炎等疾病密切相关，室内苯污染与儿童白血病有关联。收集人群中此类疾病的发生率或死亡率，与相应的环境有害因素进行相关分析，可能会发现危险因素，然后进一步探索病因，这是环境流行病学的重要研究内容。

生物标志 近年在环境流行病学研究中，研究者开始广泛应用生物标志来反映环境污染对人群健康的危害。由于早期人群对很多环境污染物的暴露剂量低，人群出现的不良反应和临床表现可能不明显而不易被察觉，此时若采用效应生物标志来评价环境污染物的健康危险度，则具有一定的优势。因此，生物标志有可能成为评价环境污染对人群健康效应的重要手段和工具。

健康结局资料的选择 从流行病学统计分析的角度，可将健康结局资料分为绝对效应资料、相对效应资料和危险度资料。环境流行病学研究中，根据不同的研究目标，选择不同类型的健康结局资料进行统计和分析。一般来说，综合分析不同类型的健康结局资料可以获得更为可靠和有力的研究证据和更为科学的结论。

评价类型 健康效应评价可分为剂量-效应关系评价和剂量-反应关系评价两类。剂量-效应关系评价和剂量-反应关系评价是环境流行病学的重要任务，是制定卫生学标准的理论基础。剂量-效应关系用于决定预防哪种效应及这种效应在什么频率水平可以被接受。剂量-反应关系则用于确定发生这种可接受效应的最大暴露剂量水平。

剂量-效应关系 剂量-效应关系对很多环境因素来说，都有一个从轻微的生理或生化改变到严重的疾病甚至死亡的效应范围，即环境因素的健康效应谱。个体暴露或群体暴露都可建立剂量-效应关系，暴露剂量越大，效应越严重（图2）。从个体角度来讲，剂量-效应关系是指个体暴露剂量的大小与效应严重程度之间的关系；对群体而言，剂量-效应关系是指发生某种效应的平均暴露剂量与效应严重程度的关系。由于在相同的环境因素暴露下，个体并非表现相同的反应，因此剂量-效应关系不同于群体的平均剂量-效应关系。剂量-效应关系可帮助研究者选择合适的效应指标，对制定卫生标准也可提供有用的信息，如哪些效应应该预防其发生，哪些效应可用做筛检。

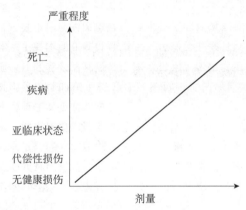

注：不同的疾病相应的数值有差异，该图只是标明相对位置。

图2 剂量-效应关系

剂量-反应关系 人群环境暴露水平与相应人群中发生某种健康效应的人数的比例之间的定量关系，又称暴露-反应关系。在环境流行病学中，由于常难以获得人群暴露水平的真实资料，而多以环境的监测浓度来替代，故又可称为浓度-反应关系。剂量-反应关系是环境流行病学的一个非常重要的内容，对于定量评估环境因素对人群健康影响、确认环境病因、制定环境卫生标准和预防措施，都具有重要的作用。人群对外环境因素的反应总体上呈正态分布时，剂量-反应关系曲线一般呈 S 形，即低暴露水平时的代偿适应期、高暴露水平时的敏感反应期和过高暴露时的饱和适应期三个反应阶段。如果不呈正态分布，可将其转换成正态分布，或利用其他的数学模型研究其规律。

现代环境流行病学认为，环境有害因素对人群健康的反应关系可分为有阈值的剂量-反应曲线和无阈值的剂量-反应曲线（图 3）。后者一般指致癌物的剂量-反应关系，是一条过原点的简单直线。目前有关致癌机制的研究认为，具有遗传毒性的大量致癌物是无阈值的，即人群只要暴露于该物质，则可以产生致癌效应。因此，EPA 提出的并在国际上通用的利用致癌强度系数来推算致癌物的剂量-反应关系的方法，近年来在环境流行病学领域被广泛接受。对大量有阈值的外环境物质，其剂量-反应关系一般遵循 S 形曲线。理论上人群暴露低于此阈值浓度时，不会对健康产生有显著意义的不良效应。阈值的大小及范围则取决于暴露人群的易感性和环境因素本身的特性。

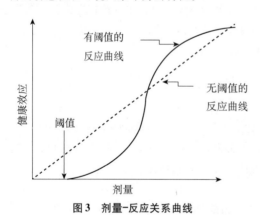

图 3　剂量-反应关系曲线

目标人群　同一人群暴露于同样的环境条件下其个体反应会不同，这是因为个体的条件不同造成的。每个人在年龄、性别、健康状态、经济文化水平、对环境因子的敏感性等方面均有差异，所以反应也不同。其中有些人对有害因子特别敏感，比一般人群出现反应早、效应显著，这些人群称为易感人群。易感人群是环境流行病学的主要目标人群，如能确定易感人群及发现早期健康影响，就保护了整个人群。易感人群的形成与下列因素有关：①年龄和性别。儿童体内免疫系统未发育成熟，老年人免疫功能退化，因此对环境有害因素的反应会比较敏感；由于女性的生理特点，很多环境毒物对其有特殊的危害。②遗传因素。某些遗传基因缺失者或遗传病人对毒物的敏感性较高。如葡萄糖-6-磷酸脱氢酶缺乏的人在暴露于某些毒物时，容易发生高铁血红蛋白血症。③营养状况。营养缺乏可加剧某些污染物的作用，如低钙、低铁饮食可增加铅的毒性。营养缺乏还可使地方病的患病率增加。④生活习惯。如吸烟可增加暴露于各种致癌物的机会。⑤疾病。慢性心肺疾病患者，尤其是老年人，对大气颗粒物污染敏感。

（胥美美）

健康住宅（healthy housing）　在满足建设基本要素的基础上，全面提升健康要素水平的建筑。

概述　健康住宅在建设时全面考虑了居住者生活、心理和社会等多层次的健康需求，以可持续发展的理念进一步完善和提高住宅各项指标质量，为居住者营造出舒适、安全、卫生、健康的家居环境。因此，健康住宅不是住宅、绿化和社区医疗保健的简单相加，而是指住宅在生态环境、生活、卫生、立体绿化、降低噪声、建筑和装饰材料、采光、空气流通等方面，都必须以保障居住者长期居住的健康水平为出发点。

规划　健康住宅所在生态小区的规划必须以改善提高人的生态环境、生命质量为出发点和目标，包括社区总体布局、单体空间组合、房屋构造、新能源的利用、节能措施、绿化系统以及生活服务的配套规划等。主要从以下三方面着手。

绿化　健康住宅设计时应注重绿化布局的层次、风格以及与建筑物的风格搭配；绿化时注重不同植物的相互组合。绿化可在整个生态小区发挥更深层次的作用，如隔热、防风、防尘、防噪声、消除毒害物质、杀灭病原微生物等，还能从视觉感官和心理上消除精神疲劳等，设计时应重视发挥这些深层功能。

房屋构造 健康住宅应满足自然生态和社会生态等多方面需求，注意达到节能减排的要求、满足居住者对自然空间和人际关系交往的需求。

健康管理 健康住宅管理过程中，还应根据社区人群在文化、社会方面的特点及存在的健康问题，制订和实施居民健康保障计划，以提升居民健康水平，并对实施过程做出评价。

概念起源 1972年在瑞典斯德哥尔摩召开的联合国人类环境会议，标志着人类开始高度重视环境问题。1981年的世界建筑师大会发表了《华沙宣言》，宣称建筑界开始重视并发展生态观，开始研究建筑物对健康的负面影响，标志着建筑学进入环境健康学的时代。1990年后，全球对臭氧层空洞、全球变暖等地球环境问题日益关注，1992年在巴西里约热内卢召开的联合国环境与发展大会通过了《21世纪议程》（Agenda 21），提交各国执行并提出对策。2000年在荷兰举行了以"病态建筑（sick building 2000，SB2000）"为主题的可持续发展大会和健康建筑研讨会，号召全球共同努力，在未来建立可持续和健康、舒适的居住条件。最初各国的研究重点是节约能源问题，后来逐渐注意到地球环境问题与人类生存息息相关，转而在全球范围内研究生态环境问题，最终将落脚点放在追求人类生存空间的舒适、健康和可持续发展上。

特征 健康住宅的核心是有利于人体健康。健康住宅的目标在于全面提高人居环境品质，满足人居环境的健康性、自然环境的亲和性、住区环境的环保性、健康环境的保障性和健康环境的行动性。

人居环境的健康性 主要指住区室内和室外的各种因素能够保障居住者的健康、安全和舒适。室内因素应尊重居住者的个性和私密性，按照居住空间标准，实施公私分区的户型设计，同时以严格的标准要求住宅的可塑性、

装饰材料的无害化、设备管道布局的合理化。室外因素应确保有充足的阳光、水源、自然风及受保护植被，避免噪声污染侵害人体健康，并应设有促进人际交往的公共设施。

自然环境的亲和性 住区应尽可能保护自然生态环境并加以合理利用，如地形地貌、森林植被、水源、河流，以加强人与自然间的交流；鼓励社区的绿化措施，如增加绿化覆盖率、乔木的种植数量和栽种密度等，增加立体绿化和植物立体配置，并发展阳台、屋顶绿化，全方位地保持人和自然的密切接触。

住区环境的环保性 住区的环境保护应从美观和清洁出发：一方面在景观、色彩上维持建筑设施的整齐协调，另一方面需要培养住户的垃圾处理的自觉性。具体措施包括区内污水和中水处理、垃圾收集与处理以及环境卫生清理等。

健康环境的保障性 健康住宅的环境保障体系主要体现在硬件建设上，包括公共健身设施、社区老人活动场所、家政公司、医疗保健机构等，目的在于提升住区的健康生活品质，使得居住安心而方便。

健康环境的行动性 这一特征强调住户的公众参与性，旨在引导住户组织、参与志愿者活动或其他持续性的健康活动。只有将健康住宅硬件建设和健康行动的软件建设有机地结合在一起，才能建立健康住宅的完整概念。

原则 包括以下五方面：①保障健康：保持室内良好空气质量，安全的水质、良好的自然采光，同时隔绝噪声和电磁辐射等，以保障居住者的健康。②能源效益：采用高性能保温材料，选择合适、高效的房屋能源设备，注重建筑的朝向选择，利用太阳能等可再生能源，使用控制装置减少高峰时段的用电量，以及选择节能高效的家用电器等。③资源效益：选用"3R"材料（材料使用可重复、可循环、可再生），减少日常垃圾，节约用水，设计尽可能耐久的房屋结构、保温外壳及装饰面。④环保责任：社区的选址应减少自然生态破坏，充分利用阳光和自然风，减少废渣埋填、处理对环

境的危害，住宅内外应选择环保、高效、低辐射的设备，减少废水和污水的产生量。⑤可支付能力：房屋的购买价格和长期运行成本应在可接受范围内，建筑设计应具备灵活性，以保留升级空间，适应未来房屋人口数及消费观念的改变。

评价指标 包括以下八方面：①能源系统：建筑的围护结构及供暖、空调系统等应尽量节能，避免多条动力管道入户，节能至少要达到50%以上。②水循环系统：合理设计雨水收集利用系统、中水系统等，其中景观用水应进行专门的设计并将其纳入中水系统。③气环境系统：室内设计利于自然通风，卫生间安装通风换气设施，厨房配置烟气集中排放系统。④声环境系统：尽量隔音降噪，室内声环境系统日间噪声应小于35 dB，夜间小于30 dB。⑤光环境系统：室内采光设计尽量选择自然光，适宜温度为20~24℃，夏季可高至22~27℃。⑥绿化系统：社区绿化应具有生态环境功能、休闲活动功能以及景观文化功能。⑦废物管理与处置系统：施行垃圾分类收集，分类率应达50%以上，其中生活垃圾要全部袋装收集、密闭存放，收集率应达100%。⑧绿色建筑材料系统：住区建筑提倡使用"3R"材料，并应无毒、无害、有益于人体健康。（董凤鸣）

jiaomimian shiwu zhongdu

酵米面食物中毒　（fermented-corn-flour food poisoning）　又称臭米面食物中毒，是因椰毒假单胞菌（酵米面黄杆菌）污染酵米面而发生的食物中毒。在我国广东、广西、四川、云南以及北方等地农村，民间常用各种粗粮放于水中浸泡，使之发酵做成酵米面（易被椰毒假单胞菌污染），再制成各种食品。

流行病学　流行病学特点主要是发病急、病情严重、发展迅速，病死率高达30%~90%，一年四季均可发生，多发生于夏秋季节。多发生在农村，特别是山区、半山区，城镇偶见。

酵米面的食用相当普遍，但实际受污染和中毒者相对较少，污染中毒的发生极其偶然，

但一旦食入污染的酵米面食品常可引发食物中毒。引起中毒的酵米面主要由玉米、小黄米、黏玉米等粗粮浸泡发酵而成，一般可将酵米面制成面条、豆包、饺子等各种食物，当即食用并不引起中毒。

临床表现　酵米面食物中毒的潜伏期一般为1~72 h，多在进食后2~24 h内发病，潜伏期长短与酵米面食用量无明显关系。发病初期，首先出现上腹部不适、恶心、呕吐（呕吐物为胃内容物，重者呈咖啡色样物）、轻微腹泻、头晕、全身无力等症状。体温一般不高，少数病人于发病后数小时有中等度发热。病情多变而发展迅速，继之可出现多种器官和系统症状，根据主要临床表现可分为脑型、肝型、肾型和混合型四种类型。重症患者可出现皮肤变黄、肝脾肿大、皮下出血、呕血、血尿、少尿、意识不清、烦躁不安、惊厥、抽搐、休克。有的病人可在发病数日后病情突然加重而死亡，死亡率一般在50%以上。

防治措施　预防措施主要包括：①开展宣传教育，向群众大力宣传不要制作与食用酵米面，逐步改变不卫生的饮食习惯。②酵米面制成后，立即食尽，不放置，不晾晒；必要时提倡将制成的酵米面食物先喂狗、猫等家畜，观察反应，以确保安全。③培训基层医务人员，普及该病的预防、诊断和急救等基本知识，掌握相关技能和经验，建立报告和抢救等常规制度。酵米面食物中毒的急救处理首先是对吃过同批食物的人，不论发病与否、食量多少、经过时间多长，一律收容入院，并及时彻底洗胃，结合催吐、导泻、灌肠等措施，以便尽快将消化道内毒物排除。洗胃排毒后，应针对上述可能出现的脑型、肝型、肾型和混合型主要症状以及出血倾向与并发感染等，采取对症治疗，从而达到保肝、保肾、防止脑水肿和控制感染的作用。

（郑婵娟）

jiechuxing piyan

接触性皮炎　（contact dermatitis）　皮肤或黏膜接触某种外源性物质后，在接触部位发生

的急性或慢性炎症反应，分为原发刺激性接触性皮炎和变态反应性接触性皮炎两大类。

病因 接触性皮炎的发病除了环境因素之外，个体易感性的差异也对发病具有重要影响。

环境因素 主要包括三类。一是化学性物质，此类物质引起的皮炎发生率高，其中强酸和强碱类物质、洗发剂、洗衣液等主要引起原发刺激性接触性皮炎；而化妆品、金属及其制品、化工原料如汽油、化工产品如油漆和各种杀虫剂等主要引起变态反应性接触性皮炎。二是动物性因素，如皮革、羊毛、羽毛、昆虫的毒毛及分泌物等，主要引起变态反应性接触性皮炎。三是植物性因素，如漆树、荨麻、橡树、豚草、芒果、花粉等，主要引起变态反应性接触性皮炎。

个体因素 在相同的抗原刺激下，特异性体质的机体内产生抗体的数量较多，约为正常体质的10倍。特异性体质又称过敏性体质，是由遗传因素造成的一种易过敏的特殊体质状态，特异性体质的人常出现过敏症状。

发病机制 不同类型的接触性皮炎的发病机制有所不同。

原发刺激性接触性皮炎 接触物多为化学性，对皮肤具有较强的直接刺激性或毒性，任何人接触后均可发病，无潜伏期。原发刺激可分为两种，一种是强酸、强碱等化学物质，其刺激性强，接触后在短时间内发病；另一种刺激性弱，需较长时间接触才会发病，如洗发剂、洗衣液等。原发刺激性接触性皮炎的发生多由刺激物直接破坏组织细胞所致，病变的程度与该刺激物的化学性质、浓度、接触时间、接触方式及范围有关。

变态反应性接触性皮炎 属于Ⅳ型（迟发型）超敏反应（参见超敏反应）。接触物质对多数人无不良反应，仅少数具有特异性体质的人会发病。初次接触刺激物时并不起反应，一般需4～25天的潜伏期，但若机体二次接触同一变应原，则多在12～48 h发病。此型皮炎为T细胞介导的迟发型变态，皮炎的发生及炎症的轻重与个体的易感性和接触物的致敏性有关。首次接触时形成效应T细胞和记忆T细胞，为致敏期；再次接触同一致敏物质时，效应T细胞活化增殖，释放炎症介质，引起血管活性物质和直接炎症介质增多、募集与释放，引起炎性反应。

临床表现 该病多见于有明确的异物接触史的成年人。一般起病较急，先发生于接触部位，如抓痒可将接触物散布到全身其他部位，发生同样的皮炎。皮炎形态包括红斑、小水疱、糜烂、结痂和脱屑等损害。皮损境界清楚，形状与接触物相一致，分布不对称。若接触物为气体或粉尘，患者自觉有皮肤烧灼或疼痛感，皮炎呈弥漫性，主要发生在暴露部位，界限不清。若毒素被机体吸收，可出现发烧、头晕等不同程度的全身症状。当机体高度敏感时，皮疹可泛发全身，自觉症状瘙痒。如致敏物不能去除，皮炎常反复发作，可转变为慢性，皮损为暗红斑，皮肤增厚呈苔藓样变，有时可有色素沉着，甚至发生皲裂。临床上较为特殊的接触性皮炎有下述几种。

染发皮炎 由染发剂引起的皮肤急性炎症反应。通常使用的染发剂中主要有效成分是对苯二胺，该物质是一种致敏作用较强的半抗原，能激发皮肤产生迟发性变态反应。染发后一般经4～10天的潜伏期，可于头皮、发际、耳部、面部和颈部等接触部位发生水肿性红斑、丘疹、丘疱疹，重者有水疱、糜烂、结痂，头发被黏结成团，双眼睑高度水肿，不能睁开。可有耳后淋巴结肿大，自觉瘙痒或灼热感，一般无全身症状，重者或伴有继发感染时，可有发热等全身症状。

化妆品皮炎 由于使用化妆品，发生在涂布部位的炎症性皮肤病。许多美白类化妆品含有的汞、铅、砷及香料易引起皮肤敏感，皮损主要发生在面部。表现为水肿性红斑、斑丘疹、丘疹等，多对称分布。自觉有不同程度的瘙痒或灼热感。皮疹于停用致敏化妆品后3～5天消退。如反复发作，皮炎部位将出现褐色或灰褐色色素沉着斑，消退较慢。

诊断 根据接触史、临床表现、斑贴试验阳性及去除病因后皮损消退等特点易于诊断。皮肤斑贴试验是诊断接触性皮炎最可靠和相对简单的方法，指用引起接触性皮炎的可疑致敏物在无炎症的未受累皮肤上用非刺激浓度进行试验，通常选择上背部或上臂外皮肤做斑贴试验。当病因不明或有数种可疑接触物质，需寻找明确病因或与其他皮肤病进行鉴别时，可做斑贴试验。试验时间应选择在皮炎损害治愈后或基本治愈时进行。

防治措施　主要包括预防和治疗两方面的内容。

预防措施　主要是减少接触致敏物质。如已接触致敏物时，应立即采取有效措施去除，如用清水彻底冲洗等。一旦确诊应避免再次接触该致敏物及其结构类似物质，以免引起交叉过敏。因工作需要接触时，应做好个人防护，必要时调换工种。

治疗原则　接触性皮炎的治疗原则是寻找病因，脱离接触和积极对症处理。对原发刺激性接触性皮炎，在接触异物后应立即脱离接触，并用大量清水冲洗，以除去局部刺激物：对于由碱性物质引起的皮炎，可用弱酸处理；而酸性物质引起的皮炎，则用弱碱性液中和冲洗。针对变态反应性接触性皮炎，应首先寻找致敏物质，彻底清洗，避免再接触及热水烫洗、肥皂、搔抓等刺激。药物治疗可用抗组胺类药物，也可使用非特异抗过敏疗法。对于皮疹严重或泛发者，可首选皮质类固醇激素治疗。若有继发感染，可选用适当抗生素全身或局部外用。急性期仅有红斑、丘疹、丘疱疹时可选用洗剂；有糜烂、渗出时可用溶液湿敷；如皮损有继发感染，可适当选用抗生素。亚急性期如仍有少量渗液可继续选用溶液湿敷或外用油剂、糊剂，待皮损干燥后改用皮质类固醇霜剂，慢性期可用皮质类固醇软膏或霜剂外用。

（魏红英）

jieshui chuanranbing

介水传染病（waterborne diseases）　又称水性传染病，是含有病原体的人畜粪便、污水污染水体后，居民通过饮用或接触等途径而传播的疾病。

水在维护人类生命中有着重要的作用，但当它受到污染时就可能传播疾病。直到19世纪末，人们才认识到严重危害生命的霍乱、伤寒、痢疾等传染病是通过饮水传播的，从而把水质与健康联系起来。饮用水受病原体污染可引起介水传染病的流行，尤其是肠道传染病的暴发流行。

传播环节　包括以下三个方面。

传染源　介水传染病的病原体主要有三类：①细菌：包括伤寒杆菌、副伤寒杆菌、霍乱弧菌、痢疾杆菌、致病性大肠杆菌、嗜肺军团菌等。②病毒：包括甲型和戊型肝炎病毒、脊髓灰质炎病毒、柯萨奇病毒、人类轮状病毒、腺病毒等。③原虫：包括贾第鞭毛虫、溶组织阿米巴原虫、血吸虫等。这些病原体主要来自人畜粪便，其次是生活污水、医疗污水以及屠宰、畜牧、制革、生物制品、制药、酿造和食品工业的废水。

传播途径　主要是饮水和皮肤接触。含有病原体的污水、粪便等污染水源后，未经有效净化和消毒处理即供居民饮用，或处理后的饮用水在输配水和储水过程中重新被病原体污染，居民饮用此类被病原体污染的水可引起介水传染病。此外，病原体（如钩端螺旋体、血吸虫尾蚴）可直接通过皮肤或黏膜进入人体内引起疾病的传播和流行。

易感人群　对于大多数的病原体，人群普遍易感，尤其是水源处于污染范围内的居民。哺乳期的婴儿由于不直接接触一般很少发病，但不排除饮水途径感染。

流行特点　表现为：①水源一次被严重污染后可呈暴发流行，短期内突然出现大量病人，特别是集中式供水水源受污染时，影响范围大，发病人数多，且多数病人发病日期集中在同一潜伏期内。若水源经常不断受污染，其发病者可终年不断。②属于粪—口途径传播，病原体经饮用被污染的水进入人体引起感染病流行。③病例分布与供水范围一致，大多数患者都有饮用或接触同一水源的历史。④发病人群无年龄、性别、职业的特点。⑤一旦对污染源采取净化和消毒措施后疾病的流行能迅速得到控制。

常见介水传染病 常见的介水传染病包括以下几种。

霍乱 见霍乱。

伤寒和副伤寒 分别是伤寒杆菌和副伤寒杆菌引起的急性消化道传染病。伤寒的主要症状是持续高热、相对缓脉、特征性中毒症状、脾肿大、玫瑰疹和白细胞减少等。副伤寒的临床表现与伤寒相似,但一般病情较轻,病程较短,病死率较低。伤寒和副伤寒终年均有,夏秋季多见,遍布于全世界,以亚热带和热带地区多见。我国自1958年以来,几乎每年都有水致伤寒暴发流行。一般从4月起流行次数开始增加,5月、6月持续上升,7月、8月、9月达到高峰后逐渐下降。流行区域主要在农村,患者多为不同性别的青年和少年儿童。防止伤寒和副伤寒暴发流行的重要措施是加强粪便管理和水源卫生防护,以及对饮用水的净化和消毒处理。氯化消毒法可有效地杀灭水中的病原体。

病毒性肝炎 主要包括甲型和戊型两种病毒性肝炎。临床表现为发热、乏力、厌食、黄疸、肝肿大和肝区疼等。甲型肝炎病毒属微小RNA病毒科,新型肠道病毒72型,体对称,其核心部位为单股正链RNA。甲型肝炎病毒对乙醚、60℃加热1 h及pH值=3的酸性溶液均有相对的抵抗力(4℃可存活数月)。但100℃加热5 min用甲醛溶液、氯等处理,可使之灭活。戊型肝炎病毒为单股正链RNA病毒,呈对称的二十面体,无外壳。戊型肝炎病毒在碱性环境中稳定,在有镁、锰离子存在的情况下可保持其完整性,对高热敏感,煮沸可将其灭活。

细菌性痢疾 是由痢疾杆菌引起的肠道传染病。临床主要表现为发热、腹痛、腹泻、里急后重和黏液脓血便,严重者可发生感染性休克和中毒性脑病。痢疾杆菌为革兰氏染色阴性的无鞭毛杆菌,在外界环境中生存力较强,在

瓜果、蔬菜及污染物上可生存1~2周,但对理化因素的抵抗力较弱,对各种化学消毒剂均敏感。细菌性痢疾呈常年散发,夏秋季多见,是我国的多发病之一。由于痢疾杆菌的各群和各型之间没有交叉免疫作用,因此人类对该病普遍容易感染,且一个人可以多次患病。我国自1963年以来,几乎每年都有该病暴发流行。

隐孢子虫病 是由微小隐孢子虫引起的一种寄生虫病。轻重各异,是目前世界上腹泻病的常见原因。以厌食、腹痛、腹泻等为主要临床症状,伴有恶心、呕吐、发热、头痛。通常病程为两周,易发于年幼的人或动物,特别是营养不良、体质差的儿童易受感染。当生物体免疫力弱时,一旦感染症状便显得很严重,艾滋病患者可能会因免疫力失调而很快失去生命。微小隐孢子虫为孢子虫类的原生动物,分布于世界各地,人畜易感染,传染方式为经口腔摄入隐孢子虫的卵囊。在潮湿环境下,该原虫的包囊离开宿主后,可保持感染性达2~6个月。隐孢子虫卵囊可在4℃水中存活数月,是已知的最具有抗氯性的病原体之一。

在我国,由于一般的氯化消毒法和抗生素不能有效地杀灭隐孢子虫,同时在一般地面水源中隐孢子虫包囊的浓度要高于地下水,因此该病的水型暴发成为重要的公共卫生问题。自来水行业只能通过混凝沉淀和过滤工艺,尽可能在混凝过程中充分地利用矾花将隐孢子虫卵囊虫包裹截留。滤前浊度尽量降低将大大减少隐孢子虫的风险。改善环境卫生,加强水源防护,杜绝饮用水污染是防止隐孢子虫病的重要措施。

贾第鞭毛虫病 是由贾第鞭毛虫引起的。其症状是消化道肿胀、排气、腹泻和吸收不良,一般可持续7~10天,但很少发展成慢性病。由于在旅游者中发病率最高,也称为"旅游者腹泻"。贾第鞭毛虫是寄生于人体小肠上部的多鞭毛虫,偶尔在胆管或胆囊内。该虫体有一层外壳的保护作用,可使之在体外生存很长时间,且具有一定抗氯性,但可被抗生素杀死。有资料显示,贾第鞭毛虫在水中可存活1~3个

月；温度低于 10℃ 时，其包囊在水中可存活 77 ~ 84 天。因为其对消毒具有高度抗性，贾第鞭毛虫很可能是除隐孢子虫外所有介水传播的寄生虫中最有可能通过饮用水传播的。

（王旭英）

jinhuangse putao qiujun shiwu zhongdu
金黄色葡萄球菌食物中毒 （Staphylococcus aureus food poisoning） 由于摄入含有大量被金黄色葡萄球菌肠毒素污染的食物所引起的毒素型细菌性食物中毒。

病原 葡萄球菌属微球菌科，现有 19 个菌种，在人体内可检出 12 个菌种，包括金黄色葡萄球菌、表皮葡萄球菌、腐生葡萄球菌等。葡萄球菌为革兰氏阳性兼性厌氧菌，生长繁殖的最适 pH 值为 7.4，最适温度为 30 ~ 37℃，可以耐受较低的水分活性（0.86），所以能在含 10% ~ 15% 氯化钠的培养基或在含糖浓度较高的食品中大量繁殖。葡萄球菌的抵抗能力较强，在干燥的环境中可生存数月。

金黄色葡萄球菌是引起食物中毒的常见菌种，对热具有较强的抵抗力，在 70℃ 时需 1 h 方可灭活。有 50% 以上的菌株可产生肠毒素，并且一个菌株能产生两种以上的肠毒素。能产生肠毒素的菌株凝固酶试验常呈阳性。多数金黄色葡萄球菌肠毒素耐热性较强，能耐 100℃ 30 min，并能抵抗胃肠道中蛋白酶的水解。因此，若要破坏食物中的金黄色葡萄球菌肠毒素需在 100℃ 下加热 2 h。

引起金黄色葡萄球菌食物中毒的肠毒素是一组对热稳定的单纯蛋白质，由单个无分枝的肽链组成，易溶于水，难溶于乙醚、氯仿等有机溶剂。根据抗原性的不同将肠毒素分为 A、B、C_1、C_2、C_3、D、E、F 共 8 个血清型，其中 F 型为引起中毒性休克综合征的毒素，其余各型均能引起食物中毒，以 A、D 型较多见，B、C 型次之。也有两种肠毒素混合引起的中毒。各型肠毒素的毒力不同，A 型较强，B 型较弱。

流行病学 主要包括以下三个方面。

季节性 有明显的季节性，主要集中在夏秋季，其他季节也可发生。

中毒食品种类 因饮食习惯不同，引起中毒的食品是多种多样的。主要是含水量较多且营养丰富的食品，如乳类及乳制品、肉类、糕点、剩饭等，其次为熟肉类、蛋制品、鱼类及其制品等。

食品中金黄色葡萄球菌的来源 金黄色葡萄球菌在水、土壤、空气、食具中广泛存在，人和动物的鼻腔、咽、消化道和皮肤的带菌率均较高。据报道，上呼吸道被金黄色葡萄球菌感染者，鼻腔的带菌率为 83.3%；健康人的带菌率也较高，在 20% ~ 30%。金黄色葡萄球菌污染源一般在人和动物的化脓性感染部位，如奶牛患化脓性乳腺炎时，乳汁中就可能带有该致病菌；畜类和禽类发生局部化脓性感染时，感染部位可对其他部位造成污染。带菌从业人员也常对各种食物造成污染。

原因 主要由于产生肠毒素的葡萄球菌污染了食品，而肠毒素的形成又与温度、pH 值、食品的种类及性状、食品受污染的程度等有密切的关系。食品被葡萄球菌污染后，如果没有形成肠毒素的合适条件（如在较高的温度下保存较长的时间），不会引起中毒。一般来说，在 37℃ 以下，温度越高，葡萄球菌产生肠毒素所需的时间越短，在 20 ~ 37℃ 时，经 4 ~ 8 h 即可产生肠毒素，而在较低温度下如 5 ~ 6℃ 时，需经 18 天方可产生毒素。食物受污染的程度越严重，葡萄球菌繁殖越快，也越易形成肠毒素。此外，油煎荷包蛋等含油脂较多的食物，以及冰激凌、冰棒、含奶点心等含水分较多且蛋白质含量丰富，同时又含一定量淀粉的食物，受金黄色葡萄球菌污染后更易产生肠毒素从而引起食物中毒。

临床表现 发病急骤，潜伏期短，一般为 2 ~ 5 h，很少超过 6 h。主要表现为明显的胃肠道症状，有剧烈反复的呕吐、恶心、中上腹不适和疼痛，腹泻，大量分泌唾液等。呕吐物常含胆汁或血，有黏液。剧烈吐泻可导致患者意识不清、虚脱、严重失水和肌痉挛等症状，个别患者循环衰竭或有血压下降。体温大多正常或略高。病程较短，一般在数小时至 1~2 天内迅速恢复，很少死亡。发病率为 30% 左右。相对于成人，儿童对肠毒素更敏感，故其病情也较成人重，发病率也较成人高。

诊断　按《葡萄球菌食物中毒诊断标准及处理原则》（WS/T 80—1996）进行。根据流行病学特点与临床表现，并结合实验室检测做出诊断。

流行病学特点及临床表现　符合上述金黄色葡萄球菌食物中毒的流行病学特点和临床表现。

实验室诊断　实验室诊断以毒素鉴定为主，细菌学检验意义不大。分离培养出金黄色葡萄球菌并不能确定肠毒素的存在；有肠毒素存在而细菌学分离培养阴性时也不能否定诊断，因为金黄色葡萄球菌在食物中繁殖后虽因环境不适宜而死亡，但肠毒素依然存在，而且不易被加热破坏。因此，应进行肠毒素检测：①从中毒食品中直接提取肠毒素，用双向琼脂扩散（微玻片）法、动物（幼猫）试验法检测肠毒素，并确定其血清型。②按《食品安全国家标准　食品微生物学检验　金黄色葡萄球菌检验》（GB 4789.10—2016）操作，经培养，从可疑食品、患者呕吐物或粪便中分离出同一型别金黄色葡萄球菌，用 ELISA（酶联免疫吸附实验）法检测出肠毒素，并证实为同一型别。③从不同患者呕吐物或粪便中检测出金黄色葡萄球菌，肠毒素为同一型别。凡符合上述三项中一项者，即可诊断为金黄色葡萄球菌食物中毒。

防治措施　包括预防和治疗两方面的内容。

预防措施　根据流行病学特点，金黄色葡萄球菌食物中毒的预防主要包括以下两方面。

防止金黄色葡萄球菌污染食物　主要包括：①避免带菌人群对各种食物的污染，定期对食品加工人员、饮食从业人员、保育员进行健康检查，对有手指化脓、上呼吸道感染、口腔疾病的人员应暂时调换工作或经彻底治愈后

再恢复工作。②避免金色葡萄球菌对畜产品的污染，经常对奶牛进行兽医卫生检查，对患有乳腺炎、皮肤化脓性感染的奶牛，应及时给予治疗。奶牛患化脓性乳腺炎时，其乳不能食用。在挤乳的过程中要严格按照卫生要求操作，避免人工污染。健康奶牛的乳在挤出后，除应防止金黄色葡萄球菌污染外，还应迅速冷却至 10℃ 以下，防止该菌在较高的温度下繁殖和产生毒素。此外，乳制品应以消毒乳为原料。

防止肠毒素的形成　应在较低温度下贮藏食物，或置阴凉通风的地方，并缩短保存时间，放置的时间不超过 6 h，尤其在气温较高的夏、秋季节。凡已加热过的食品，应迅速冷却；剩饭食用前还应彻底加热，使已污染的细菌来不及形成肠毒素。

治疗原则　按照一般急救处理的原则，以补水和维持电解质平衡等对症治疗为主，一般不需用抗生素进行治疗。对重症者或明显菌血症者，除对症治疗外，可给予抗生素，但应用抗生素时，应根据药物敏感性试验结果，采用有效的抗生素，不可滥用广谱抗生素。

（郑婵娟）

jinshu wuran jiankang weihai

金属污染健康危害　（health hazards of metal pollution）　金属或其化合物造成的环境污染，导致环境质量恶化，进而对人体产生的不良健康影响。常见的环境污染重金属有铅、镉、汞、砷、铬和镍等。

铅污染健康危害　铅主要通过大气污染环境，对水体和土壤的污染较少。以往城市大气铅污染的主要来源是含铅汽油的使用。目前无铅汽油的使用使得铅对大气环境的污染降低。大气铅污染的另一个主要来源是有色金属冶炼及煤燃烧产生的废气。工业含铅烟尘、某些含铅涂料的使用以及室内煤制品的燃烧会造成室内空气的铅污染。水体含铅来源于岩石、土壤、大气降尘和含铅废水的排放。食品铅污染主要来源于含铅量过高的容器。大气中铅质量浓度每升高 1 μg/m³，血铅质量浓度将增加

50 μg/L。

暴露途径 铅及其化合物可通过皮肤、消化道、呼吸道进入体内，以粉尘、烟或蒸气等形式经呼吸道进入人体主要见于职业暴露，铅进入一般人群体内的主要途径是消化道。铅从消化道的吸收较呼吸道慢，据估计成人吸收率为 10%～15%，婴儿和儿童为 50%。铅可以随大气中的降尘进入土壤和水体，通过水生和陆生生物链蓄积放大，并进入人体。母体孕期的铅暴露，可以通过胎盘和乳汁进入胎儿和婴儿体内。儿童除经食物、水及空气吸收铅外，还通过啃咬涂有油漆的学习用品和玩具摄入铅。

健康危害 铅与多种器官具有亲和性，是全身性的毒物，可以影响多个系统，主要毒性效应是贫血症、神经机能失调和肾损伤，易受害的人群有儿童、老人、免疫低下人群。铅的主要靶器官是脑和造血系统。急性中毒主要见于职业暴露人群。儿童由于血脑屏障和多种机能发育尚不完全，对铅最为敏感。环境中铅中毒主要影响儿童的神经行为功能和智力发育。儿童铅中毒主要表现为注意力不集中，记忆力降低，缺乏信心、抑郁、淡漠或多动，强迫行为，学习能力和学习成绩低于同龄儿童等。母体孕期铅暴露可致新生儿出生低体重，婴儿发育迟缓及智力低下的发生增多。

镉污染健康危害 大气中的镉污染主要来自镉矿的开发和冶炼以及煤和石油燃烧等工业过程，甚至城市垃圾废物的燃烧都能造成镉对大气的污染。电镀、不锈钢、生产颜料等工厂排出的含镉废水是水体镉污染的主要来源。镉对土壤的污染是镉对环境污染的主要方面。土壤中的镉污染主要来源于工业废气中的镉和灌溉农田所用的含镉废水。

暴露途径 镉可通过消化道、呼吸道及皮肤吸收。镉通过消化道吸收的情况随着镉化合物存在形式的不同而变化。

健康危害 镉是一种毒性很强的重金属，且其化合物也大多属毒性物质。短时间内吸入或摄入大量镉会引起急性中毒。经呼吸道吸入可引起呼吸道产生刺激症状，如出现肺炎、肺水肿、呼吸困难等。经消化道进入人体，会引起呕吐、腹泻等消化道症状。慢性镉中毒主要影响肾脏，可造成公害病——痛痛病。进入人体的镉与羟基、氨基、疏基的蛋白质分子结合，抑制酶系统，从而影响肝、肾器官中酶系统的正常功能。镉还会损伤肾小管，出现糖尿、蛋白尿和氨基酸尿等症状，尿钙和尿酸排除增加。在此基础上会影响维生素 D_3 的活性，使骨骼生长代谢受阻碍，从而造成骨质疏松、萎缩、变形等运动系统疾病症状。镉对人体还具有致畸和致癌作用。

汞污染健康危害 环境中的汞污染主要来源于采矿，造纸厂、电池制造业、氯碱化工厂排放的工业废水，燃煤等燃料燃烧，含汞肥料和农药的使用等。

暴露途径 汞及汞的化合物可通过呼吸道、消化道和皮肤接触进入人体。工矿中引起的职业中毒，主要是汞及其化合物以蒸气或粉尘形式经呼吸道进入人体，侵入呼吸道后被肺泡完全吸收并经血液运至全身。金属汞不易被消化道吸收，汞的无机化合物在消化道的吸收率取决于它的溶解度，一般较低。金属汞仅在皮肤有破损或使用汞油膏等药物时可以进入人体。有机汞化合物主要经过食物链富集进入人体，有机汞摄入体内后 98% 被吸收，不易排出，可随血液分布到各组织器官而逐渐蓄积（主要蓄积在脑组织和肝脏）。汞还可以进入人体毛发，因此毛发中汞含量能反映身体汞的负荷量，将毛发分段分析其汞含量，能反映不同时期汞的吸收量。一般普通人发汞含量平均在 2.5 μg/g 左右。毛发中的汞含量一般可以作为环境汞污染暴露程度的一项指标。有机汞化合物还可以透过胎盘屏障，因此脐带血、胎盘血中汞的含量也可以作为孕期环境汞污染暴露程度的指标之一。

健康危害 汞及其化合物的健康危害主要表现为急性中毒和慢性汞中毒。急性中毒多见于职业暴露人群，发生于短期内吸入高浓度汞蒸气之后，接触质量浓度 1～3 mg/m³ 的含汞蒸气，数小时内起病，最初有头痛、头昏、乏力、低或中等发热等神经系统及全身症状，进一步发展可出现明显的口腔炎或胃肠道症状、汞毒性皮炎、间质性肺炎和汞毒性肾炎等。慢性汞中毒主要表现为神经系统的症状，即为水俣病。

砷污染健康危害　环境中的砷污染主要来源于玻璃加工、印染、纺织、造纸等工业生产。

暴露途径　可通过呼吸道、消化道和皮肤接触进入人体。吸烟、饮用或使用被砷污染的水和食物以及皮肤接触被砷污染的工业用水、农田灌溉用水等都有可能摄入砷。世界卫生组织指出，含有砷的地下水对公众健康造成极大威胁。在高砷地区，饮用高砷地下水会引起地方性砷中毒。

健康危害　元素砷的毒性极低，而砷的化合物均有剧毒，三价砷化合物比其他砷化合物毒性更强。急性砷中毒症状有呕吐、腹痛、腹泻、神经麻痹、肌肉抽筋等。慢性砷中毒的潜伏期可达几年甚至几十年，具体表现有消化系统症状、神经系统症状和皮肤病变等。砷还有致癌作用，能引起皮肤癌、肺癌、甲状腺癌等。

铬污染健康危害　环境中的铬污染主要来源于劣质化妆品原料、皮革制剂、金属部件镀铬部分，工业颜料以及鞣革、橡胶和陶瓷原料等。

暴露途径　可通过消化道、皮肤、呼吸道进入人体。

健康危害　铬中毒主要是指六价铬，其健康危害与进入途径密切相关。例如，饮用被含铬的工业废水污染的水，可致腹部不适及腹泻等中毒症状。皮肤接触含铬污水表现为腐蚀性反应和变态反应，引起接触性皮炎、过敏性湿疹和溃疡等。呼吸道进入含铬水蒸气，则对呼吸道有刺激和腐蚀作用，引起咽炎、支气管炎等。同时铬还具有致癌作用。目前世界上公认某些铬化合物可致肺癌，称为铬痛。根据调查，接触铬操作的工人中肺癌发病率最高。动物实验表明，铬化合物还具有致突变作用与细胞遗传毒性，用六价与三价铬处理细胞和细菌，均发现铬化合物对染色体畸变有诱导性，染色体畸变发生率高低依次为重铬酸钾（K_2CrO_7）>铬酸钾（K_2CrO_4）>醋酸铬[$Cr(CH_3COO)_3$]>硝酸铬[$Cr(NO_3)_3$]>三氯化铬（$CrCl_3$）。铬化合物还会损害脱氧核糖核酸的合成，以重铬酸钾最为突出，六价铬的氧化能力对脱氧核糖核酸具有损伤作用是重要原因之一。

镍污染健康危害　环境中镍的主要污染来源为：镍矿的开采和冶炼；合金钢的生产和加工过程；煤、石油燃烧时排放烟尘；电镀、镀镍的生产过程等。

暴露途径　镍的毒性与其吸收途径有关，一般可经口吸收、呼吸道吸入、消化道摄入和皮肤接触。

健康危害　口服大量镍盐药物，会出现呕吐、腹泻症状，发生急性肠胃炎和齿龈炎。一般镍盐毒性较低，但胶体镍或氯化镍、硫化镍和羰基镍毒性较大，可引起中枢循环系统和呼吸系统紊乱，如心肌、脑、肺和肾出现水肿、出血和变性。吸烟过程产生的烟雾中的一氧化碳与香烟中的镍结合形成羰基，对肺和呼吸道有刺激和损害作用，是吸烟导致肺癌的原因之一。精炼镍的工人长期吸入含镍化合物，导致鼻腔癌和肺癌的发病率较一般人群高。井水、河水、土壤和岩石中镍含量与鼻咽癌的死亡率呈正相关。镍也可能是白血病的致病因素之一，故测定血清中镍含量可以作为诊断白血病的辅助指标，并可借此估计病情，预测变化趋势。此外，哮喘、尿结石等病都与人体内镍的含量有关。镍还能降低生育能力，具有致畸和致突变作用。含有镍的物品（如衣物上的金属铆钉、按钮、紧固物、拉链、金属牌及标示物等），如与人体有直接和长时间的接触可能引起人的皮肤过敏，并出现过敏反应。（王旭英）

jiuzhen yu jiaotong changsuo weisheng

就诊与交通场所卫生（hygiene of treatment and transportation places）　研究与人们就医和出行有关的公共场所环境因素与在其内活动的人群的健康关系的公共卫生分支。就诊与交通场所主要有医院候诊室、公共交通等候室、公共交通工具 3 种，常见污染物来源有共同特点。以下分别介绍。

就诊场所卫生　就诊场所主要为医院候诊室。医院候诊室是供病人门诊就医的场所，涉及挂号、候诊、取药等功能区。

卫生特点　医院候诊室是所有公共场所中人群健康水平最差的，也是最容易引起交叉感染的公共场所。人员拥挤造成的环境污染、长时间等候又加重了暴露强度。病人和陪护人员极可能是病原体传播者，同时又是易感人群，极易相互传染疾病。

主要有害因素及来源　主要包括以下两个方面。

空气污染　由于场所内人员集中，会产生大量的呼出气，其中含有二氧化碳、水分、呼吸道致病微生物，导致空气质量下降，不但影响人们的心情，而且易引起呼吸道传染病。另外，有些医院的候诊室刚装修完即开始接诊，候诊室内散播出多种刺激性气体，加重了对病人呼吸道的刺激。

地面、墙面和物体表面污染　人们在就诊场所接触最多的是地面、墙面、座椅以及扶手、门把、自来水龙头、厕所的手动水栓等物体。人们反复走动、触摸等活动，使得它们污染程度很严重。尤其是候诊区的厕所，不仅用于大小便，还是病人留取粪、尿样本的地方，污染更为严重。这些环境和物体表面通常能检出化脓性葡萄球菌、大肠杆菌、痢疾杆菌、轮状病毒、肝炎病毒甚至癣菌等病原微生物。这些污染极易造成病人和陪护人员之间的交叉感染，从而传播疾病。因此，这些地方必须每天多次清扫、擦洗，经常消毒。应多设置痰盂和污物桶，每天清洗和消毒。

卫生要求　医院候诊室卫生应按照《医院候诊室卫生标准》（GB 9671—1996）执行。主要有：①候诊室应保持清洁、整齐、安静。噪声应≤55 dB（A）。②候诊室内应有合适光照，照度应≥50 lx。光线要柔和。③室内应采用湿式清扫，垃圾废物应日产日清。卫生间应随时清扫、消毒、保洁。④医院的消毒制度非常重要，应有健全的消毒制度，设立专有消毒室。疾病流行时应加强消毒，传染病专科医院应一天一消毒。⑤不得在候诊室内出售商品和食物。

交通场所卫生　交通场所包括公共交通等候室和公共交通工具。公共交通等候室是为乘坐飞机、火车、长途汽车、轮船等大型交通工具的旅客提供的室内等候场所；公共交通工具是包括旅客列车车厢、轮船客舱、飞船客舱等在内的长途送客的大型公共交通工具，此类公共场所是运载旅客前往各地的移动性室内公共场所，旅客终日在此环境内生活、活动，是一个临时性的生活食宿的环境。

卫生特点　公共交通等候室和公共交通工具的卫生特点各有不同。

公共交通等候室　大型交通工具的载客量很大，等候室内往往很拥挤，而且人员的流动性很大。所以，等候室是人员最多且密集的公共场所，也是最容易将病原体携带并远距离传播的散发场所。

公共交通工具　公共交通工具包括旅客列车、长途公共汽车、客运轮船以及民航客机。在此类室内环境中，人员集中，活动范围小，容易引起空气污染、卧具和物品污染、饮水污染和餐具污染等，一旦乘客中存在传染源则容易传播疾病，甚至通过传播引起传染病流行。

卫生要求　主要内容如下（注：高铁暂无相关标准）。

公共交通等候室　应按照《公共交通等候室卫生标准》（GB 9672—1996）执行。对于特等和一、二等火车站的候车室，二等以上的候船室，机场候机室和二等以上的长途汽车站候车室均须按照此标准执行。除以上要求外，主要要求还有：①等候室的噪声不能太大，应≤70dB（A）。②等候室内应有适宜的光照，候机室的照度应≥100 lx；其他等候室应≥60 lx。③等候室不能传播病媒生物，应有防虫、防鼠设施并保持完好有效，蚊、蝇、蟑螂等病媒昆虫指数及鼠密度应达到全国爱国卫生运动委员会的考核规定。

公共交通工具　应按照《公共交通工具卫

生标准》（GB 9673—1996）执行。该标准规定了旅客列车车厢、轮船客舱、飞机客舱的微小气候、空气质量、噪声、照度等标准值及其卫生要求。适用于旅客列车车厢、轮船客舱、飞机客舱等场所。具体要求如下：①国家规定有空调装置的车厢内温度冬季应在 18～28℃，夏季为 24～28℃；无空调的室内温度应大于14℃（旅客列车车厢、轮船客舱），垂直温差应小于等于 3℃（轮船客舱不要求）。相对湿度飞机应在 40%～60%、火车应为 40%～70%、轮船应为 40%～80%。风速应小于等于 0.5 m/s。②按国家标准要求，公共交通工具室内空气中 CO_2 含量应小于等于 0.15%，CO 含量应小于等于 10 mg/m³，可吸入颗粒物含量应小于等于 0.25 mg/m³（飞机内应小于等于 0.15 mg/m³），空气细菌总数应小于等于 4 000 CFU/m³（撞击法，飞机内应小于等于 2 500 CFU/m³）。新风量应大于等于 20 m³/（h·人）［飞机内应大于等于 25 m³/（h·人）］。车厢和客舱内禁止吸烟。宜在通风处设置吸烟区。③火车、轮船、飞机上的饮水水质应符合《生活饮用水卫生标准》（GB 5749—2006）要求。贮水水箱及蓄水设施应定期清洗消毒。火车、轮船应有茶具消毒设备，未经消毒的公用茶具不得供旅客使用。飞机上供旅客使用的茶具、餐布等须消毒后上机，应严格执行储藏规定。旅客用毕的一次性塑料饮餐具等容器应及时处理，集中销毁。④供旅客使用的卧具、铺位、席位必须整洁卫生。火车硬卧车厢卧具应单程更换，软席车厢卧具应一客一换。轮船供三等舱以上旅客使用的卧具应一客一换，供应四、五等舱的卧具应保持清洁。飞机旅客座位头片应做到一客一换，公用毯用后应及时消毒、加封。⑤旅客列车、轮船、飞机上的卫生间的卫生设施应保持完整。卫生间内应无积水、无积粪、无明显臭味。火车和轮船内的厕所不应设座式便器。飞机内的厕所应按要求在马桶内投放化粪剂及消毒剂。⑥严禁携带腥、臭物品及有碍公共卫生的物品进入车厢或客舱。车厢和客舱内的蚊、蝇、蟑螂指数及鼠密度应达到全国爱国卫生运动委员会考核规定。若发现老鼠、苍蝇以及蚊子等有害生物，应立即杀灭。车厢和客舱用于消毒的杀虫和灭鼠的药物，不得有损于人体健康。⑦旅客的固体废物应统一装袋，停站时集中处理，不得随意向窗外抛弃。火车行驶进入市区、大桥、隧道和停车 5 min 以上的车站时，应锁闭厕所，不得倾倒污水、污物，保持周围环境清洁。 　　　　　（董凤鸣）

juqingmeisu

橘青霉素 （citrinin）　见霉菌毒素。

juntuanjun bing

军团菌病 （Legionnaires disease）　由军团杆菌科嗜肺军团杆菌所引起的以肺部感染为主，可合并肺外多系统损伤的急性传染性疾病。自 1976 年美国首次报道军团菌病流行后，世界各地相继出现了许多报道。自 1982 年我国报道第 1 例感染病例以来，许多省份也出现了该病的流行，并在某些地区发生了暴发性流行。

室内污染来源　军团菌能存活在大型贮水器中，存在于冷却水、冷凝水中；空调系统如有裂缝，则污染的冷凝水或冷却水可以以气溶胶形式，随气流喷入室内空气中；也可以通过淋浴喷头、空气加湿器、喷雾器、吸氧瓶、室内喷泉、室内养鱼池曝气等，使水雾化成极细的水微粒，形成气溶胶，飘浮在空气中，极易被人体吸入。有的浴池水、温水游泳池水也会存在军团菌。

健康危害　目前已知军团菌病有两种不同的临床流行病学表现，即肺炎型军团菌病和庞蒂亚克热（非肺炎型军团菌病）。

肺炎型　所谓肺炎型军团菌病是以肺炎形式发病，进展迅速，严重者可因呼吸衰竭而死亡，未经治疗的军团菌病的病死率高达 10%～50%。肺炎型的潜伏期一般为 2～10 天，可出现下列症状：

感染症状　急性起病，同一般革兰氏阴性细菌感染相似，可出现头痛、乏力、食欲不振、寒战、发热、肌肉疼痛、虚弱等前驱症状。1～

2 天后症状加重，半数以上患者体温可达 40℃ 以上，呈稽留热。

呼吸道症状　发病初期多有干咳，病程后期半数患者可有稀痰或脓痰，但是大量脓性痰者不多见，1/3 患者可有少量咯血。可伴有胸痛和呼吸困难，表现为呼吸频率增快，严重者出现发绀。少数患者肺部出现实变体征，有干性、湿性啰音，甚至出现胸腔积液、胸膜摩擦音。临床上常因疼痛剧烈而误诊为"肺梗死"。呼吸困难如果不及时控制，可出现呼吸衰竭而导致死亡。

消化道症状　部分患者可出现恶心、呕吐和腹痛（占 10% ~ 30%），有 25% ~ 50% 的患者出现腹胀、腹泻、水样便，无血及黏液，偶有剧烈腹泻伴腹痛，重症者出现胃肠道出血，甚至胃穿孔，偶有肝大、腹膜炎、肛周脓肿及阑尾脓肿。

中枢神经系统症状　半数患者可出现中枢神经系统受累表现，常伴有不同程度的意识障碍，步履艰难，定向障碍，反应迟钝、抑郁及震颤，甚至昏迷，少数患者可出现癫痫和局部神经症状。神经系统受累者可有生理反射异常，并出现阳性的病理反射等。

泌尿系统症状　少数患者可出现蛋白尿、血尿，严重者可出现肾衰竭。部分患者出现相对性缓脉、感染性心内膜炎、心包炎、血小板减少性紫癜，偶见溶血性贫血、皮肤损害等。

庞蒂亚克热型　庞蒂亚克热是一种自限性流感样症状疾病，潜伏期为 24 ~ 48 h。前驱症状表现为全身不适、肌肉疼痛、头痛，此后可迅速出现畏寒、发热、干咳、胸痛、咽喉痛，还可以有腹泻、恶心、畏光等症状。有的患者 X 线胸片检查发现胸腔积液，但没有肺部炎症。实验室检查仅有外周血白细胞增高，细菌培养未分离出细菌，而嗜肺军团杆菌血清学检查呈阳性。该病病程较短，一般为 3 ~ 5 天，可以自愈，预后良好。嗜肺军团杆菌感染绝大多数

仅引起肺炎，也有肺外感染病例，但发生率很低，临床报道很少。有报道称嗜肺军团杆菌还可引起直肠周围脓肿、髂关节感染、心内膜炎、血液透析创口感染等。

预防措施　消灭水中的军团菌、加强水质管理是预防军团菌病的有效办法。

消毒灭菌措施　对水中的军团菌进行消毒，通常有以下几种方法，可酌情选用：①氯消毒，军团菌对氯的耐受性相当强，因此加氯量要大，必须使余氯达 4 mg/L 以上时，方有效果。但余氯超过 4 mg/L 容易产生三氯甲烷等氯化消毒副产物，而且过量余氯还能腐蚀金属输水管道。故应严格掌握加氯量。②其他消毒剂，0.05% 苯酚、2.0% 福尔马林、70% 酒精均可在 1 min 内杀灭军团菌。③加热消毒，当水温 60℃ 时，须 10 ~ 20 min 才能完全杀灭军团菌，水温 70℃ 时只需 10 min，水温 80℃ 时只需 1 min。

加强对用水水质的管理　通常自来水厂的供水以及单位自备水源井的水，其水质基本上都是符合卫生标准的。但二次供水系统或是污水处理后再利用的水质，容易受到军团菌的污染，必须加强管理，保护水源免受污染。污水必须处理合格后方可供给再利用，必要时应进行消毒后再利用。

加强对输水管道系统的管理　定期清洗，定期消毒。用 80℃ 以上的热水冲洗管道，即可达到消毒效果。但对于陈旧的管道，由于管道内壁积有水垢，水垢上有适合军团菌生存的小生境，影响消毒效果，故必须先清除水垢后再进行消毒。

容器的消毒　容器中用作喷雾的水以及吸氧瓶的水，不能仅仅每天向容器内补充水量，而应每天更换一次清洁水，以免滋生细菌和藻类，并定期清洗容器。

（董凤鸣）

K

kongqi zhiliang zhishu

空气质量指数 （air quality index，AQI）
定量描述空气质量状况的量纲为一的数值，用
于大气环境质量评价以及污染控制和管理。空
气质量指数是评价空气质量的一种数量尺度，
用它来表示空气质量可做到简明可比，并可以
综合多种污染物的影响，反映多种污染物同时
存在情况下的空气质量。

沿革 2011 年 11 月 16 日，环境保护部发
布了《环境空气质量指数（AQI）日报技术规
定》（三次征求意见稿）。此文件正式通过之
后，中国空气质量日报沿用十几年的空气污染
指数（air pollution index，API）变身为空气质
量指数。2012 年 2 月 29 日，环境保护部发布
了《环境空气质量指数（AQI）技术规定（试
行）》（HJ 633—2012），规定了环境空气质量
指数的分组方案、计算方法和环境空气质量级
别与类别，以及空气质量指数日报和实时报的
发布内容、发布格式和其他相关要求。与 API
类似，AQI 通过监测某一段时间内 $PM_{2.5}$、
PM_{10}、一氧化碳、二氧化硫、二氧化氮和臭氧
等污染物的平均浓度，得到其各自的 AQI 值，
最大值即为当时的空气质量状况。AQI 分为 6
个等级，见表 1。AQI 计算中包括 API 未纳入
的 $PM_{2.5}$。

计算方法 HJ 633—2012 中规定，空气质
量分指数（individual air quality index，IAQI）
指单项污染物的空气质量指数，与其对应的污
染物质量浓度限值见表 2。

空气质量分指数计算方法 污染物项目 P
的空气质量分指数按式（1）计算：

$$IAQI_{P} = \frac{IAQI_{Hi} - IAQI_{Lo}}{BP_{Hi} - BP_{Lo}}(\rho_{P} - BP_{Lo}) + IAQI_{Lo}$$

(1)

式中：$IAQI_P$ 为污染物项目 P 的空气质量分
指数；ρ_P 为污染物项目 P 的质量浓度，$\mu g/m^3$；
BP_{Hi} 为表 2 中与 ρ_P 相近的污染物质量浓度限值
的高位值，$\mu g/m^3$；BP_{Lo} 为表 2 中与 ρ_P 相近的
污染物质量浓度限值的低位值，$\mu g/m^3$；$IAQI_{Hi}$
为表 2 中与 BP_{Hi} 对应的空气质量分指数；
$IAQI_{Lo}$ 为表 2 中与 BP_{Lo} 对应的空气质量分指数。

空气质量指数级别划分 空气质量指数级
别根据表 2 规定进行划分。

空气质量指数计算方法 空气质量指数按
式（2）计算：

$$AQI = \max\{IAQI_1, IQAI_2, IAQI_3, \cdots, IAQI_n\}$$

(2)

式中：IAQI 为空气质量分指数；n 为污染
物项目。

首要污染物及超标污染物的确定方法
AQI 大于 50 时，IAQI 最大的污染物为首要污
染物。若 IAQI 最大的污染物为两项或两项以上
时，并列为首要污染物。IAQI 大于 100 的污染
物为超标污染物。

表1　空气质量指数及相关信息

空气质量指数	空气质量指数级别	空气质量指数类别及表示颜色		对健康影响情况	建议采取的措施
0～50	一级	优	绿色	空气质量令人满意,基本无空气污染	各类人群可正常活动
51～100	二级	良	黄色	空气质量可接受,但某些污染物可能对极少数异常敏感人群健康有较弱影响	极少数异常敏感人群应减少户外活动
101～150	三级	轻度污染	橙色	易感人群症状有轻度加剧,健康人群出现刺激症状	儿童、老年人及心脏病、呼吸系统疾病患者应减少长时间、高强度的户外锻炼
151～200	四级	中度污染	红色	进一步加剧易感人群症状,可能对健康人群心脏、呼吸系统有影响	儿童、老年人及心脏病、呼吸系统疾病患者避免长时间、高强度的户外锻炼,一般人群适量减少户外运动
201～300	五级	重度污染	紫色	心脏病和肺病患者症状显著加剧,运动耐受力降低,健康人群普遍出现症状	儿童、老年人和心脏病、肺病患者应停留在室内,停止户外运动,一般人群减少户外运动
>300	六级	严重污染	褐红色	健康人群运动耐受力降低,有明显强烈症状,提前出现某些疾病	儿童、老年人和病人应当留在室内,避免体力消耗,一般人群应避免户外活动

资料来源:《环境空气质量指数(AQI)技术规定(试行)》(HJ 633—2012)。

表2　空气质量分指数及对应的污染物项目质量浓度限值

空气质量分指数(IAQI)	污染物项目质量浓度限值									
	二氧化硫(SO_2)24 h平均/($\mu g/m^3$)[1]	二氧化硫(SO_2)1 h平均/($\mu g/m^3$)	二氧化氮(NO_2)24 h平均/($\mu g/m^3$)	二氧化氮(NO_2)1 h平均/($\mu g/m^3$)[1]	颗粒物(粒径小于等于10 μm)24 h平均/($\mu g/m^3$)	一氧化碳(CO)24 h平均/(mg/m^3)[1]	一氧化碳(CO)1 h平均/(mg/m^3)	臭氧(O_3)1 h平均/($\mu g/m^3$)	臭氧(O_3)8 h平均/($\mu g/m^3$)	颗粒物(粒径小于等于2.5 μm)24 h平均/($\mu g/m^3$)
0	0	0	0	0	0	0	0	0	0	0
50	50	150	40	100	50	2	5	160	100	35
100	150	500	80	200	150	4	10	200	160	75
150	475	650	180	700	250	14	35	300	215	115
200	800	800	280	1 200	350	24	60	400	265	150
300	1 600	[2]	565	2 340	420	36	90	800	800	250
400	2 100	[2]	750	3 090	500	48	120	1 000	[3]	350
500	2 620	[2]	940	3 840	600	60	150	1 200	[3]	500

说明:(1)二氧化硫(SO_2)、二氧化氮(NO_2)和一氧化碳(CO)的1 h平均质量浓度限值仅用于实时报,在日报中需使用相应污染物的24 h平均质量浓度限值。

(2)二氧化硫(SO_2)1 h平均质量浓度值高于800 $\mu g/m^3$的,不再进行其空气质量分指数计算,二氧化硫(SO_2)空气质量分指数按24 h平均质量浓度计算的分指数报告。

(3)臭氧(O_3)8 h平均质量浓度值高于800 $\mu g/m^3$的,不再进行其空气质量分指数计算,臭氧(O_3)空气质量分指数按1 h平均质量浓度计算的分指数报告。

资料来源:《环境空气质量指数(AQI)技术规定(试行)》(HJ 633—2012)。

(胥美美)

koutiyi

口蹄疫 （foot and mouth disease） 又称阿

弗他热。是口蹄疫病毒引起的主要感染偶蹄动物的一种急性、发热性、高度接触性传染病。人和非偶蹄动物也可感染但症状较轻。疫病的暴发会给旅游业、农业带来巨大损失，因此国际兽疫局（OIE）将口蹄疫列为 A 类烈性传染病的第一位。

病原 口蹄疫病毒（foot and mouth disease virus，FMDV）属于小核糖核酸病毒科的口蹄疫病毒属，是已知最小的动物 RNA 病毒。病毒颗粒呈球形，直径为 20~30 nm。口蹄疫病毒目前有 A、O、C、SAT_1、SAT_2、SAT_3 及 $Asia_1$ 7 个血清型，以 O 型最多见，各型间几乎没有交叉免疫性，但各型的发病症状基本相同。每一个血清型又分若干亚型，同型各亚型间仅部分有交叉免疫性。病毒可在感染宿主的细胞质中增殖，破坏细胞结构。病毒对外界环境的抵抗力很强，对 DNA 酶、脂溶剂、蛋白酶、蛋白变性剂等有抵抗力，病毒对高温和阳光敏感，酸和碱对病毒有较强的杀灭作用，1%~2% 氢氧化钠、1%~2% 甲醛等都是良好的消毒剂，食盐、酚、乙醇、氯仿等药物对病毒无杀灭作用。

流行病学 该病的传染源主要来自于感染口蹄疫病毒的偶蹄类动物，如牛、羊、猪等。只有先出现兽疫，才有可能使人患病。病畜的病料和口腔唾液、疱疹液、粪、尿、乳汁等分泌物都带有大量病毒，尤其是在发病后的前几天，因此发病初期的病畜是最危险的传染源。人主要通过直接接触病畜的分泌物和排泄物、经皮肤黏膜或食用污染的生奶或肉类受到感染，也可通过创伤的呼吸道等途径感染。人对口蹄疫病毒的感受性极低，即使感染也属良性或无症状状态，多为与病畜有密切接触的屠宰人员、挤奶员、乳制品加工者、兽医或儿童。人与人之间的传染未见有报道。

口蹄疫流行的最大特点是传染范围广、传播速度快、发病率高。口蹄疫是世界传染病，现在除北美洲、大洋洲之外，其他各州均有流行。无明显的季节性，四季均可发生，病后可获得特异性的持久免疫力。成年动物发病率为 2%~3%，一般不超过 5%。人患口蹄疫决定于与病畜的接触机会，发病人群的年龄广泛，世界各地的人群均可罹患口蹄疫。但该病的病例报道并不多见，病例多数症状较轻，个别较重。除个别病例可从破碎水疱皮及淋巴液中分离出病毒及查出抗口蹄疫病毒的中和抗体外，绝大多数病例只能从临床独特症状及流行病学史来判定。

发病机制与病理 口蹄疫病毒可从消化道黏膜或皮肤，特别是受损皮肤侵入人体，在局部上皮细胞内增殖，引发浆液性渗出而形成原发性水疱。经淋巴道侵入血液的病毒，可引起继发的病毒血症；若病毒随循环系统侵入各系统器官，则可引起相应器官的病变及症状。消化道感染主要引起口腔炎。在内脏黏膜和皮肤上皮发生损害可引起继发性水疱，后转为脓疱，也可发生广泛斑丘疹，甚至影响指（趾）甲和毛发。病理检查可见黏膜上皮或表皮细胞发生水肿，形成水疱，水疱邻近的细胞中可见核内包涵体，周围组织中有以中性粒细胞为主的细胞浸润。

临床表现 人感染口蹄疫病毒后可呈现无症状状态，也可呈轻型发病，典型病例很少，典型口蹄疫多有皮肤表现。

全身症状 潜伏期 2~6 天后可进入前驱期，出现全身症状，主要症状是高热（39℃），患者可出现头痛、头晕、恶心、呕吐、精神不振、全身无力等症状。婴幼儿及老年患者可发生严重的呕吐、腹泻、心肌炎、循环紊乱、继发感染和心肌麻痹等，如不及时治疗可导致严重后果。

皮肤表现 病毒侵入处常形成原发性水疱，如经牛奶或肉类感染时水疱出现于口腔和消化道，挤乳时双手被感染，而当病毒通过皮肤侵入血液引起病毒血症时，则病损可侵犯全身皮肤、黏膜与内脏。皮疹最常见于口唇、口腔、舌及咽部，可波及鼻腔及其附近皮肤。也可出现全身斑疹，尤多见于手、足、四肢远端。

原发性水疱消退后 5 天内，还会出现继发性水疱，口腔发生水疱最为难受，饮食和说话都痛苦不堪，加以多量流涎和腐臭气息更是窘困难耐。

诊断 由于此病少见典型或严重病例，因此，临床诊断必须依靠流行病学资料。当牛羊群中发生口蹄疫流行，而患者有与污物接触史，皮肤或口腔发生疱疹，不久转为疼痛性溃疡，进食困难，伴疲乏、发热等全身不适时，应疑为此病，但确诊需依赖病毒分离及血清学证据。实验室检查可发现血常规仅有轻度变化，如中性粒细胞增多或单核细胞增多。继发感染时可有白细胞总数及多形核细胞增高。病原学检查有病毒分离技术、抗原抗体检测技术、亚型鉴定技术、单克隆抗体技术、疫苗选择技术、分子生物学技术及动物实验等。此外，临床上应注意该病与疱疹性龈口炎、手足口病、水痘和单纯疱疹等的鉴别诊断。

防治措施 对人口蹄疫的预防主要从预防牛羊等口蹄疫着手，应用灭活疫苗有一定效果，免疫力可维持 8~9 个月，患病动物要严格隔离和焚毁，病牛羊乳不能生吃，煮沸后也不能杀灭病毒，不可饮用；病猪、牛、羊屠杀时注意消毒，防止污染，不食其肉。可用甲醛溶液、氢氧化钠或新鲜石灰水定期喷洒疫源地，浸泡或涂抹污染区，以切断传播途径。人患病后应隔离 2~3 天，最长 6~7 天，一般无须预防注射。对患者应及时隔离治疗。治疗应着重于局部对症疗法，防止继发感染。一般治疗包括休息、降温、营养、清洁等；全身治疗可应用利巴韦林抗病毒治疗。抗体的保护作用可通过初乳和接种特异性抗血清而获得，也可通过接种疫苗主动免疫获得。病程一般为 10~15 天，多数病人如能及时对症治疗，常于两周内完全康复，无后遗症。 （魏红英）

L

蜡样芽孢杆菌食物中毒 （Bacillus cereus food poisoning） 由于摄入被大量的蜡样芽孢杆菌污染的食品，以耐热或不耐热肠毒素为主要病原所引起的以腹泻症状或呕吐症状为主要临床特征的毒素型细菌性食物中毒。

病原 蜡样芽孢杆菌是革兰氏阳性、需氧的芽孢杆菌，并能在厌氧条件下生长，最适生长温度为28～35℃，10℃以下则不能繁殖。该菌繁殖体较耐热，加热100℃经20 min即被杀死，而芽孢能耐受100℃ 30 min，pH 5.0以下对该菌繁殖体生长发育有显著的抑制作用。蜡样芽孢杆菌可根据H抗原分为23个血清型，我国已制成16个型别的诊断血清。一般来说，具有潜伏期长、有腹泻症状等特征的食物中毒菌株的血清型，与潜伏期短、有呕吐症状的食物中毒菌株的血清型有所不同。

蜡样芽孢杆菌在发芽末期可产生耐热与不耐热肠毒素。耐热肠毒素可在米饭中形成，引起呕吐型食物中毒；不耐热肠毒素可在各种食品中产生，引起腹泻型食物中毒。不耐热肠毒素是一种蛋白质，有17种氨基酸，对胰蛋白酶、链霉蛋白酶敏感，可用尿素、重金属盐类和甲醛等灭活，在56℃下经30 min或60℃下经5 min加热可使其破坏。而耐热肠毒素加热110℃经5 min毒性仍残存，对胃蛋白酶和胰蛋白酶耐受。

流行病学 主要包括以下三个方面。

季节性 有明显的季节性，通常在6—9月高发。

中毒食品种类 引起中毒的食品范围较广。在国外，乳及乳制品、畜禽肉类制品、蔬菜、菜汤、马铃薯和豆芽等较为多见，其次为甜点心、调味汁、色拉、米饭和油炒饭，偶见于酱、鱼、冰激凌等。在我国引起中毒的食品以米饭、米粉最为常见，特别是在剩饭、剩菜中有大量活菌存在，其他还包括甜酒酿和月饼等。应当指出的是，该菌主要分解糖类，除会引起米饭发黏、入口不爽或稍带异味外，大多无腐败变质现象，食品的感官性状正常。

来源 主要来源于空气、尘埃、泥土，其次为苍蝇和蟑螂等昆虫接触带入，或因不卫生的食品从业人员的污染以及食品在加工、贮存、运输和销售过程中使用不洁的容器与用具，致使食品被该菌大量污染。

原因 主要是由于剩饭、剩菜等在较高的温度或通风不良条件下较长时间的贮存，使污染食品中的蜡样芽孢杆菌大量繁殖并产毒。或在进食前食品未充分加热，如未经任何加热处理直接掺入新饭或剩饭用热水或菜汤泡等，都不能杀死蜡样芽孢杆菌，会使残存的芽孢得以发芽繁殖，以致食后引起蜡样芽孢杆菌食物中毒。

临床表现 该菌食物中毒的发病率较高，一般为60%～100%，预后良好，无死亡。但与金黄色葡萄球菌、副溶血性弧菌混合引起食物中毒时，可发生死亡。蜡样芽孢杆菌食物中毒的临床表现可分为呕吐型和腹泻型。

呕吐型　主要是由蜡样芽孢杆菌在剩米饭或炒饭中产生耐热肠毒素所致。潜伏期较短，一般为 1~3 h，长者可达 5 h。主要表现为恶心、呕吐、腹痛，腹泻较为少见。亦有人报道有体温升高、手足抽搐和表现为Ⅲ型（免疫复合物）变态反应的两侧眶骨膜浮肿症状。此外，头晕、四肢无力、口干、寒战和结膜充血等症状亦有发生。病程一般为 8~10 h，长者 1 天左右。国内报道的蜡样芽孢杆菌食物中毒多为呕吐型。

腹泻型　主要是由蜡样芽孢杆菌在各种食品中产生不耐热肠毒素所致。腹泻型食物中毒潜伏期较呕吐型长，一般为 10~12 h，短者 6 h，长者 16 h。主要表现为腹痛、腹泻、水样便等，一般不发热，可有轻度恶心，但极少有呕吐。但亦有报道有发热和胃痉挛等症状。病程一般为 16~36 h。

诊断　按《蜡样芽孢杆菌食物中毒诊断标准及处理原则》（WS/T 82—1996）进行。根据流行病学特点与临床表现，结合细菌学及血清学检查可做出诊断。

流行病学特点　多在夏秋季高发，引起中毒的常见食品多为剩饭、米粉、甜酒酿、剩菜、甜点心及乳、肉类食品；引起中毒的食品多数在进食前保存温度较高和放置时间较长。

临床表现　呕吐型食物中毒以恶心、呕吐为主，潜伏期短，为 1~3 h。腹泻型食物中毒以腹痛、腹泻为主，潜伏期较长，为 10~12 h。

实验室诊断　主要包括：①细菌学检验。按《食品安全国家标准　食品微生物学检验　蜡样芽孢杆菌检验》（GB 4789.14—2014）操作。该菌在食品中的数量超过 10^5 cfu/g 时，可引起食物中毒。从剩余的可疑中毒食品与呕吐物中或从病人粪便中可检出具有相同生化型和/或血清型的蜡样芽孢杆菌。②血清学试验。如有条件用蜡样芽孢杆菌 H 血清进行分型，可作为区别中毒表现类型的参考。采取病人发病初期和恢复期血清，观察凝集效价，有助于

诊断。

防治措施　主要包括：①为防止食品受到污染，在食品加工过程中要实行食品良好生产规范，做好防蝇、防鼠、防尘等各项卫生工作，以减少该菌的污染率和菌量。②因蜡样芽孢杆菌在 16~50℃下均可生长繁殖并产生毒素，故奶类、肉类及米饭等食品应在 10℃以下短时间贮存，剩饭及其他熟食品在食用前应充分加热，一般 100℃加热 20 min 即可。③蜡样芽孢杆菌食物中毒一般无须治疗，该菌对氯霉素、红霉素和庆大霉素敏感，较重者考虑给予抗生素治疗。有明显症状者应及时对症治疗。（郑婵娟）

lihuanlü

罹患率　（attack rate）　见疾病频率测量。

liandaojun dusu

镰刀菌毒素　（fusarins）　见霉菌毒素。

lianqiujun shiwu zhongdu

链球菌食物中毒　（Streptococcus food poisoning）　由于摄入含有大量被链球菌及其产生的溶血素污染的食物所引起的混合型细菌性食物中毒。

病原　链球菌为革兰氏阳性、兼性厌氧菌，少数为厌氧菌，球形、卵圆形，呈链状排列，一般致病性链球菌的链较长，非致病性链球菌的链较短。不形成芽孢亦无鞭毛，有荚膜。适于在微碱性环境中生长，pH9.6 也能生长。链球菌一般在 10~45℃能生长繁殖，最适温度 37℃。对热抵抗力低，60℃下加热 30~60 min 可死亡，在 1~2℃下能生存数周，15~25℃下可达数月。在粪便中能存活数周。

链球菌属目前共有 30 多种，是化脓性球菌中常见的细菌，根据链球菌的溶血能力可分成三大类，即甲型链球菌、乙型链球菌、丙型链球菌。甲型链球菌随同食物被摄入人体后可引起食物中毒，主要为该菌的 B 群（无乳链球菌）、D 群（粪链球菌）、H 群（血链球菌）三群所引起，D 群最多见。致病性链球菌可产生

多种酶和外毒素，如链激酶、溶血素、红斑毒素、溶纤维蛋白酶、透明质酸酶及 DNA 酶等。溶血素有溶解红细胞、杀死白细胞、血小板及损害心肌的作用。在各种动物的链球菌病中，以猪链球菌病的病原菌对人的危害最大，有些病原菌在各种动物和人之间可交互感染，链球菌类病原菌还可引起丹毒、猩红热、产褥热、蜂窝组织炎、骨髓炎、脓性喉痛、耳炎、腹膜炎、肾炎、皮肤伤口感染及关节炎等。

流行病学　主要包括以下三个方面。

季节性　多发于 5—10 月的夏秋季节，动物在高温高湿的环境易发病。

中毒食品种类　引起中毒的食品主要是熟肉及奶类食品，特别是猪肉未经高温煮熟或因生熟案板、工具交叉污染会引起食物中毒。

食品中链球菌的来源　链球菌广泛分布于自然环境中，从人和动物的粪便、尘埃、水、奶类以及健康人的口腔、鼻、咽部皆可检出，家畜、家禽患化脓性炎症时，可带有大量链球菌，如病死猪肉、内脏及废物中都带有大量链球菌。

原因　主要由于食品被链球菌污染，在适宜的环境条件下链球菌会大量繁殖并产生毒素，如肉类等动物性食品被链球菌污染后，烹调时未彻底加热，煮熟后又在高温下（20～40℃）存放较长时间，或肉类食品在烹调后再次被链球菌污染，并在高温下存放时间过久，这些情况都可使熟肉中有大量细菌存在。食前未经再次加热时也可发生链球菌食物中毒。

临床表现　链球菌食物中毒潜伏期一般为 8～10 h，最短为 2～6 h，最长为 24 h。主要症状为上腹部不适、恶心、呕吐、腹痛和腹泻等，粪便为水样便，体温略高。此外有头痛、头晕、口渴、心慌、尿频等症状，病程一般为 1～3 天，预后良好。

诊断　根据链球菌食物中毒的临床表现、进食情况和可疑食物流行病学调查，对患者的粪便、呕吐物和可疑食品的细菌学检验以及恢复期患者的血清检验，可做出病因诊断。

防治措施　链球菌食物中毒的预防措施主要是加强肉类食品卫生管理。屠宰牲畜患化脓性疾病时，肉和内脏须按病畜肉处理，高温无害化后，供应熟肉。肉类食品特别是熟肉和内脏须在 10℃下低温保存。食品从业人员患感冒和化脓性皮肤病时，应及时治疗，治愈前不得参加直接接触食品的工作。治疗以对症治疗为主，同时应补充水分和纠正电解质紊乱，脱水者及时补液，必要时进行抗菌治疗，可肌肉注射青霉素，用药 48 h 后体温下降者，可改用磺胺类药物。

（郑婵娟）

linjie qiguan

临界器官　（critical organ）　在特定条件下，暴露于外源性化学物的机体中首先达到临界浓度的器官。临界浓度是指器官中最敏感的细胞达到细胞临界浓度时该器官的平均浓度，也称器官临界浓度。而细胞临界浓度是指在细胞内产生有害功能变化（可逆或不可逆的变化）时的浓度，其中发生的有害功能变化称为临界效应。不同化学物的临界器官和临界效应有所不同。如在环境中慢性暴露镉时，临界器官是肾脏，临界效应是尿中低分子蛋白或视黄醇结合蛋白排泄增高；汞对儿童的临界器官为中枢神经系统，临界效应为智商降低或汞性震颤；锰对成人的临界器官是中枢神经系统，临界效应为心理功能障碍，而对儿童的临界器官是肺，临界效应为呼吸道症状。为了确定临界器官，在常规毒理学研究中首先确定出现有害反应（临界效应）的器官和相应的暴露水平，然后采用相关资料，设计有针对性的毒性试验或特殊的毒理学研究，以检出更敏感的中毒指征。

（魏红英）

linben'erjiasuanzhilei jiankang weihai

邻苯二甲酸酯类健康危害　（health hazards of phthalates）　邻苯二甲酸酯类化合物暴露所导致的人体健康危害。邻苯二甲酸酯类化合物在增塑剂中的大量应用，使得环境中的量超标，且持久存在不易分解，对人体健康具有广泛影响。常见种类包括：邻苯二甲酸二甲酯（DMP）、邻苯二甲酸二乙酯（DEP）、邻苯二甲酸二正丁酯（DBP）、邻苯二甲酸二正辛酯（DOP）、邻苯二甲酸二辛酯（DEHP）、邻苯二甲酸丁基苄酯（BBP）。

理化性质　邻苯二甲酸酯类化合物常温下为无色油状黏稠液体，一般难溶于水，易溶于有机溶剂，属中等极性物质。该类化合物液态的温度范围相当宽，因而具有非常大的流动性和较小的挥发性和水溶性。

污染来源　大气中的邻苯二甲酸酯类以蒸气和气溶胶的形式存在。环境空气中的邻苯二甲酸酯类主要来自工矿企业通风管道排出的烟雾，在污染源周围 100～300 m 范围内的环境空气中一般都能检测出增塑剂。邻苯二甲酸酯类对水的污染主要来源于生产和使用邻苯二甲酸酯类的工厂排放的污水，其在废水中的质量浓度可达到 1 000 mg/L。此外，由于城市聚合物管道的使用，在城市污染水中也检测出了邻苯二甲酸酯类。海水中也含有邻苯二甲酸酯类，地表水和地下水也受到了邻苯二甲酸酯类的污染。邻苯二甲酸酯类作为家用的驱虫剂，可对人体产生直接的影响。在医用上，DEHP 存在于聚乙烯血浆存储袋中，会从中释放进入血浆。鱼体以及底泥中也检测到邻苯二甲酸酯类，因此邻苯二甲酸酯类在环境中的残留量是很大的。

暴露途径　一般人容易在塑料制品包装中接触到邻苯二甲酸酯类，塑料玩具、覆盖食物微波加热的保鲜膜、盛装食物的塑料容器、室内装潢材料或家庭产品也多数属于塑料材质，医疗用的塑料手套或输血袋等都可能导致邻苯二甲酸酯类的暴露。含有邻苯二甲酸酯类的软塑料玩具及儿童用品有可能被小孩放进口中，如果放置的时间足够长，就会导致邻苯二甲酸酯类的溶出量超过安全水平。很多食物在加工、加热、包装、盛装的过程中可能会造成DEHP 的溶出且渗入食物中。在化妆品中，指甲油的邻苯二甲酸酯含量最高，很多化妆品的芳香成分也含有该类物质。

健康危害　可从流行病学和实验研究两方面进行介绍。

流行病学研究　目前关于暴露邻苯二甲酸酯类化合物的流行病学研究发现主要表现在六个方面：①男婴生殖器官发育畸形。研究表明，人类胎儿期暴露于邻苯二甲酸酯类可引起男性婴儿生殖系统畸形，指标包括肛殖距缩短（shorter anogenital distance）、阴茎短小（reduced penile size）、睾丸发育不全（incomplete testicular）等。②女童乳房发育早熟症。乳房发育早熟症（premature breast development）指的是年龄小于 8 岁女童出现的单纯性乳腺组织增生，而没有其他类型的性早熟体征。针对波多黎各地区女童乳房发育早熟症高发现象，研究者发现其与邻苯二甲酸酯类暴露可能存在一定的联系。③儿童持久性过敏症。研究发现，家庭降尘中邻苯二甲酸酯类含量与儿童持久性过敏症之间存在一定的剂量-反应关系。④成年男性生殖功能减退。邻苯二甲酸酯类化合物暴露可导致成年男性精子的数量减少，精子品质下降和活动力减弱。⑤成年男性肥胖症与糖尿病。⑥成年男性甲状腺功能减退。邻苯二甲酸酯类暴露可能导致成年男性血清中游离甲状腺素（T4）、三碘甲状腺原氨酸（T3）和促甲状腺激素（TSH）水平降低。

实验研究　邻苯二甲酸酯类的一般毒性从 20 世纪 40 年代起就开始研究，特殊毒性的研究起步较晚，主要包括以下三方面。

一般毒性　可通过呼吸和皮肤接触进入体内。急性吸入邻苯二甲酸酯类蒸气后，可出现呼吸道和眼黏膜刺激症状。皮肤长期接触邻苯二甲酸酯类会出现致敏作用。进入人体后的邻苯二甲酸酯类还可与血液中的血小板有很强的亲和力，可相互结合形成微小的凝聚体，从而引起血栓。

肝脏毒性和致癌作用　在环境毒理学研究中，通常通过观察动物肝脏过氧化物酶体的体积、数量以及过氧化物酶体增生物激活受体的变化来判断外源性化学物是否具有肝脏毒性。经邻苯二甲酸酯类化合物染毒后的大鼠体内过氧化物酶体明显增生，提示邻苯二甲酸酯类化合物具有肝脏毒性。国际癌症研究机构（IARC）将 DEHP 划分为第三类致癌物，即动物可疑致癌物，而非人类致癌物。DEHP 可促进肝癌和肾肿瘤的发展，但未发现其具有单独诱导肿瘤发生的作用。目前研究表明 DEHP 及其代谢产物可以引起过氧化物酶体的增殖，而过氧化物酶体增高可增强某些原致癌物的致癌性。

环境雌激素样作用　邻苯二甲酸酯类被世界卫生组织（WHO）公告为一种环境荷尔蒙，具有雌性荷尔蒙的作用，在体内会干扰人体的内分泌系统。主要表现为：①邻苯二甲酸酯类对发育中雄性生殖道的毒性作用。邻苯二甲酸酯类在体内、体外实验以及动物模型中均表现出明显的抗雄激素作用，对婴幼儿内分泌和生殖系统的发育具有影响。②邻苯二甲酸酯类的雌性生殖毒性作用。实验研究发现，邻苯二甲酸酯类染毒可使雌性 SD 大鼠自然排卵周期改变，动情周期延长和不排卵，受试大鼠卵泡颗粒细胞变小致使卵泡的体积减小和出现多囊卵巢。DEHP 的雌性生殖毒性作用主要是通过其代谢产物邻苯二甲酸单（2-乙基己基）酯（MEHP）影响卵巢功能，作用位点主要是卵巢颗粒细胞。邻苯二甲酸酯类的雌激素效应可能与生物体的生殖系统发育异常、生殖功能障碍、生殖系统及内分泌系统肿瘤以及神经系统发育和功能损伤有关。　　　　（王旭英）

liugan

流感（influenza）　全称为流行性感冒。是由流感病毒引起的急性呼吸道传染病。流感的病原体为甲、乙、丙三型流感病毒。流感发病呈全球性分布，据估计全球每年有 10% 的人患流感，每次流感流行后，都要造成人群中不同程度的死亡及巨大的经济损失，防制流感已经成为一个重大的社会问题。

病原　流感病毒（influenza virus）属正黏病毒科，是有包膜、单链负股的 RNA 病毒，病毒颗粒呈球形或细长形，直径为 80～120 nm。流感病毒不耐热，56℃ 加热 30 min 或者 100℃ 加热 1 min 即可灭活；在 pH6.5～7.9 最稳定；在 4℃ 可存活 1 月余，在真空干燥中或 −20℃ 以下可以长期保存。病毒不耐酸和乙醚，对紫外线、甲醛、乙醇和常用消毒剂很敏感。病毒在鸡胚及体外组织培养基上生长良好，并可见明显的细胞病变。

流感病毒外包膜的血凝素（H）和神经氨酸酶（N）均具有亚型和变种的特异性和免疫原性。H 促使病毒吸附到细胞上，其抗体能中和病毒；N 可促进细胞释放病毒，其抗体不能中和病毒，但能限制病毒释放。根据病毒核蛋白抗原特性的不同，流感病毒分为甲（A）、乙（B）、丙（C）3 个型。根据 H 和 N 抗原性的差异，又可分为若干亚型。流感病毒易发生抗原变异，常见于甲型。抗原变异的形式有两种，相对变化小的称抗原漂移，变化较大的为抗原转换，抗原变异容易产生新的强毒株而引起流感大流行。

流行病学　流感患者及隐性感染的病毒携带者为流感的主要传染源，患者的鼻涕、唾液、痰液中均含有病毒，可随咳嗽、喷嚏排出体外，排毒时间可长达病后 7 天，其中病初 2～3 天的传染性最强。流感病毒主要经空气飞沫传播，其次是通过病毒污染的茶具、食具、毛巾等间接传播，密切接触也是流感的传播途径之一。流感的传播速度与人口密度有关。人群对流感普遍易感，病后虽有一定的免疫力，但不同亚型间无交叉反应。病毒变异后，人群重新易感而呈现出反复发病的现象。

流感的流行季节一般在秋冬季到春季，各地的流行特征不尽相同，但每年总有一个优势毒株，使流感呈现周期性。人群中暴发流感的最初征象是患发热性呼吸道疾病的学龄儿童骤然增加，随后很快波及成人，约在 1 周后出现流感相关并发症的患者增多。甲型流感常呈暴发或小流行，可引起大流行或世界性大流行；乙型流感呈暴发或小流行；丙型流感常为散发。

发病机制与病理　流感病毒致病的主要机制是病毒复制引起的细胞损伤和死亡，具有致病作用的主要是神经氨酸酶和血凝素，两者可促进病毒吸附细胞和细胞释放病毒。带有流感病毒颗粒的飞沫吸入呼吸道后，其中神经氨酸酶破坏神经氨酸，使黏蛋白水解、糖蛋白受体暴露、血凝素（含糖蛋白成分）与糖蛋白受体结合，并使病毒侵入呼吸道的纤毛柱状上皮细胞进行复制，借神经氨酸酶的作用细胞将复制的病毒释放到细胞外，病毒扩散到临近组织中，使大量呼吸道纤毛上皮细胞受染、变性、坏死和脱落，从而产生炎症反应。上皮细胞变性坏死后排出较多量病毒，呼吸道的病毒随呼吸道分泌物排出后可引起流感的传播流行。除了直接引起细胞坏死作用外，甲型、乙型流感病毒还可诱导受感染细胞发生凋亡。

单纯型流感的病理变化主要是呼吸道纤毛上皮细胞变性、坏死和脱落，起病 4～5 天后，基底层细胞开始增生，形成未分化的"过渡"上皮细胞，两周后纤毛上皮细胞重新出现和修复。流感病毒肺炎型则有肺脏充血和水肿，切面呈暗红色；气管和支气管内有血性分泌物，黏膜下层有灶性出血、水肿和轻度白细胞浸润；肺下叶肺泡中常有出血；肺泡腔内含有纤维蛋白和渗出液，含单核细胞与中性粒细胞。肺组织中易分离出病毒，如继发细菌性肺炎，可查出大量脓细胞和病原菌。

临床表现 潜伏期一般为 1～3 天。流感的症状通常较普通感冒重，严重程度与个体免疫状况有关，约 50% 的患者会有典型流感临床症状，表现为急起畏寒高热、头晕头痛、咽痛、肌痛、全身不适，同时可伴有咽喉痛和咳嗽、鼻塞、流涕、畏光等症状，肺部可有干啰音。发热体温可达 39～40℃，病程 2～3 天。一般是全身症状较重而呼吸道症状相对较轻。轻型患者一般发热不高，全身和呼吸道症状都较轻，2～3 天即可恢复。

老年人，婴幼儿，有慢性心、肾、肺等疾病及用免疫抑制剂治疗者可发展为流感病毒肺炎，表现为高热持续不退、剧烈咳嗽、咳痰、气急、发绀、咯血甚至全身衰竭等。抗生素治疗无效，多于 5～10 天内发生呼吸衰竭和循环衰竭而死亡。少数患者可出现中毒型和胃肠型流感。病毒侵入神经系统和心血管系统引起中毒症状，临床上有脑炎或脑膜炎的症状，个别患者可发生心肌炎甚至出现血压下降或休克。胃肠型流感在儿童中常见，以恶心、呕吐、腹痛腹泻为主要症状，一般 2～3 天恢复。流感引起的并发症有肺炎、中耳炎、鼻炎、肌炎、中毒性休克、心肌炎及心包炎等。

诊断 在流感流行期间可根据接触史和集体发病史、典型的症状和体征等进行诊断。散发病例不易诊断，轻症患者与普通感冒极为相似，常难于区别。从患者鼻咽、气管分泌物中分离到病毒或恢复期抗体较急性期增高 4 倍或以上可确诊。该病的鉴别诊断包括其他上呼吸道病毒感染、急性细菌性扁桃体炎、支原体肺炎和钩端螺旋体病等。

防治措施 应采用综合性的防治措施，预防与治疗并重可降低流感的发病及加速病人康复。

预防措施 对易感人群应采取相对隔离措施，如不去公共场所，避免接触患者；对年老体弱者必要时可采用接种灭活疫苗或服用金刚烷胺等预防方法，但金刚烷胺只对甲型流感有效。流感疫苗是预防流感最有效的措施，安全性、免疫原性较好的疫苗将成为未来流感疫苗的发展方向，目前已使用的流感疫苗有减毒活疫苗和灭活疫苗，接种后在血清和分泌物中出现抗血凝素抗体和抗神经氨酸酶抗体或 T 细胞毒反应，可阻止病毒入侵，降低疾病的严重度和加速复原。灭活疫苗采用三价疫苗皮下注射法，在中、小流行中对重点人群使用。

治疗原则 包括早期隔离、对症治疗和防治并发症。除了一般的护理治疗外，主要是解热镇痛及防治继发细菌感染等。但不宜使用含有阿司匹林的退热药，高热、食欲减退及呕吐者应予以静脉补液。目前，预防和治疗流感的药物主要有 M_2 受体阻滞剂（金刚烷胺和金刚乙胺）、神经氨酸酶抑制剂（扎那米韦和奥司他韦）和有效的抗菌药物。典型和轻型流感一般预后良好，但对年老体弱的患者，尤其是有并发症者，仍有可能导致严重的后果。

（魏红英）

liuxingbingxue sanjiao

流行病学三角 （epidemiologic triangle）

又称疾病发生的三角模式，是由致病因子、宿主、环境各占一个角而形成的等边三角形。最先由戈登（Gorden）、隆特（Ront）等用图予以表示（见下图）。该模式说明疾病的发生与否是致病因子、宿主和环境三个要素相互作用的结果。在正常情况下，三者通过其相互作用保持动态平衡，人们呈健康状态。一旦三者中的一个要素发生变化，且强度超过了三者所能维持平衡的最高限度时，平衡即被破坏。例如，在环境因素不变的情况下，若病因比重增加，如 A 型流感病毒发生变异出现新的亚型时，则平衡遭破坏，可导致流感流行。同样在环境因素不变的情况下，宿主状态发生变化如老年人的骨质疏松，从而易发生骨折。自然环境的变化也可加强致病因子的作用，使平衡破坏而发生疾病，如夏季气温高、多雨，有利于蚊、蝇滋生和病原体繁殖，易发生肠道传染病及虫媒传染病，如乙型脑炎、疟疾等。该模式的特点是表明病因、宿主、环境必须同时存在，否则疾病不会发生。三者任何一个要素发生变化均可破坏平衡，发生疾病。

流行病学三角模式对疾病病因的解释虽然明显优于单病因学说，对解释致病因子明确的疾病（如传染病和寄生虫病）比较好，但其缺点是将三个要素等量齐观，有不妥之处，特别不适于对一些慢性非传染性疾病的发生与流行的解释。

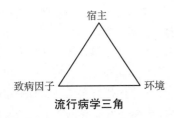

流行病学三角

（膏美美）

liuxingbingxue shiyan

流行病学实验 （epidemiology experiment）

又称干预试验或现场试验。将来自同一总体的研究人群随机分为实验组和对照组，研究者对实验组人群施加某种干预措施后，随访并比较两组人群的发病（死亡）情况或健康状况有无差异及差异大小，从而判断干预措施效果的一种前瞻性、实验性研究方法。流行病学实验与一般医学基础学科的实验不同，主要是在人群现场进行的一种实验法，于第二次世界大战期间发展起来。

用途 主要应用于：①预防措施的效果评价；②评价某种新的药物、治疗方法或制剂的效果；③探讨疾病的病因。

特点 流行病学实验研究具有以下基本特点：①属于前瞻性研究，由于流行病学实验是干预在前、效应在后，因此它是前瞻性研究，逻辑上是从因到果。②有干预措施，这是与观察性研究的一个根本的不同点。③随机分组，严格的流行病学实验研究应采用随机方法把研究对象分为实验组或对照组，以控制研究中的偏倚和混杂。如果受条件限制不能做到随机分组时，实验组和对照组的基本特征应该均衡可比。④具有均衡可比的对照组，流行病学实验研究中的对象均来自同一总体的样本人群，其基本特征、自然暴露因素和预后因素应相似，这点与观察性研究不同。因条件受限不能随机分组或不能设立平行对照组的实验只能称为"类实验"或"准实验"（quasi-experiment）。

类型 对于流行病学实验的分类迄今尚无权威的定论，也无公认的分类原则。一般根据研究目的和研究对象等特点可分为以下三类（见下表）。

临床试验 以病人为研究对象的实验研究。常用于评价药物或治疗方法的效果，如利用长效硝苯地平治疗高血压的效果评价。临床试验的干预单位通常是个体。

现场试验 以自然人群作为研究对象的实验研究。常用于评价疾病预防措施的效果，如评价疫苗预防传染病的效果。现场试验的干预单位通常是个体。

社区试验 以社区人群整体作为干预单位的实验研究。常用于对某些不方便落实到个人的干预措施效果的评价，如饮水中加氟预防龋齿的社区试验。有时干预的对象不是整个社区而是比较小的群组。例如，饮食的干预可能以家庭或家族为单位，环境的干预可能以办公室、工厂或居民楼等为单位，这种试验称为群组试验。

临床试验、现场试验和社区试验的基本特征比较

	研究场所	研究对象	控制条件	结果推论
临床试验	医院或医疗服务单位	病人个体	好	较好
现场试验	一定范围的时间人群环境*	定义明确的"健康个体"	较好	普遍较好
社区试验	一定区域的实际社区	条件相当的社区群体	较差	一般

*：无法给出具体的场所。

设计和实施 流行病学实验在开展某项实验研究时，会遇到各种不易控制的干扰因素，因此要想通过研究获得科学、可靠的结论，就必须进行严密的实验设计和实施。

明确研究目的 实验研究的目的应非常明确，是验证疾病的病因，还是评价某种防治措施的效果。研究设计要围绕目的开展，一次实验最好解决一个问题。目的不明确或太多，会影响实验的效果。

确定研究类型 根据研究目的和研究的实际条件等，选择合适的研究类型。例如，若是为了评价某药物治疗效果，可采用临床试验；若是为了评价某疫苗预防效果，可采用现场试验；若为了评价饮水中加氟预防龋齿的效果，应采用社区试验。

选择实验现场 根据实验目的选择实验现场。在选择实验现场时，通常应考虑到以下几个方面：①实验现场的人口数量足够、相对稳定、流动性小且人口学特征应尽可能与总体一致；②结局事件的发生率在该实验地区较高并且稳定，可确保实验结束时能有足够数量的结局事件发生人数，进而能实现有效的统计分析；③若要评价某疾病疫苗的预防效果，应选择最近未流行该疾病的地区；④实验地区的医疗机构诊断水平、预防保健机构以及登记报告制度等医疗卫生条件均较好；⑤实验地区的领导重视程度、群众支持和接受程度等协作配合的条件均较好。

确定研究对象 根据研究目的确定研究对象，研究对象包括实验组和对照组。应严格按照入选和排除标准确定研究对象，以避免某些因素影响研究的真实性或存在医学伦理问题。研究对象的选择应遵循以下原则：①选择对干预措施有效的人群；②选择预期结局事件发生率较高的人群；③要注意研究对象的代表性；④选择干预措施对其无害的人群；⑤选择容易随访的人群；⑥选择依从性好的人群。

确定干预措施 干预措施的具体实施方法必须在设计时就明确下来。例如，膳食干预的现场试验应明确摄入营养素的种类、具体方式、途径和数量等，健康教育预防疾病效果的社区试验应明确健康教育的方式、方法、内容和频率等。

估计样本含量 理论上，样本量越大，越能保证实验结果的真实性；但样本量过大，不仅浪费人力、物力、财力，而且给实验质量的控制带来更多的困难。影响样本量大小的主要因素有：①干预措施前、后研究人群中结局事件（疾病或死亡）的发生率。干预前发生率越高，干预后发生率越低，样本量越小。②显著性水平。通常 α（统计检验水准）定为 0.05，α 取 0.01 时所需样本量比 α 取 0.05 时大。③把握度（$1-\beta$）。把握度要求越高，样本量越大。④单侧检验所需样本量少于双侧检验。如果只关心实验组的效果是否优于对照组，用单侧检验；当不能肯定实验组和对照组相比哪一组效果好时则用双侧检验。⑤研究对象分组数越多所需样本量越大。如何计算，可参考有关书籍。另外，因研究对象难免有一定的失访和不依从，一般可在估算的样本量的基础上适当增加 10%～20%。

随机化分组 随机化是实验研究中极为重要的一项原则，即将研究对象随机分配到实验组和对照组，保证研究对象均有相同的机会进入各组，而不是由研究者主观决断或是研究对象自己决定进入哪一组。随机化的目的是确保已知和未知的混杂因素在实验组和对照组中均衡，以提高两组的可比性，这可避免产生偏倚，使得研究结论更可靠。常用的随机化分组的方法有简单随机分组、分层随机分组和整群随机分组。

设立对照 在实验研究中，为了尽可能准确评价干预措施的作用，必须采用严密的、合理的对照设计，以消除人为偏倚及影响干预措施作用的因素，从而有助于研究者做出较为准确的评价。

影响研究效应的因素包括：①不能预知的结局。因遗传因素、年龄、性别、种族、免疫状态、精神心理状态等因素在个体间存在差异，通常同一疾病的发生、发展和结局的自然史在个体间并不一致。不同的研究对象对干预措施的反应可能也不同。②霍桑效应（Hawthorne effect），即实验对象由于受到心理作用的影响，产生与干预措施无关的正面或负面的效应。如某些研究对象因迷信有名的医生和医疗单位，而产生的一种心理和生理效应，这对干预措施会产生正面影响。相反，有时因厌恶某医生或不信任某医疗单位而产生负面效应。③安慰剂效应（placebo effect），即研究对象由于信赖医药而产生的一种正向心理效应。因此，当以主观感觉的改善情况作为干预措施效果评价指标时，其效应中可能包含安慰剂效应。④潜在的未知因素。人类的知识总是有局限性的，还可能存在一些目前尚未被我们所认识而又影响干预效应的因素。

设立对照的方式包括：①标准对照。它是以常规或现行的最好的疾病防治方法为对照，是流行病学实验中较为常用的一种对照方式。适用于已有明确防治方法的疾病。②安慰剂对照。安慰剂是不含任何针对疾病的有效成分，但在外形（如大小、颜色）、味道等方面与试验用药物或制剂极为相近的一种物质，通常是用淀粉、乳糖和生理盐水等成分制成的。适用于尚无有效防治药物的疾病并且安慰剂的使用对研究对象无任何影响的研究。③自身对照，即实验前后是以同一人群进行比较的。如要评价某项预防措施的效果，针对某一研究人群采用该预防措施，先观察一段预先规定好的期限，然后比较预防措施实施前、后该人群的疾病和健康状况。④交叉对照。将研究对象随机分为A、B两组，在实验的第一阶段，对A组人群实施干预措施，将B组人群作为对照组，干预实施结束后，进入实验的第二阶段，对换A、B两组的试验方式。设置这种对照的前提条件是干预措施不会存在遗留效应，也就是说第一阶段的干预不能对第二阶段的干预效应有影响。因这一前提条件在很多实验中难以保证，导致这种对照方式的应用受到一定的限制。

盲法的应用 流行病学实验研究结果容易受到研究对象和研究者本人的主观偏见的影响，产生信息偏倚。这种偏倚可产生在设计阶段，也可产生在资料收集或分析阶段。避免这种偏倚的最有效方法是盲法（blinding；masking）。盲法即不让受试者、相关研究工作人员知晓受试者的分组和接受干预措施的具体状态，以避免他们的行为或决定对信息测量、反馈及效果评价等的干扰和影响。

明确实验期限 根据实验目的、干预时间和结局事件出现的周期等，规定研究对象开始观察和终止观察的日期。一般而言，传染病观察期限较短，慢性病观察期限较长；临床试验观察期限较短，现场试验和社区试验观察期限较长。

选定结局变量 无论何种实验研究，研究人员都非常关注两种变量。一是自变量，即引起实验效应的干预措施及其他可能影响到实验结果的各种因素。二是因变量，又称结局变量，一般指施加干预措施所引起的实验效应，如发病、死亡、伤残等。在实验研究设计阶段，设计人员应对干预措施和实验效应做出明确规定，特别是对实验效应要规定具体的测量方法和判断标准。在整个研究观察过程中不能随意改变规定的方法和标准，否则会造成实验的误差。

随访和资料收集 在实验研究过程中，应对所有的研究对象进行随访，并坚持随防到终止期，不可以中途放弃或遗漏。如果观察时间较短，可在随访终止时一次搜集资料；否则，需要在整个观察期内分几次随访，其间隔周期的长短以及随访次数视具体研究的需要而定。随访观察的内容主要包括干预措施的实施情况、相关自变量的信息和结局变量。随访时要及时准确记录上述三个方面的信息。随访人员在随访之前，必须进行统一培训，保证随访质量。

在随访过程中，研究对象可能会因迁移或死于其他不相关的疾病等造成失访。实验研究中难以完全避免失访，只能是将失访降低到最小限度。一般控制失访率在 10% 以内。当出现失访时，应尽量通过电话等通信方式或专门访视来获得相关资料。

实验效果的评价 根据实验目的选择适当的评价指标，进行效果评价。选择评价指标所遵循的基本原则包括：①尽量采用客观的定量指标。②指标有较高真实性和可靠性。③指标易被受试者所接受且易于观察和测量。

评价治疗措施效果的主要指标包括有效率、治愈率、病死率和 n 年生存率。

$$有效率 = \frac{治疗有效例数}{治疗的总例数} \times 100\%$$

$$治愈率 = \frac{治愈例数}{治疗总人数} \times 100\%$$

$$病死率 = \frac{因该病死亡人数}{某病受治疗人数} \times 100\%$$

$$n\ 年生存率 = \frac{n\ 年存活的病例数}{随访满\ n\ 年的病例数} \times 100\%$$

评价预防措施效果的指标有保护率、效果指数和抗体阳性率。

$$保护率 = \frac{对照组发病（或死亡）率 - 实验组发病（或死亡）率}{对照组发病（或死亡）率} \times 100\%$$

$$效果指数 = \frac{对照组发病（或死亡）率}{实验组发病（或死亡）率}$$

$$抗体阳性率 = \frac{抗体阳性人数}{检查总人数} \times 100\%$$

优点 包括：①研究者可预先按照实验目的来进行实验设计，在选择研究对象、干预因素和结果的分析判断方面进行标准化。②研究对象是被随机分配到实验组和对照组，这样可均衡各组的基本特征，从而提高了可比性，在研究实施中较好地控制了混杂和偏倚。③属于前瞻性研究。通过随访可同时观察到实验组和对照组中每个研究对象的具体反应和结局，并可以将各组进行比较，有助于做出较为肯定的结论。也就是说不会存在回忆偏倚，并且因果论证的强度也高。④有助于了解疾病的自然发展过程，还可以从中得到一种干预与多种结局的关系。

局限性 主要包括：①研究者为实现研究目的，必须对研究对象施加某种干预措施，这不仅使得整个实验设计过程和实施条件要求高、控制严和难度较大，还要求研究对象的依从性要好，这些在实际工作中有时很难做到。②干预措施的适用范围会影响所选择的研究对象的代表性，从而在一定程度上影响了实验结果由样本推到总体。③若对疾病的观察时间较长、实验现场的范围较广，则研究对象易产生失访。④因需对研究对象施加某种干预措施，所以有时可能会涉及伦理道德问题。⑤比观察性研究所需成本高。 （胥美美）

liuxingbingxue diaocha
流行病学调查 （epidemiological investigation） 用流行病学的方法进行的调查研究，主要用于研究疾病、健康和卫生事件的分布及其影响因素。通过流行病学调查研究可提出合理的预防保健对策及健康服务措施，并评价这些对策和措施的效果。

类型 根据调查涉及的时间，可将调查研究分为以下三类。

横断面调查 在较短时间内，按照研究设计的要求，在一定人群中进行普查或抽样调查，收集有关疾病或健康状况的资料，从而描述疾病或健康状态及其影响因素的一种方法。横断面调查是常用的调查方法之一。

回顾性调查 对一组某疾病的患者，调查其以往是否暴露于某研究因素，用以确定发病与研究因素间是否有关联，通常需设立对照组。病例对照研究属回顾性调查，其逻辑关系是由果及因。

前瞻性调查 研究人群按研究对象是否暴露于某危险因素，分为暴露组和非暴露组，在一定时期内随访观察两组人群某事件（如发病或死亡）的发生情况，通过比较评价该暴露因素与结局事件的发生是否存在因果关系来验证研究假说，又称队列研究，其逻辑关系是由因及果。

基本内容 调查设计是流行病学调查研究取得真实和可靠结果的重要保证，它包括资料收集、整理和分析等各个环节。

明确调查目的和指标 首先应根据研究工作的需要，明确调查目的。从统计学角度来看，研究的目的有两个，一是了解总体参数，如某地居民某病患病率、环境中某有害物质的平均浓度等，用以说明总体的特征；二是研究变量间的相互联系，如某病发病与遗传、生活习惯的关系，环境危险因素对健康的影响，用以探索病因。一项调查研究的目的应尽可能单一、具体，以便集中精力得到真实可信的资料。

研究设计的要点是将调查目的具体转化为调查指标，调查目的是选定调查指标的依据，而调查指标又是调查目的的具体体现。测量事物或现象的性质或数量的指标分为主观指标和客观指标。其中，客观指标可靠性较高，应尽量采用。另外，指标的选择还应注意其灵敏度和特异性。指标选择应紧扣调查目的，做到少而精。若在调查中纳入了与调查目的无关的内容，既会增加调查成本，也可能影响资料的准确性和可靠性。

确定调查对象和观察单位 明确了调查目的后，就要确定调查对象和观察单位。有些研究中，观察单位就是调查对象，而有些研究中观察单位与调查对象是不同的。例如，在母乳喂养与婴幼儿生长发育状况的关系调查中，观察单位是婴幼儿，而调查对象是母亲。研究总体是根据研究目的确定的同质的全部调查单位之集合。为了保证研究总体的同质性，定义总体时必须明确观察单位的入选标准和排除标准。

应根据不同的研究目的选择不同的调查对象。若调查目的是早发现、早诊断、早治疗，则可选择高危人群，例如，为早期发现高血压患者，就可以选择有高血压家族史、肥胖、缺乏锻炼等高危人群进行筛查；若调查目的是了解暴露因素与疾病的关联性，则可选择暴露人群或职业人群等。

确定调查方法 根据研究目的来确定调查方法，包括普查和抽样调查。

普查 又称全面调查，即调查目标总体中的全部观察对象，如我国的六次人口普查。理论上只有普查才能直接获得总体参数，没有抽样误差，但如果普查规模太大，往往非抽样误差比较大。普查可用于了解总体在某一特定时点的分布与特征，如年中人口数、时点患病率等。但因普查成本较高，应用时应注意其成本效益和社会影响。一般在疾病普查时，应考虑：①疾病患病率的高低和病程的长短；②是否具有灵敏度和特异度较高的检查或诊断方法；③普查方法是否便于普查人员操作及是否易被群众接受；④是否具有实施以及治疗条件。另外，在调查时点患病率时，还应尽可能在短期内完成。

抽样调查 一种非全面调查，即从总体中随机抽取一定数量具有代表性的观察对象组成样本，根据样本提供的信息，采用统计学方法推断总体的特征。抽样调查比普查涉及的观察对象数少，因而节省人力、物力、财力和时间，还有助于获得较为深入细致和准确的资料。因此，它在医疗卫生工作中应用最多。许多医疗卫生问题只能做抽样调查，如大气或水污染健康影响的调查、药物疗效的观察等。

抽样调查有概率抽样与非概率抽样之分。①概率抽样是指总体中观察单位被抽中的概率是已知的或可以计算的。概率抽样的样本对总体代表性较好，可以计算抽样误差、对总体进行统计推断。应用概率抽样的前提是目标总体和抽样框架明确。所谓抽样框架是指根据研究目的确定的总体中所包含的具体抽样单位的目录，可以是行政区域、地图、邮政编码、姓名和地址录、电话号码等。抽样框架在抽样调查中处于基础地位，是抽样调查必不可少的部分。根据观察对象的特点，采用的概率抽样方法有所不同。调查研究中常用的概率抽样方法有单纯随机抽样、系统抽样、整群抽样和分层抽样。②非概率抽样是指总体中每个观察单位被抽中的概率是未知的或不能计算的。非概率抽样的样本对总体代表性较差，不能计算抽样误差及对总体进行统计推断。但在许多实际工作中，尤其是在总体和抽样框架不明确的情况下，非概率抽样仍然是实用的。典型调查就属于一种非概率抽样方法，是指有意识地选择若干典型的人或单位进行深入研究的一种方法，如调查疾病的个别典型病例、研究其病理损害等。典型调查不能对总体做统计推断，但可结合专业知识和典型观察单位依据总体的代表性等信息对总体特征进行经验推论。

确定抽样方法后，还要确定需要调查多少观察单位，即样本量。抽样误差大小与样本含量直接相关，因此确定一个合适的样本量可将抽样误差控制在一定范围内。样本量过少，所得指标不稳定，推断总体精度差，检验效能低；样本量过多，会增加调查成本，而且可能增大各种非抽样误差，给调查的质量控制带来难度。因此，样本量估计的目的是在保证一定推断精度和检验效能的前提下，确定最少的观察单位数。

确定调查方式　主要有以下三种，有时可结合使用。

直接观察法　调查员通过对调查对象进行直接检查、测量或计数取得的资料，结果较为真实可靠，但成本较高。

直接采访法　调查员根据调查对象的回答来收集资料。主要包括访问调查和自填调查两种方式。调查员向调查对象作口头询问并将答案填入调查表一般称为访问调查。其优点是有利于调查对象对问题的理解，保证资料的准确性，一般应答率较高。调查对象本人填写问卷一般称为自填调查。其优点是调查成本较低而且保密，缺点是调查对象对问题的理解与设计

要求容易不一致，以致影响调查质量，且应答率一般较低。

间接采访法　通过信件、电话或网络等方式对调查对象进行的间接调查，这种调查方式应答率也较低并且调查质量较差。

除以上三种方法外，也可采用专题小组或召开调查会等多种形式来收集资料，但获得的主要是定性资料。

确定调查项目和调查表　调查工具一般有两类，一类是医学仪器或设备，用于测量人体生理生化等指标，获得的资料较为真实可靠；另一类是调查表，其中以设置许多主观问题为主并且要求调查对象回答的调查表一般称为问卷。由于问卷是以问题的方式向调查对象收集资料，很难避免调查员和调查对象两方面主观因素的干扰，较医学仪器或设备测量更易产生各种误差和偏倚。选定调查指标后，根据调查指标来确定对每个观察单位的调查项目，包括分析项目和备查项目，这些项目即在调查表中体现。其中分析项目直接用于计算调查指标并且是分析时排除混杂因素影响所必需的内容；备查项目是为了保证分析项目填写得完整和正确，便于对其核查而设置的，通常不直接用于分析。原则上，调查项目需精简，分析项目一个也不可少，备查项目则不宜多。

调查表或问卷的主要内容有：①知情通知，调查表的开始部分可设计一封致调查对象的信，主要是向应答者说明本次的研究目的、重要性、主要内容、调查结果的应用、应答者回答问题的必要性和为应答者的回答保密等内容，以获得应答者的理解、信任与合作。②基本情况，包括调查对象的一些基本人口学特征，如性别、年龄、民族、婚姻状况、文化程度、职业等。③分析项目，这是调查的核心内容，是根据研究目的和观察指标所确定的必须调查的项目，资料分析时据此计算分析指标或进行统计推断，以及控制可能的混杂因素对研究结果的影响。④编码，是用数字代表答案选项，是调查数据计算机录入和统计分析的基础。⑤核查项目，属调查质量控制内容，与调查目的无关，也不需询问调查对象，如调查员姓名、

调查日期、调查的起止时间、复核结果以及未调查的原因等。这是为便于复核和更正错误而设置的。⑥调查表填写说明，是为了保证所有调查员或调查对象都能对调查项目及其填写方法有一个正确的理解和统一认识。自填调查表的说明是为调查对象设计的，可在问卷的适当位置统一给出，或穿插在相应问题的后面；访问调查表的说明是给调查员看的，由于调查员在调查前一般要经过培训，因此，一些调查表并不把填写说明放在问卷中，而是编制专门的调查手册。

调查问题一般包括两种形式：①开放式问题，指不预先给定固定答案，让调查对象说出自己的情况和想法；②封闭式问题，指针对某一问题所有的可能性，同时提出两个或多个固定的答案，供调查对象选答，或调查者据实选填。为保证答案的适宜性，需进行预调查，以确定合适的备选项。

在调查问题的设计中，应注意避免：①双重问题，例如，"你是否吸烟和饮酒？"；②双重否定问题，例如，"请告诉我您是否同意或不同意这种说法？"；③模棱两可的问题，被调查者不明白所提出问题的意思；④语义模糊的问题，即在问题设计时使用语义模糊的词汇，如大概、可能、偶尔、经常等，如需使用，则应给出本次调查的定义或标准；⑤诱导性问题，这种问题往往带有暗示性或感情色彩的文字，或采用否定形式的提问等，例如，"您不参加锻炼，是吗？"；⑥问题中的专业术语，在问题设计时应尽量避免专业术语，应保证最低文化程度的调查对象也可以正确理解问题的含义。

调查问题的顺序安排的总原则是：①符合逻辑；②一般问题在前，特殊问题在后；③易答题在前，难答题在后；④如果采用封闭式和开放式相结合的问题，一般先设置封闭式问题；⑤敏感问题一般放在最后。另外，还应注意问题是否适合全部调查对象，可采用跳答的形式安排问题和给出指导语。

制订资料整理分析计划 调查搜集到的原始资料还必须经过归类、整理、分析，去伪存真。目前许多软件可用于录入数据和建立数据库。数据录入时，可用两个录入员分别录入同一资料，并对两人的录入结果进行比较，对于不一致的结果，需核对原始调查表以进行纠正；数据录入后，可根据调查项目间的逻辑关系进行逻辑查错，也可对某些变量做简单的统计描述，以发现异常值。对调查数据进行统计分析前，需要制订统计分析计划，目的在于保证所进行的统计分析是围绕研究目的而开展，避免主观选择分析结果。

制订调查的组织计划 调查的组织计划应包括组织领导、宣传发动、时间进度、地域划分、调查员培训、分工协调、经费预算、调查表格准备、调查资料的检查制度以及资料的汇总要求等。在进行现场调查时，尤其应注意原始资料的完整性和准确性，发现问题及时补查或修正。

质量控制 质量控制是研究者为使调查获得数据与真实情况间的偏差最小，保证调查结果真实可信，而在调查研究的全过程中所采取的一系列减少或消除各种非抽样误差的方法或措施。质量控制主要包括：①设计阶段，明确研究对象的入选标准和排除标准，精心设计调查表，规范调查方法，校准测量仪器，制定标准操作规程，采用国际公认的疾病诊断标准等。②准备阶段，编写调查手册与填表说明书，严格培训调查员；通过预调查补充、完善调查方案和调查表；成立质量控制小组。③调查实施阶段，调查员必须按规定的内容和程序认真调查，保证正确、完整、无误地填写所有调查项目；质控人员负责对每一份调查表进行验收，以检查调查表的准确性和完整性；通过抽样复查来评价调查员的调查质量。④资料整理分析阶段，数据应双录入，核对无误后再进行分析；需对资料的完整性进行评价，对逻辑性进行检查；统计分析时考虑采用分层分析或多因素分析等方法来控制可能存在的混杂因素等。

（胥美美）

M

Meta fenxi

Meta 分析（Meta-analysis） 又称荟萃分析、整合分析、综合分析、二次分析等，也称元分析、共分析、再分析或超分析，是以综合研究结果为目的，通过收集和查阅针对某一特定问题的相关研究，并对这些研究结果进行定量分析，以期获得一个综合性结论的统计方法。

　　沿革 Meta 分析思想的起源最早可追溯到 1904 年，皮尔森（Pearson）用常规统计技术将几个不同样本的数据合并起来进行分析，以研究接种血清对伤寒的预防效果。1955 年，比彻（Beecher）首次提出初步概念，定义为"收集大量单项试验进行结果整合的统计学分析"。1976 年，教育学家格拉斯（Glass）首次命名为术语 Meta 分析，并将其定义为"以综合研究结果为目的而对不同的研究结果进行收集、合并及统计分析的一种方法"。1991 年，弗莱斯（Fleiss）提出了较严谨和准确的定义："Meta 分析是用于比较和综合针对同一科学问题研究结果的统计学方法，其结论是否有意义取决于这些研究是否满足特定的条件。"迪克西姆（Dickersim K）等人于 1992 年将 Meta 分析定义为："对具有共同研究目的相互独立的多个研究结果进行定量合并分析，剖析各研究间差异的特征，综合评价各研究的结果。"由于 Meta 分析是对别人的研究结果进行再分析，所以艾布拉姆森（Abramson JH）称其为结果流行病学。

　　与系统综述的关系 Meta 分析本身是一类统计方法，在系统综述中非常有用，很多时候其概念与系统综述混用。在一些专著中 Meta 分析的计划书与系统综述的计划书基本一致，但实质上两者之间各有侧重，Meta 分析的计划书更注重其统计内容。Meta 分析是用统计分析的方法将多个独立的、可以合成的研究结果综合起来进行定量合成，它不可能将那些本身有问题的研究结果合成为一个好的结果。而系统综述并不一定要对相关研究的结果进行定量合成，它可以是定性系统综述，也可以是定量系统综述即 Meta 分析。系统综述中仅仅一部分是 Meta 分析（见下图），有些研究的设计存在很大的区别，或者研究测量的结果并不相同，在这种情况下将不同研究的结果进行定量合成是不合适的，甚至可能出现错误的结论。Meta 分析也可以在未经统计分析的情况下简单地将相关研究的结果进行定量合成，尽管合成的结果比单个研究的结果在数学上更为精确，但是由于容易受选择偏倚的影响，获得的结论并不一定真实、可靠。因此，要进行高质量的 Meta 分析，必须采用系统分析的方法，减少偏倚和误差的影响。

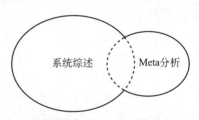

系统综述与 Meta 分析的关系

分析步骤　包括以下几个方面。

提出问题　研究者首先确定一个定义清楚、重点突出的题目，若题目不明确，会影响整个 Meta 分析过程。提出的问题，可大可小，视具体情况而定，可以是一个具体的问题或一个问题的某一方面或部分。

检索相关研究文献　问题确定后就要收集资料，包括公开发表与未公开发表的文献。由于发表性偏倚、选择性偏倚、语言偏倚等的存在，会增大文献查全的难度，因此事先需要建立一个全面检索策略。检索时注意查新与查全相结合。检索质量是非常关键的，最终会影响 Meta 分析的效度。

筛选文献并进行评价　根据分析目的及专业知识，确定纳入与排除标准。标准制定需从研究对象、研究设计类型、暴露和干预措施、研究结局、研究开展时间、发表语种、样本大小及随访年限等方面进行考虑和限定。文献质量评价方法包括内在的真实性、外在的真实性和影响结果解释的因素三个方面。依据标准对所收集的全部文献进行筛选并进行质量评价，剔除不符合的研究，以控制纳入研究间的异质性，保证 Meta 分析的有效性。

提取纳入文献的数据信息　每一个研究都应按事先制定的资料摘录表内容提取信息并进行分类整理，创建数据库。资料摘录表的内容包含：①杂志名称、发表年份、作者姓名及单位、研究基金的来源、文章类型等一般资料；②研究类型、样本量、研究对象基线特征、暴露或干预的内容、结局指标等研究资料。此外，研究者应列出排除的研究及排除原因，以使其他的研究者对 Meta 分析选择文献过程的偏性大小有一定的了解。

统计分析　过程依次为：①选择评价指标，即结局变量。统计分析的第一步就是确定效应指标，这个指标应该能够较好地反映研究结果，并且大多数同类研究中都含有这个效应值指标。常用的指标有相对危险度、比值比和危险度差。②异质性检验及选择模型估计总效应值。异质性检验又称齐性检验或一致性检验，是 Meta 分析中的重要环节，其目的是检查偏性，用于推断不同研究的结果是否来自于同一人群。循证医学提倡异质性检验的检验水准设为 $\alpha = 0.10$，也就是说若 $P \leqslant 0.10$，研究结果则不同质；若 $P > 0.10$，则研究结果同质。若研究间效应量满足同质性，可无须考虑研究人群方面的差异，选用固定效应模型来估计合并效应量；若存在异质性且来源已知，则选用随机效应模型估计合并效应量；若异质性过大，则不适合合并，应根据研究特征如年龄、性别等进行亚组分析或敏感性分析，也可做 Meta 分析探索异质性的可能原因。最后对合并效应量作假设检验，进行统计推断。Meta 分析的结果一般用森林图来表示。③发表偏倚分析。发表偏倚是 Meta 分析中常见的偏倚，是指有统计学意义的研究结果比无统计学意义的更易投稿和发表，这种偏倚会导致错误认识。采用漏斗图的散点分布是否对称来识别有无发表偏倚，然后用失安全系数评价发表偏倚的强度。④敏感性分析，这是检查一定假设条件下所获结果稳定性的方法，目的是发现影响结果的主要因素，解决不同研究结果的矛盾性。原理是通过模型参数在合理范围内的改变，以及对某些变量的增减，观察分析结果的变化，以选择最佳模型及模型中的参数。常用的分析方法是按研究特征（如不同的统计方法、研究方法学的质量高低，是否包括未发表的研究及样本量大小等）分层或分组后采用 Mental-Haenszel 方法进行合并分析，再比较各组及其与合并效应间差异有无显著性。

目前常用的 Meta 分析软件有：①Review Manager（RevMan），是国际 Cochrane 协作网为系统评价工作者提供的标准化专用软件，其中包含 Cochrane 系统评价的各项功能，也包括该组织推荐的 Meta 分析功能，具有操作简单和结果直观的特点。②STATA 统计软件，可完成二分类变量和连续性变量的 Meta 分析，也可以进行 Meta 回归分析，还可以绘制 Meta 分析的漏斗图、森林图等。③SAS 软件，可完成各种 Meta 分析的统计工作（定量变量、分类变量的固定效应模型和随机效应模型）。④SPSS 软件，在其"Crosstable"菜单中，可完成四格表资料 Meta 分析。

结果分析与讨论 对 Meta 分析的结果，需做以下几方面的讨论：①纳入的研究存在异质性时，讨论异质性的来源及其对合并效应尺度的影响；②是否需做亚组分析；③讨论各种偏倚的识别与控制；④对 Meta 分析结果的实际意义进行讨论。

局限性 包括：①数据质量难以保证。由于单项研究的数据质量良莠不齐，因此数据质量不能令人完全信赖等。②发表偏倚难以克服。在研究中，不论研究所用方法是否更为合理和先进，统计学检验有显著性的结果比无显著性的结果更易被发表在公开杂志上。所以，限于发表文献中大多数独立研究的"阳性"结果，系统综述的结果很可能会导致对效应大小的高估。因此，Meta 分析时应尽量搜集相关的未发表的资料和文献，以便对最终结果的不确定性进行估计。尽管目前对于发表偏倚的检验具有一定手段，但如何纠正发表偏倚还有待于统计学方法方面的突破。③所需数据缺失。在实践中，许多已收集的文献，由于研究目的的差异、对最初实验结果的选择性报道、分析的偏差及对原始数据描述不完整等原因，使综述者所需数据不完整而不能被有效整合和充分利用，从而降低了 Meta 分析的综合分析能力。④不对等比较。许多学者指出各研究的对象、结果测量指标不同会影响最终分析结果，在做结论时常常有较大的不确定性和随意性，很难得出正确的结论。⑤统计方法滞后。目前 Meta 分析可以处理的资料类型较为局限，有两个均数的比较、两个率或危险度的比较、线性相关分析等，对于其他更多的资料类型，还有待于从统计学方面提供成熟的方法。⑥结果解释的问题。综述者个人的偏见、意向对综合结果的解释会有较大的影响。⑦投入较大。Meta 分析的工作量巨大，非大量人工投入和严谨态度是不能胜任的，在从事此类研究之前需要有充分的准备和认识。

在环境流行病学中的应用 在环境流行病学应用方面 Meta 分析具有多种用途，主要体现在以下几个方面：①增加统计学功效。由于单个研究往往样本较小，结果受偶然因素的影响较大，且不易明确肯定或排除某些相对较弱的因素的作用，所以就很难肯定某种效应，如研究可吸入颗粒物与居民每日死亡关系的 Meta 分析。Meta 分析把许多具有可比性的研究结果进行合并，增大了样本量，可以改善对效应的估计精度或提高检验效能，防止小样本导致的偏倚。②解决单个研究间的矛盾，改进对作用效应的估计。由于单个研究在设计、对象选择等方面不同，其研究结果的质量存在很大差异，一般综述方法很难对研究结论做出合理取舍，而 Meta 分析可以考察各个研究间异质性的来源及可能存在的偏倚，采用统计方法对各个研究结果进行定量综合评价，从而可得出一个较明确的结论，且使效应估计的有效范围相对更精确。③寻找新的假说和研究思路。通过 Meta 分析可以探讨单个研究中未阐明的某些问题，发现以往研究的不足之处，提出新的研究方向和研究课题。

（胥美美）

maijiao zhongdu

麦角中毒（ergot poisoning） 食用被麦角菌侵染的谷物引起的一种真菌性食物中毒。麦角是麦角菌寄生在麦类作物上形成的一种突出的、长而微弯的角状物，含有多种生物碱，包括麦角毒、麦角胺和麦角新碱等，后两者为主要有毒成分。粮食中含有 0.5% 的麦角即有毒性出现，7% 的含量为致死量。

临床表现 麦角中毒可分为两类，即坏疽性麦角中毒和痉挛性麦角中毒。坏疽性麦角中毒的症状包括剧烈疼痛、肢端感染和肢体出现灼焦和发黑等坏疽症状，严重时可导致断肢；痉挛性麦角中毒的症状是神经失调，出现麻木、失明、瘫痪和痉挛等症状。此外，麦角中毒还可出现流涎、心跳和呼吸加快、心律不齐等急性中毒症状，之后精神沉郁，喜睡，有腹痛、腹泻，少数孕畜还可发生阴道脱出或流产。有的患畜耳尖、尾部、乳房的皮肤可发生坏死和脱落。

防治措施 麦角中毒预防的根本措施是消除麦角菌对农作物的污染，加强田间管理，清除田周围的杂草及自生麦。将饲料在通风干燥的良好环境中储藏，缩短其存放时间，防止饲料在加工和运输过程中遭到污染。若感染麦角菌应立即停止饲喂饲料，尽量采取过筛法或机械法等消除麦角菌。对于被污染的饲料产品，可采用紫外线照射等方法减弱麦角毒素的毒性。同时可通过制定粮食中麦角的限量标准来预防麦角中毒的发生。麦角中毒的治疗主要是采取急救措施和对症治疗的措施，中毒后立即进行洗胃或灌肠，并肌肉注射硫酸阿托品 15 ~ 30 mg 缓解腹痛和腹泻等症状，可静脉注射葡萄糖来缓解症状并促进痊愈。　　(郑婵娟)

manxing duxing shiyan

慢性毒性试验（chronic toxicity test）　检测在较长时间内，外源性化学物以小剂量反复染毒后所引起损害作用的试验。在一年以上或更长时间观察受试的动物的慢性毒性试验称为终生毒性试验，是研究外源性化学物长时间或终生少量反复接触受试动物所致损害作用的试验。属于《化学品毒性鉴定技术规范》中的第四阶段试验。

目的 主要包括：①确定受试物慢性毒性作用的特征及靶器官、慢性毒性损害的可逆性等；②研究受试化学物毒性作用的剂量-反应（效应）关系，确定其观察到有害作用的最低剂量（LOAEL）和未观察到有害作用的剂量（NOAEL），依此进行受试化学物的危险度评价，并为制定人接触该化学物的安全限量（ADI）提供毒理学依据；③确定不同动物物种对受试物慢性毒效应的差异，为将毒性研究结果外推到人提供依据。

设计要点 与亚慢性毒性试验基本一致，差别在于染毒期限的不同，一般慢性毒性试验较亚慢性长，而终生毒性试验（染毒一年以上的慢性毒性试验）则更长。

实验动物 首选的啮齿动物为大鼠，非啮齿动物为狗，以大鼠常用。经皮染毒时也考虑使用家兔。一般选用雌雄两种性别的动物。慢性毒性试验一般要求每组至少50只，当慢性毒性和致癌试验结合在一起进行时，每组动物雌雄均以 50 只以上为宜。如在染毒期间需处死部分动物做有关指标检验，则每组动物数需相应增加。慢性毒性试验动物的年龄应为低龄，大鼠应选初断乳的。下表中列出了部分动物染毒期限相当于其寿命的百分比（%）和相当于人的染毒时间的相关数据，在研究时可据此选择适龄的动物和合适的染毒期限。

实验动物染毒期限相当于本身和人的寿命期限

物种	染毒期限/月				
	1	3	6	12	24
相当于动物本身寿命的百分比/%					
大鼠	4.1	12.0	25.0	49.0	99.0
兔	1.5	4.5	9.0	18.0	36.0
狗	0.82	2.5	4.9	9.8	20.0
猪	0.82	2.5	4.9	9.8	20.0
猴	0.55	1.6	3.3	6.6	13.0
相当于人的染毒时间/月					
大鼠	34	101	202	404	808
兔	12	36	72	145	289
狗	6.5	20	40	81	162
猪	6.5	20	40	81	162
猴	4.5	13	27	61	107

注：引自 Donald J. Ecobichon. The Basic Toxicity Testing. 2nd edition. Boca Raton, Florida, U. S. A：CRC Press, 1997。

染毒途径 外源性化学物的染毒途径，应当尽量模拟人类接触受试化学物的方式。常用的染毒途径是经消化道、经呼吸道和经皮肤染毒。经胃肠道染毒时最好采用喂饲法，如受试化学物有异味或易水解时，也可以用灌胃的方式染毒。当用大动物如狗或猴进行试验时，因喂饲染毒毒物的消耗量太大，通常采用胶囊或插胃管染毒。经呼吸道吸入染毒时每天吸入时间依实验要求而定，慢性毒性试验一般要求每天吸入 8 h 或更长，经皮染毒时每次染毒 4 ~ 6 h。在试验过程中，应根据动物体重及饲料消耗量的变化，每周调整饲料中受试物的浓度或灌胃或气管滴注的体积，以维持恒定的染毒水平。

剂量分组 在慢性毒性试验中，为了得到明确的剂量—反应（效应）关系，一般至少应设 3 个剂量组和 1 个阴性（溶剂）对照组。原则上高剂量组动物在喂饲受试物期间应能引起较为明显的毒性，但实验动物应在染毒期间不发生中毒性死亡；中剂量组应为引起轻微毒性的剂量，即 LOAEL；低剂量组不应出现毒性反应，即相当于 NOAEL。具体的剂量选择，在慢性毒性试验中，可以选择亚慢性毒效应的 NOAEL 或其 1/5 ～ 1/2 为高剂量，以亚慢性毒效应的 NOAEL 的 1/50 ～ 1/10 为慢性试验中剂量组，1/100 为低剂量组。虽然有这些原则可供参考，但在设计剂量时，必须根据受试化学物的特点具体分析，必要时需要通过进行少量动物、较短时间的预试验来确定染毒剂量。高、中、低各剂量间要有适当的剂量组距，一般相差不小于 2 倍。

染毒期限 一般应根据受试物的种类和实验动物的物种而定，慢性毒性试验的染毒期限一般为 6 个月以上至两年，而终生毒性试验为一年以上或终生。

观察指标 主要包括以下八个方面。

一般情况 在试验过程中，应每日观察动物的外观（体表通道和毛色等）和行为（躁动、冷漠等）有无异常，实验动物有无中毒反应及程度，实验动物的刺激性（如是否好斗），以及对周围环境、食物和水的兴趣，这些指标结合起来可能揭示出未观察到毒性症状前的潜在毒性效应。

动物体重 可以反映受试物对实验动物的生长发育及一般状态的影响。在相同的喂饲条件下，如果受试组动物体重与对照组相差 10%，可以认为是由受试化学物所引起的毒效应。如果各剂量组动物体重的改变存在剂量—反应（效应）关系，则说明存在综合毒性效应。

食物利用率 试验期间应注意观察并记录动物每日的饲料消耗，并计算动物的食物利用率。

实验室检查 在慢性和终生毒性试验中，必须评价受试物对各器官系统功能的影响。最主要的是评价解毒和排泄器官即肝和肾，另一个重要的靶器官是血液。此外，血、尿等体液的实验室检查可发现受试物所致的器官功能紊乱。实验室检查具体指标与亚急性毒性试验和亚慢性毒性试验相似，包括血液学检查、血液生化学检查和尿液检查等。应重点观察在亚慢性毒性试验等前期试验中已经显现的阳性指标，并于试验的第 3 个月、第 6 个月及以后每半年常规检查一次。①血液学检查，如白细胞、红细胞比容、红细胞计数、绝对白细胞分类计数（中性粒细胞、淋巴细胞、单核细胞、嗜碱性粒细胞、嗜酸性粒细胞）、血小板计数和网织红细胞。②血液生化学检查，如葡萄糖、尿素氮、肌酐、总蛋白、白蛋白、计算的球蛋白、钙、钠、钾、总胆固醇和适当的肝细胞和肝胆道测试。对肝细胞评估，推荐最低要求选 2 个适当的血生化指标检验，如丙氨酸氨基转移酶、天冬氨酸氨基转移酶、山梨醇脱氢酶、谷氨酸脱氢酶或总胆汁酸。对肝胆道评估推荐最低要求选 2 个适当的血生化指标检验，如碱性磷酸酶、谷氨酰转移酶、总胆红素或总胆汁酸。③尿液检查，在研究期间应至少进行一次尿分析。对常规尿分析，推荐收集过夜（约 16h）尿。推荐的核心测试包括尿外观（颜色和浊度）、体积、比重或渗透压、pH 值、潜血、总蛋白和葡萄糖的定量或半定量测定。

病理及病理组织学检查 在试验过程中，对于濒死的动物应及时进行解剖检查。试验结束及恢复期结束，对所有试验动物进行病理及病理组织学检查。慢性毒性试验中，可在试验中间（如每 6 个月）剖杀部分试验动物进行检查。同时测定脏器系数。

组织病理学检查 对照组和高剂量组动物以及系统解剖时发现的异常组织均需做详细的组织病理学检查，必要时还需进行组织化学或电镜检查。其他剂量组一般仅在高剂量有异常发现时进行。

特异性检查 特异性指标可以反映受试化

学物的中毒特征，有时可能也是较敏感的指标，常与毒性作用机制有关，为效应生物标志。但此种指标选择的难度大，常涉及其毒作用机制，需要仔细分析受试物的化学结构（特殊基团）和受试化学物在急性、亚急性毒性试验中表现的毒作用特征。

靶器官检查　如已了解受试物毒作用的靶器官，可适当对该器官进行生理功能的测定，但不作为常规试验，如眼科学检查和心脏血管的评估等。

结果分析　慢性和终生毒性试验的所有观察指标，应按组别、分性别进行整理并选择适当的统计学方法，进行各剂量组与阴性对照组的比较。与亚慢性毒性试验一样，慢性毒性试验也要充分考虑对照组与处理组间统计学意义的生物学含义，并要注意分析各项指标之间的互相验证性。在综合分析的基础上，确定受试化学物的 LOAEL 和 NOAEL 及毒性作用的靶器官。

（魏红英　秦宇）

manxing duxing zuoyong

慢性毒性作用 （chronic toxicity）　见毒性作用。

manxing zusexing fei jibing

慢性阻塞性肺疾病 （chronic obstructive pulmonary disease，COPD）　具有气流受限特征的慢性支气管炎和/或肺气肿的总称。COPD 以持续存在的气流受限，并呈进行性发展为特征，可伴有气道和肺对有害颗粒或气体所致慢性炎症的反应性增加。

病因　包括环境因素以及个体易感因素两个方面，两者相互影响，共同促进 COPD 的进展。

环境因素　环境因素对于 COPD 的发病至关重要，主要有以下几个方面。

吸烟　吸烟为 COPD 重要的发病因素。吸烟者肺功能的异常率较高，1s 用力呼气容积（forced expiratory volume in one second，FEV1）的年下降率较快，吸烟者死于 COPD 的人数较非吸烟者多。被动吸烟也可能导致呼吸道症状以及 COPD 的发生。孕期妇女吸烟可能会影响胎儿肺脏的生长及在子宫内的发育，并对胎儿的免疫系统功能有一定影响。

职业性粉尘和化学物质　职业性粉尘及化学物质（烟雾、过敏原、工业废气及室内空气污染等）的浓度过大或人群对其暴露时间过久，均可导致与吸烟无关的 COPD 的发生。接触某些特殊的物质、刺激性物质、有机粉尘及过敏原能使气道反应性增加。

空气污染　化学气体如氯、氧化氮、二氧化硫等，对支气管黏膜有刺激和细胞毒性作用。当空气中的烟尘或二氧化硫明显增加时，COPD 急性发作显著增多。其他粉尘如硅尘、煤尘、棉尘、蔗尘等也可刺激支气管黏膜，使气道清除功能遭受损害，为细菌入侵创造条件。烹调时产生的大量油烟和生物燃料产生的烟尘与 COPD 发病有关，生物燃料所产生的室内空气污染可能与吸烟具有协同促进 COPD 发病的作用。

感染　肺炎链球菌和流感嗜血杆菌可能为 COPD 急性发作的主要病原菌。病毒也对 COPD 的发生和发展起作用。儿童期重度下呼吸道感染和成年时的肺功能降低及呼吸系统症状发生有关。

个体易感因素　某些遗传因素可增加 COPD 发病的危险性。已知的遗传因素有 α1-抗胰蛋白酶缺乏。重度 α1-抗胰蛋白酶缺乏与非吸烟者的肺气肿形成有关。在我国 α1-抗胰蛋白酶缺乏引起的肺气肿迄今尚未见正式报道。支气管哮喘和气道高反应性是 COPD 的危险因素，气道高反应性可能与机体某些基因和环境因素有关。此外，COPD 的发病与患者的社会经济地位相关。

流行病学　COPD 是一个复杂的疾病，受遗传因素、环境因素等多个因素的共同影响。在全世界范围内，COPD 患病率整体呈上升趋势。据世界银行、世界卫生组织估计，预计到2020 年 COPD 将达到疾病负担第五位，并成为第三大死亡原因。COPD 的患病率随年龄增大而增高，男性患病率显著高于女性，男性患者占 COPD 患者的 2/3。COPD 的死亡率随着年龄的增加而升高。年龄本身也可能是独立的危险因子，但也可能是吸烟或环境暴露及其健康效应累积作用的结果。

发病机制 尚未完全明了，但与哮喘的发病机制不尽相同。炎症、肺部的蛋白酶和抗蛋白酶失衡、氧化与抗氧化失衡、细胞凋亡、感染和自身免疫等在 COPD 发病中起重要作用。COPD 严重程度和气流受限的程度［FEV1/FVC（用力肺活量）］取决于肺气肿和小气道疾病的严重程度。炎症性纤维化、杯状细胞化生、黏液栓或黏液脓栓、终末细支气管平滑肌肥大、肺泡受破坏以及支气管和细支气管痉挛性收缩等均在气流阻塞形成过程中起重要作用。吸烟等环境刺激物可导致肺部炎症并直接损害肺脏，最终导致 COPD。蛋白酶和抗蛋白酶失衡是引起肺气肿发生的重要因素。与肺泡细胞凋亡相关的上游和下游活动之间的相互作用也是导致肺气肿发生和发展的关键，而这种作用广泛存在于细胞凋亡、氧化应激和炎症反应的自我放大的损伤循环过程中。感染是造成 COPD 急性加重和病情进展的主要因素，自身免疫可能是导致 COPD 患者戒烟后肺内炎症持续存在的主要原因。

临床表现 气道慢性炎症及进行性气道阻塞是 COPD 的主要特点。COPD 的临床表现为长期反复咳嗽、咯痰、喘息及全身症状等。

症状 患者常有气短、咳嗽和咳痰等症状。

气短或呼吸困难 是 COPD 的标志性症状，可随着病情进行性加重。早期仅于劳动时出现，之后逐渐加重以致日常活动甚至休息时也感到气短。

慢性咳嗽 通常是慢阻肺最早出现的症状，疾病开始时咳嗽呈间歇性，多为晨起较重，以后逐渐发展为早晚或整日均有咳嗽。但有少数病例咳嗽不伴咳痰，也有部分病例有各种明显气流受限但无咳嗽症状。

咳痰 咳嗽后通常咳少量黏液性痰，部分患者在清晨较多。当有合并感染时可出现脓性痰，且痰量增多。

喘息和胸闷 非特异性症状，部分患者特别是重度患者于急性加重时出现；胸闷感通常在劳动后出现，与呼吸费力肋间肌等容性收缩有关。

全身症状 在 COPD 的临床过程中，患者特别是较重的患者可能会发生全身症状，如体重下降、食欲减退、低氧血症和/或高碳酸血症、外周肌肉萎缩和功能障碍、精神抑郁和/或焦虑等；合并感染时有咳血痰或咯血等症状。

体征 COPD 早期体征不明显，随着疾病进展可出现以下体征。

一般情况 黏膜及皮肤发绀，严重时呈前倾坐位，球结膜水肿，颈静脉充盈或怒张。

呼吸系统 包括：①呼吸浅快，辅助呼吸肌参与呼吸运动，严重时可呈胸腹矛盾呼吸；②桶状胸，胸廓前后径增大，肋间隙增宽，剑突下胸骨下角增宽；③双侧语颤减弱；④肺叩诊可呈过清音，肺肝界下移；⑤两肺呼吸音减低，呼气相延长，有时可闻干性啰音和/或湿性啰音。

心脏 可见剑突下心尖冲动、心脏浊音界缩小、心音遥远、剑突部心音较清晰响亮等，出现肺动脉高压和肺心病时三尖瓣区可闻收缩期杂音。

腹部 表现为肝界下移，右心功能不全时出现肝颈反流征阳性，出现腹水时移动性浊音阳性。

其他 长期低氧病例可见杵状指/趾；高碳酸血症或右心衰竭病例可出现双下肢凹陷性水肿。

诊断 任何患有呼吸困难、慢性咳嗽或多痰的患者，并且有暴露于危险因素的病史时，在临床上均需考虑做 COPD 的诊断。诊断 COPD 首先需要进行肺功能检查，吸入支气管扩张剂之后 FEV1/FVC < 0.70 表明存在气流受限，即可诊断为 COPD。但应用 FEV1/FVC 这一固定比值可能在老年人群中导致诊断过度。因为正常情况下随着年龄的增长，肺容积和气流可能受到影响，根据该比例可能将某些老年

人诊断为轻度的 COPD。相反，对年龄小于 45 岁的成人有可能导致 COPD 的诊断不足。

《COPD 诊断、处理和预防全球策略》（2011 年修订版）中，提出 COPD 评估的概念。这是指根据患者的临床症状、未来急性加重的风险、肺功能异常的严重程度以及并发症的情况进行综合评估，以决定疾病的严重程度，包括气流受限的严重程度、患者的健康状况和未来的风险程度（如急性加重、住院或死亡），并最终指导治疗。

防治措施 包括预防措施与治疗原则。

预防措施 应注意以下几个方面：①戒烟，患 COPD 的危险度在戒烟后会逐年降低，戒烟后 3 个月，咳嗽、咳痰和喘息等症状很快下降，肺功能降低的速率也减缓。②避免接触有害粉尘、烟雾和气体。③预防呼吸道感染，避免病毒、支原体或细菌对呼吸道的感染；流感疫苗、肺炎球菌疫苗等对于预防 COPD、减少其发作有一定作用。④对慢性支气管炎患者进行肺通气功能监测，及早发现气流受限并及时采取措施。⑤减少室内外空气污染，改善机体的营养状况，养成良好的卫生习惯。

治疗原则 COPD 的治疗应达到阻止症状发展和病情加重、保持最适当的肺活量、改善活动能力以及提高生活质量的目的。治疗原则包括：①停止吸烟；②应用抗生素，COPD 的加重多与病毒、细菌等感染有关，应用抗生素控制感染是治疗 COPD 急性加重的主要措施；③应用气管扩张剂；④糖皮质激素治疗，但 COPD 患者应慎用，仅在 COPD 急性加重期，有合并哮喘或对 β₂ 受体激动剂有肯定效果时，可考虑口服或静脉滴注；⑤使用祛痰药清除呼吸道痰液，保持呼吸道通畅；⑥避免接触有害粉尘、烟雾和气体。　　　　（秦宇）

霉变甘薯中毒 （moldy sweet potato poisoning） 食用被霉菌及其毒素污染的甘薯引起的一种真菌性食物中毒。甘薯又名红薯、甜薯或地瓜等，由于贮藏不当，可因霉菌作用而引

起表面出现黑褐色斑块，变苦、变硬等，称为黑斑病，食用后可引起人畜中毒。

原因 霉变甘薯中毒主要发生在农村地区。甘薯在收获、运输和贮藏过程中擦伤的薯体部分，易于被霉菌污染，如贮藏于温度和湿度较高的条件下，霉菌会生长繁殖并产生毒素。引起中毒的毒素物质有甘薯宁、1-甘薯醇、4-甘薯醇等。

流行病学与中毒表现 霉变甘薯中毒的潜伏期较长，一般在食后 24 h 发病。轻度中毒者主要症状表现为头痛、头晕、恶心、呕吐、腹泻等，重症中毒者可出现多次呕吐、腹泻，并伴有体温升高、神志不清、肌肉颤抖、心悸、呼吸困难、颜面潮红、视物模糊和瞳孔散大等症状，甚至可能休克、昏迷、瘫痪乃至死亡。

防治措施 霉变甘薯中毒的预防措施主要是防止甘薯被霉菌污染，在收获、运输和贮存过程中防止薯体受伤，在贮存过程中要保持较低的温度和湿度。要会识别并且不食用霉变甘薯，霉变甘薯的表面有圆形或不规则的黑褐色斑块，薯肉变硬，具有苦味、药味。霉变甘薯不论生吃、熟食或做成薯干食用均可造成中毒。只有轻微霉变的甘薯可去掉霉变部分的薯皮薯肉，浸泡煮熟后少量食用。霉变甘薯中毒尚无特殊药物治疗，治疗原则以急救措施和对症治疗为主。中毒发生后立即采取催吐、洗胃、导泻等措施，以减少毒素的吸收。对症治疗主要是补液，纠正胃肠炎症状和神经系统症状。

（郑婵娟）

霉变甘蔗中毒 （moldy sugarcane poisoning） 食用了保存不当而发生霉变的甘蔗引起的真菌性食物中毒。甘蔗霉变主要是甘蔗在不良的条件下长时间储存，如过冬，导致微生物大量繁殖所致。霉变甘蔗的质地较软，瓤部的色泽比正常甘蔗深，一般呈浅棕色，闻之有霉味，其中含有大量的有毒霉菌及其毒素，这些毒素对神经系统和消化系统有较大危害。

原因 引起中毒的甘蔗多未成熟，含糖量

低，外观光泽不好。将霉变甘蔗切成薄片，在显微镜下可见有真菌菌丝侵染，从霉变甘蔗中分离出的产毒真菌为甘蔗节菱孢霉菌。甘蔗新鲜时甘蔗节菱孢霉菌的侵染率仅为 0.7% ~ 1.5%，但经过 3 个月左右的储藏，侵染率可达 34% ~ 56%，因此长期贮藏的甘蔗是节菱孢霉菌繁殖的良好培养基。

流行病学 霉变甘蔗中毒常发生于我国北方地区的初春季节，2—3 月为发病高峰期，多见于儿童和青少年，病情常较严重，甚至危及生命。霉变甘蔗中毒产生的毒素为一种强烈的嗜神经毒素，主要损害中枢神经系统。中毒的潜伏期较短，最短仅十几分钟，轻度中毒者的潜伏期较长，重度中毒者多在 2 h 内发病。

中毒表现 中毒症状最初表现为一时性消化道功能紊乱，出现恶心、呕吐、腹痛、腹泻、黑便，随后出现头昏、头痛和复视等神经系统症状。重度中毒者表现为消化功能紊乱，可发生阵发性抽搐，抽搐时四肢强直，屈曲内旋，手呈鸡爪状，眼球向上，偏侧凝视，瞳孔散大，继而进入昏迷状态。患者可死于呼吸衰竭，幸存者则留下严重的神经系统后遗症，丧失独立能力，如语言障碍、吞咽能力、大小便失禁等，最终导致终生残疾。

防治措施 首先应加强宣传教育，教育群众不买、不吃霉变的甘蔗。因不成熟的甘蔗容易霉变，故应成熟后再收割。为了防止甘蔗霉变，贮存的时间不宜过长，同时应注意防捂、防冻，并定期进行感官检查。已发生霉变的甘蔗严禁出售。霉变甘蔗中毒尚无特殊的治疗方法，在发生中毒后应尽快洗胃或灌肠，以排除毒物，并进行对症治疗。 （郑婵娟）

meijun dusu

霉菌毒素 （mycotoxin） 霉菌在其所污染的食品中产生的有毒代谢产物，通常具有耐高温、无抗原性、主要侵害实质器官的特性。迄今为止发现的霉菌毒素已有 200 多种。

特点 主要包括以下三点：①产生霉菌毒素的产毒菌株只限于少数，同一菌种中存在产毒能力不同的菌株可能是由于菌株本身的生物学特性、外界条件的不同，或两者兼有。②霉菌毒素不具有严格的专一性，即一种菌种或菌株可以产生几种不同的毒素，而同一霉菌毒素也可由几种霉菌产生，如杂色曲霉毒素可由杂色曲霉、黄曲霉和构巢曲霉产生，又如岛青霉可以产生黄天精、红天精、岛青霉毒素以及环氯素等几种毒素。③霉菌毒素的形成需要一定的条件，霉菌污染食品并在食品上繁殖是其先决条件，而霉菌能否在食品上繁殖又与食品的种类和环境因素等各方面的影响有关。

形成条件 主要是指以下五种情况。

基质 一般而言，营养丰富的食品更有利于霉菌毒素的形成，毒素在天然食品中比在人工合成的培养基上更易形成。但不同的霉菌种易在不同的食品中繁殖，即各种食品出现的霉菌以一定的菌种为主，如黄曲霉及其毒素在玉米与花生中检出率高，镰刀菌及其毒素在小麦和玉米中检出率高。

水分 对霉菌毒素的形成具有重要的作用。以最易受霉菌污染的粮食为例，粮食水分为 17% ~ 18% 是霉菌毒素形成的最佳条件。一般来说，粮食类水分在 14% 以下，大豆类在 11% 以下，干菜和干果品在 30% 以下，微生物较难生长。

湿度 在不同的相对湿度中，形成的霉菌毒素也不同。例如，相对湿度在 80% 以下时，主要是干生性霉菌（灰绿曲霉、局限青霉、白曲霉）毒素；相对湿度为 80% ~ 90% 时，主要是中生性霉菌（大部分曲霉、青霉、镰刀菌属）毒素；而相对湿度在 90% 以上时，主要为湿生性霉菌（毛霉、酵母属）毒素。一般在非密闭状态下，粮食中水分与环境相对湿度可逐渐达到平衡，在相对湿度为 70% 时粮食达到平衡水分的条件，霉菌即不能产毒。

温度 外界温度对霉菌毒素的形成也有重要影响。大多数霉菌产毒最适宜的温度为 25 ~ 30℃，在 0℃ 以下或 30℃ 以上时，不能产毒或产毒能力减弱。

通风情况　大部分霉菌毒素的形成需要有氧条件，但毛霉等少数曲霉在厌氧条件下形成。

健康影响　霉菌污染食品后，从食品卫生学角度应该考虑以下两方面的问题。

食品变质　霉菌最初污染食品后，在基质及环境条件适宜时，首先引起食品的腐败变质，不仅可使食品呈现异样颜色、产生霉味等异味，也可使食品的食用价值降低，甚至完全不能食用，还可使食品原料的加工工艺品质下降，如黏度、出粉率、出米率等降低。粮食类及其制品被霉菌污染而造成的损失最为严重，据估算，全世界平均每年至少有2%的粮食因污染霉菌发生霉变而不能食用。

人畜中毒　历史上曾发生的霉菌毒素中毒有麦角中毒、赤霉病麦中毒、黄曲霉毒素中毒等。霉菌毒素中毒可表现出较为明显的地方性和季节性，甚至有些可具有地方病的特征。霉菌毒素中毒的临床症状表现多种多样，较为复杂。有因短时间内摄入大量霉菌毒素引起的急性中毒，也有因少量长期摄入含有霉菌毒素的食品而引起的慢性中毒，可表现为诱发肿瘤、造成胎儿畸形和引起体内遗传物质发生突变等，并可抑制蛋白质合成和DNA的复制、抑制DNA和组蛋白形成复合物、影响核酸合成、降低免疫功能等。

主要的霉菌毒素　霉菌种类很多，所以产生的毒素也很多。由于一种毒素可能表现出多种毒性，而且霉菌毒素对人体的毒性作用尚未完全明确，所以目前仍主张按毒素产生的来源对霉菌毒素进行分类。比较重要的有下列八种。

黄曲霉毒素　是黄曲霉和寄生曲霉的代谢产物。寄生曲霉的所有菌株都能产生黄曲霉毒素（aflatoxin，AF），但我国寄生曲霉罕见。黄曲霉是我国粮食和饲料中常见的真菌，由于黄曲霉毒素的致癌力强，因而受到重视。

化学结构及性质　黄曲霉毒素是一类结构类似的化合物，分子量是 312～346，其基本结构都有二呋喃环和香豆素（氧杂萘邻酮），在紫外线下都能产生荧光。目前已分离鉴定出的黄曲霉毒素有 20 余种，其中毒性较强的有 6 种。黄曲霉毒素的毒性与其结构有关，凡二呋喃环末端有双键者均毒性较强并有致癌性，如黄曲霉毒素 B_1 和黄曲霉毒素 G_1。黄曲霉毒素耐热，裂解温度为 280℃，在水中溶解度很低，几乎不溶于水，能溶于油脂和氯仿、甲醇、乙醇等多种有机溶剂中。但在碱性条件下（如加氢氧化钠），黄曲霉毒素的内酯环被破坏，形成香豆素钠盐，可溶于水被洗脱掉。

产毒条件　产毒的温度范围是 12～42℃，最适产毒温度为 25～33℃。黄曲霉在水分为 18.5% 的玉米、稻谷、小麦上生长时，第 3 天开始产生黄曲霉毒素，第 10 天产毒量达到最高峰，以后便逐渐减少。不同的菌株产毒能力差异很大，除基质外，温度、湿度和空气均是黄曲霉生长繁殖及产毒的必要条件。尽管霉菌在天然基质如玉米、花生、大米等，比在人工合成的培养基产毒量高，但对黄曲霉及寄生曲霉产毒条件的研究多是在使用人工培养基条件下进行的。

对食品的污染　黄曲霉毒素污染可发生在多种食品上，其中以玉米、花生、棉籽油最易受到污染，其次是稻谷、小麦、大麦和豆类等。除粮油食品外，我国在干果类食品（如胡桃、杏仁），动物性食品（如奶及其制品、动物肝脏、干咸鱼等）以及干辣椒中也有黄曲霉毒素污染的报道。在我国南方高温、高湿地区，一些粮油及其制品容易受到黄曲霉毒素污染，而华北、东北和西北除个别样品外，一般不会受到黄曲霉毒素污染。

毒性　包括：①急性毒性。黄曲霉毒素是一种剧毒物质，对鱼、鸡、鸭、鼠类、兔、猫、猪、牛、猴及人均有极强的毒性。大部分敏感动物在摄入毒素之后 3 天内即死亡，解剖发现它们的肝脏均有明显损伤，表现为胆管上皮增生、肝实质细胞坏死、肝出血及肝脂肪浸润等急性病变。②慢性毒性。长期摄入小剂量的黄曲霉毒素还会产生慢性毒性，主要表现为肝脏亚急性或慢性损伤、生长障碍、肝功能降低和肝硬化。其他症状有食物利用率下降、生长发育迟缓、体重减轻、母畜不孕或产仔减少等。③致癌性。目前发现黄曲霉毒素是一种较强的化学致癌物质，其致肝癌强度远远大于二甲基亚硝胺。黄曲霉毒素不仅可诱发肝癌，还可诱发肾癌，胃腺癌，直肠癌及小肠、乳腺、卵巢等其他部位肿瘤。

预防措施　预防黄曲霉毒素危害人类健康的主要措施是防止食品受黄曲霉菌及其毒素的污染，并尽量减少黄曲霉毒素随同食品摄入人体的可能。具体措施主要包括以下三个方面：①食品防霉，是预防食品被黄曲霉毒素污染的根本措施，如田间防霉、低温保藏并注意除湿和通风等。辐射防霉也有一定效果，利用辐射不仅可以防霉，同时还可提高饲料和粮食的新鲜度。②去除毒素，主要是用物理、化学或生物学方法将毒素去除，或者采用各种方法来破坏毒素。常用的方法有挑选霉粒法、碾轧加工法、植物油加碱去毒法、物理去除法、加水搓洗法、氨气处理法、紫外光照射等。③限制食品中黄曲霉毒素含量。我国已制定了多种食品中黄曲霉毒素 B_1 的限量标准，其他 60 多个国家也制定了食品及饲料中黄曲霉毒素的限量标准或有关法规。加强监督监测，禁止生产、销售和食用黄曲霉毒素超标的食品，也是重要的预防措施。

赭曲霉毒素　由曲霉属和青霉属产生的一组霉菌代谢产物，包括 7 种以上结构相似的毒素，最常见的有赭曲霉毒素 A、B、C 和 D。其中毒性最强的属赭曲霉毒素 A（ochratoxin A，OTA），由赭曲霉、洋葱曲霉、圆弧青霉、变幻青霉和鲜绿青霉等产生。

赭曲霉毒素在自然界中分布广泛，对人类和动植物的健康危害影响很大。研究表明 OTA 不仅具有肝毒性、肾毒性、免疫毒性，并且还有致畸、致癌、致突变作用。赭曲霉毒素对农作物的污染也较严重，主要污染大豆、大麦、玉米、花生、腌制的火腿、柠檬类水果、咖啡豆和可可豆等。食品受赭曲霉污染后，主要检出的是 OTA。

OTA 的急性毒性较强，大鼠经口半数致死量（LD_{50}）为 20～22 mg/kg。动物中毒的靶器官主要为肝脏和肾脏，肝脏可见肝细胞透明样变、脂肪变性、灶状坏死及点状坏死等；肾脏可见到肾小球透明性变和肾曲管上皮细胞萎缩等。部分动物试验发现赭曲霉毒素还有胚胎毒性和致畸性。赭曲霉毒素的预防措施是防霉去毒，并制定食品限量标准。

杂色曲霉毒素　由杂色曲霉和构巢曲霉等产生，基本结构为一个双呋喃环和一个氧杂蒽酮。杂色曲霉毒素急性中毒的病变特征是肝、肾坏死，可导致动物的肝癌、肾癌、皮肤癌、肺癌，其致癌性仅次于黄曲霉毒素。由于杂色曲霉和构巢曲霉经常污染粮食和食品，而且 80% 以上的菌株产毒，所以杂色曲霉毒素在肝癌病因学研究上很重要。糙米中易污染杂色曲霉毒素，当加工成标二米后，毒素含量可减少 90%。

镰刀菌毒素　由镰刀菌属所产生的有毒代谢物的总称。镰刀菌毒素已发现有十几种，按其化学结构划分主要有以下 3 种。

单端孢霉烯族化合物　是一组由雪腐镰刀菌、禾谷镰刀菌、梨孢镰刀菌、拟枝孢镰刀菌等多种镰刀菌产生的一类毒素。它是引起人畜中毒最常见的一类镰刀菌毒素。目前已知在谷物中存在的单端孢霉烯族化合物主要有 T-2 毒素、二醋酸藤草镰刀菌烯醇、雪腐镰刀菌烯醇和脱氧雪腐镰刀菌烯醇。

单端孢霉烯族化合物化学性质稳定，能溶于中等极性的有机溶剂，难溶于水。紫外光下不显荧光，耐热，长期贮存和烹调加工过程中均不易破坏。该类化合物的共同毒性特点是有较强的急性毒性、细胞毒性和致畸作用，对人和动物有较强的致呕吐作用。另外，单端孢霉烯族化合物还可损伤细胞膜，有较强的蛋白质合成抑制作用，可免疫力低下。某些化合物有一定致癌性。

对单端孢霉烯族化合物污染的预防措施有防霉去毒、加强检测及制定食品中限量标准。2017 年我国制定了《食品安全国家标准 食品中真菌毒素限量》（GB 2761—2017），玉米、玉米面（渣、片）、大麦、小麦、麦片、小麦粉中脱氧雪腐镰刀菌烯醇限量标准均为 1 000 μg/kg。

玉米赤霉烯酮 又称 F-2 毒素，是一类结构相似的二羟基苯酸内酯化合物，主要是由禾谷镰刀菌、粉红镰刀菌、黄色镰刀菌、三线镰刀菌、尖孢镰刀菌等产生。玉米赤霉烯酮对人和动物的健康存在潜在危害，具有类雌激素样作用，会产生免疫毒性、生殖发育毒性，同时在一定程度上也会促进肿瘤的发生，所以日益受到重视。该毒素主要污染粮食作物，如玉米、大麦、小麦、大米等。

伏马菌素 是由串珠镰刀菌产生的一种代谢产物，为水溶性毒素，但对热很稳定。该毒素主要污染粮食作物，最常见的是玉米及其制品。伏马菌素最主要的危害是产生神经毒性作用，可引起马类等动物的大脑呈现白质软化症状；具有致癌作用，主要引起动物发生原发性肝癌；具有慢性肾脏毒性作用，可引起肾脏病变；另外还可引起动物心血管方面的损伤等。人群流行病学研究显示，摄入被伏马菌素污染的玉米可能与食管癌的高发有关。

展青霉毒素 是一种可由多种霉菌产生的有毒代谢产物，如扩展青霉、荨麻青霉、细小青霉、土曲霉和巨大曲霉等。展青霉毒素可存在于霉变的面包、香肠、水果（包括香蕉、梨、菠萝、葡萄和桃子）、果汁和其他产品中。展青霉毒素对小鼠经口 LD_{50} 为 35 mg/kg。小鼠中毒死亡的主要病变为肺水肿、出血，肝、脾、肾瘀血，中枢神经系统亦可出现水肿和充血。日本曾发生展青霉毒素污染饲料引起的奶牛中毒事件，主要表现为上行性神经麻痹、脑水肿和灶性出血。展青霉毒素对大鼠和小鼠未显示出致畸作用，但对鸡胚却有明显的致畸作用。展青霉毒素的致癌作用尚需进一步研究。展青霉毒素预防的首要措施仍然是防霉，并制定食品限量标准。

黄绿青霉素 是黄绿青霉产生的有毒代谢产物，黄绿青霉为青霉属，主要污染谷物，最初由黄变米中分离出来。黄绿青霉素为深黄色针状结晶，易溶于乙醇、丙酮、苯和氯仿中，不溶于水。主要损害神经系统，对多种动物经口、腹腔或皮下染毒，均可引起典型的急性中毒，主要表现为上行性进行性麻痹，最后可因呼吸及循环衰竭而死亡。慢性中毒晚期死亡的大鼠病理解剖发现肝脏细胞有轻度萎缩和多形性。

岛青霉类毒素 是岛青霉产生的有毒代谢产物，岛青霉为青霉属，主要污染谷物，最初在黄变米中发现。岛青霉类毒素包括黄天精、环氯素、岛青霉毒素、红天精等。对人体危害所表现的毒性作用一般为三种类型，即急性毒性、亚急性或亚慢性毒性和慢性毒性作用。黄天精和环氯素已被证实可造成肝的损伤，并有致癌作用。

橘青霉素 是橘青霉产生的有毒代谢产物，橘青霉为青霉属，主要污染谷物，最初在黄变米中发现，后来在许多粮食和饲料中发现橘青霉素污染，而且往往与赭曲霉毒素同时存在。橘青霉素的主要毒性作用是引起肾脏功能和形态变化，主要表现为肾脏对水分的重吸收受到抑制，病变部位主要集中在肾小管。除引起肾脏损伤外，橘青霉素还具有类似乙酰胆碱或毛果芸香碱的药理作用。 （郑婵娟）

煤工尘肺 （coalworkers' pneumoconiosis, CWP） 煤矿粉尘作业工人长期吸入生产性粉尘引起的尘肺的总称。煤矿粉尘是在煤炭生产、运输、加工、利用过程中产生的粉尘，是煤工尘肺发生的原因。

分类 根据接触粉尘的性质，可分为以下两种：①煤肺，为单纯性煤尘所致。单纯性煤尘指煤尘中游离二氧化硅含量在 5% 以下；此型发病工龄多在 20 年以上，病情进展慢，危害轻。②煤硅肺病，接触煤硅尘或既接触煤尘又接触硅尘的工人，其所患尘肺在病理上呈现硅肺和煤肺的特征而成为煤硅肺，是我国煤工尘肺最常见的类型，发病工龄多在 15 ~ 20 年，病情发展较快，危害较重。

病因　煤矿井下岩石粉尘是煤硅肺发病的主要因素，多见于采煤工、选煤工、煤炭装卸工等接触煤尘多的工人。但生产环境中很少有单纯性煤尘存在，通常存在多种粉尘，应考虑混合粉尘的联合作用。影响煤尘致病性的因素包括煤尘中的含碳量，煤的变质程度，游离二氧化硅含量，煤尘中有毒成分（多环芳香族、碳氢化合物和金属等），煤尘中硫化物含量以及含硅煤尘的化学燃烧、物理特性、粒径大小、分布、密度和接尘时间等。煤尘中游离二氧化硅含量越高，发病时间越短，病变越严重。粉尘浓度越高、分散度越大、接尘工龄越长、防护措施越差，吸入并蓄积在肺内的粉尘量越大，越易发生煤工尘肺，病情越严重。工人的个体因素和健康状况对煤工尘肺的发生也起一定作用，特别是类风湿尘肺，是煤矿工人特有的尘肺表现。

发病机制　煤工尘肺的发病机制目前也未完全阐明，但可能与以下因素有关。一是由于含有游离二氧化硅的煤尘达到肺泡被巨噬细胞吞噬后，引起巨噬细胞死亡、破碎，使二氧化硅颗粒游离出来，又被另一巨噬细胞吞噬，如此反复进行，造成煤工尘肺不断地进展。二是与遗传因素有关，有研究提示编码主要组织相容性复合物 II（major histocompatibility complex class II，MHC-II）的人类白细胞抗原 DR 基因（human leukocyte antigen DR，HLA-DR）的等位基因血清型 DR8 可能与煤工尘肺的进展有关系，而血清型 DR1 缺乏和血清型 DR52 的增加可以对抗煤工尘肺的发生。

病理改变　煤工尘肺的病理改变随吸入的煤尘与硅尘的比例不同而有所差异，除了凿岩工所患的硅肺外，基本上都属于混合型。早期病理改变主要在肺的淋巴系统内，随后有间质性弥漫性纤维化和结节形成。可见典型的硅结节和煤硅混合性结节，晚期镜下显示含有大量黑色素的胶原组织及慢性炎性细胞，为大面积纤维化病变。肺泡腔内可见大量粉尘和尘细胞；肺泡上皮变性脱落，周围肺泡塌陷，肺泡上皮腺样化生；肺泡间隔及叶间胸膜纤维性肥厚，毛细血管闭锁，叶间血管增生。光镜下和电镜下主要为肺泡巨噬细胞的改变。光镜下可见吞噬细胞包埋于胶原纤维内，并与煤尘一起覆盖围绕于呼吸性细支气管周围，向外周扩展。电镜下可见肺泡巨噬细胞形态各异，多表现为体积增大、细胞表面伪足消失、皱褶减少，出现囊泡、网状结构及细胞破坏，为功能衰退和坏死型巨噬细胞，巨噬细胞功能严重受损；此外还有一些幼稚型巨噬细胞。

煤工尘肺的特征性病理改变有：①煤斑，是煤工尘肺最常见的原发性特征性病变，又称尘斑；主要由煤尘颗粒、煤尘细胞、成纤维细胞、网织纤维和少量的胶原纤维组成。煤斑虽非特异性病变，但应列为诊断的基础指标。②煤硅结节，煤工尘肺病例有时镜下可见硅结节，合并肺结核时称为煤硅结核结节。③灶周肺气肿，可分为局限性肺气肿和小叶中心型肺气肿两种。若病变进一步向肺泡管、肺泡道及肺泡发展而波及肺全小叶时，即可引起全小叶肺气肿，此时会出现明显的临床症状和呼吸功能损害，如出现呼吸困难、咳嗽和咳痰等，严重时可引起肺心病。④纤维化，可分为弥漫性纤维化和大块纤维化，后者又称进行性块状纤维化，是煤工尘肺的晚期表现，是导致矿工劳动能力丧失和过早死亡的主要原因，但不是晚期煤工尘肺的必然结果。⑤肺门及胸膜等改变，肺门和支气管旁淋巴结多肿大，镜下可见煤尘、煤尘细胞和煤硅结节；此外，在脏层胸膜下，特别是与小叶间隔相连处有数量不等的煤尘沉着、煤斑、煤硅结节和煤尘纤维灶等。

临床表现　患者早期一般无症状，当病情进展，会出现呼吸系统症状和体征，如呼吸困难、咳嗽和咳痰等，提示患者可能出现大块纤维化或合并支气管或肺部感染。肺功能测定显示通气功能、弥散功能和毛细血管气血交换功能减退或障碍。X 线胸片检查有特异性，煤工尘肺中不论是煤肺还是煤硅肺，X 线胸片上主要表现为不同类型的阴影：①若有硅结节、煤硅结节和煤尘纤维灶，可显示有类圆形的小阴影。②同时伴有不规则形小阴影，此类出现较少且一般合并存在，以不规则形小阴影为主者较少见。③随着病变的进展，小阴影增大、密集、融合，最后可发展为致密的团块状阴影即大阴影，其边界清晰，呈椭圆形、圆形或长条形，周边部可见气肿带，多在两肺上中区，左右对称。④当煤工尘肺有弥漫性、局限性或泡性的肺气肿时，则表现为成堆小泡状阴影。除此，还可见到肺门阴影增大、肺纹理模糊、胸膜增厚和钙化等异常变化，但多缺乏特异性，也只能作为判断尘肺类型的参考指标，不能视为诊断依据。

诊断　煤工尘肺的诊断必须以确切的接触煤矿粉尘职业史为前提，以技术质量合格的 X 线胸片为依据，综合分析后按照《职业性尘肺病的诊断》（GBZ 70—2015）进行诊断和分期。此外，煤工尘肺患者可并发肺结核、支气管肺炎甚至肺癌，在诊断时需加以考虑。

防治措施　要控制煤工尘肺，关键在预防，其防治措施基本同硅肺。对煤工尘肺目前尚无根治的办法，主要以治疗和预防各种并发症为主。治疗药物有克矽平、柠檬酸铝、汉防己甲素、羟基哌嗪和哌喹等。 （魏红英）

meiyanxing yanwu jiankang weihai

煤烟型烟雾健康危害

（health hazards of coal smog）　燃煤产生的大量污染物排入大气后，因在不良气象条件下不能充分扩散而形成的煤烟型烟雾对人体健康产生的不良影响。

自工业革命以来，煤的使用量猛增，煤烟型烟雾事件频繁发生。从 19 世纪末开始，就发生过 20 多起烟雾事件，比较严重的有比利时马斯河谷烟雾事件、美国多诺拉烟雾事件以及英国伦敦烟雾事件。

烟雾特点　包括：①污染物来自煤炭的燃烧产物及工业生产过程的排放；②气象条件为气温低、气压高、风速低、湿度大、有雾、有逆温产生；③多发生在寒冷季节；④河谷盆地易发生；⑤受害者以呼吸道刺激症状最早出现，表现为咳嗽、胸痛、呼吸困难，并有头痛、呕吐、发热。死亡原因多为气管炎、支气管炎

和心脏病等。对于老年人、婴幼儿、患有慢性呼吸道疾病和心血管疾病等的人群，影响尤为严重，死亡率高。

健康危害　煤烟型烟雾是由于煤烟和工业废气大量排入大气且得不到充分扩散而引起的。主要大气污染物和危害来源是二氧化硫和烟尘。

二氧化硫在有水雾、含有重金属的悬浮颗粒物或氮氧化物存在时，会发生一系列化学反应而产生硫酸烟雾或硫酸盐气溶胶。硫酸烟雾引起的刺激作用和生理反应等危害要比二氧化硫气体大得多。烟尘对人体健康的影响主要是能引发上呼吸道感染、心脏病、支气管炎、哮喘、肺炎、肺气肿、肺癌等疾病。

对呼吸系统的影响　煤烟型烟雾最初的主要健康危害表现为对呼吸系统的损伤，对老年人、儿童以及慢性心肺疾病患者危害更大。发病者症状大多是流泪、喉痛、声嘶、咳嗽、呼吸困难、胸口窒闷、恶心、呕吐。尸体解剖结果证实，刺激性化学物质损害呼吸道内壁是致死的原因，其他组织和器官没有毒物效应。此外，肺炎、肺结核、肺癌、流行性感冒等呼吸系统疾病的发病率也有显著增加。发病率和严重程度与性别、职业无关，而与年龄有关。

对心血管系统的影响　心血管疾病也是煤烟型烟雾事件死亡人数多的一个重要原因。1952 年 12 月 5—9 日，英国伦敦烟雾事件中，因支气管炎死亡 704 人，冠心病死亡 281 人，心脏衰竭死亡 244 人，其中慢性心血管病对促成心脏病患者死亡有重要作用。 （胥美美）

mianyi duxing

免疫毒性

（immunotoxicity）　外源性化学物对免疫系统的损害作用。外源性化学物对免疫系统的作用，与一般毒性不同，主要表现在：①反应的灵敏性。很多外源性化学物对免疫系统造成损害作用的剂量往往低于它们的一般毒性作用剂量。如小鼠长期接触低剂量的甲基汞、四乙基铅和砷酸钠，在表现出明显毒性反应之前，就出现免疫功能改变。②反应的选择性。

一些外源性化学物可选择性地损伤免疫反应的某一部分或是某种免疫细胞的亚类。例如，皮质类固醇损伤辅助T细胞，而环磷酰胺主要对活化增殖的细胞有毒性，且对B细胞的毒性比对T细胞大。③剂量—反应关系复杂。外源性化学物对免疫系统的有害作用取决于化学物和机体的交互作用，并且机体的遗传特征具有重要的意义，因此免疫毒性的剂量—反应关系比较复杂，表现在对免疫反应作用的双重性。一种外源性化学物对机体可产生免疫增强或免疫抑制两种效应，而且对于超敏反应有时难以得到明确的剂量—反应关系。

常见免疫毒物 根据毒物引起免疫毒性的类型，将其分为以下三类。

具有免疫抑制作用的毒物 常见的主要有：①药物，包括化疗药类、组织和器官移植用药物、麻醉药和抗艾滋病药等。②工业化学物，如有机溶剂、多卤代芳烃、多氯联苯、多环芳烃和乙二醇醚类。③重金属及其化合物、空气污染物、紫外线、粉尘（二氧化硅、石棉等）、农药、霉菌毒素（如胶霉毒素）等。④嗜好品，如乙醇、烟草、大麻、鸦片和可卡因等。

引起超敏反应的毒物 主要有：①药物类，如青霉素类、磺胺类、新霉素、哌嗪、螺旋霉素、抗生素粉尘、抗组胺药、麻醉药和血浆替代品；②食品类，包括蓖麻子、生咖啡豆、木瓜蛋白酶、胰腺提取物、谷物、面粉和霉菌；③化妆品类，如美容护肤品、香水、染发剂、脱毛剂、指甲油和除臭剂；④工业化学物，如乙二胺、邻苯二甲酸酐、偏苯三酸酐、二异氰酸酯类、金属盐类、有机磷、染料（次苯基二胺等）、重金属及其盐类（镍、汞、铬酸盐等）、抗氧化剂、增塑剂和鞣革制剂（甲醛等）；⑤植物类，如毒常青藤、橡树、漆树、豚草、樱草、花粉等；⑥混合物有机体、棉尘、木尘和动物产品（如骨粉、鱼粉、饲料等）。

诱发自身免疫的毒物 很多能诱发Ⅱ型、Ⅲ型和Ⅳ型超敏反应的外源性化学物可以引起自身免疫，如重金属、青霉胺、氯丙嗪、抗惊厥药、异烟肼等可引起系统性红斑狼疮；甲基多巴、青霉素、苯妥英、干扰素-α可产生溶血性贫血；乙酰唑胺、氯噻嗪、利福平等可致血小板减少症。

毒性作用类型 外源性化学物对免疫系统的影响常常是复杂的。在以免疫系统为毒作用靶的同时，对非免疫系统的毒作用也可以影响免疫功能。相反，对免疫系统的损害也可以影响其他组织器官的功能。有些外源性化学物在机体既可引起免疫增强作用，又可表现为免疫抑制作用，如铅、汞等重金属，这主要取决于化学物的剂量、进入途径、作用时间等。

免疫抑制 多数外源性化学物可以引起体液免疫和/或细胞免疫功能的抑制。外源性化学物可以直接作用于不同的免疫器官、细胞和分子，影响正常的免疫应答；也可以通过影响神经—内分泌系统的调节功能，造成免疫功能紊乱，或者继发于其他靶器官毒性而引起免疫损伤，间接影响免疫系统功能。外源性化学物免疫抑制的结果是机体抵抗力降低，主要表现为抗感染能力降低和肿瘤易感性增加。

超敏反应 与自身免疫一样，外源性化学物引起的超敏反应同样涉及Ⅰ、Ⅱ、Ⅲ和Ⅳ型反应类型（参见超敏反应）。有些化学物可以在不同的条件下引起不同类型的超敏反应，或者多种超敏反应同时存在。如青霉素通常引起Ⅰ型超敏反应，同时还可引起关节炎等Ⅲ型超敏反应，长期大剂量静脉注射还可以引起Ⅱ型超敏反应，反复多次局部涂抹则可引起Ⅳ型超敏反应所致的接触性皮炎。

自身免疫 指机体免疫系统对自身成分发生的免疫应答，其导致的疾病称为自身免疫性疾病。自身免疫是自身免疫性疾病的先决条件，但引起自身免疫性疾病还有其他许多相关的因素。自身免疫性疾病的临床表现很复杂，目前已知的有20多种，可以分为：①器官特异性自身免疫性疾病，常局限于某一特定的器官，对该器官特异性抗原进行免疫应答，典型的有胰岛素依赖型糖尿病和多发性硬化症。②器官非特异性自身免疫性疾病，又称全身性或系统性自身免疫性疾病，病变可出现在多种器官和结缔组织，因此又叫结缔组织病或胶原病，典型的有系统性红斑狼疮和类风湿性关节炎。其他常见的自身免疫性疾病有免疫复合物型肾小球肾炎、自身免疫性血小板减少性紫癜、自身免疫性溶血性贫血、自身免疫性甲状腺病等。外源性化学物引起的自身免疫性疾病在停止接触后往往可以恢复。

检测与评价 由于免疫系统组成、结构、功能及其功能调节的高度复杂性，以及外源性化学物免疫毒作用靶器官、靶细胞、靶分子的广泛多样性，仅依据一种免疫毒理试验方法去确定和评价外源性化学物的免疫毒性作用十分困难，需要制定一整套的程序，通过一系列试验组合来加以实现。各不同机构提出了不同的免疫毒性检测方案，如美国国家毒理学计划（NTP）推荐的啮齿类免疫毒性检测方案（表1）。因有些啮齿类免疫毒性试验方案在人群中并不适宜，世界卫生组织（WHO）提出了一个外源性化学物人群免疫毒性检测方案（表2）。

表1 美国NTP推荐的啮齿类免疫毒性检测方案（USNTP，1988）

检测项目	检测内容
筛选（一级）	
免疫病理	血液学：白细胞总数及分类 脏器重量：体重、脾脏、胸腺、肾脏、肝脏 细胞学：脾脏 组织学：脾脏、胸腺、淋巴结
体液免疫	对T淋巴细胞依赖抗原（RBC）IgM抗体生成细胞数
细胞免疫	对有丝分裂原LPS（脂多糖，*Lipopolysaccharides*）的反应
非特异性免疫	对有丝分裂原ConA（刀豆蛋白A）的反应、混合淋巴细胞反应、NK细胞（自然杀伤细胞）活性
全面试验（二级）	
免疫病理	脾脏T、B淋巴细胞数
体液免疫	对T淋巴细胞依赖抗原（SRBC）IgG抗体生成细胞数

续表

检测项目	检测内容
细胞免疫	细胞毒T细胞的溶细胞作用（CTL）迟发型变态反应（DTH）
非特异性免疫	巨噬细胞功能
宿主抵抗力	对不同肿瘤和感染因子的抗性（选择2~3种）

表2 WHO推荐的外源性化学物人群免疫毒性检测方案（WHO，1992）

全血细胞计数及分类	
体液介导免疫（检测一项或多项）	对蛋白抗原的初次抗体反应 血清中免疫球蛋白水平（IgM、IgA、IgG、IgE） 对蛋白抗原的二次抗体反应（白喉、破伤风或脊髓灰质炎） 对回忆抗原的增殖反应
用流式细胞仪分析淋巴细胞的表型	分析淋巴细胞表面标记（CD3、CD4、CD8、CD20）
细胞免疫	用试剂盒检测皮肤迟发型过敏反应 对蛋白抗原（KLH）的初次DTH反应 对血型抗原的天然免疫（如抗A、抗B）
自身抗体和炎症	C-反应蛋白 自身抗体滴度 对过敏原产生的IgE水平
非特异性免疫的检测	NK细胞数（表面标志CD56或CD60）或对细胞的溶解活性 吞噬作用[NBT（硝基氯化四氮唑蓝）或化学发光]
临床化学指标检测	如血糖、血脂、电解质和蛋白等

免疫病理学检查 外源性化学物对免疫系统的毒作用可表现为淋巴器官重量或组织学的改变、淋巴组织及骨髓细胞的量或质的变化、外周血淋巴细胞数目以及淋巴细胞表面标记改变等。因而，应检查外周血白细胞计数和分类，观察免疫器官的大小（重量）和大体形态，再进行组织病理学检查。一般先用常规染色法染色，根据需要再选择免疫组化等特异性方法。

免疫功能检测 包括固有性免疫应答和获

得性免疫应答。

固有性免疫应答 主要评价 NK 细胞活性和巨噬细胞功能，包括：①NK 细胞活性测定，主要是观察 NK 细胞对敏感的肿瘤细胞（小鼠 NK 细胞敏感的 YAC-1 细胞株或人 NK 细胞敏感的 K562 细胞株）的溶解作用。国内常用乳酸脱氢酶（LDH）释放法。②巨噬细胞功能检测，经典的方法是放射性核素铬标记的鸡红细胞（^{51}Cr-cRBCs）吞噬法。其他还有炭粒廓清试验、巨噬细胞溶酶体酶测定、巨噬细胞促凝血活性测定、巨噬细胞表面受体检测等。

获得性免疫应答 主要包括：①体液免疫功能检测，一般用特异性抗原免疫动物、刺激脾 B 细胞活化并分泌抗体，然后观察抗体生成量或抗体形成细胞数。前者可用酶联免疫吸附测定（ELISA）、免疫电泳法、血凝法等直接测定血清抗体浓度，后者常用溶血空斑形成试验。溶血空斑形成试验是检测体液免疫功能敏感的试验方法，能够反映宿主对特异性抗原产生抗体的能力。②细胞免疫功能检测，最常用的方法是细胞毒性 T 细胞杀伤试验、T 淋巴细胞增殖试验和迟发型超敏反应。检测淋巴细胞增殖功能一般选用不同有丝分裂原刺激体外培养的淋巴细胞，然后观察淋巴细胞的增殖情况。细菌脂多糖主要刺激 B 细胞，植物血凝素和刀豆素主要刺激 T 细胞。观察淋巴细胞增殖有形态学法、核素掺入法和比色法。

免疫细胞因子的检测 主要方法有：①生物活性测定，根据各种细胞因子的不同生物活性检测，如 IL-2 促进淋巴细胞增殖。该方法敏感度高，可以检测多种细胞因子的生成或活性，但是缺乏特异性，机制研究作用不大。②免疫学测定，是使用最为广泛的方法，主要利用细胞因子具有蛋白或多肽的抗原性这一特点，获得特异性抗血清或单克隆抗体，利用抗原抗体特异性反应的特性，用免疫学技术定量检测细胞因子。方法快速简便，但是不能检测分子的功能，敏感度不如生物测定法。③流式细胞仪测定，敏感度和特异性都很好，试验快速，可同时观察多个细胞因子，是研究机制的

好方法；但是操作较为麻烦，价格昂贵。④分子生物学测定，可能比上述其他方法能够提供更多的信息，更早地发现变化（如转录水平），是这四种方法中特异性最好的，但是比较费时，价格也较贵。

超敏反应检测 一般用被动皮肤过敏试验、主动皮肤过敏试验和主动全身过敏试验检测 I 型超敏反应，但多用于检测蛋白或多肽的致敏性，而在检测小分子致敏原方面并没有得到充分验证。目前还没有预测 II 型和 III 型超敏反应的标准试验方法。在动物实验中发现蛋白或多肽类药物形成免疫复合物，尤其当免疫复合物沉积引起病理改变时应引起重视。检测 IV 型超敏反应最常用的是局部封闭涂皮试验、豚鼠最大值试验和豚鼠迟发性皮肤超敏反应。这些方法比较可靠，而且与人皮肤致敏试验有良好的相关性。

自身免疫反应检测 目前还没有预测化学物自身免疫反应的标准方法。鼠腘窝淋巴结试验和其他局部淋巴结试验可以用来预测药物引起的自身免疫。　　　　　　　　　（秦宇）

mianyi duxing shiyan

免疫毒性试验（immunotoxicity test） 见免疫毒性。

miaoshu liuxingbingxue

描述流行病学（descriptive epidemiology） 通过在特定人群中收集、归纳、整理资料及处理数据等来客观地描述疾病或健康现象在人群、时间和空间方面分布的流行病学研究方法。描述流行病学是流行病学调查的第一步，也是分析性流行病学的基础；目的在于掌握目标群体中疾病或健康状况的分布，提供疾病病因研究的线索，确定高危人群，评价预防接种等防控措施的效果。

描述流行病学在揭示暴露和疾病的因果关系的探索过程中是最基础的步骤。对任何因果关系的确定，都要始于描述性研究。例如，在研究大气污染物与人群死亡率相关性方面，生

态学研究方法起着重要作用。因此描述流行病学在环境卫生领域仍将是不可或缺的方法。描述流行病学主要有横断面研究、纵向研究、常规资料分析和生态学研究四种。其中横断面研究和生态学研究在环境卫生领域较常用。

横断面研究 又称现况研究，是在某一时点或很短的时间内，对环境暴露水平和相应暴露人群的健康效应同时进行调查和评价，进而估计两者相关性的一种流行病学调查方法。由于它收集的描述性资料既不是过去的暴露史，也不是随访调查的结果，而是客观反映调查当时或短时期内的疾病或健康状况，故称横断面研究。这种方法广泛应用在环境和健康的研究中，用来探讨环境中的有害因素对人群健康的影响。为探讨因果关系、时间-反应关系和剂量-反应（效应）关系，可同时对同一人群进行两次、间隔一定时间的横断面研究，其结果可相当于一个队列研究的效果。

用途 横断面研究是流行病学研究中应用最为广泛的方法，其应用如下。

掌握目标人群中疾病或健康状况的分布例如，若要掌握某区域目标人群的健康状况或疾病的患病情况，则可采用某种抽样技术，从该区域的人群中随机抽取足够数量的合格的研究对象（样本），对抽取的研究对象进行调查和检测，并同时收集有关的研究因素，如常见疾病的患病情况、性别、年龄、职业、环境暴露因素等，以期对目标人群的健康状况以及常见疾病的患病情况的三间分布做出适度评价，为进一步提出病因奠定基础。

为疾病病因学研究提供线索 对于病因不明的疾病，首先通过横断面研究来描述疾病的三间分布，然后通过描述疾病在不同环境暴露因素下的分布差异，进而提出该疾病可能的影响因素。

确定高危人群 例如，为预防与控制肺癌的发生，首先要将目标人群中患肺癌危险性较高的人群识别出来。吸烟被认为是肺癌的首要危险因素，因此，应用横断面研究可发现该目标人群中全部吸烟的个体，从而确定为高危

人群。

评价疾病监测 例如，疾病监测显示某地区成人高血压的患病率为12%，要了解高血压监测数据是否准确，需要对该地区成人高血压的患病情况进行横断面研究。

评价预防接种等防控措施的效果 在预防接种的实施过程中，通过对预防接种或者在某治疗方案干预前后不同阶段患病率差异的比较，评价防控策略或措施的效果。

特点 横断面研究具有不同于其他研究的显著特点。一项设计良好的横断面研究可以同时探讨许多环境暴露因素与疾病之间的关联。

一般不设对照组 横断面研究在其开始时，根据研究目的来确定研究对象，然后调查研究对象在某一特定时点上的暴露（特征）和疾病状态，而不是根据是否为暴露状态或疾病状态先进行分组来收集研究对象的资料；在资料收集完成后进行资料处理与分析时，根据暴露（特征）状态或是否患病来分组比较。

横断面研究的特定时间 横断面研究关注的是某一特定时点或时期某一群体中暴露与疾病的状况或联系。理论上，这个时间应该越集中越好，如人口普查的时间点定在11月1日零时。一般时点患病率较期间患病率更准确。

横断面研究在确定因果联系时受到限制一般而言，横断面研究所揭示的暴露与疾病之间的统计学联系，仅为建立因果联系提供线索，是分析性研究（队列研究和病例对照研究）的基础，而不能据此做出因果推断。

对研究对象固有的暴露因素可做因果推断对于诸如性别、种族、血型、基因型等这类不会因是否患病而发生改变，即在疾病发生之前就存在的因素，横断面研究可以提供相对真实的暴露（特征）与疾病的时间先后顺序的联系，因此可进行因果推断。

类型 根据研究对象的范围，横断面研究分为普查（census）和抽样调查（sampling survey）两种。

普查 为了解某病的患病率或健康状况，在特定时间内对特定范围人群中的每一个成员

所进行的调查。

①普查的目的。主要包括：早发现、早诊断和早治疗某种疾病，如肺结核的普查；了解疾病的基本分布情况；了解人群健康水平，建立生理指标，如儿童生长发育及营养状况指标、正常人血压值和肝功能指标等。

②普查的优点。确定研究对象相对简便，由于调查对象为某一特定人群的全体成员，不存在抽样误差；可提供较为全面的疾病分布状况、流行因素或病因线索。

③普查的局限性。涉及的工作人员多，工作量大，组织工作难度大，容易出错或遗漏，调查质量不易控制；需大量的人力、财力和物力，成本高；不适用于患病率较低且无简便易行诊断手段的疾病；只能得到患病率指标，不能计算发病率指标。

抽样调查　从总体人群中随机抽取具有代表性的样本进行调查，以样本结果来估计总体人群的疾病或健康状况的一种研究方法，是横断面研究最常用的方法。

抽样调查的原则：①抽样的随机化原则，即待抽样的源人群中的每一个对象都有相同的机会或概率被选中。②样本量足够大原则，即样本应达到一定数量。若样本量太小，抽样误差则较大，所抽取的样本缺乏代表性，难以推断总体的情况；此外，样本量越小，检验功效越低，因此易出现"假阴性"结果。如果样本量太大，虽然可以在一定程度上降低抽样误差，但由于研究对象过多，会造成人力、物力和财力浪费。③研究对象变异程度较小原则，即研究对象之间的变异程度越小，所抽取样本的代表性越好；反之，样本的代表性相对较差。

与普查相比，抽样调查节约时间、人力和物力；由于调查范围小，工作易于细致，调查质量易于保证，而且获得结果较快。但抽样调查的设计与实施难度大，技术要求高；同样不适用于患病率太低的疾病。

设计与实施　横断面研究的具体实施步骤包括以下几个方面。

确定调查目的　明确界定所要调查的目标和问题，并收集相关的背景资料，如国内外研究现状。

确定调查总体　根据研究目的首先确定调查范围，如一个国家、某个城市或某个社区。另外选择不同的人群总体作为研究对象。如研究大气污染对居民疾病或健康状况分布的影响，应选择一般人群；研究环境因素对健康的影响，可选择特殊人群；研究某种疾病是遗传因素还是环境因素的影响，可在不同民族中开展；空气中二氧化硫和颗粒物污染对儿童和老年人的危害比对其他人群明显，因而相关研究可选择儿童和老年人作为研究对象。对污染物特别敏感的人群，应该注意保护。

确定调查方法　在确定调查人群的同时，还要确定是采用普查还是抽样调查的方法。

确定样本大小　确定调查总体和抽样方法后，就要确定抽样的样本量，即在保证研究精度的基础上所需的最小样本量。估计合适的样本量需要考虑所研究的疾病在人群中的发生频率、分布模型，暴露人群在整个人群中所占比例，所要求的相对危险度和显著性水平，以及单侧或双侧比较等条件。根据这些条件通过查表或利用公式计算样本量。

数据收集　主要包括：①调查表设计。调查表的设计对于全面、恰当收集暴露和效应资料，对于现场操作的简便易行及后期方便计算机编码处理均至关重要。问卷一般是由设计者根据研究目的、资料整理和分析的要求及自身经验设计的。调查表应做到清楚准确、合乎逻辑，既涉及健康效应、环境暴露，又考虑到混杂因素的控制。目前由于计算机处理数据的能力较强，有的研究者将问卷设计得很大，变量很多，这可能会给调查员和被调查者带来困难，以致影响调查质量。所以调查表的内容应适可而止。在设计调查表的同时，还要有设计说明书，以便培训调查员和统一调查标准。②人群健康效应资料收集。包括体检、化验等。③环境暴露因素的监测和测定。

培训调查员　为保证调查数据的准确可靠，要对调查员进行培训，以统一调查方法和标准，并且要有质量控制。

预调查 在准备工作完成后、正式调查开始前，应先在小范围进行预调查，一般是调查总数的 5%～10%，目的是为了检查研究方案是否可行、问卷是否需要补充或修改、人员和器材是否到位等。

正式调查 应按研究设计和要求进行，并始终要有严格的质量控制。无应答率控制在 5% 以内。

数据整理分析和结果解释 即根据研究设计阶段拟定的统计分析方法和计划，对原始数据进行整理和统计分析，并对统计结果做出综合评价和解释，以了解疾病或健康状况的分布。其结果的分析和解释均较容易，但对于检验病因假设的调查结果，解释应慎重。一般横断面研究得不出因果关系的结论。另外，用样本资料推论总体时也应慎重。

优势 抽样调查是从一个目标人群中随机地选择一个代表性样本进行暴露与患病情况的描述研究，研究结果有较强的推广意义；横断面研究是在资料收集完成后进行资料处理与分析时，将样本按是否患病或者是否暴露来分组，形成来自同一群体的同期对照组，结果有很好的可比性。

局限性 与分析性研究不同，在进行横断面研究时，疾病或健康状况与某些因素或特征的资料是在一次调查中得到，难以确定先因后果的时相关系；横断面研究得到的是某一时点是否患病的情况，因此不能获得发病率的资料；此外，在一次横断面研究过程中，部分研究对象如果正处在所研究疾病的潜伏期或者临床前期，则极有可能被误判为正常，低估该研究群体的患病水平。

生态学研究 在群体水平上研究环境暴露因素与疾病或健康状态之间的关系。以群体为单位进行观察、描述与分析，是生态学研究的最基本特征。

用途 包括以下三方面。

提出与疾病分布有关的病因假说 生态学研究通过对人群中某种不良健康效应的发生频率和环境暴露因素的研究，分析该因素与健康效应之间在分布上的统计学关联，从而提出病因学假说。如早期生态学研究显示发达国家的烟草消费量与肺癌死亡率间呈正相关性，学者据此提出吸烟引发肺癌的假设。

描述和估计环境因素对健康影响的变化趋势 在环境卫生领域，生态学研究通常用来估计某环境因素对人群健康危害的长期动态变化，为疾病预防对策和环境保护措施的制定提供科学依据。如某学者在 1975—1985 年对某核工业基地附近 69 个地区 γ 射线水平和儿童癌症发病率的关系开展了生态学研究分析，显示两者变化趋势一致，这为控制该地区的放射性污染提供了重要依据。

评价干预实验或现场实验的效果 例如，中国近些年来在农村氟病区开展改水工程后，生态学研究显示暴露人群的氟中毒发病显著下降，说明改水工程对改善病区饮水条件、降低氟中毒发生，有很好的效果。

类型 生态学研究可分为生态学比较研究和生态趋势研究，前者主要用于寻找病因线索，后者可用于检验前者的假设，也可用于公共卫生学监测等。

生态学比较研究 生态学研究中应用较多的一种方法。它通过比较分析不同人群中某种健康效应的发生与环境因素的相关性的差异，来提示该环境因素与人群健康效应之间是否存在某种环境流行病学意义的关联。如收集不同地区大气细颗粒物的污染浓度、成分和人群肺癌死亡率的资料，分析其生态学关联，可初步提示大气细颗粒物污染与人群肺癌的相关关系，为进一步深入研究提供线索。该方法在相关政策制定和决策评估等方面起一定的作用。

生态趋势研究 连续观察不同人群中某环境因素的改变与某种疾病的发病率、死亡率变化的关系，了解其变动趋势；通过比较某环境因素变化前后疾病频率的变化情况，来判断某环境因素与某疾病的联系。如美国和欧盟自 20 世纪 80 年代以来开展的大气污染与人群死亡率的时间序列分析和生态趋势分析，为揭示大气污染的人群健康效应提供了重要线索。

设计与实施　生态学研究的具体步骤包括：①明确调查目的，根据所期望解决的问题确定本次研究的目的。②确定研究因素和结局，根据研究目的确定暴露因素和测量方法以及结局指标和收集方法。③确定调查现场，根据研究目的选择生态学研究方法，并对调查对象的区域范围和时间点有明确的规定。④收集资料，包括环境暴露资料和健康结局指标资料的收集。如根据研究地区死亡登记资料获得研究时段该地区的人群死亡率，以此作为疾病指标；从当地环保部门获得相应时间段大气可吸入颗粒物的监测资料，以此作为环境暴露指标。⑤数据分析和结果解释，应用统计学方法分析数据并给予解释。如采用时间序列分析将上述收集的资料进行分析以获得研究地区细颗粒物与人群死亡率之间的相关性。

优势　生态学研究常使用常规资料或现成资料来进行分析，这能节省时间、人力和物力成本；当所研究的环境暴露因素不明或疾病病因不清时，生态学研究能提供病因线索；在某些情况下，生态学研究更具有优势或是唯一的研究方法，如研究肺癌与大气污染的相关性，由于目前还没有办法测量每个个体吸入的污染空气量，因此只能做生态学研究；在不需要评价环境对个体水平的健康影响，而只需在群体水平做出评价时，更适于应用生态学研究方法，如对环境干预措施实施前后的情况进行比较。

局限性　生态学研究是一种比较粗线条的描述性研究方法，具有一定的局限性。

存在生态学谬误　生态学研究是以群体为单位的，缺乏个体信息，可能导致生态学研究结果与事实不相符，称为生态学谬误，又称生态学偏倚。这是生态学研究的最大缺点，往往难以避免。出现生态学谬误的原因有：①生态学研究不能将环境暴露与个体水平的健康效应相关联。也就是说研究者只知道每个研究人群内的暴露人数和非暴露人数、健康效应的发生人数和未发生人数，却不知在暴露人群和非暴露人群中各有多少人发生了健康效应。②缺乏控制潜在混杂因素的能力。例如，以往一项研究表明，每人每天摄入猪肉的平均量与乳腺癌的死亡率之间存在很强的正相关，该结果提示摄入猪肉和乳腺癌患者的死亡之间可能有联系。但是，摄入猪肉可能只是乳腺癌的某个危险因素的一个标记，如猪肉摄入多的人通常会有较高的社会经济地位等。利用这些相关资料难以将潜在混杂因素的作用分离开。因而，研究因素与研究结局之间存在相关关系并不一定表明它们存在真实的联系。反之，在生态学研究中研究因素与研究结局之间相关关系的缺乏，也并不一定表明真实联系的缺乏。因此，在研究设计时一定要注意收集潜在混杂因素的相关数据，然后在数据分析阶段通过分层分析或多因素分析等对数据进行处理，这有利于避免生态学谬误。③相关资料中研究人群对环境指标的暴露水平只是用人群的平均暴露浓度来代替，而不是个体的实际暴露水平。因此，有时环境因素与研究结局之间的相关性并不能精确地解释人群对环境暴露的改变与不良健康结局之间的关系，有时甚至可能掩盖了暴露与健康效应之间的真实关系。

多重共线性　生态学分析时，环境暴露因素间常彼此相关，即存在多重共线性，这会影响对环境因素与健康效应间关系的正确判断。

因果关系判定　在生态学研究无时间趋势时，群体的环境暴露与健康效应之间的时间关系不易确定，会直接影响因果关系的判定。

不确定性　在采用常规环境监测和健康统计的二手资料的生态学研究中，健康或环境暴露水平测量的准确性相对较低，会导致研究的不确定性增大。

（胥美美）

N

neifenmi ganraowu shaicha shiyan

内分泌干扰物筛查试验 （screening test for endocrine disrupting substances） 用于确定化学物质是否为内分泌干扰物质的一系列试验方法。

主要内容 至少应包括以下几个方面：①外源性化学物对生物体内激素的产生、分泌、转运、代谢、排泄等过程干扰的筛查方法；②外源性化学物模拟或拮抗生物体内激素如雌激素、雄激素、甲状腺素与靶分子相互作用活性的评价方法；③环境内分泌干扰物所致人类整体健康效应（特别是下丘脑-垂体-腺轴）的识别和评价方法；④生态效应评价方法；⑤多种外源性化学物内分泌干扰活性（联合作用）的评价方法。目前推荐的筛查方法很多，各自有其优缺点。

阶段 美国国家环境保护局内分泌干扰物甄别与测试委员会建议采用成组试验，分为两个阶段评价化学物的内分泌干扰活性。

第一阶段筛查试验的目的是检测受试化学物是否具有雌激素、雄激素以及甲状腺素的活性。可分为体外试验和体内试验。体外试验有雌激素受体试验、雄激素受体试验及类固醇激素合成抑制试验等。雌、雄激素受体试验均从激素受体结合和受体转录活化能力两方面进行评价。类固醇激素合成抑制试验主要观察受试物对睾酮合成的影响。体内试验可以检测某些需要在体内代谢活化后才有活性的物质和中间代谢产物，且较为经济方便。体内试验主要有：①啮齿类动物 3 天子宫肥大试验，是检测和评价雌激素作用的传统体内试验方法；②啮齿类动物 20 天性成熟试验，用于筛检未成熟雌性动物在性成熟过程中接触化学物的雌激素和甲状腺素效应；③啮齿类动物 5～7 天 Hershberger 试验，用于检测化学物刺激或抑制睾丸和第二性器官的雄激素反应能力；④蟾蜍变态试验，主要用于评价受试物的甲状腺素或抗甲状腺素活性。第一阶段的试验结束后，分析结果并结合构效关系等文献资料，决定受试物是否需要进行下一阶段的试验。

第二阶段试验的目的是确定受试物是否具有与自然激素类似的生物学效应特征。对于哺乳动物而言，一般经口给予大鼠、小鼠受试物，观察染毒动物及其子代的行为活动、受孕率、子代动物的雌雄比例、有无雌性化或雄性化、生殖组织以及其他组织的改变等。也可以通过其他动物，如鸟类、鱼类、甲壳类及两栖类等的生殖试验进行筛查。

缺陷 主要有：①已有的方法主要集中于模拟或干扰雌激素和甲状腺素活性的甄别，对其他激素，如雄激素、肾上腺皮质激素等活性的甄别方法很少。②方法的实用性主要取决于其特异性、敏感性、反应时间、简便性和经济性。目前的方法敏感性低而特异性偏高，耗时费财，不适用于大范围的筛选。③有关多种环境内分泌干扰物联合作用的效应以及对人类健康综合效应的研究极为少见。 （秦宇）

niaofen

尿酚（phenol in urine）尿中的苯的代谢产物的含量。尿酚是近期苯接触的生物监测指标，与空气中苯浓度密切相关，但由于个体差异较大，尿酚仅适合作群体接触程度的监测指标。

测定意义　由于苯在肝脏内氧化为酚及其他代谢产物，所以尿酚的排出量可反映接触苯的程度。苯在体内代谢很快，一般在停止接触后 24～48 h 后尿酚可恢复至原来水平，因此尿酚主要反映近期苯的吸收情况。

样品采集　对正常人，一般取晨尿分析，样品必须收集在清洁的容器中。对苯接触者，因开始接触后尿酚浓度迅速上升，脱离接触后又很快下降，故取样时间应严格控制，以取班末尿为宜。若用气相色谱法测定，则用具塞聚乙烯塑料瓶收集班末尿约 50 mL，尽快测定比重，于室温下运输，4℃可保存 2 周；若用分光光度法测定，则每 100 mL 中需加入 1 mL 冰醋酸，4℃可保存 2 周。

测定方法　尿中排出的酚主要是与葡萄糖苷或硫酸结合而形成的结合物，样品需先经水解，然后用比色法（偶氮染料法、二氯醌氯亚胺法、4-氨基安替比林法）、气相色谱法或高效液相色谱法测定，各种方法各有特点，可根据需要和条件选择使用。除从事酚或含酚作业工人的样品外，可忽略酚的污染，有外源性酚污染时可采用不经水解的尿样测定游离酚来加以校正。

偶氮染料法　尿样经酸水解、蒸馏分离苯酚后，取馏出液在碱性条件下与重氮化对硝基苯胺反应，生成棕红色偶氮化合物，在 525 nm 波长下测定。该法特异性差。

二氯醌氯亚胺法　取尿样的蒸出液，在 pH9.4 条件下与二氯醌氯亚胺—乙醇溶液反应，于 630 nm 波长下测定。该法特异性较偶氮染料法好，甲酚不干扰测定，显色物较稳定，但对 pH 值的要求较严格，线性范围窄，尿酚超过 30 mg/L 时，需稀释后测定。

4-氨基安替比林法　在酸性条件下水解样品，游离酚随水蒸气蒸出，碱性条件下，于氧化剂铁氰化钾存在下，与 4-氨基安替比林反应，生成红色化合物比色定量。该法的最低检测质量浓度为 2 mg/L（取尿样 5 mL）。该方法特异性与二氯醌氯亚胺法相同，但线性范围更宽，质量浓度上限可达 150 mg/L，操作和试剂均较简单。4-氨基安替比林与间甲酚、邻甲酚之间可发生与苯酚类似的显色反应，但此二者在尿中一般不存在；甲酚虽生理性排泄量较大，但其对显色基本无干扰。

气相色谱法　尿样经加热酸解，用乙醚萃取苯酚，经色谱柱分离，氢火焰离子化检测器检测，以保留时间定性，峰高或峰面积定量。该方法灵敏度高，特异性好，可解决尿中苯酚与共存的对甲酚分离的问题。分离效果依使用的色谱柱而异，如要分离苯酚及邻、间甲酚，可用液晶柱。若要将苯酚与对甲酚分离，则应采用 FFAP 柱［硝基对苯二酸改性的聚二乙醇（PEG）20 M 柱］。

使用该法测定尿酚需注意两点。一是样品酸解后加入乙醚提取，乙醚在水中有一定的溶解度，且易挥发，所以提取后须将乙醚层补足至一定体积，且萃取后的样品及接触乙醚的器皿要放在冰瓶中冷藏待用。二是采用峰高、外标法定量时，气相色谱操作条件对测定的影响较大，柱温、载气流速均影响峰高，操作时应注意保持恒定；亦可采用内标法定量，以硝基苯做内标物，其优点是可以校正乙醚挥发的损失。

高效液相色谱法　用甲醇与磷酸盐缓冲液为流动相的反相高效液相色谱法可直接测定尿酚，其苯酚与尿中共存物分离良好，样品处理方面较分光光度法及气相色谱法简单，测定快速、准确；也有报道用对硝基苯重氮氟硼酸盐衍生物高效液相色谱法，用 ODS 柱分离，紫外检测器检测，但操作条件复杂，衍生条件不稳定。

结果评估　尿酚的单位是 mg/L。尿酚与苯接触具有相关关系，班末尿酚是反映苯接触的较好指标，但尿酚的含量常受体内酚、食物种类和药物等因素的干扰，个体间差异较大，特异性欠佳，特别是在接触低质量浓度苯（3 mg/m³）时，无监测意义。但作为群体监测的评价指标仍有一定意义。正常人尿酚水平为 2~18 mg/L，平均 5~8 mg/L。当尿酚值大于 10 mg/L 时，提示有苯的接触。美国政府工业卫生专家协会（ACGIH）规定接触苯时尿中总酚的生物接触指数为 50 mg/L（班末），我国目前尚无标准。

（魏红英）

niaofenbulin

尿粪卟啉（urinary coproporphyrin） 又称尿棕色素或尿紫质，是铅接触的早期生物效应指标。铅中毒时可引起卟啉代谢障碍，早期尿粪卟啉增高。尿粪卟啉由于其测定方法简便，多用于铅作业人员体检的筛查。正常人半定量法为阴性，有些内科疾病如血卟啉病、恶性贫血、肝硬化或药物中毒等也可出现阳性，应进行鉴别。因此该指标与血铅、尿铅、血 δ-氨基-γ-酮戊酸脱水酶等铅接触指标相比，特异性差，目前不推荐作为生物监测标志。

样品采集 尿粪卟啉测定时尿样的采集方法同尿铅。

测定方法 主要有导数分光光度法、三波长法、荧光分析法等。①导数分光光度法能较好地排除干扰，具有较高的灵敏度。②三波长法虽能对粪卟啉定量，灵敏度高，但其回收率较低。该法的测定方法为尿经醋酸酸化，用乙醚提取其中的粪卟啉，然后用稀盐酸反复提取乙醚中的粪卟啉。盐酸中的粪卟啉在波长 401 nm 处有一最大吸收峰，根据 380 nm、401 nm 及 421 nm 处的吸光度及纯粪卟啉的摩尔消光系数，即可按公式算出粪卟啉的含量。尿中粪卟啉的吸收光谱，峰形陡峭，分光光度计的波长读数稍有差异，对测定结果影响就会很大，因此，仪器中棱镜的转动与波长读数必须紧密配合。检验时宜取新鲜尿液，或贮存于冰箱中不超过 6 天。③荧光分析法为在尿液中加入过氧化氢使粪卟啉原氧化为粪卟啉，经冰醋酸酸化后，再经乙醚提取，于紫外光照射下，

乙醚层可呈现红色荧光，根据红色荧光的强弱对结果进行半定量分析。

结果评估 正常人的尿粪卟啉定性为阴性，定量值儿童为 0~120 nmol/24 h（0~80 μg/24 h），成人为 75~240 nmol/24 h（50~160 μg/24 h）。若测定结果为阳性或超过以上正常值范围，则提示有铅中毒或其他临床上可见尿粪卟啉增高的疾病，如溶血性贫血、肝炎、肝硬化、感染性疾病等。

（魏红英）

niaogong

尿汞（mercury in urine） 尿液中汞元素的含量。尿汞是近期金属汞蒸气和无机汞化合物接触量的生物监测指标。

测定意义 同血汞一样，在职业性接触金属汞蒸气 1 年后，尿汞与接触量之间密切相关，可用作评价接触量的生物监测指标。由于尿汞受影响的因素较多、个体变异较大，因此，只有多次反复测定才能较好地评价汞的接触量和健康危险度。在接触空气中汞浓度相对恒定的条件下，1 年后在群体基础上尿汞含量与接触量相关，但脱离接触后，尿汞逐渐降低，生物半减期较长，为 35~90 天。长期职业性接触汞的劳动者在脱离汞数天后，用二巯丁二酸驱汞前后尿汞排出量的差异主要反映肾脏中汞的蓄积量，但驱汞试验不能用作常规生物监测指标。

样品采集 一般收集晨尿于洁净干燥的聚乙烯塑料瓶中，采样时要严防污染。及时测量尿比重或尿肌酐含量后，加入少量盐酸或氢氧化钠以酸化或碱化尿液，防止容器对汞的吸附。在尿样的运送和保存中，必须特别注意防止细菌生长造成某些汞化合物还原成元素汞经挥发而损失；但不能加入防腐剂，避免生成沉淀而使汞损失。尿样于 4℃ 冰箱中可保存 1 周，于 -20℃ 低温冰箱中可保存数周。职业性接触汞工人的尿样在工作班前采集。

测定方法 国内外最常用冷原子吸收光谱法测定。在无测汞仪时，尚可用原子荧光光谱

法或二硫腙比色法测定。冷原子吸收光谱法可分为碱性和酸性氯化亚锡还原法，前者尿样不经消化、操作比后者简便，且控制不同条件可分别测定尿中有机汞、无机汞和总汞。

冷原子吸收酸性氯化亚锡还原法 见血汞。

冷原子吸收碱性氯化亚锡还原法 见血汞。

原子荧光光谱法 见血汞。

冷消化-二硫腙比色法 用硫酸和高锰酸钾破坏尿中的有机物质，使汞呈离子状态，在酸性条件下，汞离子与二硫腙作用生成橙色络合物，根据颜色深浅进行比色定量。

结果评估 尿汞摩尔分数一般用 $\mu mol/mol$ 肌酐，质量分数一般用 $\mu g/g$ 肌酐表示。尿汞的生物限值随地区和测定方法而异，个体间尿汞值差异主要与居住地区及用汞齐补牙有关。非职业接触者尿汞一般在 25 nmol/L（5 $\mu g/L$）或 2.8 $\mu mol/mol$ 肌酐（5 $\mu g/g$ 肌酐）以下。有轻度手颤、神经行为学测试异常，或肾功能亚临床改变工人的尿汞值往往大于 28 $\mu mol/mol$ 肌酐。世界卫生组织专题组为防止汞对中枢神经系统的影响，推荐以 28 $\mu mol/mol$ 肌酐尿汞值作为长期职业性接触金属汞蒸气劳动者的个体生物限值。

职业接触者中的结果评估指标包括：①职业性接触汞劳动者尿汞质量浓度（$\mu g/L$ 或 $\mu g/g$ 肌酐）与空气中汞质量浓度（$\mu g/m^3$）的比例为 1~2；②当接触空气中时间加权平均汞质量浓度为 40 $\mu g/m^3$ 时，尿汞值约为 28 $\mu mol/mol$ 肌酐（50 $\mu g/g$ 肌酐）；③根据有些调查，观察到尿汞为 14~20 $\mu mol/mol$ 肌酐（25~35 $\mu g/g$ 肌酐）时已有神经系统或肾功能的早期改变，美国政府工业卫生专家协会（ACGIH）颁布的生物接触指数中规定工作班前尿总无机汞（元素汞加离子汞）值为 20 $\mu mol/mol$ 肌酐；④德国规定尿总汞（无机汞加有机汞）的生物耐受值为 0.5 $\mu mol/L$（100 $\mu g/L$）；⑤我国推荐职业接触汞及其无机化合物的劳动者尿总汞的生物限值为 20 $\mu mol/mol$ 肌酐（35 $\mu g/g$ 肌酐）。

（魏红英）

niaomeng

尿锰（manganese in urine） 尿中锰元素的含量。尿锰是近期锰接触的评估指标，与作业环境空气中的锰浓度有一定关系，但与个体临床中毒表现无平行关系。尿锰正常值上限不超过 0.54 $\mu mol/L$（0.03 mg/L）。尿锰超出正常范围时，可以作为接触锰和诊断的参考指标，也可作为驱锰效果的观察指标。

样品采集 测定尿锰时，尿样为酸洗塑料容器留取的 24 h 混合尿，取约 10 mL 尿样于酸洗无游离金属的试管中送检，避免灰尘和金属的污染。

测定方法 测定尿锰的方法很多，火焰原子吸收法是最简单和广泛使用的方法，石墨炉原子吸收光谱法用于低含量锰的测定，电感耦合等离子体发射光谱法（ICP-AES）在进行多元素测定时较常用。中子活化技术具有不需要其他试剂、样品前处理操作简单、可以避免样品污染、检测限低和精密度高等优点。在生物材料锰的检验中，高碘酸钾分光光度法和甲醛肟分光光度法（参见发锰）的应用也较多。

其中，高碘酸钾分光光度法是在尿中加入氨水后，使尿锰全部积聚于磷酸沉淀中，再用硝酸消化处理，最后在稀硝酸溶液中用高碘酸钾将锰氧化成紫红色的高锰酸，于波长 530 nm 处进行光度测定，标准曲线法定量。石墨炉原子吸收光谱法即利用石墨炉原子的高温/火焰能量将样品中的锰原子化，并对锰空心阴极灯发出的 279.3 nm 的特征谱线产生吸收，根据吸收强度和标准曲线定量。有报道称使用氯化钯—抗坏血酸作为基体改进剂以及对灰化温度进行优化选择，可有效降低石墨炉原子吸收光谱法的背景干扰，建立的方法不仅适用于正常人尿锰及锰作业工人的普查，也适用于职业锰中毒的诊断。火焰原子吸收法的测定原理同石墨炉原子吸收光谱法，但两者将锰原子化的方式不同：前者是将样品雾化后喷入火焰进行原子化，后者是在封闭空间内发生原子化。

（魏红英）

niaoqian

尿铅（lead in urine） 尿中铅元素的含量。尿铅是反映机体近期铅吸收量的生物监测指标。因受液体摄入量和肾功能等因素的影响，尿铅比血铅波动范围要大。

测定意义 见血铅。

样品采集 采集尿样的时间一般不限定，国内多收集晨起第一次尿。一般用广口聚乙烯瓶收集一次尿样 50 mL，除尽快测定比重或分装少量尿液用于肌酐测定外，余下尿样按照 1% 比例加入硝酸防腐，混匀后在 4℃ 冰箱可保存 2 周，在 −20℃ 低温冰箱可保存 2 个月。采样时必须避免来自作业环境、工作服和接触容器部位的污染。

测定方法 尿铅的测定方法基本同血铅，目前首选方法为石墨炉或火焰原子吸收光谱法，也可用微分电位溶出法和二硫腙比色法。二硫腙比色法主要在铅含量高时选用，即用强酸对样品进行处理，使铅转变为离子状态，在弱碱性条件下（pH 值为 8.5 ~ 11.0），铅与二硫腙作用，生成红色配合物，在波长 520 nm 处有最大吸收，根据在该波长下的吸光度大小进行定量。但二硫腙对多种金属都具有配合作用，因此需严格控制实验条件，如可加入氰化钾消除铜、铁和汞的干扰，但易中毒，应注意操作人员的安全和环境污染。

结果评估 美国非职业接触者尿铅浓度为 50 ~ 250 nmol/L（质量浓度 10 ~ 50 μg/L），95% 人群尿铅值在 325 nmol/L（质量浓度 65 μg/L）以下。国外报道，非职业接触者经肌酐校正后尿铅一般低于 27.5 μmol/mol 肌酐（50 μg/g 肌酐）。铅作业劳动者在工作场所接触尚可耐受的浓度时，铅排泄量并不立刻明显增高，约有 10 天的延迟期，其后尿铅逐渐增高，在职业接触 1 个月后达到一定水平。当血铅浓度为 2.5 μmol/L 时，尿铅约为 82.5 μmol/mol 肌酐（150 μg/g 肌酐）。美国政府工业卫生专家协会（ACGIH）既往颁布的生物接触指数中，曾提出尿铅为 82.5 μmol/mol 肌酐，

近年已不将尿铅作为生物监测指标，并删除了尿铅的生物接触指数值。我国《职业性慢性铅中毒的诊断》（GBZ 37—2015）提出的职业接触铅生物限值中，尿铅为 0.34 μmol/L（质量浓度 70 μg/L）。

（魏红英）

nueji

疟疾（malaria） 疟原虫寄生于人体引起的以间歇性寒战、高热、出汗、脾肿大与贫血等为特征的传染病。人类可经疟疾媒介叮咬或输入带疟原虫者的血液而感染。临床上分为恶性疟、间日疟、卵形疟和三日疟，恶性疟病情凶险，卵形疟和间日疟常有复发。

病原 疟原虫（plasmodium）是一种复杂的多阶段发育生物，在人体内的裂体增殖阶段称为无性繁殖期，在按蚊体内的繁殖阶段为有性繁殖期。疟原虫的生活史从蚊虫叮咬吸血开始，子孢子随蚊虫唾液进入人体血液循环，迅速侵入肝细胞，逐渐发育成熟为裂殖体。裂殖体裂体后释放大量的裂殖子进入血液循环。部分裂殖子被单核—吞噬细胞吞噬，部分侵入红细胞，在红细胞内发育成熟为裂殖体，包含大量裂殖子。红细胞逐渐被胀大破裂，释放裂殖子和代谢产物入血，引起疟疾的典型发作。释放出的裂殖子再侵入其他红细胞，重复新一轮的繁殖过程，形成周期性发作。

感染人类的疟原虫有 4 种，即间日疟原虫（plasmodium vivax）、卵形疟原虫（plasmodium ovale）、三日疟原虫（plasmodium malariae）和恶性疟原虫（plasmodium falciparum）。间日疟及卵形疟在红细胞内的发育周期为 48 h，三日疟为 72 h，恶性疟为 36 ~ 48 h，且发育先后不一，故恶性疟临床发作无周期性。部分裂殖子在红细胞内经过 3 ~ 6 代裂体增殖后，发育成雌性和雄性配子体。蚊虫叮人吸血时，雌、雄配子体被吸入蚊胃中，经偶合子、动合子，发育成熟为囊合子，内含大量子孢子。囊合子破裂后，子孢子集中于蚊唾液腺，可经蚊虫叮咬再进入人体。

流行病学 疟疾是一种古老的疾病，其发

生与流行已有数千年的历史，在中外古书中均有记载，世界上曾有 100 多个国家与地区发生疟疾，至今仍广泛流行于热带、亚热带甚至温带边缘地区，其危害十分严重。掌控疟疾的传染过程及流行特征，对疾病的防控具有重要意义。

传染源 疟疾患者和带疟原虫者为疟疾的传染源。初次感染者经数次发作后体内外周血中存在配子体，此时对传染具有重要意义。发作的次数越多传染性越大。

传播途径 有自然传播、输血传播和胎盘传播三种。疟疾的自然传播媒介是雌性按蚊。我国以中华按蚊、嗜人按蚊、微小按蚊、大劣按蚊等为主要传播媒介。极少数病例可因输入带有疟原虫（裂殖子）的血液或经母婴传播后发病。母婴传播的疟疾称为先天性疟疾或经胎盘传播的疟疾。

易感人群 人群对疟疾普遍易感。感染后虽可获得一定程度的免疫力，但不持久（小于 3 个月）。疟疾的免疫主要为带虫免疫，即宿主体内有少量疟原虫呈低原虫血症，而无症状发作。各型疟疾之间无交叉免疫性。同种疟原虫反复感染者，其临床症状较轻，甚至无症状。非疟疾流行区的外来人员感染疟原虫时临床症状较重。疟区成人发病率常低于儿童，遗传因素可影响疟疾的易感性。

流行特征 疟疾呈全球性分布，主要流行于热带和亚热带，其次为温带。流行区以间日疟最为广泛，恶性疟主要流行于热带。三日疟和卵形疟相对较少见。我国以长江以南发病率为高，除云南、海南两省为间日疟及恶性疟混合流行外，其他省份主要以间日疟流行为主。发病以夏秋季较多，但在热带和亚热带地区受季节影响较小。

影响因素 疟疾的流行还与自然因素和社会因素有关。自然因素主要为温度和雨量，合适的温度和雨量有利于按蚊数量的增长，从而会促进疾病的传播。社会因素如政治、经济、文化、卫生水平和社会活动等可直接或间接地影响疟疾的传播和流行。随着社会经济的发展，流动人口疟疾感染逐年增多，输入性病例比例逐年升高。

发病机制与病理 典型疟疾发作症状是由疟原虫在红细胞内裂体增殖所引起的。大批红细胞破裂，释放大量的裂殖子及其代谢产物，疟色素、残余和变性的血红蛋白和红细胞膜碎片等进入血液，刺激巨噬细胞和多形核白细胞吞噬，并产生大量细胞因子白介素-1、肿瘤坏死因子等引起发热。症状严重程度与破坏的红细胞数量有关。恶性疟原虫可侵犯各年龄的红细胞，因而其临床症状最重；而间日疟原虫和卵形疟原虫侵犯年幼的红细胞，三日疟原虫侵犯年老的红细胞，症状均较轻。疟疾贫血主要与大量红细胞破坏及脾脏功能亢进、血清中存在抗红细胞抗体和抗疟原虫免疫复合物等因素有关。

三日疟原虫在人体内持续存活时间较长，可长期向宿主提供可溶性循环抗原，不断产生抗原抗体复合物，并沉积于肾小球的毛细血管基底膜上，激活补体，导致肾小球上皮细胞、基底膜和血管内皮细胞结构和功能的损伤，出现肾病综合征，严重者可导致肾衰竭。被恶性疟原虫寄生的红细胞短期内在血管内大量裂解，可引起高血红蛋白血症，甚至发生急性肾衰竭。恶性疟原虫感染可使受染红细胞黏附聚集，造成微血管堵塞、出血，导致脑、肺、肾等生命器官缺血缺氧，是引起临床凶险发作的重要原因。

疟疾的病理改变主要见于肝、脾、脑等器官。疟原虫侵犯肝脏，肝细胞可有混浊、肿胀、变性，星形细胞大量增生，内含疟原虫和疟色素，尤以小叶中心区为甚，肝脏轻度肿大。慢性病人的肝脏汇管区可发生结缔组织增生，长期不愈能引起肝硬化。急性患者脾脏轻、中度肿大，慢性患者脾脏重度肿大，显微镜下脾髓内网状组织弥漫性增生和纤维化，脾窦扩张，疟原虫多见。脑型疟疾患者可见软脑膜充血、脑组织水肿、白质内有弥漫性小出血点，显微镜下脑内毛细血管充血，充满疟原虫和疟色素，可见微血栓形成、局灶性坏死、脑白质内弥漫性小出血点和疟疾肉芽肿。

临床症状 疟疾的潜伏期，因受感染的疟原虫不同而异。间日疟的短潜伏期为 12 ~ 20 天，长潜伏期为 8 ~ 9 个月；恶性疟 7 ~ 14 天；三日疟潜伏期为 24 ~ 30 天；卵形疟 12 ~ 20 天。如果服用过抗疟药物后而受感染，则潜伏期可延长。临床上疟疾发作的典型症状为寒战、高热和出汗，不同类型的疟疾其表现有所差异。

典型发作为寒战、高热和出汗 表现为突发性寒战、发冷、唇甲发绀、面色苍白，寒战常持续 10 ~ 60 min；寒战停止后随即出现高热，可高达 40℃ 以上，伴头痛、全身酸痛、乏力、脉搏快而饱满、呼吸急促，但神志清楚，发热常持续 2 ~ 6 h；高热后开始大量出汗，体温骤降，持续时间 0.5 ~ 1 h。

间日疟和三日疟 间日疟和三日疟又称良性疟，潜伏期后初发时常有先兆症状，间日症起病缓慢，发热不高，开始 2 ~ 5 天呈弛张热，经数次发作转为间日发作的间歇热型，间歇期为 48 h。三日疟起病也较缓慢，但其热型一开始即呈间歇型，有严格的 72 h 一次的周期发作过程，二重、三重感染较少见，脾肿大与贫血不显著。

卵形疟 卵形疟的潜伏期和间歇期与间日疟相同，发病同间日疟，易于自愈。

恶性疟 血中疟原虫密度较高，临床表现复杂多样。发热前寒战较少，仅畏寒感、肌痛、头痛、恶心、呕吐、烦渴等症状显著。热后较少出汗，热型多不规则，可为持续高热或弛张热。临床症状重，可有黄疸和肝功能异常，但多有自限倾向，病程一般不超过 6 周。

脑型、肺型和胃肠型等凶险疟疾 凶险型疟疾多见于恶性疟，少见于间日疟。脑型疟疾在恶性疟中的发生率占 2% 左右，主要的临床表现为剧烈头痛、发热、烦躁不安，继而话语不清、嗜睡以至昏迷，可出现低血糖和贫血。脑型疟的病情凶险，病死率较高。肺型常见于恶性疟病程第 5 天左右，表现为急性肺水肿而致呼吸衰竭，产生急性肺水肿前均有脑、肾并发症，可见昏迷、抽搐、尿毒症等。胃肠型表

现类似急性胃肠炎，腹泻可多达数十次，易造成脱水，病人可由休克、肾功能衰竭而导致死亡。

疟疾的再燃和复发 再燃是指疟疾初发后，因患者治疗不彻底或未经治疗，残存于红细胞内的疟原虫由于抗原变异以及宿主抵抗力或特异性免疫力下降而大量增殖，出现原虫血症并引起临床症状。复发是疟疾初发后红细胞内疟原虫已被消灭，经过数月或年余，又出现原虫血症及临床症状。恶性疟和三日疟一般均无复发，但可有再燃；由输血引起的输血疟疾则既无复发也无再燃。间日疟、卵形疟可有再燃与复发。疟疾反复发作易造成大量红细胞破坏，可使患者出现不同程度的贫血和脾肿大。

诊断 需结合流行病学资料、临床表现及实验室的资料进行综合诊断。流行病学资料包括病前到过疟疾流行区，或近期有输血史，或曾有疟疾病史。临床表现中周期性、间歇性的典型发作经过（寒战、高热、大汗、缓解）为有力的诊断依据，多次发作后贫血、脾肿大，也有诊断意义。实验室血涂片查见疟原虫为确诊疟疾的依据，并应在症状发作过程中多次反复检查；反复检查阴性者可做骨髓涂片检查，其他如免疫学诊断方法和基因诊断方法也可采用。症状不典型者应与多种发热性疾病鉴别，如败血症、伤寒与副伤寒、血吸虫病、流感及血行播散型结核等。有神经症状者应与流行性乙型脑炎、中毒性菌痢等鉴别。以上最重要的鉴别诊断方法是病原学检查。

防治措施 疟疾的预防主要针对的是传染源（患者与带虫者）、媒介按蚊、易感人群和动物。治疗坚持药物治疗和支持疗法相结合的原则。

预防措施 针对疟疾流行的三环节，采取环境、生态、生物、物理和化学等综合性防制措施，才能有效控制或消灭疟疾，主要措施包括：①管理传染源，建立健全疫情监测报告制度，治愈疟疾现症病人及带疟原虫者，并注意抗复发治疗。②切断传播途径，主要针对媒介按蚊幼虫的滋生地进行综合性防制：主要是灭

蚊，包括杀虫剂滞留喷洒、杀虫剂浸泡蚊帐或杀虫剂长效蚊帐的使用和清除按蚊幼虫滋生场所等；也可开展生物防制法，如利用自然天敌和致病性的寄生虫控制蚊虫密度。③保护易感人群，使用驱蚊剂或蚊帐等方法避免蚊虫叮咬；对疟疾高发区的健康人群或外来人群可选用疟疾预防药物预防，如成人常用氯喹，但在耐氯喹疟疾流行区可选用哌喹。该病疫苗仍处于研制阶段，由于疟原虫抗原的多样性，对于子孢子、红细胞内裂殖子、配子抗原的疫苗目前仍未能研制成功。

治疗原则　常用的抗疟疾药物分为控制症状的药物、抗远期复发与传播的药物及病因预防的药物。氯喹、奎宁、甲氟喹、青蒿素、咯萘啶等对疟原虫裂殖子具有杀灭作用，且生效作用快，但不同的药物有不同的适应证及不良反应，应依据实际情况选择使用。控制复发与传播的药物有伯氨喹啉，它能杀灭各种疟原虫的配子体而防止疟疾传播，但不能控制症状发作和病因预防，副作用较轻。疟疾的病因预防药物主要为乙胺嘧啶，该药影响细胞分裂和裂殖体增殖，但不能阻止已成熟的裂殖体分裂，控制临床症状较缓慢。此外，并发黑尿热的患者应停用一切可能引起溶血的药物，如奎宁、伯氨喹啉等；脑水肿者应给予脱水治疗；凶险发作多与微血管堵塞等有关，故应及早改善微循环。间日疟、卵形疟和三日疟预后良好。但恶性疟治疗不及时，易引起脑型疟凶险发作，病死率较高。婴幼儿感染、延误诊治和耐多种抗疟药虫株感染者的病死率较高。　　（魏红英）

276

P

pifu duxing

皮肤毒性 （skin toxicity） 外源性化学物对皮肤的毒性作用。皮肤直接接触外源性化学物可引起皮肤损伤，由其他途径吸收的外源性化学物也可经血液到达皮肤引起皮肤损伤。

皮肤的功能 主要包括：①皮肤是人体最大的器官，构成了机体的第一道屏障；②皮肤具有吸收功能，丰富的代谢酶也使皮肤成为代谢转化的器官；③目前人们认为皮肤还是一种独特的免疫器官，具有独特的免疫功能；④表皮中朗格汉斯细胞和角质形成细胞对皮肤免疫反应起着重要的作用，分泌调节皮肤反应的各种因子；⑤皮肤还具有免疫监视功能，一旦应用免疫抑制剂破坏了这一功能，则易形成起源于上皮的恶性肿瘤。

毒性作用类型 环境化学物可对皮肤产生多种毒性作用，不同物质引起的皮肤毒性可能表现为不同的类型。

接触性皮炎 又称环境与职业性皮炎，占职业因素和化妆品引起的皮肤病的 90% 以上，是严重影响接触者健康的皮肤疾患，可分为刺激性皮炎、化学烧灼和变态反应性皮炎。其中，刺激性和变态反应性皮炎的临床特点很相似，典型的表现是直接暴露部位出现红斑、硬结、脱屑和囊疱。病变部位活检显示淋巴细胞和嗜酸性细胞浸润和棘细胞层水肿（细胞间水肿）。

刺激性皮炎 外源性化学物直接作用的皮肤部位出现的非免疫反应。强酸、强碱以及不稳定的化学物是最强的刺激物。作用物浓度、pH 值、温度、接触时间、反复接触和封闭等可明显影响皮炎的表现。其中，一次暴露于 pH 值过高和过低的化学物质可立即导致不可逆的严重的结瘢皮炎，这种急性刺激表现因相似于化学灼伤而被称为腐蚀反应。此外较为多见的是，一次暴露于刺激性化学物不引起明显反应，重复暴露才会出现明显的临床改变，最终导致湿疹性皮炎，具有变态性皮炎的临床和病理生理改变；或皮肤皲裂增厚，但不是真正的炎性改变。诱发这两种反应的化学物称为边缘刺激物。

引起刺激性皮炎的病因众多，难以用一种特定的病理生理机制阐明。直接的腐蚀剂、蛋白溶酶、氧化还原剂和脱水剂类刺激物主要是破坏角蛋白的超微结构或直接损伤重要的细胞大分子或亚细胞器。边缘刺激物导致的湿疹性皮炎是多种因素作用的结果，而且是在特定环境下形成的。不同的刺激物诱发皮炎的潜伏期不等，这不仅取决于经皮吸收的速率，而且还取决于刺激物本身的特点。

化学烧灼 强腐蚀性化学物导致的皮肤组织速发性凝固坏死、溃疡和腐烂。化学烧灼不同于刺激性皮炎，它是化学物直接损伤的结果，而不是继发于皮肤的炎性表现。除了化学物质的直接影响，坏死组织也可作为化学物质的储蓄库，导致持续的皮肤损伤或经皮吸收的机体损伤。常见的引起皮肤烧灼的化学物有氨水、氧化钙、氯、环氧乙烷、盐酸、氟化氢、过氧化氢、溴甲烷、氮氧化物、磷、苯酚、氢氧化钠和甲苯二异氰酸酯等。

变态反应性皮炎　随着研究的深入，人们发现接触性变态反应性皮炎已不限于Ⅳ型超敏反应，还存在Ⅰ型变态反应或Ⅲ型变态反应。变态反应性皮炎约占接触性皮炎的20%。在变态反应性皮炎的发生中，仅少量的物质即可引发明显的反应，而刺激性皮炎的反应强度和作用物的剂量成正比。变态反应性皮炎的发病过程一般是初次接触某种小分子量的半抗原致敏，随后再暴露于相同物质才引发典型的临床表现和病理学改变。

目前已知的变态反应原有几千种，典型的非职业暴露来源包括局部治疗、卫生产品、橡胶制品、纺织品、表面活性剂、化妆品、胶、农药和塑料。其中几种变态反应原如镍、铬、钴不仅可通过人体皮肤接触，而且常可通过消化道进入人体。食入某种物质过敏的个体，出现皮肤反应的同时可能伴随头痛、不适、关节痛等全身症状。全身接触性皮炎可出现迟发型过敏反应和免疫球蛋白与补体沉积于皮肤，这样的沉积可诱导继发炎性反应，可能是皮肤水泡和结缔组织疾病的初始病理生理改变。

光毒性皮炎　人体皮肤终生暴露于光辐射。光辐射包括来自太阳的紫外光、可见光和红外光以及人工光源和热源。中波长 290 ~ 700 nm 的紫外光和可见光最能诱发皮肤改变。一般认为波长越长，其穿透力越强。UV-A 可穿透表皮达真皮上部，可作用于血管和其他组织，仅在某些光敏物存在时才引起皮肤反应；UV-B 主要由表皮吸收，损伤表皮，引起皮肤红斑；UV-C 有较强的杀伤作用，但大部分被空气、云层、尘粒、水气吸收和散射。人工辐射（如紫外灯）UV-C（<290 nm）或 X 线达到足够剂量可诱发明显的生理和皮肤毒理学改变。任何形式的电磁辐射诱发生物学改变，必须首先被吸收，皮肤表皮的厚度、发色团和水分含量等均可影响光的吸收。从生物学角度来说，最重要的发色团是 DNA，它的损伤对组织的结构和功能将产生持久的影响。

电磁辐射的不良反应　皮肤暴露于电磁辐射可出现各种急慢性反应。紫外线辐射后最明显的急性反应是发红或变黑。慢性暴露于紫外线可导致皮肤色素改变，皮肤色素改变的类型主要有雀斑、色素减少、皱纹、毛细血管扩张、光化学角化和皮肤肿瘤（基底和鳞状上皮癌、恶性黑色素瘤）。

光敏作用　指机体对紫外线和可见光敏感性异常，可能是外源性或内源性因素导致的结果。正常机体在一定程度上可修复紫外线诱发的损伤，但许多遗传性疾病却破坏了正常的修复能力。自身免疫性疾病红斑狼疮也有对紫外光过敏的特点。

光毒性作用　全身或局部暴露于光毒性化学物可产生光毒性反应。皮肤在照射紫外线后数分钟至数小时内出现红斑、疱等为急性光毒反应。慢性光毒反应可引起照射处色素沉着过多和皮肤变厚。UV-A 最常引起此症状，UV-B 偶尔也可引起。

光变态反应　与光毒性作用相比，光变态反应是一种真正的Ⅳ型迟发型过敏反应。光毒性作用在第一次接触化学物即可发生，而光变态反应需要一个前致敏过程。局部或全身接触化学物均可诱导或激发光变态反应，局部接触引发的反应称为光接触性皮炎；全身接触则称为全身性光变态反应，常由服用药物引起。

痤疮　可由多种病因引起，皮脂、激素、细菌、遗传和环境因素被认为是主要的影响因素，大多数情况下是一种因素占主导地位。粉刺是痤疮的典型临床特征，此外可合并丘疹、脓疱、囊肿、瘢痕等病变，毛囊和皮脂腺可能渐渐被浸在皮脂中的紧密排列的角质形成细胞堵塞。

色素异常　皮肤色素受许多因素影响。黑色素由酪氨酸经一系列酶促反应形成，指导酶合成的遗传物质错误或酪氨酸类似物干扰均可导致色素形成异常。其他如表皮厚度和局部血流都会影响皮肤的颜色。黑色素生成增多、内源性或外源性色素在真皮上部沉积都可致色素过度沉着；黑色素和含铁血黄素是常见的内源性物质，外源性色素过度增多见于真皮组织金属和药物沉积。相反，黑色素丢失和黑色素细胞损伤或血管异常可导致色素沉着减少；白斑病和色素减退表示皮肤黑色素完全丢失。许多药物和化学物质能够干扰色素的正常形成和清除，对黑色素形成细胞有直接毒性作用。酚和邻苯二酚是极强的化学脱色物，可导致皮肤色素丢失。

肉芽肿 指皮肤炎性肉芽肿的组织病理学改变。肉芽肿是包裹某些损伤的一种免疫反应，可起到"屏蔽"作用。麻风病、结核、异物反应和自发性疾患等皮肤感染疾病中可见到肉芽肿病变。异物反应可能是继发于最初的刺激（如滑石、二氧化硅或木屑）进入真皮诱发的创伤。极少数情况下，对铍、锆、钴、汞、铬和文身染料过敏可诱发肉芽肿反应。

荨麻疹 一种常见的皮肤改变，俗称风团。发病部位表皮和浅表真皮水肿，水肿部位发红，正常皮肤界限清楚，自觉刺痒，并有一种烧灼感。典型反应常常是暴露于某物后 30 ~ 60 min，皮肤出现改变。荨麻疹一般几个小时内即可退去。水肿明显的荨麻疹，即真皮深层、皮下和黏膜层下水肿可持续 72 h。荨麻疹属速发 I 型过敏反应，主要是由肥大细胞释放的组胺等血管活性物质诱导引起的。致病原与肥大细胞膜上特异性 IgE 发生反应，释放血管活性物质引发皮肤病变。组胺起了主要作用，其他炎性介质（前列腺素、白介素和激肽）可能影响反应的程度。免疫性荨麻疹可伴随出现其他症状，如鼻炎、结膜炎和哮喘，有学者将其称为荨麻疹综合征。

中毒性表皮溶解坏死 常由化学物或药物引起，发生非常迅速，可危及生命，以表皮全层坏死脱落为特点。表皮腐烂脱落后仅留真皮组织，严重影响热量、液体和电解质的平衡。

皮肤肿瘤 为人类最常见的肿瘤，约占每年诊断肿瘤的 1/3，特别是白人对皮肤肿瘤更为敏感，美国报告每年约 50 万新病例。皮肤肿瘤起源于表皮、毛囊、汗腺和皮脂腺，也可起源于真皮和皮下组织。皮肤肿瘤有多种形式，

有良性和恶性，病程和预后变化很大；基底细胞癌最为常见，之后是鳞状上皮癌。各种环境因素均可引起皮肤肿瘤的发生，如电离辐射、多种有机化合物（多环芳烃类）、某些金属等。

检测与评价 传统采用局部刺激和腐蚀试验观察整体试验染毒的效果。近年来针对皮肤毒性检测的体外试验的方法也发展很快。

皮肤黏膜刺激试验 常见的有皮肤原发性刺激试验，包括单次和多次皮肤刺激试验、完整皮肤和破损皮肤刺激试验等。皮肤接触化学物后可产生皮肤刺激和皮肤腐蚀，前者是指产生局部可逆性的炎症变化，而后者是指局部不可逆性组织损伤。

皮肤致敏试验 通过动物实验预测化学品经皮肤接触对人类引起皮肤致敏反应的危害。一般选用豚鼠进行，有些物质也可用人体进行，如重复刺激贴斑试验、人最大反应试验。近些年来发展了几种小鼠致敏试验，如小鼠局部淋巴结试验、小鼠耳肿胀试验等。

光毒性和光敏试验 常见的光毒性试验包括人光贴斑试验、豚鼠皮肤光毒试验和光毒性替代试验（参见光毒性）。常用的光致敏试验为豚鼠最大反应试验法，受试物用于豚鼠皮肤，然后分别用白光灯和黑光灯诱导共 6 次，末次诱导 21 天后给予激发剂量，24h 后在激发部位观察炎症反应和记分。　　　　　(秦宇)

putaosuimei dusu zhongduzheng

葡萄穗霉毒素中毒症 （stachybotryotoxicosis） 由葡萄穗霉毒素引起的一种真菌性食物中毒，是动物真菌毒素中毒症中发现最早的一种，该病从晚秋到冬季均易发生，开春放牧后即行停止。葡萄穗霉生长于潮湿的麦秆或饲草上，可引起马和其他家畜中毒。

葡萄穗霉所产生的毒素为黑葡萄穗霉毒素，属单端孢霉烯族化合物。这种毒素主要引起造血组织的损害，引起造血组织的坏死及造血功能的抑制。其他许多组织亦可呈现出血及坏死，坏死病变周围界限不清。

临床表现 葡萄穗霉毒素中毒症的初期症

状表现为口炎、口唇充血、流涎、颌下淋巴结肿大，体温可增高 1～1.5℃，持续 8～12 天或更长时间进入第二期。第二期为静止期，主要表现为造血器官损害，开始白细胞增多，继之血小板及白细胞均减少，颗粒细胞消失，血凝时间延长，持续 5～50 天。第三期出现体温升高，可高达 41.5℃，腹泻、脱水，脉搏微弱不振，血小板及白细胞下降，抵抗力降低，口腔黏膜坏死，多在 1～6 天内死亡。

防治措施　葡萄穗霉毒素中毒症的预防措施主要是防止谷物被葡萄穗霉菌污染，并去除或减少麦秆或饲草中的病粒或毒素，保持良好的通风条件，以达到防止霉菌生长的目的。葡萄穗霉毒素中毒症发生后，按急救处理原则，立即进行抗生素治疗，加强护理并进行其他对症治疗。

（郑婵娟）

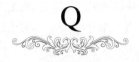

期望寿命 （life expectancy） 见寿命。

气候变化健康效应 （health effects of climate change） 当人体因不能适应外界环境各种天气、气候以及气象要素的变化而引起人体生理反应的变化时，引发某种疾病或使某种疾病恶化或加重的现象。

生理机制 人是一种恒温的动物，通过脑对体温变化的调节作用来保持体温恒定。当外界气候条件发生变化时，下丘脑体温调节中枢将体温的调定点确定后，它就发出信号，使产热和散热过程在此温度上达到平衡，例如，当体温略有升高、超过了调定点时，骨骼肌的紧张度下降，甲状腺和肾上腺的分泌减少，血管扩张，皮肤血流量增加，汗腺分泌，散热增加，使体温回降到正常调定点水平；当温度略有降低、低于调定点时，血管收缩，皮肤血流量减少，汗腺停止分泌，骨骼肌紧张度增加以致出现寒战等反应，甲状腺素的分泌也增加，代谢提高，产热增加，使体温回到正常调定点水平。这种调节，使人体不断适应气候变化。一般来讲，人们适应自己出生地区的气候，一旦迁移到其他地区就可能出现气候不适应，还会产生疾病。尤其是当人的生理调节系统还未发育完全（如婴幼儿）、调节系统功能减退（如老人）或调节系统功能有病灶（如病人）时，如果遇到外界的气象因素发生了剧烈的非周期的特异性变化，他们就会出现各种病症，严重时还可能导致死亡。

一般气象因素的健康效应 一般来说，风速影响空气流动，从而影响空气中病毒的浓度，风速快的区域空气中病毒稀少，不利于传染病的爆发；气温和相对湿度与病毒的传染力及其持久性有明显的关系，当气温在 15～20℃时，大气中病毒的传染力及其持久性没有明显的差别，而当相对湿度较高时，大气中病毒的传染力较大，但持久性比相对湿度低时要短。气候变化还会影响心脑血管疾病及呼吸系统疾病。心脑血管疾病及呼吸系统疾病患者死亡率与气温的关系密切，高温或低温都可使死亡增加。气象变化会加快大气中化学污染物之间的光化学反应速度，造成氧化剂的增加并诱发慢性呼吸道疾病、慢性支气管炎、哮喘等疾病。

气候变暖的效应 气候变化对人类健康的最直接影响之一是由极端高温天气引起的。随着全球气候变暖，夏季高温日数明显增多，高温、热浪的频率和强度随之增加。再加上城市空气污染的加剧，进一步加剧了夏季极端高温对人类健康的影响。气候变暖还可以通过改变降雨量、风速、湿度等气象条件来影响大气污染物浓度分布，从而间接影响人类健康。

高温对人体健康的影响 高温使得病菌、细菌、寄生虫等更为活跃，同时也会影响人的心理状态、人体免疫力和疾病抵抗力。生理学研究表明，当气温升至38℃时，人体靠汗腺排汗已经难以保持正常体温，不仅肺部急促喘气以呼出热量，心脏跳动也要加快，以输出更多的血液至体表，参与散热反应。这对于心脏病人来说是极度危险的温度。当气温升至 39℃ 时，由于汗腺的功能已经无能为力并趋于衰竭，此时很容易导致心脏病人猝死。当气温升至 40℃ 时，大脑已经顾此失彼，以致头晕眼花。高温还可以直接影响人们的精神状态，容易使人疲劳、烦躁和发怒，各类意外事故的发生相对增多，甚至犯罪率也会上升。

高温可使地表臭氧浓度上升，而臭氧在空气中是强氧化剂，对人的黏膜、呼吸道的刺激性很强，长期接触高浓度臭氧会导致肺功能显著下降；同时以氟氯烃为主的温室气体对大气臭氧层的破坏性很强，会导致阳光中紫外线辐射增加，使皮肤癌、白内障等的发病率明显上升。

热浪的健康效应 见气象因素健康效应。

对热带传染病的影响 气候变暖引起气候带发生改变，使传染病传播范围和时间增加，例如，热带传染病范围可以扩大到温带，传播时间延长；同时气候变暖可以改变媒介动物生长繁殖的环境，使其适宜的时间和空间范围扩大，进而使细菌、病毒生长繁殖期扩大，最终导致传染病传播空间和时间增加。例如，由于气候变暖，携带鼠疫病菌的黄胸鼠的活动范围已不仅仅限于北纬 17°以南地区；霍乱弧菌（埃尔托生物型）在水体中维持生存的适宜温度为 16℃，全球变暖使得具备这样水温的区域必将扩大，从而使霍乱的传播范围扩大。

对生态平衡的影响 全球气候变暖引起的海平面的上升和海洋生态系统的变化，会使各种水媒介传播疾病的发病率增加。全球气候变暖以及一些极端天气的出现已经严重影响了生态平衡，尤其是微生态平衡，突出地改变了传染病病原体的存活、变异、媒介昆虫的分布及流行病学特征，对某些传染疾病的发生起了推波助澜的作用。

由于气候变暖，洪水、干旱等自然灾害的发生频率增加，造成水传播疾病的发病增加；

河水温度上升可以改变水体的生物化学过程，加速河流里废物分解，促进藻类和细菌增长等，使水质下降；空气中真菌孢子、花粉等物质的浓度随温度和湿度增高而增加，使得人群过敏性疾病的发病率上升。

对生物物种的影响 气候变化可以影响自然界生物物种的变化，从而可能打破病毒、细菌、寄生虫和敏感原的现有格局。例如，气候变暖可以激活某些沉睡的细菌、病毒，从而导致新型传染病的暴发。世界卫生组织一份研究报告证实，至少有 30 种新型传染病在过去 20 年里出现。从事新型病毒研究的大部分学者认为，各种新病毒的出现有可能是因为人类活动导致环境破坏和气候变化从而激活了某些原本寄居在野生动物身上、活动于封闭世界中的未知病毒。某些冰川融化释放的远古病毒也可能会与现代的一些病毒基因进行交换，衍化出新型病毒。

对策 主要包括以下三个方面。

扩大研究领域 在目前的健康生活、常见病、多发病的气象指数预报服务的基础上，将研究和服务领域扩大到传染病领域，开展短、中、长期的传染病预测、预警服务，形成新型服务体系。

开展气候风险评估和气候区划研究 对主要流行病、传染病应开展气候风险评估和气候区划研究。主要内容包括：①研究疾病流行与不同气候条件之间的关系，确定气候对疾病发生发展的有利条件和不利条件，创建疾病气候评估模式；②通过应用地理信息系统技术，整合疫情、气候和其他环境数据库，对疾病气候进行区划，确定不同季节相应地区传染病防制的重点；③对疾病与气候建立实时监测、预警服务系统；④通过建立面向公众的信息产品制作、发布系统，为社会公众提供内容丰富、准确、及时、权威的疾病监测、评估和预测等各类服务。

开展特殊环境相关研究 应研究高温或热浪等特殊环境，加强对气候资源的开发和利用，降低自然灾害损失，提高对气候变化的预测能力。例如，目前在国内和世界上的许多城市都发布有高温或热浪警报。因此，当热浪来临时，人们能够及时采取有效应对措施以减少其对人类健康带来的不良影响。　　（亚库甫·艾麦尔）

qixiang yinsu jiankang xiaoying
气象因素健康效应（health effects of meteorological factors）　气象因素对人体健康的影响，包括正常气象因素的生理作用、异常气象因素引起的或与其有关的疾病和/或不良身心状态。气象因素包括大气的气温、气湿、气压、气流、风速、风向、云量、降水、日照、太阳辐射等多种要素。其中气温、气湿、气压、气流、太阳辐射是最基本的气象因素，也是与人类健康关系最密切的气象因素。

气象因素的健康影响　从几秒钟到一天时间的某些气象和天气如雷电、冰雹、狂风、骤雨等可对人体产生不良影响或伤害，或使人体原有的疾病恶化。数日的恶劣天气如严寒、闷热和天气剧变等，可诱发心肌梗死、脑溢血和哮喘发作等疾患。此外，恶劣天气还可削弱人体的免疫力，使某些传染病的发病率升高。受短时间内气象变化影响的疾病如哮喘、风湿性关节炎等可称作"气象病"，而受季节性气候变化影响的疾患如花粉症、流行性感冒等叫作"季节病"。随着温室效应等全球性大气环境问题的加重，极端气象状态频频出现，气象灾害日渐增多，人们的健康面临着更为严峻的考验。充分了解气象因素对健康危害的规律，有助于有效采取防护措施，保障人群健康。

气温变化对健康的影响　太阳辐射通过空气时，并不能使空气加热，但可使土壤加温，近地面层的气温取决于土壤白天加热和晚间冷却的程度。人是恒温动物，为了保持机体体温与外界气温的平衡，人体的散热与产热也必须与外界环境统一。当外界环境温度过高或过低时，就会对人体健康造成影响。

热浪对健康的影响　世界各国对热浪的定义不尽相同，通常指持续多日的高温天气。中国气象局规定，日最高温度超过35℃为高温。美国则以酷热指数发布高温警报，当白天酷热指数连续 3 h 超过 40.5℃或预计湿热指数在任一时间超过 46.5，就会发布高温警报。

热浪可以导致人群热应激反应，增加中暑、心血管、呼吸系统、神经系统等疾病的发生频率，严重者可致死亡。最典型的热致性疾病是中暑。过热对人体的危害见高温环境健康影响。

热浪可以显著增加死亡人数，尤其是呼吸系统和心脑血管疾病的死亡人数，而且热浪对老年人、重体力劳动者和经济条件差的人影响更大，对男女的影响有明显差异。热浪对不同年龄的人群危害有所不同，17 岁以上的青年多表现为热痉挛；40 岁以上的中年人多表现为热衰竭；60 岁以上的老年人多表现为热中暑。热浪对身体虚弱或患有高血压、心脏病、心脑血管病、肺气肿、哮喘病的中老年人的危害尤其严重，如防范不力，会增加发病率，使病情加重，甚至死亡。热浪对健康的影响还受其持续时间和最高温度的影响。

寒潮对健康的影响　见寒冷环境健康影响。

气湿变化对健康的影响　大气中所含的水汽量称为气湿。在某一温度下，一定容积大气中所含水蒸气的绝对量为绝对湿度，大气中水蒸气达到饱和时的绝对湿度为饱和湿度，绝对湿度与饱和湿度之比是相对湿度。相对湿度在 80% 以上称为高气湿，30% 以下称为低气湿。因为体表丧失的热量与空气中水蒸气的饱和程度有关，因此人体对气温的感觉与湿度关系很大。相对湿度在 55% ~70% 时，人体感觉较为适宜。当相对湿度过高或过低时，都会对人体健康产生不良影响。气湿过高，无论是在高温还是低温条件下对机体都是不利的。在高温情况下，高气湿可妨碍机体蒸发散热；在低温情况下，高气湿可促使身体传导辐射，大量丧失体热，并可能成为感冒、呼吸道炎症、风湿病、神经病、结核病等疾病恶化的诱因。气湿过低时，空气过于干燥，可引起皮肤、口、鼻、气管黏膜干裂及出血，容易产生感染与炎症。

气压变化对健康的影响　围绕地球表面的大气对地球表面产生的压力称为气压。气压一般以 mmHg（1 mmHg = 133.322 kPa）表示。随着高度的上升，气压减小。在大气下层，海拔每升高 10.5 m，气压下降 1 mmHg。气压昼夜变动很小，为 0.5 ~ 2 mmHg，一年中波动 20 ~ 30 mmHg。微小的气压变化一般对正常人健康无影响，但是患有风湿病、关节炎、结核病等疾病的患者，对气压变化反应比较敏感。在气压变化比较明显时，如由平原环境进入高原环境，可因低氧分压引起高原病。当人体由高压环境转回正常气压环境时，由于减压过快或幅度过大可导致减压病。

气流变化对健康的影响　地区间气温的不同可引起地面气压的变化，高压地区大气向低压地区流动而形成风，即气流。地区间的压差越大，风速就越大。通常以 m/s 来描述风速。一般认为风速在 0.1 ~ 0.2 m/s 时，对穿衣者的体温调节不起作用；风速高于 0.5 m/s 起开始影响人体的体温调节和主观感觉。气流作用于人体，可以反射性地加强体内物质的代谢过程，影响机体能量的消耗。中等强度的风对人体具有兴奋和提高精力的作用，在夏季还有利于散热，但是持续强烈的风对人体神经有不良刺激作用，尤其是在严寒时还会加速机体散热而引起冻伤。

太阳辐射对健康的影响　太阳辐射是电磁辐射的一部分，包括紫外线、可见光和红外线，太阳辐射对人体健康的影响见室内日照健康效应。

防制措施　面对气象灾害带来的诸多健康危害，要尽早并及时采取一系列措施，以降低气象灾害的影响，保护人群健康。尽管当前世界各国努力减少温室气体的排放，但是地球气候变化会持续很长时间，因此采取应对措施十分重要。包括加强气象因素监测系统、建立和加强公共健康系统、注意个人防护等。

加强气象因素监测系统　气象因素监测系统是根据对输电线路走廊局部气象环境监测而设计的多要素微气象监测装置，其将采集到的各种气象参数及其变化状况，通过网络实时传送到中心监控分析系统，当出现异常情况时，系统会以多种方式发出预报警信息，提示管理人员应对报警点予以重视或采取必要的预防措施。加强监测系统的措施包括建立立体气象监测网；以产业聚集区、城乡人口集居区、重点经济开发区、生态保护重点区、重点交通线路、重点流域和库区、重要输电线路沿线、旅游区等区域为重点，加大气象监测力度；构建综合气象监测体系等。

建立和加强公共健康系统　公共健康系统包括早期预警系统（主要监测极端气候的发生、感染性疾病的暴发、虫媒的数量等）和卫生保健系统。气候变化导致的健康危害是一个缓慢的过程，需要几十年效应积累才能检测出来。因而进行公共健康监测是一个长期的过程。公共健康系统采取应对措施的主要目的是降低疾病负担，减少伤害、残疾和死亡。主要的措施包括公共健康培训、有效的健康预警系统、紧急应急系统以及常规的疾病预防控制系统等。公共健康系统预防工作包括公众教育和告知、易感人群的筛选和重点防护，以及初级卫生保健体系的建立。

减少气候变化导致的健康影响的应对措施可以分为：①一级预防，即病因预防，主要目的是保护人群不受危险因素暴露，通过早期预警系统的建立及早采取措施减少暴露风险，如极端气候事件的早期预警为预防措施的实施争取时间等。②二级预防，是指早发现、早诊断、早治疗，在疾病症状临床前期尽可能采取措施减少疾病带来的健康危害，如增强疾病监测和诊断水平，加强公共健康系统的快速反应能力等。③三级预防，是指疾病已经发生，采取措施减少已经暴发的疾病伤害导致的负面效果，如更好地处理热相关疾病、减少死亡率的增加等。

注意个人防护　个人防护是防制不良气象因素对健康影响的重要因素。如在炎热的天气里，应当注意通风降温，采用自然通风、机械降温等措施降低室温，在烈日下运动时应戴帽子，尽量穿透气、散热、浅色的棉质衣服。在身体耐热能力较差、疲劳或患病时，不要在高温环境中剧烈运动，尽可能降低劳动强度等。对气压变化过大造成的健康影响，如由平原环境进入高原环境时，应尽量避免剧烈运动，减少劳动量及劳动强度，适应后逐渐增加劳动量。在高原环境中的饮食应以高糖、高蛋白、低脂肪饮食为主，并供给充足的新鲜蔬菜和水果，同时禁烟酒和避免服用镇静催眠药物。对过量紫外线照射的健康影响，应避免在紫外线强烈的环境中暴晒，并且采用佩戴遮阳镜及涂抹防晒霜的形式防护紫外线对眼睛和皮肤造成的损伤。而对过量红外线照射的健康影响，避免裸眼观看强光源、佩戴防护眼镜、穿戴反射性铝工作外套和手套、防止接触过强的散热物体等均可减少过量红外线照射引发的健康危害。

（黄婧）

qianfuqi

潜伏期 （incubation period） 自病原体侵入机体开始繁殖至最早出现临床症状的这一段时间。传染病病人的临床经过，可分为潜伏期、临床症状期及恢复期。传染源在各期的作用主要取决于是否排出病原体及排出病原体的数量与频率。

外潜伏期 作为生物学传播媒介的吸血节肢动物，经叮咬传染源吸入病原体后，病原体在其肠腔或体腔内经过发育、繁殖，经过一段时间的增殖或完成其生活周期中的某阶段后，节肢动物才能感染易感者，该段时间称为外潜伏期。在同一种疾病中，外潜伏期的长短主要取决于外界环境温度的高低。如流行性乙型脑炎病毒，当气温在 20℃ 以下时，病毒在蚊体内数量逐渐减少，而在 25～30℃ 时，病毒在蚊体内迅速繁殖。此外，温度还影响其传染力，如在 18～22℃ 时蚊体内乙型脑炎病毒的传染力低于 26～31℃ 时。因此，吸血节肢动物感染病原体后并不会立即具有传染性，必须经过一个外潜伏期后才具有传播能力。

特点 不同的传染病其潜伏期的长短各不相同，可能与进入机体的病原体的数量、毒力、繁殖能力、定位部位及其达到定位器官的途径

以及机体的抵抗力等因素有关。潜伏期短的只有数小时，如细菌性痢疾；长的可达数月甚至数年，如狂犬病、麻风、艾滋病等。一般常见的传染病潜伏期为数日至数十日，如麻疹、伤寒、甲型肝炎等。对于同一种传染病其潜伏期可长可短，但多数局限于一定范围内。通常所说的某病的潜伏期多指常见的潜伏期，即平均潜伏期，例如，流行性腮腺炎的潜伏期最短为 8 天，最长为 30 天，常见的潜伏期是 18 天左右。

流行病学意义 潜伏期在传染病的实际工作中具有重要的作用：①根据某病潜伏期的长短，可以确定对该病接触者留验、检疫或医学观察期限。对一般传染病按常见潜伏期增加 1～2 天来计算。对危害严重的传染病可按最长潜伏期予以留验或检疫。②根据潜伏期可以判断患者受感染的时间，进一步分析传染源或传播途径。例如，在一个单位或地区，在不超过某传染病的潜伏期幅度的时限内，出现大量该病病人，则应考虑他们可能具有相同的传染源或传播途径。③根据潜伏期确定免疫接种的时间。例如，接触麻疹病人的易感者，如能在麻疹潜伏期早期（接触后 5 天内）予以被动免疫（注射免疫球蛋白），可以防止发生麻疹或发生为轻型麻疹，否则免疫效果不好或无保护作用。④潜伏期的长短，往往决定该病流行过程的特征。一般潜伏期短的传染病来势凶猛，病例成簇出现，并常形成暴发。例如，流行性感冒在没有免疫力的人群中，一旦发生流行，流行趋势往往十分迅猛。而潜伏期较长的疾病，流行持续时间较长。⑤潜伏期可用于评价某些预防措施的实施效果。针对某传染病实施某项预防措施，观察一个潜伏期前后病例数的变化情况，若潜伏期后病例数减少，则可认为该预防措施有效。⑥帮助查找细菌性食物中毒的可疑暴露因子，以迅速查明原因，进而有助于相关部门及时采取相应措施来防止暴露因子的继续作用。如沙门氏菌、变形杆菌、副溶血性弧菌引起的食物中毒，病例在短时间内相继出现，这提示可能有共同的作用因子，可用统计所得的

平均潜伏期来查找可疑的暴露因子。⑦用于传染病的诊断。由于多数传染病的潜伏期是近乎恒定的，因此可用于传染病的辅助诊断。如霍乱疑似诊断标准（参见霍乱）中"霍乱流行期间有明确接触史，并发生泻吐症状而无其他原因可查者"，其中发生泻吐症状的时间范围即指明确接触后的一个潜伏期。⑧用于确定续发病例，计算二代发病率，从而判别该传染病在自然状态下传染性的强弱等。通过比较二代发病率可研究年龄、性别、家庭大小、经济和文化等条件对传染病传播的影响；通过比较初发病例不同病程接触者的二代发病率，可推算该疾病的传染期。

确定潜伏期的方法　如何根据具体情况，正确分析、计算和应用潜伏期，在流行病学的理论研究和实际工作中都有重要意义。

调查法　包括：①一次暴露引起的暴发由于暴露时间明确，可根据发病日期与暴露日期的距离确定最长潜伏期、最短潜伏期和计算平均潜伏期。如某些呼吸道传染病在一次集会后引起的暴发，可通过调查计算潜伏期。利用这种机会确定潜伏期，要明确发病和接触日期，例数不能太少，因为例数太少不一定能观察到最长或最短潜伏期。②一些在人与人之间不传播的自然疫源性疾病，可用进入和离开该地区的日期与发病日期的关系，推测最长潜伏期和最短潜伏期。一般将进入疫区到最早发病的时间距离计为最短潜伏期，离开疫区到最晚发病的一段时间计为最长潜伏期。如一组 20 例病人，他们于病前 7～36 天进入某病疫源地，另一组 30 例病人，在病前 4～35 天离开该疫源地，观察这两组病例，最短潜伏期为 7 天，最长潜伏期为 35 天。这种观察要求例数也不能太少。③个例病人中与传染源有明确的接触时间者和对家庭续发情况的观察都可帮助确定潜伏期。

实验法　用人做实验观察是不允许的。如果实验室因操作不慎，发生意外感染，而且感染日期明确，知道其发病日期后，即可计算潜伏期。

平均潜伏期计算　对同一种病，每个病例的潜伏期都存在着差异。首先要对资料进行正态性检验，然后根据频数分布是正态还是偏态分布采用算术平均数法、中位数法或几何平均数法等来计算平均潜伏期。频数分布呈偏态时，用中位数法计算平均潜伏期，也可以将频数分布正态化，然后再计算平均潜伏期。

（胥美美）

qinliugan

禽流感　（avian influenza）　禽流感病毒（甲型流感病毒的一种亚型）引起家禽、野禽甚至人发生的从呼吸系统疾病到严重败血症等多种症状的综合病征，是禽流行性感冒的简称。按病原体类型的不同，禽流感可分为高致病性、低致病性和非致病性禽流感三大类。高致病性禽流感（highly pathogenic avian inflenza, HPAI）因其传播快、发病率高、死亡率高而造成巨大的危害和经济损失，被国际兽疫局（OIE）定为 A 类传染病，被我国《传染病防治法》列为乙类传染病，被国际上列为反生物恐怖内容之一。2009 年 4 月 30 日，卫生部将甲型 H1N1 流感纳入《传染病防治法》规定的乙类传染病，并采取甲类传染病的预防、控制措施。近些年来多次发生的禽流感病毒直接感染人并致人死亡的事件，使该病具有重要的公共卫生意义。

病原　禽流感病毒（avian influenza virus）属于正黏病毒科流感病毒属，是有囊膜的多型丝状病毒。表面有一层钉状物结构和蘑菇形四聚体结构的纤突，前者对红细胞有凝集性，称血凝素（HA），能与宿主细胞上的特异性受体结合，便于病毒侵入细胞；后者主要与病毒从细胞膜出芽释放有关，称神经氨酸酶（NA）。

分型　血凝素和神经氨酸酶是流感病毒的表面抗原，均为糖蛋白，具有良好的免疫原性，同时又有很强的变异性，因此 H 和 N 基因及其相应产物的抗原性是划分甲型流感病毒亚型、株和判断其新变种的主要依据，据其可将甲型流感病毒分成若干亚型。目前已分为 16 个 H

亚型（H1-H16）和 9 个 N 亚型（N1-N9）。H3、H5、H7、H9 可以传染给人，且 H5 和 H7 亚型病毒具有高致病性。最易感染人类的高致病性禽流感病毒亚型有 H5N1、H9N2、H7N7、H7N2、H7N3、H1N1、H3N2 和 H7N9 等。

病毒的变异 禽流感病毒的抗原性变异频率很高，以 H 或 N 发生的抗原漂移和抗原转变为特点。抗原漂移可引起 HA 和/或 NA 的次要抗原变化，而抗原转变可引起 HA 和/或 NA 的主要抗原变化。抗原漂移是由编码 HA 和/或 NA 蛋白的基因发生点突变引起的，可引起致病性更强的病毒出现。抗原转变是当细胞感染两种不同的禽流感病毒时，病毒基因组的片段特性允许发生片段重组，从而引起突变，它有可能产生 256 种遗传学上不同的、毒力各异的子代病毒。

抵抗力 与其他囊膜病毒一样，禽流感病毒对温热、紫外线、酸、碱和乙醚、氯仿、丙酮等有机溶剂均敏感，容易被常用消毒剂灭活，氧化剂、烯酸、十二烷基硫酸钠、卤素化合物（如漂白粉和碘剂）等能迅速破坏其传染性。禽流感病毒对热也比较敏感，56℃加热 30 min、60℃加热 10 min、65～70℃加热 2 min 以上、100℃加热 1 min 或在阳光下直射 40～48 h，均能使病毒失活，如果用紫外线直接照射，可迅速破坏其传染性。但病毒耐低温、寒冷和干燥，低温冻干或甘油保存可使病毒存活多年。在自然条件下，存在于病禽鼻腔分泌物和粪便中的病毒，由于受到有机物的保护，抵抗力会大大增强，特别是在凉爽和潮湿的条件下能存活很长时间。

致病性 禽流感病毒毒力差别很大，H5 及 N7 亚型的某些毒株的毒力较强。禽流感病毒主要引起禽类的全身性或者呼吸系统性疾病，鸡、火鸡、鸭、鹌鹑和海鸟等野鸟均可感染，发病情况从无症状带毒到急性败血性死亡等多种多样，主要取决于带病体的抵抗力及其感染病毒的类型及毒力。

流行病学 禽流感的传染源主要为患禽流感或携带禽流感病毒的火鸡、鸡、鹌鹑、鸭及鹅等禽类，候鸟等野禽在禽流感的自然传播中扮演了重要角色，水禽是流感病毒的基因库，具有流感病毒的各种亚型，带毒的水禽是禽流感的自然疫源。禽流感病毒可能的传播途径有直接接触、气溶胶或粪—口途径。病鸡与人之间的直接接触是人感染禽流感的主要途径之一。某些毒株尤其是高传染率的毒株，如 H9N2 具有气溶胶传播的特点，其传染力强，流行面广。带毒水禽的粪便污染水源等可引起易感家禽经粪—口途径感染。相对而言，人对禽流感并不敏感，正常情况下的饲养、屠宰、销售和一般的接触禽类并不会引起人的感染。但年老体弱者、儿童应避免接触患病的禽类。在已发现的感染病例中，13 岁以下儿童所占比例较高，病情较重；此外，家禽养殖业者，密切接触过家禽饲养、销售及宰杀等场所者以及接触禽流感病毒感染材料的实验室工作人员为禽流感的易感人群。

禽流感病毒由于发生抗原漂移和抗原转变，会变异和进化为毒力更强及直接传染人的毒株，引起了人们的高度关注。历史上已经发生多起禽流感病毒变异致使毒力增强或直接感染人的事件，如 2004 年 1 月 HPAI 在东南亚暴发流行，日本、我国大陆和台湾地区也有发生。

近年来发现，禽及人的流感病毒均能造成猪感染，猪是流感病毒的"混合器"，在猪体内人与禽的流感病毒实行基因重配，产生新的亚型，再感染人类，在人群中造成新的流感流行。某些 HPAI 毒株，可不通过猪体的"混合"过程，直接传染人，使人致病，如 2009 年我国人群中发生的甲型 H1N1 流感（人感染猪流感）感染。

发病机制与病理 禽流感病毒的致病机制在于，病毒利用其壳蛋白与细胞表面上的受体结合并进入细胞，引起人和动物呼吸道细胞病变，由此引发传染性疾病。带有流感病毒颗粒的飞沫（直径一般小于 10 μm）被人或动物吸入呼吸道后，病毒的神经氨酸酶破坏神经氨酸，使糖蛋白水解，糖蛋白受体暴露，糖蛋白受体与血凝素结合，吸附上皮细胞而感染，病毒在细胞内完成基因的复制、蛋白的合成及病毒体的组装。之后，神经氨酸酶可水解细胞表面的糖蛋白，释放 N-乙酰神经氨酸，促使复制病毒由细胞释放并感染邻近细胞，使大量呼吸道黏膜纤毛上皮细胞受感染，发生变性、坏死和脱落，产生炎症反应。

临床表现　禽流感潜伏期从几小时到几天不等，其长短与病毒的致病性、感染途径、感染病毒的剂量和被感染禽的品种有关。低致病性禽流感潜伏期长，传播慢，病程长，发病率和死亡率低，一旦发病，临床表现精神萎靡、食量减少、呼吸道症状、产蛋量下降，出现零星死亡。高致病性禽流感病情严重，病程一般一到两天，死亡率高，感染的鸡群常出现100%死亡。

人禽流感潜伏期通常不超过7天，一般为1~3天，也可长达10天。大多数患者病程短，恢复快，愈后良好，且不留后遗症。禽流感的早期症状与其他流感非常相似，重症患者病情发展迅速可有肺部实变体征，特别是老年人或12岁以下的儿童、治疗过迟的患者病情会迅速发展成进行性肺炎、胸腔积液、肺出血、急性呼吸窘迫综合征；同时伴随全血细胞减少、败血症、休克、肾功能衰竭、多器官功能障碍综合征及 Reye 综合征（瑞氏综合征）等多种并发症，严重者可造成死亡。

诊断　主要依靠流行病学和临床表现，但单纯根据流行病学、临床症状和病变无法对禽流感确诊，利用病毒的分离鉴定和血清学试验才能对禽流感进行确诊。

确诊标准　诊断指标主要包括临床诊断指标、血清学诊断指标和病原学诊断指标。根据以上诊断指标来判定，结果判定包括临床怀疑为高致病性禽流感和疑似高致病性禽流感。诊断人禽流感时，流行病学史调查十分重要。患者发病前一周内曾与受感染的禽类密切接触，或到过禽流感暴发的疫点，或患者是从事禽流感病毒研究的实验室工作人员，这些都是重要的诊断依据。目前虽然没有确切证据证明禽流感可以在人与人之间传播，但也不排除与禽流感患者有密切接触的人有患病的可能。人禽流感的确诊必须有实验室检查结果的支持。

实验室诊断　包括病毒分离、抗原及病毒核酸检测以及抗体检测等。从病禽中分离病毒时，样品的采取时间很重要，一般在感染初期或发病急性期采样，病毒分离通常用鸡胚来进行。血清学检查是诊断禽流感重要的特异性方法，常用的有琼脂扩散试验、血凝抑制试验和神经氨酸酶抑制试验等。利用基因扩增方法直接检测病毒基因，较常规的病毒分离法敏感、特异性强，可提高诊断率。

鉴别诊断　由于 H5N1 亚型禽流感与禽急性巴氏杆菌病及鸡新城疫临床病理变化相似，故对病禽需进行鉴别诊断，如高致病性禽流感、禽急性巴氏杆菌病、鸡新城疫等。临床上，人禽流感与其他呼吸道感染不易区分，鉴别诊断重点是有无与病禽等密切接触史，病毒分离鉴定是确诊的重要依据。

防治措施　禽流感是能在世界范围内传播的疾病，可在各个年龄段人群中发生，近年新发现的病毒对青壮年危害更大，对其进行有效的预防和治疗可最大限度地降低禽流感所致的人群健康危害和经济损失。

预防措施　应在国际、国内及局部养禽场三个不同的水平进行。HPAI 被国际兽疫局列为 A 类传染病，一旦发生应立即通报。各国对进出境的禽鸟及产品甚至相关旅客携带物及运输工具等，均要严格检疫。国内措施主要为防止病毒传入及蔓延，养禽场要有隔离设施，阻断野禽将病毒传染给家禽。一旦发生 HPAI，应采取断然措施防止扩散，可使用灭活疫苗进行预防，但接种疫苗能否防止排毒及抗原变异，还有待研究。一般的预防措施包括管理传染源，如加强禽类流感的监测，立即销毁受感染动物，并对疫源地进行封锁并彻底消毒，对患者进行隔离治疗；切断传播途径，如处理患者血液或分泌物时应戴手套，被患者血液或分泌物污染的医疗器械应消毒，发生疫情时应尽量减少与禽类接触，食用鸡肉时应彻底煮熟等；提高人群免疫力，加强体育锻炼，增强体质，避免劳累。对密切接触者可口服金刚烷胺预防。

治疗原则　应遵循及早隔离治疗、加强支持治疗、及早抗病毒治疗、适当对症治疗和特殊治疗相结合的原则。具体包括：①对疑似和确诊患者应进行隔离治疗，加强通风和空气消毒。②加强支持治疗和预防并发症，患者应尽早休息和住院治疗，多饮水。③及早应用抗流感病毒药物，金刚乙胺和甲基金刚乙胺可抑制A型流感病毒株的复制，早期应用可减轻病情，改善预后，在发病2天内使用疗效更好，可尽快抑制病情发展。④合理应用对症治疗药物，可应用解热镇痛药、止咳祛痰药物和缓解鼻黏膜充血药物等，同时密切观察病情，及时发现和处理各种并发症。⑤儿童忌用阿司匹林及其他水杨酸制剂，因为此类药物与流感的肝脏和神经系统并发症即Reye综合征发生相关，偶可致死。⑥重症或发生肺炎的患者应入院治疗，对出现呼吸功能障碍者给予吸氧及其他呼吸支持，发生其他并发症患者积极采取相应治疗。

展望　未来在禽流感研究方面需要解决的关键问题是：首先，要不断加强抗原性更保守的疫苗的研制工作。其次，要持续探讨禽流感传染源与易感染动物之间的相互关系，特别是发生禽流感病毒感染人的事件时，是禽传染给了人，还是人传染给了禽，可能性值得探讨。最后，需要不断加大基础研究投入力度，揭示具有特殊生物学特性的禽流感病毒致病性的相关分子机制，及禽流感病毒直接感染人的传播途径，从而使禽流感早日得到有效的控制。

（魏红英）

qinghuawu wuran jiankang weihai

氰化物污染健康危害　（health hazards of cyanide pollution）　职业或生活环境中氰化物暴露所导致的健康影响。氰化物作为一种毒性较大的无机物，在电镀和炼焦等行业中大量产生，可通过呼吸道、食道及皮肤浸入而引起氰化物中毒。多以急性中毒更为常见。

污染来源　氰化物污染多见于水体污染，主要是电镀、炼焦、染料、药品和塑料生产和选矿废水等造成的。煤焦化时，在干馏条件下碳与氨反应，也可产生氰化物。天然水中不含氰化物，如有发现，即属污染。水体中的氰化物不仅可被稀释，也可被水解，生成氰氢酸，然后挥发进入大气，水中的氰化物由此逐渐消失。

健康危害　可分为急性危害和慢性中毒。

急性危害　急性危害主要表现为急性中毒。主要表现为前驱期→呼吸困难期→惊厥期→麻痹期4个时期。氰化物急性中毒者多见于生产和使用氰化物的职业人群，如电镀、洗注、油漆、染料、橡胶等行业从事者。中毒量及致死量为：口服氢氰酸致死量为0.7～3.5 mg/kg；吸入空气中氢氰酸体积分数达0.5 mL/L；口服氰化钠、氰化钾的致死量为1～2 mg/kg。大剂量中毒者无先兆症状，摄入几秒后突然发生昏迷及呼吸心跳停止。一般中毒病人平均在3天内发病，主要表现为神经系统和消化道症状，如头痛、头晕、乏力、视物不清、恶心、呕吐等；其次为呼吸道刺激征。有皮肤接触史的病人，局部皮肤发红，起皮疹，甚至脱皮溃烂并伴有烧灼感。

慢性中毒　慢性中毒是少是长期接触所致，或反复多次地发生轻度的急性中毒，从而引起人体的一些反应。主要症状态为：①神经系统症状。由于CN$^-$可使神经纤维脱髓鞘现象和脑组织坏死及空泡变性等退行性病变发生，所以可出现头痛、眩晕、睡眠障碍、视力减退、性功能减退、弥漫性神经退行性疾病症候群等疾病。②呼吸和消化系统症状。包括咳嗽、呼吸急促、有窒息感，嗅觉和味觉改变，恶心、呕吐、胃灼热感及胸腹都有压迫感。异氰酸酯类还可引起过敏性哮喘。这类症状休息后大部分可消失，严重者会发生胃炎和肝脾肿大。③心血管系统症状。包括心动过速或过缓、心悸、心前区疼痛、血管紧张力降低及血循环变慢，部分人可出现心电图变化。④肌肉和皮肤症状。以运动肌为主，大多以腰背两侧开始，出现全身肌肉酸痛、强直、僵硬、动作不灵活，最后活动受限等。皮肤常可出现皮疹（斑疹、

血疹、疱疹）或溃疡并极痒。　　（王旭英）

quanqiu jibing fudan

全球疾病负担（the global burden of disease）全球人口健康期望寿命的损失。健康期望寿命（healthy life expectancy，HLE）可以定义为在健康条件下的期望寿命，即个人在良好的状态下的平均生存年数。健康期望寿命是一个在新的流行病学趋势下的新的指标，它不仅仅关注单纯的寿命，同时重视生活质量，能够把发病率和死亡率的信息有机地融合为一个整体，进一步来讲就是健康期望寿命比期望寿命更重要。在当前存在的众多指标中，残疾调整生存年（disability adjusted of life years，DALY）可以作为一个反映疾病负担的量。它由早死造成的损失——早死寿命损失年（years of life lost，YLLs）以及残疾造成的损失——伤残损失寿命年（years lived with disability，YLDs）两部分组成。

反映全球疾病负担的十大事实　包括：①每年约有 1 000 万的 5 岁以下儿童因得不到有效医疗服务而死亡，所有这些儿童如果能获得简单且并不昂贵的治疗几乎都可能存活。②心血管疾病是目前全世界最主要的死亡原因之一。只通过合理膳食、适量运动和戒烟限酒，就可预防 80% 以上的心脏病和中风。③每年大量艾滋病病人因无法获得卫生服务而死亡。通过改善医疗保健服务系统和一定的人力、物力投入可以降低艾滋病死亡率。④因老年人占全球人口的比例越来越高，癌症和心脏病等与年龄有关的慢性病病例在不断增加。⑤癌症作为全世界最常见的死亡原因之一，其中大部分与吸烟有很大关系，通过降低烟草使用率可以预防全世界范围内大量癌症病例的出现。⑥每年有超过 50 万妇女死于可以避免的妊娠或分娩并发症，占全球育龄妇女死亡总数近 15%。⑦全世界约有 1.2 亿人罹患抑郁症等精神障碍，而且患者人数仍在持续上升。只有不到 25% 的患者获得适当治疗和保健服务。⑧听力丧失和视力障碍是目前严重影响人们的生活和生计的可

预防疾患之一。⑨交通事故等非正常死亡人数不断上升，每天有 3 500 多人死于车祸，数百万人受伤或留下终生残疾。⑩全世界近 2 000 万儿童因母乳喂养不足、饮食不当、缺乏高营养食物等原因存在严重营养不良，而营养不良是造成 5 岁以下儿童死亡的主要原因。

全球疾病负担现状　20 世纪以来，人类期望寿命有了显著增长，如今在发展中国家，平均期望寿命是 64 岁，到 2020 年将达到 71 岁。人类期望寿命的显著增长和生活方式的深刻变化导致全球癌症和其他慢性病的流行。在工业化国家，传染性疾病已经得到了很好的控制，但非传染性疾病——特别是癌症、循环系统疾病、心理疾患、慢性呼吸系统疾病等对人们的生命造成了严重的威胁。由于这些慢性病经常在生命的晚期发生，因此随着期望寿命的延长，这种现象将更为普遍。加之许多慢性病及其并发症具有致残性，而且这些残疾通常是不可逆的，由此造成了人们生命余年的痛苦，加重了疾病的负担。发展中国家由于生活方式的变化和人口寿命的增长，也面临着同样的威胁，疾病的发生逐渐倾向于老年群体。与发达国家不同的是，发展中国家还面临传染性疾病的威胁，而且传染性疾病是造成早死的主要原因。可以说，发展中国家面临着双重的疾病负担。

世界卫生组织把死亡原因分为三大类。第一类包括传染性疾病、与围产期因素有关的疾病和与营养因素有关的疾病；第二类包括各种慢性非传染性疾病；第三类是指各种伤害。基于此分类，全球的疾病负担状况可以概括为以下内容。

死亡情况　根据《2016 年全球疾病负担报告》（GBD 2016），全球总死亡人数：1970 年为 4 280 万人，1990 年为 4 650 万人，2016 年为 5 470 万人，这一变化为死亡率、人口总数和全球老龄化的综合影响。全球范围内，传染性、孕产妇、新生儿和营养（CMNN）原因导致的死亡占全球死亡数的 19.3%，而慢性非传染性疾病（NCD）占 72.3%，伤害占 8.43%。

2006—2016 年，CMNN 造成的总死亡数下降了 23.9%，年龄标化死亡率下降了 32.3%；NCD 造成的总死亡数增加了 16.1%，但是年龄标化死亡率下降了 12.1%。2016 年，造成最多死亡人数的三类死因为：心脑血管疾病（1 760 万人）、肿瘤（893 万人）和慢性呼吸系统疾病（354 万人）。

使用社会人口学指数（sociodemographic index，SDI），根据人均收入水平、平均受教育程度和总生育率综合衡量各国家的发展水平，将国家分为 5 个发展等级：低、中低、中等、中高、高水平。不同水平 SDI 国家中导致早死寿命损失年（YLLs）最高的前 10 位原因不同。其中 SDI 水平高的为：①缺血性心脏病；②肺癌；③脑血管疾病；④阿尔茨海默病；⑤自残；⑥慢性阻塞性肺疾病（COPD）；⑦结直肠癌；⑧下呼吸道感染；⑨道路交通损伤；⑩乳腺癌。SDI 水平低的为：①缺血性心脏病；②下呼吸道感染；③腹泻；④疟疾；⑤脑血管疾病；⑥新生儿早产；⑦新生儿脑病；⑧获得性免疫缺陷综合征（HIV/AIDS）；⑨结核；⑩道路交通损伤。2016 年，中国导致早死寿命损失年最高的前 10 位原因为：①卒中；②缺血性心脏病；③道路交通伤害；④肺癌；⑤COPD；⑥肝癌；⑦胃癌；⑧阿尔茨海默病；⑨自残；⑩食管癌。

伤残情况 2016 年，全球导致伤残损失寿命年（YLDs）最高的前 10 位的原因为：腰痛、偏头痛、年龄相关和其他原因导致的听力损失、缺铁性贫血、重度抑郁症、颈痛、其他肌肉骨骼疾病、糖尿病、焦虑症和跌倒。在中国，导致 YLDs 最高的前 10 位原因为：颈痛、腰痛、年龄相关和其他原因导致的听力损失、重度抑郁症、偏头痛、糖尿病、缺血性卒中、其他肌肉骨骼疾病、精神分裂症和骨关节炎。

全球疾病负担趋势 2006—2016 年，全球心脑血管疾病造成的死亡人数增加了 14.5%，而年龄标化死亡率下降了 14.5%；2016 年，缺血性心脏病和脑血管疾病（卒中）共占所有心脑血管疾病死亡的 85.1%。缺血性

心脏病的总死亡人数增加了 19.0%，从 2006 年的 796 万人上升到 2016 年的 948 万人，是心脑血管疾病总死亡人数增加的主要原因。心脑血管疾病年龄标化死亡率的下降，主要是脑血管疾病死亡率下降带来的，后者的死亡率 2006—2016 年下降了 21.0%。2006—2016 年，糖尿病导致的死亡绝对数和早死寿命损失年分别增加了 31.1% 和 25.3%，不过同时期年龄标化死亡率下降了 2.12%。2006—2016 年，肿瘤死亡人数增加了 17.8%，从 758 万人上升到 893 万人，同时期内年龄标化死亡率下降了 9.38%。只有霍奇金淋巴瘤的总死亡人数明显下降，下降了 6.24%。大多数肿瘤的年龄标化死亡率都有所下降，最明显的是胃癌（下降 22.5%）和霍奇金淋巴瘤（下降 22.4%）。2006—2016 年，肺癌和乳腺癌死亡人数都有所增加，肺癌死亡人数从 144 万人上升到了 171 万人，乳腺癌死亡人数从 46.6 万人上升到了 54.6 万人。不过两种肿瘤的年龄标化死亡率分别下降了 9.31% 和 9.92%。

预防策略 主要包括以下四项内容。

健康促进 是一项全国范围的、以社区为基础的项目，需要有效的社区参与、大量的媒体宣传，由国家或地方政府的经济与社会政策提供支持。许多国家已经或正在接受这种方法。健康促进还包括立法活动和经济策略的支持，例如，减少儿童对烟草的可获得性，烟草包装上印有健康忠告，控制烟草广告，在学校、单位等公共场所禁止吸烟等。

创造健康环境 保护人类健康和安宁需要创造健康的生存环境，减少长期污染，提供更好的工作和生活条件。这需要社会经济的发展，政府统筹安排，实施多部门计划与管理。同时因许多问题如空气、水污染和潜在危险物质的运输可能影响不同的国家，所以创造健康环境还需要多方面的国际合作。

替代技术的发展 针对一些能源物质和化学物质的生产对人类健康造成的潜在影响，需要进行危险评价和替代品研究，力争把对健康的不良影响控制到最小。

社区服务　随着疾病流行趋势和类别的变化，越来越多的卫生服务需要在社区内进行。例如，健康促进、对一般人群的健康宣传、高危人群的健康干预都要在社区进行；一些慢性病（如糖尿病、心理障碍或残疾）的康复、维持健康的心理状态（心理康复治疗）也要在社区内进行；而且许多慢性非传染性疾病有着共同的危险因素，这些危险因素的测量、控制和去除最终也需要在社区内进行。因此，保持良好的社区环境是健康措施得以实施的重要保障。

预防措施　慢性非传染性疾病发病率在全球范围内逐渐升高，促使针对慢性非传染性疾病的预防成为疾病预防的重点。而且，大多数慢性非传染性疾病是由一些相对较少的可预防的危险因素造成的，这就为慢性非传染性疾病的预防提供了有效的途径。当前，大多数国家的医疗服务内容以对疾病进行诊断和治疗为主。但是由于医疗费用昂贵，很多病人（尤其是在发展中国家）无法享受应有的医疗待遇。因此，对人群开展相对便宜而且有效的疾病预防服务比传统的临床诊断治疗服务更加重要。对人群的疾病预防包括两个方面，即全人群预防和重点人群预防。

全人群预防　预防工作内容包括以下几个方面：①针对个人，通过各种媒体进行健康教育，提高个人的健康生活意识，使之能够在日常生活中保持良好的习惯，以预防慢性病和伤害；②针对人群，采取多种健康策略，包括立法、财政、税收和组织转换等方面，以建立适合整个人群的公共卫生政策，使得政策制定者能够选择更有利于健康、更容易操作的方针和策略；③针对社区，通过加强具体有效的社区活动，动员社区内所有人员积极参与，以获取最大的效果。

重点人群预防　重点人群包括青少年人群和高危人群，预防工作的主要内容如下：①初级预防，通过健康知识的宣传教育，鼓励重点人群健康饮食（食用更多的水果蔬菜）、增强体育锻炼、戒烟限酒，使其养成健康的生活方式；②二级预防，通过高血压测量、血糖测定和小范围高胆固醇水平测定等简单的方法，对高危人群初步筛查高血压、心脏病和糖尿病等慢性疾病，早期发现，早期治疗；③三级预防，对患者进行及时治疗和康复（包括心理和生理），防止并发症的发生，避免因病致残。上述措施对于延长健康期望寿命、提高生活质量、减少疾病负担有着不可替代的作用。

（亚库甫·艾麦尔）

R

renqun jiankang xiaoyingpu
人群健康效应谱（spectrum of health effect）
见健康效应评价。

renchu gonghuan bing
人畜共患病（zoonosis）　在人类和脊椎动物之间发生自然感染与传播的疾病。世界上已发现 250 多种人畜共患病，我国已明确发现的有 90 余种。人畜共患病种类繁多，分布非常广泛，不仅对人类的生命安全和动物健康造成严重危害，而且对畜牧业生产也造成了重大的破坏。

分类　人畜共患病种类繁多，目前世界各国的分类方法也不完全一致，包括按照病原体在生物界的属性分类、按照病原体储存宿主的性质分类或按照病原体生活史的类型分类等。最常用的是按照病原体的生物学属性分类，这种分类方法便于实际应用和对人畜共患病进行系统的研究，主要包括：①由细菌引起的人畜共患病，如沙门氏菌病、布鲁氏菌病、鼠疫、炭疽、鼻疽、结核病、军团菌病、莱姆病、钩端螺旋体病等；②由病毒引起的人畜共患病，如流行性出血热、狂犬病、乙型脑炎、口蹄疫、艾滋病、森林脑炎、尼帕病毒脑炎、亨德拉病毒感染等；③由立克次体引起的人畜共患病，如 Q 热、恙虫病、鼠型斑疹伤寒等；④由衣原体引起的人畜共患病，如鹦鹉热；⑤由真菌引起的人畜共患病，如念珠菌病、皮肤真菌病、隐球菌病、组织胞浆菌病、孢子丝菌病等；

⑥由寄生虫引起的人畜共患病，如日本血吸虫病、绦虫病、弓形虫病、旋毛虫病、隐孢子虫病等。

特征　人畜共患病种类繁多、分布广泛，对人和动物同时具有危害，因此该类疾病不仅是医学问题，还是一个国际政治、经济和社会问题。掌握人畜共患病的特征，对于该类疾病的认识、研究和防控具有重要意义。其明显的特性表现在人畜共患病威胁、危害大；很多人畜共患病是自然疫源性疾病，难以控制和消灭；很多人畜共患病为职业性疾病，可直接危害相关职业人员的健康；人畜共患病的病原体宿主谱很广，能感染多种动物；人与动物感染病原体后的表现不完全相同；有一些人畜共患病具有食源性疾病的特点；人畜共患病引起生物恐怖的威胁依然存在。

原因　人畜共患病的发生和流行受以下因素的影响。

生态环境的改变　人类的多种社会行为，如大肆捕食野生动物、乱砍滥伐森林、修筑水坝、开荒造田等都会不同程度地改变原有生态系统中各种生物物种的构成，引发自然疫源性疾病的发生或流行。当人类进入原始森林采伐、打猎和旅游时，易受到黄热病、森林脑炎、莱姆病及其他虫媒病毒的感染。

病原体的变异与耐药株的出现　为了适应生态环境和宿主环境的改变，病原微生物会发生生物变异和物种进化，通过基因突变、重组或转移等方式，使一些病原体由不致病性转变为致病性，由弱毒株变为强毒株或演化成新的病原微生物，从而引发对人类的感染，导致新的传染病的发生与流行。如耐药株引起的耐药性结核病、疟疾和登革热的再发，以及变异株引起的流感和霍乱等。

动物的迁徙和饲养密度增加　有些传染病以动物作为传染源，如鼠疫、森林脑炎、狂犬病、乙型脑炎、肾综合征出血热、炭疽、钩端螺旋体病、恙虫病、莱姆病等。由于这些动物源性传染病的存在，家畜、家禽、玩赏动物、野生动物，以及在人类住所周围栖息的半野生动物（如鼠、鸟、蝙蝠等）等都有可能成为病原的携带者，向人类传播人畜共患病，对公共卫生的危害较大。

动物性食品的污染与患病动物的处理不当　全球每年有上百万人死于动物性食品致病因子引起的腹泻类疾病。我国也经常发生肉、蛋、乳等动物性食品污染大肠杆菌O157、沙门氏菌、李斯特菌等微生物及其毒素引起的中毒事件。患有人畜共患病的带菌动物的副产品及其排出的废物处理不当，不仅会引起人类感染人畜共患病，而且会造成对环境（如空气、水、土等）和食物（如粮食、蔬菜、瓜果等）的污染，从而可直接或间接地危害公众的安全与健康。

畜禽品种和畜禽产品国际贸易量的增加及检疫不严　在经济全球化和国际贸易愈加频繁的情况下，国际畜禽品种及畜禽产品贸易往来也日益加快，如果检验检疫不严，就有可能引进病畜禽及隐性感染畜禽，特别是通过走私或非法偷运进入的活畜禽和玩赏动物，危害性更大，有可能将人畜共患病的病原传入我国国内。例如，从炭疽流行的地区进口生皮、羊毛、肉品及骨粉等很可能把炭疽引入原本没有的国家和地区。

其他因素的影响　包括地理、地形、气候、风俗、经济文化和旅游等，如以黄鼠作为传染源的鼠疫，多发生在我国的北方地区；如局限在非洲等地区发生的西尼罗河病毒脑炎和猴痘却在美国暴发流行，这与全球气候变暖导致热带地区的媒介传染病病原体在亚热带地区得以生存有关。此外，国际经济贸易频繁、旅游及人口流动加快，增加了各类人群的接触机会；吸毒、色情服务等促进了性病和艾滋病的发生与传播；落后的文化科学及生活习俗对疾病的流行也有影响。

流行病学　人畜共患病同其他传染病一样，其发生、流行与蔓延必须具备传染源、传播途径和易感人群与动物3个基本条件，缺少任何一个条件，新的人畜共患病就不可能发生。在人畜共患病中，人作为传染源的疾病很少，绝大多数是动物作为传染源，包括家畜、赏玩动物、水生动物、实验动物、野生动物及半野生动物等；受感染的病人、隐性感染者和病原携带者也可作为人畜共患病的传染源，但其所占的比例很小。传染源以不同的途径向周围环境散布病原体，排出的病原体可在排泄物、分泌物和污染的物体上存活一段时间。此外，人群和动物的易感性也影响人畜共患病的发生。易感性的高低与病原体的种类、毒力强弱、易感机体的免疫状态和年龄等因素有关。

防治措施　防治人畜共患病要讲求策略和措施相结合的原则，在正确合理的策略指导下，采取行之有效的具体措施，才能达到防治人畜共患病的最终目标。

预防措施　人畜共患病的预防要遵循以下五原则。①预防为主的方针，通过调动全社会的力量，最大限度地利用公共卫生资源，制定出适合本国国情和本地区实际疫情的人畜共患病预防和控制策略，以达到预期的效果。②综合防制，采用环境、生物、化学、物理、遗传等各种技术手段综合成一套系统的防制措施，针对人畜共患病流行的3个流行环节，防止人兽共患病的发生与流行。③突出重点的原则，结合当地流行特点因地制宜地将人畜共患病流行的主要薄弱环节作为突破口，采取相应的主导性措施，达到合理有效预防和控制疾病的目的。④加强合作，对人畜共患病的预防控制不仅涉及医学和兽医学问题，还涉及许多社会问题，不是卫生部门一家能够独立完成的任务，需要多个相关部门的合作。⑤依法防制的原则，国家制定了多部法律法规对人畜共患病进行防控，这些法律法规对传染病在预防、疫情报告、控制和监督等方面都有严格的规定和要求。

治疗原则　针对病原体的治疗是治疗人畜共患病的重要手段，也是控制传染源扩散的有效措施。早期治疗可阻止或减缓病理损害的发展。使用抗生素可治疗大多数细菌性传染病；但是，多重耐药性细菌的出现给细菌性传染病的治疗和控制带来了极大的困难。目前尚无特效的治疗病毒性疾病的良药；使用高效价的特异抗血清治疗，可获得一定的效果。治疗需选用效果好的最适药物，须注意剂量和疗程，进行规范的治疗。另外，还应针对传染病的流行性、季节性进行必要的复查和复治。对细菌性、寄生虫性传染病要特别注意病原体的耐药谱。对症治疗也是防治人畜共患病的重要措施之一。

展望　人畜共患病种类繁多、表现多样、流行因素复杂多变，使得其难以控制和消灭。且当前人类正面临新发传染病不断出现和传统传染病死灰复燃、卷土重来的严峻形势，因此相关工作者应当从以下几个方面加强工作，以防止人畜共患病对人类的肆虐。一是应深入研究疾病的病原学，从分子水平上研究病原体的变异和重组规律、耐药机制、毒力及其致病特点。同时还要应用分子生物学技术对家畜、家禽及野生动物的血清型、流行病学特征等进行调查，找出疾病的流行和分布特点，探索病原体的遗传和演化规律，以此指导临床实践，制定出科学的防治方法，有效控制或消灭人畜共患病的发生与流行。二是研究预防用的高效疫苗，从分子水平抑制或剔除致病基因，或构建人工突变株制备无毒力的活疫苗，用于人畜共患病的免疫预防。三是研发治疗用的新型药物，通过对病原体基因组和功能基因结构的研究，从分子水平上找出其耐药变异的机制，从而确定药物作用的靶点及有针对性地研制出新型药物。四是建立标准化的疾病诊断方法，尽

快研发新型的诊断试剂和敏感、特异、快速的诊断方法，对人畜共患病的检测与综合防控体系的建立提供技术支持。　　　　　（魏红英）

roudusuojun shiwu zhongdu

肉毒梭菌食物中毒　（Clostridium botulinum food poisoning）　由肉毒梭菌的外毒素引起的，以特有的神经症状如眼症状、延髓麻痹、分泌障碍等为主要临床表现的毒素型细菌性食物中毒。

病原　肉毒梭菌是一种革兰氏阳性、厌氧、产孢子的杆菌，广泛分布于自然界，特别是土壤中。所产的孢子为卵形或圆筒形，着生于菌体的端部或亚端部，在 $20\sim25℃$ 下可形成椭圆形的芽孢。当环境温度低于 $15℃$ 或高于 $55℃$ 时，或 pH 值低于 4.5 或大于 9.0 时，芽孢既不能繁殖，也不能产生毒素。食品的酸度提高能抑制肉毒梭菌的生长和毒素的形成。食盐也能抑制毒素的产生和芽孢的形成，但不能破坏已形成的毒素。芽孢的抵抗力强，需在 $100℃$ 湿热加热 5 h，或在 $121℃$ 高压蒸汽加热 30 min，或在 $180℃$ 干热加热 $5\sim15$ min，方可将其杀死。

肉毒梭菌食物中毒是由肉毒梭菌产生的毒素即肉毒毒素所引起。肉毒毒素是一种毒性特别强烈的神经毒素，对人的致死量为 10^{-9} mg/kg 体重。肉毒毒素对酸、低温、消化酶（胃蛋白酶、胰蛋白酶）稳定，但对碱和热敏感，如在 pH8.5 以上或高温环境下毒素易被破坏并失去毒性。正常胃液中长时间内肉毒毒素不能被破坏，故可被胃肠道吸收。按照不同的血清反应特异性，可将肉毒毒素分为以下八种类型：A、B、C_α、C_β、D、E、F、G。其中可引起人类中毒的有 A、B、E、F 四个型别，A 型的毒素最强烈，其致死能力比 B 型或 E 型更强。各型肉毒毒素的致病性虽相同，但各种毒素因有其特异抗原性，只能与相应的抗毒素中和，不存在交叉免疫的现象。

流行病学　主要包括以下三个方面。

季节性　全年均可发生，但主要集中在

4—5 月。

中毒食品种类 由于地区和饮食习惯的不同，引起肉毒梭菌食物中毒的食品种类也各异。国内以家庭自制植物性发酵食品多见，如面酱、豆酱、臭豆腐、罐头瓶装食品、凉拌菜和腊肉等。

食品中肉毒梭菌的来源 主要来源于带菌的空气、尘埃、土壤、水及粪便，尤其是在土壤中带菌量较多，并对各类食品原料造成较大污染。肉毒梭菌在自然界中分布广泛，且不同的菌型分布存在差异。A 型主要分布于未开垦的荒地或山区，我国主要集中在新疆察布查尔地区；B 型主要分布在草原区耕地；E 型则主要集中在土壤、湖海淤泥和鱼类肠道中，我国主要发生在青海省；F 型主要分布于亚洲、欧洲、美洲海洋沿岸及鱼体中。

原因 主要由于食品被肉毒梭菌或其芽孢污染，并在适宜的温度、湿度、酸度、渗透压以及厌氧的条件下细菌大量繁殖，形成肉毒毒素。在罐头食品和自制发酵食品的生产过程中，如果加热的温度、湿度、压力不足，则存在于食品原料中的肉毒梭菌芽孢很难被杀灭，相反却为毒素的产生和芽孢的形成提供了有利条件。因此食品制成后一定要充分加热才能食用，否则易引起食物中毒的发生。

临床表现 肉毒梭菌食物中毒患者胃肠道症状少见，主要以运动神经麻痹的症状为主。比其他细菌食物中毒潜伏期长，数小时至数天不等，一般为 12 ~ 48 h，长者可达 8 ~ 10 天，短者 6 h 左右，通常潜伏期越短，病死率越高。病死率一般为 30% ~ 70%，多发生在中毒后的 4 ~ 8 天。临床特征表现为对称性脑神经受损。早期表现为恶心、呕吐、头痛、头晕、走路不稳、乏力、食欲不振，以后逐渐出现眼肌麻痹症状如视力模糊、眼球震颤、瞳孔散大、眼睑下垂等。重症患者则首先表现为对光反射迟钝或消失，逐渐发展为舌肌和咽肌麻痹、语言不清、声音嘶哑、吞咽困难、咳嗽无力、耳鸣和耳聋等，严重时表现为呼吸困难，常因呼吸衰竭而死亡。婴儿肉毒毒素中毒的主要临床表现

为眼睑下垂、头颈部肌肉软弱、全身肌张力减退、便秘、吞咽困难、吮吸无力等，症状可持续 2 个月以上。大多数患者在 1 ~ 3 个月症状可自然消除，恢复正常，但重症者可因呼吸麻痹猝死。

由于广泛采用多价抗肉毒毒素血清治疗该病，目前国内肉毒梭菌食物中毒病死率已降至 10% 以下。病人经抗肉毒素血清治疗后症状可在 4 ~ 10 天内消失，一般无后遗症发生。

诊断 按《肉毒梭菌食物中毒诊断标准及处理原则》（WS/T 83—1996）进行。肉毒梭菌食物中毒的诊断主要根据流行病学调查、特有的中毒表现以及毒素检验和菌株分离进行。在食物中毒现场，主要根据流行病学调查和临床表现进行诊断，不需等待毒素检测和菌株分离的结果，以便及时救治。

流行病学特点 多在冬春季高发；中毒食品多为家庭自制的发酵豆、谷类制品，其次为肉类和罐头食品。

临床表现 有特有的对称性脑神经受损的症状，如眼症状、延髓麻痹、分泌障碍等。

实验室诊断 按《食品安全国家标准 食品微生物学检验 肉毒梭菌及肉毒毒素检验》（GB/T 4789.12—2016）操作，从可疑中毒食品、患者粪便或血液中检出肉毒毒素并确定其型别是重要的诊断依据。

防治措施 包括预防和治疗两方面的内容。

预防措施 肉毒梭菌食物中毒的预防主要包括：①加强卫生宣传教育，改变生吃肉类的饮食习惯或肉类贮存方式。②家庭自制发酵食品时应彻底蒸煮原料，在食用前应充分加热，适宜温度为 100℃，并持续 10 ~ 20 min，以破坏各型肉毒毒素。③对食品原料进行彻底的清洁处理，避免泥土和粪便的污染。④生产罐头食品时，应严格执行相应的卫生标准，以达到彻底灭菌的目的。⑤为防止肉毒毒素产生，加工后的食品应迅速冷却并在低温环境下贮存，避免在较高温度或缺氧条件下存放和再次污染。

治疗原则 采取减少肉毒毒素吸收，以抗

肉毒毒素血清治疗为主要手段的治疗措施。治疗原则包括：①减少吸收，立即催吐、洗胃和导泻，以清除胃肠道尚未吸收的毒素，一般用0.05%高锰酸钾溶液洗胃，25%硫酸钠导泻。②肉毒抗毒素血清治疗，根据中毒表现和流行病学特点诊断为肉毒梭菌食物中毒后，应立即使用多价抗肉毒毒素血清进行治疗，越早越好，且用量要足够。③对症和支持治疗，病人应安静、卧床休息，注意保暖；呼吸困难者应及时吸痰、吸氧等，必要时做气管切开或气管插管；便秘者应灌肠，缓解腹胀和加速排除毒物；为防止发生继发性感染，必要时可给予抗生素治疗。

（郑婵娟）

S

沙尘暴健康效应（health effects of sand dust storm） 沙尘暴通过多种途径给人体健康带来的恶劣影响。沙尘暴是沙暴（sand storm）和尘暴（dust storm）两者兼有的总称，是指强风把地面大量沙尘物质吹起并卷入空中，使空气特别混浊，水平能见度小于 1 km 的严重风沙天气现象。其中沙暴指大风把大量沙粒吹入近地层所形成的挟沙风暴；尘暴则是大风把大量尘埃及其他细颗粒物卷入高空所形成的风暴。

沙尘暴的健康危害 沙尘暴携带的颗粒物污染与传统工业造成的工业污染有本质的区别。首先，由于沙尘源的不同，颗粒物中的有害物质不同；其次，沙尘暴在传输过程中，地面污染物易于附着或与沙尘微粒表面反应。因此，沙尘暴对人体健康的危害研究更具有挑战性，需要气象、地理、环境、化学及医学等多个学科的交叉融合。沙尘暴的主要健康危害有以下几个方面。

传染病 与一般风暴相比，沙尘暴还混有大量的尘埃颗粒、花粉、细菌和病毒以及其他一些对人体有害的物质，所以沙尘暴被认为是传播某些疾病的媒介，而且因为沙尘暴波及的范围较大，可以造成严重的公共卫生问题。例如，当沙尘暴"吹"到下游地区时，会带来大量不利于人体健康的微粒成分。医疗卫生部门提供的资料显示，沙尘暴可以把过敏原从遥远的地方传到本地，使得有些在本地不曾有过敏史的人出现许多过敏反应症状。

眼疾患 沙尘暴中的尘埃颗粒可以直接进入眼睛引起眼睛疼痛、流泪等症状。如不及时清除沙尘，或用手揉眼睛，均会引起细菌性或病毒性眼病。

呼吸系统疾病 沙尘暴发生时可以增加人群的急性呼吸系统疾患。沙尘暴会使本就有呼吸疾患的人出现干咳、咳痰、咯血症状，可伴有高烧。此外，沙尘暴使地表水分蒸发强烈，空气中的湿度大大降低，从而使人口干唇裂，鼻腔黏膜因干燥而弹性削弱，易出现微小裂口，防病功能随之降低。

近年来国外研究表明，沙尘暴与肺炎有关；有学者将沙尘暴引起的肺部疾患称为沙尘肺综合征，认为这是一种非职业性尘肺。颗粒物主要通过呼吸道进入人体。各种粒径不同的大气污染颗粒物对人体有着不同的影响。降尘被人吸入后，大部分滞留在鼻腔和咽喉部位；若长期吸入含有颗粒状物质的空气，就会使鼻腔黏膜肿胀，发生肥大性鼻炎；此后由于黏膜细胞营养供应不足，黏膜萎缩，逐渐会形成萎缩性鼻炎，滤尘功能显著下降。由于类似的变化，还可以引起咽炎、喉炎、气管炎和支气管炎等。

颗粒物表面还能浓缩和富集某些化学物质，如芳烃类化合物，这类物质随呼吸吸入体内就成为肺癌的致病因子。达到肺部的有毒物质，一方面进入血液系统或淋巴系统，影响身体各部位；另一方面可扩散转移到其他器官。

心理作用 沙尘暴对人的心理健康也有很大的负面影响。首先，当沙尘暴出现时，空气及沙尘的冲撞摩擦噪声，会使人们心里感到不适；特别是大风音频过低，能直接影响人体的神经系统，使人头痛、恶心、烦躁。其次，猛烈的大风、沙尘常使空气中的"维生素"即负氧离子严重减少，导致一些对天气变化敏感的人体内发生变化，让人感到神经紧张和疲劳。最后，沙尘暴袭击时，能见度较低，光线阴暗，使得人的视野受到限制，让人产生一种压抑和恐惧之感。

光散射作用　许多金属如铁、铍、锰、铅、镉等的化合物可附着在颗粒物表面，对人体造成危害。可吸入颗粒物长期悬浮于大气中，对阳光起散射作用，吸收阳光紫外线，从而使紫外线达到地面的量减少，致使婴儿佝偻病发病率增高。

遗传毒作用　加拿大生物学家对白鼠的研究结果表明，可吸入污染物还能造成遗传突变。可吸入污染物被吸到肺部，进入血液循环，蔓延到全身系统，可造成严重后果（遗传突变污染物入血后可能造成机体各个部位发生病理改变），甚至威胁生育能力。

沙尘暴的有利作用　沙尘暴的危害虽然甚多，但整个沙尘暴的过程却也是自然生态系统所不能或缺的部分，例如，澳洲的赤色沙暴中所夹带来的大量铁质已证明是南极海浮游生物重要的营养来源，而浮游植物又可消耗大量的二氧化碳，以减缓温室效应的危害，因此沙暴的影响层级并非全为负面。

沙尘暴的成分是带有负电荷的硅酸盐，能中和酸雨中的氢离子，减轻酸雨危害。沙尘及其土壤粒子的中和作用使中国北方降水的 pH 值增加 $0.8 \sim 2.5$，韩国增加 $0.5 \sim 0.8$，日本增加 $0.2 \sim 0.5$。如果没有沙尘的作用，那么很多北方地区的酸雨危害要更严重。

沙尘暴应急　应急要点包括：①沙尘暴发生时保持门窗关闭和密封，防止尘埃颗粒进入房间，尽量做到不出门，尤其是老人、儿童及患有呼吸道过敏性疾病的人不宜外出；②外出时使用口罩和纱巾等，以免沙尘颗粒侵害眼睛和呼吸道；③驾驶机动车和非机动车应密切

注意路况，避免发生事故；④妥善保管易被沙尘损坏的物品。　　　　（亚库甫·艾麦尔）

shamenshijun shiwu zhongdu
沙门氏菌食物中毒（Salmonella food poisoning）　所有沙门氏菌属细菌引起的疾病的统称，是沙门氏菌对肠黏膜的侵袭而导致的感染型细菌性食物中毒。沙门氏菌属是肠杆菌科的一个重要菌属，是一大群寄生在人类和动物肠道中、生化反应和抗原结构均相似的革兰氏阴性杆菌，是食物中毒的主要致病菌之一。

病原　沙门氏菌属种类繁多，抗原复杂。目前国际上有 2 500 多种血清型，我国已发现 200 多种。沙门氏菌的宿主特异性极弱，既可感染动物，也可感染人类，极易引起人类的食物中毒。对人类致病的沙门氏菌仅为少数，其中致病力最强的是猪霍乱沙门氏菌，其次是鼠伤寒沙门氏菌和肠炎沙门氏菌。

沙门氏菌是一种需氧或兼性厌氧菌，绝大部分具有周生鞭毛，能运动，一般无荚膜。沙门氏菌无芽孢，对热抵抗力不强，55℃ 1 h、60℃ 15～30 min 或 100℃数分钟即被杀死。沙门氏菌在自然环境中生存力较强，在水中能存活 2～3 周，粪便中可存活 1～2 个月，可在冻土中过冬。此外，由于沙门氏菌属不分解蛋白质、不产生靛基质，食物被污染后无感官性状的变化，故对贮存较久的肉类，即使没有腐败变质，也应注意彻底加热灭菌，以防引起食物中毒。

流行病学　主要包括以下四个方面。
发病率　沙门氏菌食物中毒的发病率较高，占所有食物中毒类型的 40%～60%，最高达 90% 左右。活菌数量、菌型以及个体易感性等都是影响沙门氏菌食物中毒的发病因素。通常情况下，食物中的沙门氏菌的含量达到 2×10^5 cfu/g 时即可发生食物中毒。沙门氏菌致病力的强弱与其菌型有关，菌型的致病力越强，越易引起食物中毒。沙门氏菌致病力的强弱还与个体易感性有关，对于儿童、老年人、体弱者或患有疾病的易感性人群，即使是致病力较

弱的菌型或较少活菌量，仍可发生食物中毒，甚至表现出更为严重的临床症状和体征。

流行特点 全年均可发病，但季节性较强，呈明显的夏、秋季高峰，5—10 月的发病起数和中毒人数可达全年发病起数和中毒人数的 80%。发病点多面广，暴发与散发并存，以水源性和食源性暴发较为多见。青壮年多发，职业以农民、工人为主。

中毒食品种类 沙门氏菌食物中毒食品主要来源于动物性食品，以畜肉类及其制品最为多见，其次为禽肉、蛋类、鱼类、乳类及其制品。由植物性食品引起的沙门氏菌食物中毒较为少见。

食品中沙门氏菌的来源 沙门氏菌污染肉类食物的概率很高，由于沙门氏菌属在自然界中广泛存在，在人和动物中有广泛的宿主，如家畜中的猪、犬、猫、马、羊、牛和家禽中的鸡、鸭、鹅等。正常人粪便中沙门氏菌检出率为 0.02% ~ 0.2%，腹泻患者粪便中沙门氏菌检出率为 8.6% ~ 18.8%。健康家畜、家禽肠道中沙门氏菌检出率为 2% ~ 15%，病猪肠道中沙门氏菌检出率可高达 70%。

肉类食品中沙门氏菌的来源 主要包括家禽、家畜的生前感染和宰后污染。生前感染是肉类食品中沙门氏菌的主要来源，指家禽和家畜在宰杀前已感染沙门氏菌，包括原发性沙门氏菌病和继发性沙门氏菌病。原发性沙门氏菌病指家畜、家禽在宰杀前已患有沙门氏菌病，如猪霍乱、牛肠炎、鸡白痢等；继发性沙门氏菌病是由于健康家畜、家禽肠道沙门氏菌带菌率较高，当患病、饥饿、疲劳或其他原因导致其机体抵抗力下降时，寄生于肠道内的沙门氏菌可经淋巴系统进入血液和内脏等引起感染，由于这些细菌进入动物的血液、内脏和肌肉，因此其危害较大且发生食物中毒时症状也较严重。宰后污染指在屠宰过程中或屠宰后被带沙门氏菌的粪便、容器、污水等污染。

禽蛋类中沙门氏菌的来源 蛋类及其制品感染沙门氏菌的机会较多，尤其是鸭、鹅等家禽类及其蛋类，其带菌率一般在 30% ~ 40%。

家禽及蛋类沙门氏菌除原发性和继发性感染使卵黄、卵巢或全身带菌外，禽蛋在排出时，蛋壳表面也可被粪便沙门氏菌污染，沙门氏菌可通过蛋壳的气孔侵入蛋内，从而引起禽蛋类中沙门氏菌的感染。

乳中沙门氏菌的来源 若奶牛患有沙门氏菌病，其乳中则可能带菌，即使健康奶牛挤出的乳也可能会受到带菌奶牛粪便或其他物质的感染或污染。故未经彻底消毒的鲜奶及鲜奶制品，都可引起沙门氏菌食物中毒。

熟制品中沙门氏菌的来源 烹调后的熟制食品中沙门氏菌的来源主要体现在食品受到带菌容器、烹调工具和食品从业人员带菌者的再次污染。

原因 食品在生产、加工、运输和贮存的过程中均可受到沙门氏菌的污染，一般以动物性食品居多。一定条件下，如环境温度在 20℃以上以及在适宜的 pH 值时，沙门氏菌可在被污染的食品中大量繁殖并产生毒素。加热处理不彻底也会导致沙门氏菌食物中毒的发生，即使是熟制食品，也有可能发生再次污染，并且在较高温度下贮存时间较长时，细菌可大量繁殖，食前未加热或加热处理不彻底，则更为危险。

临床表现 沙门氏菌食物中毒潜伏期较短，一般为 4 ~ 48 h，长者可达 72 h。潜伏期越短，病情则越重。中毒开始时表现为头痛、恶心、食欲不振，之后出现呕吐、腹泻、腹痛。腹泻一日可达数次至十余次，主要为水样便，少数带有黏液或血。体温升高，一般可达 38 ~ 40℃，轻者 3 ~ 4 天体温恢复，症状消失。较重者可出现神经系统症状，如烦躁不安、昏迷、谵语、抽搐等，还可出现尿少、无尿、呼吸困难等症状；同时还可出现面色苍白、口唇青紫、四肢发凉、血压下降等周围循环衰竭症状，若不及时抢救可导致死亡。沙门氏菌食物中毒有多种临床表现，可分为胃肠炎型、类霍乱型、类伤寒型、类感冒型和败血症型，其中胃肠炎型的沙门氏菌食物中毒最为常见。

诊断 沙门氏菌食物中毒一般根据流行病

学特点、临床表现和实验室检验结果进行诊断。

流行病学特点　主要表现为同一人群在短期内发病，且进食同一可疑食物，发病呈暴发性，中毒表现相似。

临床表现　除恶心、食欲不振、呕吐、腹泻和腹痛等消化道症状外，常伴有高热等全身症状。

实验室检验　除传统的细菌学和血清学诊断技术外，还建立了很多快速的诊断方法，如酶联免疫检测技术、胶体金检测技术、特异的基因探针和 PCR（聚合酶链式反应）法检测等，其中细菌学检验结果阳性是确诊的最有力的依据。血清学方法中常用肥达反应来辅助临床诊断。主要包括：①细菌学诊断，按《食品安全国家标准　食品微生物学检验　沙门氏菌检验》（GB 4789.4—2016）进行细菌培养与分离。取可疑中毒食品、病人呕吐物或粪便直接接种或增菌后进行细菌的分离培养和鉴定。②血清学鉴定，包括 O 抗原的鉴定、H 抗原的鉴定、Vi 抗原的鉴定以及菌型的判定。

防治措施　包括预防和治疗两方面的内容。

预防措施　针对沙门氏菌食物中毒发生的特点，采取下列针对性预防措施。

防止沙门氏菌污染食品　加强对食品生产企业的卫生监督，特别是肉联厂对牲畜的宰前检查，防止病畜混入；宰时要特别注意避免肉尸和内脏被粪便、皮毛、污水、容器污染；严禁出售病死牲畜和禽肉。同时，在食品加工、销售、食堂和饮食行业的从业人员应严格遵守有关卫生法规，特别要防止熟食被生肉及其盛装的容器污染，切生肉和熟食的刀、砧板要分开。对上述从业人员要进行定期的健康检查，如有肠道传染病患者和带菌者应及时更换工作。

控制食品中沙门氏菌的繁殖　影响沙门氏菌繁殖的主要因素是温度和贮存时间。沙门氏菌属繁殖的最适温度为37℃，但在20℃以上能大量繁殖。所以防止繁殖，必须低温贮存食品。除降低贮存的温度外，还应尽可能缩短贮存时间。烹调加工后食品的保存时间应尽量缩短在

6 h 以内。适当浓度的食盐也可以控制沙门氏菌的繁殖，鱼、肉等可加 8% ~ 10% 的食盐保存。

加热杀灭病原菌　加热杀死病原微生物是防止食物中毒的关键措施，但必须达到有效温度。肉块深部温度须达到80℃，并持续12 min；蛋类煮沸8 ~ 10 min 即可杀灭沙门氏菌。加工后的熟肉制品应在10℃以下低温贮存，较长时间放置后须再次加热才能食用。

治疗原则　包括以下四方面。

紧急处理　临床症状较重的中毒病人应采取洗胃、催吐、导泻等措施，以减少病菌的作用和毒素的吸收。但吐泻较严重的病人，可不用洗胃、催吐和导泻。

抗生素治疗　一般病例无须使用抗生素。严重病人可选用合适的抗生素进行静脉滴注或口服头孢唑啉、头孢噻吩等。

补充水分和纠正电解质紊乱　胃肠炎型及类霍乱型病人，吐泻较重，损失大量水分，应根据失水情况补充适当水分。补充水分，一是口服，二是静脉滴入。凡能饮用者，应尽力鼓励病人多喝糖盐水、淡盐水等，这在人数较多的食物中毒现场是十分必要的。如有酸中毒，应适当补充碱性药物，如有低钾血症，应补充钾盐。补充水分和纠正电解质紊乱，应贯穿于急救治疗的全过程。

对症治疗　对于腹痛、呕吐严重者，可用阿托品0.5 mg 肌内注射。烦躁不安者给镇静剂，如有休克，立即进行抗休克治疗。

（郑婵娟）

sheshui chanpin weisheng
涉水产品卫生　（water supply products' sanitation）　在水产品生产和供水过程中与接触水产品的相关材料、塑料及有机合成管材、管件、防护涂料、水处理剂、除垢剂、水质处理器以及其他有关的新材料和化学物质相关的水产品卫生问题。涉水产品卫生需要从涉水产品本身的卫生问题和涉水产品的卫生监测和评价两个方面着手，同时还需严格按照涉水产品的卫生

毒理学评价程序和方法执行。

涉水产品存在的卫生问题 主要包括以下四个方面。

水质处理器 又称饮水处理器，是指以市政自来水为进水，经过进一步处理，降低水中有害物质，或增加水中某种对人体有益成分的饮水处理装置。目的在于改善饮用水水质。按功能一般分为一般净水器、矿化水器、纯水器和特殊净水器（如除铁、除锰、除氟、除砷净水器）等。

水质处理器的主要组成部分是与饮水接触的成型部件和过滤材料。成型部件需要有足够的化学稳定性，因为化学性质不稳定的成型部件在与水接触后，一些化学成分会逐渐溶解到饮水中，对人体产生危害。过滤材料主要以活性炭为主，存在的问题是作用一定时间后，活性炭上易繁殖细菌，使出水中细菌数量增加；进水中如有氨氮，经过活性炭氧化作用，可使出水中亚硝酸盐浓度增加。一些水质处理器的过滤材料载有杀菌或抑菌成分，使用较多的有三碘树脂、五碘树脂和 KDF（kinetic degradation fluxion，俗称黄金碳）等。碘树脂是通过释放出碘离子达到杀菌作用，但出水中碘含量难以控制。KDF 是一种体积、形状不一的高纯度锌铜合金粒，它可除去水中余氯、硫化物及重金属，同时释放出锌离子而达到杀菌灭藻的作用，但同时也使水中锌含量增加。此外，一些过滤材料，如膜过滤、分子筛、陶瓷等过滤器，如不能达到额定流速，也会影响饮用水中所含成分的含量及感官性状和安全性。

生活饮用水输配水设备 是指与生活饮用水接触的输配水管、蓄水容器、供水设备以及机械部件（如阀门、水泵、水处理剂加入器等）。

其中，给水用塑料管材、管件是以合成树脂为主要原料，添加适量的增塑剂、稳定剂、抗氧化剂等助剂制成，国内常用的有聚氯乙烯、聚乙烯、聚丙烯管材和管件等。此类产品应注意塑料本身的毒性、助剂的毒性、未聚合物及裂解产物的毒性和接触饮用水后有害物质向饮用水迁移等问题。金属类管材主要以不锈钢、铜、镀锌钢、普通钢和铸铁等为原料。此类产品在长期使用过程中，由于保护层的腐蚀破坏，可能溶出金属类有害物质。

涂料 为防止容器内壁与饮用水接触而受到腐蚀，造成饮用水污染，需要在容器内壁涂上涂料。目前使用较多的涂料有聚酰胺环氧树脂、氰凝、聚四氟乙烯、环氧酚醛等。环氧树脂涂料的主要类型是以双酚 A 与环氧氯丙烷聚合而成。聚合程度越高，分子量越大，反之，分子量越小。从卫生学角度看，分子量越大（环氧值越小）的越稳定，越不易溶出迁移到饮用水中。在涂料加工中，所用助剂是否选择无毒或低毒的溶剂、增塑剂应引起足够的重视。

水处理剂 生活饮用水化学处理剂主要用于混凝、絮凝、助凝、消毒、氧化、pH 值调节、软化、灭藻、除垢、除氟、除砷、氟化、矿化等用途。此类产品的卫生安全性取决于产品的原料、配方和生产工艺，如果原料选择不当或生产条件简陋，不能保证产品的质量，则在使用过程中，就会把一些有害物质如砷、镉、铬、铅、硒、银、汞、有机物，甚至一些放射性物质带入饮用水中，从而对人体健康产生危害。

涉水产品的卫生监测和评价 《生活饮用水卫生监督管理办法》规定："涉及饮用水卫生安全的产品，应当按照有关规定进行卫生安全性评价，符合卫生标准和卫生规范要求。"利用新材料、新工艺和新化学物质生产的涉及饮用水卫生安全产品应当取得国务院相关部门颁发的卫生许可批准文件；除利用新材料、新工艺和新化学物质外生产的其他涉及饮用水卫生安全产品应当取得省级人民政府相关部门颁发的卫生许可批准文件。

生活饮用水输配水设备及防护材料 凡与生活饮用水接触的输配水设备必须按安全性评价的规定进行浸泡实验，浸泡水的检验结果必须符合浸泡实验基本项目的卫生要求。若在浸泡水中的溶出物质未规定最大容许浓度，则应进行毒理学试验，确定其在饮用水中的限值，以便决定该产品是否可以投入使用。同时结合《卫生部涉及饮用水卫生安全产品检验规定》中的卫生性能指标，有时还需结合质量指标进行综合评价。如对给水用聚氯乙烯管材、管件的卫生学评价，除包括浸泡实验结果、产品卫生性能外，还应结合产品的壁厚偏差、弯曲度和物理、力学性能进行综合评价，做出是否为合格产品的结论，以避免产品质量不合格，使用不久即出现裂管，导致外来污水污染水质等卫生问题。

饮用水化学处理剂 饮用水化学处理剂种类很多，因直接投加到水中，与人体健康关系更加密切，因此应进行采样检验和安全性评价。一般来讲，生活饮用水化学处理剂在按规定的投加量使用时，处理后的一般感官性状指标应符合《生活饮用水卫生标准》（GB 5749—2006）的要求，如果饮用水化学处理剂带入饮用水中的有害物质是 GB 5749—2006 中规定的物质，则该物质的容许量不得大于相应规定值的 10%。该物质分为四类：①金属（砷、硒、汞、镉、铬、铅、银）；②无机物；③有机物；④放射性物质。如果饮用水化学处理剂带入饮用水中的有害物质在 GB 5749—2006 中未做规定，则可参考国外标准判定，其容许限值不得超过相应限值的 10%，如果带入饮用水中的有害物质无依据确定容许限值时，需进行毒理学试验，确定该物质在饮用水中的最高容许浓度，其容许限值不得大于容许浓度的 10%。同时结合《卫生部涉及饮用水卫生安全产品检验规定》中的卫生性能指标进行综合评价。

水质处理器 所用材料必须严格按照《生活饮用水水质处理器卫生安全与功能评价规范》的要求进行检验和鉴定，符合要求的产品方可使用。成型部件及过滤材料应该按照《水质处理器中与水接触的材料卫生安全证明文件的规定》提供卫生安全证明文件，否则必须进行浸泡实验。一般净水器浸泡后与纯水进行比较，增加量不得超过《生活饮用水水质处理器卫生安全与功能评价规范》中规定的净水器卫生安全评价浸泡水水质卫生要求的限值。纯净水器的浸泡后水与原有出水比较，增加量不得超过纯净水器的出水水质指标限值。

涉水产品的卫生毒理学评价程序和方法 为了保证涉水产品在使用中的安全性，除了对其基本项目进行检测和评价外，还应对其进行卫生毒理学评价。如未对生活饮用水输配水设备、水处理材料和防护材料在水中溶出的有害物质规定最大容许浓度，或生活饮用水化学处理剂带入饮用水中的有害物质在 GB 5749—2006 和有关卫生标准中未做规定时，则需通过卫生毒理学评价程序和方法确定其在饮用水中的限值。根据涉水产品在水中溶出物质的浓度，分 4 个水平进行毒理学试验，以确定其在水中的最大容许浓度。

水平 I 有害物质在饮用水中的质量浓度 $< 10\ \mu g/L$。

毒理学试验 包括以下遗传毒性试验各一项：基因突变试验［鼠伤寒沙门氏菌回复突变试验（Ames 试验）］等；哺乳动物染色体畸变试验（体外哺乳动物细胞染色体畸变试验、小鼠骨髓细胞染色体畸变试验和小鼠骨髓细胞微核试验）。

评定标准 如果上述两项试验均为阴性，则该产品可以投入使用；如果上述两项试验均为阳性，则该产品不可以投入使用，或者继续进行慢性（致癌）试验，以便进一步做出评价；如果上述两项试验中有一项为阳性，则需要选用另外两种遗传毒理学试验（基因突变试验和哺乳动物染色体畸变试验中各选一项，共两项）作为补充研究。如果补充研究的两项试验结果均为阴性，则产品可以投入使用，若有一项为阳性，则不能投入使用，或继续进行慢性（致癌）试验，以便进一步做出评价。

水平 II 有害物质在饮用水中的质量浓度为 $10 \sim <50\ \mu g/L$。

毒理学试验包括水平 I 全部试验和大鼠 90 天经口毒性试验。对水平 II 中遗传毒理学试验的评价标准同水平 I。通过大鼠 90 天经口毒性试验，确定有害物质在饮用水中的最高容许浓度。如果饮用水中有害物质的实际浓度超过最高容许浓度，则该产品不能投入使用。

水平Ⅲ 有害物质在饮用水中的质量浓度为 50 ~ <1 000 μg/L。

毒理学试验包括水平Ⅱ全部试验和大鼠致畸试验。对水平Ⅲ遗传毒理学试验的评价标准等同水平Ⅰ。通过大鼠90天经口毒性试验和大鼠致畸试验，确定有害物质在饮用水中的最高容许浓度。如果饮用水中该有害物质的实际浓度超过最高容许浓度，则该产品不能投入使用。

水平Ⅳ 有害物质在饮用水中的质量浓度 ≥1 000 μg/L。

毒理学试验包括水平Ⅲ全部试验和大鼠慢性毒性试验。如果大鼠致畸试验结果为阳性，则该产品不能投入使用；对该有害物质的致癌试验和遗传毒理学试验综合评价为有致癌性时，该产品不能投入使用。通过大鼠致畸试验和慢性毒性试验，确定有害物质在饮用水中的最高容许浓度。如果有害物质在饮用水中的实际浓度超过最高容许浓度，则该产品同样不能投入使用。

(王旭英)

shenjing xingwei duxing
神经行为毒性 （neurobehavioral toxicity）
物理性、化学性及生物性环境因素引起生物神经系统功能或结构损害的能力。其中，外源性化学物是引起机体神经系统损伤的主要因素。外源性化学物可引起脑功能失调和精神障碍，甚至中枢神经系统器质性病变；并可以损害周围神经，引起中毒性神经炎。

常见神经毒物 环境中存在的神经毒物形式种类繁多，按不同的分类依据可分为以下两大类。

按理化性质、用途分类 主要有金属类、有机物、气体类化学物、农药类等。

金属类 主要包括：①神经毒性较大的金属和类金属，如铅、汞、砷、镉等；②其他非必需金属及其化合物，如铝、锡、铊、锂、钡、金等；③其他必需金属及其化合物，如铬、铜、铁、锰、钾、锌等。

有机物 多种有机物均可引起神经毒性，主要包括：①脂肪族烃类，如烷烃、烯烃、汽油等；②脂肪族环烃类，如环丙烷、正己烷等；③芳香族烃类，如苯、苯乙烯、甲苯、二甲苯和苯胺等；④卤化物，如四氯化碳、氯仿、氯苯和氯乙烯等；⑤醇类、酚类和醚类，如乙醇、甲醇、乙二醇、甲酚和乙醚等；⑥醛类、酮类和酯类，如甲醛、丙酮、乙酯和丙烯酰胺等。

气体类 如一氧化碳、氰化氢、硫化氢、二硫化碳、燃烧产物、汽车尾气、氨和氮氧化物等。

农药类 如有机磷类、拟除虫菊酯和有机氯等。

药物类 如鸦片、可卡因、巴比妥、安定和阿霉素等。

天然毒素 如蛇毒、蝎毒和蓖麻子蛋白等。

按毒物的靶器官分类 主要分为以下几类：①神经细胞体毒物，如汞和汞化合物、锰、铝、氰化物和铅；②神经髓鞘毒物，如六氯酚、铅和碲；③神经轴索毒物，如正己烷、二硫化碳、丙烯酰胺、氯丙烯和除虫菊酯；④神经递质毒物，如尼古丁、有机磷化合物、可卡因和兴奋性氨基酸等。

毒性作用类型 根据机体神经系统的不同反应，可将神经系统损伤分为结构性损伤、功能性损伤和行为改变。另外，毒物还可以引起神经系统一些生化指标的改变。

结构性损伤 在这一类型中又根据其毒性作用方式分为缺氧性损伤和选择性损伤。

缺氧性损伤 根据缺氧类型又可分为四个亚型：①单纯性缺氧，此型并不缺血而是单纯缺氧。如吸入气中含有高浓度的二氧化碳，使血液携氧能力大大下降，造成脑组织缺氧。若能及时纠正，一般不会产生中枢神经系统后遗症。②缺血性缺氧，由于供血不足或血液滞留而导致缺氧。有些毒物可以损害血管壁，使中层断裂和变性引起血液动力学紊乱，或由于血管功能障碍引起血压下降而致使脑组织不同区域缺血，同时伴有静脉血停滞、营养供给不足和代谢产物阻滞，长期接触一氧化碳可引起该类型的损伤。③细胞毒性缺氧症，在供给正常血和氧的情况下，存在着细胞代谢障碍。常见毒物有氰化物、二硝基苯酚、丙二腈等。④长时间严重缺氧，由于反复和长期发生的缺氧，可通过种种机制引起血-脑屏障的损伤并可能涉及某些自发免疫反应，结果导致脑白质的弥漫性硬化或脑白质病。

选择性损伤　由于毒物对特异结构的亲和力不同所引起的，包括中枢神经系统特异性损害、周围神经系统特异性损害以及中枢周围混合型特异性损伤。能引起中枢神经损伤的毒物主要有六氯苯、铅、汞和锰等。一些有机磷农药、丙烯酰胺等能引起周围神经的损伤，主要是周围神经的变性损伤。而二硫化碳既可以影响中枢神经，还可以损伤周围神经，即造成中枢周围混合型损伤。

功能性损伤　毒物通过引起神经系统的结构和生化改变而引起感觉、运动功能紊乱。而功能紊乱也可有其反作用，在临床上往往很早就能出现功能改变，因此具有重要意义。但神经系统的功能改变往往难于测定，常用临床检查、肌电图、感觉和运动神经传导速度进行确定。

行为改变　中枢神经系统综合功能改变的结果。神经毒物可引起脑的各种精神活动能力改变，如抽象思维、记忆与学习、情绪表现、觉醒状态、感觉的感受能力、注意力等的改变。由于这些精神活动能力改变，从而出现各种精神障碍或行为缺陷。这些改变涉及大脑网状结构、基底核、边缘系统和大脑皮层等结构。由于这些结构受累，导致意识丧失、学习和记忆下降、兴奋或抑制和情绪及性格等改变。此类改变可经行为毒理学方法检查。

影响神经组织化学成分　各种神经毒物可以影响神经组织的各种化学组成，特别是对糖、脂肪及蛋白质。当神经毒物使代谢发生障碍时，各成分发生改变，所以可以测定各种成分的含量以反映病变及其程度。神经系统与其他器官不同，很多物质是由糖衍生而成，而大脑对代谢的需求很高，这些都决定了神经系统特别是大脑对糖代谢的紊乱很敏感。引起神经

系统糖代谢紊乱的神经毒物可分为两类：第一类毒物使神经系统糖的氧化异常增高，属于此类的毒物有红藻氨酸、三甲基锡与三乙基锡等；第二类使神经系统糖代谢率显著降低，这些毒物主要损害脊髓、脑干与小脑等区域，临床症状为共济失调与步态不稳等。此外，神经毒物还可以干扰各种酶的活性。

检测与评价　神经毒物的多样性、神经系统的复杂性使人们很难准确指出外源性化学物何时并且是否已经对神经系统引起了损伤。与一般毒性检测评价方法不同，神经系统毒性的评价可以行为学和功能学指标为终点，因而在以往整体试验和体外试验的基础上，部分行为学试验可以人群为研究对象。

病理学方法　在过去，病理学研究提供了最初的、单一的描述毒物效应的方法。利用组织的常规制备和不同的染色方法，如高尔基体染色、嗜碱性尼氏体染色、Weiger 髓鞘方法等。病理学方法与生物学知识的联合应用已经提供了许多有关神经毒物的证据。随后，电镜的应用与病理学研究的结合又提供了一个新的研究方向。

分子生物学方法　随着现代免疫组化方法、放射自显影方法、细胞化学方法和分子生物学方法的发展，对细胞内的小分子、蛋白质和核酸进行定位和定量已成为可能。新的方法已允许甚至对十几个机体进行更为敏感的功能性研究。

行为学方法　作为病理学方法和分子生物学方法的补充，一组以行为学为终点的方法也被用于反映神经毒性。测定行为的方法作为神经系统功能的敏感测量方法，也可反映神经系统整合的输出情况。行为方法多是运用运动行为和一组被称作功能观测组合的试验来进行。功能观测组合通常能提供神经毒物作用机制的重要线索。常用的试验方法包括小鼠 Y 型迷宫实验、小鼠跳台实验、小鼠避暗实验、大鼠穿梭实验、小鼠水迷宫实验等。另外，也有超过24 种参数组成的总的功能观测组合，其中包括水平、垂直和总的活动，痉挛，震颤，刻板

（重复的）行为，呼吸方式，步态，排尿，应激反应，竖毛反应，瞳孔大小和对光反应，流涎，过多的发声，流泪，握力，肌张力等。分析在小剂量长期外源性化学物作用下，这些条件反射的潜伏期和反应幅度等变化，以评定该外源性化学物对机体的毒性效应。

其他　人们可以建立特定类型的细胞系，利用电生理学方法、图像和分子终点法来阐明神经毒理学机制。此外，其他任何神经科学的方法如神经生物学、神经生理学、神经生化学、神经病理学、分子神经生物学等均可为神经毒理的研究提供方法。　　　　（秦宇）

shenzang duxing

肾脏毒性　（kidney toxicity）　外源性化学物与机体相互作用对肾脏造成的损害作用。肾脏有较强的代偿能力和多种解毒功能，是毒物重要的靶器官之一。

　肾脏的解剖和生理特性决定了它对毒物的易感性。影响肾脏对有毒物质易感性的因素主要有：①肾脏的血流丰富。肾脏的重量不到体重的1%，却接受了20%~25%的心脏静息搏出量，1/3的血浆经肾脏滤过，大量的化学毒物可随血流到达肾脏，尤其是肾皮质区。②肾的高度浓缩能力。化学物重吸收后经肾小管浓缩，使某些在血浆里无毒的化学物达到有毒的浓度水平；使一些相对不可溶的化学物在肾小管的管腔内沉积而引起阻塞，进而产生急性肾衰竭；加之许多有机物能在皮质中活化转运，进而产生肾脏损害。③肾脏的代谢活化能力。肾脏拥有丰富的代谢活化酶，如细胞色素P-450，此类酶对一些物质的代谢活化可能是氯仿或者对乙酰氨基酚肾毒性的基础。这些酶在近端小管直部的活性尤其高，因而这些区域对化学损害非常敏感。另外，化学物通过不同节段时，可以进行不同的代谢过程。所以肾脏的损伤部位既代表了化学物蓄积的部位，也代表了这些活化化学物的酶的定位。④肾脏的蓄积能力很强，是重要的蓄积器官，蓄积的化学物可能对肾脏造成直接损伤。

常见肾毒物　主要包括金属类，如汞、镉、铬、铅；卤代烃类，如氯仿、四氟乙烯；真菌毒素、赭曲霉素A、橘霉素以及部分药物，如对乙酰氨基酚、两性霉素B、环孢素等。以下介绍几个常见的重要肾毒物。

汞　肾脏是无机汞蓄积的主要靶器官，其毒性始发部位为近端小管。无机汞引起的急性肾毒性，一般在接触后24~48 h内发生，可引起近端小管坏死和急性肾功能衰竭，尿中刷状缘酶的增加可作为氯化汞造成肾脏功能不全的早期生物标志。随着肾脏损伤的继续发展，肾小球滤过率也相应降低。研究机制发现，无机汞在细胞中以与巯基结合的状态存在，并影响线粒体的形态和功能，这也成为氯化汞引起肾小管损伤的早期表现。

镉　镉的生物半减期较长，可在体内长期蓄积，可对近端小管造成损伤，并进而发展成慢性间质性肾炎。在镉肾毒性中金属硫蛋白起到了重要作用。该小分子蛋白对镉有特殊的亲和力，可与镉结合成镉金属硫蛋白。经肾小球滤过后，镉金属硫蛋白可在肾近曲小管内被重吸收，在近曲小管细胞的溶酶体中再降解为游离镉离子和金属硫蛋白。若肾小管细胞内没有足够的金属硫蛋白与游离的镉离子相结合，游离的镉离子就能在细胞内产生毒作用，引起慢性肾损害。日本"痛痛病"就是因食用了含镉量非常高的土壤生产的稻米，而引发的初期以肾脏损害、后期以严重的骨质疏松和关节痛为症状的疾病（参见痛痛病）。

氯仿　氯仿引起的肾脏毒性作用主要表现为蛋白尿、糖尿和血尿素氮升高。其引起的肾毒性与肾细胞色素P-450代谢有关。因该酶主要存在于近端小管，因而近端小管也成了氯仿的主要靶部位。氯仿不会引起肾小球和远曲小管的损害。

四氟乙烯　四氟乙烯在肝脏中被代谢成1,1,2,2-四氟乙烯谷胱甘肽，随胆汁分泌到胆囊和小肠，降解成半胱氨酸-S-结合物，而后转运到肾脏，分解产生氨、丙酮酸和活化巯基，活化巯基能与细胞大分子共价结合而造成肾损害，主要以肾近端小管坏死为特征，表现为糖尿、蛋白尿和尿酶增加。

损伤部位与类型 许多环境化学物通过各种途径进入体内，对肾脏产生直接或间接毒性，肾性毒物在肾组织都有主要的作用部位，表现为毒物对肾脏毒作用的选择性。如近端小管是大多数重金属、卤代碳氢化合物、真菌毒素、肾毒性抗生素和抗肿瘤药物的主要靶部位，免疫复合物往往作用于肾小球，氟离子作用于亨利袢和集合管。这种选择性的原因尚不清楚，可能与血流、化学物的理化性质、转运、蓄积和靶部位亲和能力有关。

近端小管损伤 毒物诱导的肾脏损伤最常见的部位就是近端小管，主要与毒物在近曲小管内的选择性蓄积有关。近曲小管上皮细胞不够紧密，可以漏过毒物使其进入近端小管细胞。更为重要的是有机离子、重金属、相对低分子量的蛋白、谷胱甘肽结合物和多肽的转运主要发生在近端小管，并可在此蓄积。毒物在肾脏的转运和蓄积是毒物引起肾毒性的必要条件，后者还可能取决于细胞靶部位的反应能力。此外，细胞色素 P-450 的活性也是增加肾近端小管易感性的重要因素，其存在于近端小管内，而在肾单位（组成肾脏的结构和功能的基本单位，包括肾小体和肾小管）的其他部位几乎不存在。经该酶活化的物质会对近端小管产生毒性。

肾小球损伤 肾单位中肾小球是化学物质暴露的起始部位，但很少有毒物会引起肾小球结构的损伤。肾小球的损伤主要是肾小球膜上的一些成分与毒物间相互作用的结果，从而改变了肾小球的带电状态，影响内皮细胞通道的大小与数目，使肾小球的通透性增加，一些大分子蛋白质甚至血细胞均可漏出，造成蛋白尿和血尿。此外，毒物也可以作为半抗原，与肾小球蛋白相结合成为全抗原，从而刺激抗体的产生。抗体与细胞表面抗原结合，在肾小球中形成免疫沉积物，对肾小球造成免疫性损伤。

亨利袢、远端小管损伤 与近端小管相比，远端小管（包括远曲小管及集合管）不易受化学诱导的损伤。毒物对亨利袢和远端小管的作用表现为致其浓缩能力受损或酸化作用丧失。如两性霉素 B、顺铂等可以造成抗利尿激素拮抗的多尿症，即与髓部上升支和集合管处有浓缩缺陷有关。

肾脏肿瘤 良性肿瘤和恶性肿瘤均可发生。肾脏恶性肿瘤主要有肾细胞癌和肾母细胞瘤。长期大量应用镇痛剂可能与肾盂的移行细胞癌有关。

检测与评价 可以分为整体试验和体外试验。整体试验可通过肾脏的功能学和形态学检查观察评价肾脏的损害情况，体外试验主要用于机制的探索。

整体试验 常用的试验包括以下几方面。

尿常规分析 尿常规分析的价值有限，除非在有明显肾脏毒性的情况下。尿常规分析包括尿蛋白检查、尿酶测定、尿糖测定和尿沉渣细胞镜检。生理状况下，尿蛋白中仅含有少量的小分子蛋白，若尿中以大分子蛋白（如白蛋白）为主或出现大量蛋白质，则提示肾小球结构不完整或其选择性滤过功能障碍；若以小分子蛋白为主，则提示肾近端小管发生损伤。而尿酶是肾损害早期和敏感的指标之一，不同的酶来自于肾脏的不同部位，可以作为肾脏损害的标记酶。但由于尿酶常在损伤前期一过性出现，因此尿酶的测定对于急性肾损伤更有意义。在排除糖尿病的干扰下，尿糖的出现可提示肾小管功能障碍，因为生理情况下原尿中的葡萄糖可以被肾小管全部重吸收。尿沉渣细胞镜检若发现尿中出现红细胞且确认红细胞来自肾脏，则可以作为肾小球损伤的指征。

肾小球功能试验 常用肾小球滤过率（glomerular filtration rate，GFR）评价。肾小球滤过是指血液流经肾小球毛细血管网时，血浆中的水、电解质及一些小分子物质和蛋白质、核酸、糖等物质的代谢产物通过滤过膜进入肾球囊形成原尿的过程。肾小球滤过率是指单位时间内两肾生成原尿的量，既是评价肾小球功能的一个重要指标，又能反映肾脏的浓缩功能。

肾小球滤过率的测定可通过经肾小球自由

滤过后既不被重吸收、肾小管也不分泌的化学物进入机体一定时间后，单位时间内尿中排泄量和血浆中的浓度比得到。常用的方法有以下三种：①菊糖清除试验。菊糖具有经肾小球滤过不被肾小管重吸收或分泌的性质，且在体内不与血浆蛋白结合，也不会被机体代谢，因此是用于评价肾小球滤过功能的常用物质，测定时由静脉注射菊糖，收集一定时间内的尿液，然后测定血浆和尿中的菊糖浓度，菊糖清除率/(mL/min)＝每分钟尿量(mL/min)×尿中菊糖质量浓度(mg/L)/血浆中菊糖质量浓度(mg/L)。②肌酐清除率测定。肌酐是肌酸的代谢产物，肌酐被肾小球滤过后，一般情况下肾小管无任何吸收而是全部从尿中排出。肌酐清除率试验无需静脉注射，相较菊糖清除试验更实用且稳定。肌酐清除率/(L血浆/24h)＝尿肌酐质量浓度(mg/L)×24 h尿量(L)/血浆肌酐质量浓度(mg/L)。③血清肌酐和血尿素氮，可间接反映肾小球滤过率，但特异性和灵敏性均没有上述两项试验好，当肾小球滤过率下降50%～70%时，血清肌酐和血尿素氮才会增高。血清肌酐和血尿素氮增高可继发于脱水、少尿和/或蛋白分解代谢，因此用该指标判断是否存在肾损害时，应排除其他因素干扰。

尿浓缩功能试验　尿浓缩能力的改变是肾脏病变的敏感指标之一。尿浓缩功能测定时一般先做浓缩试验，再做稀释试验，两项试验之间一般间隔24 h。对人体做试验时，在禁水一定时间后，由于肾脏远曲小管和集合管对水分的重吸收增多，会引起尿量减少，尿相对密度可达1.020以上。而当化学物引起肾脏浓缩功能损害时，远曲小管和集合管重吸收出现障碍，可导致尿浓缩功能丧失，则尿量增多而尿比重下降。稀释试验至少应有一次尿液比重低于1.003。

形态学、组织学和酶学检查　肾脏重量及其脏器系数的改变可提示肾脏损伤；病理学检查可见肾损伤的部位、范围及形态学特征；光镜和电镜检查能发现肾脏在组织、细胞甚至亚细胞水平上损害的部位、范围、性质、形态学特征以及严重程度。不同的酶在肾脏的定位不同，酶组织化学检查可敏感地反映不同化学物质对肾脏不同部位的损伤，是肾脏毒性及机制研究的重要手段。

体外试验　周期短但在外推性上具有较大的局限性。肾小管功能阻断—流动技术和微穿刺技术等方法，使得对肾功能和肾毒性的检测可在肾单位甚至某部分肾小管的水平进行，更有利于阐明毒作用的机制。另外，离体肾脏灌注、原代肾细胞培养、亚细胞器分离以及建立肾细胞株等方法也在肾脏毒理学中得到广泛应用。　　　　　　　　　　　（秦宇）

shengchanxing duwu jiankang weihai
生产性毒物健康危害（health hazards of productive toxicant）　由生产性毒物进入机体引起的局部损伤，急、慢性危害，职业中毒，致癌、致畸和致突变等效应。生产性毒物是在生产过程中产生或使用的、存在于生产环境中的毒物。

生产性毒物分类　生产性毒物的种类很多，常分为金属和类金属毒物、有机溶剂、高分子化合物和农药等。

主要健康危害　由于各种毒物进入机体的途径不同，对机体危害的类型、临床表现和防治措施也不尽相同。

金属和类金属　包括铅、汞、镉、砷、铬和锰等。

铅　常以蒸气、烟尘及粉尘形态进入呼吸道，也可经消化道进入机体。急性铅中毒的靶器官主要是血液系统和神经系统，可引起铅中毒脑病、周围神经病，甚至出现中毒性肝病、肾病和溶血性贫血。但职业性铅中毒多为慢性，由长期接触高浓度的铅引起，主要表现为神经衰弱症、多发性神经病和脑病、腹绞痛和贫血。由于铅干扰血红素合成，因此其所致贫血多为低色素正常红细胞型贫血。

汞　在生产条件下，汞主要以蒸气形式进入人体，汞化合物主要以粉尘或气溶胶形式进入人体。短时间内大量吸入汞蒸气可引起急性汞中毒，主要表现为胃肠道症状、化学性肺炎和急性肾衰竭。慢性汞中毒较常见，典型表现为易兴奋症、震颤和口腔炎，部分患者可出现周围神经病，其他损害包括肾脏损害、胃肠道功能紊乱、免疫功能障碍和生殖毒性等。

镉 镉及其化合物可经呼吸道及消化道吸收，急性镉中毒多由口服引起，主要造成腐蚀性胃肠炎及充血性脑水肿；急性吸入性中毒主要造成化学性肺炎和肺水肿。慢性镉中毒主要引起近肾小管功能障碍、肺气肿、骨软化、骨质疏松、肝脏损害、贫血和高血压等，如镉米中毒引起的痛痛病。

砷 急性砷中毒多由呼吸道吸入引起，但目前较少见，一般表现为呼吸道刺激症状，严重者可有肺间质的改变，皮肤接触时可引起接触性皮炎。消化道摄入中毒可引起急性胃肠炎、休克、中毒性肝病和中毒性周围神经病。慢性砷中毒几乎可损害全身各个系统，主要靶器官为皮肤、肝脏和神经系统，如皮炎、皮肤过度角化、皮肤色素沉着、肝功能异常、感觉障碍、贫血、慢性支气管炎、肺炎和眼部损伤等。职业性砷接触还可引起职业性肿瘤。

铬 六价铬化合物浓度较高时具有局部刺激作用和腐蚀作用，主要作用于皮肤和呼吸道黏膜，易引起接触部位的炎症和溃疡，如铬性鼻炎、铬疮；此外，还可出现眼、耳、胃肠道的损害，严重时可引起循环衰竭。从事铬化合物生产的工人肺癌发病率增高，国际癌症研究机构（IARC）将六价铬列为确认的人类致癌物。

锰 锰及其化合物可经呼吸道和消化道吸收，工作环境中多为通过吸入锰烟和锰尘所致。锰是一种低毒的金属，人类很少有急性锰中毒的发生，发生者可表现为高铁血红蛋白血症甚至突然死亡。慢性锰中毒的主要靶器官为神经系统，毒性涉及纹状体和锥体外运动系统，临床表现类似帕金森病，因此有学者认为环境中的锰可能是帕金森病的一个危险因素。

刺激性气体 由于本身的理化性质而对呼吸道及肺泡上皮有直接刺激作用的气态化合物，是工业生产中最常遇到的一类有害气体。不慎吸入后可引起刺激性气体中毒，轻者出现上呼吸道刺激症状，重者可有喉头水肿、支气管炎和急性肺损伤，引起化学性肺炎、肺水肿，甚至导致急性呼吸窘迫综合征。生产过程中常见的刺激性气体包括：①酸类，如硫酸、硝酸、盐酸、氢氟酸、甲酸、乙酸、丙烯酸、乙二酸等；②成酸类气体，如二氧化硫、三氧化硫、二氧化氮、氯化氢、氟化氢和溴化氢等；③卤族元素及其化合物，如氟、氯、溴、碘、氟化物、光气、三氯化砷、三氯化锑等；④氨和胺类，后者如甲胺、乙胺、乙二胺、丙烯胺等；⑤醛、酯、醚类，如甲醛、乙醛、丙烯醛、硫酸二甲酯、二异氰酸甲酯、甲酸甲酯、氯甲基甲醚等；⑥强氧化剂，如臭氧和漂白剂等。刺激性气体的毒作用机制有直接刺激作用、致呼吸道炎性作用和自由基损伤作用等。

窒息性气体 以气态形式侵入机体而直接妨碍氧的供给、摄取、运输和利用，从而造成机体缺氧的气态毒物。代表性的为一氧化碳、氰化氢和硫化氢。窒息性气体可分为单纯型、血液型和细胞型三类。单纯型窒息性气体本身毒性很低或属惰性气体，常见如氮气、甲烷、乙烷、二氧化碳、水蒸气等。它们在空气中大量存在，使空气中氧的相对含量大大降低，从而导致机体缺氧窒息。血液型窒息性气体则可阻碍血红蛋白对氧气的化学结合能力或阻碍它向组织细胞释放携带的氧气，从而导致组织供氧障碍而发生窒息，故此类毒物也称为化学窒息性气体；常见的有一氧化碳、一氧化氮以及苯胺、硝基苯等苯的氨基或硝基化合物蒸气等。细胞型窒息性气体主要作用原理为使细胞内的呼吸酶失活，从而直接阻碍细胞对氧的利用，使生物氧化过程不能进行，造成机体发生细胞内的窒息；这一类的毒物主要有氰化氢和硫化氢。窒息性气体中毒最主要的临床特点为全身缺氧症状，尤其以脑缺氧最为突出，一氧化碳中毒者可发生迟发性脑病，危害严重。

有机溶剂 有机溶剂多用作工业原料、实验的反应介质、清洗剂、稀释剂、去脂剂、萃取剂、防腐剂、黏胶溶剂、内燃机燃料等，品种繁多，达500种以上。按其化学组成可分为：①芳香烃类，如苯、甲苯、二甲苯、乙苯。②脂肪烃类，如正乙烷、环乙烷、环乙烯、萘烷、汽油、煤油。③卤代烃类，如氯甲烷、溴甲烷、四氯化碳、二氯乙烷、三氯乙烯、氯仿。④酮类，如丙酮、丁酮、庚酮、环乙酮、甲基正丁基酮。⑤醇、醚和酯类，如甲醇、乙醇、氯乙醇、乙醚、异丙醚、甲酸甲酯、乙酸甲苯酯。⑥其他，如二硫化碳、二甲基甲酰胺、二甲基乙酰胺等。

有机溶剂中毒因溶剂不同而异，主要的中毒表现有：①神经精神损害，多为非特异性中枢抑制或全身麻醉，少数可出现脑功能不全、昏迷和脑水肿；少数毒物如三氯乙烯可毒害周围神经。②心血管损害，酒精、苯、汽油、三氯乙烯、二氯乙烷、四氯化碳和二硫化碳中毒后可引起急性或慢性心肌损害，出现各种类型心律失常，易致心室颤动或心脏骤停；慢性乙醇中毒及长期接触二硫化碳可致动脉粥样硬化。③呼吸道损害，从呼吸道刺激症状到化学性肺炎、肺水肿等程度不一。④消化道损害，常见胃肠功能紊乱症状。乙醇、二甲基甲酰胺及卤代烃类中毒后主要是对肝的毒害，导致肝细胞变性、坏死，中毒性肝炎，脂肪肝及肝硬化。⑤肾脏损害，醇、酚、卤代烃类可导致急性肾小管坏死，肾小球损害以至急性肾衰竭。烃化物中毒后可导致肺出血—肾炎综合征，二硫化碳、四氯化碳及甲苯可致慢性中毒性肾病。⑥生殖功能损害，如月经紊乱、性欲减退、受孕功能降低、阳痿和精子异常等。⑦造血功能损害，如三硝基甲苯可引起高铁血红蛋白血症、溶血和再生障碍性贫血，亚急性或慢性苯中毒可致白细胞减少和再生障碍性贫血，慢性苯中毒还可致白血病。⑧皮肤损害，如刺激性气体引起的皮肤丘疹、红斑、水疱、糜烂及溃疡、皮肤角化、脱屑、皲裂及皮肤色素沉着等。

高分子化合物 也称聚合物或共聚物，是由一种或几种单体聚合或缩聚而成的分子量高达几千至几百万的大分子物质。高分子化合物由于具备许多天然物质难有的优异性能，如强度高、耐腐蚀、绝缘性好、质量轻等，被广泛应用于各个领域。高分子化合物可分为两大类，一类是天然的，如天然纤维棉、麻、羊毛、蚕丝等和天然橡胶；另一类是人工合成的，其中最主要的为三大合成产品，包括塑料（聚氯乙烯、聚苯乙烯、环氧树脂、酚醛树脂等）、合成纤维（聚酰纤维、聚酯纤维、聚丙烯腈纤维等）和合成橡胶（丁苯橡胶、丁腈橡胶、氯丁橡胶等）。

高分子化合物引起的健康危害可分为以下几类：①某些高分子化合物粉尘可致上呼吸道黏膜刺激症状。②酚醛树脂、环氧树脂等对皮肤有原发性刺激或致敏作用。③聚氯乙烯等高分子化合物粉尘对肺组织具有轻度致纤维化作用。④在加工或使用过程中可释出某些游离单体或添加剂，对人体有一定危害，如酚醛树脂在使用过程中可游离出酚类和甲醛，聚氯乙烯则可释出作为稳定剂使用的铅化合物等。⑤某些高分子化合物在加热或氧化时，可产生毒性极强的热裂解产物，刺激性甚强，吸入后可致严重中毒性肺炎和肺水肿。⑥高分子化合物燃烧时可产生大量一氧化碳，并造成周围环境缺氧；某些化合物同时还可生成前述的热裂解产物。⑦含有氮和卤素的化合物可生成氰化氢、光气、卤化氢等物质，对机体危害尤大。

农药 用于预防、消灭或者控制危害农业、林业的病、虫、草和其他有害生物，以及有目的地调节植物、昆虫生长的化学合成的或来源于生物、其他天然物质的一种物质或几种物质的混合物及其制剂。化学性农药按用途分为杀虫剂、杀菌剂、除草剂、杀螨剂、植物生长调节剂等，按化学结构可分为有机磷、有机氯、氨基甲酸酯类和拟除虫菊酯类等。

农药对人体的危害主要是急、慢性中毒和致癌、致畸和致突变作用。不同农药的毒性作用各不相同。常用农药及其毒性表现为：①有机磷农药，急性毒性为抑制胆碱酯酶的神经毒性症状，慢性中毒主要为神经系统、血液系统等表现；②拟除虫菊酯类农药，主要是引起周围神经的持续收缩；③氨基甲酸酯类，为可逆性胆碱酯酶抑制剂，其代谢产物可能产生诱变或致畸、致癌作用。

防治措施　采取综合治理措施，从根本上消除、控制或尽可能地减少生产性毒物是减少生产性毒物健康危害的根本措施。在职业活动中，应遵循"三级预防"原则，推行清洁生产，重点做好前期预防，及时做好急救和治疗。

预防措施　生产过程的密闭化、自动化是解决毒物危害的根本途径。采用无毒、低毒物质代替有毒或高毒物质是从根本上解决毒物危害的首选办法。常用的生产性毒物预防措施包括：①密闭化排毒，使用密闭通风排毒系统或使用局部排气罩（如密闭罩、开口罩和通风橱）。②排出气体的净化，根据输送介质特性和生产工艺的不同，可采用不同的有害气体净化方法，大致分为吸附法、洗涤法、袋滤法、静电法、燃烧法和高空排放法。③做好个体防护，包括不准在作业场所吸烟、吃东西，班后洗澡，不准将工作服带回家等，属于作业场所的防护用品有防腐服装、防毒口罩和防毒面具等。个体防护制度不仅保护操作者自身，而且可避免家庭成员，特别是儿童间接受害。

治疗原则　发生职业中毒或其他健康危害时，应采取病因治疗、对症治疗和支持疗法相结合的治疗原则。病因治疗的目的是尽可能消除或减少致病的物质基础，并针对毒物致病的机制进行处理。及时合理的对症治疗是缓解毒物引起的主要症状、促进机体功能恢复的重要措施。支持疗法可改善患者的全身状况，促进康复。

（魏红英）

shengchanxing fenchen jiankang weihai

生产性粉尘健康危害　（health hazards of productive dust）　由生产性粉尘进入机体引起的急慢性危害，如尘肺、粉尘沉着症、呼吸系统肿瘤和急慢性中毒等。生产性粉尘是指在生产活动中产生的能够较长时间飘浮于生产环境中的固体颗粒。它是污染作业环境、损害劳动者健康的重要职业性有害因素，可引起包括尘肺病在内的多种职业性肺部疾病。

生产性粉尘来源　工农业生产过程很多都可产生粉尘，包括：①固体物质的机械加工，如隧道开凿、筑路、矿山开采、矿石粉碎及生产中的固体物质的破碎和机械加工；陶瓷、玻璃、水泥、机械制造、化学工业等生产中的粉末状物质的配料、混合、过筛、包装、运转等。②固体物质的不完全燃烧或爆破，如金属熔炼、焊接、切割以及可燃物的不完全燃烧，矿山开采和隧道的爆破等。③物质加热时产生的蒸气在空气中形成的气溶胶等，如电焊过程中产生的电焊烟尘、铸造及金属加工中产生的金属烟雾粉尘等。④生产环境中沉积的降尘也可因气流变化、机械振动等形成二次扬尘，从而成为生产性粉尘的另一来源。

生产性粉尘分类　生产性粉尘按粉尘化学性质可分为三类：①无机粉尘，包括矿物粉尘，如石英、石棉、滑石等；金属性粉尘，如铝、锌、铅、铁、锰、锡等及其化合物；人工无机尘，如玻璃纤维、水泥、金刚砂等。②有机粉尘，包括动物性粉尘，如兽毛、羽绒、骨质、丝等；植物性粉尘，如棉、麻、亚麻、木、谷物、茶等；微生物粉尘，如发霉干草及其他植物受湿时产生的真菌、内毒素均可携带在粉尘中；制药业及食品工业中使用的酶也可随粉尘而漂浮于空气中；空调器及通风管中的微生物也是近年来受人们关注的有机粉尘之一；人工有机尘，如合成染料、合成树脂、合成纤维和有机农药等。③混合性粉尘，在生产环境中大部分生产性粉尘是以两种或多种粉尘的混合形式存在，如煤矿工接触的煤矽尘、金属制品加工研磨时的金属和磨料粉尘、皮毛加工的皮毛和土壤粉尘等。

生产性粉尘致病机制　所有粉尘对身体都是有害的，不同粒径、不同特性，特别是不同化学性质的生产性粉尘，可能引起机体不同部位发生不同程度的损害。

刺激作用　吸入的生产性粉尘首先进入上呼吸道刺激呼吸道黏膜，使黏膜毛细血管扩张，黏液分泌增加。长期的黏膜毛细血管扩张则导致黏膜肥大，继之发生黏膜营养不良而致萎缩，形成萎缩性鼻炎。硬度较大、边缘锐利的粉尘颗粒还可机械性地直接损伤黏膜细胞引起鼻炎、咽炎和喉炎。有些粉尘则可直接损伤鼻黏膜形成溃疡和穿孔。粉尘散落于皮肤上可堵塞皮脂腺，使皮肤干燥，易于发生继发感染形成粉刺、毛囊炎等。粉尘对角膜的刺激及损伤可致角膜感觉丧失、角膜混浊等。

非特异性炎症 长期吸入大量粉尘可损伤呼吸道黏膜，致使黏膜上皮细胞增生肥大、黏液分泌增加和纤毛运动减弱。有机粉尘中含有的细菌内毒素、蛋白酶以及鞣酸类物质也可致呼吸道的非特异性炎症反应。

特异性炎症 有机粉尘中带有细菌或真菌，可引起肺霉菌病。皮毛粉尘中的炭疽杆菌可引起肺炭疽病。

致纤维化作用 矿物性粉尘致肺组织纤维化引起尘肺，是粉尘最严重的致病作用。其病理特点是肺组织发生弥漫性、进行性的纤维组织增生，引起呼吸功能严重受损而致劳动能力下降或丧失。游离二氧化硅具有极强的致纤维化作用，矿物粉尘的致纤维化作用和粉尘中游离二氧化硅的含量有关。

致癌作用 石棉粉尘可引起支气管肺癌和间皮瘤，放射性矿物质粉尘可致肺癌，金属粉尘镍、铬酸盐等也和肺癌高发有关。有些流行病学研究支持矽尘与肺癌相关的理论。电焊烟尘和肺癌的关系也有报道，电焊烟尘中的六价铬可能是致癌的主要因素。

致敏作用 许多有机粉尘可引起支气管哮喘，如木尘、谷物粉尘、化学洗涤剂、动物蛋白粉尘等。由发霉的干草、蘑菇孢子、蔗渣等引起的过敏性肺炎是免疫介导的肺组织肉芽肿性疾病，如农民肺、蘑菇肺、蔗渣肺等。

中毒 一些化学性粉尘，如铅、锰、砷等毒物性粉尘，被吸入后可引起全身中毒。

粉尘沉着 吸入某些金属粉尘可引起其在肺内的沉着，如锡、锑、铁等。

健康危害 生产性粉尘引起的健康危害以呼吸系统为主，其次可表现为局部作用、中毒作用、肿瘤或其他。更多的研究表明粉尘颗粒，尤其是空气动力学直径小于 2.5 μm 的细颗粒物对心血管系统存在明确的损害作用，如缺血性心肌病、心律失常和动脉粥样硬化等。

呼吸系统疾患 包括以下几方面。

尘肺 见尘肺。

粉尘沉着症 某些生产性粉尘如锡、钡、铁、锑尘，沉积于肺部后，可引起一般性异物反应，以网状纤维增生的肺间质纤维化为主，但因肺泡结构保留，因此肺功能一般不受影响。X 线胸片上该病表现为布满肺野的结节状阴影，主要是这些金属的沉着，因此又称粉尘沉着病，对健康危害不明显，机体也没有明显的症状和体征。脱离接尘作业后，病变并不进展甚至会逐渐减轻，X 线阴影也会消失。

有机粉尘引起的肺部病变 有机粉尘与无机粉尘的生物学作用不同，引起的损害也不同于无机粉尘，且不同类型的有机粉尘作用也不尽相同。主要表现为以下类型：①吸入棉、大麻、亚麻等粉尘可引起棉尘病；②吸入霉变枯草尘、禽类排泄物和含异体血清蛋白的动、植物性粉尘等可引起以肺泡变态反应为主的职业性变态反应性肺泡炎，如农民肺、蔗渣尘肺、禽类饲养工肺等；③吸入被细菌内毒素污染的有机粉尘还可引起有机粉尘毒性综合征；④吸入聚氯乙烯、人造纤维粉尘可引起非特异性慢性阻塞性肺疾病。

呼吸系统炎症 包括粉尘性支气管炎、肺炎、支气管哮喘等，如长期吸入较高浓度的煤尘、谷草尘、电焊烟等可造成支气管上皮损伤，出现粉尘性支气管炎。

呼吸系统肿瘤 某些粉尘含有或者本身是人类确定致癌物，如石棉、游离二氧化硅、砷、铬、镍等，吸入这些粉尘可致肺部肿瘤或呼吸系统其他部位肿瘤。此外，放射性粉尘也能引起呼吸系统肿瘤的发生。

其他 如粉尘引起的肺纤维化、炎症和其在肺内的沉积可能引起慢性阻塞性肺疾病；尘肺病人可能并发肺气肿和肺心病等；长期接触粉尘会引起机体抵抗力下降，使工人容易发生

肺部非特异性感染或肺结核。

局部作用 刺激性强的粉尘（如铬酸盐尘等）还可引起鼻腔黏膜充血、水肿、糜烂、溃疡，甚至导致鼻中隔穿孔；尘粒对呼吸道黏膜可产生局部刺激作用，引起鼻炎、咽炎、气管炎等；金属磨料粉尘可引起角膜损伤；粉尘堵塞皮肤的毛囊、汗腺开口，可引起粉刺、毛囊炎、脓皮病等；沥青粉尘可引起光敏性皮炎。

急性中毒 如吸入铅、锰、砷等粉尘，可致中毒。急性中毒一般发生在有害物质大量泄漏的情况下，短时间内造成机体的大量接触而中毒。

影响因素 生产性粉尘对人体的危害与粉尘本身的理化性质有关，一般根据粉尘来源、理化特性的不同，可初步判断其对人体危害的性质和程度。粉尘颗粒粒径越小，其表面积越大，所吸附的化学物质越多，对健康的损害就越大。此外，职工的个体因素也影响生产性粉尘所致的疾病类型和程度。

粉尘的化学性质 粉尘的化学组成是决定粉尘生物学作用的主要因素。矿物粉尘致肺纤维化能力的强弱，主要决定于粉尘中游离二氧化硅的含量。含量越高，其致纤维化作用越强，病变发生、进展越快。石棉粉尘由于其纤维状结构，除引起肺组织纤维化外，还可引起肺癌和间皮瘤。一些毒性粉尘吸入肺内后可很快溶解吸收引起全身中毒，如铅、锰、砷等。惰性粉尘则主要在肺内形成粉尘沉着症。大多数有机粉尘特别是动物蛋白性粉尘具有致敏作用。

分散度 指粉尘颗粒大小的组成，用于描述物质被粉碎的程度。粉尘中小的颗粒越多，分散度就越高，其在空气中飘浮的时间就越长，故被吸入的可能性就越大。粒径较小的能进入呼吸道的粉尘被称为呼吸性粉尘，对肺组织可产生生物学作用。

浓度 飘浮于生产环境单位气体中的粉尘颗粒的质量或个数。空气中粉尘浓度越高，吸入呼吸道的量就越大，可能沉积在肺内的粉尘也就越多，越容易引起疾病的发生。同一生产过程产生的粉尘，化学性质和分散度相同时，其致病性主要和其浓度有关。

外形和硬度 粉尘的外形和硬度也影响粉尘对机体的损伤程度。粒径较大、外形不规则且坚硬的尘粒可能引起呼吸道黏膜的机械损伤。而进入肺泡的尘粒，由于质量小、肺泡环境湿润，并受肺泡表面活性物质的影响，对肺泡的机械损伤作用可能有时并不明显。

荷电性 粉碎过程产生的固体颗粒往往具有荷电性，荷电性一般由固体颗粒在流动过程中因互相摩擦或吸附空气中的其他离子而产生。粉尘的荷电性取决于颗粒的大小及其新鲜程度，并同温度和湿度有关。粉尘荷电性可影响粉尘颗粒的聚集，故影响粉尘颗粒在空气中的飘浮时间，从而影响到其被吸入的可能性。

个体因素 任何能减弱或破坏呼吸道对异物清除作用的疾病和个体因素均可使粉尘更易在肺内沉积而致病，如慢性支气管炎、哮喘、肺气肿等都可使呼吸道的清除机制严重受损；吸烟也可损伤呼吸道纤毛上皮细胞而致清除机制下降。个体的免疫状况对疾病的发生也有一定的影响，特异体质的人容易发生哮喘、过敏性肺炎等过敏性疾病。

防制措施 我国是生产性粉尘危害较严重的国家之一，防尘一直是我国职业卫生的重点工作，控制尘肺的关键在于预防。中华人民共和国成立以来，在数十年的尘肺防制工作中，结合国情做了大量工作，并总结出"革、水、密、风、护、管、教、查"的综合性预防"八字方针"。

预防措施 包括法律措施、组织措施、技术措施和卫生措施。

法律措施 主要包括制定控制粉尘危害的各项卫生标准、相关法律法规和加强职业卫生监督。我国现行的《工业企业设计卫生标准》（GBZ 1—2010）和《工作场所有害因素职业接触限值 第1部分：化学有害因素》（GBZ 2.1—2007）对有生产性粉尘危害的工作场所卫生要求等做出了规定，并提出了生产性粉尘时间加权平均容许浓度和短时间接触容许浓度，还对总尘和呼吸性粉尘分别制定出容许浓度，对石棉尘分别规定了总尘浓度和纤维浓度。

组织措施 主要体现在加强防尘管理制度建设,加强粉尘作业生产工艺及防护的领导管理,加强粉尘健康危害的宣传教育,使用人单位和劳动者都能正确认识到粉尘的危害,以保证防尘管理制度的落实、防尘设备的维护和防护措施的施用等。

技术措施 用工程技术措施减低或消除粉尘危害,是控制粉尘危害的最根本措施。主要包括:①改革工艺和革新生产设备,如在铸造工艺中用石灰石代替石英砂等;采用风力运输、负压吸砂等措施,使生产过程实现机械化、连续化、自动化以减少尘源或避免接触粉尘。②密闭尘源、抽风除尘,尽可能地把尘源密闭起来,在密闭尘源基础上,用抽风方法使密闭系统内保持一定负压,避免粉尘逸散,使含尘空气通过除尘设备排出。③湿式作业,是既经济又简便实用的防尘措施。如玻璃和陶瓷厂采用湿式拌料,矿山的掘进采用水风钻,石英粉厂的水磨、水筛,铸造厂的水爆清砂等。

卫生措施 主要包括两个方面,一是用人单位应遵照《中华人民共和国职业病防治法》及其配套卫生规章,定期对生产场所粉尘浓度进行测定,对粉尘作业场所的粉尘危害进行监测,并接受政府行政部门的职业卫生监督。二是要加强对职业人群的健康监护以及个体防护,对职工进行健康检查是职业健康监护的主要内容。用人单位应根据《职业健康检查管理办法》,对接尘工人进行上岗前和在岗期间定期的健康检查,脱离接尘岗位也应做离岗健康检查。

个体防护 是防尘技术措施的重要辅助措施,它是在技术措施难以使粉尘浓度降低到国家卫生标准以下时,采用佩戴防尘用具等办法,从个体水平保护接尘工人的健康。常用的防尘用具有防尘口罩、防尘安全帽、送风头盔、送风口罩等。防尘口罩主要用于粉尘浓度较低的作业场所,其他护具则用于粉尘浓度高的工作岗位。

治疗原则和措施 尘肺目前尚无根治办法。现有的可行措施包括:①大容量肺泡灌洗术,是尘肺治疗的一种探索性方法,该法可排出一定数量的沉积于呼吸道和肺泡中的粉尘,在一定程度上可缓解患者的临床症状,减缓疾病进展;但存在一定的治疗风险,远期疗效有待于继续观察。②对症治疗,包括镇咳、解痉、平喘、清痰和氧疗等。③保健康复治疗,包括及时脱离接尘作业环境,进行适当体育锻炼,加强营养,养成良好的生活习惯等。④对症治疗和防治并发症,尘肺病人应根据病情进行综合治疗,积极预防和治疗肺结核及呼吸系统感染、慢性肺源性心脏病及慢性呼吸衰竭等其他并发症,以期减轻症状、延缓病情进展和提高病人生活质量。

(魏红英)

shengcun quxian

生存曲线 (survival curve) 见寿命。

《Shenghuo Yinyongshui Weisheng Biaozhun》
《生活饮用水卫生标准》 (Standards for Drinking Water Quality) 从保护人群身体健康和保证人类生活质量出发,对饮用水中与人体健康有关的物理、化学和生物因素,以法律形式做的量值规定,以及为实现量值所做的有关行为规范的规定,经国家有关部门批准,以一定形式发布的法定卫生标准。

卫生部和国家标准委员会于2006年12月29日联合发布了《生活饮用水卫生标准》(GB 5749—2006)。该标准自2007年7月1日起全面实施。为准备水质净化和水质检验条件,贾第鞭毛虫、隐孢子虫、三卤甲烷、微囊藻毒素-LR 4项指标延至2008年7月1日起执行。

范围和适用对象 该标准规定了生活饮用水水质卫生要求、生活饮用水水源水质卫生要求、集中式供水单位卫生要求、二次供水卫生要求、涉及生活饮用水卫生安全产品卫生要求、水质监测和水质检验方法。该标准适用于城乡各类集中式供水的生活饮用水,也适用于分散式供水的生活饮用水。

主要内容 GB 5749—2006主要内容包括

以下三个部分。

生活饮用水水质卫生要求 为保证用户饮用安全，标准指出了以下基本要求：生活饮用水中不得含有病原微生物。生活饮用水中化学物质不得危害人体健康。生活饮用水中放射性物质不得危害人体健康。生活饮用水的感官性状良好。生活饮用水应经消毒处理。生活饮用水水质应符合水质常规、非常规指标限值要求，包括微生物指标、毒理指标、感官性状和一般化学指标、放射性指标。集中式供水出厂水中消毒剂限值、出厂水和管网末梢水中消毒剂余量均应符合相关指标限值要求。当发生影响水质的突发性公共事件时，经市级以上人民政府批准，感官性状和一般化学指标可适当放宽。

其他卫生要求 GB 5749—2006 规定，采用地表水为生活饮用水水源时应符合《地表水环境质量标准》（GB 3838—2002）要求。采用地下水为生活饮用水水源时应符合《地下水质量标准》（GB/T 14848—2017）要求。集中式供水单位的卫生要求，则应按照《生活饮用水集中式供水单位卫生规范》执行。二次供水卫生要求则指出，二次供水的设施和处理要求应按照《二次供水设施卫生规范》（GB 17051—1997）执行。涉及生活饮用水卫生安全产品卫生要求，规定处理生活饮用水采用的絮凝、助凝、消毒、氧化、吸附、pH 值调节、防锈、阻垢等化学处理剂不应污染生活饮用水，应符合《饮用水化学处理剂卫生安全性评价》（GB/T 17218—1998）要求。生活饮用水的输配水设备、防护材料和水处理材料不应污染生活饮用水，应符合《生活饮用水输配水设备及防护材料的安全性评价标准》（GB/T 17219—1998）要求。

水质监测 主要包括以下两方面。

供水单位的水质检测 应符合以下要求：①供水单位的水质非常规指标选择由当地县级以上供水行政主管部门和卫生行政部门协商确定；②城市集中式供水单位水质检测的采样点选择、检验项目和频率、合格率计算按照《城市供水水质标准》（CJ/T 206—2005）执行；③村镇集中式供水单位水质检测的采样点选择、检验项目和频率、合格率计算按照《村镇供水单位资质标准》（SL 308—2004）执行；④供水单位水质检测结果应定期报送当地卫生行政部门，报送的内容和办法由当地供水行政主管部门和卫生行政部门商定；⑤当饮用水水质发生异常时应及时报告当地供水行政主管部门和卫生行政部门。

卫生监督的水质监测 应符合以下要求：①各级卫生行政部门应根据实际需要定期对各类供水单位的供水水质进行卫生监督、监测；②当发生影响水质的突发性公共事件时，由县级以上卫生行政部门根据需要确定饮用水监督、监测方案；③卫生监督的水质监测范围、项目、频率由当地市级以上卫生行政部门确定；④生活饮用水水质检验应按照《生活饮用水标准检验方法》（GB/T 5750—2006）执行。

（郝羽）

shengtaixue yanjiu
生态学研究（ecological study） 见描述流行病学。

shengtai zhuzhai
生态住宅（ecological house） 在可持续发展的基础上，寻求实现住宅建筑、周边自然环境和人三者之间的和谐统一的住宅。生态住宅的目标是利用自然条件和人工手段来创造一个舒适、健康的生活环境，同时又要控制自然资源的使用、实现向自然索取与回报之间的平衡。

要求 从规划上看，生态住宅的总体布局都必须以改善人的生存环境、提高生命质量为出发点和目标，合理进行单体空间组合、房屋构造、自然能源的利用、节能措施、绿化系统以及生活服务配套的设计。绿化布局的层次、风格与建筑物要相互辉映；注重不同植物各方面的相互补充融合；同时注重发挥绿化在整个住宅生态中其他更深层次的作用，如隔热、防风、防尘、防噪声、消除毒害物质、杀灭细菌病毒等，甚至从视觉感官和心理上消除精神疲劳等作用。而在房屋构造上，则要考虑自然生态和社会生态的需要，注重节省能源，注重居住者对自然空间和人际交往的需求。

特征 概括起来有四点，即舒适、健康、高效和美观。生态住宅在材料方面总是选择无毒、无害、隔音降噪、无污染的绿色建筑材料；在户型设计上注重自然通风，并且在小区建立废物管理与处理系统，使生活垃圾全部收集，密闭存放，收集率高达100%。这样，无论室内室外，都不会产生有害物质，有利于居住者的身体健康。生态住宅里，其绿化系统同时具备生态环境功能、休闲活动功能和景观文化功能，且尽量利用自然地段，保护历史人文景观，因此能使居住者身心健康、精神愉快。生态住宅采用的绿色材料可隔热采暖，因此可使居住者少用空调，并且尽量将排水、雨水等处理后重复利用，同时推行节水用具等，这些行为实际上也为居住者节约了水费、电费等生活费用。生态住宅和小区建设布局美观。

分类 一般认为目前的"生态住宅"可以分为以下六种：①"生态艺术类"，主要提倡以艺术为本源，最大限度地开发生态住宅的艺术功能；②"生态智能类"，主要是以突出各种生态智能为特征，最大限度地发挥住宅的智能性；③"生态宗教类"，主要是氏族图腾崇拜的产物；④"原始部落类"，造型均以原始人、土著人的部落形式为主要参照，它是一种提供体验部落生活和栖息方式的住宅；⑤"部分生态类"，是在受限制的条件下，把住宅的局部或部分装饰成具有生态要求的"部分生态住宅"；⑥"生态荒庭类"，就是在生态住宅中造就两极分化的可能，一方面从形式上最大限度地回归自然，进入一种原始自然状态中，另一方面又利用现代科技文化的成果，为人们造就一种特别有趣味的天地。

设计原则 生态住宅中最有生命力的不是某种固定的结论或方法，而是这种思想所蕴含的设计原则，主要包括以下几点：

生态化 节约能源和资源，利用过程无害化、无污染、可循环。

以人为本 资源利用追求高效节约的同时不能以降低生活质量、牺牲人的健康和舒适性为代价。

因地制宜 这是生态住宅非常强调的一点。比如，西方多是独立式小住宅，建筑密度小，分布范围广，充分利用太阳能进行发电、供热水、供暖都较为可行，而对于我国高层居住小区来说，即使将住宅楼所有的外表面都装上太阳能集热板或光电板，也不足以提供该楼所需的能源。又如，从冬季供暖的效率上来讲，城市热网的效率是最优的。

整体设计 住宅设计应强调"整体设计"思想，结合气候、文化、经济等诸多因素进行综合分析。例如，热带地区使用保温材料和蓄热墙体就毫无意义。对于寒冷地区，如果窗户的热性能很差，用再昂贵的墙体保温材料也不会达到节能的效果（热量通过窗户迅速散失）。在经济拮据的情况下，将有限的保温材料安置在关键部位（而不是均匀分布）会起到事半功倍的效果。而对于有些类型的建筑（如内部发热量大的商场或实验室），没有保温材料反而会更利于节能（利于降低空调能耗）。

技术策略 主要有以下几种：①洁净能源的开发与利用。要尽可能节约不可再生能源，并积极开发可再生的新能源。②充分考虑气候因素和场地因素。如朝向、方位、建筑布局、地形地势等。③材料的无害化、可降解、可再生、可循环。建筑材料应尽可能利用可降解、可再生的资源，同时还要严格做到建材的无害化（无污染、无辐射）。④水的循环利用与中水处理。在适宜的范围内进行雨水收集、中水处理、水的循环利用和梯级利用。⑤结合居住区的情况（规模密度、区位、周边热网状况）采取最有效的供暖、制冷方式。⑥结合居住区规划和住宅设计来布置室外绿化（包括屋顶绿化和墙壁垂直绿化）和水体，以此进一步改善室内外的物理环境（声、光、热）。⑦使用本土材料、降低材料运输造成的能耗和环境污染。⑧在技术成熟、经济允许的情况下，适当地使用新材料、新技术，提高住宅的物理性能。

⑨注重不同社会文化所引发的生活方式上的差异以及由此产生的对住宅设计的影响，提倡健康、节约的生活方式。

展望　生态化、信息化、地方化是 21 世纪住宅不可避免的大趋势，未来生态住宅的发展应注重以下几个方面：

依赖科学技术　生态住宅的发展首先依赖于科学技术的进步。但是目前许多新技术成本很高，有的还存在一定的安全隐患，因此无法大规模利用。例如，太阳能光电板将太阳能转化为电能，这是一种无污染的清洁能源，但是这种装置的转化效率太低，而装置自身的成本又太高。另外，海水淡化技术虽然可以解决水资源匮乏，但是因为成本过高而无法大规模开展利用。通过利用核能技术，人类又多了一种极为高效的能源，但是无法较为彻底地解决安全问题和污染问题。

获取政策支持　生态住宅要想得到长足的发展，开发商就必须获取政府宏观政策上的支持。而且，开发商在取得社会效益和经济效益的同时，必须要让住户在经济上有收益，从而使得生态住宅的发展进入良性循环。

实现生态学要求　生态住宅要按照生态学的要求实现环境优化，使物质、能量良性循环。首先要完全采用有利于环境保护和人体健康的建筑材料来建造，还要具有隔热、绝热功能，有利于实行供暖、供热水一体化，以提高热效率和节能；其次要实现污染废物排放最少；最后必须尽量使用污染小、可循环利用的绿色家具、材料，室内空气质量、热环境、光环境和声环境等需满足居住者健康舒适的要求。

（亚库甫·艾麦尔）

生物半减期　（biological half-life）　体内毒物血浓度下降一半所需的时间。生物半减期是表述毒物消除速度的参数，常用 $t_{1/2}$ 表示。生物半减期越短，说明毒物消除越迅速，不易引起蓄积中毒。

计算方法　生物半减期的计算按毒物的代谢动力学，可分为一级速率消除的半减期计算和零级速率消除的半减期计算两种。

一级速率消除的半减期计算　一级速率消除是血中毒物消除速率与血中毒物浓度成正比，血中毒物浓度越高，单位时间内消除的毒物量越多，当血中毒物浓度降低后，血中毒物浓度消除速率也按比例下降，也称定比消除，其 $t_{1/2}$（单位可为 d、h 或 min）恒定，与剂量无关。大多数外源性物质在一定剂量范围内，以一级速率消除，一级速率消除的半减期公式为 $t_{1/2} = \ln2/K = 0.693/K$，可见一级速率消除的半减期可通过测定一级消除速率常数 K 进行计算；如已知毒物的半减期也可直接求出一级消除速率常数 K，即 $K = 0.693/t_{1/2}$。

零级速率消除的半减期计算　零级速率消除又称恒量消除，是指单位时间内毒物按恒定的量进行消除，即单位时间消除的毒物量相等。由于按恒定的速率消除，与血中毒物浓度无关，故而也称零级动力学消除。按零级动力学消除时，半减期是一个不恒定的数值，随血中毒物浓度高低而变化，当血中毒物浓度降至最大消除能力以下时，则转为一级速率消除。零级速率消除的半减期公式为 $t_{1/2} = \rho_0/2K_0$，式中，ρ_0 为零时毒物质量浓度，mg/L；K_0 为零级消除速率常数。

由一级和零级速率消除的半减期计算方法可知，一级速率消除的半减期与毒物的初始浓度或剂量无关；而零级过程则不同，其半减期与毒物的初始浓度成正比，即具有剂量依赖性。因此，通过变更初始浓度或改变剂量测定毒物的生物半减期，可以区别是零级还是一级速率消除过程。

影响因素　每一种具体的外源性物质对于不同机体来说，$t_{1/2}$ 都不是一个相同的数值，文献资料中 $t_{1/2}$ 数值通常是正常情况下的平均值。$t_{1/2}$ 的影响因素较多，常见因素如下。

生理因素　年龄是影响 $t_{1/2}$ 的主要生理因素之一。随着年龄的增长，$t_{1/2}$ 会明显延长。此外，影响 $t_{1/2}$ 的生理因素还有种族差异，不同种族人群的毒物代谢酶活性不同，$t_{1/2}$ 亦不同。

对于同一种族，毒物代谢酶也可能分快代谢型与慢代谢型，慢代谢型的 $t_{1/2}$ 可比快代谢型延长数倍或更多，并多有家族遗传性。

病理因素 $t_{1/2}$ 是表示体内消除能力的一种指标，毒物消除器官功能变化必将影响 $t_{1/2}$。当肾、肝功能减退时，机体对毒物的代谢、排泄能力下降，毒物在血浆中的 $t_{1/2}$ 明显延长，极易产生毒物蓄积，甚至引起蓄积毒性。

剂量效应 具非线性毒物动力学特征的外源性物质，在吸收、分布、代谢和排泄等过程中都可能表现非线性特征，当染毒剂量增加时，可能使其中的一个或几个过程达到饱和，使毒物的 $t_{1/2}$ 随染毒剂量的变化而变化，通常 $t_{1/2}$ 随染毒剂量增加而延长。

毒物的相互作用 主要是由毒物动力学的相互作用引起，故也可能影响毒物的 $t_{1/2}$。其发生机理可能与两种物质竞争肾小管转运系统（$t_{1/2}$ 延长），或具有酶诱导作用的毒物加速另一种毒物的代谢（$t_{1/2}$ 缩短）有关。

应用 生物半减期首先可以表征毒物的结构性质，此外还与机体清除器官的功能状态有关。通常，同一种物质在正常人中的生物半减期相对稳定，因此生物半减期的改变，可反映机体消除功能的变化。肾功能或肝功能损害的患者，其生物半减期往往延长，因此可根据生物半减期的变化初步判断机体的整体功能状态。

（魏红英）

shengwu biaozhi

生物标志 （biological marker） 机体暴露于外源性化学、物理和生物因素所致的，器官、细胞和亚细胞水平发生的生化、生理、免疫和遗传等任何可测定的改变。

分类 根据生物标志代表的意义，一般将生物标志分为暴露生物标志、效应生物标志和易感性生物标志。将生物标志进行以上分类只是为了方便表述和研究应用，实际上从外源性物质进入机体到产生疾病是一个多阶段的、有机连续的过程，各类生物标志之间并没有明确的界限，难以截然分开，如血浆胆碱酯酶活力

和碳氧血红蛋白含量，既可反映暴露水平（内剂量），又可作为早期的效应生物标志。

选择条件 生物标志的选择应包括指标的选择、所取生物材料的选择、取样时间和频率的选择以及评价标准的制定。理想的生物标志应当符合以下条件：①生物标志与暴露和疾病存在定性和定量的联系，尤其是与机制密切相关；②检测出的相互作用是灵敏和特异的，并可重复；③有标准化和有效性的分析和检测方法，是生物标志建立参比值和判定检测结果的重要前提；④所选生物标志适用性好，即取材非创伤性、分析方法简单、便于现场使用以及成本适宜；⑤所选生物标志在种族间是共同的，在一个人群或亚群中的各个个体间是共同的，而且在正常非暴露人群中其变异是限定的。

（魏红英）

shengwu cailiao jiance

生物材料监测 （biological monitoring） 定期、有计划地检测人体生物材料中外源性化学物或其代谢产物的含量或由它们所致的无害生物效应水平，以评价人体暴露外源性化学物的程度及可能的健康影响的过程，其在评估外源性化学物对机体影响及进行危险度评价时具有独特的优势。

特点 包括以下几点：①强调评价人体暴露于外源性化学物的程度及可能的健康影响，其目的是为了控制和降低暴露水平；②生物材料监测中以生物暴露限值为依据，有些国家已列为正式的卫生标准；③监测的对象是人体生物材料中的物质原形或其代谢产物的含量或它们所致的生物学效应水平，根据测定的结果，考虑是否需要对暴露者采取必要的医学措施，但根本措施还是改善环境；④生物材料检测是生物材料监测的基础，是对指标具体的测定，两者不能分割，理论上不能混淆。

类别 按照外源性化学物对机体的作用及其在体内的转归可将生物材料监测分为三类，同时也是三类不同的测定指标。第一类是生物材料中化学物及其代谢产物含量的测定，可分

为特异性的指标和非特异性的指标，前者是直接测定化学物原形或其代谢产物；后者常用于群体监测。第二类是无害生物学效应指标的测定，大部分为非特异性，并以生化反应为主，这类指标的确定往往需要对该化学物的基础知识特别是毒性作用机制有所认识，如有机磷农药暴露者血浆胆碱酯酶被抑制等。第三类是活性代谢产物与靶分子相互作用的定量测定，可以评估外源性化学物与靶部位相互作用的量，如碳氧血红蛋白用作一氧化碳暴露及效应的标志物，8-羟基脱氧鸟苷作为DNA氧化损伤的生物标志物。在具体确定生物材料监测的指标时，应满足特异性好、有剂量-效应关系、具有一定灵敏度和准确度的检测方法、稳定性好、便于取材和不对受检者造成伤害等要求。

程序 包括以下方面：①在现场调查的基础上制定严密的监测策略；②进行监测项目和指标的选择，选择的依据为毒理学特别是毒性机制的研究与毒物代谢动力学规律等数据；③制定采样方案，包括样品的采集与保存方法、采样的时间和频率、检测方法和结果评价等；④采集样品及测定指标；⑤结果分析与评价，此时要求参数个体变异小及有足够的特异性，生物材料监测大部分是用于群体评价，可参照生物暴露限值以及研究结果的分布情况做出相应的评价。

生物材料样品种类选择 生物材料样品种类繁多，在进行生物材料样品选择时，应满足样品中被测物的浓度与环境基础水平或与健康效应有剂量-反应关系；样品的待测成分应足够稳定以便于运输、保存和测定；样品采集方便，对人体无损害或损害能被受检者所接受。从理论上讲，凡能从人体获得的样品均可用于检验，但从检验的意义和样品的易得性等方面考虑，生物材料样品一般包括尿液、血液、毛发和呼出气等，其他生物样品还有指甲、牙齿、唾液、乳汁等，但一般很少使用。

尿液 最常用的生物材料监测样品，可分为全日尿、晨尿、定时尿和随机尿等。全日尿受饮水量、出汗量等影响小，能较好地反映化学物质的排泄量和机体的内剂量，但收集、运输和保存较困难；其他尿样收集比较容易，但因尿比重变化而引起测定结果偏差较大，故需用尿比重法或尿肌酐法校正被测物的浓度。尿液中化合物原形或其代谢产物的浓度可反映机体的吸收剂量。尿样测定适用于水溶性化学物质、金属和代谢产物的监测。

血液 特别是静脉血最常用。血液中化学物质的浓度可反映机体近期的暴露程度，血样中待测成分含量较高并比较稳定，取样时污染机会小。血样可分为全血、血清和血浆，一些化学物质在三种血样中的含量可能不同，实际工作中应根据分析目的和化学物质在血液中的分布选用不同血液样品进行测定。但血样也存在一些局限性，如分析前需提取或分离、收集样品时易造成受检者的损伤、采集血样有传播疾病的可能等。

毛发 毛发主要由纤维性的胶质蛋白组成，其代谢缓慢，各种微量元素如铜、铁、锌、硒和重金属元素铅、镉、汞等在毛囊内与角蛋白的巯基、氨基结合而进入毛发，故毛发常用于这些元素的生物监测。有研究证明，不同长度毛发中的化学物质的含量可以反映血液浓度的历史记录。发样的优点是采样时受检者无疼痛、无创伤，样品易于贮存和运输且稳定性好，但头发表面易受空气污染的影响，测定前需洗涤，但洗涤的过程和洗涤剂的残留又有可能对结果产生影响。

呼出气 其浓度水平可反映挥发性有害物质在血液中的浓度，进而可反映环境空气中的有害物质和人体的摄入水平。呼出气分析一般适用于在血液中溶解度低的挥发性有机溶剂或在呼出气中以原形排泄的化合物的生物监测，但不适用于肺气肿患者。呼出气样品具有样品收集方便，可以连续采样，样品中的干扰物质较少，易被受试者接受的优点；缺点是被测物含量较低，需要浓缩采样或者需要灵敏度更高的分析方法。

生物材料样品的采集和保存 获得代表性的样品是生物材料监测中首先要注意的问题。

《生物监测质量保证规范》（GB/T 16126—1995）规定了生物监测中样品采集、运输、保存、记录和分析取样等过程中应遵循的原则和要求。

尿样 通常将尿样收集于洁净的 500 mL 硬质玻璃瓶或聚乙烯瓶中，24 h 尿样则收集于容积较大如 2 000 mL 的瓶中。需要校正的尿样，采样后需尽快测定尿比重或肌酐含量，以便对测定结果进行校正。采集的尿样应尽快分析，如不能立即分析，则应贮存于 4℃冰箱中；如需长期保存，应贮存于 −20℃冰箱，其他需要特殊测定的样品，应采取相应的方法对尿样进行处理。

血样 通常采集静脉血或末梢血为样品，取末梢血时不得用力挤压采血部位，尽量让其自然流出，并弃去第一滴血，避免组织液渗出的干扰，采集血样的容器一般用聚四氟乙烯、聚乙烯或硬质玻璃试管。采集的样品如不能及时分析，应置于 −20℃以下冷冻保存。采集全血样品时，注意使用抗凝剂并使血液和抗凝剂充分混匀。

发样 采集发样要注意季节性，同时要尽量避免年龄、性别、染发、生理状态和疾病等各种因素的影响。不同部位头发的生长速度正常情况下区别不大，但从发根到发梢各段被测物的含量可能不完全一样；为反映近期机体状况，一般多采集颈部发根处头发。发样一般贮存于小纸袋中，纸袋上记录有受检者姓名和采样相关信息，洗净晾干的发样贮于干燥器中可长期保存。

呼出气 采集呼出气可用塑料袋、玻璃管等，塑料袋可收集混合气和末端气，玻璃管主要用于采集末端气。用塑料袋采集的呼出气样品应尽快分析，不宜长期保存；含量较低的样品，可采用适宜的吸附剂吸附样品，如活性炭、树脂等。

取样分析原则 对样品进行取样分析时，需要遵循以下原则：①血液、尿样及其他体液必须充分混匀后再取样分析；②骨和脏器样品应在剔除脂肪、结缔组织等物质并彻底粉碎、充分混匀后才可称取分析样品；③低温冷冻的样品，如血、尿、骨及其他脏器组织应先自然解冻，放至室温后，重新混匀取样；④烘干、粉碎、磨细或剪碎的发、骨及其他脏器组织的干样，称样前必须干燥至恒重；⑤如被测物具有挥发性，可在称样的同时，另称样测定水分含量；⑥称取样品的量应保证样品的代表性，其中待测物质的浓度或量必须满足分析方法的定量下限。

生物材料样品的预处理 生物材料样品种类繁多、成分复杂，大多数样品难以直接测定，通常需要对样品进行必要的预处理后才能测定。通过预处理，达到待测成分的定量转移、除去杂质、分离、净化和浓缩的目的。常用的预处理方法有稀释法、酸提取法、矿物化法、加压分解法、微波消解法、酶分解法、溶剂萃取法和固相萃取法等。选择预处理方法时应考虑样品和待测物质的理化性质、含量水平、共存干扰物质含量，以及所采用的分析方法等因素。

生物材料检验的质量控制 实际上就是对实验误差进行控制，检验人员应了解在整个分析过程中可能出现哪些误差，这些误差产生的原因及其对测定结果的影响，从而采取有效措施，使测定误差控制在允许范围内，同时对分析结果进行质量评价。实验室质量控制包括实验室内部质量控制和实验室间的质量控制。

生物材料监测标准 参考值的建立是生物监测工作的重要任务之一，是依据现有的知识水平，在外剂量、内剂量和生物学效应相互作用研究的基础上建立的。生物材料监测的任务是提供暴露强度，并对潜在的危险度做出判断，因此需要定量分析，更需要研究内剂量与生物学效应的相互关系，并依此可得出对生物学参考值的研究显得十分重要。

优点与局限性 与环境监测相比，具有以下优点和局限性。

优点 从提供内剂量并用于危险度评价的角度看，具有以下几方面的优点。①生物材料监测可反映机体总的暴露量和负荷，可反映不同途径（呼吸道、消化道和皮肤）及不同来源（职业和非职业暴露）总的暴露量和负荷；而环境监测往往只反映一种环境介质（如空气、水、土壤等）的估计量。②生物材料监测可直接检测引起健康损害作用的内剂量和内负荷，因此在保护劳动者健康方面更具优势。③生物材料监测综合了个体间差异和毒物代谢动力学过程的变异性，可用于发现易感者，能较及时地提供采取预防措施的依据。

局限性　生物材料监测也有其明显的局限性。①有些物质如刺激性大的二氧化硫，不易溶解的石英、石棉，以及属正常代谢产物的一类物质，不能或难于进行生物监测。②监测指标个体间差异较大，影响因素较多。③生物材料监测还不能反映环境中化学物瞬间浓度的变化规律。④人作为监测对象时的依从性问题值得重视，生物材料的具体监测方法也有待完善。

（魏红英）

shengwu diqiu huaxuexing jibing

生物地球化学性疾病（biogeochemical disease）　由于地壳表面化学元素分布的不均匀性，某些地区的水和/或土壤中某些元素含量具有的区域性差异超出了人类和其他生物所能适应的范围，而造成的当地动物、植物及人群中发生的特有疾病。由于该病一般局限性地发生在受化学元素分布异常影响的一定区域内，因此也构成地方病的一种。

判定条件　与生物地球化学性疾病相关的健康危害在人群中的发生率与某种化学元素之间具有相关性，通过使用流行病学研究方法对疾病的发生、流行特征及其与化学元素的关系进行研究，在符合以下条件时可较为肯定地判定为生物地球化学性疾病：①疾病的发生有明显的地区性；②疾病人群流行强度与地质中某种化学元素之间有明显的剂量-反应（效应）关系；③用现代医学理论可以对疾病发生与某种化学元素之间的相关性进行解释。我国常见的生物地球化学性疾病有碘缺乏病、地方性氟中毒和地方性砷中毒等。此外，地方性心肌病

（克山病）、大骨节病等病因虽尚未完全肯定，但都有明显的地区性，也列入生物地球化学性疾病的范围。

特征　生物地球化学性疾病有以下五点特征。

明显的地区性分布　由于生物地球化学性疾病与地球表面某种化学元素分布的不均衡性直接相关，所以该类疾病的分布具有明显的地区性差异。在海拔相对较高的山区、丘陵等地带，由于饮水、土壤、蔬菜、粮食中碘含量较低，多有碘缺乏病的流行。在我国北方十多个省区的干旱、半干旱地区，由于浅层地下水含氟量较高，多有饮水型地方性氟中毒的流行。一些地下水含砷量较高的地区，则出现许多慢性砷中毒的病例。我国自东北至西南有一条宽阔的缺硒地带，因此该地区有与缺硒有关的地方性心肌病和大骨节病的流行。

与环境中元素水平相关　生物地球化学性疾病的判定条件之一为疾病人群流行强度与某种化学元素的环境水平有着明显的剂量-反应（效应）关系。在不同的时间、地点和人群之间，这种剂量-反应（效应）关系均表现得十分明显，且能用现代医学理论加以解释。例如，碘缺乏病病区环境介质中碘水平普遍偏低，尤其表现为水碘含量偏低。疾病流行强度与水碘含量在一定的质量浓度范围内（40 mg/L 以下）呈负相关。大面积人群调查资料显示，当水氟质量浓度小于 0.5 mg/L 时，儿童龋齿的发生率较高；当水氟质量浓度超过 1.0 mg/L 时，恒牙萌发期的儿童中氟斑牙发生率升高；当水氟质量浓度超过 4.0 mg/L 时，氟骨症病例在人群中开始出现，且流行强度随水氟浓度的升高而加大。

受个体营养条件的影响　生物地球化学性疾病的流行强度及严重程度与人们的营养条件有关。改善疾病流行区人们的生活条件和营养状况，可降低疾病的流行强度。20 世纪早些年代，我国的经济比较落后，居民生活贫困，致使碘缺乏病、地方性氟中毒、地方性心肌病和大骨节病发生了较严重的流行。自 20 世纪 80

年代以来，我国人民的生活水平和营养条件得到了很大的改善和提高，与缺碘、缺硒等有关的生物地球化学性疾病的发病率呈明显下降趋势。增加蛋白摄入量可拮抗氟、砷等外来化学物质的毒性作用；维生素C可促进氟排泄、拮抗氟对羟化酶的毒性作用，从而促进体内胶原蛋白的合成；膳食中的维生素A、D、B_1、B_2、B_3，以及钙、磷、铁和锌等，对调节机体代谢、提高机体抗病能力均有良好的促进作用。

受个体生活习惯的影响　生物地球化学性疾病的发生还与人们的生活习惯有关。以往的研究表明，元素水平过高所引起的生物地球化学性疾病的病区类型以饮水型为主。但是自20世纪60年代以来，相继发现并报告了燃煤污染型氟中毒和砷中毒的病例。我国湖南、湖北、陕西、四川、贵州和广西等12个省（区）的150个县，均有燃煤污染型地方性氟中毒病区的分布；四川和贵州也出现了燃煤污染型砷中毒的病例。在我国西藏、内蒙古、四川等少数民族地区发现了饮砖茶型氟中毒的病例，与当地居民习惯饮用以砖茶制备的奶茶有关。因此，在研究氟、砷等病因元素的生物学效应时，应全面考虑经饮水、食物和空气三种介质的总摄入量，以便更加客观、准确地评价人群的外暴露水平。

多种元素联合作用的复杂性　人们在生物地球化学性疾病的防治工作中发现，在某些山区有地方性氟中毒的流行，同时存在着碘缺乏病；在碘缺乏病流行病区，往往存在着与缺硒有关的大骨节病、地方性心肌病。这些疾病共存的流行特征一方面与高氟与低碘、高氟与低硒、低碘与低硒并存的地质环境有关，另一方面与多种元素的联合作用有关。自20世纪90年代以来，人们开始关注多种化学元素、多种致病因子同时作用于人体的联合作用。低硒与低碘之间有一定的协同作用，低硒可使碘缺乏病的流行强度加重；此外，在碘（或硒）水平过低的地区，若同时存在有高氟危害，则人群中氟中毒效应的出现早于一般病区。

疾病类型　根据与化学元素的相关性，包括碘缺乏病、地方性氟中毒、地方性砷中毒、地方性硒中毒、地方性心肌病和大骨节病。

防治措施　针对生物地球化学性疾病的病因及其特征，开展相应的防治工作。

预防措施　主要包括：①建立健全专业队伍和防治网络，生物地球化学性疾病的防治归属中国疾病预防控制中心主管，下设地方病控制中心，各省市自治区均已建立了相应的管理机构。在防治工作中，应建立健全县、乡、村三级防治队伍，并明确各级人员的职责，将地方病控制工作落到实处。②开展经常性疾病调查监测，生物地球化学性疾病的监测是一项有计划、有组织的连续性工作，通过此项工作的开展，可准确了解疾病的流行强度、流行规律，为制定有效的干预控制措施提供科学依据。③限制摄入，在饮水型地方性氟中毒、地方性砷中毒病区，投入资金兴建改水工程，旨在减少自饮水的摄氟、砷量，控制新发病例，降低人群流行强度。在煤炭氟、砷含量较高的地区，改良炉灶降低室内污染，也是限制摄入量的一个有效措施。④适量补充，对于环境中元素水平过低所致的缺乏性疾病，其主要措施是采取适当补充，增加摄入量，从而满足机体生理需要。食盐加碘预防碘缺乏病已取得了可喜的成效，食盐中加硒预防地方性心肌病、大骨节病已在有些地区应用。

治疗原则　针对不同的生物地球化学性疾病可使用相应的药物进行治疗，如使用甲状腺激素疗法治疗地方性甲状腺肿；使用钙剂和维生素D、氢氧化铝凝胶、蛇纹石等减少氟中毒，采用涂膜覆盖法、药物脱色法（过氧化氢或稀盐酸等）、修复法等治疗氟斑牙；采用针对心源性休克、急性肺水肿及心律失常的治疗方案进行急性地方性心肌病的临床救治。此外，可使用其他辅助药物，如维生素A、D、B_1、B_2、B_6和维生素C等及钙、镁、锌、铁、磷等多种元素。同时应加强营养补充、智力发展、生活训练和教育，尽可能使病人在体能、智能及生存能力上有较大提高。

（魏红英）

生殖毒性 （reproductive toxicity） 接触环境中的有害因素对生殖系统造成的不利影响，表现为生殖器官和生殖内分泌的变化。生殖毒性包括配子的形成和发育的变化，性周期和性行为的改变，对生育力和妊娠结局的影响以及生殖早衰等生殖系统和生殖功能方面的异常。

毒性作用表现 对男性的具体影响可表现为：①精子生成障碍，如精子数减少或无精子、精子畸形、精子活力降低等；②性功能障碍，如性欲减退、阳痿；③雄激素或促性腺激素分泌异常等，其后果可致不育或生育力低下，或妻子的异常生殖结局等；④先天性或获得性的性器官改变。对女性的具体影响可表现为：①卵巢功能障碍，雌激素或促性腺激素分泌异常等；②内分泌功能异常，排卵周期扰乱、月经失调；③生殖力降低，不孕或受孕力低下、自然流产、死胎等。

常见的生殖毒物 迄今为止，研究已发现至少有50种广泛使用的化学物质对实验动物造成生殖毒性。主要包括以下几类。

人工合成雌激素 人工合成的类固酮衍生物，与天然雌二醇结构相似，为非甾体类雌激素，主要用做避孕药或促进家畜生长的激素。这些人工合成的雌激素具有较强的生物活性，在环境中一般比较稳定，不易降解，经人体或牲畜体内排出后可能在环境中造成污染。这类化合物有己烷雌酚、炔雌醇、烯雌醚和己烯雌酚等。

植物来源的雌激素 主要来自植物和真菌。植物雌激素主要有异黄酮类、木酚素类和香豆素类，其中异黄酮类结构与雌二醇相似。

环境化学物 包括：①烷基酚类，包括壬基酚、辛基酚、双酚A等，这类物质的雌激素活性较高，而且污染广泛。②农药类，包括除草剂、杀真菌剂、杀虫剂、杀线虫剂等。③邻苯二甲酯类，是塑料制品的主要原料，可用做聚氯乙烯塑料的增塑剂和软化剂。橡胶、润滑油的添加剂中也含有这类物质。④多氯联苯类化合物。⑤金属类，已发现某些金属及其化合物如甲基汞、镉及其络合物、铅及其络合物等也有干扰内分泌的作用。

毒性作用类型 外源性化学物一方面可直接作用于生殖发育过程任何环节，另一方面也可通过神经系统—内分泌—性腺等调控激素分泌以调节生殖发育过程。生殖毒性研究主要探讨各种环境化学物对雄性生殖系统和雌性生殖系统的危害。

对雄性生殖系统的毒害作用 睾丸的主要功能是生成精子和合成雄性激素。精子的生成依赖下丘脑—垂体—睾丸轴的调节功能。外源性化学物可以通过影响上述两个功能损伤雄性生殖系统。

对睾丸生精细胞的影响 棉酚是影响睾丸功能的典型化学物之一，它作用于精子发育过程的不同阶段，最终导致精子减少和不育。长期食用粗制棉籽油，电镜下可看到睾丸内受损的精子、精细胞和精母细胞。另外，棉酚还可直接作用于精子，使其活力受到抑制。多种农药（如敌敌畏、马拉硫磷）都能引起精子数目减少、畸形精子增多和性功能减退。铅、镉、汞、锰等金属均具有不同程度的生殖毒性。铅可通过血睾屏障作用于睾丸上皮，对睾丸的形态和功能造成损害，同时可阻碍精原细胞的分裂，使得精液中畸形精子增多，正常精子数目和活动率下降。有大量实验证明，哺乳动物的睾丸和附睾组织对镉的毒作用特别敏感，镉可引起睾丸退行性变，睾丸、精囊、附睾的平均重量明显减轻。

对内分泌功能的影响 研究证实，铅除了可以通过血睾屏障直接影响睾丸外，还可干扰下丘脑—垂体—睾丸轴的正常功能，影响促性腺释放激素的释放，使血清中促卵泡生成激素、促黄体生成激素和睾酮含量降低。一般认为，促黄体生成激素水平变化先于促卵泡生成激素和睾酮，所以血清中促黄体生成激素水平可作为评价男性生殖系统损害的早期指标。

对性功能和生殖功能的影响 正常的雄性生理功能的实现需要包含几个条件：①正常的内分泌系统，即下丘脑—垂体—睾丸轴的功能正常；②正常的睾丸、附睾、输精管、射精管和尿道，以保证精子的成熟、储存及输出；③外生殖器官和附属性腺正常。外源性化学物如影响上述任何一个环节，则表现为雄性不育，或称雄性生殖功能障碍，如重金属镉、汞和锰对性功能的影响。

对雌性生殖系统的损害作用 雌性生殖系统由卵巢、输卵管、子宫和外生殖器等组成。

对卵巢的影响 卵巢是产生生殖细胞（卵细胞）和分泌性激素的场所。研究发现，有些外源性化学物可对卵巢产生损伤，使动物的发情周期发生改变，受孕能力降低，影响正常受精和胚胎的正常发育，例如，二硫化碳对雌性动物性腺、胚胎均有损害作用。静脉多次给予雌犬二硫化碳，可观察到卵巢萎缩、原始细胞数减少、原始细胞和滤泡变性等损害作用。另外，还有研究发现二硫化碳有致突变作用，可引起卵母细胞染色体畸变。除化学物质外，电离辐射也可以对生殖系统产生影响，最著名的就是广岛、长崎原子弹爆炸对妇女和子代的影响。日本学者发现距爆炸中心 200 m 以内受到辐射照射的妇女，50% 左右出现停经。而实验结果也表明，原始生殖细胞对电离辐射最为敏感，极易受损伤。

对内分泌功能的影响 卵巢的功能和生殖周期受体内下丘脑—垂体—性腺轴调节。环境化学物可影响其中任何一个环节而造成生殖毒性作用。大量人群调查和动物实验证实，一定剂量的苯、甲苯、二甲苯等有机溶剂会造成女工或雌性动物的生殖功能损害，例如，女工月经异常（包括经期紊乱、经量异常、痛经等）发生率显著增高，其机理可能是该类化合物直接作用于下丘脑，干扰垂体-卵巢系统，使内分泌调节系统异常。有机氯类农药作用于实验动物，可在血清中检测到促卵泡生成激素及促黄体生成激素的改变，说明有机氯农药干扰了下丘脑—垂体的调节功能。

检测与评价 常利用发育毒性试验进行评价，同时与其他的药理学、毒理学研究资料综合比较，以推测受试物对人的生殖系统可能产生的毒性或危害性。

多代繁殖试验 实验动物首选大鼠，每组应产生约 20 只受孕雌鼠。为此，一般在试验开始时两种性别每组各需要亲代（F0 代）大鼠 30 只；在继续的试验中用来交配的各代大鼠每种性别每组需要 25 只（至少每窝雌雄各取 1 只，最多每窝雌雄各取 2 只）。选用的 F0 代雌鼠应为非经产鼠、非孕鼠。设 3 个剂量组和 1 个对照组。在受试物理化和生物特性允许的条件下，最高剂量应使 F0 代动物出现明显的毒性反应，但不引起动物死亡；中间剂量可引起轻微的毒性反应；低剂量应不引起亲代及其子代动物的任何毒性反应（可按最大未观察到有害作用剂量的 1/30，或人体推荐摄入量的 100 倍）。受试物应在交配前连续给予两种性别的各代大鼠至少 10 周，其中子代的雌鼠和雄鼠在断乳后每日给予。观察代数随受检目的而异，可作一代、二代、三代或多代观察。如果在两代生殖试验中观察到受试物对子代有明显的生殖、形态毒性作用，则需要进行第三代繁殖试验，进一步观察受试物的生殖毒性作用。

观察指标包括：①一般状况及毒性检查。记录实验动物的一般健康状况，包括皮肤、被毛、眼睛和黏膜改变，呼吸、循环、自主和中枢神经系统以及四肢活动和行为方式的变化等所有的毒性体征及死亡率，分娩困难或延迟的迹象，对成年动物还要记录体重、食物利用率和一般外观。②通过每日检查（F0、F1 代雌鼠）阴道和子宫颈，分析雌鼠的发情周期有无异常。③精子质量检查。各代雄鼠均应对附睾的精子进行检查，对精子的形状、数量以及活动能力进行评价。④仔鼠健康状况检查。分娩后（哺乳 0 天）应尽快检查记录每窝仔鼠的数量、重量、性别、死产/活产数及肉眼可见的异常，在出生当天死亡的，应尽可能检查其缺陷和死亡原因。此后在哺乳期的第 4 天、第 7 天、第 14 天和第 21 天对仔鼠进行称重。⑤观察并记录阴道开放或龟头包皮分开的日龄，并称重用来进行交配的 F1 代断乳鼠，观察性成熟情况。⑥脏器称重，包括子宫（包括输卵管和子宫颈）、卵巢、睾丸、附睾等生殖器官和脑、肝、肾、脾等可能的靶器官等。⑦组织病理学检查。所有 F0 代动物均应做大体尸检和组织病理学检查，特别注意生殖器官的检查。如果每窝仔鼠的数量足够，F1 代、F2 代（和 F3 代）每窝每种性别至少取 3 只仔鼠进行组织病理学检查。

辅助试验　多代繁殖试验中的亲代雄鼠（F0）可用作显性致死试验，而第 1 代的第 2 窝仔鼠（F1b）可用于致畸试验。出生前和出生后的研究常用于观察毒物对子代发育的影响。试验程序基本与多代繁殖试验一致，除仅对雌性染毒之外。染毒期包括孕期的后 1/3 以及整个哺乳期。

其他试验　在多代繁殖试验进行的同时，为明确作用机制，常补充一些试验，主要包括病理学检查，某些激素如睾酮、雌激素等的测定，雄性生殖道灌流以及某些生物标志的测定。

（秦宇）

shimianfei

石棉肺（asbestosis）　长期吸入大量石棉粉尘所致的以弥漫性肺广泛纤维化及胸膜增厚为表现的肺尘埃沉着病。石棉接触与胸-腹膜间皮瘤、肺癌、喉癌等消化道癌以及其他癌症有关。

病因　石棉是一种具有纤维结晶状结构的硅酸盐矿物，石棉粉尘为纤维状粉尘。石棉有蛇纹石类和闪石类，前者属于温石棉，质软；后者为清石棉，质硬耐高温，致病作用强。发生石棉肺的危险性与工人所处环境石棉粉尘的浓度有关。从事石棉及石棉制品生产和加工以及石棉开采和选矿作业的工人接触石棉的机会大，发生石棉肺的危险性高。此外，接触石棉的工人发生肺癌的危险性也较高，即使是在过去接触过石棉且接触时间不长者，也可能发生胸-腹膜间皮瘤，接触石棉还可能产生良性胸膜斑或胸腔积液。石棉肺的发生不仅与个体接触石棉的机会和浓度有关，还与石棉的种类、纤维程度、接触时间、个人防护和个体差异有关。

发病机制　石棉肺发病机制目前尚不清楚。石棉可能通过刺激肺泡巨噬细胞分泌致炎因子和致纤维化因子而破坏肺泡结构，也可直接刺激成纤维细胞和 I 型肺泡上皮细胞增生，引起肺间质炎症和广泛纤维化。石棉纤维的理化性质非常稳定，可重复刺激巨噬细胞多年而不被降解。这有助于解释为何在停止接触后石棉引起的症状还在继续发展。石棉损伤细胞和致肺纤维化的发病机制可归纳为几个方面，如机械刺激学说、化学中毒学说及自由基损伤学说等。

病理改变　石棉肺的病理特点主要是肺间质弥漫性纤维化，其中可见石棉小体、脏层胸膜增厚和壁层胸膜的胸膜斑。肺部病变以肺下叶较重，肉眼观可见肺体积缩小、质硬，两肺切面出现石棉肺的典型特征，即粗细不等的灰黑白色弥漫性纤维化；晚期肺组织可出现弥漫性纤维化，甚至全肺均被灰白色的纤维瘢痕组织包裹。肺组织常因伴有明显肺气肿和支气管扩张而呈现蜂窝状改变。在弥漫性纤维化的肺组织中查见石棉小体是病理诊断石棉肺的重要依据。胸膜斑也被看作是接触石棉的一个病理学和放射学标志，可以是接触石棉的唯一病变。

临床表现　石棉肺较硅肺发展更慢，往往在接触 10 年后发病。自觉症状出现较硅肺早，最早出现的症状是气短，表现为初期活动时气短，严重时极度呼吸困难。其他症状有咳嗽、咳痰和胸痛等，咳嗽一般多为阵发性干咳，有少量黏液性痰，难于咳出。严重病例呼吸明显困难，有发绀和杵状指，并出现肺源性心脏病等。气急往往较 X 线胸片上纤维化改变出现得早。吸气时可听到两肺基底部捻发音或干、湿啰音。

石棉肺若累及胸膜，可有胸痛。石棉肺患者易并发呼吸道感染、自发性气胸和肺源性心脏病等。合并肺结核的发病率较硅肺为低，且病情进展缓慢。石棉工人的肺癌发病率较一般人群高 2～10 倍，一般人群中罕见的间皮瘤在石棉工人中的发生率很高，主要发生在胸膜和腹膜。若病人出现持续性胸痛，首先要考虑并发肺癌或恶性胸膜间皮瘤的可能。以青石棉和铁石棉引起间皮瘤较多，可能与其坚硬而易穿透到肺组织的深部有关。

诊断　诊断依据主要包括：①石棉尘接触史。实验室检查痰液或支气管肺泡灌洗液时查到石棉小体，为石棉接触史的证据。此外可有血清类风湿因子阳性、抗核抗体阳性，胸腔积液为无菌浆液性或浆液血性渗出液。②胸部 X 线表现，主要表现为网状阴影。石棉肺的 X 线表现包括胸膜改变和肺实质改变。胸膜改变表现为胸膜斑，往往比肺实质改变出现得早而明显。晚期全肺可见粗大密集呈蜂窝状的网状阴影。肺野透光度降低，呈磨砂玻璃状，肺野内常可见分布无规律的细小点状阴影；随着病情的进展双肺基底部可见边界不清、范围不大的片状阴影。同时，要注意在石棉肺早期，因肺泡周围纤维化，在 X 线未出现改变前，肺弥散量即减少，随着肺间质纤维化发展，肺顺应性降低，出现限制性通气功能障碍，肺通气/血流比例失调。此外，可有渗出性胸腔积液和肺门结构紊乱、密度增高等。

根据以上诊断依据，按《职业性尘肺病的诊断》（GBZ 70—2015）进行石棉肺的诊断和分期。

防治措施　由于石棉肺很难根治，因此，预防石棉肺和有关疾病的关键在于从源头消除石棉粉尘的危害，寻求和选用石棉代用品是当今世界的重要课题。一些发达国家已禁止使用石棉。而发展中国家也尽可能控制石棉（特别是青石棉）的使用。同时，对石棉作业工人要加强宣传吸烟的危害，说服他们戒烟，戒烟可降低有石棉接触史的吸烟者发生肺癌的危险。坚决贯彻执行国家有关加强防止石棉纤维粉尘危害的规定也非常重要。由于使用石棉的工种已改进了控制石棉粉尘的措施，石棉肺的发病率已大大降低，但在 40 年前曾接触石棉的人群仍在发生间皮瘤。目前对石棉肺除了必要时给氧或抽吸胸腔积液缓解呼吸困难以及抗流感疫苗和抗肺炎链球菌疫苗接种等治疗外，尚无有

效的治疗手段。部分有适应证者可考虑肺移植。并发的间皮瘤均为恶性肿瘤，化疗效果不佳，手术切除肿瘤亦不能治愈。
（魏红英）

时间序列分析　（time series analysis）　对随机时间序列进行观察、研究，寻找它的变化发展规律，预测将来趋势的一种分析，是随机数学的一个重要的应用分支。随机时间序列是随时间变化、具有随机性且前后相关的动态数据序列，简称时间序列。

时间序列分析的研究内容有时域分析和频域分析两种，具体包括建立时间序列模型、参数估计、最佳预测和控制以及谱分析等理论与方法，尤其自回归模型、滑动平均模型、自回归及滑动平均模型均有一系列较完整的统计分析方法。在时间序列分析中，研究、分析和处理时间序列，就是为了从中提取有关信息，揭示时间序列本身的结构和规律，预测及控制未来的情况。时间序列数据最主要的特点是不同观测之间并非相互独立，而是存在自相关关系。

沿革　最早的时间序列分析可追溯到 7 000 年前的古埃及，当时人们把尼罗河涨落的情况逐天记录下来，构成所谓的时间序列。通过长期观察这个时间序列，他们发现尼罗河的涨落非常有规律。在掌握了尼罗河的泛滥规律后，古埃及的农业得到迅速发展，进而创建了埃及灿烂的文明。早期的时间序列分析通常都是通过直观的数据比较或绘图观测，寻找序列中蕴含的发展规律，这种分析方法称为描述性时序分析。

研究领域拓广后，随机变量常出现较强的随机性，而仅采用单纯的描述性时序分析已不能准确发现随机变量发展变化的规律以及准确预测它们未来的趋势。为了解决这一问题，自 20 世纪 20 年代起，研究学者开始利用数理统计学原理来分析时间序列，这就使得研究的重心从总结表面现象转移到分析序列数值之间的相关关系上，一门应用统计学科即时间序列分析学得以应运而生。1927 年，数学家耶尔

（Yule）提出自回归模型（AR模型）的建立可用于预测市场变化的规律。1931年，在AR模型的启发下，另一位数学家建立了滑动平均模型（MA模型），这为时间序列分析方法奠定了初步基础。20世纪70年代，时间序列分析方法的应用开始渗透到气象、水文、生物、交通运输、智能控制、神经网络模拟、经济学和空间科学等自然科学与社会领域中。20世纪80年代，时间序列分析在医学领域得以应用。在环境流行病学中，由于会遇到多种类型的时间序列资料，如发病率、死亡率、医院急诊就诊人次、住院人次、大气污染物（如颗粒物、二氧化硫、氮氧化物）随时间变化的浓度值等，因此时间序列分析方法在环境流行病学中得以发展，且正发挥着重要作用。

处理方法 一个时间序列通常是由多个不同因素共同作用下的一个随机实现。这些因素包括长期变动趋势、季节变动、循环变动和不规则变动等。统计学家对这四种因素发展了以下不同的研究方法。

长期变动趋势 时间序列在长时期内呈现出来的持续向上或持续向下的变动。其处理方法有：①滑动平均法。以一定时间段的滑动平均数进行曲线修匀，从而获得长期趋势。当时间序列年份很长，而决定序列的主要原因又屡有显著变化时，用该法测定长期趋势较其他方法灵敏。②最小二乘法。被普遍认为是鉴定趋势线的标准。③曲线配合法。一种是"冈玻茨长期趋势曲线"，另一种是"罗吉斯长期趋势曲线"，这两种曲线均能代表按修正几何级数增长的数列的趋势。

季节变动 时间序列在一年内重复出现的周期性波动，它是气候条件、生产条件、节假日或人们的风俗习惯等各种因素影响的结果。其处理方法有：①平均法。先求各月的平均数，然后用各月的长期趋势值除之。②环比法。是计算季节变动指数时应用较为广泛的方法。③配比比例法。目前逐渐被"趋势循环比例法"代替，但仍用于与循环变动相比、季节变动显得更为重要的情况。

循环变动 时间序列呈现出的非固定长度的周期性变动。循环波动的周期可能会持续一段时间，但与趋势不同，它不是朝着单一方向的持续变动，而是涨落相同的交替波动。其处理方法有：①残余法。由美国的帕森斯（Parsons）提出，他认为时间数列的四种因素中，只要消去长期趋势和季节变动，并做进一步平滑、摒弃、随机变动后，所得残余部分就能呈现出循环变动。②直接法。把资料的各个项目用前一年同月或同季的同一项目来除，将资料化为相对数，消除季节变动与正常的"增加"，然后校正剩余趋势，以消除剩余趋势成分。此方法简单但不够精密。③循环平均法。基于一定数列的不同循环在模型上能充分相似，因而可以平均并测出其平均动态。所以该方法具有一定的假定性和局限性。

不规则变动 时间序列中除去趋势、季节变动和周期波动之后的随机波动。不规则波动通常总是夹杂在时间序列中，致使时间序列产生一种波浪形或震荡式的变动。只含有随机波动的序列也称平稳序列。目前，测算时间序列的不规则变动仍然是个难题。

分析步骤 时间序列分析的方法很多，大致可分为指标法、数据图法和模型法三种。前两种方法获得信息简单，主观成分较重；而模型法是利用数理方法来拟合最优模型，具有明显优势。随着计算机技术的飞速发展和广泛应用，模型拟合分析成为时间序列分析的主流。下面简单介绍时间序列的建模过程。

时间序列的预处理 进行时间序列分析首先要对数据进行处理：①缺失值及其处理。在采集时间序列时，有时会因仪器故障、操作失误或观测条件等各种原因，造成在某些观测点上未能记录下观测值，这种缺少的观测值称为缺失值。当序列中存在缺失值时，就破坏了系统的连续性，从而违背了时间序列"顺序的重要性"原则。而分析的序列又必须是完整的，因此需要对序列的缺失值进行处理，以补足缺失部分。②突发事件引起的异常值的处理。突发事件会使序列某一时段的数值大大偏离序列的正常轨迹，产生异常值。异常值依其偏离程度将对序列产生不同程度的影响。当序列中包含了大量异常值时，序列的观测将是不准确的，因此在建模前还需要分析序列中的异常值并对这些数据进行处理。

检验序列是否平稳 现在时间序列分析主要采用波克斯（Box）和金肯（Jenkins）于1970年提出的自回归滑动平均模型（ARIMA模型，也称为Box-Jenkins模型），该模型的前提是序列为一个平稳过程。平稳过程就是统计特性不随时间平移而变化的过程，即在不同时刻上的分步函数完全一致，放宽一些来讲就是其一、二阶阶矩与时间变化无关。判断序列是否平稳有多种方法：①数据图检验法。在平面直角坐标系中将所研究的时间序列绘成图，观察其是否存在周期性或趋势性。若周期性和趋势性均不明显，即认为序列是平稳的。该方法简单、方便、直观，但结论会因人而异。②自相关、偏相关函数检验法。一个零均值平稳序列的自相关函数和偏相关函数是截尾或拖尾；如果一个序列的自相关函数和偏相关函数既不截尾也不拖尾，则该序列是非平稳的。③其他方法，包括特征根检验法、参数检验法、游程检验法、逆序检验法等。为了使序列平稳，经常在建模前需要对序列进行差分，获得差分序列，即由序列中的每一个观测值与其前一个观测值相减获得。

模型拟合 由于时间序列不同观测之间存在相关性，因此其分析的重点在于该相关性具有什么特点。传统时间序列中讨论的模型有：①AR（P），即P阶自回归模型（autoregression model），仅通过时间序列变量的历史观测值来反映有关因素对预测目标的影响和作用，不受模型变量相互独立的假设条件约束，所构成的模型可消除一般回归模型中由于自变量选择、多重共线性问题等造成的困难。由于一般回归模型中的许多统计结果在AR模型中都适用，因此AR模型成为使用最多的线性时间序列模型之一。②MA（q），即q阶滑动平均模型（moving average model），用过去各个时期的随机干扰的线性组合来表达当前预测值，当AR（P）的假设条件不满足时可以考虑用此形式。③ARMA（P，q），即P阶自回归q阶滑动平均模型（autoregression-moving average model），该模型是前两种模型的结合，兼有前两种模型的特点，能以尽可能少的参数描述平稳时间序列的变化过程。④ARIMA（P，d，q），差分自回归滑动平均模型（integrated autoregression-moving average model），当线性时间序列非平稳时，不能直接利用ARMA（P，q）模型，但可以利用有限阶差分使非平稳时间序列平稳化，实际应用中d一般不超过2。若时间序列存在周期性波动，则可按时间周期进行差分，目的是将随机误差有长久影响的时间序列变成仅有暂时影响的时间序列。差分处理后新序列符合ARMA（P，q）模型，原序列符合ARIMA（P，d，q）模型。

在环境流行病学中的应用 20世纪80年代开始，在环境流行病学领域，尤其在环境健康效应的定量评价研究中，时间序列分析方法得到广泛应用。时间序列分析的一个优点是时间序列自身包含了各种因素的综合信息，通过对时间序列自身变化规律的研究和模拟即可对序列的未来情况做出预测，而不需要了解具体影响序列变化的因素到底是什么以及在多大程度上影响序列。例如，通过了解过去三年的可吸入颗粒物月平均浓度变化情况，即可以对未来一年的可吸入颗粒物月平均浓度做出预测，而不需要了解都有哪些因素可能影响到可吸入颗粒物的月平均浓度变化。在空气污染的健康效应研究中，由于资料的易得性、随访时间短以及主要在人群水平上对暴露及健康效应进行测量，因此研究简便易行。此外，该方法是对同一研究人群暴露条件改变后健康效应的反复观察，因此与时间变化相关的一些变量如年龄、吸烟史等，就不再是潜在的混杂因素，这也是时间序列分析方法在这一领域得到广泛应用的原因。另外，采用时间序列分析方法也可通过多元模型来研究不同变量之间的关系。

由于环境监测数据多为非平稳时间序列，

因此通过建立数学模型，提取时间序列数据中所包含的长期趋势项、季节周期项、随机变动项，将其转化为平稳时间序列，再对考察变量进行相关和回归分析。一些复杂的统计模型，如广义相加模型（generalized additive model, GAM）也被陆续引入研究。

时间序列的广义相加模型是由美国学者施瓦兹（Schwartz）首次提出的，目前已成为环境流行病学领域研究大气污染的标准方法之一。该模型是对传统的广义对数线性模型的拓展，模型中除拟合普通的线性项外，还可将一些与因变量存在复杂非线性关系的变量以不同函数的加和形式拟合进入模型。其一般形式如下：

$$E(Y_t) = \exp\{\beta_0 + \beta X_{t-l} + S(time, \lambda_1) + S(temp, \lambda_2) + DOW\}$$

式中，Y_t 为观察日 t 日当天的死亡人数；$E(Y_t)$ 为观察日 t 日死亡数的预期值；X_{t-l} 为从 t 日一直计算到截止日 l 的污染物日均浓度；l 为空气污染物暴露的滞后日，滞后日是时间序列分析中常用的概念，用于将当日的健康效应指标与前面若干日的大气污染物浓度值或气象数据进行回归分析，从而研究前几日的大气污染或气象情况对以后健康效应的影响；β 是回归系数；β_0 为通过回归模型估计的指示变量系数，它表示污染物浓度每变化一个单位，人群中日死亡数自然对数的相对改变量；$S(time, \lambda_1)$ 和 $S(temp, \lambda_2)$ 为非参数平滑函数，用以控制时间序列资料中的长期趋势、季节、气象因素和其他一些与时间长期变异有关的混杂因素等；DOW 为反映"星期几效应"的亚变量，取值为 1~7，用以控制短期波动的影响，这种影响是指一周里不同的日子会对人群健康效应产生不同影响，如星期一人群的发病有增高的趋势，周末人群发病则有所降低。时间序列分析的常用软件多为国外的专利软件，包括 S-plus、Matlab、Gauss、TSP、Eviews、SAS 和 R 等。

时间序列分析作为一种统计方法也存在其自身的缺陷性，对广义相加模型的运用也尚存在一定的争议。目前，还发展了多水平模型（hierarchical model）、空间时间序列模型（spatial-time series model）等多种复杂模型来替代解决一些争论的问题。　　（胥美美）

shipin anquan
食品安全（food safety）　食物的种植、养殖、加工、包装、贮藏、运输、销售、消费等活动符合国家强制标准和要求，不存在可能损害人体健康、导致消费者病亡的有毒有害物质或危及消费者及其后代的隐患。食品安全既包括生产安全，也包括经营安全；既包括结果安全，也包括过程安全；既包括现实安全，也包括未来安全。

主要的食品安全问题　食品从原料生产、加工、贮藏、运输、销售直到消费的整个过程都可能存在不安全因素。随着新食品资源的不断开发，食品品种的逐渐增加，生产规模的不断扩大，生产、加工、贮藏、运输、销售等环节的增多，以及消费方式的多样化，人类的食物链变得日益复杂。食品中的诸多不安全因素有所增加，概括起来有以下五类。

物理性不安全因素　主要包括两个方面：①杂质，如在生产过程中带进的沙子、树枝、杂草和昆虫等；还有一些掺假行为，如为了增重掺沙砾、注水等。②放射性物质，通常是环境中的放射性污染物残留，通过污染土壤、地下水等进入农作物，进而通过食物链进入人体。

化学性不安全因素　主要包括无机化学污染物和有机化学污染物。无机化学污染物包括汞、铅、镉等重金属及一些放射性物质；有机化学污染物有农药、兽药残留，工业、采矿、能源、交通、城市排污等产生的环境污染，如二噁英和多氯联苯等。另外，食品加工、贮藏和包装过程中也可能产生有机化学污染物，如高温烹饪过程产生的多环芳烃、杂环胺等致癌物，食品贮藏过程中产生的过氧化物和醛、酮类化合物等，包装材料中毒性单体迁移等。某些动植物和菌类食品本身含有天然毒素，如四季豆中的皂甙、凝血素，马铃薯中的龙葵素，黄花菜中的秋水仙素，河豚中的河豚毒素，毒蕈碱等。食品添加剂的过量使用，也会对机体造成损害。

生物性不安全因素　主要是细菌、霉菌及其毒素、病毒、寄生虫及其虫卵等。细菌和霉菌污染食物会导致食品腐败变质或霉变，可引起食物中毒；致病性细菌、病毒及寄生虫通过污染食品可能会导致传染病的流行。

假冒伪劣食品　常常含有危害人体健康的成分，为了降低成本，这些食品的生产原料和加工过程往往没有严格的质量控制，如以工业酒精冒充饮用酒，其中大量残留的甲醇对人体健康可造成极大的损害。

新型食品安全问题　随着新技术的发展，利用食品新资源生产的新资源食品越来越多。转基因食品作为一类特殊的新型食品不断推出，主要有转基因大豆、玉米、番茄和马铃薯等，它们因为高产、富于营养、抗虫等特点而具有良好的应用前景；但其安全性问题一直为人们所忧虑，并有待进一步的研究确证。辐照食品在杀灭食品有害微生物和寄生虫、延长食品的保藏时间等方面发挥了很大作用，但剂量过大的放射线辐照食品可产生致癌物、诱变剂等有害物质，并有可能使食品的营养成分破坏；微生物经照射产生的突变也可能会对人体产生新的危害。

食品安全评价　即阐明食品中的有关危害成分或物质的毒性及其危险性的大小，利用足够的毒理学或流行病学资料确认物质的安全剂量，并以此制定相应政策、法规和标准以进行控制的过程。由于食品中存在诸多不安全因素，因此，为确保食品安全、保障人体健康，对食品进行安全性评价十分必要。

危险性分析　是目前国际上公认的食品安全性评价的科学过程，包括危险性评估、危险性管理和危险性信息交流三个部分。其中，危险性评估在食品安全性评价中占中心位置，通过危险性评估，首先确定食品中可能存在的危害成分或不安全因素，然后根据毒理学评价、残留水平以及摄入量评价等得出该食品的危害

物质导致危险的性质、大小及某些不确定性的说明。而危险性管理是一个复杂的过程，需考虑政治、经济、文化和技术条件等相关因素，以危险性评估为依据，选择适当的政策和实施方案把危害降至最低，并以危险性信息交流为保证。危险性信息交流是指在危险性分析全过程中，危险评估人员、危险管理人员、消费者、产业界、学术界和其他利益相关方就某项危险、危险所涉及的因素和危险认知相互交换信息和意见的过程，交流的内容包括危险评估结果的解释和危险管理决策的依据。

食品安全评价指标　是在食品安全评价中建立食品安全综合评价体系的重要元素，是由一整套反映食品在各领域可持续发展的若干类指标构成的指标群，主要分为以下三种。①食品卫生指标，主要有食品卫生检测合格率、致病菌抽检合格率、工业源污染物抽检合格率、真菌毒素类抽检合格率、海藻毒素类抽检合格率、某些植物毒素的抽检合格率、食品添加剂抽检合格率、化学农药残留抽检或普查合格率和食品质量安全标准达到国际标准的比例等。②平衡膳食结构指标，主要有热能适宜摄入量、脂肪提供的热能占总热能的比重、动物性食品提供的热能占总热能的比重、各种营养素的摄入量及其与膳食参考摄入量的比较等。③营养相关疾病及食源性疾病指标，主要有儿童营养不良发生率、低体重儿出生率、缺铁性贫血患病率等，身体健康体检指标，食物中毒和其他食源性疾病发病率等。　　　　（郑婵娟）

shipin anquan biaozhun

食 品 安 全 标 准　（food safety standards）以保障公众健康为宗旨，以食品安全风险评估结果为依据，由国家有关部门负责制（修）订的一系列食品安全标准。食品安全国家标准审评委员会（以下简称审评委员会）负责审查食品安全国家标准草案，对食品安全国家标准工作提供咨询意见。

制定程序　制定食品安全国家标准是有严格程序的，一般分为以下几个步骤：制订标准

研制计划、确定起草单位及草案、标准征求意见、标准的批准与发布以及标准的追踪与评价。

主要内容 食品安全标准内容较多,主要包括:①食品相关产品中的致病性微生物、农药残留、兽药残留、重金属、污染物质以及其他危害人体健康物质的限量规定。②食品添加剂的品种、使用范围、用量。③专供婴幼儿的主辅食品的营养成分要求。④对与食品安全、营养有关的标签、标识、说明书的要求。⑤与食品安全有关的质量要求。⑥食品检验方法与规程。⑦其他需要制定为食品安全标准的内容。⑧食品中所有的添加剂必须详细列出。⑨食品生产经营过程的卫生要求。

意义 对于食品生产企业,食品安全标准的执行有助于减少生产过程中的废品损失和浪费,减少原材料、动力和工时的消耗,降低产品的成本从而提高劳动生产率,推动食品企业的经济效益的不断提高。此外,对食品安全标准的执行有助于企业按照国际通用标准生产出高质量的产品,提高出口食品质量,促进国际食品贸易的发展。

(郝羽)

shipin anquan guanli tixi

食品安全管理体系 (food safety management systems) 生产、操作和供应食品的组织,能够证明自己有能力控制食品安全危害和影响食品安全的因素,并指导操作、保障和评价食品安全管理的一种体系。

目标 包括以下几个方面:①保护公众健康,减少食物中毒的发生。②保护消费者权益,防范有害健康的、不卫生的、假冒的或误导的食品。③食品安全管理体系应覆盖所有食品(包括进口食品)的生产、贮存、加工、运输和销售过程。④保持消费者对食品管理体系的信心,建立一个规范的国际或国内食品贸易体系,从而促进经济发展。⑤食品安全管理体系必须建立在法律基础之上,公众必须强制执行。

构成 大多数国家的食品安全管理体系由5个部分组成。

食品法规 在传统意义上包含界定不安全食品的定义,强制召回不安全食品,惩处责任团体和人员;现代食品法规是为了保障食品安全更具有法律效力,并允许食品安全管理权威当局依法建立一种预防性的保障体系。

食品管理 有效的食品安全管理体系需建立食品安全管理领导机构或部门,并明确这些机构或部门的相关职责,同时需要在国家层面上进行有效协调,出台适宜的政策,保障监督体系的正常运行。

食品监管 诚实、有效的调查工作是食品监管的基础,其公正性在很大程度上取决于调查人员的诚信和专业水平,调查者必须是诚实的、高素质的、训练有素的,并通过适当培训形成一支强有力的调查队伍。

实验室检测 食品安全实验室的数量和位置取决于食品安全管理体系的目标和工作量的大小,是体系的一个重要组成要素。相关人员需要在实验分析过程中高度认真和负责,以确保实验的准确性和可靠性。

信息发布、教育和培训 在食品安全管理体系中,信息发布、食品安全教育和培训工作扮演着越来越重要的角色,这些工作给消费者提供了最真实最全面的食品安全信息,并向卫生部门和农业部门的工作者提供了参考资料和依据等。

意义 包括:①可在组织内部及食品链中实现资源利用最优化。②可更加有效和动态地进行食品安全风险控制,所有的控制措施都可进行风险分析。③可以与贸易伙伴进行有组织、有针对性的沟通。④可改善资源管理,并对必备方案进行系统化管理。⑤加强计划性,减少过程后的检验,并为决策提供有效依据。

(郑婵娟)

shipin fubai bianzhi

食品腐败变质 (food spoilage) 在以微生物为主的各种内外因素作用下,食品原有的感官性质、化学性质、物理性质发生变化,从而使食品降低或失去其商品价值和营养价值的过程。如粮食的霉变，肉类、禽类、鱼类和蛋类的腐臭，油脂的酸败，蔬菜水果的溃烂等。

原因 在环境因素作用下，食品腐败变质以食品本身的组成成分和性质为基础，主要由微生物的作用而引起，是食品本身、环境因素和微生物三者互为条件、相互影响和综合作用的结果。

食品本身的组成和性质 主要包括以下六个方面。

食品本身属性 许多食品本身属于动植物组织的一部分，在宰杀或收获后的一段时间内，动植物组织中的酶类仍继续进行一些生化反应，引起食品组成成分的分解，加速腐败变质的发生。

食品的营养成分 食品中含有大量丰富的营养成分，如蛋白质、脂肪、碳水化合物、维生素、无机盐和水分等，是适宜许多细菌、真菌等微生物生长繁殖的场所，从而引起食品的腐败变质。

食品的 pH 值 对食品腐败变质和微生物生长有很大影响，微生物种类不同，其适宜生长的 pH 值范围也各异。大多数细菌、酵母菌以及霉菌都适合在非酸性环境下生长，如细菌一般在 pH 值约为 7.0 时最适宜生存，但也有个别耐酸细菌能在 pH 值为 3.3 以下时生长，如乳杆菌属。

食品的渗透压 在食品中加入糖或盐的浓度不同，则溶液中的渗透压也有所不同。加入的糖或盐越多，溶液浓度越高，渗透压越大。如果将细菌等微生物放置于高渗溶液中，菌体会发生脱水，生长繁殖受到抑制，严重者可引起死亡；若将细菌放置于低渗溶液中，菌体会吸收水分，从而导致细胞破裂。

食品的水分 水分是微生物进行一切生命活动的必要条件之一，食品中的水分可严重影响微生物的生长繁殖和食品的腐败变质。食品中的水分含量越高，细菌等微生物越易存活和繁殖，食品越易发生腐败变质。

食物的状态 一般情况下，外观完整的食品不易发生腐败变质。但当食品中有组织破损等问题，如蔬菜、水果表面有溃烂部分，或者粮食作物的籽粒有破损等情况，则很容易造成腐败变质。另外，食物中含有的一些色素或者不饱和脂肪酸也会导致食物产生形态、色泽的变化，从而引起食品腐败变质的发生。

环境因素 以下这些环境因素可直接影响食品的腐败变质。

温度 根据微生物对温度的不同适应程度，可将微生物分为嗜热菌、嗜温菌、嗜冷菌三类。不同种类的微生物其适宜生长的温度也会有所不同，但这三个生理类群微生物在 20 ~ 30℃都可以存活并繁殖，因此当食品处于此温度下时，要警惕食品腐败变质现象的发生。

湿度 在食品发生腐败变质的过程中，空气中的湿度也起着至关重要的作用。如果把粮食等食品放在湿度较大的环境下（相对湿度 70% 以上），特别是在雨水较多的季节，则很容易发生吸潮现象，导致该食品的水分逐渐增多，从而导致粮食等发霉。

氧气 氧气的存在与否会影响微生物的生长繁殖和食品的腐败变质。在有氧条件下，微生物进行有氧呼吸，生长速度变快，导致食品腐败变质的速度也随之加快；在无氧条件下，食品腐败变质主要由厌氧和兼性厌氧性微生物引起，发生速度会较慢。

微生物 是食品发生腐败变质过程中最主要的影响因素，起重要作用的微生物有细菌、霉菌和酵母菌，其中占主导地位的是细菌。这三大类微生物都有分解蛋白质的能力而使食品发生腐败变质，它们多数是通过分泌胞外蛋白酶来完成的。大多数细菌还具有分解糖的能力，尤其是分解单糖，此外，部分菌种能利用醇类或有机酸类来促进食品的腐败；部分霉菌能分解碳水化合物，少数霉菌还能分解纤维素；大多数酵母菌能分解有机酸来参与食品的腐败。分解脂肪的微生物主要有细菌和霉菌，通过将脂肪水解为甘油和脂肪酸来引起食品腐败。对脂肪分解能力较强的细菌主要为需氧性细菌，霉菌主要为曲霉属、代氏根霉、白地霉属等。而在酵母菌中分解脂肪的主要是解脂假丝酵母。

化学过程　是在微生物、食品中的酶和其他因素相互作用、相互影响下致食品中的蛋白质、脂肪、碳水化合物等发生分解的过程。

食品中蛋白质的分解　在肽链内切酶和细菌蛋白酶作用下，食物中的蛋白质可分解为陈、肽，再经裂解断链形成氨基酸。在相应酶的作用下，氨基酸及其他含氮的低分子物质则再进行分解，发生脱羟基、脱氨基、脱硫等反应，分解为相应的有机酸、胺类和各种碳氢化合物，引起食品发生腐败变质。

食品中脂肪的酸败　脂肪酸败主要发生在富含油脂的食品中，脂肪的腐败程度受脂肪酸的饱和程度、食品中微生物的解酯酶、水分、氧、紫外线、天然抗氧化物质等多种因素的影响。此外，铜、铁等金属离子及油料中的动植物残渣均有促进油脂酸败的作用。油脂酸败的化学反应过程复杂，但主要是经水解与氧化产生相应的分解产物。脂类氧化是食品中最重要的一类氧化反应，脂类不饱和脂肪酸含量越高，食品越容易发生氧化，脂类经自动氧化形成的自由基，与其他物质结合，生成过氧化物、交联过氧化物和环氧化物，并向食品体系释放出氧，不仅引起必需脂肪酸的破坏，而且还造成维生素、色素的破坏。不饱和脂肪酸氧化产生的氢过氧化物会致使脂类产生不良风味，进一步分解时会产生醛、醇、酮、酸等小分子化合物。此外，过氧化物与多糖、食品蛋白质或酶作用可产生不良影响。油脂氧化并不限于富含动植物油脂的食品，还包括新鲜的或经过加工的豆类、谷物和某些蔬菜等低脂类食品。

脂肪酸败在分解的早期尚不明显，随着过氧化物和氧化物的增加，脂肪的过氧化物值也逐渐上升；之后由于在分解过程中形成了各种脂肪酸导致油脂酸价升高；当不同脂肪酸在不同条件下发生酮酸败与醛酸败时，可产生酮、醛等羰基化合物，羰基（醛酮）反应阳性。它们能使酸败的油脂产生一种特殊的"哈喇"气味。在油脂酸败过程中，脂肪酸的分解可使其固有的碘价、羰基价、皂化价、凝固点、折光率、密度等发生不同程度的变化。

碳水化合物的产酸分解　在食品腐败变质过程中，碳水化合物含量较多的食物，如蔬菜、水果、粮食、糖类及其制品等，在相关酶类或细菌等微生物的作用下，经过产生双糖、单糖、有机酸、醇、醛等一系列化学过程，最后分解成水和二氧化碳。在碳水化合物的分解过程中，食物会出现酸度升高并产气的现象。

鉴定指标　食品腐败变质的鉴定指标一般包括感官、化学、物理和微生物四个方面。

感官鉴定　包括对食品进行视觉、味觉、嗅觉、触觉和组织形态等方面的卫生质量鉴定。在食品腐败变质的早期，一般的变化都可通过感官鉴定出来，如产生臭味，食物的弹性降低、硬度变小，食物表面失去光泽、褪色、变色等现象。

化学鉴定　在微生物的生长繁殖过程中，食品的化学组成成分会发生各种变化，同时会产生大量的腐败性产物。如果是碳水化合物丰富、含氮量比较少的食品，在缺氧条件下发生腐败变质时，通常通过测定 pH 值或有机酸含量等化学指标进行鉴定；如果是含氮量比较高的食品，如肉类、贝类、鱼和虾等，在有氧条件下发生腐败变质时，通常通过测定挥发性盐基总氮化学指标进行鉴定。

挥发性盐基总氮　指食品水浸液在碱性条件下能与水蒸气一起蒸馏出来的总氮量，即在此条件下能形成氨的含氮物。研究表明，挥发性盐基总氮与食品腐败变质程度之间有明确的对应关系。在我国食品卫生标准中，该指标现已被列入鱼和肉类蛋白腐败鉴定的化学指标。挥发性盐基总氮同时适用于大豆制品腐败变质的鉴定。

三甲胺　季胺类含氮物可被微生物还原产生三甲胺，新鲜鱼虾等水产品、肉中没有三甲胺，所以对于鱼、虾等水产品可用三甲胺测定来表示其新鲜程度。

组胺　在鱼、贝类等食物中，某些菌种可产生组氨酸脱羧酶，组氨酸在此酶的作用下发生脱羧基反应生成组胺，从而引起食品的腐败变质。一般来说，当摄入的鱼肉中组胺含量达到 0.04 ~ 0.1 mg/g 时，就会发生食物中毒。

K 值　是鉴定鱼类早期腐败的化学指标，是指 ATP 分解的肌苷（HxR）和次黄嘌呤（Hx）低级产物占 ATP 系列分解产物 ATP + ADP + AMP + IMP + HxR + Hx 的百分比。若 $K \geqslant 40\%$ 时，说明鱼体中开始有微生物繁殖，出现早期腐败现象；若 $K \leqslant 20\%$，说明鱼体没有发生腐败变质，鱼肉是新鲜的；若 K 值为 20% ~ 40%，说明鱼肉已不再新鲜，但尚未开始腐败。

pH 值的变化　主要由两方面引起：一是微生物的作用所产生的氨导致 pH 值上升；二是微生物的作用或食品原料本身酶的消化作用，使食品中的 pH 值下降。一般食品的腐败变质多呈现 V 字形变动，在腐败开始时，食品的 pH 值先略微降低，之后便逐渐上升。

物理鉴定　由于蛋白质分解后低分子物质增多，一般可通过测定食品浸出物量、浸出液电导率、黏度、冰点、保水量、膨润量和折光率等物理指标来鉴定食品是否发生腐败。其中肉浸液的黏度最为敏感，通过测定可反映其腐败变质的程度。

微生物检验　食品中微生物的菌数测定可以反映食品是否发生腐败变质或被微生物污染的程度，同时也是判定食品卫生质量和食品生产的一般卫生状况的一项重要依据。如果测定食品中的活菌数为 10^8 cfu/g，则可认为该食品处于早期腐败阶段。

健康影响　食品腐败变质带来的健康影响首先是产生刺激性臭味、失去光泽、褪色、变色、黏液增加、组织溃烂等这些难以接受的感官性状的改变；其次是营养成分的丢失和分解，致使食品的营养价值含量降低，从而造成食物大量浪费；再次，由于微生物污染严重，在腐败变质的食品中菌量较多且菌相复杂，因而增加了产毒霉菌和某些致病菌等存在的机会；另外，由于菌量增多，某些致病性相对较弱的细菌也可引起人体发生中毒等不良反应；最后，食品腐败变质过程中产生的大多数分解产物对人体也可产生直接或间接的危害。

处理原则　食品一旦发生腐败变质要及时准确鉴定，并严加控制，但应根据具体情况来对不同的食品进行处理。但一切处理都必须以确保人体健康为原则。单纯感官性状发生变化的食品可以经简单加工处理；轻度腐败的肉类和鱼类，通过煮沸等措施消除异常气味；部分腐烂的蔬菜和水果等可进行分类处理。

预防措施　为了防止食品腐败变质、延长食品可供食用的期限，常对食品进行加工处理，即食品保藏。其基本原理是改变食品的温度、水分、氢离子浓度、渗透压，采用辐照以及其他抑菌、杀菌措施，将食品中的微生物杀灭或减弱其繁殖能力。事实上各种保藏方法都难以将食品微生物全部杀灭，仅可延长微生物每代繁殖所需的时间，从而达到防止食品腐败变质的目的。常见的食品保藏方法有以下几种。

化学保藏　包括盐腌法、糖渍法、酸渍法和防腐添加剂保藏等。

盐腌法和糖渍法　当微生物处于高渗状态的介质中时，菌体原生质会发生脱水收缩，进而与细胞膜脱离，原生质凝固，从而使微生物死亡。一般盐腌盐的质量分数为 10% 左右时，大多数细菌会受到抑制，但糖渍时糖的质量分数必须达 60% ~ 65% 才较可靠。

酸渍法　针对大多数微生物在 pH 4.5 以下不能很好生长的作用原理，可通过提高氢离子浓度来防腐，如泡菜和渍酸菜等。

防腐添加剂保藏　常用的食品防腐添加剂主要有防腐剂和抗氧化剂。防腐剂用于抑制或杀灭食品中引起腐败变质的细菌、真菌等微生物；抗氧化剂可用于防止富含油脂的食品发生脂肪酸败。

低温保藏　在低温环境下，食品本身的酶活性会大大降低，化学反应也会得到延缓，食品中残存微生物生长繁殖速度会减慢或被抑制，因此低温保藏食品可以在一定期限内较好地保持食品的质量，防止或减缓食品发生腐败变质。低温保藏一般可分为冷藏和冷冻保藏两种方式。

冷藏　指在不冻结状态下的低温贮藏。温

度一般设定在 −1~10℃。病原菌和腐败菌大多为中温菌，在10℃以下大多数微生物便难以生长繁殖；温度维持在10℃以下，食品内原有的酶活性大大降低，从而延缓食品的变质。

冷冻保藏 指在 −18℃ 以下的保藏。−18℃以下几乎所有的微生物都不再发育，因此，冷冻保藏食品可以较长期保藏。当食品中的微生物处于冰冻时，食品的水分含量降低，引起pH值和胶体状态的改变，从而使微生物的活动受到抑制，甚至死亡；微生物细胞内的水结为冰晶，冰晶体对细胞有机械性损伤作用，也可直接导致部分微生物的裂解死亡。

加热杀菌保藏 指食品通过加热杀菌和使酶失活达到保藏的目的。主要有以下4种方法。

常压杀菌 即100℃以下的杀菌操作。巴氏杀菌是指通过加热以杀灭所有致病菌和破坏及降低食品中腐败微生物数量为目的的一种杀菌方式。采用巴氏杀菌法的食品有牛奶、pH 4以下的蔬菜和水果罐头、醋、啤酒和葡萄酒等。

加压杀菌 常用于肉类制品、低酸性和中酸性罐头食品的杀菌。杀菌温度和时间随罐形大小、罐内物料、形态、贮存时间和灭菌要求而异，通常杀菌温度为100~121℃（绝对压力为0.2 MPa）。

超高温瞬时杀菌 此杀菌法既可达到一定的杀菌要求，又能最大限度地保持食品的质量。根据温度对食品营养成分及细菌的影响规律，热处理敏感的食品一般可考虑采用超高温瞬时杀菌。

微波杀菌 微波是指频率在300~30 000 MHz的一种电磁波。微波杀菌食品保藏具有快速、节能、对食品品质影响小的特点，是近年来在国际上发展起来的一项新技术。目前广泛应用于食品的微波加热主要是915 MHz和2 450 MHz两个频率。由于915 MHz频率的微波可以获得较大的穿透厚度，一般可用于加热体积或厚度较大、含水量高的食品；而2 450 MHz频率的微波可用于加热含水量低的食品。

干燥脱水保藏 其机制是通过降低食品中的水分含量，抑制引起食品腐败的微生物的生长繁殖。通常将水分含量在15%以下的食品称为干燥、脱水或低水分含量食品，含水量在25%~50%的食品称为半干燥食品。食品干燥、脱水的方法主要有阴干、日晒、喷雾干燥、冷冻干燥和减压蒸发等。

辐照保藏 指通过放射线辐照食品来延长食品保藏期的一种技术措施。辐射线主要包括X射线、γ射线、紫外线等，其中X射线和γ射线（比紫外线波长更短）均是高能电磁波，能激发被辐照食品中某些物质的分子产生电离作用，从而影响生物的各种生命活动；而紫外线穿透力较弱，对食品只具有表面杀菌作用。辐照保藏的原理是当一定剂量的电子束辐照食品时，通过直接或间接的作用致使微生物DNA、RNA、蛋白质、脂类等有机分子中化学键断裂，引起DNA损伤，如DNA单链或双链的断裂、蛋白质与DNA分子交联、DNA序列中碱基的改变等，最终导致微生物死亡，从而防止食品发生腐败变质。

（郑婵娟）

shipin tianjiaji

食品添加剂（food additives） 为改善食品品质和色、香、味，以及因防腐和加工工艺需要而加入食品中的化学合成或天然物质。我国明确规定营养强化剂也属于食品添加剂的范围。《食品安全国家标准 食品添加剂使用标准》（GB 2760—2014）中公布了食品添加剂的使用原则等质量标准。

分类 按来源可分为两大类，一类是天然食品添加剂，另一类是人工合成食品添加剂。天然食品添加剂是指不含有害物质的非化学合成食品添加剂，主要来自动、植物组织或微生物的代谢产物及一些矿物质，一般认为此类添加剂毒性小且安全，但目前品种少，价格昂贵。人工合成食品添加剂则是通过化学手段使元素或化合物经过化学反应而得到的物质，该类添加剂品种齐全、价格低廉、使用量少、效果理想，但毒性可能较大，尤其在合成过程中可能混入有害杂质，对人体造成危害。

特点 一般具有3个特征：①一般不单独

食用，是一种添加到食品中的物质。②既包括天然物质，也包括化学合成的物质。③加入到食品中，可改善食品的色、香、味和品质，同时也可起到保鲜、防腐的作用。

使用原则 食品添加剂的使用涉及人体的健康安全，必须防止滥用。因此，为了确保食品中食品添加剂的正确使用，应遵守相应的法律法规标准，如《食品添加剂卫生管理办法》以及《中华人民共和国食品安全法》等，除此之外，还应遵循以下规则：①有关部门颁布并批准执行的使用卫生标准和质量标准。②经食品毒理学安全性评价证明，长期使用对人体不产生有毒有害作用。③食品添加剂的使用既不破坏食品的营养成分，也不影响食品自身的感官性状和理化指标。④使用食品添加剂后，最好能够经过其他处理如加工、烹调等将其去除；或能被正常解毒过程解毒后全部排出体外；或者能够参与人体正常的物质代谢。⑤不能使用无证许可及污染变质的食品添加剂，不能以掺杂和掺假为目的使用食品添加剂。⑥未经有关部门允许，不得在婴儿及儿童食品中添加食品添加剂。

危害 食品添加剂的过量食用对人体有急性和慢性中毒作用，有的甚至会致畸或致癌。如过量摄入甜味剂、防腐剂有可能致癌；过量摄入色素，会对人体主要脏器造成损害，尤其对儿童的健康发育危害更大；过量食用含有过氧化苯甲酰（俗称面粉增白剂）的面粉类食品，会不同程度地损害肝脏功能。另外，部分食品添加剂还会引起机体的变态反应，如柠檬黄等可引起支气管哮喘、荨麻疹等。

卫生管理 国际上联合国建议对食品添加剂进行分类管理，各国对食品添加剂的管理策略和方法则不尽相同。

联合国 联合国粮食及农业组织（FAO）和世界卫生组织（WHO）食品添加剂联合专家委员会（JECFA）建议将食品添加剂分为以下四类管理：①第一类为 GRAS（general recognized as safe）物质，这类食品添加剂不需建立每日允许摄入量（acceptable daily intake,

ADI）值，在食品中可以正常使用。②第二类为 A 类，分为 A1 和 A2 两类。A1 类已制定出正式 ADI 值，并进行过安全性评价，在食品中可以使用；A2 类目前毒理学资料不足，但在食品中允许暂时使用，已制定了暂定 ADI 值。③第三类为 B 类，毒理学资料不够完善，未制定 ADI 值，又分为 B1 和 B2 两类。B1 类毒理学资料不足，尚未制定 ADI 值，曾经进行过安全性评价；B2 类未进行过安全性评价。④第四类为 C 类，这类添加剂在食品中禁止使用，分为 C1 和 C2 两类。C1 类在食品中使用是不安全的；C2 类在食品中要严格限制，有的可作特殊用途。

中国 主要包括三个方面：制定和执行使用食品添加剂的相关标准和法规、颁布和执行新食品添加剂的审批程序、食品添加剂生产经营和使用的管理。

美国 美国于 1959 年颁布了《食品添加剂法》后，不断提高其质量标准和更新各种指标的分析方法等，并委托美国食品药品监督管理局（FDA）所属的食品化学品法典委员会负责管理。

日本 日本于 1957 年由厚生省公布了食品添加剂方面的法规。2004 年 2 月，日本实施新修订的《食品卫生法》，对食品添加剂的管理更加严格。新《食品卫生法》规定，食品添加剂要扩大使用范围，必须经过新成立的隶属内阁政府的食品安全委员会批准。

常用食品添加剂 GB 2760—2014 将食品添加剂分为 22 类，包括酸度调节剂、抗结剂、消泡剂、抗氧化剂、漂白剂、膨松剂、胶基糖果中基础剂物质、着色剂、护色剂、乳化剂、酶制剂、增味剂、面粉处理剂、被膜剂、水分保持剂、防腐剂、稳定和凝固剂、甜味剂、增稠剂、食品用香料、食品工业用加工助剂、其他。较为常见的添加剂有以下 9 种。

酸度调节剂 指食品加工和烹调时，添加于其中的呈酸味物质，用于通过调整食品中的 pH 值来改善食品的感官性状、增加食欲。常用的酸度调节剂有枸橼酸钠、酒石酸、苹果酸、乳酸、富马酸等。

抗氧化剂 能延缓食品成分氧化变质的一类物质。常用的包括酚类化合物和过氧化物分解剂两类，还可以根据其来源分为天然抗氧化剂和合成抗氧化剂。常用的抗氧化剂有丁基羟基茴香醚、二丁基羟基甲苯、没食子酸、叔丁基对苯二酚、硫醚类和其他天然抗氧化剂等。

漂白剂 能抑制食品变色或使色素消减的物质，又称为脱色剂。漂白剂有氧化型和还原型两类。常用的漂白剂有二氧化硫、亚硫酸盐类等。

着色剂 通过使食品着色改善其感官性状，增进食欲的一类物质。这类物质本身具有色泽，故又称色素。按其来源和性质可分为天然色素和合成色素两类。常见的天然色素有红曲米、焦糖、甜菜红、番茄红素和β-胡萝卜素等；常见的合成色素有柠檬酸、苋菜红、赤鲜红和亮蓝等。

护色剂 是一种非色素物质，在食品加工中添加于食品原料中，可使食品呈现出良好的色泽，又称为发色剂。常用的护色剂有硝酸盐和亚硝酸盐。

酶制剂 是主要用于提高食品产品质量和加速食品加工过程的一种具有生物催化能力的物质，一般可从动物、植物或微生物中提取。常用的酶制剂有α-淀粉酶、糖化酶、木瓜蛋白酶、谷氨酰胺转氨酶、固定化葡萄糖异构酶制剂等。

增味剂 也可称为鲜味剂或品味剂，既可改善、补充、增进食品中原有的口味或滋味，又可提高食品的风味。常见的增味剂有谷氨酸钠、L-丙氨酸和琥珀二酸钠等。

防腐剂 一般可将其分为酸型、酯型和生物型防腐剂，可防止食品发生腐败变质，并抑制食品中微生物生长繁殖，延长食品保存期等。常见的防腐剂有苯甲酸、山梨酸、丙酸、甲酸酯和乳酸链球菌素等。

甜味剂 是世界各地使用最多的一类食品添加剂，能赋予食品甜味，在食品工业中应用非常广泛。常见的甜味剂有甜菊糖甙、糖精钠、甘草、甜蜜素和木糖醇等。 （郑婵娟）

shipin wuran

食品污染 （food contamination） 在各种条件下，有毒有害物质进入食物，造成食品安全性、营养性和/或感官性状发生变化，从而改变或降低食品原有的营养价值和卫生质量，并对机体造成损害的过程。食品本身一般不含有害物质，或含量极少，不会对人体造成危害，但在食品的种植、养殖到生产、加工、贮存、运输、销售、烹调直至食用的整个过程中的各个环节，都有可能受到某些外来有毒有害物质的污染。

分类及其特点 根据有毒物质的不同性质，可将食品污染分为生物性污染、物理性污染和化学性污染。

生物性污染 包括：①微生物污染，在生物性食品污染中占主导地位。如细菌及细菌毒素的污染，包括引起食物中毒的致病菌和食品腐败变质的非致病菌；霉菌及霉菌毒素的污染，如黄曲霉毒素可引起花生、玉米的污染；病毒污染，常见的有轮状病毒和肝炎病毒等引起的污染。②寄生虫和虫卵污染，粪便中含有大量寄生虫或虫卵，可直接污染蔬菜、水果等，也可通过土壤等造成间接污染，从而引起肠道寄生虫病。③昆虫污染，粮食作物最易遭受昆虫的污染，如甲虫类、螨类和蛾类等；肉类食品中容易滋生苍蝇、蚊子等。

物理性污染 来源比较复杂，最常见的有：①食品在生产、加工、储存、运输、销售和烹调等过程中产生的杂质污染，如粮食作业过程中混入的沙石、食品运输过程中产生的灰尘等。②食品掺假过程中加入的其他物质，如牛奶中加入的糖类、肉类食品中加入的水等。③环境中的放射性物质造成的污染，即由于放射性物质的开采和冶炼，导致食品中有大量放射性物质的富集而产生的食品放射性污染。由于食品物理性污染存在偶然性，物理性污染物纷繁复杂，从而给食品物理性污染的预防及卫生管理带来诸多困难。

化学性污染 在食品污染中占主要地位，涉及范围较广，种类繁多，情况复杂，主要包括：①来自生产、生活和环境中的污染物，包括有毒金属（如汞、镉、铅、铬等）、农药和兽药（如杀虫剂、除草剂和灭鼠药等）、N-亚硝基化合物、多环芳烃化合物、二噁英、杂环胺等。②食品容器、包装材料和运输工具等在接触食品时溶入食品中的有害物质，主要来自氯乙烯单体和降解产物、金属盐类稳定剂（铅盐和镉盐）、着色剂、陶瓷容器釉层中的重金属、包装纸的荧光增白剂和浸泡石蜡等。③滥用食品添加剂，包括使用不符合卫生要求或含有有毒有害物质的添加剂，以及食品添加剂使用过量等。如使用禁用的甲醛、硼砂、水杨酸、硫酸铜等有害物质处理食品，超量使用亚硝酸盐、苯甲酸等。④掺假、制假过程中加入的有害物质，如在辣椒粉中掺入化学染料苏丹红。⑤食品加工、储存过程中产生的有害物质，如酒中有害的醇类和醛类等。

原因 食品在生产加工、储藏、运输、销售及消费过程中，由于混进了各种有毒有害物质，从而使食品受到各种污染。

食品生产加工过程污染 食品生产加工过程中由于不卫生的操作和管理而使食品被环境、设备、器具中的一些有害物质污染。例如，镀锌铁皮容器盛装酸性饮料使饮料受锌的污染；食品原料不新鲜或加工人员不注意个人卫生或消毒不彻底，可导致食品中细菌大量繁殖，造成微生物污染。

储藏过程的污染 食品储藏的环境条件是食品储藏过程中造成微生物污染的主要因素。不良的储藏环境会使微生物通过空气、鼠或昆虫污染食品，不利的储藏条件会使食品中的微生物大量生长繁殖。

运输与销售过程的污染 食品运输的交通工具和容器具不符合卫生条件造成的食品污染时有发生。装过农药、化肥或其他化工原料的车船，未经彻底清洗，即装运粮食、油料，可造成粮食、油料污染。有的将食品与化学物品同车混装而造成食品的化学性污染。生熟食品

同车混装或盛装食品的容器不洁，也可使食品受到微生物污染。食品在销售过程中的污染往往被忽视，散装食品的销售用量具、包装材料都可能成为污染源；销售人员不合理的操作也可能造成食品的污染。

食品消费过程的污染 食品在消费过程中也可能被污染且更易被忽视，食品在购买后到消费这一段时间内的存放不合理，如生熟不分、食品在冰箱中的存放时间过长、烹调用具的不卫生等，均可造成食品的污染。

对人体健康的影响 取决于污染的种类、数量、性质及人体的摄入量等因素。由于食品的污染种类繁多，数量不同，性质各异，污染的方式和程度也是多种多样，从而对人体所造成的危害也有很大的不同，概括起来有以下几种情况。

急性中毒 食品被病原微生物及其产生的毒素或化学物质污染，人体短时间内大量摄入此类食品引起的食物中毒。如沙门氏菌污染肉制品可引起以急性胃肠炎为主要临床表现的食物中毒。

慢性中毒 食品污染导致的危害，以慢性食物中毒多见。食品被某些有害物质污染，其含量虽少，但由于长期连续地随食物进入人体，也可引起机体的慢性损害，如长期摄入被黄曲霉毒素污染的玉米、花生等引起的肝脏损害。

远期效应 包括致癌、致畸和致突变作用。目前具有或怀疑有致癌作用的物质有数百种，其中与食品污染有关的为数也不少，且多为化学物质和霉菌毒素，如多环芳烃、亚硝基化合物、黄曲霉毒素、二噁英及砷、镉、镍、铅等。在胚胎的细胞分化和器官形成过程中，某些食品污染物可导致胚胎发育异常。另外，食品中的某些污染物质还能引起生殖细胞和体细胞的突变，不论其突变的性质如何，一般都是这些物质毒性的一种表现。

处理原则 食品被污染的情况因污染物的毒性、污染程度、污染物的性质以及污染的时间、方式的不同而不同，在处理被污染的食品时，在确保食用安全的情况下，应尽量减少损

失。一般处理原则包括以下几点：①食品被有害物质污染后，处理时要把未污染和受污染部分分开，前者可供食用，后者应按查明情况另做处理，剔除污染部分时，要防止剔除不完全，造成食用者中毒。②如污染物毒性不大、无明显蓄积作用，可采用通风、晾晒、水洗、碾磨等方法除去污染物，达到食品安全国家标准后再销售。③即将变质的食品在变质前可考虑一次销售或限定范围内销售。④污染食品有毒、数量大，虽经处理，仍不能保证食用者安全时，可改作非食品工业原料。⑤对因腐败变质不能用作饲料或工业原料的污染食品，可考虑做肥料或销毁处理。

防制措施　针对食品污染中有毒有害物质的不同性质分别采取相应的预防控制措施，具体如下。

生物性污染的预防与控制　主要包括六个方面：①低温保藏，低温不仅可以降低或停止食品中微生物的增殖速度，还可以延缓食品中一切化学反应过程。②高温杀菌保藏，在高温作用下，微生物体内的酶、脂质体和细胞膜被破坏，从而杀灭致病微生物，高温还可使蛋白质变性、易被消化酶水解而提高消化率。但在160～180℃下可使油脂产生过氧化物、低分子分解产物和聚合物（如二聚体和三聚体）以及羰基、环氧基化合物等，不仅恶化食品质量，而且带有一定的毒性。③脱水与干燥保藏，当食品中的水分降至微生物繁殖所必需的含量以下时，一般微生物均不易生长。④辐射保藏，辐射线用于食品灭菌、杀虫、抑制根茎类食品发芽等，以延长食品的保藏期限。⑤腌渍和烟熏保藏，常见的腌渍方法有盐腌、糖渍和熏制保藏。当微生物处于高渗状态的介质中时，菌体原生质脱水收缩，与细胞膜脱离，原生质凝固，从而使微生物死亡。⑥提供酸度，大多数微生物在 pH4.5 以下难以正常发育，故可利用提高氢离子浓度来防腐。常用的方法有酸渍法、酸发酵，如泡菜和渍酸菜等。

化学性污染的预防与控制　主要包括四个方面：①保证食品生产环境的安全卫生，不用污染废水灌溉农作物，使用高效低毒易降解的农药。②制定农产品和食品农兽药残留标准，改善生产工艺和使用方法，大力发展绿色食品。③使用安全卫生的运输工具和食品容器具，不要将食品与化学品混放，以防误食误用。④各类食品添加剂在使用之前必须进行安全性评价，获得使用许可，并遵照有关规定使用。

物理性污染的预防与控制　主要包括两个方面：①保证食品在产、储、运、销过程中的安全性，避免各种杂质如灰尘、沙石和金属碎片等污染食品。②加强对放射性污染源的卫生防护和经常性的卫生监督，定期进行食品卫生监测，使食品中放射性物质的含量控制在允许范围之内。

（郑婵娟）

shiwu zhongdu

食物中毒　（food poisoning）　由于摄入了含有生物性、化学性有毒有害物质的食品或把有毒有害物质当作食品摄入所出现的非传染（不同于传染病）的急性、亚急性疾病。食物中毒属食源性疾病的范畴，是最常见的一类食源性疾病。

分类　一般按病原体的种类，将食物中毒分为以下五类。

细菌性食物中毒　见细菌性食物中毒。

真菌及其毒素食物中毒　主要是由于食品被真菌或真菌毒素污染而引起的食物中毒，一般真菌毒素在食物中不易被加热破坏。通常发病率和死亡率都较高，并且季节性和地区性都较明显。

化学性食物中毒　见化学性食物中毒。

有毒植物和毒蘑菇中毒　有毒植物中毒主要是指由于植物性食品中含有有毒物质而引起的食物中毒，如四季豆和未煮熟的豆浆中含有皂素和植物凝集素、黄花菜中含有秋水仙碱毒素。由于引起中毒的食品种类不同，因此发病特点各异。毒蘑菇中毒多在温度较高且雨水较多的春、秋季节发生，通常具有较高的病死率。

动物性食物中毒　主要是指由于动物性食品中含有有毒物质而引起的食物中毒，往往具有较高的发病率和病死率。最常见的是食用河豚引起的河豚毒素中毒、食用青皮红肉鱼引起的组胺中毒、食用有毒贝类引起的麻痹性贝类毒素中毒等。

发病特点　由于引发食物中毒的物质不同，所以中毒发生的原因也不相同，但总的来说，食物中毒发病具有以下共同特点：①发病者肯定食用了某一被污染的食品，没食用污染食品者不发病。②发病潜伏期较短，在短时间内有多数人发病，来势急剧，常呈暴发性。③食物中毒流行范围与污染食物供应范围相一致，停止供应污染食物后，流行即可停止。④所有食物中毒病人的临床症状主要表现为典型的胃肠道症状，如恶心、呕吐、腹痛、腹泻等。⑤人与人之间无直接传染。这些特点对诊断食物中毒有重要意义。

流行病学　食物中毒的季节性分布、地区性分布、原因分布、病死率和发生场所分布等各具特点，因此需针对食物中毒的流行特点和发病特点来制定中毒的预防措施，这对于食物中毒的有效防控具有重要意义。

季节性　食物中毒发生的季节性与引起中毒的种类有关，如细菌性食物中毒主要集中在夏、秋季节，而化学性食物中毒全年均可发生。

地区性　绝大多数食物中毒的发生有明显的地区性，如我国东南沿海省区多发生副溶血性弧菌食物中毒，肉毒梭菌毒素中毒主要发生在西北的新疆、青海等地区，霉变甘蔗中毒多见于北方地区等。

原因分布　在我国引起食物中毒的原因分布每年均有所不同，有资料表明，微生物引起的食物中毒仍是最常见的食物中毒，其次为化学性食物中毒、有毒动植物和毒蘑菇引起的食物中毒和其他不明原因类食品中毒。

病死率特点　食物中毒的病死率较低。有资料显示，在我国发生的食物中毒事件中，死亡人数以有毒动植物及毒蘑菇引起的食物中毒最多；其次为化学性食物中毒。与微生物引起的食物中毒和其他不明原因引起的食物中毒相比，有毒动植物及毒蘑菇引起的食物中毒和化学性食物中毒病死率较高。

发生场所分布　统计资料显示，发生在家庭的食物中毒事件报告起数和死亡人数最多；发生在集体食堂的食物中毒人数最多。

原因　正常情况下，一般食物并不具有毒性。食物产生毒性并引起食物中毒往往是由于下列原因：①卫生状况差导致某些致病菌和/或毒素污染食品并急剧繁殖，以致食品中存在大量活菌（如沙门氏菌属）或产生大量毒素（如金黄色葡萄球菌产生的肠毒素）。②某些有毒化学品混入食品，并达到能引起急性中毒的剂量。③外观与食物相似而本身含有有毒成分的物质，被作为食物而误食，从而引起中毒，如毒蘑菇等。④食物本身含有有毒物质，而加工、烹调不当未能将其毒物去除，如河豚中含有河豚毒素。⑤某些食品由于贮存条件不当，在贮存过程中产生有毒物质，如发芽的马铃薯和霉变粮食等。

报告制度　食物中毒或疑似食物中毒事故一旦发生，卫生行政部门要及时组织和协调卫生监督、疾病预防控制、医疗机构三方的工作，按照食物中毒调查处理应急方案开展抢救、调查、控制和处理工作，使食物中毒及早得以控制。

报告制度一般包括：①食物中毒事故一旦发生，发生食物中毒的单位和接收中毒病人的单位，应及时向当地卫生行政部门报告中毒事件的相关情况，包括中毒场所、中毒人数、发生时间等。②县级以上卫生行政部门在接到食物中毒报告后，应及时填写《食物中毒报告登记表》，并同时报告同级人民政府和上级卫生行政部门。③发生食物中毒单位应立即停止食品的生产经营，并对中毒现场进行保护等；配合相关部门进行卫生学调查，同时协助卫生机构救治中毒患者。④食物中毒报告30日内，发生中毒事故单位应填报《食物中毒调查报告表》，并上报给相关卫生部门。

诊断标准　诊断依据包括流行病学调查资料和病人的临床表现，并结合实验室诊断来确定食物中毒发生的原因。归纳起来有以下三个方面。

流行病学调查资料 所有中毒患者在某一时间段内食用过同种食物，中毒者均为食用者，未食用者不中毒，当停止食用该食物后，发病即可终止。

特有的临床表现 中毒患者的潜伏期较短，病程时间也较短，发病比较急剧，在较短时间内，病人会出现同时发病的现象，且临床表现和特征基本相似，发病曲线没有尾峰，一般不会出现人与人之间的直接传染。

实验室诊断资料 主要是从中毒食品以及患者的血液、尿液或呕吐物等生物样品中检测出引起中毒发生的病原体。如果是由于没能及时采样、采不到剩余中毒食品或中毒患者已用药等原因未能取得实验室诊断资料，则通过流行病学的分析，可判定为原因不明的食物中毒。对原因不明的食物中毒，可根据食物中毒的流行病学特点，由三名副主任医师以上的食品卫生专家进行判定。食品卫生医师应具有一定的业务水平，对不同类型的食物中毒要做出明确的诊断和评定。

技术处理 一般主要有以下四个方面：①一旦发生食物中毒事故，应向当地卫生行政部门及时报告。②对中毒者立即采取紧急处理措施，包括停止食用中毒食品；采集病人的粪便、尿液、血液、呕吐物等生物样本，以备送检；同时进行催吐、洗胃和清肠等急救排毒措施；进行对症治疗，如使用特效解毒药、纠正水和电解质失衡等措施。③对中毒食品进行控制处理，包括保护食物中毒现场、封存中毒食品或疑似中毒食品，并追回已售出的中毒食品；对中毒食品进行销毁；采集剩余的中毒食品以备送检。④对中毒场所采取相应的消毒处理措施。

急救与治疗 食物中毒或疑似食物中毒事故发生后，应正确及时地采取现场抢救措施，防止中毒患者死亡和中毒事件继续发生，因此一旦发生食物中毒事故，一定要保持冷静、不惊慌失措，及时查明发病的原因，并针对引起中毒的食物以及中毒的时间长短，立即采取以下应急治疗措施。

催吐 如果病人中毒时间在 1~2 h 内，可使用催吐的方法。催吐可使残留在胃内的毒物迅速排出，但患者意识必须清醒，昏迷病人不宜采用。具体操作方法是迅速给予中毒者服用催吐剂，常用的催吐剂是 2%~4% 的温盐水，每次服用 100~200 mL。若不吐，可多喝几次，迅速促进呕吐，也可用 100~200 mL 的 1% 硫酸锌溶液进行催吐。若中毒患者不能口服催吐剂，成人可皮下注射盐酸阿扑吗啡 5 mg 催吐。

洗胃 洗胃可以彻底清除胃内未被吸收的毒物，若进行洗胃，则可免去催吐。进行越早越彻底，效果也越好。洗胃可用高锰酸钾溶液或者 2% 的碳酸氢钠溶液清洗。某些食物中毒，如砷中毒和毒蘑菇中毒，摄入毒物即使在 4 h 以上，胃黏膜皱襞内仍可能有残留毒物，故应注意彻底清洗。

导泻 如果病人中毒时间较长，一般已超过 2 h 或 3 h，估计毒物已部分进入肠内，洗胃后，可服用泻药来促使中毒食物尽快排出体外。常用泻剂有硫酸镁或硫酸钠，其用量均为 15~30 g，加水约 200 mL 内服。也可用中药泻剂，如可用大黄 30 g 一次煎服。老年患者可选用元明粉 20 g，用开水冲服，即可缓泻。对老年体质较好者，可采用番泻叶 15 g 一次煎服，或用开水冲服，也能达到导泻的目的。

解毒 不同的食物中毒应该采取不同的解毒方案。例如，在发生有机磷农药中毒时，可通过特效解毒药阿托品和胆碱酯酶复能剂（如解磷定、氯磷定）来进行解毒；若误食腐败变质的海鲜类食物如鱼、虾、蟹等引起食物中毒，则可取食醋 100 mL 加水 200 mL，稀释后一次服下。若是误食了毒草类等食物，可以服用甘草紫苏汤或甘草绿豆汤等解毒。

排除毒物、减少毒物的吸收和解毒治疗虽然是抢救食物中毒的首要措施，但如果经过上述急救，症状仍未见好转，且中毒患者出现正常生理功能减退和紊乱并发生各种严重症状，则应尽快送往医院进行对症治疗。因此，必须采取有效措施对患者进行积极的对症治疗和特殊治疗，并合理应用抗生素防止感染。此外，在治疗过程中，要给病人以良好的护理，尽量使其安静，避免精神紧张，注意休息，从而取得更好的治疗效果。

防制措施　控制食物中毒的关键在于预防，对于不同种类的食物中毒，均有其具体的预防措施。例如，细菌性食物中毒往往与温度、时间、操作污染和个人卫生等密切相关，因此，预防措施要抓住防止污染、控制繁殖和杀灭病原菌这三项基本原则。引起化学性食物中毒的原因比较复杂，应针对不同的有毒有害化学物质采取相应的预防措施，包括加强对有毒化学物的宣传教育和严格监管以有效预防化学性食物中毒的发生，如对农药严格管理、合理使用等。由天然毒素引起的有毒动植物食物中毒，应根据不同的食品采取相对应的预防措施。

建立和完善食物中毒的监测、预警和报告系统，进一步加强对食品生产、流通和餐饮环节的监管，提高医疗人员对食物中毒的诊断和治疗水平，并提高公众的食品安全意识，都能有效控制食物中毒事故的发生。　（郑婵娟）

shinei dong wuran jiankang weihai
室内氡污染健康危害　（health hazards of indoor radon pollution）　由于室内氡的浓度过高而导致的人体健康危害。氡污染是指由氡的辐射所造成的污染。氡是一种放射性惰性气体，存在于含铀或钍的矿物中，也存在于接近地面的大气中，能溶于水，有强烈的放射性，人体吸进含氡空气或饮用含氡水后，会遭到放射线的内照射而受害。

污染来源　主要有以下几方面：

房屋地基土壤　低层建筑中氡气主要来自地基土壤。自然界中氡原子主要来自残留在土壤中的镭的衰变，新产生的氡原子有 20% ~ 40% 利用气体或水的扩散和对流作用，经房屋地基中的孔隙和裂缝进入建筑物。地层深处富含铀、镭、钍的土壤、岩石中往往有高浓度的氡，当建筑物位于此类岩石和土壤之上或者正好位于地质构造断裂带时，氡可以大量进入室内，造成室内氡污染；对于平房或低层建筑，地基与周围土壤、岩石中的氡是室内氡的主要来源。房屋地基土壤中天然放射性元素的含量、土壤的孔隙度、射气系数、干湿程度以及地形变化等因素都能影响室内氡的浓度高低。《民用建筑工程室内环境污染控制规范》（GB 50325—2010）要求建筑工程要对地基氡进行检测。

建筑材料　随着住房装修日渐火热，建筑装修材料开始逐渐成为室内氡污染的主要来源。某些建筑材料中含有多少不等的铀、镭、钍元素，这些元素衰变产生的氡原子可以进入室内。建筑材料中放射性最高的是花岗石、砂岩和陶瓷砖，而某些用含镭较多的工业废渣制成的水泥、再生砖以及人造石等材料也会析出大量氡气。建材的氡析出能力除了与原材料的放射性元素含量有关外，还与材料的射气系数、扩散系数、墙体表面密封材料的性质及厚度有关。对于高层建筑物，建材、装修材料是室内氡的主要来源。

室外空气　在开阔大气中，岩石或土壤中的铀、镭、钍等元素衰变产生氡后，氡原子可通过扩散或渗透作用离开其产生环境进入大气，并在各种气象因素作用下运移和分布。通过空气对流，一些室外空气中的氡可以进入室内，如果室内通风不良，氡可大量累积。因此某些情况下，室外空气中的氡是室内氡的一个重要来源。

生活用水　氡易溶于水，其半衰期很短，当含氡的水暴露于空气时，大部分可从水中迅速衰变溢出。水对室内氡浓度的影响取决于室内用水的氡含量、用水量和用水方式。大多数情况下，地表水中的氡含量较低，大城市的水处理过程可使氡充分逸出，故基本不存在水源性氡污染。然而以地下水作为主要来源的地区，则可能因为供水系统封闭导致氡不能及时溢出，而通过淋浴或其他家庭活动释放出来，增加室内氡浓度。

家用燃料　天然气、液化石油气、煤气中含有较高浓度的铀、镭元素，氡的含量变化很大，有时测量结果显示没有影响，有时会异常高。当其在室内燃烧时，氡会释放到室内环境中，如果房间通风不好，则天然气可能成为室内氡的主要来源。此外，有的煤或香烟中也含有氡子体。

健康危害 主要有两个方面，即放射线的体外辐射和体内辐射。放射线的体外辐射主要是指天然材料中的辐射体直接照射人体后产生的一种生物效果，会对人体内的造血器官、神经系统、生殖系统和消化系统造成损伤。放射线的体内辐射主要来自于空气中由放射性核素衰变形成的氡气及氡气在空气中继续衰变而形成的子体。氡进入机体的主要途径是呼吸道。氡可以在呼吸道自由出入，一旦衰变成子体，即成为固体粒子，则立即附着在呼吸道表面，继续衰变，形成内照射源。所以，吸入氡以后对呼吸道的辐射危害主要是氡的子体，尤其是短半衰期子体，而不是氡。氡及其子体对人体的危害主要是引起肺癌。当氡的浓度超过标准限值时，长的可在 15~40 年，短的可在几个月到几年，使人患病或致死。一般来说，长时间受到略高水平氡的照射的危险比短时间受到高水平氡的照射的危险性要大。氡及其子体在衰变过程中发出的 α、β、γ 射线能破坏 DNA 的结构，产生基因突变、染色体畸变。这些射线能作用于人体内的水分子，产生自由基，进而促进周围组织的癌变。氡及其子体致癌的潜伏期为 15~40 年。国际癌症研究机构（IARC）将氡归类于Ⅰ组（人类确定致癌物）。

防制措施 近年来，人们越来越重视对氡气危害和防护的研究，积极采取措施来减少其对人的危害。主要包括室内氡污染的预防措施和室内氡污染的控制措施。

预防措施 对新建住房应主要采取预防措施，在设计施工前就采取适当的防氡设计，主要包括住房选址、选择合适的建筑材料和装饰材料、自然通风等。住房选址时应注意规避土壤中的氡源，应查明当地地层中放射性物质的水平，尽量避免在天然放射性核素^{226}Ra 或^{238}U本底含量高的地段和地质构造断裂地段建造住

房。如不可避免在放射性含量高的地区建设房屋时，可用放射性含量低的黏土回填或者在地基与地板之间留一层空隙，让空气先稀释放出的氡。选用建筑装饰装修材料时，材料应符合《建筑材料放射性核素限量》（GB 6566—2010），尽量少用石材、瓷砖等容易产生氡气的材料。室内加强通风换气，保证自然通风，可使室内氡浓度降低约 90%。

控制措施 对地下室和低层建筑的房间进行装饰装修时，须注意填平、密封地板和墙上的所有裂缝，以有效减少氡的析出。对于已经改好的房子，若发现地基或建材中镭含量较高，可以采用涂抹防氡涂料、进行室内空气净化等方式进行控制。具体如下：①可以在高氡部位（如墙与地板的连接处、地板及墙的缝隙处）涂抹防氡涂料，或用透气不良的严密材料更换相应材料。②空气净化包括强化空气流、电沉积、过滤和活性炭吸附等方法。用各种风扇加强空气运动，可增加氡子体在室内墙壁上的沉积从而可使室内氡子体减少 28%；静电除尘器可使氡子体降低 65%~95%；空气过滤对氡的去除率可达到 80% 以上；活性炭可有效地吸附氡及其他污染气体，其去除效率为 45%~80%。

应该注意的是，氡污染的防控并不是一蹴而就的事情，需要长期的努力并采取全方位的措施。另外，加强氡的来源、危害及防制的宣传，提高公众对氡的认识也是十分必要的。

（董凤鸣）

shinei feidianli fushe wuran jiankang yingxiang
室内非电离辐射污染健康影响（health effects of indoor non-ionizing radiation） 由室内紫外线、红外线或电磁辐射等非电离辐射所导致的健康危害。非电离辐射是指波长大于 100 nm 的电磁波。由于其能量较低，不足以引起水和组织发生电离，因此称为非电离辐射。

环境中的非电离辐射均可对人体产生健康影响，其中以电磁辐射健康意义最为重要。

紫外辐射 紫外线为波长 100~400 nm 的

电磁波，不同波段的紫外线生物学作用不同。环境中的紫外线来源于天然太阳光，太阳光中的紫外线随纬度的增加而降低；人工的紫外线光源主要有杀菌灯、紫外线荧光灯等。根据生物学作用的不同，将紫外线分为三段。

A 段紫外线（UV-A） 波长 315～400 nm，生物学作用较弱。具有色素沉着作用，暴露于 UV-A 引起的光红斑消退后，皮肤出现色素沉着，这是人体对光刺激的一种防御反应。UV-A 可刺激黑色素细胞分泌麦拉宁色素，从而激活酪氨酸酶，酪氨酸酶通过氧化酪氨酸产生多巴，并释放黑色素，黑色素经由细胞代谢的层层移动而沉着在皮肤表层，黑色素可以防止短波紫外线透入皮肤组织，起到保护皮肤的作用。例如，暴露于太阳光后皮肤呈现红棕色。过量紫外线照射可引起结缔组织损害和弹性丧失而致皮肤皱缩、老化，严重者诱发皮肤癌。

B 段紫外线（UV-B） 波长 280～315 nm，具有红斑作用。当皮肤受到紫外线照射后，局部出现皮肤潮红或出现水泡、水肿等炎症，停止照射后，一般 24 h 后消退。这是由于紫外线的照射可以使皮肤组织细胞释放出组织胺和类组织胺，引起皮肤毛细血管扩张、血管壁通透性增加。UV-B 还可使皮肤中的麦角固醇和 7-脱氢胆固醇转变为维生素 D_2 和 D_3，促进骨骼对钙的吸收，具有抗佝偻病作用。婴幼儿和孕妇在用维生素 D 预防佝偻病时，同时接受紫外线照射会获得良好效果，例如，住所要常开窗，使室内受到适宜的紫外线照射。

C 段紫外线（UV-C） 波长 200～280 nm，具有明显的杀菌作用。UV-C 可以透入细胞核，破坏 DNA 结构，引起核蛋白质变性、凝固，导致细菌细胞死亡。不同的细菌对不同紫外线的敏感性不同，随着波长缩短，其杀菌效果逐渐增强。

此外，波长为 250～320 nm 的紫外线还可大量被角膜上皮和结膜上皮所吸收，发生光电性损害，这种由电弧光发射的紫外线所致的急性角膜结膜炎，称为电光性眼炎，多见于电焊辅助工。早期、轻症电光性眼炎的临床表现有高度畏光、流泪和视物模糊。检查可见球结膜充血、水肿、瞳孔缩小、对光反应迟钝、眼睑皮肤潮红。严重时，角膜上皮点状甚至片状剥脱，滴荧光素着色。在阳光照射的冰雪环境中作业时，会受到大量反射的紫外线照射，引起急性角膜结膜炎，称雪盲。眼部损伤如能及时处理，一般在 1～2 天内即可痊愈，不影响视力。对于紫外线的防护以屏蔽防护为主，这是一种有效的防护手段。多数的固体物质，都不能透过紫外线。为防止紫外线对眼部的损害，可以佩戴安全眼镜或护目镜保护眼睛。

红外辐射 又称热射线，为波长 760～30 000 nm 的射线。温度在绝对零度以上的物体都可以发出红外线。物体温度越高，辐射出的红外线能量越大。太阳是自然界最强的红外辐射源，其辐射到地球表面的主要是 770～10 000 nm 的红外线。日常生活中所使用的电热器、灯泡、电熨斗等都是丰富的红外辐射源；生产环境中的熔炉、烘烤和加热设备等都可发出红外射线。

适量的红外线有益于健康。长波红外线波长为 1 500～30 000 nm，能被皮肤表面吸收，使皮肤温度升高，产生热的感觉，反复照射皮肤局部可出现色素沉着。短波红外线波长为 760～1 400 nm，这一部分的红外线具有更强的生物学作用，可穿透组织深部，加热血液及组织，促进新陈代谢和细胞增生，从而起到消炎、镇痛作用。但过量的红外照射可以引起组织烧伤。长期暴露于低能量红外线下（波长大于 1 400 nm），可以引起眼睛的慢性损伤，如慢性充血性睑缘炎。短波红外线能被角膜吸收使角膜损伤，并可透过角膜伤及虹膜，严重时可诱发红外线白内障。对于红外线的防护要防止其对眼睛的损害，如严禁裸眼观看强光源、佩戴防护眼镜等、防止接触过强的散热物体、减少红外暴露。

可见光 波长为 400～600 nm，是视觉器官可以感受到的光线。天然光主要是指太阳辐射。太阳辐射的光谱除了可见光以外，其中含有紫外线和红外线。最普遍的人工可见光源是白炽灯、荧光灯等。

不同波长的可见光其产生的色觉是不同的，波长由短到长，可见光分别呈紫、蓝、绿、黄、橙、红等颜色。可见光的不同颜色具有不同的生理作用和医疗保健作用。如可见光通过人的视觉器官来改变人体的紧张及觉醒状态，使机体代谢、脉搏、体温和睡眠等生理功能发生节律性的变化。蓝、绿色光具有镇静作用；黄、绿色光具有舒适感；红光具有兴奋作用等。可见光也可以产生不良反应。接触人工光源如激光、闪光灯可对眼睛造成不良影响，引起眼睛不适、头痛、疲劳等。此外还有部分人可以由可见光引起日光性荨麻疹等。在实际生活中，人们可以科学地利用光线对人体所产生的作用，有效调节情绪，提高工作效率。

电磁辐射 指能量以电磁波形式由电源发射到空间的现象。随着科技的发展和人们生活水平的提高，家庭中的家用电器和通信工具越来越多，它们在为人们的生活带来便利的同时，也带来了日益严重的电磁辐射污染，以至于被列为第五大污染，并且有愈演愈烈之势。

危害机理 电磁辐射的健康危害一般具有隐蔽性、长期性，不易为人们所察觉，因而研究较少。目前认为电磁辐射对人体的危害机理有热效应、非热效应和积累效应。

热效应 人体细胞和体液中存在大量极性分子，电磁辐射传递的能量可使它们产生快速、高频率的振荡运动。这将导致极性分子之间以及它们和所处的介质之间产生碰撞、摩擦，将所吸收的能量转化为热能；另外，由于人体组织自身存在的离子、电子等在人体环境中具有导电能力，将使一部分吸收的能量直接转化为热量。这些热量可在人体内积聚从而导致身体温度升高。如果热效应主导的体温升高幅度超出机体的调节能力，就会使机体组织受伤。目前对热效应的研究较为深入，各国制定的电磁暴露限值也根据热效应制定。

非热效应 除了生物组织热效应以外，人体长时间接受低剂量电磁辐射时，体温虽无明显升高，但对神经、血液及其他功能可产生一些特殊的有害影响。电磁辐射对人体还有一些特殊的生理影响。这些影响在用其他非辐射手段对人体加热时不会出现，又不能用热效应进行解释。对于非热效应对人体的作用机理还不是十分清楚，一般认为是由于长时间、低剂量的电磁辐射导致人体细胞膜共振，出现所谓的膜电位改变，使细胞的活动能力受限；也有的认为电磁辐射的电磁波可以干扰人体的生物电，尤其会对脑电和心电产生干扰，从而影响脑和心脏及神经系统的正常功能；还有研究发现电磁波可导致肌体中的一些酶类蛋白质分子和组织细胞中的一些离子含量发生变化。

积累效应 自然界一直存在电磁辐射，在人类长期进化过程中，机体已经能够适应外部的电磁辐射环境。但是过量的电磁辐射仍会造成伤害——人体受电磁辐射的热效应和非热效应影响后，完成自我修复又再次受到电磁辐射，则伤害会发生积累，久而久之就会发展为永久性伤害，甚至诱发其他严重病变。

健康危害 人体不同部位对辐射的敏感程度不同，受到的健康影响也不同。一般来讲，电磁辐射对人体的伤害有以下几个方面：

对神经系统和行为健康的影响 人体长期受到较强的电磁辐射会引起中枢神经系统及自主神经系统机能失调，对人的心理、行为和识别能力产生影响。常见的症状有以头晕、头痛、乏力等为主的神经衰弱症候群及食欲不振、脱发、多汗、心悸等。脑电图检查可发现慢波增多；神经反射检查有亢进或抑制；甚至会有幻听或幻视。随着生活水平和受教育程度的提高，这一影响越来越严重。

对心血管系统的危害 一般认为电磁辐射可影响心血管系统的自主神经功能，主要表现有心悸、窦性心律不齐、心动过缓、血压下降、白细胞减少、免疫力下降等。如果装有心脏起搏器的病人处于高电磁辐射的环境中，会影响心脏起搏器的正常使用。

对视觉系统的影响 高强度电磁辐射可使眼球组织受损，实验证明场强达到 100 mW/cm^2 时可引起晶状体蛋白凝固，形成微波性白内障，导致视力减退乃至完全丧失。低强度电磁辐射对视觉的影响研究较少，有研究报道，长期在数十微瓦级低场强的微波辐照下工作的人群，其晶状体浑浊颗粒较同龄人群增加，但不影响视力，可引起视疲劳、眼不适等现象。

对生殖系统的影响 电磁辐射对生殖系统的影响日益被各国学者所关注。电磁辐射对男性的生殖危害主要表现为精子质量降低，主要原因是微波热效应对睾丸的影响，睾丸局部温度超过35℃时，即可明显降低精子的产生和活度，并损伤精曲小管。目前由于研究者的实验方法、研究对象个体差异等因素，电磁辐射对于女性生殖系统的危害并无统一结论。有研究者认为电磁辐射可提高孕妇发生自然流产、胎儿宫内发育迟缓、流产早产、畸形的发生率，还大大增加了不孕的危险性。

电磁辐射健康效应的影响因素 电磁辐射能量被生物组织吸收后，可同时产生有利和有害的两种生物学作用。作用的方向不仅取决于电磁辐射的频率和场强，也取决于被辐射物体的大小、形状和电学特性。电磁辐射对人体伤害的程度与以下因素有关：电磁场强度、电磁辐射频率、连续波还是脉冲波、电磁波进入机体的深度、照射时间、周围环境、个体差异。电磁辐射强度越大、频率越高、进入肌体的深度越大、照射时间越长、环境温度越高，机体受到的伤害就越重。此外还应注意，不同的人或同一个人在不同年龄段对电磁辐射的承受能力是不一样的，老人、儿童、孕妇是对电磁辐射敏感的人群。

防制措施 一般情况下，日常生活中的电磁辐射强度并不高，不会对人体造成健康损害。只是近代以来人类电子技术的利用越来越多，外部环境电磁辐射越来越强；同时人们对这一问题的研究也越来越深入，电磁辐射污染及其防护问题才开始为人们所重视。

外部环境中电磁辐射的控制，主要应由国家承担责任，一方面政府要对电磁辐射源加强管理，以减小其对周围环境的污染；另一方面政府应制定并推行住宅建筑的电磁辐射防护标准，这一方面已有不少可行的研究。

对于家庭内部来讲，采取一些简便可行的防护措施还是有益的、必要的，特别是对一些电磁辐射较敏感的人更应加强防护。主要手段有：

注意室内电器的摆放密度 不要把家中电器摆放得过于集中，使自己暴露在超剂量辐射的危险中，特别是不要集中摆放在卧房中。要根据住室面积，注意控制室内总的电器的数量和功率，尤其是一些易产生电磁波的家用电器，如收音机、电视机、电脑、冰箱等。

控制室内电器使用时间 各种家用电器、办公设备、移动电话等都应尽量避免长时间操作，同时尽量避免多种家用电器同时启用。当电器暂停使用时，最好将其电源关闭，避免使其长时间待机，因为电器在待机状态下仍可产生较微弱的电磁场，长时间待机会产生辐射积累。注意控制电视机和电脑的使用时间，不要连续数小时使用，需要长时间使用时，应注意至少每一小时离开一次，以减少眼睛的疲劳程度和所受辐射的影响。手机等通信工具、剃须刀等小电器使用距离极近，而近距离电磁辐射又较强，应特别注意减少此类电器使用时间。

保持适当的距离 研究表明，各种电器的辐射强度随距离增加急剧减小。因此，与家电保持安全距离很有必要，距离越远，受电磁波侵害就越小。看电视的距离要在4~5 m，日光灯为2~3 m，微波炉开启之后要离开至少1 m远，卧室内的电器及插座接口等应距离头部远些。

正确使用电器 使用家用电器要严格按照正确的操作规程进行。电视和电脑屏幕前最好安装防护屏；电热毯变热后应切断电源后入睡；孕妇不应接触微波和做微波理疗。

保持健康生活习惯 多食用一些富含维生素A、C和蛋白质的食物，如胡萝卜、新鲜水果、动物瘦肉和肝脏、柿子椒、菜花、西红柿、豆芽、海带等，以利于调节人体电磁场紊乱状态，加强肌体抵抗电磁辐射的能力。多饮绿茶，因为绿茶当中的茶多酚等活性物质可降低电磁辐射，包括电离辐射的危害。另外还要加强体育锻炼，增强身体素质，提高自身免疫力。

(董凤鸣)

shinei huifaxing youjiwu wuran jiankang weihai
室内挥发性有机物污染健康危害（health hazards of indoor volatile organic compounds pollution） 由于室内空气中挥发性有机物超过国家标准，对工作或生活在室内的人们的健康造成不同程度的损害的现象。挥发性有机物（volatile organic compounds，VOCs）是指在常温常压下，能从各种物质中挥发出的一类室内空气污染物。单个VOC在室内的浓度不高，但其联合作用是不容忽视的。绝大多数的VOCs不溶于水或不易溶于水而易溶于有机溶剂。甲醛的挥发性虽很强，但易溶于水。因此，甲醛的采集方法与其他VOCs有所不同，故不归于此类。

目前已鉴定出的VOCs有500多种，主要包括苯、甲苯、二甲苯、苯乙烯、二氯乙烷、三氯乙烯、四氯乙烯、甲苯二异氰酸酯等。室内的VOCs虽然种类很多，但许多单个VOC在室内空气中的浓度都很低，很难逐个测出。因此，通常通过测定其总量来表示，称为总挥发性有机物（TVOC）。

室内污染来源 室内VOCs的来源很广泛，主要是与人类有关的活动，如日常活动、室内装饰装修以及人体代谢等。

日常活动 包括：①生活用品。一些日用品含有易降解或易挥发的有机化学成分，如香水、染发剂、清洁剂、光亮剂、喷雾剂、杀虫剂、干洗剂等。②办公用品。有些办公用品在使用中会产生VOCs，如修正液、胶水、胶带、橡皮膏、复写纸、复印机、打印机等。③某些室内设备。如空调的制冷剂发生泄漏，或密封剂、清洁剂使用不当时，都可能产生VOCs。④某些特定场所。有些公共场所因其特定功能而伴随产生VOCs，如吸烟室、实验室、印刷厂、储藏室、健身房、美容院、地下室、工艺美术作品展览室等。⑤意外事件。室内场所发生的意外事件可产生多少不等的VOCs，如管道渗透或溢流后会滋生微生物，微生物的物质代谢可能产生VOCs，因火灾而产生的烟或电器中的多氯联苯同样也是VOCs的来源。

室内装饰装修 室内装饰装修材料是室内VOCs的主要来源之一。虽然来自于室内装饰涂料中的VOCs尚小于其最大容许浓度，但室内是人们生活和工作的主要场所，长期低浓度接触VOCs给人类健康带来的损害仍不可忽视。

人体代谢 人体代谢可产生少量VOCs，各类代谢产物中，呼出气、汗液、尿液、粪便中VOCs含量较高。当室内空气流通不畅时，代谢产生的VOCs可逐渐积累至较高浓度。有学者曾应用气相色谱、质谱技术研究人体代谢产物中VOCs的成分，在呼出气中发现48种VOCs成分，其中一氧化碳、氨、硫化氢、苯乙烯、丙烯酸甲酯、萘的检出率为100%；人体汗液中检测到9种VOCs，其中丙烯酸甲酯、氨基甲酸甲酯、茚、2-乙基四戊醛、甲基庚醇、吡咯、苯基氰7种物质的检出率为100%；在尿液中检测出18种VOCs，其中邻甲基异脲、1-乙基硫-2-丙酮、2-丙基-1,3-丁二烷、3-二甲基胺-苯甲醇、反十二烯醇、吡咯、硫代苯甲酸、苯基氰的检出率为100%；从人体粪便中检测到20种VOCs，其中乙醇、二甲基二硫、二甲基三硫、氧代苯乙酸甲酯、苯基氰、二甲氧基苯甲酸甲酯的检出率为100%。

健康危害 室内挥发性有机物污染可引起人体的急慢性中毒。

急性中毒 当室内进行大规模装修、喷漆和打蜡等活动时，大量的VOCs就挥发到空气中。如果此时室内的通风换气极差，室内人群就会产生不适感。轻者感到头晕、头痛、咽痛、咳嗽，甚至恶心、呕吐，或有酩醉状；重者会出现呼吸困难、窒息、肝脏严重损伤、中枢神经受抑制、昏迷，甚至出现生命危险。此时，必须立即打开门窗进行通风换气，人员离开现场，严重时送医院抢救。

慢性中毒 绝大多数VOCs都能损伤肝脏和神经系统，长期低浓度暴露可引起乏力、嗜睡、肝功能损坏、食欲下降、酒耐量下降、皮肤瘙痒等。有的还会引起内分泌失调、月经紊乱，有时还能引起性功能障碍。在这些众多的VOCs中，污染源最多、污染量最大、造成污染最为严重的是苯系物和二异氰酸酯类化合物。

苯系物　主要是指苯、甲苯和二甲苯。主要用作涂料和黏胶剂中的溶剂，所以在多种装饰材料、新家具、皮革制品以及其他多种化工产品中，都有此类苯系物挥发出来。由于此类苯系物通常都位于污染源的表层，故在室温下较易挥发出来。此外，苯类等环烃化合物还可来自燃料和烟叶的燃烧。苯的急、慢性中毒症状除了与上述VOCs的相似以外，其慢性中毒主要是损伤造血系统，出现血小板和白细胞中的粒细胞减少，严重时可导致再生障碍性贫血。慢性苯中毒如果能及时治疗是可以恢复的，若造血功能完全破坏就会导致死亡。在国际癌症研究机构（IARC）的分类中，苯被编入Ⅰ组，即对人类确定致癌物。职业暴露苯引起白血病，已有充分的证据；但生活环境中的低剂量苯暴露能否致癌尚未见确切报道。此外，对免疫系统和内分泌系统的影响方面，女性比男性敏感。据报道，长期暴露于苯的女工血清IgM明显低于对照组。苯还能引起女性月经过多和经期延长，孕妇的自然流产率和新生儿的低体重发生率增加。甲苯和二甲苯也有上述毒性作用，但都要比苯的毒性作用轻得多。而且纯甲苯和纯二甲苯对造血系统基本无毒作用。但如果苯混入其中，则毒性加重。

二异氰酸酯类化合物　主要用于生产聚氨酯树脂及泡沫塑料，可以制造沙发、床垫、椅子等软家具；还可作为防水涂料，用于屋面、浴室、卫生间、厨房、地下建筑等处，并能制成聚氨酯密封膏，用于地板、窗框、阳台、卫生间等的接缝处。凡是使用了聚氨酯树脂和聚氨酯泡沫塑料，就会有二异氰酸酯类化合物释放出来，其中释放最多的、也是毒性最大的为甲苯二异氰酸酯（TDI）和二苯甲烷二异氰酸酯（MDI）。TDI和MDI都有很强的刺激作用和致过敏作用，表现为眼睛刺激、流泪、眼痒、眼结膜充血、视力模糊、咽喉干燥、咽痛、咳

嗽、咳痰、胸闷、哮喘、肺功能下降，严重时可引起肺水肿。异氰酸酯的异氰基可与蛋白质中的氨基结合，形成抗原，引起变态反应。哮喘患者的血清中可测出TDI特异性IgE或MDI特异性IgE，机体一旦产生了过敏，很易发作。

防制措施　包括以下四个方面：①制订相关的质量标准，目前最新公布的标准有《室内空气质量标准》（GB/T 18883—2002），该标准规定1 h均值的标准值为：苯0.11mg/m³，甲苯0.20mg/m³，二甲苯0.20mg/m³，TVOC 0.60mg/m³。国家颁布的10个有关室内装饰装修材料的标准中，《室内装饰装修材料　溶剂型木器涂料中有害物质限量》（GB 18581—2009）制定了苯、甲苯、二甲苯、TVOC、TDI的限量值；《室内装饰装修材料　胶黏剂中有害物质限量》（GB 18583—2008）制定了苯、甲苯、二甲苯、TVOC的限量值；《室内装饰装修材料　内墙涂料中有害物质限量》（GB 18582—2008）、《室内装饰装修材料 聚氯乙烯卷材地板中有害物质限量》（GB 18586—2001）和《室内装饰装修材料　地毯、地毯衬垫及地毯胶黏剂有害物质释放限量》（GB 18587—2001）都制定了TVOC的限量值。②改进生产工艺过程，目前已有很多产品减少苯的用量，用甲苯或二甲苯来取代苯。③装修后的注意事项，新装修的房子不要立即入住，须待苯系物等充分挥发后再入住，苯系物通常位于物体的表层，较易挥发。④加强室内通风换气，平时要注意加强室内通风换气，必要时也可采用有效的空气净化器吸附VOCs。　　（董凤鸣）

shinei jiaquan wuran jiankang weihai
室内甲醛污染健康危害　（health hazards of indoor formaldehyde pollution）　由于室内空气中甲醛超过国家标准，对工作或生活在室内的人们的健康造成不同程度的损害的现象。甲醛是一种常见的装修型室内空气污染物。由于室内污染源的存在和（或）通风状态不良，室内空气中甲醛浓度增加。当室内甲醛浓度超过安全范围时，可对人体健康造成不同程度的

损害。

室内甲醛的来源 室内甲醛的来源包括室外和室内两种。大气中的甲醛可进入室内，成为室内甲醛污染的一个来源。室内来源是甲醛的主要来源，主要有以下方面：①室内装修材料及家具。因甲醛具有较强的黏合性，同时可加强板材的硬度和防虫、防腐能力，所以目前市场上的各种刻花板、中密度纤维板、胶合板等各类人造板材均使用以甲醛为主要成分的脲醛树脂作为黏合剂。另外，家具、墙面、地面的装修辅助设备中脲醛树脂能在室内缓慢分解释放甲醛，导致室内环境中甲醛含量增多。脲醛树脂的分解速度受室内环境影响，温度、湿度增高会加快脲醛树脂的分解。②建筑材料。许多建筑材料含有甲醛成分并有可能向外界散发。例如，以脲醛树脂为原料制成的脲甲醛绝缘泡沫，因具有很好的隔热作用而常被用作建筑物的围护结构，用以保持室内温度的稳定。但脲甲醛泡沫老化时会释放甲醛，造成室内污染。③燃料和烟叶的不完全燃烧。烟草烟雾中甲醛浓度相当高，每支香烟烟气中含甲醛可达 20 ~ 88 μg。④服装。由于甲醛防腐能力特别强，为了使服装能达到防皱、防缩、阻燃等效果，或为了保持印花、染色的耐久性以及改善手感，都需在助剂中添加甲醛。牛仔休闲免烫服、免烫衬衫、纯棉防皱衣物及童装中的甲醛含量都有可能超标。⑤日用生活品。如化妆品、清洁剂、杀虫剂、消毒剂、防腐剂、印刷油墨、纸张等。⑥医院和医学院内使用的消毒剂和防腐剂中有些可能含有甲醛，尤以福尔马林为甚。

甲醛污染的健康危害 甲醛是原浆毒物质，可凝固蛋白质，对多器官、多系统产生毒性。甲醛对人体健康的危害主要有以下方面。

刺激性 甲醛是一种典型的刺激性气态污染物，浓度较高时对人体产生刺激症状，尤其以眼睛、咽喉、气管和支气管、皮肤等部位敏感。主要表现为眼红、眼部烧灼感、流泪、咽喉干燥发痒、喷嚏、声音嘶哑、皮肤干燥和皮炎等。室内慢性接触甲醛主要反应为眼干、眼

痒、偶尔流泪、咽干、鼻干、轻微咳嗽、打喷嚏、裸露部位皮肤干燥。长期接触会引起咽喉炎、气管炎和肺功能损害等。甲醛的健康影响会随着环境浓度的升高而加重，人体短时间甲醛暴露与健康效应的剂量-反应（效应）关系见表1。

表1 甲醛暴露与健康效应的剂量-反应（效应）关系

甲醛质量浓度/（mg/m³）	人体健康反应
0.0 ~ 0.05	无刺激和不适
0.06 ~ 0.07	嗅阈值
0.05 ~ 1.5	神经生理学影响
0.01 ~ 2.0	眼睛刺激反应
0.1 ~ 25	上呼吸道刺激反应
5.0 ~ 30	呼吸系统和肺部刺激反应
37 ~ 60	肺部水肿、肺炎、生命垂危
60 ~ 120	接触30s 内死亡

致变应性 甲醛进入人体后能与血清白蛋白或皮肤角蛋白结合，形成完全抗原，引起变态反应。甲醛能引起皮肤过敏，主要表现为瘙痒、红斑、水肿、丘疹等过敏性皮炎症状，也能引起眼睑红肿、痛痒等，还能引起过敏性哮喘；高浓度甲醛可致急性过敏性紫癜和诱发实验动物鼻咽部肿瘤。

免疫功能损害 甲醛是一种弱的免疫抑制剂，对细胞免疫和巨噬细胞吞噬功能均有明显抑制作用，其中最敏感的是 T 细胞。据报道，暴露于甲醛超过 0.3 mg/m³ 的工人，其外周血 T 淋巴细胞明显降低，免疫球蛋白 IgG、IgA 均有所增加。暴露于 0.341 mg/m³ 甲醛的男性工人的 IgG、IgA 有所下降，而女性工人的这些指标与对照组差别不明显。

影响神经系统和内分泌系统功能 分子毒理学研究表明甲醛是一种神经毒物，它可以引起人体的神经紊乱。长期接触甲醛可出现记忆力衰退、嗜睡、心情低落、食欲不振和记忆力下降等神经衰弱症状，严重者可产生精神抑郁症。有的妇女会出现月经不调、手掌多汗等内分泌失调的症状。

致癌作用 1980 年，斯文伯格（Swenberg）等首次报道了甲醛致癌的动物实验成功，证明甲醛能诱发大鼠的鼻腔鳞状上皮细胞癌，此后又有若干类似研究证实了甲醛对大鼠鼻腔与喉咙的致癌作用。但关于甲醛对人是否有致癌性方面则结论不一。国内外曾进行了多项甲醛接触人群与非接触人群的流行病学研究，主要研究了两类人群中鼻咽癌和白血病的发病率差异。有些研究得出了有统计学意义的暴露差异或暴露-反应关系，而另一些则未发现阳性结果。目前，美国国家环保局将甲醛分类为可能致癌物质，而国际癌症研究机构（IARC）则于 2004 年将其分类为人类确定致癌物质。

生殖毒性　目前有流行病学研究报道，职业妇女在暴露甲醛后，自然流产和新生儿低出生体重的发生概率增高，但另有一些同类研究并无此发现。

甲醛的浓度限值　世界各国都根据自己的情况制定了室内甲醛质量浓度指导限值，具体见表2。我国公布的标准有：《室内空气质量标准》（GB/T 18883—2002），其中规定甲醛的限量为 1 小时均值不得大于 0.10 mg/m³。关于室内装饰装修材料，国家颁布了 10 个有关标准，其中《室内装饰装修材料 人造板及其制品中甲醛释放限量》（GB 18580—2017）、《室内装饰装修材料 内墙涂料中有害物质限量》（GB 18582—2008）、《室内装饰装修材料 胶黏剂中有害物质限量》（GB18583—2008）、《室内装饰装修材料 木家具中有害物质限量》（GB18584—2001）、《室内装饰装修材料 壁纸中有害物质限量》（GB18585—2001）、《室内装饰装修材料 地毯、地毯衬垫及地毯胶黏剂有害物质释放限量》（GB18587—2001）等标准中都规定了产品中的甲醛限量。

表2　世界各地的室内甲醛质量浓度的指导限值

国家或组织	限值/(mg/m³)	备注
世界卫生组织	<0.1	总人群，30min 指导限值
丹麦	0.15	总人群，基于刺激作用的指导限值

续表

国家或组织	限值/(mg/m³)	备注
德国	0.12	总人群，基于刺激作用的指导限值
芬兰	0.30/0.15	对老/新（1981 年为界）建筑物的指导限值
意大利	0.12	暂定指导限值
荷兰	0.12	基于总人群刺激作用和敏感者的致癌作用，标准值
挪威	0.06	推荐指导限值
瑞典	0.13/0.20	指导限值：室内安装胶合板/补救措施控制水平
美国	0.468	联邦目标环境水平
日本	0.12	室内空气质量标准
新西兰	0.12	室内空气质量标准

防制措施　主要有：①制定行业标准。制定相关的质量标准并严格执行，在政策层面进行预防。如前文所述的《室内空气质量标准》以及各类室内装饰装修材料标准的制定与执行。②升级制造技术。改进生产工艺过程，在装修材料和家具的生产阶段即降低甲醛含量，预防甲醛污染。例如，改进人造板的制造工艺，改善黏合剂的组分，降低脲醛黏合剂的比例；选用人体友好型装修装饰材料，目前尽量使用以酚醛胶为黏合剂的胶合板，以减少甲醛的释放量；在复合板的表面涂刷油漆以减少甲醛的释放量；使用实木或金属家具代替人造板材家具；避免使用含甲醛的泡沫塑料绝缘材料，尤其避免使用脲醛泡沫塑料绝缘材料。此外，还应在出厂前对产品进行预处理，使其在投放市场前就已符合标准中的要求。③加强室内通风。室内空间应保持良好的通风换气条件，新装修的居室要保持通风，安装有集中式空调的室内场所密闭程度相对高，更要保持一定的新风量。④选用合适的空气净化技术及设备。目前市场上常见的清除室内空气中甲醛的技术和设备较多，包括能消除甲醛的涂料、吸附甲醛的滤料、阻断甲醛释放的封闭剂；此外还有除味剂、甲醛捕捉剂等。但这些方法的远期效果如何、能否造成二次污染，还有待于进一步研究。⑤选

用合适的植物。据研究，对居室空气有净化作用的植物有 20 多种，常见的有芦荟、美人蕉、爬山虎、龙舌兰、吊兰、仙人掌等。它们清除室内甲醛的主要原理有——植物茎叶的表面的纤毛、粗糙不平的叶面、叶片表面的分泌物等能吸附和阻滞空气微粒和气体小分子；植物茎叶表皮的气孔可进行气体交换，有效地吸收空气中的甲醛和二氧化硫等。可以选用合适的植物对中、低程度甲醛污染的居室进行空气净化。选用植物进行室内空气中甲醛的净化时要注意植物的针对性和多样性、栽种量的合理性、安全性、植物养护的简便性及定期更换植物等。

（董凤鸣）

shinei kongqi wuran

室内空气污染 （indoor air pollution）

由于各种原因导致的室内空气中有害物质超过国家标准，随着污染程度的增加，可能影响人体健康甚至威胁到生命安全的现象。有害物质包括甲醛、苯、氨、放射性氡等。

污染来源 室内空气来源于室外的大气。早期的室内空气污染主要是由于室内燃料燃烧以及呼吸道传染病病原的传播。近些年来，随着人们生活水平的提高和生活方式的改变，室内出现了很多新的污染因素，如建筑装修装饰所导致的室内空气污染、室外交通所导致的室内空气污染等。

室外来源 主要包括以下几个方面。

大气 室外大气可以通过门窗以及建筑物的缝隙进入室内，带入很多大气中的有害物质。这些物质主要来自以下方面：①大气中的常见污染物，如二氧化硫、氮氧化物、颗粒物、醛类、烟雾、氯气、铅等，都是来自工业生产、交通运输、民用炉灶等的污染物。此外还有花粉、孢子等随风刮入的生物性变应原。②大气烟雾事件或意外事故的毒烟和毒气，如英国伦敦烟雾事件中的高浓度烟尘和二氧化硫、印度博帕尔事故中的异氰酸甲酯等。③建筑物附近的局部污染源，如臭水坑，垃圾堆散发出的硫化氢、氨气；小炉灶传来的烟雾、二氧化硫、

油烟等。

生活用水 由于种种原因，未能将生活用水彻底消毒，或是由于供水管网有裂缝，污染物进入管网，使得进入用户的生活用水中混有军团菌、苯、机油等有害物质。一旦将此生活用水以喷雾形式进行使用，如淋浴、加湿空气、冷却空调、浇花、室内喷泉等，则水中有害物质就会随水雾进入室内空气，然后被人吸入体内，引起感染或中毒。

土壤和宅基地 包括：①来自原生环境，在放射性物质高本底地区建筑房屋，衰变出来的氡就能从地缝、建筑物缝隙进入室内。②来自次生环境，房基地或周围土壤如果原先曾经被污染过，如曾经是垃圾坑、废水废渣坑或者化工厂等，且在盖房前未曾被彻底清理，则其中有毒气体就会进入室内。

人为带入 室外污染物可附着在衣服、鞋帽等服装以及蔬菜、瓜果等农产品上进入室内。例如，将工作服带入家中，就能将工作场所的病原微生物或是苯、铍、铅、石棉等有害物质带入室内。

邻居干扰 周围邻居的干扰有很多方式，如长年油烟污染、排烟道堵塞，下层厨房的烟气进入上层厨房内，造成上层住户一氧化碳中毒；有的由于烟熏杀虫农药，烟从墙缝进入邻家，造成数人中毒，甚至死亡；还可能由于两家窗户的距离很近，污染空气可以从病家进入邻家，传播呼吸道传染病。此外，如果室内下水口未设 U 型聚水管（水封），在气压改变时，下水道内的臭气有可能返入室内。

室内来源 室内人们的日常生活和建筑物的装修等均可造成不同程度的污染。

人和其他生物的呼出气 人的呼出气中主要是二氧化碳、水分和一些氨类化合物等代谢产物。此外还有一氧化碳、甲醇、乙醇、氯仿、硫化氢、砷化氢等数十种有害气体。其中有些是从环境中吸入体内的外来物，如苯、二硫化碳等；有些则是外来物在体内代谢后的生成物，如硫化氢等。人的呼出气中还含有多种致病微生物，尤其是呼吸道传染病患者和带菌者通过

说话、咳嗽、喷嚏等活动，可将病原微生物随飞沫喷出，污染室内空气，如流感病毒、结核杆菌等。

吸烟 吸烟是室内空气污染最常见的一个因素。烟草在其燃烧过程中可向室内空气释放3 800多种物质，其中约有44种已被动物实验证明具有致癌作用。

室内燃料燃烧和烹调油烟 日常的炊事活动产生大量的燃烧产物和烹调油烟。由于燃料的种类不同、烹调食用油的品种不同，产生的化学成分也有所不同。当厨房通风排气不通畅时，容易造成污染。

建筑装修材料 室内的建筑材料、装饰装修材料中能散发出多种挥发性化合物。材料中还含有某些重金属，可随着材料老化剥落的粉末，扬入室内空气中，如铅。

室内生物性污染 如果室内的气温适宜，有一定湿度，风速很小，则很容易滋生真菌、尘螨等变应原以及蟑螂等致病生物。如果室内很密闭而且潮湿，厌氧菌还能使室内有机物（如有机垃圾、农副产品等）腐烂，产生氨、硫化氢等毒气。

污染特点 室内空气污染情况与室外有所不同。由于建筑物的结构和材料不同、室内通风换气状况不同以及居住者的生活起居方式不同等，室内空气污染状况也会有所不同。总体来讲，室内空气污染有以下几个特点。

部分污染物的浓度有所降低 空气污染物由室外进入室内后，有些污染物的浓度通常发生较大幅度的衰减。例如，二氧化硫极易为石灰、墙纸等各种建筑物表面材料所吸附，使其在室内的浓度有较大幅度的衰减。一般情况下，二氧化氮的室内浓度也较室外浓度略低。

部分污染物的浓度高于室外 当室内也存在同类污染物的发生源时，这些污染物的室内浓度要较室外同类污染物浓度高。例如，使用煤炉或液化石油气的厨房，可使厨房和居室的一氧化碳的浓度高于室外。室内吸烟可使室内颗粒物和一氧化碳的浓度高于室外，并且随着室内吸烟人数的增加，室内污染程度也明显加重。

存在一些室外没有或量很少的污染物 在某些情况下，室内可能存在一些室外通常没有或者量很少的污染物，如甲醛、氡、石棉粉尘等。

有些污染物每天在室内定期产生，有固定的产生和间歇时间 这类污染物的浓度在一天之内可以出现若干个峰值，有较为固定的升降幅度和间歇时间。所以，这些污染物浓度的日变化波动很大。但这种变化每天都在重复出现，所以，浓度的年变化并不大。例如，家庭中一日三餐的炊事活动所产生的燃料燃烧产物的浓度是随炊事活动的时间而变化的。

有些污染物的浓度与室内小气候有关 有些挥发性污染物是附着在其他物体中进入室内的，总是一次性地全部带入室内，先暂存在物体之中，随着时间的推移而逐步从物体中释放出来。这类污染物的释放速率与气候密切相关，气温高则释放量大，气温低则释放量小。因此，室内浓度与季节气候的关系很密切。一年之内的室内温度可有很大幅度的升降，而一日之内的升降幅度则较为平稳。但是，当物体中的污染物释放完毕，即使气温再高，室内浓度也不再上升，如人造板家具中的甲醛。

当室内污染物的总量已固定，则其在室内的浓度高低主要与室内的容积、小气候状况、建筑物的密封程度等因素有关。

评价室内空气质量的常用指标 反映室内空气质量的指标很多，要根据评价的目的和要求来选定指标。目前，通常采用的评价指标主要有以下几类。

反映室内空气清洁程度的常用指标 通常包括：①二氧化碳。人和其他动植物的呼出气中主要成分是二氧化碳，二氧化碳又是燃烧产物中的主要成分之一，所以，二氧化碳是室内常年存在的气体污染物，能较准确地反映室内空气的清洁程度。《室内空气质量标准》（GB/T 18883—2002）中规定，二氧化碳的标准值是0.1%（日平均值）。此外，二氧化碳还可作为无毒示踪气体用来测试室内通风换气的效果。②菌落总数。菌落总数反映空气中细菌的含量，也间接反映出其他微生物的污染水平。《室内空气质量标准》中规定每立方米空气中不得超过 2 500 个菌落。③新风量。新风量直接反映了进入室内的新鲜清洁空气的量。《室内空气质量标准》中规定新风量的标准值是每人每小时不能小于 30 m^3。

反映建筑装饰装修污染的指标 包括：①甲醛。甲醛来自多种建筑装饰装修材料，释放量大，释放期长，而且甲醛又能反映室内燃烧产物污染，因此甲醛是反映室内空气污染的最常用指标之一。②苯。苯用于多种涂料和胶黏剂，毒性大，所以作为反映室内空气中挥发性有机物污染的主要指标之一。③氨。氨用于水泥的防冻剂。寒冷地区在冬季施工时需要对水泥防冻。再加上建筑物密封性强，通风不畅，故近年来氨的室内污染显得突出。④氡。近年来大理石等含有放射性物质的装饰石材用于室内渐多。氡由放射性元素衰变而来，故氡能反映室内放射性物质的情况。

反映呼吸道致病微生物污染的指标 包括：①菌落总数。也是反映空气中致病微生物污染程度的指标。一般说来，空气中非致病性细菌占大多数，致病菌极少，培养条件的要求较高，故难以直接测得其含量。所以通常都采用菌落总数指标来估计致病微生物污染。②溶血性链球菌。又称乙型溶血性链球菌，是空气中常见的呼吸道致病微生物。其致病力强，检测方法不太复杂，故必要时可测定溶血性链球菌，以进一步估计致病菌污染情况。《室内空气中溶血性链球菌卫生标准》（GB/T 18203—2000）中规定，最高容许限量值（撞击法）≤36cfu/m^3。

其他 包括：①总挥发性有机物，是反映挥发性有机物总量的指标。②空气化学耗氧量，是一项综合性指标，相对地反映空气中的污染程度，此指标目前尚无环境质量标准。根据文献报道，清洁空气中空气化学耗氧量为 7 mg/m^3 左右，一般环境中的空气化学耗氧量在 10mg/m^3 以下，也是容许的。③根据需要，还可测定甲苯二异氰酸酯、尘螨等指标。

（董凤鸣）

室内燃煤污染健康危害 （health hazards of indoor coal burning pollution） 室内煤炭燃烧排放出的烟尘、二氧化硫等污染物达到一定浓度后，对人体健康造成的一定程度的危害。

煤的燃烧会伴随热裂解、热合成、脱氢、环化及缩合等各种复杂的化学反应，进而产生多种化学物质，根据其化学组分可分为 7 类，它们会引起多种健康危害。

颗粒物 煤及其制品在燃烧时会产生大量 PM_{10}、$PM_{2.5}$ 等颗粒物，这些颗粒物质除自身含有各类有害物质，还可以吸附环境中的有害物质。它们粒径很小，会在空气中飘浮很长时间，可直接经呼吸作用进入人的呼吸道甚至肺部，危害人体健康。

碳氧化合物 燃煤所产生的碳氧化合物主要是一氧化碳和二氧化碳。煤及其制品在供氧不足时进行贫氧燃烧，其主要污染产物是一氧化碳；在供氧充足时，碳化合物几乎全部生成二氧化碳。但在实际燃烧时，炉灶内总会有局部供氧不足的情况，因此燃煤产物中通常会含有一氧化碳。室内通风不良时易造成一氧化碳中毒。

含氧类烃 煤及其制品在燃烧时，碳化合物的化学键发生断链，其中一些不饱和烃可与氧结合，形成脂肪烃、芳香烃、醛和酮等含氧类烃，其中以醛类对人体危害最大。

多环芳烃 一些不挥发的碳化合物，通过高温燃烧可合成多环芳烃及杂环化合物，其中苯并芘有较强的致癌性，健康危害最大。

硫氧化合物 这类化合物是煤中杂质硫的燃烧产物，主要有二氧化硫、三氧化硫、硫酸及各种硫酸盐，它们对环境和人类健康的危害极大，也是我国许多地区酸雨的主要成因。

氟化物 煤及其制品燃烧时，其中的氟生成氢氟酸、硅氟酸等气态化合物，然后再与空气中的相关元素形成各种氟酸盐、氟硅酸盐。如以高氟煤为燃料做饭、取暖，则氟斑牙与氟骨症发病率高。

金属和非金属氧化物 煤中还含有砷、铅、镉、铁、锰、镍、钙等多种金属和非金属，燃烧时这些物质可生成相应的氧化物，其中不少氧化物不但具有极强的毒性，而且还有致癌性。例如，砷、铅、镍等的化合物已被国际癌症研究机构（IARC）定为致癌物。居民如在室内直接烧煤做饭取暖，火炉也不设烟囱，这些氧化物就可直接污染室内的空气和食物，进而使人通过呼吸道和消化道摄入过量的氧化物而产生急慢性中毒症状，甚至致癌。

（董凤鸣）

室内日照健康效应 （health effects of indoor insolation） 通过住宅的门、窗进入室内的直射阳光对人体健康可能产生的影响。阳光在维持神经系统的兴奋度、增强机体的免疫能力和调节生命的节律等方面具有重要意义。

室内日照的光线构成 室内日照是指通过门窗进入室内的直射阳光。太阳辐射的光谱主要由可见光、红外线和紫外线三部分组成。充足的室内日照，能全面提高机体的生理效应和心理效应，增添舒适感。此外，不同波长的波谱的健康效应也各有不同。参见室内非电离辐射污染健康影响中的紫外辐射、红外辐射和可见光。

室内日照的卫生要求 自然采光应基本满足视觉机能的生理需要。室内自然采光的照度一般不应少于 75 lx。评价其照度是否符合卫生要求，常采用自然采光系数和自然照度系数表示。

自然采光系数 指采光口（窗面和门面）有效采光面积与室内地面面积的比值。自然采光系数越大，室内采光越好，但不同功能的房间应有所不同。公共场所的自然采光系数一般为 1/5 ~ 1/8。当阳光通过玻璃时，有一部分光线被吸收，单层玻璃吸收 8% ~ 14%，双层玻璃吸收 13% ~ 22%。当玻璃有灰尘时，有时甚至可吸收 50%。所以，为了保持室内的照度，应保持门、窗玻璃清洁。由于自然采光系数不

考虑窗户的形状、位置、高低、与对面建筑物的距离和对面建筑物的高低，以及不考虑采光点与窗户的距离等，而这些因素对采光的实际效果又有决定作用，因此，为了合理评价室内的照度，还必须考虑阳光进入室内的投射角和开角。

投射角 指室内采光面中心到窗上沿的连线与采光面水平延线形成的夹角。投射角越大，照度越好，一般不应小于 27°。根据这一要求，在设计和建筑公共建筑物时应注意：如果在一侧采光，室深不应超过窗上沿到地板高度的 2 倍。

开角 指室内采光面中心到地面建筑物上端的连线与采光面中心到窗上沿连线的夹角。开角的大小表明采光面中心通过窗户可以见到天空的范围。开角越大，照度越好，一般开角不应小于 4°。为了保证室内采光面有一定的开角，建筑物之间应保持合理的间距，窗户的上沿距天花板越近越好。

自然照度系数 指在同一时间内、同一水平面上室内散射光的平均照度与室外无遮光物的地方散射光的照度的比值。自然采光系数、投射角、开角结合起来，在一定程度上能说明室内采光的大致情况。但毕竟是机械数据，实际上室外光线的强度、窗户的方向、窗户玻璃的透光情况、室内墙面和天花板的反射系数等，均可影响室内的照度。自然照度系数能比较客观地反映室内的采光水平，在实际应用中，通常用"最小自然照度系数"表示。公共场所的最小自然照度系数，客房一般采用 0.5，卫生间、楼梯、走廊采用 0.3，图书馆阅览室、餐厅采用 1.0。

（董凤鸣）

室内小气候健康效应 （health effects of indoor microclimate） 室内气温、气湿等室内小气候因素对人体健康可能产生的影响。室内小气候是指室内环境中的气候，由空气温度（气温）、空气相对湿度（气湿）、空气流动速度（气流）和环境辐射温度（热辐射）四项物理要

素组成。

主要内容 室内小气候的健康效应主要包括以下几个方面。

小气候与机体的热平衡 机体为了维持稳定的正常体温，随时要将体内多余的热散发到周围环境中去。当机体的产热和散热处于基本平衡状态，而且主观感觉良好时，就达到热平衡状态。机体与周围环境的热交换有四种方式，即传导、对流、辐射和蒸发。当小气候适宜（气温25℃，相对湿度50%）时，机体处于安静状态下所产生的热量中约有15%从皮肤表面的汗腺蒸发掉，7%从呼吸道呼出，另有大约3%通过大小便和唾液等渠道排出，其余75%则都通过机体表面散热。所以，体表是机体与外界进行热交换的主要部位。

机体与周围环境不是单向散热，当外界温度升高时，机体不但散热受阻，还会从周围环境中获热；当周围温度降低时，机体又会大量失热。总之，机体与周围环境之间通过复杂的热交换达到了动态的热平衡。人体与周围环境之间保持了热平衡，是人体健康和舒适的首要条件之一。如果机体遇到过热或过冷，超出了机体的热调节能力，热平衡遭到破坏，则健康就会受到不同程度的影响。过热时，心脏负担加重，机体由于大量出汗而失水，甚至出现水盐代谢障碍，内脏血液供应不足，严重时可造成心脑血管、泌尿、消化、免疫、神经、内分泌等系统的功能紊乱和病变。过冷时，机体受寒易发生感冒及其他呼吸道疾病，并可诱发关节炎、风湿病、消化道疾病等。

机体的气候适应 气候影响着机体的热调节，反过来，机体通过中枢神经系统的生理活动对气候的变化如冷和热等也可有适应反应，但此反应是有限度的，过热和过冷都会超过机体的适应范围。个体间机体的气候适应能力差异很大，这与遗传、生活环境、体育锻炼、年龄、体质等多种因素有关。机体的适应能力强，体质就好，就有较好的健康体魄，对疾病的抵抗力就强。所以，长期生活在稳定舒适的环境中，会造成机体的气候适应能力降低，抵抗力

下降，经受不起气候的微小变动。因此，小气候的舒适和机体的气候适应这两个方面是辩证统一的关系。

室内小气候对皮肤黏膜等的影响 皮肤是人体接触外环境的主要界面之一，上呼吸道黏膜、口腔黏膜也与外界环境密切接触。这些部位受小气候影响也很大，一定的空气湿度可以对这些部位起到保护作用，使这些部位的表面保持湿润，局部生理功能发挥良好，从而对机体正常的防御和分泌功能起到了良好的促进作用。如果空气过于干燥（相对湿度在15%以下），这些部位的表层细胞就会丢失水分，失去滋润，皮肤容易干燥甚至皲裂。呼吸道和口腔的黏膜丢失水分会使得口唇、鼻腔、咽喉部甚至气管有时因过于干燥而出血。局部的抵抗力下降，容易引起感冒等上呼吸道感染疾病的发生。气流对湿度大小也有很大影响。当气流大时，空气中的水分更容易丢失，促使皮肤黏膜表层的水分丢失，变得更干燥。

室内小气候对室内污染物的影响 室内小气候除了对人体健康能产生直接的影响以外，还会由于影响到污染物在室内的浓度变化，从而间接影响人体健康。在估计室内污染物的暴露持续时间以及浓度变化规律时，应同时考虑小气候的影响。

气温对室内污染物的影响 气温可影响室内建筑装修材料和家具板材中的挥发性化合物向室内空气中释放的速度。气温越高，越易释放；气温越低，污染物滞留于材料中的时间越长，越不容易释放。

气湿对室内污染物的影响 室内空气中的水溶性污染物可溶解在室内空气的水分中。由于水分子比气体分子重，因此，在其他因素相同的条件下，气湿越大，污染物在室内滞留的时间就越长，越不容易排出到室外。

气流对室内污染物的影响 气流在促进污染物排出到室外方面起着关键的作用。气流越大，排出越快。气流很小时，污染物很难排出。

小气候与致病性生物 当人们处在舒适的环境中时，室内的其他生物大致上也是处在适

宜的生存条件下，特别是在气流极小的环境中更易生长繁殖。室内不通风时，空气中的呼吸道传染病病原微生物，如流感病毒、结核杆菌等就不易排出室外。尘螨、真菌等室内变应原也极易在舒适条件下生长繁殖。如室内温暖，则蚊子极易在地下室、管道间隙等阴暗处躲藏过冬。温暖、潮湿、不通风的厨房易滋生蟑螂。这些致病性生物身上携带着多种病原微生物，能传播多种疾病。

室内小气候评价指标　主要包括物理指标和生理指标两大方面。

物理指标　气温、气湿、气流、热辐射四项因素不仅单独影响热代谢，而且对人的热感觉起着综合的作用。例如，气温相同而风速不同时，热感觉就会不同，所以除了评价单项指标外，往往要选择几项因素进行综合评价。

根据评价因素的不同，可将评价指标分为四类：①根据小气候因素制定，如湿球温度（表示气温和气湿的综合作用）、黑球温度（表示气温、热辐射和气流的综合作用）等。这类指标虽简单易行，但没有考虑机体的反应，故目前已较少单独使用而常与其他指标综合使用。②根据机体主观感觉与小气候因素的综合效应而制定，如有效温度、校正有效温度、风冷指数等。③根据机体生理反应和小气候因素相结合而制定，如湿球-黑球温度等。④根据机体与环境之间的热交换情况而制定，如热强度指数、热平衡指数等。以上这些指标中，最常用的是有效温度和校正有效温度。

有效温度（effective temperature，ET）　是1923—1925年由美国学者雅格罗（Yaglon）等人提出的。该指标是根据气温、气湿、气流与人体处在休息或坐姿工作状态下的热感觉综合制定而成的。

ET的制定方法是设立两个规模相同的实验室（A室和B室）。A室将气流固定为0 m/s，气湿固定为100%，气温可以上下调动。B室的气流、气湿和气温均可以任意上下调动。这三个因素相互搭配可以组成很多组合。受试者可以出入两室。当B室调至某个组合，受试者

产生的热感觉与A室的某个气温条件下的热感觉相同时，则A室的气温就是B室三个因素综合的有效温度。通过多次调动组合，得出了许多有效温度值。将这些数据绘制成有效温度图（见下图），使用就很方便。只要测得室内的干球温度（气温）、湿球温度和风速（气流）的数据，就可从该图中查得有效温度。在图中将干球和湿球的温度点相连成直线，此直线与风速值的线相交处的有效温度值就是该室的有效温度。例如，测得某室的干球温度为22℃、湿球温度为15.5℃、风速为0.5 m/s，则该室有效温度为19℃。有效温度的适宜范围是18～22℃。

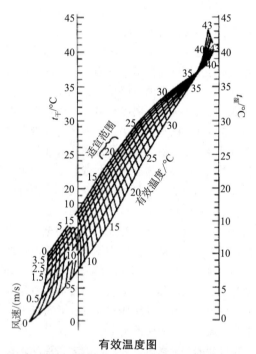

有效温度图

注：引自姚志麒《环境卫生学》，1995。

校正有效温度（corrected effective temperature，CET）　由于ET没有考虑热辐射的影响，CET对此进行改进。使用测量热辐射的黑球温度计取代了干球温度计。仍用有效温度图查得有效温度，只是将干球温度改为黑球温度即可。也就是将黑球温度的读数仍在原图上作为干球温度的读数来查阅。校正有效温度与热感觉的关系见下表。

校正有效温度与相应的热感觉

校正有效温度	热感觉
43℃	允许的上限
40℃	酷热（very hot）
35℃	炎热（hot）
35~30℃	热（warm）
30℃	稍热（slightly warm）
25℃	适中（neutral）
20℃	稍冷（slightly cool）
15~20℃	冷（cool）
15℃	寒冷（cold）
10℃	严寒（very cold）

生理指标 生理指标能够直接反映机体受小气候影响的程度。在研究和评价小气候对机体的影响时，可以选用以下指标。

皮肤温度（皮温） 皮肤位于机体表面，是与外界环境直接接触的主要界面，所以皮肤对小气候变化的反应最为灵敏、最为直接，与人的温热感基本平行。所以，皮肤温度是最常用的一项生理指标。人体在着装和轻度活动的状态下，舒适的平均皮温为32~32.5℃。由于服装不同、局部毛细血管分布不同、局部汗腺分泌不同、与心脏的距离不同等原因，身体各部位的皮肤温度有所不同。因此，不能仅测定一个点的皮肤温度就做出结论，而是需要测定几个有代表性部位的皮肤温度来推算全身平均皮温。通常采用的指标是加权平均皮肤温度（weighted mean skin temperature，WMST）。

体温 机体对体温具有较强的调节能力。如果机体对波动在一定范围内的小气候尚能保持热平衡，则体温也就变化不大。只有当小气候波动超出一定范围、平衡受到了破坏时，体温才出现变化。所以，体温是判断热平衡是否受到破坏的最直接的指标。

脉搏 当机体受热时，首先进行热调节。此时，为了散热，毛细血管开始扩散，同时为了满足血液供给，脉搏开始加快。据报道，气温达到35℃以上时脉搏可增加60%。所以，脉搏是反映机体受热后调节功能的一个简单而灵敏的指标。

出汗量 在任何气温下人体皮肤表面都有汗液蒸发，但是在气温较低时，出汗量很少，自己感觉不到出汗，此时即为不知觉出汗。在安静情况下，相对湿度为22%、气温达30℃时，人体开始知觉出汗，即能感觉到皮肤出汗；相对湿度为60%，气温在25~26℃时即开始知觉出汗。知觉出汗表明此时人体以对流、传导与辐射方式散热已不足，必须用蒸发散热来补充。知觉出汗是反映机体热调节机能开始紧张的一项指标，大量出汗可以作为体温调节过程紧张的特征之一。休息时人的最大出汗量约为1 800 g/h，劳动时最大出汗量约为3 900 g/h，出汗量可通过观察出汗前后体重的变化求得，也可用化学法测定额部出汗量来判断。

温热感 温热感反映机体在小气候作用下的综合感觉。温热感是一种主观感觉，容易受到人的主观因素的影响。温热感不仅与室内小气候状况有关，而且与皮肤供血的变化、中枢神经的反应性、对气候条件的适应能力等个体特性有关。有时主观感觉可能与体内所发生的客观变化不一致。在研究室内小气候对机体的生理影响时，通常要进行温热感的询问。询问时通常将温热感分为5级，即冷、凉、舒服、暖和热；实际调查时常分3级，即冷、适宜（包括凉、舒服、暖）和热。

热平衡测定 通过测定机体的产热和散热量，按照热平衡基本公式进行推算的过程。由于测定计算比较烦琐，故一般不常用。

室内小气候的卫生标准 为了保证人们有良好的温热感和正常的学习、工作及睡眠效率，室内小气候的各个因素应在时间、空间上保持相对稳定，保证人在热平衡或体温调节功能正常的情况下，在住宅内着衣、安静或中等劳动时，机体的产热量、散热量、皮温、皮肤出汗量、温热感、呼吸和脉搏等有关生理指标的变化均不超过正常范围。

由于气温是影响体温调节的主要因素，同时又容易受外界气象因素变化的影响，所以制定住宅室内小气候的标准应以室温为主。住宅室温一般指气湿、气流和热辐射在正常范围之内，居室中央距地板1.5 m高处的气温。因为冬夏两季室内外温差较大，而且室内温度也在一定程度上会受到室外气温的影响，因此制定室内小气候标准应以冬夏两季为主。我国《室内空气质量标准》（GB/T 18883—2002）规定，夏季空调室温 22 ~ 28℃、相对湿度 40% ~ 80%、空气流速≤0.3 m/s；冬季采暖室温 16 ~ 24℃、相对湿度 30% ~ 60%、空气流速≤0.2 m/s。　（董凤鸣）

推荐书目

杨克敌. 环境卫生学. 7 版. 北京：人民卫生出版社，2012.

郭新彪. 环境健康学基础. 北京：高等教育出版社，2011.

shinei yancao yanwu wuran jiankang weihai

室内烟草烟雾污染健康危害（health hazards of indoor tobacco smoke）　人在室内的吸烟活动所产生的烟草烟雾对人体健康造成的危害。

烟草烟雾　烟草是一种植物，成分很复杂。烟草的燃烧实质上是一种生物燃料的燃烧，其燃烧产物的成分是很复杂的。烟草燃烧产生的烟雾统称烟草烟雾，是一种混合物，至今已发现其中有 3 800 多种成分，其中 92% 为气体，主要有 CO_2、CO、氮氧化物、NH_3、烃类、醛类等；另外 8% 为颗粒物，主要有烟碱（尼古丁）和烟焦油，还有一些重金属氧化物等。烟草烟雾中的这些物质很多是致癌、致畸、致突变的物质，见表 1。有些产地的烟草中含有氡，但这不是燃烧产生的，而是从土壤中进入烟叶或是由施用的磷肥中含有的微量的铀衰变出氡。烟草烟雾可分为以下三类。

主流烟雾（main stream smoke，MS）　指主动吸烟者直接吸入体内的烟雾。由于吸烟者的吸气动作，周围的空气就能进入烟卷参与烟叶的燃烧。空气中的氧气助燃烟叶，使燃烧比较完全。所以，主动吸烟者吸入的烟气中，燃烧完全的产物稍多。

侧流烟雾（side stream smoke，SS）　指烟草点燃后任其自然熏燃而直接排入环境的烟雾。这类烟雾由于无人吸烟使得进入烟草的氧气较少，所以烟雾中燃烧不完全的产物较多。据报道，很多有害物质在侧流烟雾中的浓度高于主流烟雾。例如，镉高出 3.6 倍、苯并〔α〕芘高出 2.5 ~ 3.5 倍、烟碱（尼古丁）高出 2.6 ~ 3.3 倍、二氧化碳高出 8 ~ 11 倍、一氧化碳高出 2.5 ~ 4.7 倍、甲醛高出 1.5 倍、NO_x 高出 20 ~ 100 倍等。侧流烟雾中的致癌物是主流烟雾中的数倍至数十倍。

环境烟雾（environmental tobacoo smoke，ETS）　ETS 是侧流烟雾和主动吸烟者呼出的残余主流烟雾的总和。

烟草烟雾中的有害物质　烟草烟雾中的有害成分，大多与燃料燃烧产物或其他环境中的有害成分相同。其中有几种特殊有害成分，须加注意。

烟碱　即尼古丁（nicotine），是烟草提神的主要成分。具有难闻气味，味苦，呈无色透明油状物，挥发性强，能迅速溶于水和酒精，在空气中极易被氧化。尼古丁进入呼吸道后，90% 被肺吸收，其中 25% 很快（7s 内）进入大脑，使大脑皮质产生兴奋作用。所以，尼古丁是一种中毒性兴奋麻醉物质。尼古丁还能促使肾上腺素分泌增加，使整个心脑血管系统的生理活动加快，新陈代谢提高，机体需氧量增加。人体长期暴露于尼古丁后会产生依赖性。长期吸烟使人过度兴奋后体力下降，记忆力减退，

表 1　香烟散发气溶胶和气体污染物的主要种类及发生量　　　　单位：μg/支

污染物	发生量	污染物	发生量	污染物	发生量
二氧化碳	60 ~ 80	丙烷	0.05 ~ 10.3	氨	0.01 ~ 0.15
一氧化碳	1.8 ~ 17	甲苯	0.02 ~ 0.2	烟焦油	0.5 ~ 35
氮氧化物	0.01 ~ 0.6	苯	0.015 ~ 0.1	尼古丁	0.05 ~ 2.5
甲烷	0.2 ~ 1	甲醛	0.015 ~ 0.05	乙醛	0.01 ~ 0.05
乙烷	0.2 ~ 0.6	丙烯醛	0.02 ~ 0.15		

工作效率降低，使多种器官受累而造成综合性病变。尼古丁在体内的代谢产物可的宁可从尿中排出。所以根据尿中可的宁的含量可估算尼古丁的摄入量。尼古丁的急性毒性很大，对人的一次致死剂量为 50～70 mg，相当于 20～25 支香烟的尼古丁含量。

烟焦油（tobacco tar） 是由众多的烃类及烃的氧化物、硫化物及氮氧化物混在一起的极其复杂的混合物。它是烟草中的有机物在缺氧条件下燃烧生成的不完全燃烧产物，是微粒状的混合物。烟草在未燃烧以前，本身所含多环芳烃的数量很少，经过不完全燃烧后，生成的种类和数量却都很多。生成的多环芳烃约有500 种，主要有苯并［α］芘等 10 多种极强的致癌物；另外，还有钋－210、镭等放射性元素，以及铅、汞等有害物质。酚类化合物也占一定比重，这取决于制造香烟时拌入的糖料数量多少。糖料越多，燃烧时生成的酚类化合物就越多。酚类化合物虽本身不是致癌物，但有明显的促癌作用。其他还有烃类化合物、硫化物、氮氧化物等。

氰化氢（hydrogen cyanide，HCN） 是在燃烧过程中由碳和氮合成氰根（CN^-），再合成氰化氢。氰化氢遇水形成氢氰酸。氰化氢或氢氰酸都是剧毒物质，可使细胞缺氧而导致内窒息，引起急性死亡。烟草烟雾中的氰化氢含量一般达不到急性中毒的水平，但烟雾中的氢氰酸活性高、毒性大、作用快，能导致细胞增生和变异。氰化物能抑制呼吸道纤毛运动，减弱呼吸道的防御功能，使祛痰功能减弱，引起痰液排出不畅而堆积，引发炎症。氰酸盐还能影响视力，导致色觉下降，对眼底视网膜也有损害。氢氰酸也能抑制细胞呼吸，引起细胞缺氧，使组织不能很好地利用氧进行新陈代谢。

镉 是一种致癌物，能在机体内蓄积。吸烟者脂肪组织中平均含镉量为不吸烟者的 4 倍。在不同土壤中生长的烟草含镉量不同，卷烟平均含镉 1.03～1.6 μg/g。镉蓄积在肺内可引起哮喘、肺气肿和肺癌等，极微量的镉就可以杀死输精管中的精子，影响生育。

烟草烟雾的健康危害 香烟烟雾的暴露有三种情况，一是主动吸烟，亦即吸烟者；二是被动吸烟，是指在吸烟者周围的人群，通常也称作二手烟暴露；近些年来有学者提出三手烟暴露的概念，指的是室内被褥、窗帘、衣物等对香烟烟雾的吸附，即使室内无人吸烟，这些早先被吸附的香烟烟雾污染物如颗粒物等仍可持续向室内空气中释放，造成室内烟草燃烧污染物浓度升高。

主动吸烟 每吸一支香烟产生的烟气中所包含的主要成分见表 2。实际产生的烟气量取决于烟草的种类、吸烟者吸的入烟量和空气的湿度。

表 2　香烟烟气的典型组成成分

组成成分	每支香烟的含量/mg	
	主流烟雾	二次烟雾
燃过的烟草	350	400
全部颗粒	20	45
尼古丁	1	1.7
一氧化碳	20	80
二氧化碳	60	80
氮氧化物	0.01	0.08
丙烯醛	0.08	—

据测试，每支香烟可产生 0.5～3.5 mg 尼古丁。动物致癌实验证实烟雾中"确定致癌物"不少于 44 种。吸烟者每吸一支香烟，就会吸入 2 000 mL 左右的烟雾，而每毫升烟雾大约有 50 亿个烟尘分子。这就是说，每吸一支香烟，就会有 10×10^4 亿个烟尘分子进入肺部。瑞典的一项统计表明，每年因吸烟导致死亡的人数，占总死亡人数的 1/3，比交通事故死亡的人数还多。至于因吸烟而患支气管炎、肺气肿、哮喘等疾病的人数就更多了。吸烟的人容易患肺癌和呼吸道疾病；吸烟能导致妇女不孕，还能使孕妇孕期异常，发生妊娠合并症、宫外孕、流产、早产、损害胎儿、致胎儿畸形等。吸烟还会使皮肤里的某些基因过于活跃，从而产生过多的 MMP-1 蛋白质，降解真皮里的胶原质。胶原质是真皮的主要结构蛋白，正是它使皮肤

具有弹性。如胶原质大量降解，皮肤就会松弛并产生皱纹，使人变得苍老。

被动吸烟 又称间接吸烟或非自愿吸烟，是指不吸烟的人和吸烟的人在一起时，由于暴露于充满香烟烟雾的环境中而被迫吸进香烟烟雾；不吸烟者每周至少有一天被动吸烟 15 min 以上，则被定义为被动吸烟者。被动吸烟者自己虽不吸烟，但身处烟雾环境之中，被动地吸入大量的侧流烟雾和一部分主流烟雾，其受害程度有时比主动吸烟者还要严重。据计算，在通风不良的地方，不吸烟者 1 h 内由于被动吸烟而吸入的香烟烟雾量平均为吸入 1 支香烟的量。如果 1 个不吸烟的人和数名吸烟者在一间不通风的密室内呆 1 h，他所吸入的致癌物质相当于在室外吸 10 支甚至 15 支香烟的量。

家庭是儿童被动吸烟的主要场所，其次是公共场所。研究表明，母亲在怀孕期间吸烟或被动吸烟，会使胎儿在子宫内被动吸烟，导致出生时体重低。被动吸烟的婴儿与未经历被动吸烟的婴儿比较，发生先天畸形的危险高 1.2 ~ 2.6 倍。在父母有 1 人吸烟的家庭中，儿童患呼吸道疾病的发病率比父母均不吸烟者高出 6%；在父母都吸烟的家庭中，儿童患呼吸道疾病的发病率比父母均不吸烟者高出 15%。被动吸烟可使肺癌发生的危险增加 20% ~ 40%，使心血管病发生的危险增加 20%。据统计，非吸烟者患肺癌死亡人数的半数以上是因被动吸烟所致。由于母亲吸烟而被动吸烟的儿童与未经历被动吸烟的儿童相比，发生癌症的危险高出 1 倍。

(董凤鸣)

shinei yiyanghuatan wuran jiankang weihai
室内一氧化碳污染健康危害 （health hazards of indoor carbon monoxide pollution） 室内一氧化碳浓度过高所导致的健康危害。常见的室内一氧化碳健康危害为一氧化碳中毒，也就是人们常说的"煤气中毒"。日常生火取暖做饭的炉灶，是室内一氧化碳污染的主要来源，工业上的冶金、炼焦、采掘、化工、交通运输、煤气等行业，也广泛存在着一氧化碳，

如果使用不当或因职业接触发生意外事故，都会发生一氧化碳中毒。

污染来源 包括以下四个方面：①室内使用燃气灶或小型煤油加热器，其释放一氧化碳的量是二氧化氮的 10 倍；厨房使用燃气灶 10 ~ 30 min，一氧化碳质量浓度在 12.5 ~ 50.0 mg/m^3，在通风不良时造成室内蓄积含量可达 50 ~ 100 mg/m^3。②室内吸烟是一氧化碳污染的主要来源之一。吸烟产生的香烟烟雾中一氧化碳占 3% ~ 6%；一支香烟可产生 20 ~ 30 mL 的一氧化碳。在 20m^2 的房间内有人吸烟时，室内空气中一氧化碳质量浓度为 2 ~ 10 mg/m^3。在人员拥挤的会议室，多人吸烟时，一氧化碳的质量浓度可达 40 mg/m^3。③交通运输工具排放一氧化碳最为严重。在交通繁忙的场所，空气中一氧化碳质量浓度有时竟高达 50 ~ 100 mg/m^3，所以邻近交通繁忙的道路两侧的居民室内或办公室、公共场所，室内一氧化碳浓度较高。④室内煤炭、木材等燃烧不充分产生一氧化碳。如在酒店、饭馆包间内吃火锅，夏天开空调、冬天取暖，都要关门堵窗，而火锅所用木炭、液化气或固体酒精等不完全燃烧也会排放大量的一氧化碳，造成严重污染。

健康危害 当人吸入了过多的一氧化碳后，首先感到头晕、头痛，恶心；有时有呕吐、全身疲乏无力、眼花耳鸣、心跳加速等症状；中毒者的皮肤黏膜可出现一种樱桃红色。随着吸入的一氧化碳逐渐增多，中毒者会昏倒，神志不清，瞳孔散大，呼吸不整，血压下降，皮肤有粉红色斑，口唇苍白或青紫，及时抢救可逐渐恢复，但常有不同程度的后遗症，如神经衰弱、精神障碍等。个别患者在恢复数日或数周后，可突然出现急性一氧化碳中毒的神经后发症，可有癫痫、躁动、失语或语无伦次，以及幻视、幻听、步态异常等表现。

防治措施 预防一氧化碳中毒应当做到：①普及预防煤气中毒的知识，加强安全教育，对熔炉、煤气管和阀门要及时检修，防止漏气。②有一氧化碳气体的生产过程，应密闭处理，加强通风。进入高浓度场所工作，应戴防毒面

具。③对长期接触一氧化碳的工人，应进行就业前及定期体检。有神经及心血管系统疾病的患者，应暂时调离作业岗位。④生活用炉要注意安全，要安好烟筒、风斗；煤气灶要注意关好气门；烧炕要留排烟道。

发现一氧化碳中毒患者以后，首先应迅速把病人移到空气新鲜处，解开衣扣，保护呼吸道通畅，注意保暖。轻症患者可饮热茶或鲜萝卜汁 100 g 解毒，继续呼吸新鲜空气，即可恢复。病情严重持续昏迷者，可针刺人中、十宣等穴位，立即吸入氧气。有条件时可首先用高压氧 [2 ~ 3 个大气压（1 个大气压 = 1.01×10^5 Pa）] 疗法，加速清除血中的碳氧血红蛋白。如呼吸、心跳停止，立即施行人工呼吸，注射呼吸兴奋剂。如果病人昏迷超过 10 h 以上，有高烧、呼吸循环衰竭的表现，可行人工冬眠及降温疗法。烦躁抽搐者，可肌肉注射苯巴比妥、氯丙嗪等镇静剂，并使用促进神经细胞恢复功能的药物，如辅酶 A、细胞色素 C、三磷酸腺苷、维生素 B_1、维生素 B_{12} 及谷维素等。如出现神经系统后发症，可给予血管扩张剂，如阿托品、654-2（山莨菪碱）等，以改善血液循环，纠正脑组织缺氧。　　　　（董凤鸣）

shouming

寿命（life span）　人从出生经过发育、成长、成熟、老化以至死亡前机体生存的时间。通常以年龄作为衡量寿命长短的尺度。由于人与人之间的寿命有一定的差别，所以在比较某时期、某地区或某社会的人类寿命时，通常采用期望寿命。

影响因素　寿命的影响因素有很多，主要有以下几个方面。

遗传因素　一般来说，父母寿命高的家庭，子女寿命也长。据世界卫生组织报告，在每个人的健康与寿命的诸多影响因素中，遗传因素占 15%。

饮食因素　合理的饮食结构和适当的营养与长寿密切相关。我国长寿老人的饮食结构特点一般为低热量、低脂肪、低动物蛋白和多蔬菜。而对于肉、蛋和脂肪消费量较高的地区，居民因癌症、心脑血管病和糖尿病等疾病引发的死亡率明显偏高。

疾病因素　在影响寿命的诸多因素中，疾病是最重要的。疾病作为死因的顺位因医疗卫生等科技的发展在改变。如 20 世纪初，传染病、肺炎、结核病等是危害人类的主要疾病；而《2016 年全球疾病负担报告》显示，我国的前三位死因分别为卒中、缺血性心脏病和道路交通伤害。

心理（或精神）因素　对于时常处于紧张心理状态下的人来说，罹患疾病的可能性增大。由于过度紧张会加速心跳、升高血压、加快呼吸以及导致胃肠等脏器供血不足，时间久之，就易引起心肌梗死或脑溢血，有的可引起消化道痉挛、疼痛等。反之，保持乐观的心态，则能增强人体对疾病的抵抗能力。

家庭因素　人的一生主要是在家庭环境和社会环境中度过的，家庭环境的优劣会直接影响到人体的身心健康，进而可以影响寿命的长短。

性别因素　世界各国已公认女性寿命比男性长。这主要是由不同性别人群的生物学特性所决定的。女性的代谢率比男性低以及男女之间的内分泌差异可能也能解释男女寿命长短的差异。以往研究表明，人类体细胞的端区长度变化与人类的生物学年龄有关。根据端区假说的观点，随年龄增长端区长度会缩短，也就是说端区长度越短代表年龄越大；端区长度丢失越快即预示着衰老越快；男性端区长度丢失速率通常比女性快，即说明男性衰老快，这就解释了为什么男性的寿命比女性短。

职业因素　人所从事的职业会影响寿命。从事危险性职业的人群一般死亡率高（如飞机驾驶员）、寿命短（如从事放射线研究的工作人员）。

环境因素　优美的自然环境既有益于身体健康，又可以美化人的生活和净化心灵，所以舒适、美好的自然环境是健康、幸福和长寿的摇篮。反之，空气、水、食物等受到的污染越严重，越易导致疾病的发生，进而影响人们的寿命。

假说 研究者将影响寿命的因素与寿命的关系总结为以下两个假说，即寿命三角形（life span triangle）和寿命锥体（life span taper）。

寿命三角形 由日本学者最先提出，把人的寿命比喻为三角形，底边为遗传因素，其他两条邻边为环境因素和生活方式、疾病，包括个人的生活方式、精神因素、社会因素及自然因素（自身的健康状况和社会环境因素的具体说法）（图1）。三角形的边越长，面积就越大，人的寿命也就越长。即人类寿命长短是上述因素相互作用的结果。例如，一个人遗传因素好，他的祖父母或父母都是长寿者，先天发育又好，那么三角形的底边就长；加上个人生活合理，不吸烟，不喝酒，常运动而且所居环境污染少，则三角形的两条邻边也长。于是面积就大，即寿命就长。反之寿命则短。根据这一学说，世界卫生组织提出："人的寿命60%取决于自己，15%取决于遗传因素，10%取决于社会因素，8%取决于医药条件，7%取决于气候的影响。"从现代水平来看，环境因素的影响更具有现实意义。

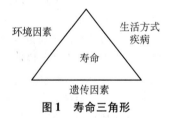

图1　寿命三角形

就人类总体来讲，三角形的底边已基本固定，若想增大三角形面积，只有促使其他两条边延长。但三条边的长短与寿命的长短之间，并无定量关系，仅是一种形象直观的比喻。

寿命锥体 影响人类寿命的因素十分复杂，可以说人类的寿命是多种因素联合作用的结果。因此，可以在"寿命三角形"的基础上绘制出另一个较为完备的图形——寿命锥体（图2）。锥体的三条棱，第一条为探讨影响人类寿命的重要因素——人类衰老的机理研究；

第二条为延缓老化的生物学干预，包括基因工程、细胞内环境的改变及分子生物学水平的干预；第三条为有关促进健康、推迟衰老进程的研究，如抗衰老药物。锥体的体积则表示通过人们采用上述各种方法和途径努力后的人类寿命。立足于整体水平抗衰老这几个方面的突破，将会使"生物学寿命"呈指数增长。在寿命三角形的面积中，遗传因素是相对稳定的，环境则可以改变，如消除污染，使环境净化，建立一个人类生存的最优环境；至于生活方式，也可使之合理化；老年性疾病则可通过医学的发展而解决，这样可达到人类的生物学寿命，即最高年限。但通过衰老机理的研究、对老化进行生物学干预及应用抗衰老药物，人类的最高寿限必将有更大的突破。因此，"寿命锥体"的意义在于指出了突破人类生物学寿限的途径。

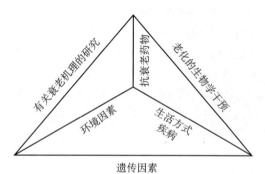

图2　寿命锥体

衡量指标 为了对寿命进行研究和衡量，人们提出了期望寿命（life expectancy）的概念，期望寿命常用来反映一个国家或一个社会的医学发展水平，它也可以表明社会经济、文化的发达状况。此外，生存曲线（survival curve）可用以描绘单一因素引起的可能存活或死亡的个体人数。

期望寿命 又称预期寿命。由于该指标不仅可以用于衡量一个国家或地区人群的整体健康水平，还可作为一种重要标准来评价社会文明进步水平和人类发展程度，因此它已经被国际社会通用而成为一种重要的发展指标。2010年中国第六次人口普查数据显示，中国人均期望寿命为74.83岁，比2000年增加了3.43岁。

期望寿命的计算通常是采用寿命表法。寿命表是根据一个国家或地区特定人群的年龄别死亡率而编制出的一种统计表，用于反映该人群的生命过程，通常作为一种研究人口期望寿命的分析工具。寿命表主要有两种，即队列（定群）寿命表与现时寿命表。相对应的期望寿命也有两种描述：①队列期望寿命，是记录特定人群的生命过程，即从第一个人出生到最后一个人死亡的整个过程，通过采用实际发生的年龄别死亡率来计算该人群在不同时间的生存概率，进而得到期望寿命，它能够较真实地反映研究人群的健康水平。②现时期望寿命，是指按照当前的年龄别死亡率水平来假定某特定人群预期可以存活的年龄。现在各国报告的期望寿命主要是现时期望寿命。实际上，某人群的真实死亡率不可能遵照当前的死亡率水平。所以按照现时寿命表计算得到的现时期望寿命只能反映年龄别死亡率采集时间的人群寿命的基本情况。

生存曲线　又称存活曲线，用以描绘单一因素引起的可能存活或死亡的个体人数。大多数情况下，描绘的是年龄对人类生存率的影响。即以年龄为横坐标，以存活数量的对数值为纵坐标绘出的曲线。此曲线可直观地表达出各年龄组的死亡过程。人类的生存曲线属于凸型，即绝大多数个体都能活到生理年龄，早期死亡率极低，但一旦达到一定生理年龄时，短期内几乎全部死亡。　　　　（胥美美）

shouming sanjiaoxing

寿命三角形　（life span triangle）　见寿命。

shouming zhuiti

寿命锥体　（life span taper）　见寿命。

shuyi

鼠疫　（plague）　鼠疫耶尔森菌（*Yersinia pestis*）引起的烈性传染病。鼠疫主要由鼠蚤传播，该病具有传染性强、病情严重、病死率高等特点。鼠疫耶尔森菌是北里柴三郎（Kitasa-to）和耶尔森（A. E. J. Yersin）两位科学家于1894年香港鼠疫大流行时各自独立发现的。历史上鼠疫曾有多次世界性大流行，死亡人数以千万计，进入20世纪以后，仍有60多个国家和地区有过鼠疫流行。鼠疫耶尔森菌曾被用作生物战剂，恐怖分子也视其为方便廉价的资源，因而历来被列在重要生物战剂的范畴，受到各国的高度重视。在我国《传染病防治法》中被列在甲类传染病的第一位，在国际检疫中被列为第一号法定的传染病，又称一号病。

病原　鼠疫耶尔森菌属鼠小杆菌科耶尔森菌属，为椭圆形小杆菌，革兰氏染色阴性，无鞭毛，不形成芽孢，有荚膜，在普通培养基上生长良好。该菌对外界抵抗力较弱，对光、热、干燥及一般消毒剂均敏感，日光直射4～5 h即死亡，100℃加热1 min或55℃加热15 min可将其杀死。但在潮湿、低温环境下及有机物内存活时间较久，在痰和脓液中可存活10～20天，在蚤粪中可存活1个月。该菌可存在于病人的组织、血液和体液中，粪便中亦可带菌。

荚膜有毒力V/W抗原，存在于细胞表面，V/W抗原结合物可促使菌体产生荚膜，具有抗吞噬作用，并有在细胞内保护细菌生长繁殖的能力，与细菌的侵袭力有关。V抗原可使机体产生保护性抗体，W抗原产生的抗体对机体没有保护力。菌体含有内毒素，内毒素为脂多糖，较其他革兰氏阴性菌的内毒素毒性强，能引起发热、组织器官内溶血、中毒性休克及全身施瓦茨曼（Schwartzman）反应。菌体亦能产生外毒素，外毒素是一种可溶性蛋白，主要作用于末梢血管，导致血液浓缩和休克，肝脏可出现脂肪变性和局部的出血坏死。外毒素对大小鼠均有较强的毒性，故又称鼠毒素。

流行病学　鼠疫为典型的自然疫源性疾病，一般先在鼠间流行，然后再波及人，在人间流行。

传染源　鼠间鼠疫的传染源主要为鼠类和其他野生啮齿类动物。黄鼠属和旱獭属最重要，它们可带菌冬眠至翌春发病，并感染幼鼠，对鼠的自然疫源形成和鼠疫耶尔森菌种族延续起重要作用。人间鼠疫的传染源，一是染疫动物，二是各型鼠疫的患者。染疫动物以家鼠中的褐家鼠和黄胸鼠为主。鼠疫患者以肺鼠疫的传染性最强，败血症鼠疫早期的血液具有传染性，腺鼠疫只有在被蚤吸血或脓肿溃破后才起传染源的作用。

传播途径　主要有三种方式：①"鼠—蚤—人"的传播方式，动物和人的鼠疫主要以鼠蚤为媒介，构成此类传播方式；鼠蚤吸入菌血后，细菌在蚤胃中大量繁殖，当蚤再次吸血时，可构成鼠或人的感染；蚤粪含有细菌，可通过搔抓的皮损进入体内。②接触传播，人直接接触病人的脓血、痰或媒介昆虫、病鼠的尸体及其分泌物、排泄物等可被感染；加工患病动物或剥食染疫动物也可引起感染。③"人—人"的传播方式，肺鼠疫患者呼吸道中的菌体可借助飞沫或气溶胶在人和人之间传播鼠疫，并可迅速造成人间鼠疫的大流行，腺鼠疫一般不对周围造成威胁。

易感人群　人群对鼠疫普遍易感，无性别和年龄差异，感染后几乎百分之百发病，病后可获得持久免疫力。预防接种可获得一定免疫力，使易感性降低，但常发生隐性感染。

流行特征　人间鼠疫以非洲、亚洲和美洲最多。我国主要发生在云南和青藏高原。发病最多的是在云南西部黄胸鼠疫源地和青藏高原喜马拉雅旱獭疫源地。该病多由疫区随人、动物和媒介的活动向外传播，形成外源性鼠疫，引起流行和大流行。人间鼠疫多由"野鼠—家鼠—人"的途径获得，从事狩猎、农牧、地质勘查等工作的人员，野外活动和接触自然疫源地的机会多，其发病率较一般人高。人间鼠疫的流行季节与宿主动物和传播媒介蚤类的活动、生存及繁衍情况以及人类的活动有关，北方多于夏秋开始并持续到冬季，南方多在春季到夏季之间。肺鼠疫则以冬季多见。除以上特点之外，当前鼠疫的流行还出现了一些新的特点，如疫情范围不断扩大、间歇后又突然暴发、鼠疫向城市和旅游区人口密集区靠近、动物鼠疫重新流行、远距离传播和人为扩散等。

发病机制与病理　鼠疫耶尔森菌的菌体一般经皮肤侵入机体后，靠荚膜、V/W 抗原抵抗吞噬细胞吞噬，首先在局部繁殖，再迅速经由淋巴管至局部淋巴结繁殖，引起腺鼠疫，又称原发性淋巴结炎。当病菌波及肺部可引起"继发性肺鼠疫"。由呼吸道排出的鼠疫耶尔森菌通过飞沫传入他人体内，则可引起"原发性肺鼠疫"。以上各型鼠疫均可发生鼠疫败血症，如进入淋巴结内的病毒大量繁殖并产生毒素，菌体和毒素入血后可引起全身感染，出现败血症和严重中毒症状。在少数感染者中病菌可迅速直接入血并在其中繁殖，引发原发性败血症鼠疫，病死率极高。

不同型鼠疫的病理改变也呈现出不同的特点：①鼠疫的基本病理改变为淋巴管、血管内皮细胞损害和急性出血性、坏死性病变。②腺鼠疫局限于淋巴结，表现为淋巴结的出血性炎症和凝固性坏死。③肺鼠疫累及肺部，常呈支气管或大叶性肺炎改变，支气管及肺泡有出血性浆液性渗出，当有散在细菌栓塞出现时可引起坏死性结节，严重者发生多叶性肺炎，肺出血坏死或脓肿。④败血症鼠疫为全身性改变，全身各组织、脏器均可有充血、水肿、出血及坏死改变，浆膜腔发生血性积液，偶见脑膜炎病变。

临床表现　鼠疫的潜伏期一般为 2～5 天，原发性鼠疫为 1～3 天，少数只有数小时；腺鼠疫和败血症鼠疫为 2～7 天，曾经预防接种者，可延长至 12 天。临床上可分为腺鼠疫、肺鼠疫、败血症鼠疫、轻型鼠疫等。不同的临床类型尚有其特征性的表现。

腺鼠疫　占鼠疫的 85%～90%，除全身中毒症状外，以急性淋巴结炎为特征。以腹股沟淋巴结炎最多见，局部肿痛、剧烈触痛，化脓溃破后症状随之缓解。如能度过 1 周，则恢复机会增多。部分病人可发展为肺鼠疫或败血症鼠疫。

肺鼠疫　最严重的一型，病死率高，多见于流行期的高峰，可为原发性，亦可继发于腺鼠疫。该型起病急骤，有严重的毒血症，在起病 24～36 h 内出现严重的出血坏死性肺炎，表现为剧烈胸痛，咳嗽，咳大量泡沫血痰或鲜红色痰，呼吸急促，并迅速呈现呼吸困难和发绀，而肺部仅闻及少量散在湿啰音或胸膜摩擦音，X线检查呈支气管肺炎改变，与病情严重程度不一致。如不及时抢救，多于 2～3 天内死于毒血症、出血或呼吸衰竭。

败血症鼠疫 又称暴发型鼠疫，为最凶险的一型，分为原发型或继发型（继发于肺鼠疫或腺鼠疫）。此型病人表现为极严重的全身毒血症状，体温过高或体温不升，神志不清，谵妄或昏迷；有弥漫性血管内凝血，可致休克或心力衰竭。因皮肤广泛出血、发绀、瘀斑、坏死，故死后尸体呈紫黑色，俗称"黑死病"。病情发展迅速，病人多在发病后 24 h 内死亡，很少超过 3 天。

轻型鼠疫 多见于流行初、末期或预防接种者，仅表现为不规则低热，局部淋巴结轻度肿大和压痛，全身症状轻微。

其他类型 包括皮肤鼠疫、眼鼠疫、脑膜型鼠疫、扁桃体鼠疫、肠鼠疫等，均少见。各型鼠疫的病程一般为 1 周左右。

诊断 需结合流行病学资料、临床表现及实验室检查的结果进行综合分析。起病前 10 天内曾到过鼠疫流行区，有鼠疫动物或病人接触史。临床表现有突然发病，出现高热，白细胞总数剧增，在未用抗菌药物情况下，病情在 24 h 内迅速恶化，同时具有不同型的临床特点。实验室检查是确定该病最重要的依据。从病人淋巴结穿刺液、血、脓、痰等标本中检出鼠疫耶尔森菌，或病人两次（间隔 10 天）采集血清，间接血凝试验检测 F1 抗体滴度呈现 4 倍以上增长，可作为诊断依据。该病的腺鼠疫应与急性淋巴结炎、丝虫病的淋巴结肿和野兔病进行鉴别；败血症鼠疫需与其他原因所致的败血症、钩端螺旋体病、流行性出血热和流行性脑脊髓膜炎相鉴别；肺鼠疫需与大叶性肺炎、支原体肺炎和肺型炭疽等相鉴别。

防治措施 包括针对传染病流行三环节（传染源、传播途径和易感人群）的预防和多种方式相结合的综合治疗措施。

预防措施 针对鼠疫传播的特点，首先，应严格进行灭鼠、灭蚤，监测和控制鼠间鼠疫，切断鼠疫向人群传播的传染源。其次，当发生鼠疫流行时，应采取严密的控制疫情扩散及加重的措施，需加强疫情报告，严格隔离病人，患者和疑似患者应分别隔离。一直隔离到临床症状消失，血液、局部分泌物或痰培养 3 次阴性；肺鼠疫和腺鼠疫这种特殊的患者还需特殊对待，肺鼠疫隔离至痰培养 6 次阴性，腺鼠疫隔离至淋巴结肿完全消散后再观察 7 天；接触者医学观察 9 天；曾接受预防接种者应检疫 12 天。同时，做好病区和病室内的定期消毒工作，病人的分泌物与排泄物应彻底消毒或焚烧，死于鼠疫者的尸体应用尸袋严密包套后焚烧。为了全面控制鼠疫的扩散流行，还需加强国际检疫与交通检疫，对来自疫区的车、船、飞机进行严格检疫并灭鼠、灭蚤，对可疑旅客应隔离检疫，以切断传播途径。最后，针对易感人群采取保护性的防护措施，工作人员在工作中也要注意个人防护，必须穿着防护服、戴帽子、口罩、手套、穿胶鞋及隔离衣，严格遵守操作规程和消毒制度；预防性服药可口服磺胺嘧啶。此外，高危人群、病区工作人员和实验室科研人员，必须接种菌苗。

治疗原则 凡确诊或疑似鼠疫者，均应迅速组织严密的隔离，就地治疗，不宜转送。治疗分为一般治疗、对症治疗和病原治疗。一般治疗指急性期应绝对卧床，给流质或半流质饮食及足量水分，并按需静脉内补液。对症治疗针对不同的症状应用不同的措施，对烦躁不安、局部淋巴结疼痛者，给予镇静、止痛药；呼吸困难者给予氧疗，当出现休克、心衰、弥散性血管内凝血时，须做抗休克、强心和抗凝等处理；对严重的毒血症患者可短期使用肾上腺皮质激素，但必须与有效的抗菌药物同时使用。病原治疗的原则是早期、联合、足量地应用敏感的抗菌药物。氨基糖苷类抗生素最为有效，早期以静脉用药为宜。肺鼠疫、败血症鼠疫等以联合用药为宜，首选链霉素加氯霉素或四环素，次选庆大霉素加氯霉素或四环素，抗鼠血清现已少用。必须争取早期、足量和注射用药，首剂宜大，疗程视不同病型而异，热退后继续用药 4～5 天。自应用抗菌药物后，腺鼠疫的病死率已降至 5% 左右，肺鼠疫和败血症鼠疫如及早积极处理，病死率可大大降低。（魏红英）

shuiti wuran jiankang weihai

水体污染健康危害 （health hazards of water pollution）

水体受到物理性、化学性和生物性污染后，长期接触或饮用污染的水对健康产生的影响。水体污染健康危害根据水体污染性质的不同，分为物理性污染的危害、化学性污染的危害及生物性污染的危害三大类。

物理性污染的危害 物理性因素对水体的污染主要是改变水的感官性状、阻碍水的自净过程，从而间接对人体造成损害，主要概括为以下两方面。

热污染及其危害 水体热污染主要来自工业冷却水特别是蒸汽发电厂（如火力发电站和核电站）释放的大量冷却水，其中火力发电站仅有 40% 的热能转变成电能，剩余的大部分热量则排入大气和随冷却水流走；而核电站使用的冷却水甚至是火力发电站的 1～2 倍。大量含热废水排入水体导致水温升高，使水中化学反应的速度加快。一般而言，水温每升高 10℃，水中化学反应速度增加 1 倍；水中有毒物质、重金属等离子对水生动物的毒性也随水温的升高而增加，例如，氰化物、Zn^{2+} 等对鱼类的毒性随水温升高而增强。水中的溶解氧浓度随水温升高而降低，与此同时水中细菌分解有机物的能力增强，水生动物的耗氧量增加，从而导致水中溶解氧浓度进一步降低。某些鱼类的产卵和孵化也会受到水温升高的影响，从而导致水域中原有鱼类的种群改变。水温升高时一些藻类和水生植物生长繁殖加快，加剧了原有水体的富营养化。

放射性污染及其危害 自然状态下，来自宇宙的射线和地球环境本身的放射性元素可通过降雨、岩石风化、采矿和选矿等过程进入水体，但一般不会给生物带来危害。20 世纪 50 年代以来，人类活动使人工辐射源和人工放射性物质大大增加，如各种核试验、核武器、核潜艇、再生核燃料及各种含放射性物质的药物、试剂等。这些放射性物质可通过多种途径污染水体。

水体中的放射性物质可通过饮水或摄入被水污染的食物进入人体而造成内照射，长期会使体内的放射性负荷增加，引起慢性反射病，使造血器官、心血管系统、内分泌系统和神经系统等受到损害，可能诱发人群恶性肿瘤的发生，并可影响后代的健康。人类接触含有放射性物质的水还可引起外照射。例如，^{235}U 可对人体的肝脏、骨髓和造血机能造成损害，^{90}Sr 可引起骨肿瘤和白血病等。

化学性污染的危害 工业废水的违规排放是水体化学性污染的主要来源。水体受工业废水污染后，各种有毒化学物质如汞、砷、铬、苯酚、氰化物、多氯联苯及农药等可通过饮水或食物链传递使人体发生急、慢性中毒。化学性污染的危害以下面几种物质及其健康危害为例进行说明。

汞和甲基汞 汞在天然水中几乎不存在，主要来源于工业生产等。汞在各工业部门应用都很广泛，含汞污水对水体的污染也很普遍。水体中的汞污染主要来源于制造氯碱、生产农药、造纸工业、电器工业和生产温度计及压力计。此外，塑料和石油化工生产中广泛使用的汞催化剂也是水体汞污染的来源之一。

进入水环境的汞，可以通过化学和生物化学的过程转变成剧毒的甲基汞。汞在河流、湖泊或滨海淤泥中，在微生物的作用下转化为甲基汞或二甲基汞。二甲基汞在酸性条件下可分解为甲基汞。甲基汞可溶于水，从底泥中重新进入水中，水生生物通过食物链的富集作用，使甲基汞得以在其体内蓄积，例如，资料显示，鱼体内甲基汞浓度比水中高出上万倍。水中汞对人的危害主要是由于摄入富集甲基汞的鱼、虾、贝类而发生慢性甲基汞中毒。通过水生食物链等途径进入人体的甲基汞，在胃酸的作用下生成氯化甲基汞，吸收入血并与红细胞中的巯基结合，随血液循环进入全身，尤其是肝、肾和脑组织。甲基汞对多种酶特别是含巯基酶有明显的抑制作用。因脑细胞富含类脂质且甲基汞对类脂质具有很高的亲和力，所以甲基汞很容易蓄积在脑细胞内。甲基汞主要侵害成年人大脑皮质的运动区、感觉区和视觉听觉区，也可损伤小脑，对胎儿脑组织的侵犯更为广泛，几乎遍及全脑。甲基汞分子结构稳定，在体内呈原型蓄积，以整个分子损害脑细胞。例如，水俣病是由于长期摄入富集甲基汞的鱼、贝类而引起的中枢神经系统疾病，因最早在日本熊本县水俣湾附近的渔村发现而得名。

砷 砷多以砷化合物和硫砷化物的形式存在于岩矿中。自然界的砷多为 5 价化合物，其中水中的砷多为无机砷且常为 5 价砷，但深井水中的砷多为 3 价砷。砷化物种类很多，其中三氧化二砷、三氯化砷、亚砷酸、砷化氢等都有剧烈毒性。砷进入人体后排出较缓慢，可长期蓄积于肾、脾、骨骼、皮肤、指甲及毛发等处。其毒性作用主要是与体内酶蛋白的巯基结合，致使细胞酶系统的作用发生障碍，从而影响细胞的正常代谢，并可引起神经系统、毛细血管和其他系统的功能性与器质性病变。

污染来源 砷广泛存在于天然水中，一般淡水含砷 <0.01 mg/L。砷用途极广，是农药、医药、玻璃、陶瓷及日用化工等近 60 种工业的重要原材料，其含砷废水、废渣可污染水体。雨水冲刷施用含砷农药的农田也可污染水源。如水中砷含量超过 0.24 mg/L，长期饮用可引起砷中毒。

健康危害 砷的健康危害可分为急性砷中毒和慢性砷中毒（又称地方性砷中毒）。

急性砷中毒主要表现是重度胃肠道损伤和心脏功能失常，表现为剧烈腹痛、呕吐、阵痛性痉挛（快而弱且不规则）、青灰色焦急面容、眼睛凹陷等；部分患者可出现神经系统症状，表现为衰竭、昏迷、麻痹甚至死亡；仅少数病人可出现继发性皮肤反应。

慢性砷中毒早期多表现为末梢神经炎症状，四肢呈对称性、向心性感觉障碍，出现痛温觉减退、麻木、蚁走感等异常。四肢肌肉疼痛、收缩无力，甚至出现抬举、行走困难。患者毛发干枯，易脆断、脱落。皮肤损害是慢性砷中毒的特异体征。早期出现弥漫性褐色、灰黑色斑点条纹；同时部分皮肤出现点状、片状、条纹状皮肤色素脱失，呈现白色斑点或片状融合。皮肤色素沉着与色素缺失多同时出现在躯干部位。手掌脚趾皮肤高度角化，易裂，溃疡经久不愈，甚至演变成皮肤癌，并可死于合并症。砷化物是一种毛细血管毒物，可作用于血管壁，使之麻痹、通透性增加；也可损伤小动脉血管内膜，使之变性、坏死、管腔狭窄、形成血栓。此种病变多发生于下肢远端脚趾部位，患者脚背、脚趾发凉，颜色苍白，血管搏动减弱（或消失）。由于血液供应减少，久之脚趾皮肤缺血、发黑、坏死（乌脚病）。砷的慢性毒性除了神经末梢和皮肤的特异表现，还会对肝脏、肾脏、神经系统、心血管系统和内分泌系统等多系统多脏器产生危害。此外，砷还有明确的致癌、致畸作用。

酚类化合物 酚是一种芳香族碳氢化合物的含氧衍生物，羟基直接与苯环相连。按苯环上含羟基的多少，分为单元酚和多元酚。按酚类化合物的挥发性又分为挥发酚和不挥发酚，其中危害最大的是挥发酚，因此测定水体中的含酚量也主要是测定挥发酚的含量。卫生学上有意义的酚类化合物有苯酚、甲酚、五氯酚及其钠盐等。它们广泛用于消毒、灭螺、防腐、防霉等。工业上排出的主要是苯酚，易挥发，毒性大。

污染来源 酚的来源比较广，对水体污染比较严重。产生含酚废水的主要是炼焦、炼油制取煤气和利用酚做原料的工业企业，其次是造纸、制革、印染、木材防腐等。每产生 1 t 焦炭产生 0.2~0.3 t 含酚废水。部分工业废水中的酚含量可达 1 500~5 000 mg/L。

健康危害 酚是中等强度的化学原浆毒物。吸入或经口摄入的酚类化合物被吸收后，其中大部分在肝脏氧化成苯二酚、苯三酚，并与葡萄糖醛酸等结合而失去毒性，然后随尿液排出，使尿液呈棕黑色（苯酚尿），仅小部分转化为多元酚。吸收后的酚在 24 h 内即可代谢完毕，不在体内蓄积。因此，酚类化合物的危害多为事故性的急性中毒，主要症状为大量出汗、肺水肿、吞咽困难及造血器官损害、组织坏死、虚脱甚至死亡。

近年来国内外研究发现，不少酚类化合物如五氯苯酚、辛基酚等还具有内分泌干扰作用。五氯苯酚钠作为我国血吸虫流行区常用的杀钉螺药物，大量施用不仅污染土壤、水体及动植物，还可通过食物链进入人体。动物实验表明，五氯苯酚可干扰机体甲状腺素的正常功能。人群调查资料显示，五氯苯酚对妇女正常的内分泌功能有干扰作用。此外，五氯酚还可通过模仿天然激素或与天然激素竞争血浆中的激素结合蛋白而表现出增强或拮抗天然激素的作用。

目前的研究显示，酚可能是一种促癌剂。体内酚达到一定剂量后，可显示出弱促癌和致癌作用。不经处理的高浓度含酚废水进入水体后，会使水中原有的生物死亡。而大部分鱼类都将离开含酚废水所影响的水域，遗留下来的鱼则有酚臭，水中含酚 0.1～0.2 mg/L 时，就可引起鱼肉的异味，降低其经济和食用价值。酚还可导致水生动物红细胞减少，并引起心、肝、皮肤等器官的病理变化。

苯类化合物 苯类化合物主要是一些含苯环的化合物，主要有苯、甲苯、二甲苯、苯乙烯、氯苯、溴苯、邻二氯苯、多氯联苯，主要来源于石油的精炼和煤焦油的蒸馏等。苯类化合物属脂溶性化合物，大都微溶或不溶于水。如长期接触，可在体内产生一定的蓄积（主要蓄积在脂肪组织）。其中具有重要的卫生学意义的是多氯联苯。

污染来源 多氯联苯（polychlorinated biphenyls，PCBs）是卤代芳烃中用途广、毒性大的一类物质，主要用于生产润滑油和切削油、农药以及在油漆、复印纸、黏胶剂及封闭剂的生产过程中作为添加剂。在上述生产过程中，

PCBs 可通过多种途径进入水体。PCBs 主要随工业废水和城市污水进入水体，并且通过食物链对生物体产生影响。同时，PCBs 的低溶解性、高稳定性、半挥发性等使得其能够做远程迁移，从而造成"全球性的环境污染"。目前世界各地的海水、河水、水底质、水生生物及土壤和大气中都发现有 PCBs 的污染。氯苯主要来源于生产苯胺、杀虫剂、酚、氯硝基苯及染料的工业废水，饮水的氯化消毒过程也可产生氯苯，在地面水和地下水中均已检出氯苯。

健康危害 由于 PCBs 具有长期残留性、生物蓄积性、半挥发性和高毒性，因此被认为是一类广泛存在的持久性有机污染物（persistent organic pollutants，POPs）。进入人体的 PCBs 主要蓄积在脂肪组织及各脏器中，临床上可表现为严重痤疮及色素沉着、浮肿、疲劳、恶心和呕吐等。PCBs 是典型的具有内分泌干扰效应的环境雌激素样化学污染物，可明显干扰机体的内分泌状态。孕妇接触 PCBs 可导致胎儿出生后的行为和发育异常。PCBs 能引起啮齿动物和猴的学习能力缺失、运动失常等。PCBs 还可通过胎盘进入胎儿体内，引起胎儿体重下降和明显的色素沉着。1968 年发生在日本的"米糠油中毒事件"，患者正是食用了被 PCBs 污染的米糠油而出现的中毒症状，主要表现为皮疹、色素沉着、眼睑浮肿、眼分泌物增多及胃肠道症状等。部分严重者出现肝损害、黄疸、昏迷甚至死亡。

生物性污染的危害 生物性污染物污染水体后，可通过饮水或食物链进入人体，使人发生急性或慢性中毒。被寄生虫、病毒或其他致病菌污染的水，会引起多种传染病和寄生虫病。含有大量氮、磷、钾的生活污水的排放，使得大量有机物在水中降解释放出营养元素，促使水中藻类丛生，植物疯长，使水体通气不良，溶解氧下降，甚至出现无氧层，这种现象称为水的富营养化。富营养化的水臭味大、颜色深、细菌多，这种水的水质差，不能直接利用，还会导致水中的鱼大量死亡。

污染来源 水中生物性病原体主要来源于

人畜粪便、生活污水、医院废水以及畜牧屠宰、皮革和食品工业等废水。最常见的病原体主要有五类：①致病细菌。如伤寒杆菌、副伤寒杆菌、痢疾杆菌、霍乱弧菌、致病性大肠杆菌。②致病病毒。如甲型和戊型肝炎病毒、人类轮状病毒、脊髓灰质炎病毒、柯萨奇病毒及腺病毒等。③寄生虫。如溶组织阿米巴原虫、蓝氏贾第鞭毛虫、隐孢子虫、蛔虫及血吸虫。④藻类毒素。多由人类活动所产生的氮、磷等营养物质大量进入湖泊、河口、海湾等水体，引起藻类迅速繁殖而产生。⑤其他。包括沙眼衣原体、钩端螺旋体等。

健康危害　水体受生物性致病因子污染后，居民通过饮用、食物、洗涤等途径接触引起与水有关的疾病的发生和流行，从而对人体健康造成危害。多以不明原因的消化系统疾病暴发流行为主，如伤寒、细菌性痢疾、霍乱等。有些藻类能产生毒素如麻痹性贝毒、腹泻型贝毒、神经性贝毒等，而贝类（蛤、蚶、蚌等）能富集此类毒素，人食用了毒化的贝类后可发生中毒甚至死亡。在富营养化淡水湖泊中生长的优势藻类是毒性较大的蓝藻（cyanobcteria），已知的产毒种属有 40 多种，其中铜绿微囊藻产生的微囊藻毒素（microcystin，MC）和泡沫节球藻产生的节球藻毒素（nodularin）是富营养化水体中含量最多、对人体危害最大的两类毒素。研究表明，微囊藻毒素是迄今已发现的最强的肝癌促进剂，低剂量就可导致肝脏损伤。微囊藻毒素与人类健康密切相关，人们直接接触含有微囊藻毒素的水会出现皮肤炎、眼睛过敏、急性胃肠炎等症状，严重者可发生中毒性肝炎。
　　　　　　　　　　　　　　　　（王旭英）

shuiyubing

水俣病（minamata disease）　长期摄取富集在水产品体内的甲基汞而引起的中枢神经系统疾病，因首次发生在日本九州的水俣市而得名。自 1956 年左右日本熊本县水俣市附近首次发生水俣病以来，日本新潟县、加拿大、伊拉克、美国、瑞典、委内瑞拉等地陆续发生水俣

病事件。

病因　环境中的汞经生物甲基化作用转化为甲基汞，并通过鱼、贝类进行生物富集，被污染的水生生物通过食物链将甲基汞转移至人体体内，人长期食用此类鱼、贝类后出现甲基汞中毒症状。通过食物链作用，鱼、贝类体内富集的甲基汞浓度可比水体高上千万倍，据测定水俣湾里的海产品中汞的含量已超过人体可食用量的 50 倍。

流行病学　由于水俣病的发生与甲基汞污染有关，因此在地域的分布上多与污染源的分布一致，患者多以汞污染发生当地的长居居民为主。

地区分布　患者多集中在发生甲基汞污染的沿海岸地带。以水俣市事件为例，1971 年确认的 702 例病例中水俣湾沿岸地区发病率为 15%，而对岸御所浦的港口仅 1.3%。

时间分布　水俣病为甲基汞的慢性中毒，因此患者往往随着居住时间的延长而增多。从 1953 年水俣市出现第 1 例病人后至 1956 年陆续又发现了 51 例患者，此后发病人数越来越多，至 1974 年水俣病患者已达 1 400 人。此外，先天性水俣病在新生儿时期无明显异常，到婴儿时期会出现咀嚼障碍、运动功能障碍、言语困难、智力发育障碍等。1999 年末水俣病患者人数达 2 263 人。

人群分布　水俣病多发生于当地的长期居住者中，无明显性别差异，1~70 岁的人都有发病，且有明显的家庭聚集性。甲基汞暴露水平与水俣病各类症状存在明显的暴露-反应关系，血汞浓度越高的人群，其感觉障碍、共济失调、视觉变化、语言障碍、听力损害等症状在人群中的发生率也越高。随着母亲发汞量的增加，胎儿神经系统损害程度也在加重。

发病机制　甲基汞具有脂溶性、原形蓄积和高神经毒三种特性。甲基汞进入体内后，首先与胃酸作用产生氯化甲基汞，后者经肠道几乎全部吸收进入血液（无机汞只有 5% 被吸收）；然后在红细胞内与血红蛋白中的巯基结合，随血液输送到各器官。氯化甲基汞可通透

血脑屏障进入脑细胞，还能透过胎盘，进入胎儿脑中。脑细胞富含类脂质，所以脂溶性甲基汞可蓄积在脑细胞内呈原形蓄积，以整个分子损害脑细胞，这种损害的表现具有进行性和不可恢复性。人体血液中汞的安全质量浓度为 $0.1\,\mu g/mL$，当到达 $0.5\sim1\,\mu g/mL$ 时，就会出现明显中毒症状。

多年来，各国学者对甲基汞的神经毒作用机制进行了广泛的研究，取得了多种成果：①甲基汞是一种亲巯基物质，易引起与巯基有关的酶催化的代谢紊乱；②甲基汞可引起中枢神经系统脂质过氧化；③甲基汞可破坏神经细胞的钙稳态；④甲基汞能引起中枢谷氨酸能神经元功能活动异常和大脑单胺氧化酶活性水平下降。尽管取得了一些研究成果，甲基汞的神经毒作用机制研究仍然是神经毒理学研究中的一个热点。

临床表现 典型表现是感觉障碍、视力障碍、听力障碍和语言障碍。然而，成人中可观察到的甲基汞对人体有害的最低或临界效应是感觉异常。在临床上，大多数病人表现为亚临床型，仅有部分上述症状或类似多发性神经病的表现，或全无临床症状。

急性或亚急性中毒 因急性与亚急性在临床表现上无明显区别，故一并论及。其表现有感觉障碍，自觉先有口周围麻木，继而出现手足末端麻木感、语言障碍、说话不清或失语、视力障碍、向心性视野缩小等，但视力往往正常。听力障碍表现为听力下降甚至听力丧失。

慢性中毒 往往没有自觉症状，多半在体检时才被发现。常见的神经系统症状和体征有亨特-拉塞尔（Hunter-Russell）综合征型、多发性神经炎型（手套袜套型感觉障碍和口周围感觉迟钝）、肌萎缩型（肌肉萎缩合并感觉障碍）、脑血管障碍型（缓慢出现偏瘫）和痴呆型（智力与性格障碍）。此外，还有共济失调、平衡障碍、视野缩小及眼球运动障碍、语言障碍等。

先天性水俣病 世界上已知发现的第一个因水体污染诱发的先天缺陷，属先天性甲基汞中毒。先天性水俣病是母体摄入甲基汞，通过胎盘引起胎儿中枢神经系统障碍。水俣病发生两年后开始出现先天性水俣病，病儿大都在出生3个月后出现各种症状。主要临床表现为严重的精神迟钝、协调障碍、共济失调、步行困难、语言和咀嚼咽下困难、生长发育不良、肌肉萎缩、大发作性癫痫、斜视和发笑。

诊断 根据流行病学史、临床表现和实验室检查等可做出水俣病的诊断。流行病学调查可发现患者在发病区食过大量汞污染的鱼、贝类；同时患者有明显的神经系统症状，如四肢麻木感、感觉障碍，尤其有深部感觉障碍。向心性视野狭窄、特有的言语障碍、运动失调和听力减退等均有重要的诊断价值。实验室检查发现尿汞含量显著增高；血常规、尿常规、肝功能和脑脊液检查一般无明显变化；发汞含量升高有重要诊断意义。诊断中要注意与脑炎、某些药物或其他毒物中毒相鉴别。

防治措施 甲基汞中毒重在预防，通过改革工艺流程及工程配套设施，尽量避免和减少汞的排放和污染，对已造成的污染要结合污染规律采取相应的治理措施。

预防措施 主要包括以下两方面：①消除污染源，通过改进工艺降低汞的排放量。在改进工艺方面分为生产工艺改革和除汞装置的改革，前者是指从工程设计上根本取消用汞参与的工艺流程，如在乙醛生产中以非汞法代替汞法；而后者是指在还无法避免使用汞的情况下，采用除汞回收的装置降低汞排放量。②加强环境监测和人群健康监测，对于用汞的工业企业或可疑的工业企业排放的废水要加强监测，同时对接纳废水的水体，也要注意对其中的水生物进行汞污染的监测，并及时做出环境污染的预报工作。对于有关的工业企业附近的居民或废水接纳水体沿岸的居民，要定期进行健康检查及尿汞测定，以便及早发现病情。

治疗原则 水俣病目前尚无特效疗法，主要是驱汞治疗和对症治疗。慢性甲基汞中毒驱汞治疗的常用药物有二巯基丁二酸、依地酸二钠钙和二乙烯三胺五乙酸三钠钙（促排灵）

等。保护神经、心脏、肾脏等可用大量维生素C、细胞色素 C、三磷酸腺苷和辅酶 A 等。

（魏红英）

sijidou zhongdu

四季豆中毒 （string bean poisoning） 见有毒动植物食物中毒。

Siri Shi xiaochuan

四日市哮喘 （Yokkaichi asthma） 1961 年发生在日本伊势湾西岸四日市的大气污染事件引起的以阻塞性呼吸道疾患为特征的公害病。四日市哮喘的呼吸道疾患包括支气管哮喘、慢性支气管炎、哮喘性支气管炎、肺气肿以及肺癌等，其中以支气管哮喘最为突出。

发生过程 日本伊势湾西岸四日市自1955 年以来，石油工业迅速发展，石油冶炼和工业燃油产生的废气严重污染了城市空气。全市工厂年排出二氧化硫和粉尘总量达 13 万 t，二氧化硫质量浓度经常超过 $2.857 \times 10^6 \, \text{mg/m}^3$，又因其临海并常处于逆温状态，烟波得不到充分扩散，导致大气中二氧化硫浓度超出容许标准 5~6 倍，且城市上空 500 m 厚的烟雾中还飘浮着多种毒气和有毒金属粉尘，其中的铅、锰、钛等重金属微粒与二氧化硫形成硫酸烟雾后，造成的危害更为严重。人们长期暴露于高浓度的二氧化硫和粉尘，致使四日市哮喘发病。哮喘发病与主要污染物二氧化硫的污染严重程度一致。当二氧化硫浓度超过 200 mg/m³ 时，就有新的患者发生。在气象因素不利于污染物扩散时，污染区的哮喘患者常突然发病。1961 年四日市哮喘大发作，患者中哮喘性支气管炎占 40%，支气管哮喘占 30%，慢性支气管炎占 25%，肺气肿和其他呼吸系统疾病占 5%。1964 年连续三天烟雾不散，气喘病患者开始死亡。1967 年一些患者不堪忍受痛苦而自杀。1972 年，四日市哮喘患者达 817 人，死亡超过 10 人。由于日本各大城市普遍使用高硫重油，四日市哮喘在全国蔓延开来。

发病机制 四日市哮喘的发病主要与二氧化硫引起的严重大气污染有关。二氧化硫是无色、有臭味的窒息性气体，它常跟飘尘结合一起进入肺。二氧化硫在空气里停留约 1 周，在高空遇到水气，变成硫酸雾，毒性比二氧化硫大 10 倍，可造成喉炎、喉水肿、肺炎、肺水肿、肺组织硬化和心脏停搏等严重后果。四日市大气中的硫氧化物特别是硫酸雾的浓度，比其他污染地区高。因此，四日市哮喘可能是硫酸雾先损伤呼吸道黏膜，续发感染，继而产生自身免疫而造成的一种过敏反应。

病理改变 对死亡病例进行解剖发现，哮喘病例有黏液栓、支气管基底膜肥厚和支气管周围嗜酸性粒细胞浸润等；肺气肿病例有肺泡断裂等。此外，哮喘的同时伴有炎症反应的发生，表现为支气管哮喘患者的支气管周围有较高的淋巴细胞和浆细胞浸润。1972 年，用上呼吸道分泌物分离出来的各种细菌制成的抗原，对支气管哮喘患者进行内皮反应试验。试验结果表明，污染区的支气管哮喘患者有较高的阳性率，这一反应说明四日市哮喘是以大气污染—呼吸道损伤继发感染—感染性过敏—哮喘发作这一连锁形式展现出来的。由此可见，大气污染（硫酸雾）损伤了呼吸道黏膜，降低了呼吸道对感染的抵抗力，引起感染性过敏，最后导致哮喘发作。

防制措施 自从四日市哮喘发病以来，各石油联合企业相继采用 150~200 m 高烟囱排烟，对降低地面二氧化硫浓度和该病的发生有一定的作用，但遇不利气象条件时，仍有污染加重的情况出现。该病最有效的防制措施是消除烟尘和设置脱硫装置，并保证脱硫的有效率。此外，这种有严重污染及危害的石油联合企业，应远离居民区，保证有足够的防护距离。

（魏红英）

suzhu

宿主 （host） 能供给病原体营养和场所的生物和非生物介质的统称。人、动物及土壤、水等都可作为病原体的宿主。在传染病中，宿主主要是指人。宿主因素常常决定人感染病原体后的结局，如感染、发病、死亡或者是康复等。

宿主的反应性 机体对入侵的病原体的反应是决定疾病是否发生的根本原因。机体的反应性一般是指人体的防御机能，主要是指机体的免疫性。可概括为非特异性免疫和特异性免疫两种。

非特异性免疫 是机体在长期的种系发育和进化过程中，不断与病原体接触与作用，逐渐建立起来的一系列防卫机制，它是个体生来就有的，所以又称先天性免疫或自然免疫。包括由皮肤、黏膜构成的天然免疫屏障以及由黏膜上皮淋巴系统和巨噬细胞分泌的溶解酶、免疫球蛋白、干扰素等细胞因子所介导的局部免疫作用。

皮肤和黏膜的防御作用 是机体的第一道防线。皮肤和黏膜可阻止病原体侵入机体，还能分泌一些抑菌、杀菌物质，如胃黏膜分泌的胃酸等有杀菌作用。

淋巴和单核吞噬细胞系统 是机体的第二道防线。病原体冲破皮肤和黏膜的防御作用后进入机体组织，多数可沿组织细胞间隙的淋巴液经淋巴管到达淋巴结，然后被淋巴结内的巨噬细胞消灭，从而阻止病原体的扩散，这就是淋巴屏障作用。但若微生物数量较大、毒力较强，它们则有可能冲破淋巴屏障，而进入血液循环，通过血流扩散到组织、器官中。此时，它们会受到单核吞噬细胞系统屏障的阻挡作用。除单核吞噬细胞这类大的吞噬细胞外，机体内还有中性粒细胞和嗜酸性粒细胞等较小的吞噬细胞，与单核吞噬细胞系统一样，小吞噬细胞也分布于全身，可吞噬、消化和消除入侵的病原体。

正常体液的防御作用 人体血液及组织液中，含有补体、调理素、干扰素和溶菌酶等各种抑菌、杀菌或辅助吞噬细胞吞噬病原体的物质，与淋巴和单核吞噬细胞系统屏障共同属于机体的第二道防线。

血脑屏障和胎盘屏障作用 由软脑膜、脉络膜和脑毛细血管等组成的血脑屏障，可阻止病原体等侵入脑脊髓和脑膜内，从而保护机体中枢神经系统免受损害。这种屏障功能是随个体发育而逐渐成熟的，在儿童期还不完善，所以与老年人相比，儿童更易发生脑组织感染。胎盘屏障是由母体子宫内膜的基蜕膜和胎儿绒毛膜滋养层细胞共同组成的。这种屏障不会阻止母子间交换物质，却能防止母体内的病原体侵入胎儿，从而为胎儿的正常发育提供保障。

特异性免疫 是经后天感染或人工预防接种而使机体获得的抵抗感染的能力，又称获得性免疫。该免疫具有特异性且不能遗传，包括体液免疫和细胞免疫。

体液免疫 主要是以机体 B 细胞产生特异性抗体来达到保护目的的免疫机制。抗体是机体在病原微生物或其产物作用下产生的免疫球蛋白。它由抗原刺激产生，能与相应的抗原发生特异性结合。人工免疫即根据这个道理，人为地给机体输入抗原物质，使机体获得对相应疾病的免疫力，保护机体的健康。

细胞免疫 指机体 T 细胞受到抗原刺激后，增殖、分化、转化为致敏 T 细胞，当相同抗原再次进入机体的细胞中时，致敏 T 细胞对抗原产生的直接杀伤作用及所释放的细胞因子的协同杀伤作用。

与传染病流行相关的因素 宿主与传染病的流行密切相关的因素主要包括以下九个方面。

年龄 年龄与传染病的发病率或感染率有关。不同年龄组的人群感染病原体的种类和型别不同。与成人相比，儿童通常易患细菌性脑膜炎，而且感染的病原体与成人不同，如新生儿脑膜炎多是由大肠埃希菌引起，而青壮年的脑膜炎多由脑膜炎奈瑟菌和肺炎链球菌引起。另外，年龄还影响病原体感染的转归，如落基山斑点热在年长儿童和青少年的发病率最高，但该病的病死率却以年龄偏大的成人最高。通过注射疫苗或采取其他的干预措施，可影响传染病发病率的年龄分布，如百日咳疫苗的推广应用使儿童的发病率显著降低，而青年人群的发病率却相对升高。所以在描述传染病的发病率时，计算年龄别发病率非常重要。年龄影响疾病发生的原因主要是：①年龄与病原体的暴露机会和暴露水平相关。如人类免疫缺陷病毒（HIV）的感染高峰在 20 ~ 40 岁，主要是这一年龄段有不良行为方式的人口比例较其他年龄人群高；儿童期出现的小高峰是由母婴垂直传播造成的。②年龄与疾病的免疫性相关。如水痘、麻疹、风疹等主要发生在较低年龄组的儿童是由于他们缺乏特异性免疫保护；老年人传染病发病率较高主要是由于其健康状况不佳（如患有高血压、冠心病等慢性病）、免疫功能低下及长期暴露于潜伏感染的疾病（如结核病）等原因。

性别 许多传染病的发病率与性别有关。这种相关性可能与不同性别对病原体的暴露水平、生活方式、劳动条件和嗜好不同有关。例如，在血吸虫病流行区，一些频繁与水接触的工作，如采水做饭、洗衣、灌溉、收割水稻、垂钓等常具有性别特异性，使不同性别间血吸虫病的发病率出现差异，但若男女暴露机会相同，则两者患病率就会无明显差别。女性易患骨盆炎，进而成为女性患淋病的危险因素，这可能与人体解剖和生理特点有关。还有一些传染病，造成其发病率性别差异的原因尚不十分清楚。例如，结核病的发病率在 24 岁以下没有显著的性别差异，但随着年龄的增长，男性更易感染结核病，这可能与男性免疫监测功能下降等因素有关。

职业 对不同职业人群，传染病发病不同，这主要取决于职业暴露与人的社会地位。例如，从事畜牧业的人群易患布鲁氏菌病，伐木工人易患森林脑炎，皮毛作业工人易患炭疽。

种族 一些传染病的发生与特定的种族有关。如长期的进化和生活习惯使高加索人的结核病发病率较同地区居住的其他种族的人群高。一些种族人群所具备的易感基因和免疫相关基因的单核苷酸多态性也决定了该人群是否容易感染特定的病原体。另外，虽然一些传染病的发生表面上看与种族有关，但实质上常常与不同种族的社会经济条件、风俗习惯、机体免疫状态、免疫接种状况及医疗水平等的不同有关。

遗传特异性 与其他生物相比，人类的遗传特异性较复杂。宿主的基因特异性产生对病原体的易感性差异。近些年来，随着分子生物学技术的发展，有关遗传特异性与宿主易感性差异的研究取得了很大进展。研究发现，有 C5、C6、C7 或 C8 等补体缺陷的宿主易出现淋病奈瑟菌和脑膜炎奈瑟菌的混合感染；有学者提出，镰刀状细胞体杂合子基因型的个体不易感染恶性疟原虫，而镰刀状细胞体纯合子基因型的个体是感染流感嗜血杆菌和肺炎链球菌的高危人群；组织相容性抗原的基因多态性与多种传染病有关，如结核病、乙型肝炎、脊髓灰质炎、麻风病等，特别是组织相容性抗原 B27 基因与胃肠道感染继发关节炎相关。

生理功能 机体的生理功能在一定程度上直接或间接地影响宿主对病原体感染的防御能力。如糖尿病患者患呼吸道、泌尿道和皮肤感染的危险性显著高于正常人群。他们经常感染肠炎沙门菌而引起胃肠炎，感染念珠菌而引起阴道和口腔的炎症，感染铜绿假单胞菌而引起中耳炎和尿道炎等。

饮食与营养 特定的饮食习惯可能影响宿主感染病原体的危险性。例如，饮用未经巴氏消毒的牛奶可引起牛分枝杆菌感染，生食贝类与感染病毒性胃肠炎和甲型肝炎有关，食用未消毒的羊奶酪与布鲁氏菌病的发病有关等。在发展中国家，营养不良常常是造成传染病发病率和病死率较高的主要原因。例如，锌缺乏是腹泻和疟疾等疾病的危险因素；维生素 A 缺乏影响 T 淋巴细胞的成熟，会降低对多糖抗原的免疫力和补体活性，破坏巨噬细胞的抗感染机制，从而提高麻疹的发病率。

行为方式 宿主的生活习惯与行为方式有时会促进感染的发生。例如，一些地区使用未消毒的器具剪断脐带可能会导致新生儿破伤风的发生；一些风俗习惯也可能引起破伤风杆菌的感染，如割礼、穿耳洞、文身等；注射吸毒可以感染很多病毒（如 HIV、乙型肝炎病毒）、细菌（如金黄色葡萄球菌、A 群链球菌）和真菌（如念珠菌）。对于性传播疾病来说，人的行为方式往往是唯一重要的危险因素，采取适当的行为干预措施对控制这类疾病非常重要。

既往感染 研究证实丁型肝炎病毒感染依赖于既往乙型肝炎病毒的感染。上呼吸道病毒感染常破坏纤毛黏膜上皮细胞，从而增加感染肺炎链球菌和金黄色葡萄球菌的危险性。

（胥美美）

suanyu wuran jiankang xiaoying

酸雨污染健康效应 （health effects of acid rain pollution） 酸雨通过呼吸道和皮肤等途径被人体吸收而导致的一系列疾病。

酸雨形成原因 通常认为大气降水与二氧化碳气体平衡时的酸度 pH5.6 为降水天然酸度。人类活动排放的硫氧化物和氮氧化物等污染物进入大气层被氧化并溶于水汽，形成雨、雾、雪和雹等形式的 pH 小于 5.6 的降水，称为酸雨。

酸雨是工业高度发展而出现的副产物，酸雨的形成过程相当复杂，是一种复杂的大气化学和大气物理过程。它的形成与地形、气候、土壤的敏感度、工业结构、布局及能源的开发利用密切相关。由于人类大量使用煤、石油、天然气等化石燃料，燃烧后产生的硫氧化物或氮氧化物在大气中经过复杂的化学反应，形成硫酸或硝酸气溶胶，或为云、雨、雪、雾捕捉吸收，降到地面成为酸雨。另外，大气污染物的中远距离迁移输送，也是清洁区偶尔发生酸雨的原因之一。

酸雨污染的健康效应 酸雨主要通过三种方式对人类的健康产生影响。一是经皮肤沉积而吸收，对人体造成伤害；二是经呼吸道吸入硫和氮的氧化物，引起急性和慢性呼吸道疾病；三是来自地球表面微量金属的毒性作用，酸雨沉降于地球表面后，受地质因素影响，会从土壤和岩石中溶滤出一些金属，其中至少有铅、汞、铝三种。

直接危害 据报道，美国和加拿大每年因酸雨引起心脏和肺功能下降而早亡的人数已超过 5 万人。我国科学工作者通过调查发现，酸雨污染区的儿童，血压有下降的趋势，红细胞及血红蛋白偏低，而白细胞数偏高；一些呼吸道疾病（如咳嗽、鼻塞、哮喘等）的出现率也偏高。在酸雨污染区生活的成人，其患病次数、时间、医药费用等，都明显高于清洁区。其中，呼吸道疾病患病率是清洁区的 4 倍，心血管类疾病患病率是清洁区的 2 倍。实验室研究表明，酸雨对呼吸道中起主要防御功能的细胞有重要损伤作用，会大大提高呼吸道感染和肿瘤的发生率。

间接危害 酸雨不但对人体健康的直接危害非常大，而且其间接危害也是不可忽视的。大气酸性降水对水体、土壤、植物造成的不良影响，不可避免地会间接波及人类和野生动物。土壤重金属元素可以经过水体、食物链影响到动植物和人体健康，是一种潜在的化学"定时炸弹"，酸性降水会使土壤中一些原被吸附固定的环境污染性重金属溶出，使之在植物中积累或进入水体，造成污染。人类和动物食用了污染的植物或饮用了污染的水，会引起疾病，严重的导致死亡。此外水生植物和以河川酸化水灌溉的农作物，因其累积有毒金属，会经由食物链进入人体，这是酸雨对人类健康最可怕的潜在危害。

不同酸性组分的健康效应 大气酸性降水的关键性成分以硫酸和硝酸为主，盐酸及有机酸次之。酸雨对人体健康的影响就是因含有这些酸形成的硫氧化物和氮氧化物而引起的。

二氧化硫 二氧化硫及其形成的硫酸雾是有刺激作用的有害物，会刺激上呼吸道黏膜层的神经末梢，引起支气管反射性收缩和痉挛、咳嗽、喷嚏等。在低浓度的慢性作用下，呼吸道的抵抗力逐渐减弱，诱发慢性支气管炎，严重的还可以引起肺水肿和肺心病。最易受二氧化硫影响的人包括哮喘、心血管病、慢性支气管炎及肺气肿患者以及儿童和老年人。动物实验证明硫酸雾引起的生理反应比二氧化硫气体强 4～20 倍。

一氧化氮　医学研究表明，高浓度的一氧化氮会引起人体中枢神经系统的瘫痪和痉挛，低浓度的一氧化氮毒性不大，但机动车排放的一氧化氮在空气中很快被氧化成二氧化氮，而二氧化氮是毒性很强的腐蚀剂，是一种有刺激性气味的气体。当进入人体肺部时，就会在肺泡内形成亚硫酸和硝酸，影响肺部毛细血管的通透性，导致胸闷、咳嗽、气短等症状。机动车排放的碳氢化合物和氮氧化物在强烈的日光作用下会进一步发生光化学反应，形成毒性很大的光化学烟雾，对人体的呼吸道和眼睛会产生刺激，使红眼病患者增加，增加哮喘病的发病率，并会引起慢性气管炎等疾病的进一步恶化，甚至会诱发肺癌的发生。同时一氧化氮也能与二氧化氮、一氧化碳等污染物并存，这种情况将加剧二氧化氮的危害。

（亚库甫·艾麦尔）

T

特异体质反应（idiosyncratic reaction） 见
毒性作用。

体内毒性试验（in vivo toxicity test） 又
称体内动物试验或整体动物试验，是对整体动
物所进行的毒性试验。体内毒性试验多用于危
险性评定。良好的试验设计、熟练的动物试验
操作技术和技巧是顺利完成动物试验并取得准
确、可靠结果的保证。

原则 体内毒性试验通常是毒性评价或安
全性评价试验，往往由权威机构规定评价程
序。在描述毒理学的试验中，有三个基本的原
则：①外源性化学物在实验动物上产生的作用
外推于人时，其基本假设首先是人是最敏感的
动物物种，其次是人和实验动物的生物学过程
与体重（或体表面积）相关。②实验动物暴露
于高剂量是发现对人潜在危害的必需的和可靠
的方法，一般要设三个或三个以上剂量组，以
观察剂量-反应（效应）关系，确定受试化学
物引起的毒效应及毒性参数；体内毒性试验的
设计并不是为了证明化学品的安全性，而是为
了表征化学品可能产生的毒性作用；体内毒性
试验中试验模型所需的动物总是远少于处于危
险中的人群，为了在少量动物中得到有统计学
意义的可靠结果，需要应用相对较高的剂量，
以使效应发生的频率足以被检测。③成年的健
康实验动物和人可能的暴露途径是基本的选

择，成年的健康（雄性和雌性未孕）实验动物
作为一般人群的代表性试验模型；幼年和老年
动物、妊娠的雌性动物、疾病状态动物作为特
殊情况另做研究。此外，毒性试验中染毒途径
的选择，应尽可能模拟人接触该受试物的
方式。

目的 在使用体内毒性试验进行毒性评价
或安全性评价时，通常有以下几个目的：①获
得受试物毒性作用的表现和性质方面的资料，
在急性和慢性毒性试验中，观察受试物对机体
的有害作用，对有害作用的观察应该是对每个
实验动物进行全面的、逐项的观察和记录；发
现有害作用是进行剂量-反应（效应）研究的
前提。②获得受试物毒性作用的剂量-反应
（效应）关系。③确定受试物毒性作用的靶器
官。④确定受试物引起机体损害的可逆性。
⑤获得其他毒性作用的敏感检测指标和生物标
志。⑥探索受试物毒性作用机制。⑦对受试物
的毒物代谢动力学和中毒解救措施的研究。

设计要点 良好的试验设计不仅是试验过
程的依据和结果处理的先决条件，而且也是达
到科研目的的重要保证。毒理学动物试验设计
内容包括以下方面。

设计基本原则 所有毒理学试验设计都必
须符合随机、对照、重复三个基本原则，参见
毒性试验中的原则。

实验动物的选择 在毒理研究中，选择合
适的实验动物对于得到准确、可靠的研究结果

有重要的意义。人和实验动物在毒性作用的性质或毒性反应程度上表现有所不同。恰当地选择实验动物的物种，是通过外推评价人体毒性作用的前提。

物种选择 基本原则是：①选择对研究因素毒性反应及代谢特点与人类接近的物种；②选择易于饲养和试验操作的物种；③选择自然寿命不太长的物种；④选择经济并易于获得的物种。毒理学试验常用的动物有大鼠、小鼠、豚鼠、家兔、比格犬等，每一种动物都有其独自的特点及优缺点，实际上很难有一种动物能完全符合以上的选择原则，需要依照研究目的及条件进行选择。目前常规选择物种的方式是选用两个物种，一种是啮齿类，另一种是非啮齿类，最常用的啮齿类是大鼠和小鼠，非啮齿类是狗。豚鼠常用于皮肤刺激试验和致敏试验，家兔常用于皮肤刺激试验和眼刺激试验。遗传毒理学试验多用小鼠，致癌试验常用大鼠和小鼠，致畸试验常用大鼠、小鼠和家兔。迟发性神经毒性试验常用母鸡。

品系选择 同一物种不同品系的实验动物对外源性化学物的毒性反应可能会有差异，所以毒理学研究要选择适宜的品系，对某种因素的毒理学系列研究应固定使用同品系动物，以保证研究结果的稳定性和可比性。实验动物遗传的均一性排序为近交系最高、杂交群次之、封闭群较低。

微生物控制级别选择 根据对动物微生物控制的净化水平，实验动物可分为无菌动物、悉生动物、无特定病原体动物（specific pathogen free，SPF）和普通级动物。毒理学试验中对于大鼠、小鼠等实验动物的要求为SPF级动物或以上，用普通级动物进行的试验是不被认可的。国际上，SPF动物已成为进行毒理学试验的标准实验动物。

个体选择 实验动物对毒物的反应不仅存在种属差异，而且还具有个体反应的差异。个体的选择通常包括以下要素：①年龄，毒理学试验选用实验动物的年龄取决于试验的类型，急性试验一般选用成年动物；亚慢性、慢性试验因试验周期长，同时要观察动物的发育情况，应选用较年幼的或初断乳的动物，以使试验周期能覆盖成年期。②性别，如实验动物性别无特殊要求，一般应选雌雄两种性别；如果已知不同性别的动物对受试物敏感性反应存在性别差异，应选择敏感性别的动物，或者应将不同性别动物的试验结果分别做统计分析。③生理状态，动物的特殊生理状态如妊娠、哺乳等对试验结果影响很大，毒理学试验一般应选用未产、未孕的雌性动物。④健康状况，毒理学试验应选用健康动物，为确保实验动物的健康，一般需在试验前检疫观察1~2周。

实验动物分组与剂量选择 在毒理学试验中，最重要的就是研究剂量-反应（效应）关系。机体内出现的某种损害作用，如果肯定是由某种外源性化学物所引起，一般来说就应存在明确的剂量-效应关系或剂量-反应关系。通常随着剂量的增长，效应强度与反应发生率也会增强。剂量-反应（效应）关系的存在是确定外源性化学物与有害作用的因果关系的重要依据。在毒理学试验中，一般至少要设3个剂量组，即高、中、低剂量组。原则上，在设计剂量时，高剂量组应出现明确的有害作用，染毒量已达到染毒的极限剂量，如大鼠、小鼠灌胃或注射的最大容量；低剂量组应不出现可观察到的有害作用（相当于未观察到有害作用的剂量，NOAEL），低剂量组的剂量应当高于人体可能的接触剂量（相当于观察到有害作用的最低剂量，LOAEL）；中剂量组的剂量介于高剂量组和低剂量组之间，应出现轻微的毒性反应。高、中、低剂量组的剂量一般按等比数设置，也可根据具体剂量范围设置恰当的剂量组别。除了剂量处理组之外，毒理学试验中常用的对照有四种，即未处理对照组（空白对照组）、阴性（溶剂/赋形剂）对照、阳性对照和历史对照。对照是比较的基础，通过设立对照可以较好地控制试验中的混杂因素和偏倚，得到可靠的试验结果。

确定试验期限 大部分毒性试验的期限在某种程度上由定义所决定，例如，急性毒性试验是一次或 1 天内多次染毒，观察 14 天；亚慢性毒性试验规定为染毒持续至实验动物寿命的10%，对大鼠和小鼠为 90 天，对狗应为 1 年；慢性毒性试验或致癌试验一般规定为持续至实验动物寿命的大部分。而某些试验，如致畸试验和多代生殖试验的试验期限是由受试实验动物物种或品系而决定的。

受试物处理 试验前需了解受试物的化学结构、纯度、杂质成分、理化性质特别是挥发性、溶解性等，检索与受试物化学结构和理化性质相似化学物的毒性资料。计算试验所需受试物的总量，一次备齐全部试验的用量，以同一批号为宜。受试物配制时，经口染毒时水溶性受试物的溶剂通常为蒸馏水或去离子水；注射等胃肠道外染毒需用生理盐水，保持与体内渗透压一致；不溶于水的受试物应溶于或悬浮于适当的溶剂中，最常用的是天然植物油，如玉米油和橄榄油等。受试物浓度要根据受试物的毒性大小和实验动物的适宜染毒量适当配制。受试物一般应现用现配，除非已证明溶液贮存是稳定的。

实验动物染毒 染毒方式选择主要考虑保持与人实际接触该受试物的途径和方式一致。实际工作中需根据有关机构的毒性评价程序的要求、受试物的性质和用途以及便于不同化学物之间毒性大小的比较等因素做出决定。急性毒性试验最常用的染毒途径为经口（胃肠道）、经呼吸道、经皮及注射途径；慢性毒性试验常用的染毒途径为经口、经呼吸道。经口染毒可分为灌胃、喂饲、吞咽胶囊等方式。经呼吸道染毒方式分为吸入和气管内注入。注射途径可分为静脉注射或滴注、腹腔注射、肌内注射、皮下注射、皮内注射和椎管内注射等。具体试验中根据受试物特性、技术难度、工作量等因素进行选择。

试验指标选择 试验指标是在试验观察中用于反映研究对象某些可被检测仪器或研究者感知的特征或现象的标志。试验指标选择的基本条件包括特异性、客观性、灵敏度、精确度、可行性和认可性。试验指标选择依据通常有两条：①根据试验的目的、任务和内容选择指标。②根据化学物的种类和用途来选择国家标准、部委和各级政府发布的法规和行业规范中相应的程序中的试验方法，并根据要求来选择指标。

统计学处理方法 在毒理学试验的设计和实施中应贯彻试验设计的对照、随机和重复的原则，试验的各剂量组所得到的结果应与阴性对照组比较。根据试验结果的变量类型是数值变量（计量资料）还是分类变量（计数资料）、试验设计、试验目的等选用不同的统计分析方法。此外，在评价毒理学试验的结果时，应综合考虑生物学意义和统计学意义。统计检验的假设是关于总体特征的假设，检验方法以统计量的抽样分布为根据，得到的结论是概率性的，不是绝对的肯定或否定，不等同于有或无生物学意义。应该综合运用统计学分析结果、生物学知识和经验，对试验结果做出科学的判断和解释。

试验实施和观察 根据以上试验设计，做好试验准备和预备试验后，进行试验及其结果的观察记录，试验过程中应熟练掌握试验方法，用量准确，严肃认真地操作，经分析属于错误操作或不合理的结果应重做试验，同时应仔细、耐心地观察试验过程中出现的现象（结果），并进行思考，做好试验记录。试验记录的项目和内容为：①试验基本信息，包括试验名称、试验日期、试验者；②受试对象，包括动物种类、品系、编号、体重、性别、健康状况、饲料、离体器官名称等；③试验药物或试剂，包括名称、来源（生产厂家）、剂型、批号、规格和纯度等；④试验仪器，如主要仪器名称、生产厂家、型号、规格等；⑤试验条件，如试验时间、室温、动物饲养环境、恒温条件等；⑥试验方法及步骤，如动物麻醉、固定、分组、染毒剂量和途径、测量方法等；⑦试验指标，包括名称、单位、数值及不同时间的变化、试验方法等；⑧数据处理，包括试验结果的整理、统计方法与结果等。

（魏红英）

体外毒性试验 （in vitro toxicity test） 采用动物离体器官、组织和细胞进行的毒性试验，与体内整体动物试验相对。体外毒性试验可严格控制实验条件，用于外源性化学物的毒性筛选和毒性作用机理的研究。

目的 体外毒性试验能够对外源性化学物的细胞毒性和遗传毒性进行测试，细胞毒性测试主要研究外源性化学物对受试细胞的细胞存活、细胞增殖、细胞氧化应激反应、活化代谢及细胞膜结构的损伤等的影响；遗传毒性测试主要研究外源性化学物对受试细胞的 DNA、染色体等遗传物质的损伤及致突变、致畸变的影响。

基于以上目的，常用的体外试验体系有以下五类：①脏器灌流。如肝脏灌流、肠灌流、心脏灌流等。②脏器切片。肝脏、肾脏、脑及心脏均可以制备切片，其优点是保持了细胞之间的结构，且操作也比脏器灌流容易，但切片内的细胞易于缺氧，且受试物分布不易均匀。③体外细胞培养。这是毒理学中使用最广泛和最深入的体外试验系统，常见的包括悬浮液中的新鲜游离细胞、原代培养细胞、细胞株、细胞系及复合培养的细胞等。④亚细胞组分。如细胞膜、微粒体及线粒体等。⑤全胚胎培养和组织块培养等。

优缺点 优点包括：①简便且易于利用人体细胞。②可控制环境因素，排除体内各系统间相互作用的影响，特异地体现毒物对某靶细胞的效应。③可对化学物质的相互作用进行试验研究，可进行复杂的相互作用的试验系统间的试验，如混合细胞培养等。④减少整体动物的使用，是毒性替代试验发展的主要内容。⑤每一剂量水平可利用大量的生物样品，如细胞或细胞器。⑥试验间的误差较少，且可同时和/或反复多次取样，实验结果较为准确可靠。⑦减少时间，体外毒性试验结果可迅速得出，减少了了解新化学物毒理学资料所需的时间。

缺点包括：①体外到体内的外推问题，体外试验与整体系统有差异，如何将体外毒性试

验的剂量外推到相应的体内实际剂量是体外毒性试验需要解决的难题，毒物代谢动力学有望来解决该问题。②体外试验由于脱离整体的体内环境，往往缺乏毒理学反应的调控因素，如细胞与组织的修复过程以及各系统不同类型细胞间的相互影响等，得到的结果与体内结果有一定的差异。③体外系统仍难以达到长期维持生理状态的要求，因此体外毒性试验难以预测慢性毒性。

设计要点 利用体外细胞培养技术进行体外毒理学评价研究的设计要点包括以下几个方面。

细胞类型的选择 细胞类型的选择取决于试验目的。化学物的一般毒性研究应选择生长迅速且易于处理的细胞系；选择来源于人体的组织细胞，可减少试验结果的物种差异和试验结果外推的不确定性；机制研究多使用原代培养的细胞，不用细胞系，因为培养的细胞系细胞会表现出与原代细胞不同的功能和特性。

细胞特性的了解 代谢活化的细胞经 8 ~ 24 h 培养后，细胞色素 P-450 活性会迅速下降，因此会出现细胞对需代谢活化的化学物不够敏感的现象，必要时可采用加 S9 即肝匀浆液的去线粒体上清液（需加 NADPH 生成系统），或与原代肝细胞复合培养的方法加以解决。

受试物给予 应根据受试物的理化特性进行合适的处理。许多受试物由于水溶性较低，在加入培养液前，常需溶于有机溶剂，而有机溶剂对细胞有损害作用，故应评价有机溶剂的毒性作用，且一般限制有机溶剂质量分数在 1% 以下，同时需设立有机溶剂对照和培养液对照；不溶性的受试物，一般是混悬于培养液或者先溶于溶剂，再加入培养液，在染毒之前应注意混悬液的均一性。

需要设立阳性对照 指采用经过研究或公认有特定作用的化学物来验证试验系统的重现性，如在代谢活化研究中常选择环磷酰胺为阳性对照物。

选择观察的毒性指标 常用的有细胞存活率、细胞膜损伤、细胞凋亡、大分子物质合成

与降解、某些功能习惯指标以及细胞形态学改变等。依据不同的试验目的和试验条件选择观察的毒性指标和观察终点。

重复实验 是得到明确的阴性结果和阳性结果的质控良好的实验，不强调要求重复。可疑结果则应重复实验，最好改变剂量范围或剂量间隔、改变 S9 浓度或改变实验方法进行重复。

试验实施 一般步骤包括：①选择实验体系，如器官、组织或细胞，哪个组织（如心、肝、肾、皮肤、免疫和神经等）的细胞，原代培养细胞还是细胞系或混合细胞培养体系，一般根据实验目的和受试物的毒性决定。②确定染毒剂量，一般根据预实验确定，根据实验目的选择具有一定细胞存活率的剂量作为最高染毒剂量，低剂量可依次倍比降低。③确定染毒时间，不同的毒性效应出现的最敏感的时间点不同，根据选择的毒性指标既可选择相同的时间点，也可选择不同的时间点，或者可选择一个以上的时间点，此时可研究时间—效应关系。④选择毒效应指标，主要根据实验目的确定实验指标，某项效应可能不止一项指标，此时可选择最被公认的指标或两项指标联合使用，以提高实验结果的可靠性。⑤选择具体的测定方法，确定了实验指标后，需要确定测定指标的具体方法，很多指标如细胞活力和细胞凋亡、细胞 DNA 损伤或氧化应激损伤等均不止一种测定方法，一般应选用公认的成熟、稳定的方法，但实验方法往往受到研究条件和经费等的限制，应综合考虑。⑥根据以上确定的各项实验条件进行实际操作，需要遵循随机、对照、重复的实验原则，确保得到准确可靠的结果。⑦统计学处理，由于系统误差和随机误差的存在，实验往往需要用统计学方法进行分析处理，排除偶然因素导致的阳性或阴性结果。

（魏红英）

tiyu yu youle changsuo weisheng
体育与游乐场所卫生 （hygiene of sports and amusement places） 研究人们进行各项体育活动和游乐活动等场所的环境因素与在其内活动的人群的健康关系的公共卫生分支。

体育与游乐场所 现代体育与游乐场所种类繁多，主要包括体育场（馆）、游乐场所，是一类较大的公共活动场所。体育与游乐场所与人们的健康有着重要的关系。如果它们卫生管理不到位，不仅不能满足体育锻炼的要求，反而会因疾病的传播而损害人们的身体健康。

卫生特点 体育场（馆）及游乐场所的建筑形式归纳起来主要有两种，一种是室内封闭型，另一种是露天开放型。室内体育馆又称全天候体育场。很多运动量大的活动都是在室内进行，所以如果场馆设置不当，会使空气中有害物质浓度增高，病原微生物数量增多、聚集并不易扩散。人群活动时间越长，污染物浓度越高。人们在这种环境条件下逗留过久，极易造成呼吸道疾病传播。露天体育场所设围墙为屏障，容纳人数多，场内空间大，但卫生管理一般较差，不但易受外源性环境污染，而且场地内也容易因随地丢放生活废物而被污染。加上人群密集，容易造成疾病传播，从而危害人们的身心健康。影响体育场（馆）及游乐场所卫生的因素很多，其危害程度与建筑设计的形式、人员流动量、活动场地的大小、卫生设施配套情况等有着密切的联系。

采光照明 由于体育场（馆）及游乐场所的场地面积大，使得场所内自然采光差，而人工照明也有限，因此容易造成整个场所的采光不良。观众厅和运动场地本身存在的照明差异都加剧了这一问题。

微小气候 大型的公共场所在设计上除了充分利用自然条件外，还离不开人工条件。但是这些场所一旦人员密集、通风条件差（如无机械通风设备）、暖通设备使用不正常时，就会使场所内空气流通不畅、有害气体积累，导致微小气候不良。这种情况下会使人产生明显的不适感，对运动员和观众健康造成不利影响。

主要有害因素及来源 主要有以下几个方面。

噪声 体育场（馆）内及游乐场所的噪声

较大，是危害体育场（馆）及游乐场所卫生的重要因素。其污染源主要有播音喇叭、人群喧哗，还有观众的呐喊、拍掌声、人群走动脚步声以及一切运动、活动发出的声音。如果场所内建筑设计不合理，消声功能差，会加剧场所内噪声，危害运动员和观众的身心健康。

一氧化碳 体育场（馆）及游乐场所内的一氧化碳主要来自烟草的燃烧，由体育场（馆）及游乐场所内人员的吸烟行为所致，加上人数较多，空间较为密闭，导致场所内空气中一氧化碳含量升高，影响人群健康。

二氧化碳 场所内二氧化碳浓度的大小取决于场内人数的多少，人流量越大，场所内通风条件越差，二氧化碳的浓度就越高。

装饰装修材料释放出的化学物质 体育场（馆）及游乐场所的建筑材料、装饰装修材料、各种座位以及其他室内体育设施的人造板材、泡沫塑料材料和涂料、黏合剂等都可以释放出大量的化学物质，主要有甲醛、苯、甲苯、二甲苯等。这些化合物不但有毒性，还具有特殊的刺激性气味，对健康造成危害。

室内通风换气效果差，新风量不足 在人员集中的室内环境中，首先要加强自然通风，尤其是表演散场后，更应开窗以充分通风换气或机械通风。如果是中央空调，应根据实际的空气污染程度，加大新风量。人们活动在这种污染的环境中会产生各种不适感，出现不良建筑物综合征，甚至感染上呼吸道传染病。

卫生要求 体育馆和游泳场所的卫生要求分别如下（注：游乐场所和体育场暂无）。

体育馆的卫生要求 应按照《体育馆卫生标准》（GB 9668—1996）执行，该标准规定了体育馆内的微小气候、空气质量、通风等标准值及其卫生要求：①体育馆内的卫生标准值是：采暖地区冬季室温≥16℃，相对湿度应为40%~80%，风速应≤0.5 m/s，二氧化碳含量≤0.15%，甲醛含量≤0.12 mg/m³，可吸入颗粒物含量≤0.25 mg/m³，空气细菌数≤4 000 cfu/m³（撞击法），比赛时观众席照度应>5 lx。②体育馆内应有机械通风装置。

使用空调时观众席的新风量每人每小时不低于20 m³。③根据观众厅的座位数分设有相应蹲位的男女厕所，厕所应有单独通风排气设施并无异味。④应采用湿式清扫，及时清除垃圾，保护环境整洁。⑤体育馆内禁止吸烟。

游泳场所的卫生要求 无论是天然游泳场所还是人工游泳场所，必须按照《游泳场所卫生标准》（GB 9667—1996）执行。该标准规定了游泳场所水质卫生标准值、经常性卫生要求及设计卫生要求：①该标准对人工泳池和天然泳池中水质及空气卫生多项指标制定了标准值。②经常性卫生要求包括游泳场所的通道及卫生设施应保持清洁无异味并定期消毒；严禁患有肝炎、心脏病、皮肤癣疹、重症沙眼、急性结膜炎、中耳炎、肠道传染病、精神病等患者和酗酒者进入人工游泳池游泳等。③设计卫生要求方面主要对选址规划、新建改建、馆内设施等方面进行了规定。 　　　（董凤鸣）

tongtongbing

痛痛病 （itai-itai disease） 长期食用含镉大米和饮用水而引起的以骨关节疼痛甚至全身疼痛为特征的一组病症。痛痛病首先发生在日本富山县神通川两岸地区，是日本的第一公害病。

病因 由于神通川上游铅锌矿的含镉选矿废水和矿渣污染了河水，下游居民用河水灌溉稻田，致使土壤受到镉污染，该地区土壤、饮水等含镉量较高。居民长期食用含镉米（每日仅从大米便可摄入300~400 μg镉）、蔬菜及饮用水，使镉在体内蓄积，引起慢性镉中毒即痛痛病的流行。

流行病学 痛痛病患者的分布与米镉浓度的分布极为一致，高发区米镉浓度同该病的发生强度呈明显的剂量-反应（效应）关系。此外，该病患者的尿和各脏器含镉浓度都高于健康对照者，尿镉浓度与尿蛋白阳性率之间呈线性关系，具有镉中毒独特的肾小管功能损害。痛痛病的发病年龄为30~70岁，发病率高峰在60岁。主要侵犯妇女，更年期妇女和多产妇好发，男性病例极少。

发病机制　镉进入体内后主要蓄积于肾脏和肝脏，从而对其造成损伤。镉所致的肾损伤由镉-金属硫蛋白复合物所引起，该物质主要蓄积在肾脏损害肾小管，肾损伤后可使肾中维生素 D_3 合成受阻，影响人体钙磷代谢平衡、钙的吸收和成骨作用。同时，镉使骨胶原肽链上的羟脯氨酸不能产生醛基，妨碍骨胶原的固化与成熟，最终导致骨骼软化。近年来研究证明，低水平镉接触仍能引起肾脏损害。

临床表现　该病潜伏期一般为 2～3 年，长的可达 30 年。病程多属慢性，一般可分潜伏期、警戒期、疼痛期、骨骼变形期及骨折期。初发患者多有大腿和腰部疼痛，并逐渐扩展至全身各部。身体稍有活动便发生疼痛，深呼吸或咳嗽可致背部剧痛。主要症状是骨质疏松、全身疼痛，疼痛程度逐渐加剧，范围逐渐扩大遍及全身，性质刺痛，止痛药无效。患病数年乃至数十年后不能行走，轻度外力足以造成病理性骨折；骨 X 线特征表现为高度骨萎缩，四肢弯曲变形，脊柱受压且缩短变形，骨盆、肋骨、胸廓、腰椎等发生明显变形，可见全身多发性骨折，行动困难。镉沉积于肾脏使肾小管上皮细胞变性，出现再吸收障碍，出现蛋白尿、血尿，肾小球功能一般不受影响。镉中毒还可引起贫血、睾丸组织损伤以及癌症等。患者由于运动受限而长期卧床不起、疼痛难忍、睡眠不安、营养不良，最后可衰竭至死。痛痛病死者有高度老年性动脉硬化性肾萎缩，并伴有明显的钙质沉着和肾盂肾炎。

诊断　1967 年以前日本将病人分为 5 类，即确诊病人、非常可疑病人、可疑病人、需要进一步随访及不可疑病人。1972 年日本的痛痛病诊断标准确定必须具备以下全部条件：①在镉污染区居住，有镉接触史；②无肾小管功能障碍及骨质疏松伴有骨软化的先天性疾患，而是成年后发现的（主要是更年期后的女性）；③出现肾小管功能障碍；④X 线及活检证实骨质疏松伴有骨软化。若不能确诊为骨软化（或疑似骨软化），但符合痛痛病检查结果者也可

确诊。近年来诊断的基准更严格了，如果不能确诊为骨软化，则日本痛痛病与镉中毒鉴别委员会不予接受为痛痛病。

防治措施　痛痛病的预防主要针对消除镉污染和减少人群暴露两方面来进行，具体措施包括：①环境镉污染治理，主要是对含镉工业"三废"的综合治理。对含镉废水应进行处理，防止污染土壤和水体；也可实施深埋表层土壤、移进新的表面土壤的措施。②减少个体摄入。对于普通人群，镉的污染主要由口进入，因此防止镉对食品的污染、加强食品的污染监测是杜绝镉从口而入的有效措施；研究表明，食品种类中，烟叶中镉的含量较高，其次是家畜内脏、贝壳类水生生物。③减少作业人群暴露，进行就业前体检及定期体检，慢性呼吸系统疾病、肝肾疾病、贫血、高血压、骨质软化症为我国镉职业的禁忌证；定期测定镉作业车间空气中的镉浓度，熔炼镉及产生氧化镉烟尘的车间应有良好的通风除尘、排气及局部密闭隔离设施；镀镉零件及镀镉金属板避免无防护措施下进行切割、焊接及热加工，严格执行个人防护用品的使用。

痛痛病至今尚无特效的治疗方法，而且体内积蓄的镉也没有安全有效的排出方法，除可用络合剂化学促排外，主要是脱离镉接触和增加营养，实质是补钙、补锌及其他有益微量元素以替代镉，从而缓减和消除镉的毒害。服用大量钙剂、维生素 D 和维生素 C 有助于拮抗镉的毒性和缓解症状。晒太阳和用石英灯照射也有较好效果。

（魏红英）

tufa huanjing wuran shijian weisheng yingji
突发环境污染事件卫生应急　（health emergency treatment of unexpected environmental pollution incidents）　针对突发环境污染事件，各级各部门根据实际情况，为达到控制污染、减少危害的目的，根据卫生应急预案和相关法律法规而采取的卫生处置措施和行动。突发环境污染事件发生的时间、地点、环境具有很大的不确定性，在瞬时或短时间内排出大量的有

毒有害物质,对环境和人群健康造成严重损害。不同的污染事故需采取不同的现场处置方法,快速合理地进行处置可以最大限度地降低危害、减少损失。

饮用水源突发环境污染事件卫生应急

主要包括确认污染物危害和毒性,确定饮用水水源的基本情况以及监测和处理等。

基本处置原则 首先应当确认和处理污染源。通过初步判断与监测分析,确认污染物及其危害与毒性;然后按照污染源排查程序,确定污染源并将其切断,并对同类污染源进行限排和禁排。查明污染源后,应当对下游水污染情况进行处理:①确认污染源下游供水设施的设计规模和日供水量,服务区及服务人口以及设施管理部门的联系方式,以便及时联系处理;②明确取水口名称、地点及与污染源和服务人口的距离、地理位置(经纬度)等,确认供水水源是否受到污染;③明确地下水的取水情况,确认地下水服务范围内灌溉面积、基本农田保护区情况,以查明是否有地下水污染及其灌溉渠所致农田污染;④在确认污染源和供水情况及进行可能的污染情况的分析后,应立即通知下游可能受到突发水污染事件影响的对象,特别是可能受到影响的生活或其他用水取水口,以便及时采取防备措施。之后,应当继续监测污染状况及分析污染物的扩散和消减规律,为本次污染事件的近远期防护和未来的危害预警提供支持。具体应根据各断面污染物监测浓度值、断面水流速度、各段水体的库容量、上游输入或支流汇入水量、流域河道地形和污染物降解速率等,计算水体中污染物的总量及各断面通量,建立水质动态预警预报模型,预测预报污染带前锋到达时间、污染峰值及出现时间、可能超标天数等,以便采取各种应急处理措施,将可能的环境危害和人群危害降到最小。

处置措施 首先,应及时切断污染源,防止污染源的持续排放,从根本上阻断污染状况的持续;其次,应降低已经排入水中的污染物浓度,这是降低污染危害的重要措施,具体可

参考供水设计对污染物进行分段阻隔、逐步削减和逐渐稀释;最后,应同时启动自来水厂应急工程或备用水源,这是减少污染危害和保证合格用水的直接有效措施,但持续时间不长,最终还得依靠前两个措施。总之,三个处理措施应相互结合,既达到降低污染的近远期危害的目的,又能保证生产生活的正常有序进行。

毒气泄漏突发环境污染事件卫生应急
相关部门接到毒气事故报警后,必须立即启动救治措施,工作人员应携带足够的氧气、空气呼吸器及其他特种防毒器具赶赴现场,并保障工作人员、个人防护装备和车辆等设施的有力补给。此外,在救援的同时应该迅速查明毒源并尽可能切断或堵漏,及时划定警戒区域,避免更大范围的危害。现场的处理应遵循"救人第一"的原则,积极抢救已中毒人员,同时立即疏散受毒气威胁的群众。

对毒气泄漏事件的处置具体包括"救人、堵漏、疏散、消毒"四大方面的措施。大多数毒气事故都是毒气泄漏造成的,毒气可在短时间内达到较高浓度,可危害接触者的健康甚至致死,因此及时抢救中毒人员是第一要务。其次,应迅速查明毒源并尽可能堵漏,消防人员可与事故单位的专业技术人员密切配合,查明毒气泄漏来源,采用关闭阀门、修补容器或管道等方法,阻止毒气从设备的裂缝、容器或管道继续外泄,以防止危害态势的进一步扩大。再次,对于可能受到毒气危害的群众,应尽量扩大范围进行疏散,将可能的人员伤亡降到最低。然后,对已泄漏出来的毒气必须及时进行洗消,对失控设备进行抢修,抢修愈早,受污染面积愈小;在抢修区域,直接对泄漏点或泄漏部位进行洗消,为抢修设备起到掩护作用;同时应做好事故现场的应急监测,及时查明泄漏源的种类、数量和扩散区域,明确污染边界,确定洗消量。最后,要严防污染扩散,可采取救援器材与消防专业装备器材相结合的措施,有效防止污染扩散。

交通事故引发的环境污染事件卫生应急 随着道路交通的不断发展和化学品运输车

辆的持续增加，近年来由交通事故引发的化学品环境污染事件在全部突发环境事件中所占比例越来越大。然而危险化学品运输车辆的流动性以及运输危险化学品种类等的不确定性给应急处置工作带来很大难度。

基本处置原则 主要包括：①划定紧急隔离带。一旦发生危险化学品运输车辆泄漏事故，首先应由交警部门对道路进行戒严，划定紧急隔离带，避免危害的扩大，在未判明危险化学品种类、性状、毒性特点、危害程度时，严禁半幅通车。②判明危险化学品种类。隔离后应立即进行现场勘察，通过查看运载记录、向当事人询问、利用应急监测设备等方法迅速判明危险化学品种类、危害程度、扩散方式，并根据事故点地形地貌、气象条件，依据污染扩散模型，确定合理的警戒区域并进行交通管制。③迅速查明敏感目标。在现场勘察的同时，迅速查明事故点周围的敏感目标，包括 1 km 范围内的居民区（村庄）、公共场所、水源、河流、水库、交通要道等，以防止污染物进入水体造成二次污染，并为群众转移做好前期准备工作。④应急监测。根据现场情况，立即制定应急布点方案，通过应急监测数据确定污染范围及扩散模式，完善敏感目标调查数据。⑤群众转移。根据现场危险化学品种类、泄漏量、扩散方式、危害程度决定是否进行群众转移工作。⑥生态修复。根据调查监测结果，估算及评价污染事故对周围生态环境的影响，确定生态修复方案。

处置措施 针对不同的污染物形态，处置措施主要包括：①气态污染物。应修筑围堰，之后由消防部门在消防水中加入适当比例的洗消药剂，在下风向喷雾洗消，消防水收集后进行无害化处理。②液态污染物。在污染物周围修筑围堰，防止危险化学品进入水体和下水管道，或利用消防泡沫覆盖或就近取用黄土覆盖，进一步收集污染物进行无害化处理。在有条件的情况下，利用防爆泵进行倒罐处理。③固态污染物。对于易爆品，用水浸湿后，用不产生火花的木质工具小心扫起，进行无害化处理；对于剧毒品，应穿着全密闭防化服并佩戴正压式空气呼吸器（氧气呼吸器）进行清扫，避免扬尘，小心扫起收集后做无害化处理。

城市光化学烟雾突发环境污染事件卫生应急 光化学烟雾是由汽车、工厂等污染源排入大气的碳氢化合物和氮氧化物等一次污染物，在阳光紫外线的作用下发生光化学反应，生成的臭氧、醛、酮、酸、过氧酰基硝酸酯等二次污染物的混合物所形成的烟雾污染，以臭氧和过氧酰基硝酸酯为主。光化学烟雾污染按照代表性污染物臭氧的浓度水平划分为 3 个级别。Ⅰ级为城区和近郊区有 2 个或 2 个以上监测站点的臭氧小时平均质量浓度大于或等于 550 $\mu g/cm^3$（臭氧空气污染指数为 400），根据预测并仍将持续 2 h 以上。Ⅱ级为城区和近郊区有 2 个或 2 个以上监测站点的臭氧小时平均质量浓度大于或等于 450 $\mu g/cm^3$（臭氧空气污染指数为 300），根据预测并仍将持续 2 h 以上。Ⅲ级为城区和近郊区有 2 个或 2 个以上监测站点的臭氧小时平均质量浓度大于或等于 320 $\mu g/cm^3$（臭氧空气污染指数为 200），根据预测并仍将持续 2 h 以上。

根据城市光化学烟雾污染的级别，分别采取以下控制措施。

Ⅰ级污染事故采取强制级控制措施 在采取Ⅱ级污染事故限制级控制措施的基础上，通过各种渠道在全城范围内发布环境污染警报，并保持警报信息发布直至烟雾污染事故警报解除。对重点大气污染源实施停产、禁排措施；实施更加严格的交通管制，对污染物排放水平较高的机动车禁止上路行驶，重点区域内除采用清洁能源的机动车、应急车辆和急救车辆外，社会车辆全部禁行；城区小学和幼儿园全部保持关闭；禁止普通人群上街活动。环保部门应进一步加强对重点污染源的监督和执法检察，在光化学烟雾污染重点区域和烟雾下风向设立应急流动监测点，及时向指挥部报告实时监测数据，每 5 min 至少应报告 1 次重点监测点位的监测数据，并同时进行污染预报；对未安装连续在线自动监测设备的重点污染源派专人蹲点监督；气象部门开展临界气象预报，每10 min至少应进行1次气象预报。

Ⅱ级污染事故采取限制级控制措施 在采取Ⅲ级污染事故通告级控制措施的基础上，还应采取以下措施：①进一步及时通告，通过主要道路沿线和公共场所里的电子显示牌及时向市民通告污染水平和污染区域，并保持信息发布直至烟雾污染事件警报解除；②对重点大气污染源采取限产、限排措施；③实施交通管制，应对污染物排放量较高的机动车采取临时限行，重点污染区域的小学和幼儿园在烟雾污染事件警报解除之前保持关闭；④环保部门加强对重点污染源的监督和执法检察，在重点区域开展应急流动监测，每10 min至少应报告1次重点监测点位的监测数据，同时进行污染预报；⑤气象部门开展临界气象预报，每15 min至少应进行1次气象预报。

Ⅲ级污染事故采取通告级控制措施 在事故发生后的1 h内，有关部门应立即通过电视、广播、互联网等媒体及时向市民通告污染状况和污染水平，公布污染严重区域，并发布针对不同人群的健康保护和出行建议，建议呼吸道疾病患者、哮喘病患者、老年人和婴幼儿等敏感人群减少户外活动。同时鼓励公众减少有污染物排放的活动，鼓励企业自愿减排；并保持信息发布直至烟雾污染事故警报解除。

危险化学品泄漏突发环境污染事件卫生应急 危险化学品由于其不稳定性、易燃易爆性、毒害性、腐蚀性和用量大，成为导致突发环境污染事件的主体。

基本处置原则 在化学品生产的各个环节，对所有可能产生液态污染物和洗消废水的工艺过程，都必须收集污染物到专用储罐，同时必须修筑围堰、封闭雨水排口，将收集的污水送至污水处理系统进行无害化处理，避免直接排放。大量生产和使用危险化学品的企业应该有应急处理装置和应急池，一旦发生事故，尽量将污染范围控制在厂区内，减少事故危害范围和影响。

处置措施 包括切断污染源和泄漏物处置两大方面的措施。

切断污染源 对于不同类型的危险品，应采取不同的措施。对于易燃易爆危险化学品，当其贮罐泄漏时，应立即划定警戒区，并立即在警戒区内停电、停火，灭绝一切可能引发火灾和爆炸的火种。若危险化学品贮罐因泄漏引起燃烧，应积极冷却，稳定燃烧，防止爆炸；同时组织足够的力量，将火势控制在一定范围内，用射流水冷却着火及邻近罐壁，并保护相邻建筑物不受火势威胁，控制火势不再扩大蔓延。在未切断泄漏源的情况下，严禁熄灭已稳定燃烧的火焰。在切断泄漏源且温度下降之后，向稳定燃烧的火焰喷干粉，以覆盖火焰、终止燃烧、达到灭火目的。在保证安全的情况下，最好的办法是通过关闭有关阀门从根本上切断泄漏源。若各流程管线完好，可通过出液管线、排流管线将物料导入某个空罐。如发生管道破裂，可用堵漏器、木楔子或卡箍法堵漏，随后用高标号快干水泥覆盖法暂时封堵。

泄漏物处置 控制泄漏源后，及时对现场泄漏物进行收容、覆盖、稀释、消毒，使泄漏物得到安全可靠的处置，防止二次污染的发生。对于地面泄漏物，可采取围堤堵截或挖掘沟槽收容泄漏物。如果泄漏物是易燃物，操作时应注意避免发生火灾。如果泄漏物为液体，泄漏到地面上时会四处蔓延扩散，难以收集处理，应根据泄漏物流动情况修筑围堤或挖掘沟槽堵截、收容泄漏物，常用的围堤有环形、直线形、V形等。如果泄漏物四散而流，则在泄漏点周围挖掘环形沟槽。若泄漏物沿一个方向流动，则在其流动的下方挖掘沟槽。如果泄漏发生在平地上，则在泄漏点的周围修筑环形堤。如果泄漏发生在斜坡上，则在泄漏物流动的下方修筑V形堤。修筑围堤、挖掘沟槽的地点既要离泄漏点足够远，保证有足够的时间在泄漏物到达前修好围堤、挖好沟槽；又要避免离泄漏点太远，使污染区域扩大。贮罐区发生液体泄漏时，要及时封闭雨水排口，防止物料沿雨水系统外流引起二次污染。

（郝羽）

土壤农药污染健康危害（health hazards of pesticide pollution of soil） 由于长期、大量地使用农药而致的农药残留问题，对生态环境和人体健康造成的危害。人类从20世纪40年代起开始大量使用农药，每年挽回大约农业总产量15%的损失，但是农药的使用在使农业增产显著的同时也带来了危害。

污染原因 由于施用农药主要采用的是喷洒的方式，施药后作用于病虫害并黏附在作物上的药量一般只占农药喷洒量的30%左右，其余大部分可经过各种途径进入土壤，并且从土壤迁移到相邻的环境介质，参与生态系统的物质循环。因此，即使土壤中农药的残留浓度很低，通过生物浓缩和食物链，经农作物和其他生物进入人体，也可使人体内残留农药的浓度提高至几千倍，甚至几万倍，从而对人体健康产生严重影响。此外，农药还可通过呼吸道或者皮肤进入人体造成对健康的危害。

健康危害 农药种类繁多，目前全世界使用的主要农药品种超过300种，年产量超过200万t。目前常用的农药种类包括有机磷农药和拟除虫菊酯类农药。有机氯农药虽然在我国已经停止生产、销售和使用，但是由于其在土壤中不易降解，残留期较长，易在人体脂肪中蓄积，因此其远期健康影响仍值得关注。土壤中的农药可通过消化道、呼吸道和皮肤等途径进入人体，农药对人体的危害与其品种、接触人体的途径以及剂量有关，程度轻的仅引起局部伤害，严重的可危及生命。

有机磷农药 是我国目前生产和使用最多的一类农药，品种较多，除用作杀虫剂外，少数品种还可用作杀菌剂、杀鼠剂、除草剂和植物生长调节剂。

急性中毒 有机磷农药是一种神经毒剂，如果在短期内有大量有机磷农药进入人体，可引起急性中毒。有机磷农药的毒理学作用是抑制体内胆碱酯酶，使其失去分解乙酰胆碱的作用，造成乙酰胆碱蓄积，导致一系列毒蕈碱样、烟碱样及中枢神经系统中毒症状和体征。毒蕈碱样症状主要是副交感神经末梢兴奋所致平滑肌痉挛与腺体分泌增加的表现，如瞳孔缩小、呼吸困难、咳嗽、咳痰、发绀，严重者可引起肺水肿和呼吸衰竭。患者流泪、流涕、多汗或大汗不止及心率减慢，血压升高（早期）或降低（晚期），甚至休克，也可因心肌炎而出现心律失常、心力衰竭。烟碱样症状是乙酰胆碱在横纹肌神经肌肉接头处过多蓄积和刺激所致，主要表现为肌束颤动，从小肌群开始，渐至全身抽搐。严重者转为抑制，出现肌无力、瘫痪，最后可因呼吸麻痹而死亡。若乙酰胆碱作用于交感神经节，则引起交感神经兴奋，儿茶酚胺分泌增加可导致血压升高、心率增快和心律失常等。有机磷农药急性中毒的中枢神经系统症状表现为先兴奋后抑制，患者出现头昏、头痛、乏力、烦躁不安、语言不清、抽搐、昏迷，最后出现中枢性呼吸衰竭而死亡。中枢神经系统症状的轻重与有机磷农药透过血脑屏障的作用有关。

慢性中毒 长期接触农药，可引起慢性中毒。长期接触有机磷农药者，中毒起病缓慢，症状表现较轻，表现为头晕、头痛、乏力、食欲不振、恶心呕吐，有时气短胸闷、心慌多汗等。部分还出现神经系统功能失调表现，如嗜睡、视觉模糊、瞳孔缩小、精神错乱、震颤、语言失常。有机磷农药慢性中毒的机制与急性中毒相似，即通过抑制体内胆碱酯酶活性，造成组织中乙酰胆碱积聚，引起乙酰胆碱受体活性紊乱，使有胆碱能受体的器官功能发生障碍。此外，有机磷农药对集体免疫功能也具有一定影响，表现为有机磷农药的致敏作用和免疫抑制作用。还有动物实验证明有机磷农药具有致突变、致癌和致畸的"三致"作用，或者潜在的"三致"作用。

拟除虫菊酯类农药 是人工合成的结构类似于天然除虫菊素的一类农药。其对棉花、蔬菜、果树、茶叶等多种作物害虫有高效、广谱的杀虫效果，并且在环境中残留低，因此被大量使用。此类农药多为中等毒性和低毒性，可经呼吸道、皮肤及消化道吸收，在田间施药时，皮肤吸收尤为显著。

拟除虫菊酯类农药引起急性中毒时症状一般较轻，主要表现为皮肤黏膜刺激症状和一些全身症状。症状多于接触 4～6 h 后出现，表现为面部皮肤灼痒感或头晕，如果污染眼睛可立即引起眼痛、畏光、流泪、眼睑红肿及球结膜充血水肿。全身症状最迟于 48 h 后出现。轻度中毒者全身症状为头痛、头晕、乏力、恶心、呕吐、食欲减退、精神萎靡或肌束震颤，部分患者口腔分泌物增多，多于 1 周内恢复。如果中毒程度较重，会很快出现症状，主要表现为上腹部灼痛、恶心或呕吐；此外，还可出现胸闷、肢端发麻、心慌及视物模糊、多汗等症状。严重者可出现意识模糊或昏迷，常有频繁的阵发性抽搐，抽搐时上肢屈曲痉挛、下肢挺直、角弓反张、意识丧失，重症患者还可出现肺水肿。此外，拟除虫菊酯类农药还可以引起类花粉症症状，也可诱发过敏性哮喘。

有机氯农药 有机氯农药性质稳定，不易分解，在土壤中残留量高，所以在很多国家都已禁用。我国已于 1983 年停止生产有机氯农药，1984 年停止使用六六六和滴滴涕等有机氯农药，但其长远影响仍需逐渐消除。

有机氯农药由于具有较高的脂溶性，因此易在人体脂肪中蓄积，引起慢性中毒。主要表现为食欲不振、上腹部和肋下疼痛、头晕、头痛、乏力、失眠等，还可引起肝肿大和肝功能异常。

多种有机氯农药作为环境内分泌干扰物可对机体健康产生类激素样作用。环境内分泌干扰物进入人体后，通过和激素受体相互作用干扰体内激素正常的合成、分泌、传递、代谢等环节，从而对人类生殖、发育以及行为等多方面产生影响。许多有机氯农药可对机体产生类激素样作用，使人群中与内分泌相关的肿瘤发病率升高，并出现出生缺陷和生长发育障碍等。滴滴涕对大鼠、鸡和鹌鹑具有雌性激素样作用；滴滴涕还可引起狗的肾上腺皮质萎缩及细胞退变。有机氯农药对生殖机能的影响主要表现在使鸟类产蛋数目减少、蛋壳变薄和胚胎不易发育，从而使鸟类的繁殖明显受到影响。此外，有机氯农药对哺乳动物的生殖功能也有一定的影响。

有机氯农药对机体的免疫功能也有一定的影响。用滴滴涕给家兔染毒发现，在滴滴涕的影响下，家兔体内形成抗体的能力明显降低，并且白细胞的吞噬活性也显著下降。和有机磷农药类似，有机氯农药也被认为具有致突变、致癌和致畸的"三致"作用。用 80 mg/kg 的滴滴涕对大鼠进行显性致死试验，结果为阳性。虽然大量关于农药的"三致"性研究是在短期内大剂量下获得的，并不能真正代表人体长时间和低浓度接触农药的效应，但是研究表明具有"三致"作用的农药对人类的健康是一个潜在的危害。

防制措施 为了防制土壤农药污染的健康影响，需要采取一系列的综合措施。包括：①严格遵守农药使用准则，科学安全用药。《农药合理使用准则》（GB/T 8321—2009）对农药的剂型、常用药量、最高药量、施药方法、最多使用次数、最后一次施药与收获的间隔天数（安全间隔期）实施说明和最高残留限量都做了具体规定。按照规定要求用药，既能防治病虫草害，又可以节省农药的用量从而减轻对环境的污染。②选用高效、低毒、低残留的农药，尤其是对防治对象有高效，对人畜低毒，无致突变、致畸和致癌作用，在环境中容易分解，在生物体内不易富集的农药品种是当前农药的发展方向，是理想的农药品种。③积极推广应用生物防治。生物防治是一种成本低、效果好、污染少的防治方法。我国已经研制出一些较好的生物防治方法，例如，用七星瓢虫防治棉蚜，用赤眼蜂防治松毛虫、蔗螟、豆天蛾、稻纵卷叶螟，用白僵菌防治玉米螟、松毛虫，用杀螟杆菌防治三化螟、松毛虫等，都取得了较好的防治效果。　　　　　（黄婧）

turang weishengwu wuran jiankang weihai
土壤微生物污染健康危害（health hazards of soil microbiological pollution）　由于未经处

理的粪便、垃圾、城市生活用水、饲养场和屠宰场的污水及未经处理的医院污水中含有传染性病菌的物质污染土壤，造成的人体健康危害，包括消化道感染、人畜共患病以及外伤感染等。

健康危害 土壤是自然界微生物的最大贮藏所。污染土壤的微生物可以通过以下三种方式危害人体健康。

人—土壤—人 人体排出含有病原体的粪便，通过施肥或污水灌溉污染土壤，人再食用由污染土壤长出的蔬菜、瓜果而引起肠道传染病和寄生虫病。常见的有痢疾、蛔虫病、钩虫病等。

痢疾 由痢疾杆菌引起的急性肠道传染病。人们食用了痢疾杆菌污染的蔬菜、瓜果或者有吮吸手指习惯的儿童将受痢疾杆菌污染的手直接放入口中均可以引起痢疾的发生。痢疾临床表现为腹痛、腹泻、里急后重、排脓血便，伴全身中毒等症状。婴儿对感染反应不强，起病较缓，大便最初多呈消化不良样稀便，病程易迁延。3岁以上患儿起病急，以发热、腹泻、腹痛为主要症状，可发生惊厥、呕吐。痢疾志贺氏菌或福氏志贺氏菌感染者病情较重，易出现中毒型痢疾，多见于3~7岁儿童。非母乳喂养儿童体质较弱，易出现并发症。

蛔虫病 人食入具有感染性的蛔虫卵后引起的疾病。感染性的蛔虫卵在人的小肠中孵出幼虫，幼虫通过血液先后到达肝脏、肺脏，并且穿过肺的毛细血管到肺泡，再经气管、咽部、口腔、食道、胃，又回到小肠，在这个移行过程中幼虫发育为成虫，幼虫在移行过程中可使感染者出现不同程度的发热、咳嗽、咳痰或痰中带血丝等症状，而成虫寄生在肠道会消耗人体内的营养而导致人体营养不良、消化不良、贫血等。

钩虫病 钩虫寄生于人体小肠所致的疾病。钩虫的科属很多，寄生于人体的钩虫主要为十二指肠钩口线虫和美洲板口线虫。临床上以贫血、营养不良和胃肠功能失调为主要表现。钩虫的幼虫侵入人体皮肤可引起钩蚴性皮炎，局部皮肤可出现小的红色丘疹，钩虫的成虫以口囊吸附在小肠黏膜绒毛上，以摄取黏膜上皮及血液为食。成虫经常更换吸附部位，并分泌抗凝血物质，故被钩虫吸附的黏膜不断渗血，引起慢性失血和血浆蛋白丢失。钩虫的病理改变主要见于皮肤、肺组织和肠组织。其中皮肤的改变为钩蚴性皮炎，可见局部血管扩张、出血、血清渗出。在真皮内有中性粒细胞、嗜酸性粒细胞、单核细胞和成纤维细胞浸润，在结缔组织、淋巴管和血管内有时可见到幼虫。肺部的改变是肺组织有点状出血，中性粒细胞、嗜酸性粒细胞、单核细胞和成纤维细胞浸润。若有大量钩蚴移行，则可引起肺组织广泛炎症反应，甚至可形成肺小叶实变。小肠的改变是钩虫成虫以口囊吸附在小肠黏膜绒毛上，造成多数出血点及小溃疡。常见者为散在浅层出血或糜烂，一般直径为3~5 mm；其次为大块的深层及黏膜下层甚至肌层的出血性瘀癍。溃疡周围黏膜层、固有层及黏膜下层常有水肿及中性、嗜酸性粒细胞和淋巴细胞浸润。

动物—土壤—人 患病动物排出病原体污染土壤，人体接触含有这些病原菌的土壤，病原菌通过皮肤或黏膜进入人体可引起人畜共患病。引起人畜共患病的病原微生物很多，比较典型的有钩端螺旋体、炭疽杆菌，可分别引起钩端螺旋体病和炭疽病。

钩端螺旋体病 钩端螺旋体的带菌动物包括鼠、猪、牛、羊等，受感染的动物将含有钩端螺旋体病的尿液排出污染土壤，农民赤足下田劳作，钩端螺旋体即可侵入手足皮肤细微破损处，并造成局部及全身感染，病程常呈自限性。由于个体免疫水平上的差别以及菌株的不同，临床表现可以轻重不一。轻者可为轻微的自限性发热；重者可出现急性炎症性肝损伤、肾损伤的症状，如黄疸、出血、尿毒症等，也可出现脑膜的炎性症状，如神志障碍和脑膜刺激征等；严重病人可出现肝、肾功能衰竭，肺大出血甚至死亡。

炭疽病 炭疽芽孢杆菌是炭疽的病原菌，其繁殖体抵抗力与一般的细菌相同，但是其芽孢对各种环境和化学因素都具有很强的抵抗力，在牲畜的皮毛里能存活 5～10 年，在土壤中甚至可以存活 20～30 年之久。因此，在一个地区里家畜（牛、猪、羊等）一旦感染了炭疽病，处理不当就会在相当长的时间内引起该病的不断传播，人因为接触患病动物及其尸体等而被感染。

人类炭疽根据病原侵入途径不同，有皮肤炭疽（体表感染型）、肺炭疽（吸入感染型）及肠炭疽（经口感染型）三种。病程中常并发败血症，最终可因毒素引起机体功能衰竭而死亡。除体表感染型外，病死率极高。皮肤炭疽开始表现为类似蚊虫叮咬的小疱，但是一到两天之后则呈疱疹状，然后溃破成溃疡，直径通常为 1～3 cm 并且中间有黑色的坏死区域，周围也会出现淋巴结肿胀。在没有接受任何治疗的皮肤炭疽患者中，死亡率大约是 20%。如经及时诊治，几乎不会有死亡的情况发生。肺炭疽主要的症状与感冒类似，出现病症几天后，病人会出现严重的呼吸问题和中风。肺炭疽通常可以致人死亡。肠炭疽主要是由于进食带菌肉类所致，以急性肠道感染为特征，其主要症状为恶心、厌食、呕吐和发热，重者腹痛、吐血并有严重的水样便。肠炭疽导致的死亡病例占患者的 25%～60%。

土壤—人　土壤中含有致病菌，人体中皮肤、黏膜等部位的伤口因接触污染的土壤而感染疾病。天然土壤中常含有破伤风杆菌和肉毒杆菌，这两种致病菌的抵抗力很强，在土壤中能长期存活，进入人体伤口后可分别引起破伤风和肉毒中毒。

破伤风　较深层的大开放型伤口如果受到带有破伤风杆菌土壤的污染，则在组织缺血缺氧状态下细菌得以繁殖，产生外毒素，可引起破伤风。破伤风是神经系统的中毒性疾病，以进行性发展的肌肉僵直和痉挛为特征，伴有发作性加重。患者常有坐立不安与烦躁易怒的前驱期。首发运动性症状常为牙关紧闭，颈部肌肉强直可能在其后或其前发生。数小时内，痉挛扩散至其他肌肉。当疾病继续进展时，全身持续性强直状态呈现发作性加重，伴有剧烈的痉挛样疼痛。在发作间歇期，全身肌肉强直状态仍持续存在，腱反射亢进，神志自始至终清醒。破伤风如不及时治疗，病死率较高。一旦得了此病应急送医院进行抢救，置于安静病室隔离，彻底清创，尽快注射破伤风抗毒素中和破伤风杆菌释放的游离毒素。

肉毒中毒　由接触带菌土壤引起的肉毒中毒称为创伤性肉毒中毒，是人体中的伤口感染肉毒梭菌芽孢后所致的神经麻痹综合征。肉毒梭菌芽孢是一种厌氧菌，污染伤口后，当温度、pH 值和营养条件比较适宜时，芽孢会重新发芽、繁殖和产毒。尤其是伤口处于严重缺血和缺氧状态时，更适于芽孢的产毒。所产生的肉毒毒素从创伤局部吸收入血流，选择性作用于外周胆碱能神经末梢上，与乙酰胆碱相结合，阻碍乙酰胆碱的释放，导致眼肌、项肌、喉肌以及全身骨骼肌持续处于瘫痪状态，表现为一系列的神经麻痹症状。创伤性肉毒中毒虽不常见，但是其病死率较高，应当引起重视。

防制措施　可通过源头控制、宣传教育、预防接种、个人防护等措施来进行土壤微生物污染健康危害的防制。

源头控制　防制土壤微生物污染健康危害，主要措施是对施加于土壤的人畜粪便以及其他污染物进行无害化处理。粪便的无害化处理的方法很多，其中适合我国情况的主要包括粪尿混合密封发酵法、堆肥法、沼气发酵法。粪便经过处理可使其中的有机物发酵分解，病原菌、寄生虫卵以及蝇蛆死灭，达到卫生学上无害。城市生活用水以及饲养场和屠宰场的污水必须要经过处理后才能排放，对于垃圾的堆放也应当从卫生学的角度考虑，防止其随意堆放，避免对土壤造成污染。

宣传教育　通过宣传教育让群众了解土壤微生物污染健康危害的知识，并宣传不吃未经清洗的蔬菜、瓜果，勤洗手，避免与污染土壤接触等预防措施。

预防接种　对于遭受创伤机会可能较多的人群，应注射破伤风类毒素预防破伤风的健康危害，幼儿可采用注射破伤风、白喉、百日咳三联混合疫苗进行预防。

个人防护 除了上述措施外，个人应养成良好的卫生习惯，如不食用未经清洗的蔬菜、瓜果，勤洗手，避免赤足及伤口部位与污染土壤密切接触。下田劳动时穿好胶鞋等也是预防土壤微生物污染健康危害的有效措施。（黄婧）

turang weisheng

土壤卫生 （soil sanitation）
运用土壤学、土壤生物地球化学和土壤生态学的知识，从卫生学的角度来研究环境与人体健康关系的理论和过程，从而揭示土壤环境因素的变化对人体造成的可能影响，并且为相关疾病的防制提供科学依据的环境卫生学研究的重要介质分支。

土壤是地球陆地表面具有肥力、能够生长植物的疏松层，是生物圈的重要组成部分，也是人类赖以生存、生产和生活的物质基础。作为大气圈、水圈、岩石圈和生物圈之间的纽带，土壤是联系无机界和有机界的中心环节，它既是陆地生态系统的核心及其食物链的首端，又是多种有害废物的处理和容纳场所，因此，在自然界物质循环中起着蓄积、转化和转移的作用。土壤卫生的基本任务包括研究土壤环境对人体健康的影响，制订土壤卫生标准和卫生要求，制订保护土壤自净能力和清洁状态的防护措施以及有效处理废物的措施，以保护居民健康。

土壤的组成和特征 土壤的组成成分与其理化特性密切相关，从卫生学角度研究土壤的物理学、化学、生物学及放射性特征具有重要意义。

土壤的组成 土壤是由固相、液相和气相共同组成的多项体系，其相对含量因时因地而异。土壤的固相包括土壤矿物质和土壤有机质。其中矿物质占土壤的绝大部分，约占固相总质量的90%。有机质占固相总质量的1%～10%，绝大部分有机质在土壤表层。土壤液相是指土壤中的水分及其水溶物，既参与植物及其他土壤生物生命活动的新陈代谢作用，也在土壤中的污染物迁移到其他生物圈的过程中起着媒介作用。土壤气相是指土壤孔隙所存在的多种气体的混合物，与土壤中水分经常处于相互消长的运动过程。

土壤的物理学特征 主要包括三个方面：①土壤颗粒和质地，矿物质在岩石风化和成土过程中形成大小不同的土壤颗粒，含量占土壤总干重的80%～90%，是组成土壤的重要物质基础；根据砂粒、粉粒和黏粒含量不同，划分土壤质地。②土壤中的水分，指土壤孔隙中的水分，主要来源于自然降水和人工灌溉水。③土壤中的空气，存在于土壤颗粒间的孔隙中，且与土壤水分处于相互消长的运动过程。

土壤的化学特征 土壤的化学组成主要包括无机成分和有机成分。其中无机成分是岩石风化的产物，各种元素含量多少与地壳的成土母岩有密切关系。土壤有机成分是指存在于土壤中的含碳的有机物质，它包括各种动植物的残体、微生物体及其分解和合成的各种有机质。土壤是通过食物链构成与人体进行物质交换的重要物质环境，人体内的化学元素和土壤中化学元素保持着动态平衡关系。土壤中常量元素在一般情况下不会缺乏，而微量元素的含量在地区间的差异却非常明显。当地球化学元素的变化超出人体的生理调节范围，就会对健康产生影响，甚至引起生物地球化学性疾病。

土壤的生物学特征 土壤中含有矿物质、有机质、空气和水分，是微生物主要的天然栖息场所。土壤微生物包括细菌、真菌、放线菌、藻类和原生动物等，主要聚集在土壤表层和植物根系中。因此，土壤微生物的作用对促进土壤自净具有重要的卫生学意义。

土壤的放射性特征 土壤中存在天然的放射性元素及其同位素，如镭、铀、钍等。天然放射性元素含量的多少取决于地壳的成土母岩，如由冲击岩形成的土壤中放射性元素含量较少，而由岩浆岩形成的土壤中放射性元素含量较多。一般而言，土壤中天然的微量放射线对人体不构成伤害，属于本底水平。

土壤的卫生学特点 土壤是由多相组成

的、能够容纳各种污染物并且具有自净能力的多孔疏松系统；同时，土壤既是一个具有吸附和交换作用的胶体系统，又是一个有络合作用、螯合作用和氧化还原作用的化学反应体系，还是一个充满各种微生物活动的陆地生态系统。因此在研究土壤与人体健康关系时，必须充分考虑土壤的卫生学特点，针对这些特点加以科学、合理地利用以保护人体健康。

流动性小　土壤的流动性比大气和水都小，污染物在土壤中转移速度相对缓慢，在时间上浓度变化幅度相对小，因此，土壤污染的净化相对较难处理，目前还没有净化土壤的好方法。因为土壤的流动性小，土壤污染在空间上主要集中于排放地区，污染物分布不均匀。污染物造成的局部地区土壤化学成分变化，会破坏局部地区生命化学元素与地球化学元素之间的平衡，导致生物地球化学性疾病的发生。

存在大量微生物　1 g 表层土壤中可含有数千万至数百亿个微生物，大多数土壤微生物是有益的，它们通过参与土壤中有机物和无机物的氧化、还原、分解以及腐殖质形成等各种反应过程促进土壤的自净。虽然有大量微生物的作用有助于土壤的自净，但是土壤对外界污染物有一定的容量，一旦污染量超过容量限度，土壤生态系统遭到破坏，就会降低自净能力，导致土壤卫生状况的恶化。此外，土壤的大量微生物中不乏致病微生物和蠕虫卵，它们在土壤中有一定的生存能力，从而可能对人体健康造成影响。

吸附性强　土壤颗粒中直径小于 0.001 mm 的细微粒子都具有胶体的性质，它包括以黏土矿物质为主的无机胶体和以腐殖质为主的有机胶体。土壤胶体具有很强的吸附能力，进入土壤的污染物能否保持活性，取决于它们与土壤胶体结合的状态。如果污染物质可与土壤胶体形成稳定难溶的物质，则不易进入土壤液相，而是暂时退出生物循环。一旦土壤酸碱度等条件变化，这些难溶物质将重新释放出来，为植物所利用，进而通过食物链对人体健康造成危害。

土壤污染的健康影响　与空气和水直接接触人体不同，土壤中的污染物主要是通过间接途径，从土壤中进入植物或淋溶至地下水和地面水然后进入食物链，或挥发至空气中，从而间接、潜在地影响人体健康。土壤重金属污染、农药污染以及微生物污染均会对人体健康产生影响，也是目前土壤卫生研究中受到广泛关注的内容。

土壤重金属污染的健康影响　见土壤重金属污染健康危害。

土壤农药污染的健康影响　见土壤农药污染健康危害。

土壤微生物污染的健康影响　见土壤微生物污染健康危害。

（黄婧）

turang weisheng diaocha

土壤卫生调查　（investigation of soil sanitation）　为查明土壤的卫生状况、调查土壤污染的来源以及阐明土壤污染对环境和居民健康可能产生的影响而进行的调查活动。对个别复杂问题要做专题调查。土壤卫生调查的内容主要包括污染源调查、污染现状调查与监测、对居民健康影响的调查以及撰写土壤卫生评价报告。卫生部门和环境保护部门应定期对土壤进行卫生调查。

污染源调查　包括污染物的来源、性质、数量、生产工艺及过程、净化设施处理、排放规律以及影响因素等。要随时掌握不同污染源的污染方式、污染范围、生产规模和净化设施的变化情况，及时发现新污染源的情况，以便弄清污染性质、范围和危害，为土壤污染的治理提供线索，指明目标。

污染现状调查与监测　包括采样点的选择和采样方法、土壤天然本底调查与监测以及污染指标的选择三个方面。

采样点的选择和采样方法　对土壤进行监测时，采样点的分布应根据监测目的和土壤污染特点，考虑调查区域内土壤类型及其分布、土地利用以及地形地貌条件，按不同情况各布置一定数量的采样点，使其在空间分布上均匀并且保持一定的密度，以保证土壤污染现状调查的代表性和精确性。如果是由于采用废水或者受污染的水源灌溉农田造成的土壤污染，应在灌区内根据水流的路径和距离，分别在主灌渠和支灌渠附近采样。水田的采样点应包括进出水口和田中间。如果是大气引起的土壤污染，采样点应以污染源为中心，根据当地风向、风速以及污染源的强度等，做放射状布点，在上风向布点稀疏，在下风向布点密集，近污染源采样点的间距小，远离污染源采样点的间距大。由于土壤在水平和垂直方向上的分布具有一定的不均匀性，故一般采用对角线、梅花形、棋盘形等方法进行多点采样，均匀混合采集样品。采样深度根据调查目的而异，表层土壤采样可取 5~10 cm 深的土样，用金属采样筒打入土内采样。深层土壤采样深度为 1.0 m，用土钻采样。如果需要检测土壤微生物，则需用灭菌工具先去除地表枯枝落叶，再铲除 1 cm 左右表层土，然后用灼烧过的勺或铲子取土样200~300 g，装于灭菌容器中，并注意保留适当空间。土样采出后由于改变了原来的自然条件，应以尽快检测微生物指标为宜。

土壤天然本底调查与监测 土壤中的元素背景值，也称本底值，是指该地区未受污染的天然土壤中各种元素的含量，其不仅是评价水土化学环境对居民健康影响的重要依据，也是评价化学污染物对土壤污染程度的参照值；不仅是制订土壤中有害化学物质卫生标准的重要依据，还是国家对土地资源开发利用和地方病防治工作的必需科学数据。本底调查的主要内容是各种化学元素的本底值和放射性物质本底值的监测。采样点的选择应当是当地未受污染的天然土壤，并应包括当地不同类型的土壤。

污染指标的选择 一般是根据污染源调查情况和评价目的，选择适当数量的既有代表性又切实可行的污染指标进行监测。

对于化学污染的调查监测，主要包括对有机氯和有机磷农药、重金属及其他无机毒物的调查。化学污染物在农作物中的残留是土壤污染调查的重要内容。对污染土壤的有毒化学物质的调查，不仅要检测土壤中化学物质的含量，还要检测当地各种农作物中化学物质的含量，以观察该污染物在农作物中的富集情况。例如，氟污染时以茶叶为指示植物，镉污染时以稻米为指示植物，以观察土壤对各种化学污染物的容纳量，估计污染的危害程度。此外，还需要监测化学污染物渗入土壤的深度、迁移到地下水中的浓度和扩散到空气中的浓度等，以评估其对周围环境的污染程度。

对于生物性污染的调查监测，主要包括大肠菌群值、产气荚膜梭菌值和蛔虫卵数。根据这 3 个指标的大小可将土壤分为清洁（大肠菌群值 >1.0，产气荚膜梭菌值 >0.1，蛔虫卵数为 0）、轻污染（大肠菌群值为 1.0~0.01，产气荚膜梭菌值为 0.1~0.001，蛔虫卵数 <10）、中度污染（大肠菌群值为 0.01~0.001，产气荚膜梭菌值为 0.001~0.000 1，蛔虫卵数为 10~100）以及重污染（大肠菌值 <0.001，产气荚膜梭菌值 <0.000 1，蛔虫卵数 >100）。

对居民健康影响的调查 土壤污染主要是通过水体、农作物等间接对人体健康产生影响，因此其影响主要是间接的长期的慢性危害。土壤污染对居民健康影响的调查范围应当与土壤污染现状调查与监测的范围保持一致，同时需要选择对照人群进行对比分析。在进行土壤污染对居民健康影响的调查时需开展以下几方面的工作。

患病率和死亡率的调查 在土壤卫生监测中，要调查污染区和对照区居民与土壤污染有关的各种疾病的患病率和死亡率，还可以收集和利用现有的死亡和疾病统计资料，如卫生部门的人口死亡统计、疾病统计、医院病例统计等资料。将土壤污染区居民和对照区居民的健康状况进行对比分析，探索土壤污染与居民健康之间的关系。

居民询问调查 通过调查问卷或采访的形式，了解居民对土壤污染的主观感受及对生活条件影响的反映，将污染区居民主诉症状的发生率与对照点的发生率进行统计分析和对比等。

居民健康检查　选择一定数量有代表性的居民进行临床检查，对其生理、生化和免疫功能等健康状况指标进行检测，为研究居民健康状况的变化和土壤污染的关系提供生物学证据。

有害物质蓄积的调查　土壤卫生监测中需要进行有害物质在居民体内蓄积水平的调查，常用人体生物材料进行监测。监测过程中，应针对污染物质选择敏感指标。一般采集居民的头发、血液、尿液、乳汁、唾液等进行生物指标的测定，以判断有害物质在体内的蓄积水平和危险程度。

撰写土壤卫生评价报告　在完成污染源调查、污染现状调查与监测以及土壤污染对居民健康影响的调查工作后，综合上述调查结果撰写土壤卫生评价报告，为评价土壤污染状况和治理效果、保证生态环境和保障人体健康提供卫生要求和防护措施的科学依据。　（黄婧）

turang zhongjinshu wuran jiankang weihai

土壤重金属污染健康危害（health hazards of heavy metal pollution of soil）　人类的生产活动使土壤中重金属含量明显高于原有含量，从而对人体健康造成的各种危害。重金属是指相对密度等于或大于 5.0 的金属，如铅、汞、铬、镉、铊等。土壤受到重金属污染后，常常可通过农作物的可食部分进入人体，造成对骨骼、毛发、皮肤、神经系统、免疫系统、内分泌系统、造血系统等多器官和系统的损伤。主要包括土壤铅和镉污染。

土壤铅污染的健康危害　重金属元素铅污染土壤后，土壤中的农作物会吸收富集铅，含铅农作物通过食物链进入人体，或者人体通过直接接触土壤的形式而受到土壤铅污染的影响。土壤铅污染的健康危害主要表现为对神经系统、消化系统及造血系统的影响。

污染来源　铅为带蓝色的银白色重金属，环境中的铅多以化合态形式存在。环境中的铅可分为自然来源和人工来源。前者主要来源于岩石矿物，在岩石风化成土的过程中，大部分铅仍然保留在土壤中，所以无污染土壤中铅含量大多略高于母质母岩含量。人工来源是指由于铅在工业、农业和国防中广泛应用，铅矿的开采、铅铜冶炼、钢铁生产、燃煤燃油、蓄电池生产以及硅酸盐水泥工业、含铅农药及含铅化合物的使用等对土壤造成的铅污染。铅的密度较大，空气中的含铅颗粒容易沉降下来，不断积累在土壤中。污水灌溉农田也很容易造成土壤铅污染。

健康影响　土壤被铅污染后主要经过含铅的农作物通过消化道进入人体，儿童还可能通过手摸或者口啃土壤而直接摄入铅。进入体内的铅排出缓慢，生物半减期为 5~10 年。铅是全身性的毒物，对神经系统、消化及造血系统、免疫系统、内分泌系统等都有不良影响，但它主要毒作用于脑和造血系统。由于婴幼儿和儿童对铅的易感性强、吸收率高，且接触途径多，铅对婴幼儿及儿童的危害远远高于成人。婴幼儿及儿童长期接触低浓度铅，可引起行为功能改变，表现为模拟学习困难、空间综合能力下降、运动失调、多动、易冲动、注意力不集中和智商下降等；并且长期接触铅可使儿童视觉分辨力下降，同时也会影响听觉系统的发育。如果孕妇接触高铅环境，影响则更大，因为体内的胎儿正处于各个器官系统的发生、发育阶段，对铅极其敏感，可能导致新生儿贫血、低体重、出生缺陷、先天性痴呆，甚至死亡。

防制措施　由于铅在土壤中的移动性较差，外源性铅在土壤中的滞留时间非常长。随着人们对防制铅的健康影响的意识加强，土壤铅污染的预防已经得到世界各国的普遍重视。土壤铅污染多为通过空气、水等介质形成的二次污染。因此，加强对污染传输媒介的监测和控制，是及时发现并防制土壤铅污染的有效途径。含铅汽油的使用是形成全球性铅污染的重要原因，近年来不少国家已经减少或禁止使用含铅汽油。使用未经处理的污水灌溉可造成灌区大面积铅污染，因此已经有国家颁布了灌溉水的水质标准，严禁用未经处理的污水进行灌溉。对铅污染严重的地区进行重点调查、监测和治理，早期发现并治疗病人，特别是儿童铅接触人群，是防制铅中毒的重要策略。

土壤镉污染的健康危害 土壤被重金属元素镉污染后，土壤中的农作物可吸收和富集土壤中的镉，通过食物链进入人体。土壤镉污染的健康影响主要表现为慢性镉中毒，会使肾脏功能受损，肾小管的重吸收功能降低，引起钙、磷代谢紊乱，导致骨质疏松或软化等健康危害。

污染来源 镉是一种银白色的金属，在自然界中多以化合态存在，一般土壤中含镉量不超过 0.5 mg/kg。镉在工业上用途广泛，主要用于电镀、有色金属冶炼、制造颜料、塑料、合金、电池、陶瓷等。此外，镉还可应用于生产高尔夫球场杀真菌剂、橡胶硫化剂、核反应堆的慢化剂和防护层等。自 20 世纪以来，随着工业的飞速发展，镉的产量也在逐年增加。与此同时，大量的镉通过工业企业排出的废气、废水、废渣污染环境。含镉废渣的堆积、工业含镉废气的沉降、含镉废水的灌溉以及农药的使用都会造成土壤的镉污染。

健康影响 镉是人体的非必需微量元素。土壤中的镉在酸性环境中能溶入水体，经过灌溉进入农作物，经常用含镉废水灌溉的农作物中镉含量明显增加。人们长期食用含镉量较高的农作物后，镉会在体内蓄积，当蓄积超过一定阈值就会引起以肾脏和骨骼损伤为主要中毒表现的疾病，称为慢性镉中毒，日本的痛痛病就是典型的慢性镉中毒（参见痛痛病）。

经消化道摄入是镉进入人体的主要途径。镉经消化道的吸收率与镉化合物的种类、摄入量以及是否同时摄入其他金属有关。例如，钙、铁摄入量低时，镉吸收可明显增加；摄入锌时，镉的吸收可被抑制。吸收的镉进入血液后，部分与血红蛋白结合，部分与低分子硫蛋白结合形成镉硫蛋白，通过血液到达全身，并有选择性地蓄积于肾脏和肝脏中。肾脏可蓄积镉吸收量的 1/3，是镉中毒重要的靶器官。镉会降低肾小管的重吸收功能，引起钙、磷代谢紊乱，使尿钙及尿磷增多。同时肾功能不全会影响维生素 D_3 的活性，使骨骼的生长代谢受到阻碍，从而造成骨质疏松、萎缩、变形等。慢性镉中毒的病情呈渐进式加重，发病初期腰、背、膝关节疼痛，随后遍及全身。疼痛的性质为刺痛，活动的时候加剧，休息的时候缓解；并且由于髋关节活动障碍，患者行走时步态摇摆。数年后骨骼变形，身长缩短。骨脆易折，轻微的活动甚至咳嗽都能引起多发性病理骨折。流行病学调查结果还显示，生活在镉污染区居民的肿瘤发生率增高与镉污染有关。动物实验结果也表明，镉能引起皮下注射部位肝、肾和血液系统的癌变。1993 年国际癌症研究机构（IARC）将镉确定为人类致癌物。

防制措施 为了早期发现镉污染的健康危害，我国在 1998 年制定了《环境镉污染健康危害区判定标准》（GB/T 17221—1998），如某地环境受含镉工业废物污染，并以食物链为主要途径引起一定数量的人群产生慢性肾脏损伤，则可认为该地为镉污染危害区。世界卫生组织（WHO）建议成人每周摄入的镉不应超过 500 μg。

（黄婧）

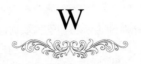

W

外源性化学物体内过程 （in vivo progress of xenobiotics） 机体对于外源性化学物的处置过程包括吸收（absorption）、分布（distribution）、代谢（metabolism）和排泄（excretion），即 ADME 过程。化学物的吸收、分布和排泄具有共性，均是反复通过生物膜的过程，其本身的结构和性质不发生变化，统称为生物转运。外源性化学物在体内发生的结构和性质的变化过程，称为生物转化或代谢转化。

ADME 的各过程可以同时发生，并受多种因素的影响，这些因素中的任何一个或者多个都可以影响化学物质在靶器官的浓度，进而影响其靶器官毒性。研究外源性化学物的 ADME 过程是环境毒理学的重要内容，有助于阐明化学物的毒效应机制以及物种差异存在的原因，以便采取有针对性的干预措施，防止化学物的损害作用发生。

吸收 是外源性化学物通过与机体的接触部位进入血液循环的过程。主要的吸收部位有消化道、呼吸道和皮肤。

消化道吸收 消化道是毒物吸收最重要的部位之一。外源性化学物可通过大气、水和土壤进入食物链，并和食物一起经胃肠道吸收。多数化学物在胃肠道的吸收是通过简单扩散，其他还有滤过、特殊转运、胞吞、经淋巴管吸收等。化学物的吸收可发生在整个消化道，主要吸收部位是小肠，但口腔和直肠中也会有吸收。消化道各段的 pH 值相差很大，唾液呈酸性，胃液的 pH 值仅为 2，肠液为碱性。有机酸在胃内呈非解离状态，脂溶性大，因而主要在胃部吸收；有机碱则在小肠内吸收。

消化道对外源性化学物的吸收过程受很多因素的影响：①被吸收物质的溶解度和分散度。溶解度及分散度越大，与胃肠上皮细胞接触越密切，越有利于吸收。②消化道对化学物的生物转化。消化道中的多种酶类和菌丛可将某些化学物质转化成新的物质而改变其毒性。如婴儿饮用高浓度硝酸盐的井水所致的高铁血红蛋白血症是因婴儿胃肠道 pH 值较高并存在大肠埃希氏菌等菌丛，可将硝酸盐还原成亚硝酸盐，从而使血中变性血红蛋白增高所致。③物质之间的相互作用。一种离子可影响另一种离子的吸收，如镉减少锌和铜的吸收，钙减少镉的吸收。虽然重金属不易在消化道吸收，但是当乙二胺四乙酸（EDTA）等螯合剂存在时，其脂溶性增加，吸收增加。④在消化道内的停留时间。停留时间长，毒物的吸收率增加，相反则下降。如当胃肠蠕动减弱时，其内容物通过缓慢，吸收增加；而蠕动增强时，其内容物通过加速，吸收减少。

呼吸道吸收 通过呼吸道吸收的主要为气体（如一氧化碳、二氧化硫等）、易挥发和可挥发液体的蒸气（如苯和四氯化碳）、许多大气颗粒物及气溶胶。气体和蒸气的吸入方式与颗粒物、气溶胶不同。从鼻腔到肺泡，不同部位对化学物的吸收情况各异，进入的部位越深，扩散的面积越大，化学物停留时间越长，吸收量越大。因此，肺是呼吸道中最主要的吸收器官。肺部吸收与消化道和皮肤不同，酸和碱的电离及分子的脂溶性对经肺吸收的影响较小。因为在经肺时气体扩散透过细胞膜没有限速，吸收速度仅次于静脉注射。

气体和蒸气　水溶性、组织反应性和血/气分配系数对于气体或者蒸气的吸收非常重要。进入肺部之前，气体会先与鼻部相互作用。若化学物分子水溶性非常强或与细胞表面成分反应，就会停留在鼻部。可溶于水的气体如二氧化硫、氯气等在上呼吸道吸收，二氧化氮等则可深入肺泡，并主要通过肺泡吸收。吸收的方式为简单扩散。组织反应性指气体与肺部组织之间的相互作用，比如在刺激组织损伤毛细血管通透性增加的情况下，组织对气体的吸收会增加。吸收速率的快慢受多种因素影响，最主要的是化学物在肺泡气中与肺毛细血管血液中的浓度差（或分压差）。呼吸膜两侧的分压达到动态平衡时，在血中的浓度与在肺泡气中的浓度之比称为该物质的血/气分配系数。该系数越大，吸收的速率越快。此外，肺的通气量与血流量、气体的分子量和溶解度等也影响吸收速率。

颗粒物和气溶胶　影响颗粒物和气溶胶吸收的重要因素是颗粒的大小和水溶性。不同粒径的颗粒的沉积部位不同。直径大于 $5~\mu m$ 的颗粒通常因惯性而沉积于鼻咽部。沉积于无纤毛的鼻前庭的颗粒多停留在沉积部位，直到通过擦拭或打喷嚏清除。沉积在有纤毛的鼻表面黏液层的颗粒，通过纤毛运动被咽下。小于 $5~\mu m$ 的颗粒多沉积在细支气管和肺泡。$2.5~\mu m$ 以下的颗粒 75% 在肺泡内沉积。直径在 $1~\mu m$ 以下的颗粒可穿透到达肺泡部位。颗粒可以被吸收入血或者通过肺泡巨噬细胞吞噬并通过淋巴系统清除。但仍有些颗粒可长期留在肺泡内，形成肺泡灰尘病灶或结节。可溶性颗粒则溶解于黏液中，并被转移至咽部或经鼻上皮细胞吸收入血。

皮肤吸收　皮肤的通透性不高，因而成为分隔环境和机体的重要屏障。毒物经皮吸收必须通过表皮或者其附属物（汗腺、皮脂腺和毛囊）。虽然后者的吸收速度较快，但其面积仅为皮肤总面积的 $0.1\% \sim 1.0\%$，因而皮肤的主要吸收部位仍为表皮。经皮吸收的主要方式为简单扩散。与经消化道吸收一样，吸收量与化学物质的脂溶性成正比，与分子量成反比。不同部位的皮肤构造和通透性不同，接触面积和皮肤的血流量也影响着外源性化学物的经皮吸收。

其他途径吸收　毒理学试验中有时采用静脉、腹腔、皮下、肌肉注射等途径将外源性化学物注入实验动物体内。静脉注射时化学物直接进入血液，分布到全身。腹腔因血液供应丰富、表面积很大，因而吸收速度快，吸收后主要经门静脉到达肝脏，再进入体循环。皮下或肌肉注射易受局部血液量和毒物剂型的影响，吸收速度相对较慢，但可以不经肝脏直接进入体循环。

分布　是外源性化学物通过吸收进入血液和体液后，随血流和淋巴液分散到全身各组织的过程。外源性化学物在体内的分布往往并不均匀，到达各组织器官的速度也不相同。这是因为化学物在体内的分布与各组织的血流量和亲和力有关。一般情况下，在化学物分布的开始阶段，血液供应越丰富的器官，分布的化学物越多，如心、肝、肾、肾上腺、甲状腺、肺和小肠等。而血液灌注量低的脏器和组织如皮肤、结缔组织、脂肪、静止状态的骨骼肌等分布量很少。但随着时间的推移，化学物在器官和组织的分布越来越受到化学物与组织器官亲和力的影响，从而引起化学物的再分布。外源性化学物的蓄积作用及机体的生物屏障对物质在体内的分布有重要的影响。

化学物在体内的蓄积　外源性化学物以相对较高的浓度富集于某些组织器官的现象称为蓄积。化学物的蓄积部位可能是其作用部位，即靶器官。但很多情况下，化学物的体内蓄积和作用部位不同。例如，铅的蓄积部位主要为骨骼，但主要损伤软组织。化学物在体内的蓄积有两重意义：一方面对急性中毒有保护作用，可以减少到达毒性作用部位的毒物量；但另一个方面也可以成为体内提供毒物的来源，造成潜在危害。

血浆蛋白作为贮存库 进入血液的化学物质可结合某些血浆蛋白或者机体的某些生理成分。例如，白蛋白可结合大量不同化学物；转铁蛋白是机体转运铁的重要物质；血浆铜蓝蛋白可携带大部分的铜；α-脂蛋白和β-脂蛋白可与维生素、胆固醇类化合物结合。化学物质和血浆蛋白的结合有重要意义。若毒物被另外的物质从血浆蛋白上替换，血浆中毒物增加，可发生严重的毒性反应。

肝脏和肾脏作为贮存库 肝脏和肾脏对于很多化学物具有很强的结合能力。肝细胞质中一种配体蛋白已被确认和多种有机酸具有高度亲和力。该蛋白还可结合偶氮染料致癌物和皮质类固醇。肝、肾中还有一种巯基含量很高的可诱导的金属硫蛋白，能与镉、汞、锌、铅等金属结合。另外，肝脏对于化学物的摄取速度很快，如化学物作用 30 min 后，肝脏中的铅浓度就比血浆中高出 50 倍。

脂肪作为贮存库 环境中的许多有机化合物具有高脂溶性，易于分布和蓄积在脂肪组织中，如氯丹、DDT、多氯联苯和多溴联苯等。一般情况下，肥胖个体因其体脂含量大，可降低靶器官中的毒物浓度，故对脂溶性毒物的耐受力较强。但当脂肪被快速动员时，蓄积其中的毒物大量入血使游离型毒物的浓度突然增加，可造成损害。

骨骼作为贮存库 氟化物、锶、铅等可以结合并贮存于骨基质。毒物在骨中的沉积和贮存可能有害，如放射性锶可导致骨肉瘤，氟可损害骨质引起严重的氟骨症；但也可能无作用，如铅。外源性化学物与骨组织的结合也是可逆的，可以通过晶体表面的离子交换和破骨活动从骨中释放入血，使血浆浓度增加。

特殊屏障 外源性化学物在体内分布不均一的另一个原因是体内特定部位对外来化学物的屏障作用。主要屏障有血脑屏障、胎盘屏障和血睾屏障。但是所有的屏障均不能有效阻止亲脂性化学物的转运。

血脑屏障 可阻止化学物质进入中枢神经系统。其解剖学和生理学上的原因是：①中枢神经系统的血管内皮细胞结合紧密，几乎无空隙。②中枢神经系统的毛细血管周围被星状胶质细胞紧密包围。③在中枢神经系统间液中蛋白质浓度较其他部位低，因此化学物进入脑的过程中，蛋白质结合这一转运机制就不能充分发挥作用。④脑毛细血管内皮细胞含有一种ATP 依赖的转运体即多药耐受蛋白，可将某些化学物质转运回血液。新生儿的血脑屏障尚未完全建立，因此有许多外源性化学物对他们的毒性高于对成年机体的毒性，如吗啡和铅。

胎盘屏障 此屏障功能弱于血脑屏障。消化道吸收的大部分脂溶性物质均可通过胎盘屏障，包括药物、农药、重金属和有机溶剂等。大部分外源性化学物通过单纯扩散穿过胎盘。脂溶性高者在母体和胚胎之间达到动态平衡的速度快。

血睾屏障 其屏障功能介于上述两者之间。相邻的支持细胞的侧面以紧密连接形成屏障。屏障外有许多精原细胞，可与基膜外的毛细血管进行物质交换。

代谢 又称生物转化，是外源性化学物在体内的组织或者器官中经多种酶的作用转化成代谢产物的过程。同一外源性化学物在生物转化中，可能有多种转化途径，生成多种代谢产物，表现出生物转化的复杂性和多样性；同一外源性化学物的生物转化过程常常是多个反应连续进行，表现出生物转化的连续性。

结局 生物转化的结果是改变了毒物的化学结构和理化性质，从而影响了致毒效应的强度和性质，以及在体内的分布过程和排泄速度。外源性化学物经生物转化后其极性和水溶性增加，容易由体内排出。大多数情况下，生物转化可使外源性化学物的毒性降低甚至消失。但是，在某些情况下，生物转化可使外源性化学物的毒性增强，甚至产生致癌、致畸、致突变效应，又称代谢活化。由于代谢活化的产物多数不够稳定，仅在短时间内存在，故也称活性中间产物，可分为亲电子剂、自由基、亲核剂和氧化还原剂四类。

部位 生物转化主要发生在肝脏，此外在肺、肾、胃肠道、胎盘、血液、睾丸及皮肤中也有一些较弱的代谢转化过程，称为肝外代谢过程。外源性化学物的生物转化过程是酶促过程，需特定的酶类催化才能进行。这些酶主要分布在内质网（微粒体）或胞质中，在线粒体、细胞核以及溶酶体中较少。

生物转化反应 主要包括氧化、还原、水解和结合四种类型的反应。前三类统称为Ⅰ相反应，而结合反应又称为Ⅱ相反应。通过Ⅰ相反应，化学物分子上出现一个极性反应基团，可使其易溶于水，并可进行Ⅱ相反应，生成易于从机体内排泄的水溶性结合产物。

氧化反应 氧化反应可以分为微粒体酶系催化和非微粒体酶系催化两种。微粒体酶系包括：①细胞色素 P-450 酶，简称 P-450，是最重要的代谢酶，机体内约 80% 的化学物代谢反应与其有关。P-450 催化的反应有脂肪族和芳香族的羟化、双键的环氧化、杂原子氧化和 *N*-羟化、杂原子脱烷基、氧化基团转移、酯裂解和脱氢等。该酶在肝脏活性很高，但是特异性不高，其活性能被多种化学物抑制。②黄素单加氧酶，以黄素腺嘌呤二核苷酸为辅酶，并需要 NADPH（还原型辅酶Ⅱ）和氧分子。它对底物的专一性要求不高，可催化许多化学物的氧化反应。此外，它与 P-450 具有一些相同的底物，但反应过程不尽相同。非微粒体酶系包括：①醇脱氢酶，位于胞浆中，分布在肝脏、肾脏、肺脏以及胃黏膜。此类酶可催化伯醇类（如甲醇、乙醇、丁醇）进行氧化反应形成醛类，催化仲醇类氧化形成酮类。在反应中需要辅酶Ⅰ（NAD）或辅酶Ⅱ（NADP）。②醛脱氢酶，分布在肝脏、肾脏、肾上腺、生殖组织以及胃黏膜等，可存在于线粒体、微粒体以及胞质中。醛类的氧化反应主要由肝组织中的醛脱氢酶催化。乙醇进入体内经醇脱氢酶催化而形成乙醛，再由线粒体乙醛脱氢酶催化形成乙酸。乙醇对机体的毒性作用主要来自于乙醛。亚洲人中约有一半的人由于点突变而缺乏醛脱氢酶的活性，少量饮酒后便造成乙醛在体内迅速堆积，引起红晕和恶心等。

还原反应 一般情况下，机体组织细胞处于有氧状态。在生物转化过程中，微粒体混合功能氧化酶起主导作用，并且以其催化的氧化反应为主。只有某些还原性化学物或代谢物在一定的组织细胞内聚集形成局部还原环境时，还原反应才能够进行。由于肠道属于厌氧环境，有利于还原反应的化学物可经口或胆汁进入肠道，所以肠道是发生还原反应的主要场所，肠道菌丛还原酶催化的还原反应所占的比重可能超过肺、肾等组织器官内还原反应的总和。

水解反应 在水解酶的作用下，化学物与水发生反应而被分解。血浆、肝、肾、肠、肌肉和神经组织中均含有许多水解酶，催化水解反应的酶有酯酶、酰胺酶、肽酶和环氧水化酶等。许多有机磷农药主要通过酯酶的水解作用而被解毒。

结合反应 即Ⅱ相反应。各种外源性化学物进入机体后，毒物原有的功能基团或者经过上述Ⅰ相反应引入/暴露的功能基团，与内源性辅助因子反应。多数Ⅱ相反应可以使外源性化学物的理化性质和生物活性发生进一步的变化，增加其水溶性而有利于排出体外，降低其毒性。但是也有部分经结合反应引起代谢活化。常见的结合反应有葡萄糖醛酸结合、谷胱甘肽结合、硫酸结合和氨基酸结合，以及乙酰化、甲基化等形式。

影响因素 影响生物转化的因素很多，它们主要是通过改变代谢酶的活性和功能，使外源性化学物的转化途径和速率发生变化，进而改变其生物学作用。

个体差异与基因多态性 机体对外源性化学物的代谢能力存在个体差异。产生这种差异的主要原因是代谢酶的活性受到遗传、人种、性别、年龄、怀孕、疾病、药物服用、营养状况以及其他环境因素的影响。许多代谢酶的基因呈多态性，由此产生的代谢能力的个体差异，也可造成相同的暴露水平下某些个体对环境污染物的效应更加易感。

代谢酶的抑制和诱导　外源性化学物对代谢酶可产生抑制或诱导作用。

抑制指一种外源性化学物可抑制另一种外源性化学物的生物转化过程。这种抑制有两种类型：①特异性抑制，即一种外源性化学物对某一种酶有特异性抑制作用，从而使该酶催化的生物转化过程受抑制。如对硫磷的代谢物对氧磷能抑制羧酸酯酶的活性，使该酶催化的马拉硫磷的水解反应速度减慢，使马拉硫磷的毒性作用增强。②竞争性抑制，由于代谢酶系统的底物特异性不高，几种不同的化学物均可作为某一酶系统的底物。因此，当一种外源性化学物的体内含量过高时，就可能抑制该酶对其他化学物的生物转化作用。

诱导指有些外源性化学物可通过某些机制使某些代谢酶的合成增加以及活性增高。有诱导作用的化学物称为诱导剂。由于外源性化学物在体内经生物转化后其毒性可降低或增高，酶诱导剂所起的作用也是两方面的。

排泄　外源性化学物及其代谢产物被排出体外的过程。最重要的排出途径为经肾脏随尿液排出，其次为经肝、胆通过肠道随粪便排出，还有部分气体物质经肺部排出。此外，一些化学物还可以随脑脊液、乳汁、汗液、唾液等分泌物以及毛发和指甲排出体外。

经肾脏排泄　肾脏是机体最重要、最有效率的排泄器官。外源性化学物经肾脏排泄的机制包括肾小球滤过、肾小管重吸收和肾小管排泌。

肾小球滤过　肾脏接收25%心搏出量，其中有约80%通过肾小球滤过。肾小球毛细血管有较大的孔道（直径70nm），分子量大到60 000（如白蛋白）的物质都可以在肾小球滤过。进入肾小管腔的毒物，脂/水分配系数高的可以简单扩散的方式进入肾小管上皮细胞并重新吸收入血，而水溶性高的毒物则随尿液排泄。

肾小管重吸收　经肾小球滤过进入肾小管腔中的滤液中含有葡萄糖、氨基酸、某些阴离子和有机酸类，这些物质可被肾小管上皮细胞通过主动转运的方式重吸收。水分、氯化物及尿素等小分子物质可通过膜上亲水性孔道被重吸收。部分外源性化学物也可被重吸收，脂溶性的未解离的化学物比水溶性的解离的极性化学物更易被重吸收。因脂溶性外源性化学物的主要吸收地点为近曲肾小管，故被重吸收的毒物对肾脏的损害常在此发生。

肾小管排泌　通过不同的转运体进行主动转运。主要的转运体家族包括有机阴离子转运蛋白家族（位于近曲小管的底侧膜）和有机阳离子转运蛋白家族等。前者可吸收有机酸，后者则与某些阳离子的吸收有关。

经粪便排泄　是外源性化学物排泄的另一个主要途径。通过粪便排泄的化学物主要来源于胆汁排泄、未吸收部分、肠内排泄、肠道菌群。

胆汁排泄　经过肝脏随胆汁排泄的化学物须具备一定的条件：①有一定的水溶性和脂溶性；②有一定的分子量，但当分子量大于15 000时，不易随胆汁排出。外源性化学物在肝脏先经生物转化，所形成的代谢产物一部分可被肝细胞直接排入胆汁，再进入小肠随粪便排出；另一部分进入肠肝循环。肠肝循环可使一些机体需要的化合物重新被利用，例如，胆汁酸约有95%可被小肠重吸收和再利用。但如果毒物被重吸收，则其在体内停留时间延长，排泄减慢，毒作用时间延长而毒性作用增强。

未吸收部分　混入食物中经胃肠道摄入但未被吸收的毒物可与没有被消化吸收的食物混合，然后随粪便排泄。

肠内排泄　外源性化学物可经被动扩散从血液直接转运到小肠腔内。小肠细胞的快速脱落则是毒物进入肠腔的另一种方式。肠内排泄的过程较为缓慢，生物转化速率低和/或肾脏、胆汁清除量少的物质才主要以此种方式排泄。

肠道菌群　粪便的主要成分之一。有30% ~42%的粪便干重源自细菌。肠道菌群可以摄取外源性化学物并对其进行生物转化，有证据表明，粪便中的许多化学物质是细菌的代谢产物。

经肺和其他途径排泄 以气态存在的物质以及挥发性液体均可经简单扩散的方式由肺排出，排出速度与吸收速度呈反比。如乙烯可经肺迅速排出，而在血液中溶解性高的氯仿则排泄很缓慢。脑脊液主动转运参与脑脊液排出毒物的过程。外源性化学物排入乳汁的方式是简单扩散。乳汁对于一些外源性化学物的排泄具有重要的毒理学意义，因为毒物可经母乳进入婴儿体内。非解离态、脂溶性毒物可经简单扩散排入汗液和唾液。随汗液排泄的毒物可能引起皮炎，随唾液排泄的毒物可被咽下并经胃肠道吸收。一些金属和类金属，如砷、汞、铅、锰等可富集于毛发和指甲中，因此毛发和指甲的金属和类金属含量可以作为生物监测指标。

（秦宇）

weiliang yuansu jiankang xiaoying

微量元素健康效应 （health effects of trace element） 与微量元素有关的发生在分子、细胞、组织等水平，与机体的生长发育，生殖、免疫、神经系统正常功能及衰老与癌症相关的生物学效应。微量元素常是指含量小于体重的0.01%、每人每日需要量在100 mg以下的元素，包括常量元素以外的其他各种元素，仅占人体元素总量的0.05%，如铁、铜、锌、锰、钼、钴、钒、镍、锡、氟、碘、硒、硅、砷、硼、锶、锂、锗、铝、钡、铊、铅、镉、汞以及稀土元素等数十种。

微量元素分类 根据微量元素对维持机体生命活动的作用，可将微量元素分为两类。一是必需微量元素，指那些具有明显营养作用及生理功能，对维持机体生长发育、生命活动及繁衍等必不可少的元素。1979年，世界卫生组织（WHO）公布的人和哺乳动物必需的微量元素有14种，它们是铁、铜、锌、锰、铬、钼、钴、钒、镍、锡、氟、碘、硒和硅。必需微量元素还包含以下概念：①机体必须从外界饮食中摄取这种元素，当从饮食中去除这一元素后，机体就会出现这种元素的生理性缺乏状态；②补充这一特异元素后，机体的这种缺乏状态得到缓解；③一种特殊的元素对机体总具有某种特异的生化功能，这种作用不能被其他任何元素完全代替。二是非必需微量元素，指那些无明显生理功能的微量元素。

健康效应 微量元素种类众多，每一种微量元素的生物学效应多样，且不同元素之间还存在复杂的相互作用，因此对微量元素与健康的讨论，一方面可以从单一元素与众多健康效应的角度讨论，另一方面可以从某种健康效应与多种元素的角度讨论，两者各有利弊，现分别叙述如下。

元素到健康效应 14种必需微量元素摄入不足时可引发各种病症的出现，具体见下表。

微量元素的功能和缺乏症

元素	日需要量/mg	参与酶类	功能	缺乏症
锌	10~15	碳酸酐酶、肽酶、醇脱氢酶、碱性磷酸酶、多聚酶等	细胞分裂、核酸代谢、各种辅酶因子	性腺发育不良性侏儒，味觉、嗅觉低下等
铁	10~15	细胞色素、过氧化氢酶、血红素酶	氧和电子传递	贫血、智力和行为异常
铜	1.0~2.8	单氨氧化酶、铜蓝蛋白、酪氨酸酶	血红素合成、结缔组织代谢等	贫血、毛发及动脉异常、脑障碍、骨骼等异常
铬	0.29	葡萄糖耐量因子（GTF）	促进胰岛素的调节和糖代谢、脂肪代谢	葡萄糖耐受性低下、生长发育障碍、寿命缩短
碘	0.1~0.14	甲状腺素	细胞氧化过程	甲状腺肿大、功能低下
钴	0.02~0.16	维生素B_{12}、造血	甲基化等	恶性贫血
硒	0.03~0.06	谷胱甘肽过氧化物酶、磷脂氢过氧化物酶等	细胞内过氧化物分解、谷胱甘肽氧化	人类克山病、动物白肌病、肝坏死等

续表

元素	日需要量/mg	参与酶类	功能	缺乏症
钼	0.1	黄嘌呤氧化酶、醛氧化酶等	黄嘌呤、次黄嘌呤代谢	生长迟缓、尿酸代谢障碍
锰	2.5～5.0	精氨酸酶、丙酮酸羧化酶、超氧化物歧化酶等	生化代谢	生长发育、糖和类脂障碍
氟	0.5～1.7	碱性磷酸酶	钙、磷代谢	生长发育迟缓、龋齿
镍	0.05～0.08	核糖核酸	稳定 DNA、RNA	生育低下，磷脂、糖原代谢异常
硅	3.0	黏多糖代谢	维持结缔组织结构、骨钙化	结缔组织异常、骨形成不全
锡	不清楚	脂肪组织	氧化还原触媒	生长发育障碍
钒	<4.5	Na^+、K^+-ATP 酶、Ca^{2+}-ATP 酶	氧传递，胆固醇、CoA 代谢，膜电解质平衡	生长发育不全，骨、脂质代谢异常

资料来源：陈学敏，杨克敌.现代环境卫生学.2 版.北京：人民卫生出版社，2008。

健康效应到元素 微量元素与机体的生长发育，生殖、神经系统、免疫正常功能的获得与维持，机体的衰老与癌症等均相关。

生长发育 研究表明，多种微量元素如铁、锌、碘、铜、钼、锰、硅、氟等对机体的生长发育是不可缺少的。铁是所有细胞分裂增殖的必需元素，铁与血红素合成、运输密切相关，婴幼儿铁缺乏可引起缺铁性贫血，青少年铁缺乏可引起铁营养不足。锌是多种酶的必需成分，参与内分泌、机体免疫等多种生理反应和功能调节，胚胎期严重缺锌可引起流产、死胎、胎儿畸形等，出生后缺锌可使儿童生长发育严重障碍，严重缺锌可引起性腺发育不良性侏儒、肝脾肿大、严重贫血、皮肤粗糙、精神呆滞等。钼对机体生长发育的早期特别重要，特别是对妊娠期胎儿和新生儿格外重要，钼缺乏可引起神经系统损害和生长发育障碍。碘是机体生长发育至关重要的另一种微量元素，生命早期缺碘可引起地方性克汀病的发生，成人缺碘可引起甲状腺肿。硅在骨骼钙化过程中与钙具有协同作用，缺硅可使骨骼出现异常、畸形，牙齿和牙釉质发育不良。氟参与人体正常代谢，适量的氟能维持机体正常的钙、磷代谢，促进牙齿和骨骼钙化，保证牙齿、骨骼的正常生长发育；氟缺乏可引起龋齿、骨质疏松等，此外氟过多可引起氟骨症和氟斑牙。

生殖功能 微量元素锌、硒、铜、锰等对维持正常的生殖、生育功能非常重要。其中，锌参与生殖系统中各种酶的组成，对精子的发育成熟起重要作用；良好的锌营养状态能显著增加精子的稳定性，有利于精子正常功能的发挥；相反，若人严重缺锌，可见睾丸发育不全、性功能低下、第二性征发育差等；此外，母体妊娠期间严重缺锌是出现胎儿畸形的重要原因之一。硒对精子的形成和发育具有特异作用，精子成熟与一种含硒的蛋白有关；雌性的正常生殖、生育过程也需要硒。锰与精子的正常发育有关，严重锰缺乏的雄性大鼠丧失生育能力，伴有精曲小管退化、精子减少。

中枢神经发育 微量元素铁、锌、碘、硒等对脑的结构发育和功能完善至关重要。铁分布于全脑，但在大脑白质和基底核中含量最高，铁缺乏会导致脑中一些神经递质如儿茶酚胺、5-羟色胺等的代谢障碍，会影响多巴胺的合成及多巴胺能神经递质的传导，影响脑能量代谢，影响髓鞘质的合成从而损害神经系统信号传导。锌在大脑边缘系统如海马结构、下丘脑等含量丰富，缺锌可使幼鼠脑变小，脑细胞数减少，严重缺锌可引起胎仔出现无脑、脊柱裂等中枢神经系统畸形，由于锌对海马结构发育和功能完善具有重要作用，因此缺锌会影响机体学习、记忆、情绪和条件反射等生理过程。在大脑发育期，严重缺碘、缺硒或碘和硒同时缺乏，对中枢神经系统会产生严重后果。

免疫功能 微量元素铁、锌、铜、锰、硒等是免疫器官正常发育和功能完善不可缺少的。锌对胸腺发育、白细胞功能具有重要影响，缺锌可造成胸腺萎缩、重量减轻、胸腺素分泌减少、机体抗体生成减少、T 细胞总数下降，具杀伤活力的细胞数降低，吞噬细胞的吞噬能力和杀菌活性减弱等。缺铁可影响淋巴细胞转化，使巨噬细胞游走因子减少，中性粒细胞杀菌能力减弱，抗体生成明显减少，妊娠和哺乳期缺铁可见子代有较长时间的体液免疫损伤。适量的锰是抗体生成的前提条件，但锰过多反而使抗体生成减少。缺硒会抑制中性粒细胞吞噬过程中的氧化呼吸作用，使细胞内抗氧化酶活性降低，过氧化氢的释放量明显增加。

衰老　指生物体发育成熟后，在正常状况下机体随年龄增加，功能衰退、内环境稳定能力下降，机体的结构、组成成分逐渐发生退行性变，趋向死亡的一种不可逆转的现象。自由基和氧化应激学说是衰老发生的重要学说之一，微量元素锌、铜、锰、铁、硒等作为自由基反应的淬灭剂，能终止自由基反应，含锌、铜、锰的超氧化物歧化酶，含硒的谷胱甘肽过氧化物酶，含铁的过氧化物酶，血浆铜蓝蛋白等在机体主要发挥清除自由基的作用，可降低机体生物膜、蛋白质和核酸等生物大分子被氧化。锌对正常膜结构的维持和功能的发挥具有重要作用。此外，衰老与机体的免疫监视功能减弱有关，由于微量元素与机体的免疫功能关系密切，从免疫监视的角度也可把微量元素与衰老联系起来。

癌症　微量元素与癌发生关系的研究多集中在三个方面，即微量元素过多、过少与癌发生的关系及微量元素的抗癌作用。多数研究显示，多种类型恶性肿瘤如肺癌、食管癌、胃癌、结肠癌、肝癌等患者的血清锌、硒水平降低，而铜及铜/锌比值显著高于正常人或非肿瘤病人。血清铜、锌可作为妇科肿瘤非特异诊断指标，铜/锌比值可作为鉴别良性、恶性肿瘤的指标。微量元素锌、钼、铬、镍、铁等与癌发生有非常密切的关系。锌、钼缺乏与食管癌、肝癌的发生有关。铬及其化合物具有致癌性，特别是六价铬的致癌活性很强，可引起肺癌、鼻

咽癌。职业性镍接触者鼻咽癌、肺癌的发病率也显著增高。在某些情况下，铁负荷过重的人易患肝癌。微量元素与癌发生的关系是当今微量元素研究领域中的热点之一，微量元素对肿瘤发生、发展的影响及其机制是未来研究的重点内容。微量元素的抗癌作用与微量元素的抗氧化（锌、铜、锰、铁、硒）和提高机体免疫功能（铁、硒）的作用有关。　　　（魏红英）

危害鉴定（hazard identification）　对环境因素尤其是外源性化学物的生物学效应进行评价，以识别危害效应并对其进行定性评价的过程。危害鉴定是健康危险度评价的首要步骤，主要是对化学物是否具有不良健康效应进行定性评价，并确定这种效应的产生是否是该化学物所固有的毒性类型和特征。不良健康效应评价一般可分为四类，其中前两类即致癌（包括体细胞致突变）性和致生殖细胞突变，主要引起遗传物质的损伤，属无阈值毒物效应；后两类〔发育毒性（致畸性）和器官/细胞病理学损伤等〕属有阈值毒物效应。危害鉴定的数据主要来自流行病学和毒理学的资料，个案报告及少数病例临床观察资料对危害鉴定也有较为重要的价值。

目标和内涵　危害鉴定的目标是确定某物质是否可以造成人群健康危害，在什么样的条件下可以出现这种健康危害。危害鉴定过程包括对有害效应的特征及这些效应的全部生理学意义的分析，确定效应的强度并选择出最严重的或能代表对正常功能最严重损伤的效应。动物实验的评价视其在研究中描述的主要有害效应对人类健康的意义而定。这个过程不仅要依靠对科学报告的评价经验，而且还要应用专业判断。一个化学物质对实验动物可能引起多种效应，因此要做的一个重要决定就是确定效应的生物学意义并区别可逆与不可逆的终点。应掌握必要的、足够的科学资料作为鉴定的依据，如流行病学资料、动物实验资料、体外实验资料（整体动物与非整体动物实验）、构效

关系及理化性状等。注意选择准确且有可比性的数据与资料。

分类 包括有阈化学物的危害鉴定和无阈化学物的危害鉴定两类。

有阈化学物的危害鉴定 有阈化学物对人体的危害常常是多方面的，因此常有多种不良效应的终点，如急性毒性、炎症、过敏、全身毒性、免疫毒性、生殖毒性、呼吸毒性、消化道毒性、神经行为毒性等。从中选择最敏感的有害效应，即具有未观察到有害作用的剂量（no observed adverse effect level，NOAEL）的效应，此即为关键效应。关键效应被定义为随着剂量增加最早出现的有害效应或者已知的先兆，而且随着剂量的增加变得更加严重。它是剂量-反应关系评价的基础。同一种化学物质的关键效应可因暴露期限的不同而异，并受到其他器官反应的影响；此外还与数据的可靠性及反应的类型有关。通常认为危害鉴定面对的是已知有外来有害物质暴露异常，要求预测接触人群的远期健康危害的情形。这是由"原因"预测"结果"。实际现场情况中更多的是先有个体或人群健康的异常（病、伤、残、死），要求寻找致病原因。这是由"结果"寻找"原因"。不论是哪一种情况，都须通过现场调查、取证，运用描述及分析流行病学的方法，经过病因推断，进行病因判定。只有在确定健康危害异常与致病因素异常的因果关系之后，才能进行下一步的危险度评价。

无阈化学物的危害鉴定 无阈化学物为已知或假设此类化学物的毒作用（致突变、致癌）是无阈的，即该物质高于零以上的任何剂量都可以发生有害效应，如有遗传毒性的致癌物。近20～30年来，许多国家（特别是发达国家）或国际组织致力于低浓度化学致癌物暴露对人类致癌危险度的评价，但各国的评价方法不尽相同。对致癌物的危害鉴定是对待评物质的致癌性进行定性评价，主要是确定该物质在环境中是否具有增加人群癌症发病率的可能，以回答某环境因素对个体或群体是否有致癌效应。

意义 有害的毒性效应可以表现为临床症状、生物化学改变、功能损伤或病理损伤。观察到健康效应的统计学意义和生物学效应是不相同的。暴露与效应之间存在统计学联系并不一定就意味着存在不良的健康效应。良好的危害鉴定是对毒物的暴露、健康效应研究的重要基础。

（郝羽）

weixiandu tezheng fenxi

危险度特征分析（risk characterization）根据环境健康危险度评价前三个阶段——危害鉴定、暴露评价、剂量-反应关系评价所得的定性和定量评定结果，对环境有害化学物质所致的健康危险度进行综合评价，分析判断人群发生某种健康危害的可能性和指出各种不确定因素的过程。

内涵 危险度特征分析是定量危险度评价的最后步骤，也是危险管理的第一步，是联系危险度评价及其在危险度管理中应用的重要纽带。此阶段，首先应对前面三个阶段进行综合分析，说明每一步的可信性及局限性，对重要的假设和不确定性进行适当的分析，避免误差和偏性；然后通过综合暴露评价和剂量-反应关系评价的结果，分析判断人群发生某种危害的可能性大小，并对其可信程度或不确定性加以阐述；最终以正规、可利用、易懂的文件形式，提供给危险度管理人员，作为管理机构进行决策的科学依据。危险度特征分析可包括以下步骤。

对前三阶段的结果进行综合分析 对前三阶段的结果进行综合分析并做出判断是危险度特征分析的第一步。危险度评价者应判断各阶段的实验动物资料与人有无关联，各阶段之间是否协调、一致，有无矛盾之处，还应对暴露评价和剂量-反应关系评价阶段得出的许多估计值的假设进行总结和讨论。一项高质量的环境健康危险度评价工作，应以人和动物两方面的资料为基础，并以受评化学物质多种效应终点的剂量-反应（效应）关系资料为依据。

危险度分析 定量危险度分析可以针对一

种或多种化学物质进行，有时还需要对暴露人群总的危险度做出评估。在致癌物的危险度评价中，常常要将不同长短的暴露时间转换为终生暴露时间后再进行评估。对于非致癌物的短期暴露影响，可采用将短期暴露量与参考剂量进行比较的方法。对于化学物质某种途径暴露的危险度评价，最好采用来源于同一暴露途径的资料。如果受评化学物质是系统毒物且不同途径的吸收是可比的，那么不同途径的外推也是可行的。

评定结果的书面总结 环境健康危险度评价的结果最终以书面报告的形式交给危险度管理者。在书面报告中，特别要对做出估计的依据及有关材料进行详细的分析，并指出评估中的不足之处。在报告中还可采用一些危险度的表示方法以便于危险度管理者做出判断。有大量文献为依据且经周密分析的总结报告将有助于危险度管理者做出更为正确的决策，使最终的管理措施在可行有效的同时，又容易被公众所接受。

分类 危险度特征分析包括以下两种类型。

有阈化学物的危险度特征分析 有阈化学物是已知或假设这类化学物对人类不良效应的作用是有阈值的，低于此值，机体不大可能出现有害效应。非致癌物及无遗传毒性的致癌物即属于此类。其危险度特征分析结果基于暴露人群暴露量的估测值和暴露临界值得出。

无阈化学物的危险度特征分析 无阈化学物为已知或假设此类化学物的毒作用（致突变、致癌）是无阈的，即该物质高于零的任何剂量都可以发生有害效应，如遗传毒性致癌物。其危险度特征分析采用美国国家环境保护局（EPA）推荐的方法，通过评价化学物致癌强度等级和对人群的主要健康危害，最终得出人群终生超额危险度、人均年超额危险度、人群年超额病例数等危险度指标。

过程及方法 危险度特征分析的基本过程是通过评价环境物质暴露情况及其健康危害效应情况，最终得出环境物质危险度特征指标

（一般以危险度表示），并进行不确定性分析。

危险度特征指标的计算 有阈和无阈化学物的评价及计算在方法上有所不同。

有阈化学物的评价和计算 假设某环境物质为低浓度、长期（终生）暴露，为了估测特定暴露环境下暴露人群的不良健康危害程度，表达指标可有以下几种：①暴露人群暴露量的估测值。以终生日均暴露剂量（LADD）表示。以参考剂量（RfD）为衡量标准，当 LADD ≤ RfD，该人群为"不大可能有健康危险者"；如 LADD > RfD，则该人群为"可能有健康危险者"。这两类人群的估计数对危险度管理人员是有用的，特别在采取改善措施后，"可能有健康危险者"的人数减少，其带来的效益可作为改善措施效果的指标之一。②暴露临界值。暴露临界值（margin of exposure，MOE）是未观察到有害作用的剂量（NOAEL）与 LADD 的比值，即 MOE = NOAEL（或 LOAEL）/ LADD［注：有些资料算不出 NOAEL，式中可用观察到有害作用的最低剂量（LOAEL）代替］。一般以推导 RfD 时所用的总不确定性系数来衡量 MOE，如果 MOE ≥ 总不确定性系数，说明暴露人群发生健康危害的可能性较小；反之，显示对暴露人群的健康危害可能性较大。计算危险度（R）的公式为 $R = LADD/(RfD \times 10^{-6})$。

无阈化学物的评价和计算 其重要步骤是无阈化学物的致癌强度系数的计算（参见剂量-反应关系评价），然后进行危险度的计算。

①人群终生超额危险度。

$R(D) = q_{1(人)} \cdot D$ 或 $R(D) = Q \cdot D$

式中，R（D）为人群终生超额危险度；$q_{1(人)}$ 为根据动物资料求得的致癌强度系数，$[mg/(kg \cdot d)]^{-1}$；Q 为根据流行病学资料求得的致癌强度系数，$[mg/(kg \cdot d)]^{-1}$；D 为现场或预期人群的终生日均暴露剂量，$mg/(kg \cdot d)$。

②人均年超额危险度。

$$R_{(py)} = R(D)/70$$

式中，$R_{(py)}$ 为人均年超额危险度；70 为 0 岁组人群的期望寿命（70 岁），可能发生变动，

需根据情况进行调整。

③人群年超额病例数。

$$EC = R_{(py)} \cdot AG/(70P_n)$$

式中，EC 为人群年超额病例数；AG 为标准人群的平均年龄；P_n 为平均年龄为 n 的年龄组的人数。

不确定性分析 对环境健康危险度评价各个阶段的分析进行审查，对重要假设及不确定性进行总结和讨论，对危险度评价总的质量与可信度予以评价。最后，应当说明评价过程的哪些方面有充分依据，哪些方面由于可利用资源有限或对毒性机理了解不多而存在不足之处，从而为危险度管理者提供危险度评价的全面信息。 （郝羽）

wenhua jiaoliu changsuo weisheng

文化交流场所卫生 （hygiene of cultural communication places）

研究人们进行各项文化交流等活动的场所的环境因素与在其内活动的人群的健康关系的公共卫生分支。

文化交流场所包括图书馆、博物馆、美术馆、展览馆，它们都是供阅读、观看、欣赏各类科学知识、文化、艺术、文物资料，进行文化交流的场所。

卫生特点和国家规定 文化交流场所既是教育宣传园地，又是人群汇集的公共场所，服务人员常年服务于此，群众又常去借阅或从事学术活动，此类场所的来往人员很多，而且逗留时间往往很长。其卫生特点及相关国家规定有以下方面（以图书馆为重点）。

微小气候 研究表明，人体对环境温度的舒适带为 20～30℃，在此温度下工作和学习，有利于身心健康和脑力活动。当室温低于 12℃，气湿（相对湿度）达 75% 以上时，人们如无特殊穿着，在图书馆内久坐不动将出现冷感、寒战、肢端疼痛，影响工作和学习，且易患冻疮和感冒。当室温超过 30℃，尤其是超过皮肤温度（32～34℃）时，人们也将无法在室内阅读和工作。因此，图书馆必须有良好的微小气候。

人群对微小气候的感觉受到气温、气湿、气流和辐射的综合影响。在一般图书馆内，辐射因素很少影响人体对微小气候的感觉，而气温、气湿和气流三个因素则起到主要作用。根据这三个因素所产生的人体感觉温度可用有效温度（可从有效温度图中查出）来表示。其中气湿不宜超过 70%，也不宜低于 40%。冬季在图书馆内的气流不宜大于 0.5 m/s。在这些限制条件下，图书馆内微小气候能使场所内阅读和工作的人们获得良好的舒适感。

图书馆及其他文化交流馆内的小气候还应适合来馆人员在馆内的活动状况和衣着情况。进入图书馆的人员通常有固定座位，可以坐着阅读。如果是冬季，还可以用椅背放置脱下的外衣，这种情况下的室温可以暖和一些，以适应不穿外衣的衣着情况下的舒适感。如果有些博物馆、展览馆、美术馆以站立方式观看，逗留时间又长，大衣脱下后无处放置，只能穿着大衣观看，此时的室温就不宜过高，应适合穿上大衣情况下的舒适感。如果室温过高或过低，容易引起感冒，并引起其他呼吸道疾病。另外，小气候也应有利于馆内藏书、文物、展览品、艺术品的存放，不能过于潮湿，以免长霉。

《图书馆、博物馆、美术馆、展览馆卫生标准》（GB 9669—1996）中要求有空调装置的场所室内温度为 18～28℃，无空调装置的采暖地区冬季室内温度应 ≥16℃，相对湿度应为 45%～65%，风速应 ≤0.5 m/s，其中展览馆的相对湿度可以适当放宽到 40%～80%。

空气质量 传统的图书馆是以藏、借、阅隔离的三段式系统为特征，其出纳目录室、阅览室、陈列或演讲室、声像视听室内人流较大。现代化图书馆演变为先进的开架式或开闭架结合式，藏、借、阅不再各自封闭和相互分离，如无特殊要求，书库、阅览室、出纳目录室等业务用房融为一处，读者及工作人员在同一空间活动。

走动、扫拂桌椅、挪拿书刊等行为，会导致室内空气中颗粒物增多；人体呼吸和新陈代谢释放的热量、二氧化碳、水分、异味（氨），以及谈话、咳嗽、喷嚏排出的携带致病微生物的飞沫等都可使空气污浊，以致人体产生一系列生理、生化、神经系统以及免疫系统功能改变。脑的氧代谢较其他器官高，脑组织贮存的糖原甚微，主要靠血液输送葡萄糖，通过其氧化磷酸化过程提供能量，故脑组织对缺氧、缺血极敏感。因此，室内空气污浊时将使脑工作效率下降。

图书馆内建筑装饰装修材料、桌椅等家具大量使用胶合板、纤维板、人造革、塑料、黏合剂、油漆等；图书资料的纸张上有大量印刷油墨，它们均可向室内逸出种种化学物质。如聚乙烯质地的地毯、日用品、书封页在紫外线、热及氧化作用下分解出氯乙烯（致癌物）气体；其进一步可分解为氯化氢、光气、一氧化碳等有害气体。另据资料介绍，1 h 内 100 cm² 面积的胶合板可向空气中释放甲醛 3 ~ 18 μg，2 cm 厚的一本新书可释放甲醛 1 μg。人长期接触低浓度甲醛会有头痛和疲乏无力等症状。

书刊、阅读卡消毒后残留的药物可挥发于室内；荧光灯、电子计算机、复印机工作时产生臭氧；复印机开动时产生的高温使有机溶剂和铅等有害物质蒸发、升华，这些均可污染室内空气，并能和不良微小气候等环境因素一起，以单独、联合、协同作用危害读者及图书馆工作人员身体健康。通风效果差，造成室内污染物不能充分排放到室外，在室内聚积加重污染。室内空气质量下降，轻者可引起不良建筑综合征（SBS），严重的可引起呼吸道疾病，也会引起过敏反应。但是，图书馆如有良好的卫生管理和合理的通风换气等措施，室内空气污染导致疾病的可能性将极小。

GB 9669—1996 规定场馆内二氧化碳含量应 ≤0.10%，甲醛含量应 ≤0.12 mg/m³，可吸入颗粒物含量应 ≤0.15 mg/m³，空气细菌数应 ≤2 500 cfu/m³（撞击法）。其中展览馆的某些指标可以适当放宽，馆内二氧化碳含量 ≤0.15%，可吸入颗粒物含量 ≤ 0.25 mg/m³，空气细菌数 ≤ 7 000 cfu/m³（撞击法）。

噪声的影响　安静的环境对阅读、学习和研究至关重要。但是，图书馆、阅览室等文化交流场所经常受到各种来源的噪声的干扰（见下表）。

文化交流场所的噪声来源

来源类别	声源位置或类别
外部	交通干道、广场
	工厂
	学校、体育场
建筑物内部	升降机房、通风机房、水泵、机房门厅走廊、楼梯间、厕所、休息室、声像资料制作室
房间内部	开关门声
	脚步声、桌椅移动声、书籍掉落声、书页翻动声
	计算机、复印机、打印机运转声，键盘敲击声
	通风供暖设备声、空调设备声、荧光灯声、谈话声

研究表明，各种噪声叠加超过 50 dB（A）时，可引起大脑皮质神经功能紊乱，降低脑工作效率；噪声达 58 ~ 63 dB（A）时，听力下降，有收缩压下降、舒张压上升之趋势等。因此，文化交流场所应重视对噪声的防控。GB 9669—1996 中对文化交流场所噪声的规定为：馆内应保持安静，展览馆的噪声应 ≤60 dB（A），其他场馆应 ≤50 dB（A）。

潜在流行病学危害因素　阅览室的人群相对密集，尤其在座无虚席时，室内人均空间有限，一旦有传染病病人出现其中，易发生传播流行。馆内的图书资料、阅读卡、公共用品等是经过许多人的手触摸翻阅的，如果被致病微生物污染，也可能成为某些传染性疾病的传播途径。研究表明这些物品上容易出现的致病微生物主要是消化道、皮肤和眼睛等部位的致病微生物，如甲型肝炎病毒、大肠杆菌、化脓性葡萄球菌、沙眼衣原体等。所以馆内应重视消毒工作；公用饮水机饮具宜采用一次性制品；同时应提供洗手的卫生设备，便于读者在阅读后及时洗手。

在呼吸道传染病流行季节，场所内的空气卫生十分重要。例如，流行性感冒属人类较常见的传染病，决定其流行特征的基本因素是病毒抗原性变异和人群免疫力，但季节和生活密集程度等因素也对流行过程有影响。冬季有流感病人（包括轻型和隐性感染者）来馆活动时，若室内空气污浊而有利于该病毒存活，则人群接触为其传播提供了有利条件。因此，凡地区有呼吸道传染病流行时，图书馆等文化交流场所应做好室内通风换气及空气消毒工作，学校及儿童图书馆尤需做到。

预防控制病媒动物对人的侵扰也是图书馆必须重视的问题。蚊蝇令人厌恶并能传播疾病的害虫，当图书馆防制措施不完善时，它们可侵入室内叮扰人群，此尤以南方地区最受其害。蟑螂能咬坏书刊，通过体表、肠腔携带多种病原体而传播相应疾病。老鼠破坏图书、家具，并能通过鼠咬和鼠尿、粪、唾液的污染，以及鼠身上蚤、螨、蜱等寄生虫对人的叮咬，传播鼠疫、钩端螺旋体病、流行性出血热、地方性斑疹伤寒等30多种疾病。因此，应对这些病媒动物大力扑杀，并设置行之有效的防护措施。

采光和照度 应防止读者及工作人员视觉疲劳，以提高其工作学习效率。光与视力卫生关系密切，阅览室的朝向、采光、照明不佳而影响被视物照度时，或室内光线不匀而产生眩光时，均能影响视力卫生。馆内应提供合适的照度，光线不能太暗，否则会引起读者的视觉疲劳，影响读者的视力。

在我国，图书馆等文化交流场所光照不足较为常见，人们为辨别符号被迫缩小视距，强力用眼，使眼处于高度紧张状态。久之，因睫状肌长时间紧张痉挛，导致视力疲劳和减退，眼球充血、头痛、眩晕、倦困，工作效率明显下降。有假性近视的少年和儿童读者更能促使其眼压升高、眼组织变软、眼轴变长，加快转变为真（轴）性近视。因此，图书馆应解决好室内采光和照明问题。GB 9669—1996 规定图书馆等文化交流场所中，台面照度应 ≥ 100 lx，人工照明应均匀、柔和、不眩目。

卫生要求 应按照 GB 9669—1996 执行。

除上述已提及的外，还应要求：①使用面积超过 300 m² 的图书馆、博物馆、美术馆和展览馆均应有机械通风装置，设备应定期清洗以免形成二次污染。②馆内的卫生间应有单独通风排气设施，做到无异味。③馆内禁止吸烟。④阅览室内不得进行印刷和复印，保持室内空气清洁。⑤厅内采光要充足，窗地面积比不小于 1/6。⑥馆内采用湿式清扫，及时清除垃圾、污物，保持馆内整洁。

（董凤鸣）

wenhua yule changsuo weisheng

文化娱乐场所卫生 （hygiene of culture entertainment occupancies） 研究日常文化娱乐活动等室内场所环境因素与在其内活动的人群的健康关系的公共卫生分支。

文化娱乐场所 文化娱乐场所种类很多，主要包括影剧院、录像厅（室）、游戏厅（室）、舞厅、音乐厅等。这类场所能为社会公众提供欣赏文艺作品、参与文娱活动、扩大人际交往的公共场所，从而丰富人们的文化生活，调节精神，消除疲劳，恢复精力，促进人们身心健康。

卫生特点 文化娱乐场所种类繁多，各自功能不同，规模不等，有各自特点，但其共同的卫生特点是：①人群聚集，人与人之间接触频繁，环境易被污染。②文化娱乐场所由单一形式转变为综合形式，其污染方式也相应地由简单转变为复杂。③物质基础不一致，发展规模程度不同，造成文化娱乐场所基础设施不同，卫生管理要求不一致。④一些农村地区文化娱乐场所与城市相比设施简陋，从业人员卫生素质低，卫生条件差。文化娱乐场所影响健康的主要环节是以下方面。

空气质量问题 由于人员众多，大量呼出气中可能杂有致病微生物。有时由于跳舞等剧烈活动使得人们呼吸加快，人们的污染空气吸入量增多，容易引起呼吸道感染。有些文化娱乐场所没有严格专设吸烟室，客人随处吸烟，更加重了环境烟雾的污染。客人在这样密闭、氧气不足的环境中吸入大量污染空气，就会感到头晕、憋气、咳嗽、咽喉痛，甚至引发扁桃体炎、咽炎、喉炎、气管炎及更严重的传染病。

建筑及装饰材料产生污染 文化娱乐场所在装潢过程中，大量使用装饰材料和黏合剂，装修后的室内环境在一定时间内释放出较多的甲醛、氯乙烷、铅等对人体有害的化学物质，污染场所内的空气。有些场所使用不合格的建筑材料，释放氡、氨等有害化学物质，导致场所内空气长时间受到污染且难以消除，成为人体健康的潜在危害。

公共设施及公共用具清洗消毒不及时 文化娱乐场所内的公共设施如厕所等多在室内，如存在蹲位过少、清洁不及时等情况则极易产生异味。公共用具如公用饮具的使用率极高，频繁接触不同健康水平的人员，传播甲型肝炎、肠炎、痢疾等消化道传染病的机会极多。故必须将饮具做到一客一换，清洗消毒。其消毒效果的判断标准与《旅店业卫生标准》（GB 9663—1996）中有关规定相同。而软饮料包装、果皮是影响文化娱乐场所卫生的主要因素。文化娱乐场所的座位是顾客频繁使用的，所以座位套极易污染，应定期清洗保洁。立体电影院供观众使用的特殊效果的眼镜，重复使用非常频繁，应每位客人用完后采用紫外线消毒，否则极易感染眼科疾病。

照明和通风问题 一些影剧院、录像厅、观众厅内存在照明灯布局不合理、光线明暗变化太快等问题，会对观众视觉产生不良影响。对于放映连场和循环场电影的影剧院，场次间隔及通风换气等方面如执行不力，会导致空气污染程度加重，易发生头昏、头痛等症状。

其他问题 此外，目前许多文化娱乐场所开始由单一的服务形式逐渐转换为增加餐饮等综合性服务，如冷热饮、果盘、小食品以及其他一些形式的服务，从而带来了食品加工制作、餐具、饮具污染等潜在的卫生问题。

卫生标准 根据国家相关标准，文化娱乐场所的卫生标准主要有微小气候、空气质量、噪声等方面规定。

影剧院、音乐厅、录像厅（室）内观众的呼吸、散热、散湿，演员和舞台工作人员的散热、散湿以及灯光、照明灯散热都会对室内微小气候造成影响。

温度 厅内温度过高或过低都会影响人体健康。因此《文化娱乐场所卫生标准》（GB 9664—1996）规定设有空调装置的场所冬季温度应大于 18℃，夏季温度应小于等于 28℃。

湿度 高温高湿环境不利于汗液的蒸发，使体温升高，严重时可发生中暑。温度太低会使文化娱乐场所的空气过于干燥，体液蒸发过速，引起皮肤黏膜干燥、皲裂、出血和感染。另外，空气干燥时，地面尘土易飞扬，使空气中可吸入尘浓度升高。GB 9664—1996 规定，没有空调装置的场所相对湿度为40% ~65%。

风速 适宜的风速有促进对流和蒸发散热的作用。风速太小，观众厅内的温度可能升高；风速太大，易吹起地面尘土，影响观众的身体健康。因此《文化娱乐场所卫生标准》规定，设有空调装置的场所风速应小于等于 0.3 m/s，在空调总风量中加入新风。由于二氧化碳比空气重，回风道设在墙壁下方或窗台下口较为有利，新风口设在上方，要保证送风均匀。

空气质量 影响影剧院、音乐厅、录像厅（室）空气质量的因素主要有二氧化碳、甲醛、可吸入颗粒物和病原微生物等。根据 GB 9664—1996 规定，文化娱乐场所空气中，二氧化碳含量应≤0.15%，一氧化碳含量应≤10 mg/m³（酒吧、茶座、咖啡厅），甲醛含量应≤0.12 mg/m³，可吸入颗粒物含量应≤0.20 mg/m³。有些指标在不同功能的文化娱乐场所有不同的标准值。在影剧院、音乐厅、录像厅（室）等以观看为主的场所，空气细菌总数≤4 000cfu/m³（撞击法），新风量≥20 m³/（h·人）；游艺厅、舞厅等顾客活动量大的场所，空气细菌总数≤4 000 cfu/m³（撞击法），新风量≥30 m³/（h·人）。

噪声 GB 9664—1996 规定，观众厅动态噪声不得超过 85 dB（A）。

卫生要求 文化娱乐场所的一切卫生要求

和卫生标准值，都应该按照《文化娱乐场所卫生标准》执行。除了上述已提及的以外，还有几点要求：①文化娱乐场所内外环境应整洁，采用湿式清扫，地面无果皮、痰迹和垃圾。②有健全的卫生制度，场内禁止吸烟。③放映电影的场次间隔时间不得少于 30 min，空场时间不少于 10 min。换场时间应加强通风换气。④呼吸道传染病流行季节必须加强室内外机械通风换气和空气消毒。⑤观众厅内及其他场所厅（室）内使用的装饰材料不得对人体有潜在危害。观众厅吊顶不得使用含有玻璃纤维的建筑材料。⑥电影院、音乐厅、录像厅（室）外的前厅照度为 40 lx，电影放映前的观众厅照度为 10 lx，剧场前厅照度为 60 lx。⑦文化娱乐场所应设有消毒间。⑧娱乐场所应设有消音装置。

（董凤鸣）

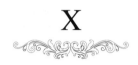

X

西尼罗热 （West Nile fever，WNF） 一种由西尼罗病毒引起的急性传染病，属于虫媒传染病的一种。1937 年，人类首次从乌干达西尼罗省 1 名发热患者的血液标本中分离出该病毒，故命名为"西尼罗病毒"，该病毒对热、紫外线、乙醚等敏感，56℃加热 30 min 即可灭活。

流行病学 西尼罗病毒（West Nile virus，WNV）主要感染鸟类、人类、马和牛等。鸟类是该病毒的储存宿主，人主要通过带毒蚊虫叮咬而感染。人群对西尼罗病毒普遍易感。有些地区人群感染率很高，但以隐性感染居多。流行高峰一般为夏秋季节，与媒介密度高及蚊体带毒率高有关。该病的临床特点有发热、头痛、肌肉疼痛、皮疹、淋巴结肿大等，可侵犯中枢神经系统，表现为脑膜脑炎，老年人感染后易发展为脑炎、脑膜炎或脑膜脑炎。病死率为 3%～5%，老年人病死率较年轻人高。人感染西尼罗病毒，通常表现为西尼罗热、西尼罗病毒性脑炎；极少数病例还可表现为严重的胰腺炎、肝炎、心肌炎等。该病广泛分布于非洲、北美洲、西亚和欧洲南部地区。我国尚未发现西尼罗病毒感染引起的疾病，但随着国际交流的日益频繁，面临着该病输入的威胁。

诊断 感染西尼罗病毒后绝大多数人不出现症状或仅出现发热等非特异性表现，确诊不易，应注意将实验室检查与流行病学资料相结合，进行综合诊断。诊断要点包括：①流行病学资料，是否来自于西尼罗病毒感染的主要流行地区，如非洲、北美洲和欧洲；发病前两周内有无蚊虫叮咬史；②临床症状，有无发热，是否伴有中枢神经系统受累的表现，如头痛、喷射样呕吐以及昏迷、抽搐、惊厥、脑膜刺激征阳性等；③实验室检查，血清西尼罗病毒 IgM 抗体阳性，恢复期血清较急性期 IgG 抗体滴度升高 4 倍以上，或 PCR（聚合酶链式反应）检测到血清中西尼罗病毒核酸。西尼罗热需与其他感染性疾病进行鉴别诊断，尤其是要排除流行性乙型脑炎、其他病毒性脑膜脑炎、中毒型菌痢、化脓性脑膜炎、结核性脑膜炎和脑型疟疾。

防治措施 预防西尼罗病毒感染的主要手段为切断传播途径，即有效的、大规模灭蚊；户外活动时应采取有效措施预防蚊子叮咬。在西尼罗病毒病暴发的疫区，要减少蚊虫进入室内及居民被蚊虫叮咬的机会，减少易感人群的感染发病。目前尚无针对西尼罗病毒的特效治疗药物。治疗主要是对症和支持治疗。轻症患者呈自限性经过，但脑炎患者需积极治疗，可采取降温、脱水、镇静、氧疗等措施，轻者预后良好，严重者会出现较严重的后遗症。

（魏红英）

洗浴与美容场所卫生 （hygiene of bathing and cosmetology places） 研究日常洗浴和美容活动中的室内场所环境因素与在其内活动的

人群的健康关系的公共卫生分支。如果洗浴与美容场所卫生条件差，则有可能导致一系列的健康问题。洗浴与美容场所有 3 种，分别为公共浴室、理发店、美容店。

洗浴场所卫生　沐浴不但是人类保持身体清洁所必需的活动，同时具有促进血液循环、增强肌体代谢和消除疲劳等保健功能。沐浴主要有池浴、盆浴、淋浴和蒸汽浴（桑拿浴）。公共浴池由于多人共用同一浴池，易造成污染，引起皮肤癣、阴道滴虫病、肠道传染病、寄生虫病和性病的传播和流行。

卫生特点　洗浴时人体全身皮肤直接接触洗澡水和池壁、盆壁。在许多人员的洗用下，水质的清洁度下降，盆壁、池壁会沾上污垢，甚至脱落入水中，加重水质污染。公共浴室内影响健康的主要环节如下。

池浴　池浴是指许多浴客同时浸泡在一个浴池中，无论是男池还是女池，水质都会极差。如女池能查出阴道滴虫，而且检出率都很高；有时浴池还能查出絮状表皮癣菌、石膏状表皮癣菌、疥虫、肠道致病菌、寄生虫卵等。水质浊度极高，有的浴室的浴池水浊度在 75 ~ 600 度，100% 超标，污染非常严重。

因此，《公共浴室卫生标准》（GB 9665—1996）规定，浴池水浊度应≤30 度。池浴间内必须设置淋浴设施，以供浴客在浴池内洗浴完毕后立即冲洗全身，冲洗掉多种可能沾染的污染物。浴池每晚应彻底清洗消毒，必须先经过消毒然后再换水。浴池水每天至少应补充 2 次新水，每次补充水量不得少于池水总量的 20%。

盆浴　盆浴虽是每盆一客，但如果客人洗后不及时消毒，也会造成污染。例如，有调查发现，浴客洗澡后皮肤上的细菌总数超过洗澡前，皮肤上还查出大肠杆菌、金黄色葡萄球菌。洗盆浴是坐在盆里洗浴，会阴部直接接触盆底，极易感染阴道滴虫、表皮癣菌等感染性很强的皮肤病致病微生物。因此 GB 9665—1996 要求盆浴间内需设置淋浴设备，而且要求将浴盆一客一清洗消毒。

桑拿浴　通常是浴客裸体坐着接受蒸汽熏蒸。因此，座位一定要在使用后立即清洗消毒。否则，容易引起会阴部交叉感染。

洗浴用水　许多浴室的洗浴用水都是采用生活饮用水，这是符合标准的。但也有些地方是采用污水经处理后的综合利用水，这些洗浴用水虽然不是直接饮用，但水质的细菌学指标应符合《生活饮用水标准》的规定，而且用水中不应含有挥发性化学物质。这些挥发性化学物在洗浴过程中会随着用水挥发出来，影响浴客健康。尤其是使用淋浴者，由于将浴水喷成细雾，水中的致病微生物和挥发性物质就更容易进入呼吸道，造成危害。淋浴喷头应经常清洗，必要时予以消毒，以免军团菌等大量聚积而危害浴客健康。

卫生要求　公共浴室的卫生要求应按照 GB 9665—1996 执行。除上述已提及的外，还应满足：①公共浴室应设有更衣室、浴室、厕所、消毒室等房间。②更衣室的室温应达 25℃，CO_2 含量应≤0.15%，CO 含量≤10 mg/m³。淋浴室、池浴室、盆浴室的室温应在 30 ~ 50℃，CO_2 含量应≤0.1%，水温应在 40 ~ 50℃。桑拿浴室的室温应为 60 ~ 80℃。③浴室应保持良好通风，应开设气窗，气窗面积为地面面积的 5%。④浴室内不提供公用脸巾、浴巾。更衣室、休息室所用垫巾应及时更换，保持清洁整齐。⑤茶具应一客一洗一消毒。拖鞋应每客用后消毒。消毒判定标准与《旅店业卫生标准》（GB 9663—1996）相同。⑥修脚工具应每客用后消毒，不得检出大肠菌群、金黄色葡萄球菌。⑦公共浴室禁止患性病和各种传染性皮肤病（如疥疮、化脓型皮肤病、广泛性皮肤霉菌病等）的顾客就浴。此规定应设有明显标志。

美容场所卫生　美容是随着现代科学技术进步而发展起来的新兴行业，它借助外科手术、化学药品和某些物理方法，修理面部某些缺陷（如消除疣症和雀斑）、化妆、文眉、文唇线、穿耳以及做双眼皮、隆鼻、隆胸等。当今理发、美容业档次很多，从大型豪华的理发、美容厅到街头的理发摊点，分特级、甲级、乙

411

级、丙级、丁级。理发、美容业对健康引起的不良影响既有化学性的，也有生物性的。前者常见的有化妆品使用不当所致的皮肤过敏和色素沉着，后者常见的有头癣、化脓性球菌感染、急性出血性眼结膜炎、呼吸道疾病，以及经创面传播乙型肝炎等。

卫生特点　美容美发过程是将修理工具、各类毛巾等用具直接接触头部和面部皮肤的过程，因此卫生条件差时极易导致这些部位的皮肤毛发发生感染。主要的影响环节有以下几点。

美容工具、理发工具、胡刷　这些用具都是直接用在皮肤上，极易发生交叉感染，常见的有头癣、化脓性皮肤病、过敏性皮炎等，还可经创面感染乙型肝炎。因此，这些用具必须在每客用后立即消毒，要求不得检出大肠菌群和金黄色葡萄球菌。要为患有头癣等传染性皮肤病的顾客设有专用理发工具，并有明显标志，用后立即消毒并单独存放。

脸巾、围布　脸巾经常用来擦脸甚至擦眼睛，容易引起眼部感染。常见的有沙眼、流行性出血性眼结膜炎（俗称"红眼病"）。所以脸巾必须每客用后清洗消毒，评定标准与GB 9663—1996 相同。围布虽并非用于擦脸，但顾客有时也会自行用来擦脸、擦眼睛。所以，大小围布应经常清洗更换。

空气质量　美容美发场所的空气质量不仅受到顾客和从业人员的呼出气影响，还会由于在操作过程中使用的某些化学用品中挥发出来的化学物质而污染空气。主要来源是某些烫发水中含有的氨水，烫发时氨水味就散发到空气中来。所以《理发店、美容店卫生标准》（GB 9666—1996）规定，正特、副特、甲级、乙级烫发店、染发店和美容院必须设有单独操作间，并有机械排风装置。无单独操作间的普通理发店应设烫发、染发工作区，还应设有效的抽风设备，控制风速不低于 0.3 m/s。并规定在理发店、美容院（店）的空气中，CO_2 含量应 ≤0.1%，CO 含量应 ≤10 mg/m³，甲醛含量应 ≤0.12 mg/m³，可吸入颗粒物含量应 ≤0.15 mg/m³（美容院）或 ≤0.2 mg/m³（理发

店），氨含量应 ≤0.5 mg/m³，空气细菌数应 ≤4 000 cfu/m³（撞击法）。

卫生要求　必须按照 GB 9666—1996 执行。除上述已提及的外，还有如下几方面要求：①美容美发是近距离服务，工作人员操作时应穿上清洁干净的工作服，清面和美容时应戴口罩。美容工作人员在美容前双手必须清洗消毒。②店内应有消毒设施或消毒间。③唇膏、唇笔等化妆品应做到一次性使用，一般美容店不得做创伤性美容术。④使用的化妆品应符合《化妆品卫生标准》（GB 7916—1987）的规定。

（董凤鸣）

系统综述　（systematic reviews）　针对某个主题对既往文献资料和数据的二次观察和分析，是在回顾、分析、整理和综合针对该主题的全部原始文献的基础上依照一定的标准化方法进行的文献研究。

特征　系统综述能清楚地表明研究问题；采用综合的检索策略；明确研究入选和排除标准；列出所有入选的研究；清楚表达每个入选研究的特点并分析它们的方法学质量；阐明所有排除研究的原因；如果有可能，使用 Meta 分析合并合格研究的结果；如果可能，对合成结果进行敏感性分析；采用统一的格式报告研究结果。

与传统综述的区别　作为文献综述的两种类型，系统综述与传统综述两种方法均是总结概括某专题的研究概况和发展方向，但是两者又有区别（见下表）。

系统综述与传统综述的主要区别

项目	传统综述	系统综述
选题	涉及的范围较广	针对具体问题
研究计划书	可不包括	需预先详细拟定
资料来源	无明确规定	明确，常为多渠道
检索方法	无须提供检索策略	需有详细的检索策略
文献筛选标准	无文献筛选标准	有文献筛选标准

续表

项目	传统综述	系统综述
非公开研究	不考虑	可能考虑
质量评价	可不评价质量	需严格评价并依此决定结论
多个研究的合并分析	一般仅对研究结果进行描述性分析	定量系统评价包含对多个研究重新计算的 Meta 分析；定性系统评价不包含 Meta 分析
作者观点	主观性	客观性
报告格式	综述	论著

意义 主要有以下几个方面。

整合海量信息 即从大量质量参差不齐的各种信息中迅速收集到真实、有用的证据。只有对研究证据进行仔细检索、严格评价和系统综合才能达到去粗取精、去伪存真的目的。

避免结果具有片面性 由于研究存在随机误差，加之研究对象、研究设计等方面的不同，即使针对同一问题的研究结果常常也不一致，甚至结论相互矛盾。如果只根据一个或少数几个研究结果来制定决策，很可能不全面，导致决策失误。而系统综述是根据预先提出的某一具体问题，对全部相关的研究结果进行收集、选择和评估，在某些情况下进行数据合并，从而得出科学的综合性结论，其参考价值理论上要高于原始的研究文献。

克服传统综述的缺陷 传统综述具有一定的缺陷，它往往是定性的，且依赖于综述者的主观分析等，而系统综述则可以克服传统综述的缺陷，提供相对客观的结论，供研究者和决策者参考。

连接新旧知识的桥梁 科学研究是螺旋式上升的过程，在没有系统回顾已有研究前就着手一项新研究，则有可能去做了已经有答案的研究，因此，设计新研究时，应该充分了解前人曾做过什么研究，并从中借鉴他人的成功经验和失败教训。

研究步骤 包括以下几个方面。

提出问题、拟定研究方案 系统综述的第一步是提出问题，即明确研究目的，进行科研设计并制定研究方案。研究方案应包括题目、研究背景、研究目的、文献检索的途径和方法、文献的纳入和剔除标准、数据收集的方法、统计分析步骤和结果的解释等。

所谓问题，即环境卫生学或流行病学研究中不确定或有争议的研究命题，例如，大气细颗粒物对人群死亡率的影响、环境铅对儿童神经系统发育的影响等都可以作为系统综述的命题。提出问题对于系统综述的研究设计具有重要意义：①决定综述的框架，如决定综述分析到何种程度及所需文献的数量；②指导文献检索；③选择原始研究；④确定统计分析方法；⑤指导对综述结果的解释。因此，提出合适的问题对于系统综述获得科学可靠的结果具有重要作用。

检索文献 是非常繁重但又非常关键的工作。系统、全面地收集与所提问题相关的文献是系统综述有别于传统综述的重要特征之一。检索文献时应综合考虑检索结果的敏感性和特异性。漏检重要文献可能直接影响系统综述结论的可靠性和真实性，所以保证较高的查全率十分重要。收集的原则是多途径、多渠道、最大限度地收集相关文献。Medline 系统是较好的文献检索系统，但也只能获得 2/5 的相关文献。因此，必须同时利用其他途径广泛收集资料，如多种电子资源数据库、参考文献的追溯、手工检索等，特别要注意那些未正式发表的"灰色文献"，如会议专题论文、未发表的学位论文、专著内的单独章节、政府内刊等很难检索到的文献，因为这些文献中可能包含阴性研究结果。由于阴性结果一般较少被投稿和发表，其他来源的资料对这些未发表的结果也较少提及，因此若系统综述只包括那些有限的已发表的研究结果，可能会导致假阳性结果。为保证较高的查全率，检索时往往进行必要的限定，如研究对象、语种、出版年限、出版类型等。如果综述里的文献局限于单一语种，则其结论也有较大可能存在偏倚。此外，请教相关领域的专家、利用近年来国内外发展的各种循证医学资源也是获得文献信息的有效途径。

选择合格的研究 根据研究计划书中提到的文献纳入和剔除标准，在检出的相关文献中选择符合要求的研究纳入分析范围。纳入标准的制定主要考虑下述因素：①研究设计类型；②研究对象的年龄、性别、疾病类型、病情严重程度等应事先做出规定；③明确观察性研究中的暴露因素或干预措施，此外还要考虑不同研究中暴露或处理因素的一致性；④研究的结局变量应具有较好的一致性，一般应选择可以量化的、具有可比性的指标；⑤文献的发表年限越近越好，应确定截止时间点；⑥发表的语种应该多样化，但如只选用英文或中文文献，需说明理由；⑦重复发表的文献只选择其中一篇，应为首发的、最近的或是质量最好的；⑧样本量应尽量排除小样本，这样可避免放大小型研究的影响；⑨随访期限需事先确定；⑩信息的完整性要进行评估。

对收集来的不同原始研究，应进一步评价其研究质量：①方法学质量，即研究设计、实施和统计分析过程中避免或减少偏倚的程度，主要体现在设计类型和样本含量大小方面；②精确度，即随机误差的程度，一般用置信区间的宽度来表示；③外部真实性，即研究结果外推的程度。文献质量高低可用权重来表示，可靠性高的要赋予较大的权重；也可用量表或评分系统来评价。

提取数据 从符合收集要求的文献中摘录出用于系统综述的数据信息，所提取的信息必须是可靠、有效和无偏倚的。每个研究都应按事先制定的资料摘录表内容提取相应信息并填表，这些信息通常包括四个部分的内容：①原始研究的一般资料；②计算总效应值的有关数据，以便获得总效应值；③原始研究的环境和人群暴露特征，以获得环境暴露的信息；④原始研究的方法学质量，以获得方法学评价的数据。为保证数据收集的质量，最好由两个以上研究人员独立进行文献选择和资料提取工作，且应采用盲法，这样可减少选择偏倚。提取数据后，对不一致的研究应复核并请专家对数据的可靠性进行评议。

结果分析 对非量化的资料进行叙述性概括。定量资料采用 Meta 分析方法进行数据整合。

讨论与分析 系统综述讨论部分的基本框架有四部分：①对系统综述的主要发现进行陈述；②对该评价结果的意义进行分析，包括纳入评价的证据强弱、汇总后效应的方向和大小以及这些结果的应用性；③对该综述的优缺点进行分析，包括对质量的评价和与其他评价在质量和结果上的差异；④该系统综述对决策者的实际意义，有哪些尚未能回答的问题和对将来研究的提示。

在环境流行病学中的应用 系统综述有定性内容，也有定量内容。用定量整合的方法对原始研究资料进行统计学处理的系统综述即为 Meta 分析。一个系统综述研究可以只包括一种类型的研究，也可以是不同研究方法的综合。随着循证医学的兴起，系统综述应运而生，并迅速在医学研究领域得到接受和广泛的应用。这也为环境流行病学学者如何利用该方法对以往的有关研究结果进行综合分析，以对环境卫生相关决策提供高质量的循证医学证据提供了思路。

（胥美美）

细菌性食物中毒 （bacterial food poisoning）摄入被致病菌或其毒素所污染的食物引起的食物中毒。近几年来的食物中毒统计资料表明，我国发生的细菌性食物中毒主要以沙门氏菌食物中毒、变形杆菌食物中毒和金黄色葡萄球菌食物中毒较为常见，其次为副溶血性弧菌食物中毒和蜡样芽孢杆菌食物中毒。

分类 细菌性食物中毒根据病原和发病机制可分为感染型、毒素型和混合型三种类型。

感染型 致病菌污染食品并在该食品上大量繁殖，达到中毒数量，大量活菌随该食物进入人体肠道后，在肠道内继续生长繁殖，侵入肠黏膜及黏膜下层，引起肠黏膜充血、白细胞浸润、水肿等炎性病理变化。潜伏期一般为8～24 h。临床表现除引起腹泻等胃肠道综合征外，致病菌还可进入黏膜固有层引起菌体裂解，释放出内毒素，从而刺激体温调节中枢，引起体温升高。因此，感染型细菌性食物中毒的临床表现多伴有发热症状。

毒素型 大多数细菌在食品上繁殖并产生肠毒素或类似的毒素，具有一定中毒量的毒素随食物进入人体后，由于肠毒素的刺激，细胞内的相关酶系统被激活，细胞的分泌功能发生变化，从而导致腹泻的发生。是否发病取决于食入的细菌毒素量多少，与活菌是否进入人体及进入量多少无关。常见的毒素型细菌性食物中毒有金黄色葡萄球菌食物中毒等，临床表现以消化道综合征（恶心、呕吐等）为主，发热较少见。

混合型 副溶血性弧菌等病原菌进入人体肠道后，除侵入黏膜引起肠黏膜的炎性反应外，还可产生肠毒素引起急性胃肠道症状。这类病原菌引起的食物中毒是致病菌对肠道的侵入及与其产生的肠毒素的协同作用引起的，因此，其发病机制为混合型。

流行病学 细菌性食物中毒是食物中毒中最常见的一类，其流行病学特点主要有以下几个方面。

发病率及病死率 细菌性食物中毒发病率在各类食物中毒中最高，但病死率则因致病菌的不同而有较大的差异。常见的细菌性食物中毒如沙门氏菌、变形杆菌、葡萄球菌等食物中毒，病程短、恢复快、预后好、病死率低。但李斯特菌、小肠结肠炎耶尔森菌、肉毒梭菌、椰毒假单胞菌酵米面亚种等引起的食物中毒病死率通常较高，分别为 20% ~ 50%、34% ~ 50%、60%、50% ~ 100%，且病程长，病情重，恢复慢。

发病季节性 细菌性食物中毒全年皆可发生，但在夏秋季节高发，多在暖湿的 5—10 月。这与夏季气温高、细菌易于大量生长繁殖和产生毒素密切相关，也与机体在夏秋季节防御功能较低、易感性增高有关。

中毒食品种类 动物性食品是产生细菌性食物中毒的主要食品，其中畜肉类及其制品居于首位，其次为禽肉、鱼、乳和蛋类。某些植物性食物如剩饭、米糕、米粉等则易引起金黄色葡萄球菌、蜡样芽孢杆菌等食物中毒，家庭自制豆类及面粉类厌氧发酵制品可引起肉毒梭菌食物中毒。

原因 细菌性食物中毒发病原因主要包括以下三个方面：①食物在各个环节中致病菌的污染，如牲畜在屠宰时以及畜肉在运输、贮藏、销售等过程中受到致病菌的污染。②食物贮藏方式不当，当食物被致病菌污染后在适当的温度下存放时，食品中适宜的水分活性、pH 值及营养条件使其中的致病菌大量生长繁殖或产生毒素。③烹调加工不当，如被污染的食物未经烧熟煮透、煮熟后容器或食品加工工具的再污染以及食品从业人员中带菌者的污染。

临床表现 以急性胃肠炎为主，主要表现为恶心、呕吐、腹痛和腹泻等。金黄色葡萄球菌食物中毒呕吐症状较明显，呕吐物含胆汁，有时带血和黏液，腹痛以上腹部及脐周较多见，且腹泻频繁，多为黄色稀便和水样便。侵袭性细菌引起的食物中毒，可有发热、腹部阵发性绞痛和黏液脓血便。副溶血性弧菌食物中毒部分病例的粪便呈血水样。产气荚膜杆菌 A 型菌食物中毒病情较轻，少数 C 型和 F 型可引起出血性坏死性肠炎。摩根变形杆菌食物中毒还可发生颜面潮红、头痛和荨麻疹等过敏症状。腹泻严重者可致脱水、酸中毒甚至休克。

诊断 主要依据：①流行病学调查资料，根据发病急、短时间内同时发病且发病范围局限在食用同一种有毒食物的人群等特点，找到引起中毒的食品，并查明引起中毒的具体病原菌。②患者的临床表现，病人的潜伏期和特有的中毒表现符合食物中毒的临床特征。③实验室诊断资料，即对中毒食品或与中毒食品有关的物品或病人的样品进行检验的资料，包括对可疑食物、患者的呕吐物及粪便等进行细菌学及血清学检查（细菌学培养、分离鉴定菌株、血清凝集试验等）的资料。可疑时，尤其是怀疑细菌毒素中毒者，可做动物实验检测细菌毒素的存在。

鉴别诊断 细菌性食物中毒应与其他疾病鉴别，主要包括：①非细菌性食物中毒，食用有毒动植物和真菌（如发芽马铃薯、河豚、毒蘑菇等）引起的食物中毒的临床特征是潜伏期很短，一般不发热，以呕吐为主，腹痛、腹泻较少，但神经症状较明显，病死率较高。汞、砷引起食物中毒时，主要表现为咽痛、充血、吐泻物中含血，经化学分析可确定病因。②霍乱，霍乱的潜伏期为 6~8 h 至 2~3 天不等，主要临床表现为剧烈的上吐下泻，大便呈水样，常伴有血液和黏液，有时发生肌肉痉挛。由于过度地排出水分，患者往往严重脱水，当液体得不到补充时，患者便会死亡。通过粪便培养或涂片后经荧光抗体染色镜检找到霍乱弧菌，即可确诊。③急性菌痢，一般呕吐较少，常有发热和里急后重感，粪便多混有脓血，下腹部及左下腹部压痛较明显，镜检常发现粪便中有红细胞、脓细胞以及巨噬细胞，粪便培养约半数有痢疾杆菌生长。④病毒性胃肠炎，以急性小肠炎为特征，潜伏期为 24~72 h，主要临床表现为发热、恶心、呕吐、腹胀、腹痛及腹泻，水样便或稀便，吐泻严重者还可发生水、电解质和酸碱平衡紊乱等。

防治措施 微生物引起的食物中毒极易造成大范围的流行，因此，需及早明确病原及传染源，并实施相应的防治措施。

预防措施 主要包括以下四个方面。

加强卫生宣传教育 食品加工、储存、运输和销售过程要严格遵守卫生制度；改变生食等不良的饮食习惯，充分加热食物，以杀灭病原体和破坏毒素；对食具、加工容器和工具进行严格消毒，避免生熟交叉污染；严格遵守牲畜宰前、宰中、宰后的卫生要求，防止食物发生污染；食品应在低温或阴凉通风处保存，防止和控制细菌的繁殖和毒素的形成；学校、医院、食品加工人员和炊事员等应认真执行就业前体检和录用后定期体检制度，并接受食品卫生安全教育，养成良好的个人卫生习惯。

切断传播途径 病原体随同人和动物的粪便和尿等排泄后，污染水源和食物成为许多人畜共患病的重要传播途径，所以应加强学校等人群聚居场所的卫生监督管理，加强水源消毒，加强对食堂、校外饮食摊点以及食品餐饮点的食品卫生监督，从切断传播途径入手进行预防。

加强卫生检疫工作 加强对食品加工厂、屠宰场等相关部门的卫生检疫，对其生产、加工、储存和制备等过程进行科学管理，降低因进食预包装的方便食品、即食食品及肉类、蛋类和禽类产品引起的食物中毒。

建立快速可靠的病原菌检测技术 根据菌株的生物遗传学特征和分子遗传学特征，结合现代分子生物学等检测手段和流行病学方法，分析散发及不同暴发流行事件中的病原相关性，从本质上分析病原菌的变化和确定扩散范围、趋势及可疑食品，为快速及时地确认和处理大范围内呈散发特征的暴发事件提供参考资料，从而防止更大范围地流行。

治疗原则 细菌性食物中毒暴发后，应先做好组织工作，统一思想和行动，再采取相对应的对症治疗和特殊治疗。主要包括：①现场处理，中毒发生后，应先将患者进行分类，轻者可在原单位集中治疗，重症者送往医院或卫生队救治；及时收集资料，并进行流行病学调查和细菌学的检验工作，以明确病因。②对症治疗，常用催吐、洗胃、导泻的方法迅速排出毒物。及时治疗腹痛、腹泻，纠正酸中毒和电解质紊乱，抢救呼吸衰竭。③特殊治疗，对细菌性食物中毒通常无须应用抗菌药物，可以经对症疗法治愈。症状较重且考虑为感染型食物中毒或侵袭性腹泻患者的，应及时选用抗菌药物，但对金黄色葡萄球菌肠毒素引起的中毒，一般不用抗生素，以补液和调节饮食为主。对肉毒毒素中毒患者，应及早使用多价抗毒素血清进行治疗。

（郑婵娟）

xiaochuan

哮喘（asthma） 由多种细胞和细胞组分参与的气道慢性炎症性疾病，细胞主要包括气道的炎性细胞和结构细胞，如嗜酸粒细胞、肥大细胞、T 淋巴细胞、中性粒细胞、平滑肌细胞和气道上皮细胞等。这种慢性炎症导致气道高反应性，通常出现广泛多变的可逆性气流受限，并引起反复发作性的喘息、气急、胸闷或咳嗽等症状，常在夜间和/或凌晨发作、加剧，多数患者可自行缓解或经治疗缓解。

病因 发病原因多样，主要包括环境因素和个体因素两个方面。

环境因素 包括生物过敏原、空气污染物、职业因素、气候因素和其他因素。

生物过敏原 是诱发哮喘的一组重要病因，有 30%~40% 的支气管哮喘者可查出过敏原。导致哮喘的生物过敏原主要包括尘螨、蟑螂、猫和狗等宠物、真菌、花粉、牛奶、禽蛋、蚕丝、羽毛、飞蛾和棉絮等。其中，尘螨引起哮喘的过敏原主要存在于其分泌物、粪便、皮垢中；蟑螂的躯体、皮屑、粪便和虫卵都有很强的致敏性；猫、狗等的唾液、粪便、尿和毛屑中也含有过敏原，并且可以附着在宠物主人的衣服上被带入其他场所；真菌是哮喘发展的一个重要因素，其中交链孢霉及分支孢霉已被确认是诱发哮喘的过敏原；气传致敏花粉是室外主要的致敏原，哮喘患者在花粉季节的住院率明显增加，许多研究结果显示吸入花粉可引起哮喘症状加剧。

空气污染物 吸入大气污染物、烟、尘等可刺激支气管黏膜下的感觉受体，反射性地引起迷走神经兴奋和咳嗽，在气道高反应的基础上导致支气管平滑肌痉挛，从而引起哮喘或使哮喘症状加剧。研究显示，父母吸烟与儿童哮喘之间有正相关，母亲孕期吸烟以及婴儿出生后的被动吸烟均会增加儿童患哮喘的危险。大气污染中的二氧化硫、臭氧、氮氧化物等污染物可加剧哮喘患者的症状。

职业因素 职业性因素引起的哮喘占成人哮喘的 15%~25%。目前已明确与职业性哮喘有关的物质达数百种，主要包括动物蛋白、植物蛋白、多种外源性化学物（镍、镉、胺类、苯酐类、醇类等）和酶制剂等。

气候因素 如寒冷季节容易受凉而导致呼吸道感染，或天气突然变化或气压降低，都可激发支气管哮喘发作。

其他因素 社会经济状况与哮喘等过敏性疾病的发生呈负相关，表现为发达国家发病率高于发展中国家，富裕地区高于贫困地区。

个体因素 哮喘的病因中环境因素至关重要，然而环境因素并非是决定哮喘病发生的唯一因素，哮喘病患者本身的特应性素质也是非常重要的，包括：①遗传，目前认为哮喘属于家族聚集倾向的多基因遗传性疾病。父母一方有哮喘的儿童患病的可能性是 40%，如果双亲均患病，则为 80%。②性别，男童在 3 岁之前患哮喘的可能性是女童的 2~4 倍，这可能与男童的呼吸道窄且弹性高、血清 IgE 水平较高，受到刺激后易发生气流阻塞有关。然而，女童在青春期后患哮喘则不易缓解且病情比男童严重。③呼吸道感染，流行病学研究证实，呼吸道病毒感染与哮喘发病之间有密切的关系，尤其是 5 岁以下的婴幼儿。④过度劳累，突击性强烈的或长时间的体力劳动和紧张的竞技性运动，均可诱发哮喘。⑤精神因素，情绪波动可以成为哮喘的诱因，如忧虑、悲伤、过度兴奋甚至大笑可能会导致哮喘的发作。

流行病学 全世界大约有 1.5 亿哮喘患者。我国有 1 000 万以上的哮喘患者。哮喘患病率的地区差异性较大。大量研究证实哮喘病不同年龄阶段发病率不同，其中青少年时期的哮喘患病率最高，老年期是继青少年时期后的第二个哮喘发病高峰期。

发病机制 哮喘的发病机制还不完全清楚。当机体接触诱发因素后，抗原与肥大细胞膜上的 IgE 结合，释放炎症介质和细胞因子，这些介质、细胞因子与炎症细胞互相作用和影响，导致平滑肌收缩、腺体分泌增加、黏膜水肿、血管通透性增高和炎症细胞浸润等，产生哮喘的临床症状。同时，炎症介质和细胞因子、副交感神经兴奋性增加及神经肽的释放等均与气道高反应性的发病过程有关，表现为气道对各种刺激因子出现过强或过早的收缩反应。此外，哮喘患者对于刺激物如烟、冷空气或污染物有更低的阈值，气道感受受体可引起反射性的支气管收缩。

临床表现 哮喘可在遇到诱发因素时发作性加重，在夜间和/或凌晨、秋冬季节发作或加重，使用平喘药后通常能够缓解症状，可有明显的缓解期。根据临床表现哮喘可分为急性发作期、慢性持续期和临床缓解期。急性发作期常有呼吸困难、咳嗽、咯痰等症状，呼吸困难主要表现为呼气困难并带有哮鸣音；咳嗽一般为干性无痰咳嗽，程度不等，若合并感染时，可咳出脓性痰，少数病人仅表现出咳嗽症状，称为咳嗽变异性哮喘；发作较严重、时间较久者可有胸痛；当呈重度持续发作时，有头痛、头昏、焦虑和病态行为，以及神志模糊、嗜睡和昏迷等精神神经症状；若合并感染，则可有发热。发作过后多有疲乏、无力等全身症状。慢性持续期是指每周均不同频度和/或不同程度地出现喘息、气急、胸闷、咳嗽等症状。临床缓解期系指经过治疗或未经治疗上述症状、体征消失，肺功能恢复到急性发作前水平，并维持3个月以上。

诊断 根据2017GINA（全球哮喘防治创议）指南，哮喘的诊断有赖于临床表现和肺功能测定，包括以下5条，其中有第1~第4条或第4条和第5条者，可以诊断为哮喘。具体包括：①哮喘典型的呼吸系统症状：反复发作喘息、气急、胸闷或咳嗽，多与过敏原、冷空气接触，物理、化学性刺激以及病毒性上呼吸道感染、运动等有关。②发作时在双肺可闻及散在或弥漫性、以呼气相为主的哮鸣音，呼气相延长。③上述症状和体征可自行或经治疗缓解。④排除其他疾病所引起的喘息、气急、胸闷和咳嗽。⑤对于临床表现不典型者（如无明显喘息或体征），肺功能的可逆性和变异性可以帮助确诊哮喘，应至少具备以下1项试验阳性：支气管激发试验或运动激发试验阳性；吸入支气管舒张剂，1 s用力呼气容积（forced expiratory volume in one second，FEV1）增加≥12%且1 s用力呼气容积增加绝对值≥200 mL；最大呼气流量日内或昼夜变异率≥20%。

防治措施 预防措施主要包括：①避免与过敏原接触，控制室内空气污染，减少尘螨，清除真菌，花粉季节减少外出。②避免在冷而干燥的环境中参加剧烈运动。③注意饮食，避免食用致敏食物。④生活规律、避免过度疲劳，预防呼吸道感染。治疗应坚持长期、持续、规范、个体化的治疗原则。在发作期着重快速缓解症状、抗炎、平喘，在缓解期应长期控制症状、减低气道高反应性、避免触发因素及提高自身身体素质。 （秦宇）

xiaoying qiguan

效应器官 （effector organ） 外源性化学物作用于机体后，产生在动物实验或临床上所能观察到毒性效应的器官。大部分外源性化学物的靶器官就是效应器官；也有某些外源性化学物对靶器官的毒性作用是通过某种病理生理机制由其他的器官（效应器官）表现出来的。如士的宁作用于中枢神经，而在横纹肌出现痉挛，因此士的宁的靶器官是中枢神经系统，效应器官是横纹肌。效应器官与靶器官、蓄积器官之间有密切的关系（参见蓄积器官）。 （魏红英）

xiaoying shengwu biaozhi

效应生物标志 （biomarker of effect） 机体暴露外源性物质后可测出的生理、生化、行为或其他改变的指标。

分类 可分为早期生物效应标志、结构/功能改变标志和疾病生物标志三类。其中，前两类生物标志对预防具有重要的意义。而疾病生物标志则有助于疾病的早期发现、诊断和治疗，并可用于预测疾病的结局和预后。此外，暴露生物标志和效应生物标志也不是截然分开的，许多效应生物标志也能用于评价机体的暴露水平，如DNA加合物与暴露于某些典型的致癌化学物有关。

早期生物效应标志 可检出的生物标志与健康损害有关并可预示健康状况变化的早期反应。如铅暴露导致的δ-氨基-γ-酮戊酸脱水酶基因活性的抑制，暴露有机磷农药出现的胆碱酯酶抑制，暴露联苯胺后H-ras癌基因的激活等。

结构/功能改变标志 发生疾病前机体或特定器官的结构和功能的变化,一般这些改变在早期是可逆的。例如,多环芳烃暴露后 DNA 损伤增多,铅暴露后神经传导速度减慢,苯暴露导致的白细胞早期降低,三硝基甲苯暴露引起的肝功能改变,二溴氯丙烷暴露引起的男工精子计数下降、活力降低等。

疾病生物标志 出现临床表现时的各种生物标志,可应用于确定疾病诊断指标。如诊断苯致再生障碍贫血和白血病的血液和骨髓检测指标,中毒性肝病和肾病患者的各项肝功能及肾功能指标,正己烷致周围神经损伤的电生理改变等。近年来,肿瘤生物标志的检测项目有了大幅度增加,而且检测的特异性和灵敏性也有了很大的提高,癌基因、抑癌基因及其表达蛋白已用于检测接触致癌物的职业人群。

选择依据 多与外源性物质的生物学效应、作用机制及其特异性有关。临床体检的一些效应生物标志适用于人群健康监护、疾病筛检和诊断,但因其特异性差,且不是早期的效应生物标志,不适用于作为生物监测的效应标志。例如,铅中毒中出现的腕下垂、脑病、贫血、中枢神经系统发育障碍、免疫功能和心功能受损等特异性差;但铅对血红素合成过程的影响效应出现较早,且呈现明显的剂量-反应(效应)关系,因而血红细胞游离原卟啉、锌卟啉等被选为铅的效应生物标志。血液胆碱酯酶作为有机磷农药的效应生物标志,是因为它有重要的生理功能且有很高的特异性,其活性抑制程度与有机磷农药急性中毒的严重程度密切相关。

作用 外源性物质进入人体达到一定量后,机体会出现适应性反应、损害性反应、疾病等一系列效应。以下为常用的效应生物标志。

细胞生物标志 细胞是生物体的基本单位,外源性物质对生物体的作用可反映在细胞结构和功能的改变上。随着细胞毒理学的发展,细胞生物标志不断增加。常用的有:①细胞遗传毒性效应标志,如染色体结构和数目畸变、姐妹染色单体交换、微核分析、彗星细胞

分析、外周血淋巴细胞程序外 DNA 合成;②生殖细胞毒性效应标志,包括精子数、精子畸形、精子活力和精子 Y 小体等;③细胞免疫效应标志,包括 T 淋巴细胞和 B 淋巴细胞对有丝分裂原刺激的增殖反应、淋巴细胞 CD 亚群的检测。但可用于人群生物监测的细胞标志尚不多,有待进一步研究开发。

脂质过氧化标志 脂质过氧化是外源性物质的主要作用之一,其生物标志有:①膜磷脂结构被破坏、分解而产生的羟基烃类、丙二醛和短链烃类等。②氧自由基清除系统中抗氧化酶活力改变,在代偿功能良好时酶活力增高,失代偿时酶活力降低,如过氧化氢酶、超氧化物歧化酶、谷胱甘肽过氧化酶和还原酶等。③抗氧化剂维生素 C、维生素 E、谷胱甘肽等以及血清谷胱甘肽的降低常用作脂质过氧化的标志。但多种物质均可引起机体的氧化-抗氧化系统失衡,故这类生物标志的特异性欠佳。

癌基因和抑癌基因 癌基因和抑癌基因的表达在致癌过程中起重要作用,尤其是突变的癌基因和抑癌基因及它们的表达蛋白,如 P53 抑癌基因及其 P53 蛋白,自杀相关因子(factor associated suicide, fas)及其 P21 蛋白,表皮生长因子受体癌基因[最初发现于神经外胚瘤(neuroectodermal tumors),因此又得名为 neu 癌基因]及其 P185 蛋白等。

热休克蛋白 是一组应激蛋白,机体在受热和毒物等作用下合成量会增加。在一定范围内,热休克蛋白的增加对机体有保护作用,但过多可能会增加发生自身免疫疾病的危险。按蛋白的分子量,热休克蛋白分别加以分子量表示为 HSP24 至 HSP110 等,其中 HSP72 应用较广。相应的热休克蛋白的抗体也可作为生物标志。

系统和器官效应的生物标志 按人体解剖系统和器官的效应分为:①呼吸系统,如肺功能检查、胸片检查、肺灌洗液测定等。②心血管系统,如心电图检查、血液心肌酶谱检测等。③神经系统红细胞胆碱酯酶活性测定、神经肌电图检查、脑诱发电位、脑电图和神经行为功

能测试等。④肝脏血清酶活性测定，如丙氨酸转氨酶、天冬氨酸转氨酶、鸟氨酸氨基甲酰转移酶等。⑤血清蛋白测定，如血清总蛋白、白蛋白和球蛋白测定以及血清白蛋白电泳等。⑥肾脏尿蛋白定量测定，包括尿总蛋白、尿低分子量蛋白和高分子量蛋白测定，尿酶、血尿素氮和血清肌酐等。⑦血液和造血系统，如铅对血红素合成影响的标志物和尿 δ-氨基-γ-酮戊酸测定、苯和放射线等引起造血功能障碍的标志、苯的氨基和硝基化合物等诱导的高铁血红蛋白测定等。⑧生殖系统，如精子计数、形态和活力、黄体生成素、卵泡刺激素、睾酮测定、人类绒毛膜促性腺激素、卵巢类固醇或肽类的代谢产物等。⑨免疫系统，如免疫球蛋白 IgE、IgG、IgA、IgM 等特异性抗体测定和细胞因子（包括白细胞介素、干扰素、肿瘤坏死因子、转化生长因子等）的测定。

但必须强调的是，以上讨论的这些生物标志多数是非特异性的，许多外源性化学物和环境有害因素均可对其产生影响，只有在严格控制暴露的条件下，才能将所测定的效应生物标志的改变与研究的目标因素联系起来。此外，有些效应与健康的关系尚不清楚，有待进一步研究，对观察结果的解释要谨慎，需严格区别统计学意义和生物学意义。　　（魏红英）

xinzang duxing

心脏毒性 （heart toxicity） 外源性化学物、有害内源性物质对心脏的损害作用。这些物质对心脏系统的作用是多方面的，高剂量外源性化学物或其活性代谢物可作为直接病因引起心血管系统毒效应，也可以低剂量长期暴露作为诱发心血管病危险的因素之一。

心脏毒物 具有心脏毒性并能引发心脏损伤和导致心脏疾病的物质的总称。根据来源可分为：①环境心血管毒物，来源于人类生活环境的心脏毒物，主要包括大气颗粒物、吸烟产生的尼古丁、多环芳烃、电离辐射、氮氧化物、金属（铅、镉、汞）、农药、臭氧等。目前不少流行病学研究结果说明了环境毒物对心脏的作用。环境心血管毒物可导致心律失常、传导障碍、心肌肥大、心肌细胞凋亡和坏死等。②工业心血管毒物，指工业生产过程和其他职业暴露所接触的心脏毒物。主要包括有机溶剂、乙醇、电离辐射、金属、农药和二硫化碳等。③药物，具有心脏毒性的药物比较多，临床使用的治疗心血管疾病的药物，使用不当则可能成为心脏毒物。这类药物有 Na^+ 通道阻滞剂、K^+ 通道阻滞剂、Ca^{2+} 通道阻滞剂、β-肾上腺素受体阻滞剂、Ca^{2+} 致敏剂、儿茶酚胺、抗生素类、抗肿瘤类、抗病毒类、免疫抑制剂和吗啡等依赖性药物等。④内源性物质，某些心脏毒物来自体内代谢过程，称之为内源性毒物。包括机体产生的各类自由基、细菌内毒素、激素和细胞因子等。⑤天然物质，如某些动物及植物毒素。

毒性作用类型 心血管毒物可以引起心血管系统复杂的生物效应，致使心脏功能紊乱，表现为一系列功能和器质性改变。

心脏损害 主诉可有心悸、胸闷、气憋、心前区痛、窒息感。体检可见心界扩大、心率及心律改变、心音低钝，严重时可闻及第四心音及舒张期奔马律。心电图由于心室复极受到影响，早期最重要的改变为 QT 间期延长，继而出现 ST 段、T 波改变，如 ST 段降低或抬高，T 波平坦、双相或倒置；严重时可出现 ST 段弓背向上抬高，病理 Q 波、T 波倒置，心肌酶谱增高等类似心肌梗死样改变。

心源性休克 由于心肌损伤或伴有严重的心律失常，心肌收缩力下降，舒张期充盈不足，导致心搏出量下降而休克。患者面色苍白、肢端青紫、四肢厥冷、脉搏细弱、血压下降。

充血性心力衰竭 心肌收缩无力、心室舒张终期压力增加，或各种危害因素引起的肺水肿及肺组织广泛纤维化，均可致肺循环阻力增加、前负荷增加而产生急、慢性肺源性心脏病和心力衰竭。急性患者呈端坐呼吸，发绀，呼吸困难，咳出大量血色泡沫痰。肺内可听到大、中水泡音，心音遥远，心律失常。血气分析发现氧分压明显下降。X 线胸片可见肺门阴影增宽；两肺散在点片状阴影，严重时可融合成片，呈蝴蝶翼状；肺动脉段突出。心电图可见肺性P波，右心室肥厚，顺时针转位等。慢性心力衰竭时，可出现全心衰竭，除上述表现外，尚可有颈静脉怒张、肝大、少尿及严重浮肿等。

心律失常及房室传导阻滞 心血管毒物短时间作用可导致心律失常。一般心律失常是可以恢复的，并经常作为其他类型心功能紊乱的并发症出现。心律失常的类型包括：①窦性心律失常，如窦性心动过速、过缓，窦性心律不齐，窦性静止。②异位心律失常，如异位搏动或阵发性心动过速（室上性或室性），心房扑动及颤动，心室扑动及颤动，心搏骤停。③传导阻滞，如I、II、III度房室传导阻滞。心律失常如不伴有血液动力学的改变，可无自觉症状，偶可感到心悸。如影响血液动力学，可有周身供血不足的表现，如头晕、耳鸣、心悸、气短、无力、昏厥，严重时可出现阿-斯综合征。

猝死 化学物中毒或造成缺氧环境所致心跳、呼吸骤停。化学物中毒引起的猝死主要有下列3种。

反射性的呼吸、心搏骤停 某些气体或蒸汽在极高质量浓度下，可致接触者反射性的呼吸、心搏骤停。例如，二氧化硫在5 240 mg/m³，氯气在3 000 mg/m³，氨在3 500 mg/m³，二硫化碳在10 000 mg/m³，苯在60 000 mg/m³以上时，接触者由于呼吸中枢麻痹，或因刺激迷走神经致反射性心搏骤停，可迅速死亡。

急性毒性作用 一些物质可通过心脏损害而引发猝死。如氯化钡、碳酸钡中毒，可强烈刺激心肌，先产生过度兴奋而后麻痹，且可使细胞膜的通透性改变，钾离子大量进入细胞内，导致严重低钾血症，使心肌损害更为严重而致传导阻滞、异位心律、心室颤动、心脏停搏。急性有机磷农药中毒，在恢复期可突然发生尖端扭转型室性心动过速，并迅速转为室颤而死亡。苯、汽油、氯仿等多种有机溶剂中毒，可使心脏对肾上腺素的敏感性增强。急性中毒时，毒物刺激β-肾上腺素受体或误用肾上腺素治疗，可导致室颤，以致心搏骤停。急性氟代

烃类化合物中毒，也有类似作用，在严重缺氧状态下，更易发生室颤。急性一氧化碳中毒，严重者可致心肌梗死或在原有冠心病的基础上发生心肌梗死，是致死原因之一。

心律失常 长期吸入高剂量有机溶剂如苯、甲苯、四氯化碳、三氯乙烯等可导致骤发严重心律失常而致死。在急性化学物中毒的病程中，由于严重的电解质、酸碱平衡失常，心脏发生病变，以致发生心源性猝死，属于继发性心脏病变的另一类型。至于化学物如二氧化碳造成缺氧环境引起的猝死，主要是窒息所致。

检测与评价 心脏毒性的检测和评价包括以下两种方法。

环境流行病学方法 采用循证医学和流行病学的理论和方法，研究心血管毒物暴露与心血管疾病之间的关系，获取某一心血管毒物暴露人群发病率和死亡率变化的群体信息，经过周密的研究设计，可以确定心血管毒物与毒性效应的因果关系，进而分析剂量-反应（效应）关系，判断相对危险性。对有些心血管毒物与心血管疾病的关系得出了明确结论，确定因果关系后采取的干预措施能明显降低心血管病的发病率。但仍有众多不确定因素和未令人信服的结论，尚需进一步研究证实。目前采用流行病学方法研究的环境心血管毒物及工业心血管毒物包括悬浮性颗粒、吸烟与被动吸烟、汽车尾气、铅、钴、镉、砷、一氧化碳、二硫化碳等。具体研究方法包括回顾性调查、病例对照研究、定组研究、前瞻性队列研究及回顾性队列研究。

实验室方法 针对人或实验动物个体所进行的试验研究，主要了解心血管毒物对人或实验动物的心血管毒性效应、剂量-反应（效应）关系、时间-反应（效应）关系以及毒性作用机制。研究的效应指标可涉及人或动物整体、系统、器官、组织、细胞、亚细胞及分子多个层面。

心脏功能检测 针对人群，可采用心电图、心电向量图、心阻抗血流图、超声心动图及磁共振技术等检测心脏功能，研究心血管毒物暴

露与心血管疾病的关系。

毒理学试验　进行体内体外毒理学试验，可以了解心脏毒物在实验动物体内吸收、分布、蓄积、代谢和排泄的过程；分析在不同作用时间和剂量条件下心脏毒物对机体尤其是对心脏的急性毒性、蓄积毒性、亚慢性毒性和慢性毒性；观察心脏毒物可能引起的基因突变、染色体损伤及其后果，探讨心脏毒物的毒性作用机制，并依据掌握的毒理学资料对受试毒物进行安全性评价和采取必要的防治措施。

心肌细胞属于终末分化细胞（分化和增殖能力十分有限），具有自律性、传导性和收缩性的特点，心肌细胞的特点也决定了心血管毒理学实验方法的特殊性。心血管毒理学实验大量采用了体外试验的方法，对了解心肌细胞形态、功能变化、信号传导过程及基因调控过程起重要作用，但由于是离体条件，实验结论需要考虑生理条件下的诸多影响因素并加以验证。

（秦宇）

xuji duxing shiyan

蓄积毒性试验　（accumulative toxicity test）评价外源性化学物有无蓄积毒性的试验。某些毒物多次小剂量地反复进入体内，可表现出机体对该毒物的反应性增强，即一次染毒不引起反应的剂量，如多次重复染毒，则可能引起明显的反应甚至死亡，这表明毒物有蓄积作用。

分类　包括物质蓄积和功能蓄积两种。前者指量的蓄积，即毒物在体内的排出量小于进入量，以致毒物在体内的贮留量逐渐增多；后者是毒物进入机体后，并未发现在体内明显贮留，但其造成的损伤恢复慢，如在前一次的损伤未恢复前又发生新的损伤，重复作用后可引起机体功能改变的逐渐累积，导致对该毒物的反应性增强。但两者的划分是相对的，既有差别，又互有联系。

试验方法　评价蓄积毒性常用的试验方法有以下三种。

蓄积吸收法　先测定一次毒物的 LD_{50}（半数致死量）。然后选择相同条件的动物，按照 $1/20 \sim 1/5\ LD_{50}$ 范围选择剂量，以相同染毒途径、定时定量对实验组染毒。观察记录实验动物死亡数。当实验组累计发生一半动物死亡时则终止染毒。即

$$K = \frac{\sum LD_{50[n]}}{\sum LD_{50[1]}}$$

式中，$\sum LD_{50[1]}$ 为一次染毒的 50% 的致死剂量；$\sum LD_{50[n]}$ 为引起动物死亡的累积总剂量。K 为蓄积系数，$K < 1$，表示毒物具有极强蓄积作用；K 在 $1 \sim < 3$，表示毒物有强蓄积性；K 在 $3 \sim 5$，表示毒物蓄积能力中等；$K > 5$，表示是弱蓄积的毒物。

20 天蓄积试验法　按 LD_{50} 的 $1/20$、$1/10$、$1/5$、$1/2$ 及 0（溶剂对照）随机分成 5 组，每天对动物进行染毒，连续 20 天，各组总剂量分别为 LD_{50}、$2\ LD_{50}$、$4\ LD_{50}$、$10\ LD_{50}$ 和 0。观察停药后 7 天内动物的死亡情况，若 $1/20\ LD_{50}$ 组有死亡，且各剂量组呈剂量-反应（效应）关系，则可认为受试物有较强的蓄积作用；若 $1/20\ LD_{50}$ 组无死亡，但以上各剂量组有剂量-反应（效应）关系，则表明有中等蓄积作用；若仅最高剂量组 $1/2\ LD_{50}$ 有死亡，其他组无死亡，则认为有弱蓄积性；若 $1/20\ LD_{50}$ 组无死亡，而以上各剂量组又无剂量-反应（效应）关系，则认为无明显的蓄积作用。

受试物生物半减期测定法　生物半减期（$T_{1/2}$）是指一种外来化学物在体内消除到原有浓度的 50% 所需要的时间。实验中，常以间接测定的受试物在血液、尿液或器官组织中原有浓度降低一半所需要的时间，代表受试物的生物半减期。其方法是生物体接触受试物后，在一定间隔时间内分别测定血液或尿液、器官组织中受试物的浓度，依据测定结果直接计算得出。测得的生物半减期越长，则认为蓄积作用越大，反之则越小。　（秦宇）

xuji duxing zuoyong

蓄积毒性作用　（accumulative toxicity）见毒性作用。

xuji qiguan

蓄积器官 （accumulating organ）

外源性化学物在体内的蓄积部位。当外源性化学物进入人体后，在蓄积器官内的浓度高于其他器官，但并不一定对蓄积器官产生毒性作用。有的蓄积器官即是化学物的效应器官；有的蓄积器官与效应器官不一致，其毒性作用也可以通过某种病理生理机制，由另一个器官表现出来，如有机氯农药蓄积于脂肪，但其效应器官是中枢神经系统和肝脏。

蓄积器官、靶器官和效应器官之间存在以下几种关系，对于毒物代谢动力学、毒物效应动力学和毒物的机制研究具有重要意义：①蓄积器官与靶器官之间存在两种关系：一是蓄积器官和靶器官相同，二是蓄积器官和靶器官不相同，第二种情况比较多见，如沉积于网状内皮系统的放射性核素对肝、脾损伤较重，引起中毒性肝炎，所以网状内皮系统是蓄积器官，而肝、脾是靶器官或效应器官；大气污染物中的铅经肺吸收后可转移并积存于人的骨骼中，在特殊条件下释放进入外周血，可损害造血系统和神经系统，其中骨骼为蓄积器官，而造血系统和神经系统为靶器官或效应器官。②蓄积器官与效应器官的关系表现为：多数情况下外源性化学物的靶器官即是其效应器官，因此，蓄积器官与效应器官的关系多数时候表现为以上蓄积器官与靶器官的关系。③靶器官与效应器官的关系为：外源性化学物作用于靶器官后，若其毒性作用直接由靶器官表现出来，则此靶器官也就是效应器官。例如，在空气污染对呼吸系统的损伤中，呼吸道、气管及支气管既是靶器官，又是效应器官。但是，靶器官又不一定是效应器官，外源性化学物的毒性作用也可通过某种机理由另一个效应器官表现出来。例如，有机磷农药的靶器官是神经系统，而唾液腺、虹膜括约肌、横纹肌、肠道平滑肌等则是其效应器官。 （魏红英）

xuegong

血汞 （mercury in blood）

血液中汞元素的含量。血汞是接触甲基汞首选的生物监测指标，可反映近期金属汞蒸气和无机汞的接触量及长期无机汞的接触量，分为全血汞、红细胞汞和血浆汞。

测定意义 由于人体内存在无机汞和有机汞两种形式，而且这两种形式可同时出现在血、尿等生物材料中。因此，汞及其化合物的生物监测比较复杂。对职业和一般人群的汞接触进行生物监测，可掌握相关人群对汞的接触情况、及时发现潜在汞中毒的可能以及指导职业人群的生产活动，为汞中毒的有效防控提供依据。血汞为接触金属汞、无机汞和甲基汞的生物监测指标。目前认为，在职业性接触金属汞蒸气一年后，血汞与接触量密切相关，可用作评价接触量的生物监测指标。考虑个体血汞值波动较大，因此必须严格规定职业性接触汞劳动者的采样时间。

样品采集 血样一般采集静脉血，置于事先加入肝素钠或乙二胺四乙酸（EDTA）的具塞试管中，混匀。在4℃冰箱可保存数天，在−20℃低温冰箱可保存更长时间。如要分别测定红细胞或血浆中汞含量，血样必须在数小时内分离完毕，以防止溶血现象。采血所用针头、针管、容器和抗凝剂都不能含有汞。职业性接触汞工人的血样在工作周末的班末采集，采血前劳动者必须更换工作服和淋浴，以避免污染。

测定方法 包括冷原子吸收分光光度法、冷原子吸收光谱法、原子荧光光谱法、分光光度法、中子活化法、X射线荧光光谱法（参见发汞）和气相色谱法等。其中，最常用的为冷原子吸收光谱法和原子荧光光谱法。中子活化法准确度和灵敏度极高，但需昂贵的仪器且仅能测定总汞量，通常可作为参比方法。气相色谱法主要用于选择性测定甲基汞含量。

冷原子吸收光谱法 包括酸性氯化亚锡还原法和碱性氯化亚锡还原法。酸性氯化亚锡还原法是指在酸性介质中，试样溶液中的汞离子用氯化亚锡还原成金属汞蒸气，用氮气作载气，将汞蒸气吹入测汞仪的检测管内，测定汞蒸气对253.7 nm谱线的吸光度，其吸光度与溶液中汞含量成正比；该法对生物材料的检出限为 0.8 μg/L，测定范围为 0.002 ~ 0.3 μg。碱性氯化亚锡还原法指试样溶液中的无机汞和有机汞在镉离子存在的强碱性（pH = 14）条件下，用氯化亚锡还原成汞蒸气，汞蒸气由氮气送入测汞仪的检测管内，测定其对 253.7 nm 谱线的吸光度，在一定实验条件下，吸光度与溶液中汞含量成正比，由此进行定量分析；该法检出限为 0.5 μg/L，测定范围为 0.001 ~ 0.25 μg。

测定时需注意以下几点：①氯化亚锡还原法测定的是样品中的总汞含量；②器皿对汞有较强的吸附作用，洗净的玻璃器皿不能在实验室长期放置，应现用现洗；③干燥气体用的氯化钙，粒度要均匀，变湿后应及时更换。

原子荧光光谱法 原理是血样经硝酸-高氯酸混合酸消解后汞转化为二价汞离子，在酸性介质中，汞离子被硼氢化钾或硼氢化钠还原为基态原子蒸气，由氩气带入原子化器中，在特制汞空心阴极灯的发射谱线照射下，基态原子被激发，返回基态时发射出特征波长的荧光，其荧光强度与溶液中汞含量成正比。该法检出限为 0.07 μg/L，线性范围上限为 50 μg/L。测定中注意硼氢化钾溶液最好现用现配，如果放置时间稍长，其还原能力将下降，从而导致方法灵敏度下降；气温较高（≥30℃）时信号不稳定，在夏季测定时最好在空调房间进行。

中子活化法 是国际上公认的测定汞最可靠的方法之一。用中子照射某些元素，产生核反应，使这些元素转变为放射性核素的过程称为活化。该法通过研究活化产生的核素的放射性特点，如半衰期、射线的种类和能量等，来确定试样中某些元素的含量。汞的活化截面大，用中子活化法测汞灵敏度高、准确性好，样品中总汞的测定可采用非破坏法，从而避免了样品制备过程中汞的丢失，具有其他方法无可比拟的优点。

结果评估 血汞浓度一般用 nmol/L，质量浓度一般用 μg/L 表示。

职业接触者 主要有：①汞蒸气劳动者工作一年后，在群体基础上血汞浓度与接触量相关；②当接触空气中时间加权平均汞质量浓度为 40 μg/m³ 时，血汞值约为 85 nmol/L（17 μg/L），血汞质量浓度（μg/L）与空气中汞质量浓度（μg/m³）之比为 0.40 ~ 0.45；③美国政府工业卫生专家协会（ACGIH）颁布的生物接触指数中规定工作周末的班末血中无机汞值为 75 nmol/L（15 μg/L）；④德国规定血中总汞的生物耐受值为 125 nmol/L（25 μg/L）。

非职业接触者 主要包括：①血汞浓度主要受食鱼量和补牙用汞齐填充物影响，一般在 50 nmol/L（10 μg/L）以下；②有资料表明，从不食鱼者血汞在 10 nmol/L（2 μg/L）左右，每周食鱼 3 次者则接近 50 nmol/L；③长期（数月）从食物中摄入相对恒定量的甲基汞者，血汞质量浓度（μg/L）与每天摄入甲基汞量（μg/d）之间存在线性关系，两者的比例为 0.5 ~ 1；④长期接触甲基汞者，血汞浓度可反映脑汞含量，两者的比例为 0.1 ~ 0.2。当血汞达 1 μmol/L 时，长期接触甲基汞的成人中约有 5% 可产生神经系统损害。

（魏红英）

xueqian

血铅（lead in blood） 血液中铅元素的含量。血铅是铅接触的主要生物监测指标之一，在所有铅接触指标中被认为是最重要的。加强铅中毒的预防和监测是职业与环境卫生领域的一项重要工作内容。在评价职业与非职业人群接铅量和铅引起的健康损害危险性方面，生物监测起着重要的作用。

测定意义 接触铅及其无机化合物的生物监测指标分为两类，一是直接反映机体接触量和/或储存在软组织中的量，二是反映接触铅后引起的早期生物学效应。直接接触指标包括血铅、尿铅和应用络合剂后的尿铅排出量等。尿铅因取样方便、易为检查对象接受，故尿铅测定也被用于了解现况暴露，但必须注意尿铅浓度相对较低，在测定技术上有一定难度，且尿铅浓度变异很大。当用血铅浓度估计体内铅负荷有增加或有铅暴露指征时，在给予螯合剂乙二胺四乙酸二钠钙盐以后，尿铅浓度被认为是测定体内铅负荷的最好指标。

此外，铅可影响体内许多生化过程，影响血红素合成是铅毒性的重要表现和早期表现，因此铅接触的早期生物学效应指标主要与血红素合成的一系列过程相关。铅负荷增加时可引起红细胞游离原卟啉和锌卟啉增加，红细胞 δ-氨基-γ-酮戊酸脱水酶（ALAD）抑制，血、尿 δ-氨基-γ-酮戊酸（δ-ALA）增加，血、尿中粪卟啉原增加等。在以上效应中，血液中的 AL-AD 水平、游离原卟啉和锌卟啉，尿中 δ-ALA 和粪卟啉原排出量常作为铅的效应生物标志而被检测。此外，尚可用 X 射线荧光光谱法直接测定活体骨骼中的铅含量来估计体内负荷量。血铅浓度与血液中的游离原卟啉、锌卟啉、尿 δ-ALA、周围神经传导速度和神经行为学改变等密切相关，在第一次铅接触后血铅浓度即可升高，在职业接触数周至数月后逐渐达到并保持在一定水平。

样品采集 血样的采集时间一般不限定，关键是注意避免污染。采血时，劳动者必须离开工作场所，换下工作服，局部皮肤先用肥皂水或洗涤液擦洗，然后用去离子水冲洗干净，酒精消毒。末梢血常取于手指或耳垂，在皮肤上迅速针刺一定深度，让血自然流出，不宜用力挤压，以免组织液稀释血液而影响结果。采血所用针头、针管、容器和抗凝剂必须无铅。静脉血于早上空腹采样，血样置于加有 0.5% 肝素钠溶液的具塞试管中；如需较长期保存需用乙二胺四乙酸钾盐（EDTA-2K 和 EDTA-3K）抗凝剂，混匀后在 4℃ 冰箱可保存 2 周，在 −20℃ 低温冰箱可保存 2 个月。若使用石墨炉原子吸收光谱法测定血铅含量，通常取血 40 μL 置于盛有 0.32 mL 0.1% Triton X-100（聚乙二醇辛基苯基醚）溶液的具塞离心管中，充分振荡后加入 1% 硝酸 40 μL，混合后置于冰瓶中，4℃ 可保存 1 周。

测定方法 方法较多，主要有以下几种（注：为使检测结果具有溯源性，样品检测中必须同时测定国家标准物质，并进行质量控制）：①双硫腙比色法，是测定尿铅和血铅的经典分析方法，只需一台可见光分光光度计便可测定，但该法灵敏度较低，操作烦琐，现已很少应用。②萃取-火焰原子吸收光谱法，测定灵敏度较低，不适宜低浓度尿铅和血铅的测定，难以应用。③氢化物发生-电热石英管原子吸收光谱法，可达到很高的测定灵敏度，操作简便快速，干扰少，但血样仍需经消化处理。④电化学分析方法，常用的有吸附催化极谱法及微分电位溶出法，但都不及原子吸收光谱法简便。

石墨炉原子吸收光谱法 目前测定血铅的首选方法，操作简便、灵敏度高。该方法的测定原理为处理后的血样经无火焰原子化，于 283.3 nm 波长下测定吸光度，与血铅工作曲线比较，求得铅的含量。但应用该方法时，需控制基体效应的影响，实际工作中常用标准加入法定量，适用于样品数量较少时。也可用基体改进剂和石墨炉平台技术，以工作曲线法定量，该法简便快速，特别适合大批量样品的分析；常选用 4% 磷酸二氢铵 − 6% 抗坏血酸作为基体改进剂，能有效地克服基体干扰。选用普通石墨管测定血铅时，背景吸收随着使用次数的增加而升高，装有塞曼效应或自吸效应背景校正器的仪器均能正确地扣除背景，但对于装有氘灯背景校正器的仪器，就有可能无法扣除背景，为了降低背景吸收，可将石墨管做涂钼处理。该法用基体改进剂消除基体干扰，用石墨管涂钼降低背景吸收，以工作曲线法定量，可适应各种类型的无火焰原子吸收光谱仪测定血铅的需要，操作简便快速，是目前应用较为普遍的方法。

微分电位溶出法 酸性介质中在选定的电位上，将二价汞和二价铅电沉积在预镀汞膜的玻碳工作电极上，断开恒电位电路，利用溶液中的溶解氧使沉积在汞齐中的铅氧化溶出，并记录溶出曲线，以溶出峰进行定量测定。该方法的特点是允许实验中含有大量有机物及电活性物质的存在，血样经酸化后即可直接测定，络合态铅在酸性条件下能完全解离。

结果评估 血铅负荷阈值随着血铅检测水平和对铅中毒认识水平的提高而不断提高，国际上对于儿童铅中毒的血铅标准已经降低到目前的 0.3 μmol/L （60 μg/L）。近 20 年内，全球各个国家或地区儿童铅中毒的诊断标准均明显降低，有的甚至降低了 80% 以上。非职业接触成人血铅浓度一般为 0.25 ~ 0.74 μmol/L（质量浓度 50 ~ 150 μg/L），城市人群通常比农村人群高，吸烟者比不吸烟者高。美国政府工业卫生专家协会（ACGIH）颁布的生物接触指数中，血铅为 1.5 μmol/L （300 μg/L），其为工作场所空气中铅时间加权平均值 0.05 mg/m³ 的生物当量值。

世界卫生组织根据血铅与血游离原卟啉、尿 δ-ALA、周围神经传导速度及自觉症状等关系，并考虑到铅对胎儿的毒性，推荐职业性接触无机铅男工血铅的生物限值为 2.0 μmol/L（400 μg/L），育龄女工为 1.5 μmol/L（300 μg/L）。我国和日本产业卫生学会推荐的职业接触铅生物限值中，血铅均为 2.0 μmol/L（400 μg/L）。德国建议职业性接触无机铅男工血铅的生物限值为 2.0 μmol/L （400 μg/L），育龄女工为 0.5 μmol/L（100 μg/L）。　　　（魏红英）

xuexichong bing

血吸虫病（schistosomiasis）　　血吸虫寄生于人和多种哺乳动物体内引起的一种地方性人畜共患寄生虫病。血吸虫病历史悠久、传播广泛，主要分布于亚洲、非洲和拉丁美洲的多个国家和地区，严重危害人类健康，是世界卫生组织（WHO）确定的八种主要热带病之一。

病原　　现已发现血吸虫属中的 19 种血吸虫（schistosoma）有 6 种寄生于人体，它们是埃及血吸虫、曼氏血吸虫、日本血吸虫、间插血吸虫、湄公血吸虫和马来血吸虫。我国流行的日本血吸虫病由美国医生罗根（Logan）于 1905 年首次在湖南常德发现。日本血吸虫的成虫雌雄异体，寄生在宿主的肠系膜下静脉内交配产卵，卵沿门静脉进入肝脏、结肠以及其他脏器引起相应病变。虫卵离开虫体后仍需约 11 天才能发育成熟，成熟虫卵内的毛蚴能分泌一种毒素，使肠壁坏死、溃烂形成溃疡，虫卵坠入肠腔，随粪便排出体外。含卵的粪便污染水体，在适宜温度（25 ~ 30℃）下，经数小时或 24 h 孵出毛蚴。毛蚴主动侵入中间宿主钉螺体内，经母胞蚴、子胞蚴阶段，形成数以千万计的尾蚴。尾蚴逸出螺体，在水中浮游。人、畜接触疫水时，尾蚴很快穿过皮肤或黏膜侵入体内，发育成童虫后，童虫侵入小静脉或淋巴管，随血流经右心到肺，再由左心入体循环，到达肠系膜上下动脉，最终移行到门脉—肠系膜静脉系统寄居，逐渐发育成熟并产虫卵。自尾蚴感染至宿主粪便排出虫卵约需 30 天。成虫平均寿命 4 ~ 5 年，长者可达 20 ~ 30 年。

流行病学　　血吸虫病的传播与终宿主（人、家畜和野生哺乳动物）、中间宿主（钉螺），及完成生活史的自然环境和社会条件等有关。

传染源　　日本血吸虫病是人畜共患的寄生虫病，终宿主包括人和多种哺乳类动物，常见的哺乳动物有牛、羊、猪、狗、野鼠、野兔等，其中患者和病牛是最重要的传染源。水网地区主要是病人，湖沼地区被感染的耕牛和猪也是重要的传染源。

传播途径　　有三个重要环节，一是患者与病畜的粪便下水，虫卵孵化成毛蚴；二是毛蚴得以在唯一的中间宿主钉螺体内寄生发育成尾蚴；三是人畜接触疫水。除了由水经皮肤感染外，人和动物还可通过饮用含有血吸虫尾蚴的水体经口腔黏膜感染。动物还可通过胎盘垂直感染。

易感人群　　人群对血吸虫病普遍易感，以农民和渔民为多，男性多于女性。接触疫水的机会越多，时间越长，面积越大，得病的机会也越大。血吸虫感染后可获得一定的免疫力。

流行特征　　血吸虫病的地理分布与钉螺的地理分布相吻合，我国的流行地区主要在长江沿岸及以南。根据流行病学特点和钉螺滋生环境，我国的血吸虫病流行区可划分为湖沼、水网和山丘三种类型，疫源地一年四季均可发病，以夏秋季为感染高峰。血吸虫病在人群中的分布并无明显的年龄和性别差异，主要与人群接触疫水的机会多少有关，长期在水上活动的渔民和船民感染率较高，其他易接触水体的放牧者及劳动者也有较高的感染率。

影响因素 自然因素和社会因素通过对传染源、传播途径和易感群体起作用，可促进或遏制血吸虫病的流行。钉螺是日本血吸虫的唯一中间宿主，而钉螺的生长繁殖受雨量、水质、气温、土壤和植被等自然因素的影响。另外，毛蚴的孵化和尾蚴自螺体内逸出也与温度、水分和光照等自然因素密切相关。因此，自然因素在血吸虫病流行过程中起着重要作用。此外，社会制度、生活水平、文化素质、生产方式、生活习惯、农田水利建设以及人口流动也可影响血吸虫病的传播和流行。在控制血吸虫病流行过程中，社会因素起主导作用。

发病机制与病理 在日本血吸虫生活史中，尾蚴、童虫、成虫和虫卵均可对宿主造成损害，虫体不同发育期释放的抗原均能诱发宿主的免疫应答，这些特异性免疫应答可引起一系列免疫病理学改变。

尾蚴 血吸虫尾蚴钻入皮肤后可引起尾蚴皮炎，表现为局部毛细血管扩张、充血、水肿，皮肤出现红色丘疹。病理变化为局部毛细血管扩张充血，伴有出血、水肿和中性粒细胞及单核细胞浸润。

童虫 尾蚴发育成童虫后可随血流经心肺向门静脉移行，在此过程中可出现一过性的血管炎，毛细血管栓塞、破裂，局部细胞浸润和点状出血，以及咳嗽、痰中带血等症状。童虫机械性损害和其代谢产物引起的超敏反应可引起白细胞特别是嗜酸性粒细胞增多。

成虫 成虫寄生在静脉内，其代谢物、分泌物、排泄物和更新脱落的表膜，在宿主体内可形成免疫复合物，引起免疫复合物型（Ⅲ型）超敏反应。此外，成虫口、腹吸盘可引起静脉壁发生机械性损害，甚至引发炎性反应，导致静脉内膜炎的发生。

虫卵 成虫产卵后虫卵沉积于肝脏和大肠引起的肉芽肿是该病的基本病理改变。在组织中沉积的虫卵发育成熟后，卵内毛蚴分泌可溶性抗原，经卵壳超微孔释出，致敏 T 淋巴细胞，使其产生各种细胞因子，引起巨噬细胞、淋巴细胞、嗜酸性粒细胞、中性粒细胞及浆细胞趋化并集聚于虫卵周围，形成虫卵肉芽肿。可溶性抗原、T 淋巴细胞和巨噬细胞均可产生成纤维细胞刺激因子，促使成纤维细胞增殖并合成胶原，最后肉芽肿发生纤维化。血吸虫卵在肝内的不断沉积、肉芽肿形成和纤维化，是造成门静脉高压和肝硬化的重要基础。因此，虫卵是血吸虫病的主要致病因子。

异位损害 是虫卵或成虫寄生于门静脉系统之外的器官引起的病变，以脑部和肺部较多。脑部顶叶和颞叶的大脑灰白质交界处可出现虫卵肉芽肿病变；肺部病变为间质性粟粒状虫卵肉芽肿伴周围肺泡渗液。其他如淋巴结、脊髓、肾脏、生殖系统等偶可有虫卵沉积。

临床表现 与感染程度、病程、患者的免疫状态、虫卵沉积的部位等因素有关。临床上常将血吸虫病分为急性、慢性、晚期和异位血吸虫病四种。

急性血吸虫病 常发生于对血吸虫感染无免疫力的初次感染者，少数慢性甚至晚期血吸虫病患者在大量尾蚴侵入后亦可发生。急性期临床表现以发热、肝肿大和压痛、血嗜酸性粒细胞增多为特征，伴有恶心、呕吐、腹痛、腹泻或干咳、痰中带血及胸痛等。一般持续 2～3 个月消失。偶发重症患者可出现贫血、昏迷和癫痫等症状。

慢性血吸虫病 急性期未经病原治疗者或反复轻度感染而获得免疫力的患者，常发展成慢性血吸虫病。主要表现为肝脾肿大、慢性腹泻或慢性结肠炎，需与慢性腹泻及慢性肝炎相鉴别。

晚期血吸虫病 出现肝纤维化门脉高压综合征、严重长期发育障碍或结肠显著肉芽肿性增殖的血吸虫病，在重流行病区可占血吸虫感染者总数的 5%～10%，与反复或大量感染尾蚴以及肝受虫卵肉芽肿损害较重有关。

异位血吸虫病 当肝纤维化引起的门腔静脉吻合支扩大时，肠系膜静脉内的虫卵也可能被血流带到肺、脑或其他组织，造成异位损害，人体常见的异位损害部位在肺和脑，其次为皮肤、甲状腺、心包和肾等。肺血吸虫病多见于急性患者，有轻微咳嗽、胸部隐痛，常被全身症状掩盖，经治疗后可于 3~6 个月逐渐吸收、消失。急性脑血吸虫病多有脑膜脑炎症状，如意识障碍、脑膜刺激征阳性、抽搐和瘫痪等。慢性脑血吸虫病主要表现为局限性癫痫发作，伴头痛、偏瘫等。

诊断　除流行病学史与临床症状外，诊断主要依赖实验室检查。病原学诊断是确诊血吸虫病的依据，但对轻度感染者和晚期患者及经过有效防治的疫区感染人群，常会发生漏检。免疫学检查方法的敏感性与特异性较高，有采血微量与操作简便的优点，包括皮内试验以及检测成虫、童虫、尾蚴与虫卵抗体的血清免疫学试验。此外，急性血吸虫病应与粟粒性肺结核、伤寒、败血症等相鉴别。慢性血吸虫病应与慢性病毒性肝炎、结肠癌等相鉴别。晚期血吸虫病应与原发性肝癌及其他原因引起的肝纤维化相鉴别。

防治措施　血吸虫病的防治应针对 3 个基本流行环节（传染源、传播途径和易感人群）采取综合性措施，因地制宜地开展查、治、灭、管、防相结合的防治工作。

预防措施　我国制定的血吸虫病的预防对策和措施包括：①人畜化疗，杀灭其体内的血吸虫，降低其感染程度，达到消除传染源、控制临床发病和促进人体健康的目的。②健康教育，提高人群卫生知识水平，改变不良卫生行为，增强自我保健意识。③消灭钉螺，这是控制以至消除血吸虫病的一项重要措施，坚持以改造环境为主、以药物灭螺为辅的原则，在杀灭钉螺的同时，应减少环境污染。④安全用水，使用物理或化学法处理饮用水，建立安全水源点，减少疾病的传播。⑤粪便管理，建立无害化厕所或安全牧场，防止血吸虫卵污染有螺环境，以控制血吸虫病的流行。⑥个人防护，对于生产生活不可避免接触疫水的人群可涂擦防护药膏和使用防护用具，以避免尾蚴侵入人

体。⑦服药预防，青蒿素的衍生物青蒿琥酯和蒿甲醚是一类有着广泛应用前景的口服预防血吸虫病的新药。这类药物只对童虫有效，尤其是七日童虫。

血吸虫病疫苗研究已经历了从全虫疫苗［死疫苗、活疫苗（包括异种活疫苗和同种致弱活疫苗）］到分子疫苗（基因工程亚单位疫苗、合成肽疫苗及核酸疫苗）的发展阶段。目前疫苗的研究离实际应用还有一段距离，面临的主要问题包括免疫逃避问题、候选抗原问题、阻断性抗体等。

治疗原则　包括病原学治疗和对症治疗。吡喹酮是当前治疗血吸虫病的首选药物，具有安全有效、使用方便的特点。但在扩大使用中，有极少数患者出现严重的不良反应，如昏厥、癫痫、精神失常、心律失常等，应引起注意，及时处理。急性血吸虫病应注意休息，供给充足水分，维持酸碱平衡。高热、抽搐、昏迷、中毒症状严重者可酌用肾上腺皮质激素。晚期血吸虫病应加强全身支持疗法。巨脾、结肠增殖、上消化道出血可考虑外科治疗。病原学治疗后，仅能杀死成虫，但虫卵引起的肝纤维化、肝脾肿大明显者以及晚期患者，应选用中医药或西药进行抗肝纤维化治疗。　　（魏红英）

xueye duxing

血液毒性（hematotoxicity）　外源性化学物对血液系统产生的损害作用。如果血液中一种或多种成分直接受到外源性化学物影响，这种效应称为原发血液毒性效应；当毒性效应作为其他组织损伤或系统紊乱的一种反应结果时，这种效应则被称为继发血液毒性效应。原发血液毒性效应被认为是外源性化学物比较常见而严重的反应。由于血细胞能反映出大范围毒物对其他组织局部和系统上的影响，所以继发血液毒性效应更为常见。继发血液毒性效应较原发血液毒性效应更具反应性及代偿性，从而为毒理学家提供了一种监测和确定毒性反应特点的重要和实用的工具。

血液对毒物的易感性　血液和造血系统

作为某些外源性物质的毒性靶器官，主要是由于：①进入机体的各种化学物在吸收后首先进入血液，并达到较高的浓度。在分布、代谢和排泄等过程中化学物都依靠血液来运输。血液和造血器官在机体中占有相当大的比重，血液约占体重的7%，成人循环血容量约5 L，血液中血细胞约占血容量的45%。成年动物分散在各部位的造血骨髓，其总体积大致与肝脏相当；一个体重70 kg男性的骨髓重量为体重的3.4%~3.9%。因此，血液和造血器官中的各种成分与外源性化学物或其代谢产物接触的机会较多。②血液系统的成分和功能的复杂性，使血液系统很易受到外源性化学物的影响。③外周血中的各种细胞均由骨髓中造血干细胞增殖/分化而来，高度增殖的处于不同分化阶段的各种血细胞对化学物和其他环境因素的易感性较高。

对红细胞的影响　红细胞占整个血液循环容量的40%~45%，是从肺向外周组织运输氧气的主要工具。此外，红细胞还参与二氧化碳从组织到肺的运输。外源性化学物可能影响红细胞的生成、功能和存活期，从而导致红细胞数量减少，产生贫血；有时，某些外源性化学物也可影响血红蛋白对氧气的亲和力，从而导致红细胞增多症，但比较少见。

铁粒幼细胞性贫血　由血红素合成障碍引起的不同程度的小细胞低色素性贫血。血红蛋白合成需铁结合至卟啉环上。缺铁通常是由于饮食摄入不足或血液丢失增多所致。任何可致出血的外源性化学物都可增加缺铁性贫血发生的危险性。血红蛋白卟啉环合成缺陷导致的铁粒幼细胞性贫血，其特征是骨髓幼红细胞中铁聚集，聚集的铁沉积在线粒体内导致细胞损伤。可以干扰血红素合成并导致铁粒幼细胞性贫血的外源性化学物有乙醇、锌、铅、氯霉素、异烟肼和环丝氨酸等。

巨幼细胞性贫血　由叶酸、维生素B_1缺乏或其他原因引起的DNA合成障碍所致的一种贫血，通常影响红细胞系、骨髓细胞系和巨核细胞系，引起形态学和生化学的改变。一些外源性化学物（如乙醇和秋水仙碱）会引起叶酸和维生素B_1的缺乏，从而引发巨幼细胞性贫血。

再生障碍性贫血　由于各种原因引起的造血干细胞数量和/或功能异常，以致全血细胞（红细胞、白细胞、血小板）减少而引起的一种综合征。汞、苯、四氯化碳和氯霉素等多种化学物均可引起再生障碍性贫血。

血红蛋白异常　具有氧化性的毒物对红细胞的氧化作用超过红细胞的抗氧化能力和还原能力时，则产生高铁血红蛋白血症，此时，Fe^{2+}被氧化成Fe^{3+}，使得红细胞不能携带氧而使机体出现缺氧甚至发绀。能引起高铁血红蛋白血症的化学物很多，分为直接氧化剂和间接氧化剂。亚硝酸盐是直接氧化剂，能直接使血红蛋白氧化。芳香族的氨基、硝基化合物如苯胺、间苯二胺、甲苯二胺、氨基酚、硝基苯、三硝基甲苯等以及苯肼为间接氧化剂，在体内需要通过代谢产生苯基羟胺才能有强氧化性。

溶血性贫血　影响红细胞的存活期。其特点是外周血象中网织红细胞的出现和骨髓中红系增生。由于外周血中的网织红细胞比一般的红细胞体积略大，平均红细胞体积可能略有上升。外周血涂片中网织红细胞数目增多。视红细胞破坏的位置，结合珠蛋白的浓度可能下降，血浆脂蛋白值升高，血浆中游离的珠蛋白链增多。获得性溶血性贫血可以分为免疫性和非免疫性两大类。溶血性贫血的发病取决于红细胞破坏、血红蛋白降解过程（分为血管内溶血和血管外溶血）和红系造血的代偿能力。

对白细胞的影响　白细胞系包括粒细胞、单核细胞和淋巴细胞，粒细胞又分为中性粒细胞、嗜酸性粒细胞和嗜碱性粒细胞。粒细胞和单核细胞均是具有吞噬作用的有核变形虫样细胞，它们在炎症反应和宿主反应中发挥着重要作用。外源性物质造成粒细胞数量减少，可使患者的感染率提高。其中白血病是一类起源于骨髓造血组织某一细胞系的增殖疾病。白血病细胞具有增殖能力，但失去了分化成熟能力，因此白血病细胞在骨髓内积聚，抑制正常造血，而发生贫血、出血和感染；白血病细胞还可浸润体内其他器官和组织。癌症化疗使用的多数烷化剂均能引发白血病，而职业暴露于苯也已证明与白血病相关。

对血小板及凝血功能的影响 止血系统的功能是防止血液因血管受损而流出，并可使循环中的血液保持流动状态。止血过程包括三个基本过程，即受伤的小血管收缩、血小板血栓形成和纤维蛋白凝块的形成和维持。外源性化学物可影响上述任何一步中的关键蛋白，对凝血功能造成影响。

检测与评价 判断和评价外源性化学物对造血系统、血细胞功能完整性和止血机制的毒性效应的方法主要包括以下两大类。

动物模型与血液监测 理想的动物模型的毒效动力学与人相似。研究中应选择适用于研究和预测人体血液毒性的动物物种，通常使用的是大鼠和小鼠，也可使用较大型的动物如狗和猴。选用动物模型评价血液毒性，除了要考虑一般毒理学实验中遵循的原则外，还应特别注意各种动物造血系统的特性。如大、小鼠作为动物模型的优点是它们体积小，尤其是当受试物短缺或昂贵时，使用小动物更加经济和可行。但小鼠代谢率较高，可能影响受试物对造血系统的效应。另外，大、小鼠体积小和有限的血容量也常常限制了对血液和骨髓标本的频繁采集和评价，通常需用足够的动物分次宰杀来满足对血液学效应评价的要求。当使用这些动物模型时，还应考虑啮齿类与人类的其他区别，包括红细胞寿命、白细胞分布和免疫生物学特性等。大动物如狗和猴作为血液毒性评价模型的主要优点是其在造血和血细胞动力学上与人较相似，且其体积大，可连续采血和从骨髓抽样，但其缺点是需要相对较多的受试物。

外周血液学监测包括的内容很多，用来评价血液和骨髓毒性的试验应该包括单剂量和多剂量下的红细胞参数（红细胞、血红蛋白、红细胞压积、平均红细胞容积、平均血红蛋白浓度）、白细胞参数（白细胞绝对数和分类计数）、血小板计数、凝血试验结果（PT，APTT）、外周血细胞形态、骨髓细胞学和组织学检查的结果。还应该用其他试验来检查潜在的血液毒性特征。这些试验包括网织红细胞计数、海因茨体制备、细胞相关抗体试验（红细胞、血小板、中性粒细胞）、红细胞渗透脆性试验、红细胞动力学/铁循环分析和细胞化学/组织化学染色等。

体外骨髓干细胞实验及应用 与其他靶器官危险性评价相比，体外方法能够更好地评价潜在血液毒性，因为比体内试验更快、更经济，且提供的数据通常能解释或阐明毒效应机制。外源性化学物诱导的骨髓抑制，是它们对特异造血干细胞或对造血微环境的影响所导致的。用短期的生成实验和长期的功能试验可以分别分辨并明确对特异造血干细胞或对造血微环境的影响。其中，对特异造血干细胞产生的效应包括红细胞刺激形成单位，红细胞集落形成单位，粒细胞/单核细胞集落形成单位，巨核细胞集落形成单位和粒细胞、红细胞、巨核细胞、单核细胞集落形成单位。体外骨髓干细胞实验能够检测外源性化学物及其代谢物对血清及其他细胞成分（如淋巴细胞）的效应，能在临床前情况下直接测试人类造血干细胞，由此避免外推因素的影响。通过细胞培养，利用肝脏微粒体酶混合物（S9）或用分离的干细胞或其他类型表达细胞色素 P-450（cytochrome P-450 或 CYP-450）的细胞对代谢系统进行研究可阐明其可能的代谢及其效应。人类细胞的敏感性，可通过各种动物模型与人体血液毒性的相对预计值的比较而得到。

（秦宇）

Y

亚急性毒性试验 （subacute toxicity test）评价外源性化学物亚急性毒性作用的试验。亚急性毒性是指在一定时间段内（14 天/28 天），实验生物连续多次接触较大剂量的环境化学物而出现的各种毒性效应。所谓较大剂量，一般指用同种化学物对同种生物按相同的试验条件及给药途径等，用小于急性毒性试验半数致死剂量（LD_{50}）的剂量进行亚急性毒性试验。

目的 主要包括：①研究亚急性毒性的作用阈剂量或阈浓度以及在急性毒性试验期间未观察到的化学物毒效应；②研究受试物可能出现的慢性毒性作用效应的剂量水平；③明确化学物质对动物的蓄积作用及其靶器官；④为慢性试验寻找接触剂量及可能有效的观测研究指标。

设计要点 根据试验的目的和受试样品的理化特性，受试样品可溶解或悬浮于适宜的赋形剂中，采用灌胃或将受试物样品中混入饲料、饮用水等方式经口染毒。首选健康成年大鼠或其他啮齿类动物。通常设 3~4 个剂量组和 1 个对照组。用大鼠时，每剂量组每性别一般 10 只动物。若用狗时，设 3 个剂量组，每剂量组每性别 3~4 只。染毒 14 天/28 天后，进行临床生化和病理组织学的检查（参见亚慢性毒性试验）。综合临床观察、病理检查的结果，对受试样品重复染毒的靶器官、蓄积毒性等做出初步评价；对是否需要进行更长时间的毒理学试验及剂量和观察指标提出建议。如发现试验组和对照组有显著性差异或得到剂量-反应（效应）关系，应对观察到有害作用的最低剂量（LOAEL）和未观察到有害作用的剂量（NOAEL）做出初步评价。　　　　　（秦宇）

亚慢性毒性试验 （subchronic toxicity test）连续染毒 1~3 个月以观察外源性化学物对受试物的亚慢性毒性作用的试验，属于《化学品毒性鉴定技术规范》中的第三阶段试验。由于人体接触外源性化学物往往是较低剂量的长期接触，在评价外源性化学物对人体的危害时，亚慢性、慢性毒性试验的结果更有价值。由于慢性毒性试验需耗费较多的人力、物力和时间，亚慢性毒性试验常作为慢性毒性试验的预备或筛选试验，在必要时才进行慢性毒性试验。

目的 主要包括：①分析化学物长期接触的毒作用特征及可能的毒作用靶器官，求出亚慢性毒性的阈剂量或未观察到有害作用的剂量（NOAEL），在无慢性毒性的资料时，依此进行受试化学物的危险度评价；②为慢性毒性研究选择剂量及筛选观察指标提供依据。

设计要点 亚慢性毒性试验和慢性毒性试验在试验设计和方法上除染毒期限不同外，其他方面基本相同。

实验动物 一般要求选择两个动物物种，一种为啮齿类动物，另一种为非啮齿类动物。

首选的啮齿类实验动物是大鼠，非啮齿类动物是狗。在经皮染毒毒性试验时，也可考虑用兔或豚鼠。一般选用雌、雄两种性别的动物。每个染毒剂量组至少20只5~6周龄大鼠，或4~6只4~6月龄的狗；如在染毒期间需处死部分动物进行有关指标检验，则每组动物数需相应增加。

染毒途径 选择时主要考虑：①应尽量模拟人类在环境中接触该化学物的途径或方式。②应与预期进行的亚慢性与慢性毒性作用研究的染毒途径一致。主要染毒途径包括经口、经呼吸道和经皮肤等。经口染毒时为维持恒定的剂量水平，应根据动物体重及饲料消耗量的变化，每周调整灌胃体积或饲料中受试物的浓度。当用大动物（如狗或猴）进行实验时，因喂饲染毒毒物的消耗量太大，通常采用胶囊或插胃管染毒。经呼吸道吸入染毒时每天吸入时间依实验要求而定，一般为每日4~6 h。经皮染毒时每次染毒4~6 h。

染毒期限 应根据受试物的种类和实验动物的物种而定，一般染毒1~3个月，有时可根据需要染毒180天（6个月）。不同物种要求的期限也不同，一般为实验动物寿命的10%。

剂量分组 为了得到明确的剂量-反应（效应）关系，一般至少应设3个剂量组和1个阴性（溶剂）对照组。原则上高剂量组动物在喂饲受试物期间应能引起较为明显的毒性，但实验动物应在染毒期间不发生中毒性死亡；中剂量组应为引起轻微毒性的剂量；低剂量组不应出现毒性反应，即相当于NOAEL。具体的剂量选择以受试物半数致死剂量（LD_{50}）的10%~25%为最高剂量，若掌握人群暴露的实际水平，应保证最低剂量至少是人体可能摄入量的3倍。对于求不出LD_{50}的受试物，在30天喂养试验中应尽可能涵盖人体可能摄入量100倍的剂量组。对于人体摄入量较大的受试物，高剂量组可以按最大耐受剂量设计。90天喂养试验根据30天喂养试验结果确定剂量，或者以人的可能摄入量的100~300倍作为最低剂量，然后在此剂量以上设几个剂量组，必要时亦可在此剂量以下增设剂量组。

观察指标 经外源性化学物染毒后，需对实验动物进行全面观察。主要包括以下四方面。

一般检查 外观体征和行为活动、粪便性状、食量及体重变化等，常常能综合反映毒物对机体的毒作用，往往是敏感的综合毒效应指标。在试验过程中，应详细记录、仔细分析，可以从中发现一些化学毒物的毒性特征。应重点观察：①中毒症状，在试验过程中，应每日观察实验动物有无中毒症状及程度，动物的外观和行为有无异常。②体重，动物体重可以反映受试物对实验动物的生长发育及一般状态的影响。试验过程中应依据需要，至少每周称量动物体重一次。③食物利用率，据动物每食入100 g饲料所增长的体重得出，即增长的体重（g）/饲料重量（100g）。比较各组实验动物的食物利用率，有助于分析受试物对实验动物的生物学效应。食物利用率还可用于鉴别啮齿类动物体重降低或增长减缓是由于受试物影响食欲还是化学物真正的毒性作用干扰了食物的吸收或代谢。

实验室检查 主要包括：①血液学检查，如红细胞计数、白细胞计数及分类、血红蛋白含量测定、血小板计数、凝血时间测定等；②血液生化检查，包括各类与器官功能相关的临床生化指标，如天冬氨酸氨基转移酶、丙氨酸氨基转移酶、碱性磷酸酶、尿素氮、肌酐、总蛋白、白蛋白、血糖、总胆固醇、总胆红素等。③尿液检查，包括沉淀物镜检、蛋白、糖、潜血等。

病理组织学检查 在试验过程中死亡的动物应及时进行解剖学检查。试验结束及恢复期结束时要活杀所有实验动物，进行病理及病理组织学检查，同时应测定脏器系数。脏器系数或称脏体比值，指某个脏器质量与体重的比值，通常以100 g体重中某脏器所占的质量（g）表示，一般需称取心、肝、脾、肺、肾、肾上腺、睾丸、脑等脏器湿重并计算其脏器系数。该指标可用于判定受试物的靶器官。由于不同年龄期动物的脏器系数变化存在一定的规律，如果和对照组比较出现显著性差异，则有可能是受试物毒性作用的结果。充血、水肿、增生或肿瘤等可致脏器系数增大；脏器系数降低则可能与组织坏死、萎缩等有关。但当受试物能明显阻碍实验动物的体重增长而对脏器无明显毒性效应时，也会出现脏器系数增大的现象，此时应同时比较各剂量组与对照组动物各脏器的湿重以排除假象。

组织病理学检查 对照组和高剂量组动物以及系统解剖时发现的异常组织均需进行详细的组织病理学检查，检查的脏器一般包括心、肝、脾、肺、肾、肾上腺、睾丸、卵巢、脑、胰腺、胃、十二指肠、回肠、结肠、垂体、前列腺、膀胱、子宫、甲状腺、胸腺、淋巴结、骨和骨髓、视神经等。在吸入毒性研究中，需检查整个呼吸道，包括鼻腔、咽、喉、气管、总支气管和肺。必要时还需进行组织化学或电镜检查。其他剂量组一般仅在高剂量组有异常发现时才进行检查。经皮毒性试验应选取涂敷受试物部位的皮肤和相邻部位的皮肤进行检查。

结果分析 结果分析时应按照组别、性别进行分别整理，根据试验设计选择适当的统计学方法进行各剂量组与对照组的比较。在进行结果判定时，除了分析试验组与对照组的差异是否有统计学意义外，应同时考虑是否具有剂量-反应（效应）关系及时间-效应关系以及是否超出正常范围，并要综合分析各项指标之间的互相验证性。在此基础上确定受试化学物的观察到有害作用的最低剂量（LOAEL）和未观察到有害作用的剂量（NOAEL）及毒性作用的靶器官。 （秦宇）

yamanxing duxing zuoyong

亚慢性毒性作用（subchronic toxicity） 见毒性作用。

yaxiaosuanyan zhongdu

亚硝酸盐中毒（nitrite poisoning） 食用硝酸盐、亚硝酸盐含量较高的食品，或将工业用亚硝酸钠作为食盐食用，或饮用含有硝酸盐或亚硝酸盐的饮用水等引起的食物中毒。

亚硝酸盐理化特性及毒性 常见的亚硝酸盐有亚硝酸钠和亚硝酸钾，为白色或嫩黄色结晶，呈颗粒状粉末，无臭，味微咸涩，易潮解，易溶于水。在工业中用于有机合成、防腐、生产各种染料，在实验中常作为各种氧化过程试剂，在食品加工中作为发色剂和防腐剂等。

亚硝酸盐具有很强的毒性，其生物半减期为 24 h，人体摄入 0.3 ~ 0.5 g 即可引起中毒，1 ~ 3 g 可致人死亡。亚硝酸盐摄入过量会使血红蛋白中的 Fe^{2+} 氧化为 Fe^{3+}，使正常血红蛋白转化为高铁血红蛋白，失去携氧能力导致组织缺氧。另外，亚硝酸盐对周围血管有麻痹作用。

流行病学 亚硝酸盐食物中毒每年均有发生，无明显的季节性，多数是由于误将亚硝酸盐当作食盐食用而引起食物中毒，也有食入含有大量硝酸盐、亚硝酸盐的蔬菜而引起的食物中毒，多发生在农村或集体食堂。

原因 主要包括以下几点：①亚硝酸盐外观上与食盐相似，无色无味，价廉易得，容易误将亚硝酸盐当作食盐食用而引起意外事故中毒。②亚硝酸盐可作为防腐剂、发色剂、增香剂广泛用于肉类食品加工，不但具有较强的抑菌效果，还可使肉类色泽鲜艳、风味独特，食用含亚硝酸盐过量的肉类食品可引起食物中毒。③贮存过久的蔬菜、煮熟后放置过久的蔬菜、腐烂的蔬菜以及刚腌制不久的蔬菜中含有大量硝酸盐和亚硝酸盐，食用后可引起中毒。④饮用含硝酸盐较多的井水。个别地区的井水中硝酸盐含量较多，用这种水对食物进行烹调加工，如存放过久，硝酸盐在细菌的作用下可被还原成亚硝酸盐，亚硝酸盐被大量吸收入血后易导致亚硝酸盐食物中毒。

临床表现 亚硝酸盐毒性很强，中毒发病急速，潜伏期长短与摄入量的多少有关，一般为 1 ~ 3 h，短者 10 min，大量食用蔬菜引起的中毒可长达 20 h。中毒的主要症状为口唇、指甲以及全身皮肤出现青紫等组织缺氧表现，也称"肠源性青紫"。病人自觉症状有头晕、头痛、乏力、胸闷、心率快、嗜睡或烦躁不安、呼吸急促，并有恶心、呕吐、腹痛、腹泻、四肢发冷等，严重者昏迷、惊厥、心率变慢、大小便失禁，可因呼吸衰竭导致死亡。

防治措施 包括预防和治疗两方面的内容。

预防措施 包括以下四点：①加强对集体食堂尤其是学校食堂、工地食堂的管理，包装或存放亚硝酸盐的容器应有醒目标志，将亚硝酸盐和食盐分开贮存，避免误食。②肉类食品企业要严格按《食品安全国家标准　食品添加剂使用标准》（GB 2760—2014）规定操作：腌腊肉制品类，酱卤肉制品类，熏、烧、烤肉类，油炸肉类，西式火腿类，肉灌肠类，发酵肉制品类可添加硝酸盐和亚硝酸盐（其余肉制品不可添加），肉制品中硝酸盐不得超过 0.5 g/kg，最终残留量不得超过 30 mg/kg。③保持蔬菜的新鲜，勿食存放过久或变质的蔬菜；剩余的熟蔬菜不可在高温下存放过久，低温贮存；腌菜时所加盐的含量应达到 12% 以上，至少需腌制 20 天以上再食用。④尽量不用苦井水煮饭，必须使用时，应避免长时间保温后的水又用来煮饭菜。

治疗原则 轻症中毒者一般不需治疗，重症患者要及时抢救和治疗。具体原则包括：①尽快催吐、洗胃和导泻。②及时口服或注射特效解毒剂亚甲蓝，使用亚甲蓝抢救亚硝酸盐中毒患者时，应特别注意亚甲蓝用量一定要准确，不得过量。因为亚甲蓝原为强氧化剂，在体内还原型辅酶Ⅱ的作用下成为还原剂，可将高铁血红蛋白还原为亚铁血红蛋白，恢复其携氧功能，此时还原型亚甲蓝变成氧化型亚甲蓝，故一般情况下体内的亚甲蓝可重复使用。如果亚甲蓝过量使用，体内的还原型辅酶Ⅱ不能把亚甲蓝全部还原，使体内依然存在部分氧化型的亚甲蓝而发挥氧化剂的作用，不但不能解毒，反而会加重中毒。③在用亚甲蓝抢救同时，补充大剂量维生素 C 可对消除高铁血红蛋白血症起到辅助治疗作用。④重症患者必要时应进行输血、处理低血压休克、纠正酸中毒和吸氧等对症处理。　　　　　　　　（郑婵娟）

野兔病 （tularaemia）　土拉弗朗西斯菌（Francisella tularensis）引起的一种人畜共患病，因野兔为该病的主要宿主而得名。野兔病最早发生在 1912 年美国加利福尼亚州土拉地区的黄鼠身上，之后在美洲、欧洲及亚洲的一些国家陆续有此病发生。

病原 病原为土拉弗朗西斯菌，该菌对低温具有特殊的耐受力，保存条件随着温度的升高而缩短。该菌抵抗力不强，对一般消毒液敏感，对氯的作用更敏感，对酸、碱的抵抗力弱。土拉弗朗西斯菌对多种动物有致病性，1～10 个强毒菌可致野兔、田鼠、小家鼠和仓鼠等动物死亡；该菌的致病力与 Vi 抗原（Virulence 抗原，表面抗原）和内毒素有关。强毒株进入吞噬细胞内可产生耐吞噬菌而大量繁殖，其免疫血清中有中和毒素的作用。

流行病学 野兔病是一种典型的自然疫源性疾病，自然界中野兔病的流行主要发生在野兔和鼠类之间，偶尔也可感染人，人群对野兔病普遍易感。该病的人群分布不分年龄和性别，各种人群均有感染。流行形式多以散发病例为主，偶有暴发流行。

传播环节 自然界中野兔病在野兔和鼠类之间主要是通过吸血节肢动物的叮咬而传播，这些吸血节肢动物尤其是蜱起着重要的传播媒介作用。受感染的野兔和啮齿类动物可以直接感染人，也可以通过排泄物污染食物、水源及土壤等而传播疾病。人群对土拉弗朗西斯菌普遍易感，患病主要决定于接触感染的机会，屠宰工人、皮毛加工工人、牧民、猎民以及实验室工作人员等发病率较高。

地区分布 已发现存在野兔病自然疫源地的国家有欧洲的法国、德国、比利时、荷兰、芬兰、波兰、西班牙等；美洲的美国、加拿大、墨西哥、委内瑞拉；亚洲的日本、中国和土耳其。我国国内疫源地主要分布在东北和西北地区。自 1957 年在内蒙古通辽地区首次分离出病原体以来，先后在黑龙江、西藏、青海、新疆等地发现了该病，并且从病人、野兔和媒介蜱中均分离到土拉弗朗西斯菌。

季节分布　该病一年四季均可发生流行，但不同感染途径所致发病的季节性有所不同。通过吸血昆虫叮咬和污染的食物而获得的感染多发生在夏秋季节；因谷场劳动而致的呼吸道感染多发生于春冬季节；因狩猎而发生的感染常以冬季多见。

发病机制与病理　土拉弗朗西斯菌可通过呼吸道、皮肤和黏膜等途径侵入机体，病原菌进入人体后，首先在侵入部位开始繁殖，引起局部炎症、坏死和溃疡；吸入肺部后可引起支气管肺炎，伴肺泡壁坏死；循淋巴管侵入附近淋巴结可引起淋巴结炎症反应；细菌在淋巴结内可被吞噬细胞吞噬，但不一定被杀死，之后可沿淋巴系统进入血液，扩散到肝、脾等内脏器官，形成新的病灶。细菌大量繁殖后分泌的毒性物质可干扰机体正常代谢，导致一系列临床症状的出现。野兔病的特殊病理改变是肝、脾和淋巴结的结节性肉芽肿形成的，检查可见肉芽由上皮细胞形成，周围有浆细胞、淋巴细胞、中性粒细胞及嗜酸性粒细胞，肉芽可发生化脓和坏死。

临床表现　潜伏期一般为 2~7 天，也有短到数小时的发病者。临床表现为突起寒战、发热，体温可达 39~40℃，伴有头痛、食欲减退和盗汗。多数患者有肝、脾肿大，病程一般为 2~3 周，病程恢复较慢，有时可拖到数日。临床上可分为溃疡型、肺型、腺型和全身型。溃疡型多见于被吸血节肢动物叮咬；肺型多由呼吸道吸入感染引起，临床上表现有咳嗽和胸痛；腺型主要由接触感染所致，表现为局部淋巴结疼痛；全身型可因病菌污染食物或饮水引起消化道感染或因直接接触感染所致，常表现为突起高热、畏寒、头疼等不适的全身症状。该病预后一般较好，病死率较低，美洲约为 5%，欧亚两洲约为 0.2%。

诊断　根据流行病学资料、病理变化、临床表现和实验检查结果对该病进行诊断。但临床要与伤寒、布鲁氏菌病、炭疽、流感、扁桃体炎、腮腺炎相鉴别，特别重要的是与鼠疫的鉴别诊断。实验室诊断包括病原学检查、血清学诊断、皮肤变态反应测试和基因诊断等。病原学检查有直接镜检、培养分离病毒及动物实验等；血清学诊断中凝集反应准确性高；皮肤变态反应测试和基因诊断等也可提供一定的参考依据。一般经过分离培养的土拉弗朗西斯菌，具有以下特征：①在卵黄培养基和半胱氨酸葡萄糖血液琼脂平板（Francis 培养基）上培养生长良好，菌落典型；②染色涂片为革兰氏阴性小球杆菌；③普通琼脂培养基上不能生长；④可凝集抗土拉弗朗西斯菌的特异血清，荧光抗体染色阳性；⑤接种小白鼠或豚鼠能引起发病死亡，具有典型病理改变，并能再从感染动物中分离到土拉弗朗西斯菌。

防治措施　主要包括针对流行三环节的预防和治疗两方面的内容。

预防措施　针对流行过程的 3 个基本环节进行防控。首先应消灭传染源及切断传播途径，做好疫源地的动物监测工作，及时发现动物间野兔病的流行，加强人群防疫措施，防止疾病蔓延。其次应加强个人防护，我国的野兔病多为散发，感染来源多与狩猎野兔有关，因而应提倡以个人防护为主的原则，如给高危人群普及防病知识、制定安全操作规程和配备防护设备等。最后可进行预防接种，菌苗接种是预防人类野兔病流行的有效手段。应用冻干减毒活菌苗，接种一次免疫力可持续 5~7 年。

治疗原则　包括抗菌治疗和对症治疗。抗菌治疗对该病有特效，首选药物为链霉素；其他广谱抗生素也有很好的疗效，如庆大霉素、四环素和强力霉素等，四环素和强力霉素虽可迅速控制症状，但清除体内病菌的作用远不及链霉素。采取适当的对症处理和支持疗法措施，如高热给予物理降温，饮食要给予高热量、适量蛋白质和维生素，溃疡局部可用链霉素软膏，肿大的淋巴结可用饱和硫酸镁局部湿敷，对于脓肿可切开引流。

（魏红英）

yiyanghuatan wuran jiankang weihai

一氧化碳污染健康危害（health hazards of carbon monoxide pollution）　吸入一氧化碳引起组织缺氧导致的急性和慢性中毒甚至死亡等

危害。一氧化碳（CO）是大气中分布最广和数量最多的污染物，无色、无臭、无味、无刺激性，吸入时不易察觉，可引起组织缺氧，导致多种健康危害。

污染来源 大气对流层中的 CO 本底含量为 0.1～2.0 mg/kg，这种含量对人体无害。CO 主要人为来源是汽车发动机、炼铁炉、炼钢炉、炼焦炉、煤气发生炉、采暖锅炉、民用炉灶及固体废物焚烧等所排出的含有 CO 的气体。CO 是排放量最大的大气污染物。据估计，全世界每年人为排放 CO 总量为 3.4 亿 t。其中一半以上来自机动车尾气，成为城市大气中 CO 的主要污染源。吸烟也是 CO 的污染来源，吸一支烟约排出 100 mg CO。CO 浓度随采暖季节、取暖时间而变动。

健康危害 常见于在家庭居室通风差的情况下源于煤炉的煤气或液化气管道漏气、工业生产煤气以及矿井中产生的 CO 等被暴露人群吸入后产生的危害。

中毒机制 CO 随空气进入人体后，经肺泡弥散入血液，大部分是与血液中的血红蛋白发生了可逆性结合。由于 CO 与血红蛋白的亲和力很大，比氧与血红蛋白的亲和力大 200～300 倍，所以 CO 一旦侵入机体，便迅速与血红蛋白结合成碳氧血红蛋白（HbCO），这就阻碍了氧与血红蛋白结合成氧合血红蛋白。另外，碳氧血红蛋白的解离速度很慢，仅是氧合血红蛋白解离速度的 1/3 600，而且碳氧血红蛋白还能抑制氧合血红蛋白的解离，这些都阻抑了氧的释放和传递，从而导致低氧血症。

进入机体的 CO 还能与含二价铁的细胞色素氧化酶等结合，阻断呼吸链。

急性中毒危害 急性 CO 中毒者均有吸入高浓度 CO 的病史。中毒程度可分为三级：①轻度中毒。血中碳氧血红蛋白含量在 10%～20%，患者表现出头痛、头晕、失眠、视物模糊、耳鸣、恶心、呕吐、心悸、全身乏力和短暂昏厥等症状。②中度中毒。血中碳氧血红蛋白在 30%～40%。除轻度中毒相关症状加重外，患者的口唇、指甲和皮肤黏膜为樱桃红色，

血压先升高后降低，脉快，心律失常，多汗，烦躁，一时性感觉和运动分离（有思维，但不能运动）。若症状继续加重，患者可出现嗜睡及昏迷。如及时脱离中毒现场进行抢救，可较快恢复，一般无并发症和后遗症。③重度中毒。血中碳氧血红蛋白在 50% 以上。患者迅速进入昏迷状态，时间可持续数小时至数日。重度中毒初期，患者的四肢肌张力增加或有阵发性强直性痉挛；晚期时肌张力显著降低，面色苍白或青紫，血压下降，瞳孔散大，最后因呼吸麻痹而死亡。即使抢救存活，也会留有严重的合并症及后遗症。如部分急性 CO 中毒患者苏醒后，意识恢复正常，但清醒 2～30 天后，精神异常、神经症状及锥体外系症状又出现，称为急性 CO 中毒迟发脑病。因该病表现出双相的临床过程，也称之为急性 CO 中毒神经系统后发症。

慢性危害 长时间接触低浓度的 CO 是否会造成慢性中毒，至今尚无定论。目前有两种看法：一种认为 CO 为非蓄积性毒物。血液中形成的碳氧血红蛋白可以逐渐解离，只要 CO 浓度未超过影响健康的阈值，脱离暴露后，CO 的毒性作用即可逐渐消除。而且人群暴露于低浓度 CO，会对 CO 产生某种适应性，因此认为不存在 CO 的慢性中毒。另一种认为由于 CO 的功能性蓄积作用，接触低浓度的 CO 能引起人体的慢性中毒。许多动物实验和流行病学调查都证明，长期接触低浓度 CO 对健康是有影响的，特别是对心血管系统和神经系统。主要表现在以下方面。

对心血管系统的影响 CO 可导致心肌的损害。正常的心脏冠状动脉有一定的代偿功能。当血液中碳氧血红蛋白的饱和度在 10% 以下时，冠状动脉血流量可以代偿性增加。而当碳氧血红蛋白饱和度更大或患有冠状动脉硬化时，冠状动脉则丧失其代偿性，从而导致心脏摄氧量减少，并促使某些细胞内氧化酶系统停止活动，引起心肌损伤。

对神经系统的影响 脑是人体内耗氧最多的器官，也是对缺氧最敏感的器官。CO 进入

机体后引起血液中碳氧血红蛋白含量轻微升高时，即可导致行为的改变和工作能力下降。CO含量达 10% 以上便会出现 CO 中毒的症状，如出现头痛、头晕、恶心、疲乏、记忆力降低等神经衰弱症候群，并兼有心前区紧迫感和针刺样疼痛；25% 时会出现严重的头痛和眩晕；45% ~ 60% 时，除上述症状外，还会出现意识模糊以及昏迷；90% 时便会导致死亡。

CO 对大脑皮层和苍白球损害最严重，高浓度的 CO 可引起脑缺氧和脑水肿，脑缺氧和脑水肿可以继发脑血循环障碍，导致脑组织软化和坏死，并出现视野缩小、听力丧失等。

其他 CO 可经胎盘弥散进入胎儿体内，影响胎儿发育。流行病学调查发现，相比较于非吸烟孕妇的胎儿，CO 可能引起吸烟孕妇的胎儿出生时体重小并且智力发育迟缓。此外，慢性 CO 暴露还可造成低氧血症，引起红细胞、血红蛋白等代偿性增加，其症状类似于缺氧引起的病理变化。

（胥美美）

yixue jiance zhibiao
医学监测指标（medical surveillance index）用于测量机体健康或疾病分布变化的参数。医学监测指标可为医学监测提供基础数据，有助于了解机体机能水平和生理特征，揭示生产或生活活动中的有害因素，发现潜在的或早期的疾病状态，从而达到在一定人群中预防或控制疾病的发生的目的。

主要分为以下几类：①最基本的安全监测生理指标，包括心电图、呼吸、心率、血压和体温等。②常用的评定生理功能的指标，包括动态心电图、动态血压、动态心率及变异、B超图、动态脑电图、肺活量、脑血流图、肌电图、眼电图和视网膜电图等。③医学监测的生化指标，包括血、尿、便常规，血胆固醇、血脂、肝功、肾功、血沉、血糖、尿儿茶酚胺、血钾、钠、氯、钙、磷等电解质，细胞免疫、体液免疫、神经递质、血液流变、内分泌及免疫生化指标等。④在人群中具有一定发生率的指标，如发病率、患病率、死亡率、感染率等，

比较疾病在不同人群中的发病率有助于确定该疾病在高/低发区人群中的特征；其中死亡率的信息相对完整、标准和廉价。

（魏红英）

yigan jiyin
易感基因（susceptible gene）在适宜的环境刺激下能够编码遗传性疾病或获得疾病易感性的基因。疾病易感性指由遗传决定的易于患某种或某类疾病的倾向性。具有疾病易感性的人一定具有特定的遗传特征，简单说就是带有某种疾病的易感基因组型。

每一个基因都有着与众不同的特定的功能，在适宜的环境刺激下能够编码遗传性疾病或获得疾病易感性的基因。现代医学研究成果表明，大多数疾病是多种环境因素和遗传体质共同作用的结果，对健康不利的遗传体质所对应的一些与疾病发生相关的基因型即疾病易感基因。疾病易感基因的易感性是一个相对概念，即拥有这种基因类型的个体要比普通人容易患病。普通人的疾病相关基因虽然属于正常人的范围，但也并非一定不会患病，需要结合具体情况进行分析。

（郝羽）

yigan renqun
易感人群（susceptible population）易感者在某一特定人群中的比例达到一定值时的人群。对某种传染病缺乏特异性免疫力而容易被感染的人称为易感者。以人的群体为一个整体来评价对某种传染病的易感程度称之为人群易感性，它与易感人群是两个不同的概念。易感人群强调某人群对某种或某些传染病是易感染的。人群易感性用来衡量人群中对某种传染病易感的程度，其取决于构成该人群的每一个成员的易感状态。

与传染病流行的关系 只有传染源及适宜的传播途径，没有易感者的存在，是不可能发生新的病例并引起传染病流行的。因此，易感者的存在是发生传染病流行的必要条件之一。人群对于传染病病原体的侵入和传播的抵抗力称为群体免疫，它是与人群易感性相反的。

群体免疫是用一个群体中免疫者占全部人群的百分比来表示，而人群易感性是用非免疫人口占整个人群的百分比来衡量。对易感者而言，免疫者在人群中起着一种保护屏障的作用，他们既可免于发病又不会变成新的传染源，这样就大大降低了传染病蔓延的机会。当人群中的免疫个体足够多时，甚至可以中止传染病的流行。

人群易感性的高低是影响传染病流行的重要因素。在引起传染病流行的其他条件不变的情况下，易感率高，则传染病就易于发生和传播，疾病流行的可能性就越大；反之，则流行的可能性就小。通过人工免疫的途径，提高人群的免疫水平，降低人群易感性，是防止传染病在人群中流行的一个重要措施。

影响因素 可能导致人群易感性升高的主要因素有：①新生儿增加。6 个月以上的新生儿由于从母体获得的抗体逐渐消失，而自身的获得性免疫尚未形成，若未经人工主动免疫，对传染病是易感的。对个别传染病如百日咳，6 个月以内的婴儿也易感。②易感人群迁入。对某些地方性或自然疫源性疾病，当地居民久居此地，因既往患病或隐性感染而获得对该病的特异性免疫力。一旦有大量非流行区居民迁入流行区后，则会因为他们缺乏相应的免疫力，而使流行区人群的易感性升高。③免疫人口免疫力的自然消退。许多传染病在显性与隐性感染或人工免疫后，其免疫力随着时间的推移逐渐消退，经过一段时间后免疫人口又成为易感人口，使人群的易感性升高。④免疫人口死亡。由于免疫人口死亡，可相对地使人群易感性升高。⑤病原体发生变异。人们对病原体的新变异株缺乏免疫力，人群普遍易感。

影响人群易感性降低的主要因素有：①计划免疫。预防接种是降低人群易感性的最主要因素。按照免疫程序，有计划地在人群中进行预防接种，可有效提高特异性免疫力，降低人群易感性。例如，全球实现消灭天花的最重要决策是实施牛痘接种计划；目前在我国实施的消灭小儿脊髓灰质炎的规划也是依靠脊髓灰质炎疫苗的计划接种。②传染病流行。一次传染病流行之后，大部分易感者因发病而获得免疫力，即人群的群体免疫力提高，此时该病的流行处于较低的发病水平。③隐性感染后免疫人口增加。通过隐性感染，个体可获得免疫，而使人群易感性降低，但此种免疫一般不甚牢靠。④人群一般抵抗力提高。如实施全民健身计划、合理营养等，能有助于人群增强体质，使易感性降低。

保护易感人群 提高易感人群的群体免疫水平，是防止传染病在易感人群中流行的一个极为重要的措施。提高易感人群免疫力可以从非特异性和特异性免疫力两个方面进行，但起关键作用的还是通过预防接种来提高易感人群的主动或被动特异性免疫力。接种疫苗、菌苗、类毒素等之后可使机体具有对抗病毒、细菌、毒素的特异性主动免疫，接种抗毒素、丙球蛋白或高滴度的免疫球蛋白后，可使机体具有特异性被动免疫。儿童计划免疫对传染病预防起关键作用。

提高非特异性免疫力 加强体育锻炼，改善营养，规律生活，养成良好的卫生习惯，建立良好的人际关系，保持心情愉快，改善居住环境等均有助于提高人体非特异性免疫力。

提高特异性免疫力 这是预防传染病最有效的措施，可通过主动和被动免疫进行。主动免疫是目前应用最多的预防措施。

人工主动免疫 给人接种病原体免疫原性强的成分，如纯化抗原疫苗、全菌或减毒的毒素（类毒素），刺激机体产生相应的特异性免疫力。我国已将许多传染病的预防接种列入了计划免疫项目中，使婴幼儿和儿童可免受许多传染病的危害。但部分疫苗诱发的特异性免疫力维持时间有限，如麻疹、百日咳，已发现有许多 20 岁左右的成年人患麻疹、百日咳，因此需要定期加强免疫。

人工被动免疫 个体感染某些病原体后，对于来不及进行主动免疫者，可用特异性抗体、抗毒素进行被动性免疫预防。例如，外伤者注射破伤风抗毒素，因被乙型肝炎表面抗原阳性血液污染的针头刺伤或被乙型肝炎表面抗原阳性血液溅于眼结膜等意外而感染乙肝病毒者，应立即注射乙肝高价免疫球蛋白等。对于尚无自动免疫疫苗者，可注射丙种球蛋白预防。由于这些免疫物质不是患者自己产生的，故维持时间短。

药物预防　对某些有特效药物的传染病，必要时可在密切接触者或可能受感染的人群中进行药物预防，对降低发病率和控制流行有一定的作用。例如，用金刚烷胺预防流行性感冒，用乙胺嘧啶、氯喹预防疟疾，用磺胺嘧啶预防流行性脑脊髓膜炎，用强力霉素预防霍乱等。但药物预防不能使机体获得特异性免疫力，而且预防效果持续时间短或效果不确切，此外，多次给药后易产生耐药性，故应防止滥用药物预防。

个人防护　在某些传染病流行的季节，对易感者可采取一定的防护措施，防止其受感染。接触传染病的医务人员和实验室工作人员应严格遵守操作规程，配置和使用必要的个人防护品。有可能暴露于传染病生物传播媒介的个人，需穿戴口罩、手套和鞋套等防护用品。虫媒传染病流行时，应使用蚊帐进行个人防护。使用安全套可有效预防艾滋病和性病的传播。

（胥美美）

yiganxing shengwu biaozhi

易感性生物标志　（biomarker of susceptibility）　反映机体先天具有或后天获得的对外源性物质产生反应能力的指标。易感性生物标志可用以筛检和保护易感人群。

分类　既可以是遗传因素，如某些暴露者体内代谢酶及靶分子的基因多态性，属遗传性易感性标志；又可与环境因素的诱发有关，属于获得性易感性标志。①遗传性易感性标志主要包括遗传、种族、发育阶段及性别等人口统计学特征的因素，它们是固定不变的或者是可预见的，如外源性化学物在接触者体内代谢、免疫及靶分子的基因多态性。例如，先天性红细胞葡萄糖-6-磷酸脱氢酶缺陷者，对氧化剂、

萘、一氧化碳、芳香族氨基和硝基化合物的氧化应激作用的抵抗力下降、红细胞溶血的易感性增高；N-乙酰化转移酶有慢型和快型两种，慢型者对β-萘胺和联苯胺等易感，容易罹患膀胱癌。②获得性易感性标志是因环境或生活方式的影响而获得的因素，其显著特点是易变性，它们可随时间变化或者生活方式的改变而变化，如环境因素作为应激原时，机体的神经、内分泌和免疫系统的反应及适应性也可反映机体的易感性。

选择依据　可从参与外源性物质代谢活化的酶系统中进行选择。选择外源性物质经体内代谢后毒性可增高的酶，例如，接触四氯化碳工人中饮酒者较不饮酒者易中毒，因为乙醇能诱导肝脏代谢活化四氯化碳的酶（CYP2E1）而使其毒性增高。采用病例对照研究可确定基因多态性与外源性物质易感性的关系，具体过程包括选择在接触外源性物质相同条件下受到损害或发生中毒的病人和无损害者，对他们的某种选定的基因进行基因分型，然后比较病例组和对照组中基因型的分布，病例组中显著多的基因型可能是易感的基因型。

如果易感性生物标志能在体检中应用，那么在此阶段就可以将易感者检出并避免让他们从事相关职业，从而保护这部分人的健康。值得列入筛检计划的易感性生物标志应符合以下条件：①人群中对所检外源性物质的易感者检出率不应低于5%。其易感性或遗传缺陷与某种病损的联系十分明确。②某种外源性物质的易感人群与正常人群相比，暴露同一外源性物质所引起危害的相对危险度应大于3；如果超过10，则就更有必要进行筛检。③检测方法的研制应针对常见的外源性物质和遗传缺陷；检测方法本身应快速、简便、价廉，敏感性和特异性达到要求。④对筛检出的个体可采取预防措施或给予治疗和其他干预措施，以有效地降低其健康损害的危险性。

作用　主要体现在以下方面：①在预防医学领域，易感性生物标志的主要用途为筛选高危人群，并对其采取针对性的预防和保护措施。

②应用易感性生物标志对于提高危险度评价的准确度和精确度有重要意义。③遗传性易感性生物标志在分子流行病学研究中的应用十分广泛，以基因多态性为主体的遗传性易感性生物标志的应用使得在群体水平探讨基因—环境交互作用成为可能。虽然遗传因素在疾病发生的诸多因素中起重要的作用，但迄今还没有十分成熟的易感性生物标志被应用于高危人群的筛选。

（魏红英）

yiyuandi

疫源地 （epidemic focus） 传染源向周围排出和传播病原体所能达到的范围，即可能发生新病例或新感染的范围。它包括传染源的停留场所，被传染源污染的物体、环境以及该范围内有感染可疑的动物和贮存宿主等。在防制工作中对疫源地采取封锁、检疫、预防接种、消毒等综合性措施，才能防止疫源地内传染病的传播和新的疫源地出现。某些传染病的病原体在自然条件下，即使人类不参与也可通过媒介（绝大多数是吸血节肢动物）感染野生脊椎动物等造成流行，且长期在自然界循环延续其后代，这样的地区称为自然疫源地。

疫源地大小因病种而异。即使同一种传染病，在不同的条件下，其范围的大小也有差别。疫源地范围大小可根据传染来源的分布和污染范围的具体情况而定。根据范围大小，疫源地可分为疫点和疫区。将单个传染源等构成的范围较小的疫源地称为疫点，如与病人生活上密切相关的住户所形成的范围。若干疫源地连成片形成较大范围时称为疫区，如一个或几个村、社区或街道。

疫源地的大小取决于三个因素：①传染源的活动范围。例如，被隔离的传染病患者和可自由活动的患者所形成的疫源地范围大小是不同的，前者范围小，而后者范围较广。②传播途径的特点。例如，麻疹和疟疾的传播途径不同造成疫源地范围相差很大，前者通过飞沫传播，疫源地仅限于离患者很近的范围；而后者经蚊媒传播，蚊虫的活动半径或飞程决定了疫源地的范围大小。③周围人群的免疫状况。若传染源周围的接触者都具有免疫力，则疫源地的范围就很小；反之，若传染源周围都是易感人群，则传播途径所能及的整个范围均是疫源地。

消灭疫源地必须满足三个条件：①传染源通过住院隔离治疗、死亡或迁居已从疫源地消失，或经治愈消除了病原携带状态。②采取消毒或杀虫等措施，杀灭了传染源排放到外界的病原体。③经某传染病的最长潜伏期后，疫源地未再出现新的病例或所有易感者被证明未受感染。若具备了上述三个条件，即可解除针对疫源地所采取的防疫措施。

（胥美美）

yinyongshui wuran jiankang weihai

饮用水污染健康危害 （health hazards of drinking water pollution） 由于饮用水中致病微生物或有毒、有害的物质超标而导致的人体健康损害。饮用水与健康和生活关系密切。人们在饮水的同时，也将水中所含有的各种有益和有害的物质带入体内，对人体健康产生重要影响。依据其污染物的不同，常见的饮用水污染主要包括生物性污染和化学性污染，不同类型的污染所导致的健康危害也有所不同。

生物性污染健康危害 包括介水传染病和藻类及其代谢产物的健康危害。藻类不但影响常规水处理的处理效果，而且在氯化消毒和自来水消毒过程中还可与氯作用生成三氯甲烷等多种有害副产物，增加水的致突变性。此外，藻类在代谢过程中，会产生大量的藻毒素，直接危害人体健康。按毒素作用的靶器官可将藻毒素分为3种类型，包括肝毒素、神经毒素和内毒素脂多糖，最常见的是肝毒素。流行病横断面调查发现，长期饮用被微囊藻毒素污染的水，可引起血清中丙氨酸氨基转移酶、γ-谷氨酰转移酶和碱性磷酸酶水平发生显著改变，提示微囊藻毒素对人肝脏有损伤作用。对肝癌高发区的调查还发现，长期饮用含有较高浓度微囊藻毒素饮用水的人群，其肝癌发病率显著高于对照组。微囊藻毒素被认为是继肝炎病毒、黄曲霉毒素之后，又一导致肝癌的重要危险因素。

化学性污染健康危害　被化学性物质污染的饮用水对健康的不良影响主要是长期接触有机物和重金属等化学物质造成的，主要引起慢性中毒和远期危害（致突变、致癌和致畸）。除非接触大量外来污染引起急性中毒，通常饮用水的化学物质很少会因一次接触就引起卫生问题。

有机污染和重金属（如铜、铁、铬、锌、镉、汞等）污染，已经取代微生物污染成为最大危害。自来水的有机化合物总量超标易导致慢性疾病。饮用有机化合物总量超标的水，虽然短时间内没有明显的症状和体征，但有机化合物会在人体中富集，最终对身体造成危害。美国国家环境保护局曾发布报告称，现有检测技术发现水中有 2 221 种有机化合物，在饮用水中发现 756 种，其中有 20 种致癌物、23 种可疑致癌物、18 种促癌物和 56 种致突变物。这些有机化合物中还有部分具有干扰内分泌功能的作用，如邻苯二甲酸酯、苯并芘、有机氯农药六六六等。饮用水中的重金属污染对健康的危害是很严重的，因其初期症状很轻微，很容易被人们忽视，但是长期的危害是很大的。参见水体污染健康危害中的化学性污染的危害。

此外，水中的硝酸盐也会危害人体健康。硝酸盐本身相对无毒，但硝酸盐摄入后，在胃肠道某些细菌的作用下，可被还原成亚硝酸盐，亚硝酸盐与血红蛋白结合形成高铁血红蛋白，后者不再有输氧功能，因而可造成缺氧，严重时可引起窒息死亡。硝酸盐在自然界中也可转化为亚硝酸盐，后者极易与胺合成亚硝胺，亚硝酸盐在胃肠道的酸性环境中也可以转化为亚硝胺。亚硝胺是一种在动物实验中已经确认的致癌物质，同时对动物还具有致畸和致突变作用。流行病学的资料表明，人类的某些癌症，如胃癌、食道癌、肝癌等的发病率都可能与亚硝胺有关。除了来自地层外，其主要来源于生活污水和工业废水、施肥后的径流和渗透、大气中的硝酸盐沉降以及土壤中含氮有机物的生物降解等。　　　　　（王旭英）

饮用水消毒副产物健康危害（health hazards of disinfection byproducts）　饮用水消毒杀菌的同时伴随着消毒剂与水中含有的一些天然有机物和环境有机污染物以及溴或碘化物的化学反应，从而产生了多种消毒副产物（disinfection byproducts，DBPs），如挥发性卤代有机物（三卤甲烷）、非挥发性卤代有机物（卤代乙酸）等，由此对人体健康构成的潜在威胁。

消毒副产物种类　饮用水消毒副产物种类繁多，随着消毒方法、消毒剂种类以及水源水中化学组成的变化而不同。迄今为止，已有 600 多种消毒副产物被相继报道。根据消毒方法，消毒副产物的主要种类可分成氯化消毒副产物、氯胺消毒副产物、臭氧消毒副产物以及二氧化氯消毒副产物。

氯化消毒副产物　氯化消毒是应用时间最长且范围最广的消毒方式。氯化消毒自 1980 年问世以来，在杀灭水中微生物和防止介水传染病的传播方面发挥了重大作用。氯化消毒副产物是指在氯化消毒的过程中，含氯消毒剂与水中的天然有机物反应生成的一系列对人体健康有害的化合物，通常将水中能与氯形成副产物的有机物称为有机前体物。天然水中有机前体物主要以腐殖质（含腐殖酸和富里酸）为主要成分，其次是藻类及代谢产物、蛋白质等。水体中有机前体物越多，投氯量越大，水体 pH 值越高，产生的氯化消毒副产物越多。

氯化消毒副产物分类如下：①挥发性卤代有机物，其主要成分为三氯甲烷、一溴二氯甲烷、二溴一氯甲烷和三溴甲烷等，其中三氯甲烷含量最高。②非挥发性卤代有机物，主要包括卤乙酸（主要成分有一氯乙酸、二氯乙酸、三氯乙酸、一溴乙酸、二溴乙酸等），卤代酮类（主要成分有二氯丙酮、三氯丙酮等），卤乙腈（主要成分有二氯乙腈、三氯乙腈、溴氯乙腈、二溴乙腈等）和卤乙醛类（主要为水合氯醛等）。

氯胺消毒副产物　氯胺消毒法指的是氯和氨反应生成一氯胺和二氯胺以完成氧化和消毒的方法。20世纪三四十年代，氯化消毒过程产生的消毒副产物越来越引起关注，为了控制饮用水中的三卤甲烷和卤乙酸副产物的浓度，许多水厂由氯化消毒转向氯胺消毒。与氯相比，氯胺的穿透能力好、稳定性高、持续时间长，能够更好地防止饮用水供水分布系统网络中微生物的生长。因氯胺与水中腐殖质作用较小，因此减少了腐殖物质与游离氯形成的致癌物质（如三卤甲烷）。氯胺消毒还可显著改善水体的味觉和嗅觉，避免了氯引起的臭味。但氯胺消毒的能力较弱，因此它常被用做次级消毒剂，一般使用时结合其他强氧化消毒剂如氯、臭氧进行饮用水消毒。然而最近研究发现氯胺消毒也可能产生某些具有更大潜在危害的含氮消毒副产物，如氯化氰、亚硝基二甲胺、卤代硝基甲烷、卤代乙酰胺等。

臭氧消毒副产物　臭氧消毒作为氯化消毒的替代方法，几乎对所有细菌、病毒、真菌及原虫、卵囊具有明显的灭活作用。同时臭氧作为消毒剂不会产生卤代消毒副产物。但是，含有溴离子的水，在臭氧消毒过程中可以形成溴酸盐副产物。当水中含有较高浓度的有机物时，还可以产生一些含氧化合物，如醛、羧酸、酚、酮、溴酸盐类消毒副产物，其中羧酸类物质占了大约26%，另外还有63%的未知有机物有待发现。

二氧化氯消毒副产物　二氧化氯作为一个强氧化剂，它与水中有机污染物发生的主要是氧化反应而不是取代反应。所以净水过程中几乎不产生三卤甲烷等有机卤化合物。美国食品药物管理局（FDA）和美国国家环境保护局经长期科学实验和反复论证，考查了二氧化氯对饮用水的处理效果，确认二氧化氯消毒剂为在医疗卫生、食品加工中消毒灭菌，食品（肉类、水产品、果蔬）防腐、保鲜、环境、饮水和工业循环及污水处理等方面杀菌、消毒、除臭的理想药剂，是国际上公认的氯系消毒剂最理想的更新换代产品。二氧化氯消毒虽然不会产生三卤甲烷、卤乙酸等卤代致癌物，但作为一种强氧化剂参与氧化反应，同样会有副产物的产生。二氧化氯消毒副产物可以分为两类，一类是被其氧化而生成的有机副产物（大多数为酮、醛或羧基类物质）；另一类是二氧化氯自身被还原而生成的无机副产物，主要是氯气、碘气和溴酸盐。

健康危害　长期饮用含有消毒副产物的饮用水，会对人体产生不利影响。如许多氯化消毒副产物在动物实验中被证实具有致突变性和致癌性，有的还有致畸性和神经毒性作用。

氯化消毒副产物的健康危害　包括以下三方面。

氯化消毒副产物的致癌作用　世界卫生组织（WHO）和国际癌症研究机构（IRAC）从大量的研究数据中得出结论，现在的癌症发病约50%与饮用水的水质有关。流行病学研究提示，饮用水氯化消毒及其副产物与人群多器官肿瘤的发生和死亡有关，其中与膀胱癌、结肠癌、直肠癌等相关性较强。动物实验证实许多氯化消毒副产物有致癌作用，只是致癌部位和机制不同，如三溴甲烷、二溴氯甲烷分别能引起大鼠肠肿瘤和肝肿瘤。有研究表明，氯化消毒副产物的致癌风险主要由非挥发性卤代有机物致癌风险构成。在消毒副产物的总致癌风险中，非挥发性卤代有机物的致癌风险占总氯化消毒副产物致癌风险的91.9%以上。

氯化消毒副产物的致突变作用　3-氯-4-二氯甲基-5-羟基-2（5氢）-呋喃酮（MX）是饮用水中具有直接诱变活性的化合物。研究表明，MX在氯化消毒的饮用水中质量浓度很低，仅处于ng/L水平，但它却是造成氯化饮用水致突变性的重要成分。在鼠伤寒沙门氏菌回复突变试验（Ames试验）中，其所诱发的致突变性占氯化饮水有机提取物总致突变活性的20%~50%，被认为是迄今为止最强的诱变物之一。除诱变细菌的突变外，MX还导致生物体内多种类型的遗传损伤。氯化消毒饮用水中同时还存在另外几种氯化羟基呋喃酮，它们都是MX的同分异构体，但其诱变性弱于MX。

氯化消毒副产物的生殖毒性　有研究提示，饮用氯化消毒饮用水对生殖系统有一定的影响，可引起自然流产、死胎、早产以及出生缺陷的发生。饮用氯化消毒饮用水对生长发育也有一定的影响，表现为可使新生儿体重减轻、早熟或胎儿生长延迟等。氯化消毒副产物致生殖毒性的研究表明，氯仿、2-氯苯酚和2,4-二氯苯酚对胚胎和胎仔均具有低毒性。

其他消毒方法产生的消毒副产物健康危害　溴酸盐是含溴化物的水用臭氧消毒所致的消毒副产物，对人类健康有潜在危害，已被世界卫生组织列为2B类可疑致癌物，即对人可能致癌。臭氧消毒产生的甲醛可引起人类的鼻咽癌、鼻腔癌、鼻窦癌，并可引发白血病；另一副产物溴代乙酸已被认为比氯代乙酸具有更强的DNA损伤能力。高剂量或高浓度二氧化氯具有潜在的毒性，其消毒副产物氯气会导致溶血性贫血症。氯胺消毒形成的氯化氢、亚硝基乙甲胺、卤代硝基甲烷和卤代乙酰胺等可能增加致癌风险。

（王旭英）

youdu dongzhiwu shiwu zhongdu

有毒动植物食物中毒（toxic animals and vegetables poisoning）　将含有某种天然有毒成分的动（植）物或动（植）物的某一部分经加工当作食品，在一定条件下被人食用后引起的食物中毒。

流行病学　有毒动植物食物中毒的季节性和地区性均较明显，这与有毒动物和植物的分布、生长成熟、采摘捕捉和饮食习惯等有关；中毒呈散在性发生，偶然性大；潜伏期较短，大多在数十分钟至十多小时，少数也有超过一天的；发病率和病死率较高，但因有毒动物和植物种类的不同而有所差异。

分类　自然界有毒的动植物种类很多，所含的有毒成分也较复杂，主要包括：①有毒动物中毒，如河豚、贝类、动物甲状腺及肝脏等。②有毒植物中毒，如含氰甙果仁、四季豆、毒蕈、发芽马铃薯、红毛茴及鲜黄花菜等。

河豚毒素中毒　是食用河豚肉引起的一种

动物性食物中毒。河豚在我国沿海各地及长江下游均有出产，属无鳞鱼的一种，在淡水、海水中均能生活。河豚味道鲜美，但由于其含有剧毒，民间有"拼死吃河豚"的说法，可见食用河豚要冒生命危险。

有毒成分来源　引起中毒的河豚毒素（spheroidine）是一种非蛋白质神经毒素，可分为河豚素、河豚酸、河豚卵巢毒素及河豚肝脏毒素，其中河豚卵巢毒素毒性最强，0.5 mg可致人死亡。河豚毒素为无色针状结晶，微溶于水，易溶于稀醋酸，对热稳定，120℃下20 min仍有毒素残存，煮沸、盐腌、日晒均不能将其破坏。

河豚毒素主要存在于河豚的肝、脾、肾、卵巢、睾丸、皮肤、血液及眼球中，其中以卵巢毒性最大，肝脏次之。每年春季为河豚卵巢发育期，此时毒素含量最多，毒性最强。通常情况下，河豚的肌肉大多不含毒素或仅含少量毒素，但产于南海的河豚不同于其他海区，肌肉含有毒素是其一大特征。

中毒机制　河豚毒素可直接作用于胃肠道，引起局部刺激作用。河豚毒素还可选择性地阻断细胞膜对Na^+的通透性，阻碍神经传导，使神经末梢和中枢神经发生麻痹。首先感觉神经麻痹，随后运动神经麻痹，严重者脑干麻痹，引起外周血管扩张，血压下降，最后出现呼吸中枢和血管运动中枢麻痹，导致急性呼吸衰竭，危及生命。

流行病学　河豚中毒多发生在我国的沿海地区，以春季发生中毒的起数、中毒人数和死亡人数最多，病死率为40%～60%。引起中毒的河豚有鲜鱼、内脏，以及冷冻的河豚和河豚干。引起中毒的河豚来源有市售、捡食、渔民自己捕获等。

临床表现　河豚毒素中毒发病急速而剧烈，潜伏期较短，一般在10 min～3 h发病。起初感觉手指、口唇和舌有刺痛，然后出现恶心、呕吐、腹泻等胃肠道症状。同时伴有四肢无力、发冷、口唇、指尖和肢端知觉麻痹，并有眩晕。重者瞳孔及角膜反射消失，四肢肌肉麻痹，以致身体摇摆、共济失调，甚至全身麻痹、瘫痪，最后出现语言不清、血压和体温下降。一般预后不良。常因呼吸麻痹、循环衰竭而死亡，致死时间最快在食后 1.5 h。

预防措施 包括以下三点：①加强卫生宣传教育，让广大居民认识到河豚有毒，不要食用；其次让广大居民能识别河豚，以防误食。②水产品收购、加工和供销等部门应严格把关，防止鲜河豚进入市场或混进其他水产品中。③新鲜河豚必须统一收购，集中加工。活河豚加工时先断头、放血（尽可能放净）、去内脏、扒皮，肌肉经反复冲洗，加入 2% 碳酸钠处理 24 h，然后用清水洗净，制成干鱼或罐头，经鉴定合格后方可食用。不新鲜的河豚不得食用，内脏、头、皮等专门处理销毁，不得任意丢弃，以防拣食后中毒。

治疗原则 尚无特效解毒药，一般以排出毒物和对症处理为主。主要包括：①催吐、洗胃和导泻，及时清除未吸收毒物。②大量补液及利尿，以促进毒物排泄。③早期给予大剂量激素和莨菪碱类药物。肾上腺皮质激素能减少组织对毒素的反应和改善一般情况；莨菪碱类药物能兴奋呼吸循环中枢，改善机体微循环。④支持呼吸、循环功能。必要时进行气管插管，心搏骤停者进行心肺复苏。

麻痹性贝类中毒 是由贝类毒素引起的一种动物性食物中毒。麻痹性贝类毒素是一种毒性极强的海洋毒素，几乎全球沿海地区都有过麻痹性贝类毒素中毒致死的报道。

有毒成分来源 贝类含有毒素，与海水中的藻类有关。当贝类食入有毒的藻类（如双鞭甲藻目、膝沟藻属的藻类）后，有毒物质即进入贝体内，并呈结合状态，对贝类本身没有毒性。当人食用这种贝类后，毒素可迅速从贝肉中释放出来进入机体，呈现毒性作用。藻类是贝类毒素的直接来源，但它们并不是唯一或最终的来源，与藻类共生的微生物也可产生贝类毒素。目前已从贝类中分离、提取和纯化了几种毒素，其中石房蛤毒素发现得最早，是一种白色、易溶于水、耐热、分子量较小的非蛋白质毒素，易被胃肠道吸收。该毒素对酸、热稳定，一般食品加工方法很难将其破坏。

中毒机制 石房蛤毒素为神经毒，主要毒作用是阻断细胞膜 Na^+ 通道，造成神经系统传导障碍而产生麻痹作用。该毒素的毒性很强，对人经口致死量为 0.84 ~ 0.90 mg。双鞭甲藻死亡后产生的甲藻素，可通过贝类引起人类神经麻木、代谢失调及呼吸障碍。

流行病学 在全世界均有发生，有明显的地区性和季节性，以夏季沿海地区较为多见，这一季节易发生赤潮（大量的藻类繁殖使水产生微黄色或微红色的变色，称为赤潮），而且贝类也容易捕获。

临床表现 潜伏期较短，仅数分钟至 20 min。发病初期表现为唇、舌、指尖麻木，随后颈部、腿部麻痹，最后运动失调。病人可伴有头痛、头晕、恶心和呕吐，最后出现呼吸困难。膈肌对此毒素特别敏感，重症者常在 2 ~ 24 h 因呼吸麻痹而死亡，病死率为 5% ~ 18%。病程超过 24 h 者，一般预后良好。

预防措施 主要是进行预防性监测，当发现贝类生长的海水中有大量海藻存在时，应测定捕捞的贝类所含的毒素量。美国食品药品监督管理局（FDA）规定，新鲜、冷冻和生产罐头食品用的贝类中，石房蛤毒素最高允许含量不应超过 80 μg/100 g。同时对广大群众做好卫生宣传教育，介绍安全食用贝类的方法。

治疗原则 目前对贝类中毒尚无有效解毒剂，有效的抢救措施包括尽早采取催吐、洗胃、导泻的方法，及时去除毒素，同时对症治疗。

含氰苷类食物中毒 是因食用苦杏仁、桃仁、李子仁、枇杷仁、樱桃仁和木薯等含氰苷类食物引起的一种植物性食物中毒。国内外均有报道，其中以苦杏仁中毒最多见。

有毒成分来源 含氰苷类食物的有毒成分为氰苷，其中苦杏仁含量最高，平均为 3%，而甜杏仁则平均为 0.1%，其他果仁平均为 0.4% ~ 0.9%。木薯中也含有氰苷。当果仁在口腔中咀嚼和在胃肠内进行消化时，氰苷被果仁所含的水解酶水解释放出氢氰酸并迅速被黏膜吸收入血引起食物中毒。

中毒机制 氢氰酸的氰离子可与细胞色素氧化酶中的铁离子结合，使呼吸酶失去活性，从而使氧不能被组织细胞利用导致组织缺氧而陷于窒息状态。另外，氢氰酸可直接损害延髓的呼吸中枢和血管运动中枢。苦杏仁氰甙为剧毒，对人的最小致死量为 0.4 ~ 1.0 mg/kg 体重，相当于 1~3 粒苦杏仁。

流行病学 苦杏仁中毒多发生在杏子成熟的初夏季节，儿童中毒较为多见，常因儿童不知道苦杏仁的毒性食用后引起中毒；还有因为吃了加工不彻底、未完全消除毒素的凉拌杏仁造成的中毒。

临床表现 苦杏仁中毒的潜伏期短者 0.5 h，长者 12 h，一般为 1~2 h。木薯中毒的潜伏期短者 2 h，长者 12 h，一般为 6~9 h。苦杏仁中毒时，主要表现为口中苦涩、流涎、头晕、头痛、恶心、呕吐、心悸和四肢无力等。较重者胸闷、呼吸困难、呼吸时可嗅到苦杏仁味。严重者意识模糊、呼吸微弱、昏迷、四肢冰冷，常发生尖叫，继之意识丧失、瞳孔散大、对光反射消失、牙关紧闭、全身阵发性痉挛，最后因呼吸麻痹或心跳停止而死亡。此外，还可引起多发性神经炎。木薯中毒的临床表现与苦杏仁相似。

预防措施 主要包括：①加强宣传教育，向广大居民，尤其是儿童进行宣传教育，普及相关知识，如勿食苦杏仁等果仁，包括干炒果仁。②采取去毒措施，加水煮沸水解可使氢氰酸挥发。木薯所含氰甙 90% 存在于皮内，因此食用时通过去皮、蒸煮等方法可使氢氰酸充分挥发，预防中毒。

治疗原则 含氰甙类食物中毒的急救处理原则包括以下三个方面：①催吐、导泻、静脉输液。②解毒治疗，首先吸入亚硝酸异戊酯，继而静脉注射新配制的 50% 硫代硫酸钠溶液，如症状仍未改善者，重复静脉注射硫代硫酸钠溶液，直至病情好转。③对症治疗，根据病人情况给予吸氧、呼吸兴奋剂、强心剂及升压药等，对重症患者可静脉滴注细胞色素 C，防治

肺水肿、脑水肿、休克和呼吸衰竭等。

四季豆中毒 因食用四季豆引起的一种植物性食物中毒。四季豆又名菜豆，俗称芸豆，是全国普遍食用的蔬菜。一般不引起中毒，但可因烹调不当引起食物中毒。

有毒成分来源 引起四季豆中毒的是皂素和植物血凝素等有毒成分，皂素常含于豆荚外皮中，该毒素须在 100℃ 以上的温度下加热 30 min 才能破坏。而植物血凝素主要存在于某些豆粒中，是一种酶蛋白，具有凝血作用。

中毒机制 四季豆中的皂素含有能破坏红细胞的溶血素，会引起局部充血、肿胀及充血性炎症；植物血凝素能与红细胞发生凝集。两者均对胃黏膜产生刺激作用，引起呕吐、腹泻等肠胃炎症状。

流行病学 一年四季均可发生，但在秋季下霜前后较为常见，如北方在 9—10 月，南方在 10—11 月。一般是由于进食贮藏过久或未彻底熟透的菜豆引起的。

临床表现 发病快，潜伏期短，可在进食后数分钟发病，多在 2~4 h 内。发病初期多感胃部不适，继而以恶心、呕吐、腹痛、腹泻等急性胃肠炎症状为主，部分病人可有头晕、头痛、出汗、畏寒、胸闷、心慌、四肢麻木、胃部烧灼感，体温一般正常。病程为数小时或 1~2 天，一般恢复较快，预后良好，少数重症可发生溶血性贫血。

预防措施 包括：①烹调时应将四季豆彻底加热，煮熟、煮透至失去原有的生绿色、生硬感和豆腥味。②应选用新鲜的嫩四季豆，越老所含毒素越多。③食用前，最好把四季豆两头的尖及荚丝去掉，并在水中浸泡 15 min 以去除毒素。

治疗原则 中毒发生后，立即采取催吐、洗胃、输液、利尿等方法排除体内毒物；重者给予对症治疗，胃肠炎可用颠茄类药物，呕血者应用止血剂；重症中毒时，可静脉滴注葡萄糖盐水以促进毒物排泄，并纠正水和电解质代谢紊乱；如发生溶血现象，应用肾上腺皮质激

素，输血，并用碳酸氢钠以碱化尿液。

（郑婵娟）

youjilin nongyao zhongdu

有机磷农药中毒 （organophosphates pesticide poisoning） 食用了被有机磷农药污染的食品引起的食物中毒。

有机磷农药理化特性及毒性 有机磷农药在酸性溶液中较稳定，在碱性溶液中易分解失去毒性，故绝大多数有机磷农药与碱性物质，如肥皂、碱水、苏打水接触时可被分解破坏，但敌百虫例外，其遇碱可生成毒性更大的敌敌畏。

有机磷农药进入人体后与体内胆碱酯酶迅速结合，生成难以水解的磷酰化胆碱酯酶，使胆碱酯酶活性受到抑制，失去催化水解乙酰胆碱的能力，结果使组织中的乙酰胆碱大量蓄积，导致以乙酰胆碱为传导介质的胆碱能神经处于过度兴奋状态，从而出现中毒症状。

流行病学 有机磷农药是我国生产使用最多的一类农药。我国目前食物中有机磷农药的残留相当普遍和严重，南方比北方严重。污染的食物以水果和蔬菜为主，尤其是叶菜类；夏秋季高于冬春季，因为夏秋季节害虫繁殖快，农药使用量大，污染严重。

原因 主要有：①误食农药拌过的种子或误把有机磷农药当作酱油或食用油而食用，或把盛装过农药的容器再盛装油、酒以及其他食物等引起中毒。②喷洒农药不久的瓜果和蔬菜，未经安全间隔期即采摘食用，造成残留量过高而引起中毒。③误食农药毒杀的家禽和家畜。④食物在运输过程中受到有机磷农药的污染。

临床表现 有机磷农药中毒的潜伏期一般在 2 h 以内，短者 5 min，潜伏期越短，病情越重，误服农药纯品者可立即发病。根据中毒症状的轻重可将急性中毒分为三种。

轻度中毒 表现为头痛、头晕、恶心、呕吐、多汗、流涎、胸闷无力、视力模糊和乏力

等，瞳孔可能缩小。血中胆碱酯酶活力减少 30% ~ 50%。

中度中毒 除上述症状加重外，出现腹痛、腹泻、肌束震颤、轻度呼吸困难、瞳孔明显缩小、血压升高、轻度意识障碍，血中胆碱酯酶活力减少 50% ~ 70%。

重度中毒 瞳孔缩小如针尖，对光反射消失，心跳加快，呼吸极度困难，出现青紫、肺水肿、抽搐、昏迷、呼吸衰竭、大小便失禁等，少数病人出现脑水肿，血中胆碱酯酶活力减少 70% 以上。

上述症状中以瞳孔缩小、肌束震颤、血压升高、肺水肿和多汗为主要特点。需要特别注意的是某些有机磷农药，如马拉硫磷、敌百虫、对硫磷（注：系国家禁用农药，但可能在环境中残留引发健康问题）、伊皮恩、乐果、甲基对硫磷等有迟发性神经毒性，即在急性中毒后的第二周产生神经症状，主要表现为下肢软弱无力、运动失调及神经麻痹等。

防治措施 包括预防和治疗两方面的内容。

预防措施 应特别注意以下几点：①有机磷农药必须由专人保管，必须有固定的专用贮存场所，其周围不得存放食品。②喷药及拌种用的器具应专用，配药及拌种的操作地点应远离畜圈、饮水源和瓜菜地，以防污染。③喷洒农药必须穿工作服，戴手套、口罩，并在上风向喷洒，喷药后须用肥皂洗净手、脸，方可吸烟、饮水和进食。④喷洒农药及收获瓜果和蔬菜时，必须遵守安全间隔期。⑤禁止孕妇、乳母参加喷药工作。⑥禁止食用因有机磷农药致死的各种畜禽。

治疗原则 有机磷农药中毒发生后，应立即采取急救治疗措施，主要的处理原则包括：①迅速清除毒物，给予中毒者催吐、洗胃。必须反复、多次洗胃，直至洗出液中无有机磷农药臭味为止。但发生对硫磷、内吸磷、甲拌磷及乐果等中毒时不能用高锰酸钾溶液，以免这类农药被氧化而增强毒性。②应用特效解毒药，迅速给予解毒药物，轻度中毒者可单独给予阿

托品，以拮抗乙酰胆碱对副交感神经的作用，解除支气管痉挛，防止肺水肿和呼吸衰竭。中度或重度中毒者需要阿托品和胆碱酯酶复能剂（如氯磷定、解磷定）两者并用。胆碱酯酶复能剂可迅速恢复胆碱酯酶活力，对于解除肌束震颤、恢复病人神态有明显的疗效。敌敌畏、乐果、马拉硫磷中毒时，由于胆碱酯酶复能剂的效果较差，治疗应以阿托品为主。③对症治疗，治疗过程中，注意保持呼吸道通畅，出现呼吸衰竭或呼吸麻痹时，立即给以机械通气，必要时做气管插管或切开。　　　　（郑婵娟）

Z

zasequmei dusu

杂色曲霉毒素 （sterigmatocystin） 见霉菌毒素。

zaosheng jiankang yingxiang

噪声健康影响 （health effects of environmental noise） 噪声对人体健康的影响，包括特异性损伤（对听觉系统的影响）和非特异性损伤（对非听觉系统的影响）。从环境健康学的角度看，物理学上称为乐声或者噪声的声响，当其成为人们主观上不需要的声音，干扰休息睡眠、交谈思考等活动，给人以烦躁的感受时即称为噪声。噪声主要来源于交通运输、工业生产、建筑施工以及社会生活等方面。

噪声的特异性损伤 听觉系统是人体感受声音的系统，所以噪声对听觉系统的影响最早引起人们的注意。目前，对噪声危害的评价以及噪声的标准制定以听觉系统的损伤为主要依据。外界声波传入听觉系统有两个途径：一条途径是气传导途径，即声波由外耳道进入，使鼓膜振动，然后通过中耳的听骨链传导至耳前庭窗的蜗管前庭壁，引起耳蜗中外淋巴振荡，内淋巴也受影响而振荡，使基底听毛细胞感受振动，并将振动转变为神经纤维的兴奋，这种兴奋性冲动经过前庭蜗神经传达到中枢，产生音响感觉；另一条途径是骨传导，即声波由颅骨直接传入耳蜗，通过耳蜗骨壁的振动传入内耳。这两条途径对研究噪声的听觉系统影响、对听力测量和耳聋的诊断等具有重要的价值。一般环境噪声和职业性噪声对听觉系统的影响有所不同。

一般环境噪声的影响 短期暴露于强噪声环境，会感觉声音刺耳，可出现耳鸣、听力下降，检查听阈可提高 10～15 dB，当人离开噪声环境后数分钟听觉敏感性即可恢复，这种现象在生理学上称为听觉适应。若继续接触较强声源，则听力明显下降，听阈提高 15～30 dB，即使之后离开噪声环境，也需要较长时间才能恢复，称为听觉疲劳。

职业性噪声的影响 职业性长期接触高强度的噪声可引起慢性听力损伤。除了上述的听觉适应和听觉疲劳外，还会引起永久性听力损伤和噪声性耳聋。听觉疲劳属于功能性改变，如不及时采取措施，听力将继续下降，内耳感觉器官会发生器质性的病变，由暂时性阈移变成永久性阈移，即成为永久性听力损伤，此时患者主观上无耳聋感觉。随着接触噪声时间的延长，听力下降进一步发展，损伤频率逐渐向两侧扩展，这时患者主观感觉语言听力发生障碍，表现出生活中的耳聋现象，发展为噪声性耳聋。

噪声的非特异性损伤 噪声除了对听觉系统会产生特异性损伤外，对机体的其他系统还会造成非特异性损伤，并且与噪声的特异性损伤相比，非特异性损伤更为常见，是噪声的健康影响中需要预防的重点。

对神经系统的影响 声音引起的神经冲动从内耳感受细胞传到大脑的高级听觉中枢，神经通路终止于听觉中枢皮质。沿着主要听觉通路的某些神经纤维上行至中脑，终止于网状结构后，还能将冲动传递到自主神经系统，从而引发心血管、腺体和胃肠等的变化，为全身反应的一部分。噪声作用于中枢神经系统，使大脑皮质的兴奋和抑制平衡失调，脑血管张力发生改变，神经细胞边缘出现染色质的溶解。这些变化早期可以复原，但是如果长时间接触噪声，上述变化将无法及时恢复，形成顽固的兴奋灶，累及自主神经系统，引发神经衰弱综合征，表现为头晕、头痛、失眠、心悸、多梦、耳鸣、全身乏力、记忆力减退、情绪不稳定等症状，严重的还会出现恐惧、易怒、自卑甚至精神错乱。

对心血管系统的影响　噪声作用于人体可使大脑和丘脑下部交感神经兴奋，肾上腺髓质分泌肾上腺素增加。在儿茶酚胺的作用下，机体心跳加快，耗氧量增加，心肌负担加重，而外周血管收缩，阻力升高，使左心室负担加重，从而影响心脏功能，心电图 ST 段或 T 波出现缺血性改变。受噪声影响，接触噪声的人群在早期常表现出心率加快、心输出量增加，随着接触时间的延长，可以呈现相反趋势，心率减慢、心输出量减少，常出现心脏缺血性改变。噪声对血压的影响在早期表现为血压不稳定，长时间接触较强的噪声可以引起血压升高。

对消化系统的影响　在环境噪声影响下，人体可出现胃肠功能紊乱、消化腺分泌减少、胃肠蠕动减慢、括约肌收缩等变化，从而引起消化不良、恶心、呕吐，导致胃病的发病率升高。动物实验显示，噪声暴露后的动物唾液分泌曲线表现为交感神经紧张类型，其中30%的动物胃分泌下降，30%的动物胃收缩减少。

对生殖系统的影响　女性受噪声的影响，可出现月经周期异常、经期延长、血量增多及痛经等内分泌系统的变化。在长时间接触强度较大噪声的情况下，还可导致孕妇流产、早产，甚至可致畸胎。

对内分泌系统的影响　环境噪声可通过影响下丘脑—垂体—肾上腺轴，促进分泌促肾上腺皮质激素、肾上腺皮质激素以及促甲状腺激素等，引起一系列的生物化学变化，从而影响人体的内分泌功能。

对心理的影响　环境噪声对心理的影响主要是让人感到烦恼，使人激动、易怒甚至失去理智。噪声还容易使人觉得疲劳，因此往往会影响精力和降低工作效率，尤其是在从事一些不是重复性劳动时影响更为明显。另外，由于噪声的掩蔽效应，人们常常不易察觉到一些危险信号，从而容易导致工伤事故的发生。

防治措施　为了预防噪声暴露对人体产生的上述不良健康影响，可通过控制噪声污染源、制定噪声防治法规及标准、实行噪声监测、加强个体防护等措施来进行噪声健康影响的防护。

控制噪声污染源　控制噪声污染的根本措施是在城市规划时要做好功能分区，在新建和改建工业区、商业小区、居民区、火车站、机场时，都应做出合理配置。如居民区应按城镇主导风向设在噪声源最小风速的下风侧，城市主要交通干线、机场、火车站等应离开居民区一定的距离等。对职业性噪声源，应通过改进工矿企业生产工艺和操作方法，降低噪声的强度。

制定噪声防治法规及标准　制定合理的法律法规、条例和相应的标准，将噪声控制在一定范围之内，是防治噪声危害的重要措施之一。目前我国已经出台了《中华人民共和国环境噪声污染防治法》，颁布了《声环境质量标准》（GB 3096—2008）和《社会生活环境噪声排放标准》（GB 22337—2008）等环境噪声标准，对环境中的噪声进行限值规定。

实行噪声监测　加强公共场所及职业场所的噪声监测，对超过 GB 22337—2008 规定的噪声限值的单位、个人给予处罚，将对防治噪声的健康影响起到积极的作用。

加强个体防护　在噪声环境中，要佩戴个人防护用品，如耳塞、耳帽等，加强个体防护以降低噪声暴露水平，这也是减少环境噪声健康影响的重要措施。

（黄婧）

展青霉素 (patulin)　　见霉菌毒素。

赭曲霉毒素 (ochratoxin)　　见霉菌毒素。

真菌性食物中毒 (fungous food poisoning) 食用被真菌及其毒素污染的食物而引起的食物中毒。中毒发生主要由被真菌污染的食品引起，用一般烹调方法加热处理不能破坏食品中的真菌毒素。

流行病学　主要有以下两方面：①发病季节性和地区性。真菌性食物中毒发病的季节性及地区性均较明显，如霉变甘蔗中毒常见于初春的北方。②中毒食品种类。谷物、油料或植物性食品是引起真菌性食物中毒的主要食品。

原因　主要是植物性食品、谷物、油料等在储存过程中生霉，或是已做好的食物放太久导致发霉变质误食；在制作发酵食品时被有毒真菌污染，误用有毒真菌株；食品未经适当处理即作饲料而引起。在高温环境下，大多数真菌毒素不能被破坏，因此真菌污染的食物即使经过高温蒸煮，食后仍可引起食物中毒。

临床表现　真菌性食物中毒发病率较高，死亡率因真菌及其毒素的不同而有较大的差异。急性真菌性食物中毒患者潜伏期较短，主要表现为恶心、呕吐、腹痛、腹胀、腹泻、上腹不适、厌食等胃肠道症状。有些患者还可发生肝脏、肾脏、神经、血液系统等方面的异常，表现为肝功异常、肝脏肿大、压痛，出现黄疸（常见于黄曲霉毒素中毒）、血尿、蛋白尿、尿少、尿闭等症状。有些中毒患者（如米曲霉菌和棒曲霉菌毒素中毒）还可出现头晕、头痛、烦躁、易怒、迟钝、精神恍惚、昏迷、麻痹、运动失调、惊厥等神经系统症状。此外，有些真菌（如岛青霉菌、黑色葡萄穗状霉菌）毒素可引起血象异常，如血小板减少发生出血、中性粒细胞减少或缺乏等。急性真菌性食物中毒患者死亡率较高，一般可高达40%～70%，大多数患者死于肝、肾功能衰竭或中枢神经麻痹病。慢性真菌性食物中毒对人体的健康危害主要表现为对肝脏、肾脏及血液系统的损害，对肿瘤也有一定的影响。

防治措施　包括预防和治疗两方面的内容。

预防措施　在保存谷物、油料、植物性等食品时，应采取积极措施，随时注意环境中水分和温度的变化，保持干燥，低温贮存，防止真菌生长。用于食品加工的原料及食品，不宜积压、贮存过久；已经发生变质的食品，应与其他食品隔离，不应再食用。酱油、酱菜、面包、臭豆腐、啤酒等发酵食品，应在适宜环境下妥善保存，以免被真菌毒素污染，一般可定期进行菌种分离、分型检查等以避免中毒发生。食品库房应定时消毒处理，保持清洁，必要时可用环氧乙烷进行防霉消毒来防止真菌污染。

治疗原则　由于真菌性食物中毒对肝脏、肾脏、血液、神经等各器官系统都会造成一定损害，治疗时必须全面考虑。主要治疗原则为：①尽早用1：2 000～1：5 000高锰酸钾溶液对患者洗胃、洗肠并服用导泻剂，若病人已发生呕血、便血等症状，则在洗胃、洗肠过程中都应特别小心。②补液治疗，纠正脱水、酸中毒、休克。③对症治疗，保护肝和肾、强心、止血时应进行对症实施。④若患者表现出抽搐、狂躁、惊厥等症状，应及时给予镇静剂及甘露醇等脱水剂。⑤注意休息，加强护理，给予营养支持治疗。⑥应用抗生素预防感染。　（郑婵娟）

振动病 (vibration disease)　　长期接触生产性振动引起的职业病。生产中接触振动的工人好发振动病，如电钻工、风镐工等，其发病率随工龄增长而增加，发病工龄又因工种不同而异。

病因　振动是引起振动病发生的原因。振动指物体沿着一定路线经过平衡位置的来回运动。产生振动的机械有锻造机、冲压机、压缩机、振动筛送风机、振动传送带、打夯机、收割机等。按振动对人体作用的方式，振动可分为全身振动和局部振动两种。全身振动一般是大振幅、低频率的振动，主要作用于能影响人体平衡的前庭器官，工作在机器振动剧烈车间的工人所受振动以全身振动为主。局部振动是高频率、小振幅的振动，对血管的紧张度有一定的影响，电钻工、风镐工所受振动以局部振动为主。局部振动较全身振动常见且危害性较大。

发病机制 局部振动病的发病机理目前尚不明确，认为与以下因素有关：①手臂长期接触振动和握持工具，造成血管内皮细胞的损害和功能障碍，使内皮细胞收缩因子释放增加，引起局部血管收缩。②内皮细胞损伤引起血管内膜增厚、管腔狭窄甚至阻塞，加之血管舒张因子释放减少，使血管舒张的反应性降低，抗血小板凝聚功能减低而致局部血管阻塞过程加剧。③振动刺激可使手指血管运动神经元兴奋性增强，使血管平滑肌细胞对去甲肾上腺素的反应增强。④动静脉吻合中的 β-肾上腺素能血管舒张机制也可受损，使血管对寒冷的扩张反应降低。⑤振动引起的血液黏度增加，对振动性白指的发生有一定作用；寒冷导致的局部血管收缩、血管痉挛，可成为白指的诱发因素。

临床表现 长期接触强烈的局部振动能引起手臂振动病，以手部末梢循环、手臂神经功能障碍和/或手臂骨关节-肌肉损伤为特征，其典型表现为振动性白指。

局部振动病 多为手部症状和神经衰弱综合征，尤以肢端动脉痉挛最突出。出现振动性白指时，常见患者突然麻木、冰冷、苍白，形如白蜡，界限分明；严重时，全手发白，称为白手。首发于左手者较右手多见。局部取暖加温后，经数分钟至10余分钟逐渐转为发绀，伴针刺样疼痛。20 min后，局部转红，自觉发胀及发热，而后恢复正常。脱离振动作业后，白指发作一般可渐减少或消失。但已有肢端血管损害者（肱动脉造影见血管弯曲、变细，甚至腕端闭锁），停止使用振动工具后仍可发作雷诺现象。此外，患者常见指纹不清、手指皮肤变厚、指关节变形、手指肿胀和指甲松脆变形等。末梢神经功能障碍者表现为肢端振动觉及痛觉减退、握力减低、深浅感觉障碍如手套袜套样感觉障碍，部分患者鱼际肌萎缩，腱反射减弱。

局部振动也可引起中枢及周围神经系统的功能改变，表现为条件反射受抑制、脑电图异常、膝反射亢进或消失等。骨、关节改变病理检查表现为骨质疏松（脱钙）、囊样变（空泡）、局限性骨质增生、桡骨茎突肥厚、骨岛、骨关节变形和无菌性坏死等，其中以月骨无菌性坏死较常见，又称风镐手。当神经末梢受损时，肌肉发生退行性变化，皮肤感觉异常，以振动觉和痛觉减退较显著。自主神经系统功能障碍则表现为血压及心率不稳、组织营养障碍、指甲松脆及手掌多汗等。心血管系统方面，振动能引起血管的反射性反应，高频率小振幅的振动易引起周围血管痉挛。

全身振动病 最常见的是足部周围神经与足部血管的改变，如脚痛、脚易疲劳，轻度感觉减退或过敏，腿及脚部肌肉有触痛，脚皮肤温度低。全身症状初期有头晕、易疲乏等，而后症状逐渐加重，并有头痛及其他神经衰弱症状，如头昏、耳鸣、重听、失眠、乏力和记忆力减退等症状。

诊断 我国《职业性手臂振动病的诊断》（GBZ 7—2014）对手臂振动病的诊断标准作了具体规定。

诊断原则 具有长期从事手传振动作业的职业史，出现手臂振动病的主要症状和体征，综合末梢循环周围神经功能检查，参考作业环境的劳动卫生学调查资料，进行综合分析，并排除其他病因所致的类似疾病，方可诊断。

观察对象 有长期密切的职业接触史，作业工龄一般在1年以上，具有手部疼痛、麻木、发冷、僵硬、发胀、无力等局部症状，也可出现头痛、失眠、耳鸣等全身症状，并具有下列情况之一者，可列为观察对象：①手部冷水浸泡后复温时间超过30 min；②甲皱微循环检查显示异型管增多，毛细血管呈痉挛状态；③手

451

部痛觉、触觉、振动觉减退。

分级标准　根据 GBZ 7—2014，手臂振动病按病情分为以下 3 种。

轻度手臂振动病　除上述症状外，发生雷诺现象，即局部振动所引起的手指的间歇性发白或发绀，也称振动性白指，遇冷时指尖发白，界限分明，偶尔波及个别手指近端指节。另外，末梢肌电图检查有神经性损害或伴有手部肌肉轻度萎缩。

中度手臂振动病　具有下列情况之一者，可诊断为中度局部振动病：①白指发作累及手指的远端指节和中间指节（偶见近端指节），常在冬季发作；②手部肌肉轻度萎缩，神经-肌电图检查出现神经源性损害。

重度手臂振动病　具有下列情况之一者，可诊断为重度局部振动病：①白指发展至多手指近端指节，除冬季外，其他季节遇冷后也可发作，对生活和工作有一定影响，个别病情严重者可出现指端坏疽；②手部肌肉明显萎缩，肌电图检查可见神经源性损害。

防治措施　振动病目前尚无特效疗法，职业减振预防振动病的发生是防治的关键。

预防措施　主要是职业减振、个体防护和定期检查。改革工艺过程和生产设备是消除振动的最好措施，如用无声铆代替风动工具，或用电焊代替铆接。另外，在气流速度很高的风管上包上阻尼材料，如沥青和软木屑或石棉泥，能起减振作用。要预防全身振动，在修建地基时就应注意防振动，机器设备应安装在单独隔离的地基上，设备地基与建筑物地基之间应利用空气层、橡皮或软木等隔开；将机器零件改为塑料或橡胶的或加上衬垫，可以减轻设备的振动。工作中可安排一定的工间休息，振动的频率越高，休息次数与时间应相应地增加和延长。对接触振动的工人应进行就业前及定期体检。

治疗原则　主要是根据病情进行综合性治疗：①应用血管扩张药或营养神经的药物，改善末梢循环；睡眠欠佳时，可选用地西泮或氯氮等。②采用活血化瘀、舒筋活络类的中药治疗。③物理疗法及运动疗法，如可针刺合谷、曲池、神门等穴进行针灸治疗；患肢用摩、捋、搓、攘等轻手法改善局部血循环，可在医生指导下做患肢功能锻炼，或做体操、练功十八式、八段锦及手掀圆球等活动。④必要时进行外科治疗，重症患者经保守治疗无效时，可考虑施行交感神经节切除和肾上腺切除术。对骨关节明显变形并影响功能者可行矫形手术。

振动病职业者的处理原则为：①观察对象一般不需要调离振动作业，但应每年复查一次，密切观察病情变化；②轻度手臂振动病需调离手传振动的作业，进行适当治疗，并根据情况安排其他工作；③中度和重度手臂振动病必须调离振动作业，积极进行治疗，如需做劳动能力鉴定，参照《劳动能力鉴定　职工工伤与职业病致残等级》（GB/T 16180—2014）的有关条文处理。

（魏红英）

zhiyebing

职业病　（occupational disease）　某一特异职业危害因素所致的疾病。具体来说就是当特异职业性有害因素作用于人体的强度与时间超过一定限度时，人体不能代偿其所造成的功能性或器质性病理改变，从而出现相应的临床征象，影响劳动能力。职业病对世界各国来说，除医学上的含义外，还具有一定的立法意义，即由政府所规定的法定职业病。凡患法定职业病的患者，在治疗和休息期间及在确定为伤残或治疗无效死亡时，均应按劳动保护条例有关规定给予劳保待遇。我国 2016 发布的《职业病分类和目录》将职业病分为职业性尘肺病及其他呼吸系统疾病、职业性皮肤病、职业性眼病、职业性耳鼻喉口腔疾病、职业性化学中毒、物理因素所致职业病、职业性放射性疾病、职业性传染病、职业性肿瘤、其他职业病 10 类 132 种。为正确诊断，已对部分职业病制定了不同类型的职业病诊断标准，如《职业性肿瘤的诊断》（GBZ94—2017）、《职业性尘肺病的诊断》（GBZ70—2015）和《职业性噪声聋的诊断》（GBZ49—2014）等。

发生条件 职业病的重要性仅次于工伤，人体受到环境中的有害因素直接或间接影响时，不一定均发生职业病，职业病的发病还取决于以下3个主要条件。

有害因素的性质 包括物理化学特性及其作用的部位，与职业病的发生密切相关。有毒物质的理化性质与其组织亲和性及其毒性作用有直接关系，如电磁辐射对组织的穿透能力和造成的损伤主要与其波长有关，波长越短穿透能力越强，对人体造成的损伤越大；二硫化碳因其显著的脂溶性，对神经组织具有较强的亲和作用，是其产生神经毒性的基础。物理因素的作用常建立在产生接触的基础上，即在接触时产生作用，脱离接触后作用消失；不同于物理因素，化学因素在脱离接触后，其产生的作用可能还会持续一段时间。事实上由于理化等有害因素可能会引起不利的情绪反应和心理变化，从而导致疾病或影响疾病的康复，因此心理因素亦是职业医学中不可忽视的致病因素。

作用于人体的量 除了生物因素进入人体的量还无法估计外，物理和化学因素对人的危害都与量有关，故在确诊大多数职业病时，必须要有量（作用浓度或强度）的估计。有些有害物质能在体内蓄积，故少量而长期的吸收也最终会引发疾病。有的物质虽本身不能在体内蓄积，但其所引起的功能性改变是可以累积的，如大多数物理有害因素日久接触都能产生不良影响。在无法估计接触量时，则可用接触时间粗略估计。

人的健康状况 人体对有害因素的防御能力是多方面的。当物理因素的作用停止后，被扰乱的生理功能可以逐步恢复。有机毒物可被体内的酶转化，一般经过水解、氧化、还原和结合等方式，大多成为低毒或无毒物而排泄；也有些先经过转化使其毒性增加，然后再继续解毒而排出。但如果接触工人先天性缺乏某些代谢酶或者由于代谢酶的多态性，就会形成对某些毒物的易感性。如果肝脏功能有损害，上述解毒过程就会受到阻碍；肾功能不全者会影响毒物排泄，易引发职业病。对工人进行就业前和定期的体格检查，其目的就在于发现就业禁忌证，以便更合适地安置工种，保护工人健康。

特点 包括：①病因有特异性，在控制接触后可以控制或消除发病；②病因大多可以检测，并有剂量-反应（效应）关系；③在不同的接触人群中，常有不同的发病率；④如能早期诊断，进行合理处理，则预后较好，但仅能治疗病人，无助于保护所在人群的健康；⑤大多数职业病目前尚缺乏特效治疗。

临床表现 职业病一般分为急性和慢性两种，其临床表现有所不同。

急性职业病 在一次或一个工作日内大量接触生产性有害因素而发病。例如，一次吸入高浓度硫化氢可引起昏迷；吸入光气、氮氧化合物、硫酸二甲酯或有机氟裂解气后，经过几小时可出现急性肺水肿；喷洒有机磷农药，经皮肤吸收后数小时内可导致中毒；吸入高浓度溴甲烷、三乙基锡、四乙基铅后，当天症状虽不明显，但在1~2天后会出现急性脑水肿症状。

慢性职业病 长期受到有害因素的影响所致。慢性职业病的发生往往需要接触几个月，甚至数年后才逐渐出现症状。硅肺常在高浓度二氧化硅粉尘环境中工作数年至十多年后发病，发病后已难恢复；经常接触高浓度的苯蒸气或放射性物质，可引起白细胞减少或骨髓造血功能抑制；职业因素引起的肿瘤，一般需要数十年的接触时间，如联苯胺引起膀胱肿瘤的潜伏期约需16年之久。

其他 职业病是全身性疾病，致病因素的性质、接触的部位以及进入体内的归宿不同其临床表现亦有所差异。生物因素所致的职业病，与传染病和寄生虫病的发病规律一致。进入人体的化学物质，按其理化及生物化学性能，大多是对某一个器官损害最为严重，少数有害物质是全身亲和性的。物理因素所致的职业病，有的以接触部位表现明显，如紫外线所致结膜角膜炎、皮炎等；有的是全身性的表现，如不良的气象条件对机体的影响是全身性的；而大多是接触部位和全身反应兼有，如噪声除致听觉器官损伤外，还能对心血管系统产生影响。因而，职业病分散在临床各科中，按主要受损系统具不同的临床表现。

诊断　确诊职业病不仅是医学上的问题，也涉及正确执行国家的劳动保护政策、职工能否享受国家的劳动保险待遇等问题。职业病的正确诊断包括以下几个方面。

职业史　职业病诊断的重要前提。详细调查工人的职业史，包括工种、接触职业危害因素的机会和接触程度（工龄）、环境条件、生产工艺、操作方法、防护措施等。必要时需要了解务工史、兼职史和再就业史，以准确判断接触状况。

现场调查　职业病诊断的重要依据。为深入了解病因，除口头询问外，有时还需要直接到现场观察，详细了解患者所在岗位的生产工艺、工作过程、有害因素的强度和防护措施等；接触史的资料还应该有环境监测资料或工龄记录等定量资料。了解同一条件下的其他人员有无类似发病的情况，从而判断在该条件下有无职业病发生的可能。

临床表现　与一般临床所用方法类同。但某一类职业因素所致疾病，如职业史比较明确，则根据发病的特点，可选择某些项目重点检查。在临床收集资料与分析时既要注意不同职业病的共同点，又要考虑到各种职业病特殊的或典型的临床表现；不仅要排除其他职业性有害因素所致的类似疾病，还要进行职业病与非职业病的区分。急性职业病较慢性职业病的因果关系更明确。诊断的同时应注意其临床表现与所接触职业性有害因素的毒作用性质是否相符，病损程度与接触强度是否相符，并应注意各种临床表现发生的时间顺序与其接触的职业性有害因素的关系。

实验室检查　对职业病的诊断具有重要意义，尤其对临床表现不明显的职业病。实验室检查的指标包括与接触生产性有害因素有关的尿铅、血铅、尿酚、发汞等；与健康损害相关的如对有机磷农药中毒者检测的血液胆碱酯酶

活性、血常规、肝功能等。此外，有些职业病还需要做遗传易感性及基因多态性检查。

排除职业因素以外的疾病也是职业病诊断的重要手段。对上述收集的各项依据，要全面、综合分析，做出正确的诊断。对有些暂时不能明确诊断的患者，应先对症处理、动态观察，逐步深化认识，再做出正确诊断，否则可能引起误诊。

防治措施　职业病的发生条件和特点说明了"三级预防"的重要性。一级预防针对的是整个人群或选择的人群，对健康个人的意义更为重要；但第二级和第三级预防对病人是不可或缺的，三个水平相辅相成，共同促进职业病的防控和生产力的发展。

第一级预防（病因预防）　是预防和消灭疾病的根本措施，即在疾病尚未发生时针对职业性有害因素采取措施，减少或彻底避免职业性有害因素对人体的作用。具体措施包括改进生产工艺和生产设备，降低车间等生产场所的生产性有害因素的浓度，严格遵守国家制定的《工业企业设计卫生标准》（GBZ 1—2010），控制有害化学和物理因素在接触限值以内。建立健全防护设施、配置并合理利用个人防护用品用具以减少工人接触有害因素的机会和程度。针对高危人群，需进行职业禁忌证检查，凡具有该职业禁忌证者，不得从事相关工作。

第二级预防（发病预防）　即早期发现、诊断、治疗人体因职业性有害因素所致的疾病，以防止或减缓疾病进展。第一级预防措施为最根本的措施，但其实现所需人力物力大，且有时由于客观条件限制，对有害因素的防治不彻底，疾病仍可发生。因此，第二级预防成为必需的措施。第二级预防的主要措施包括对环境中的职业性有害因素进行定期监测以及对接触者进行定期体格检查，以及早发现疾病或损伤，及时进行预防和处理。对有害因素接触者进行定期体格检查的间隔期需根据疾病的自然病程、发病速度和严重程度、有害因素的危害程度及接触人群的易感性而定。此外，还应进行长期病假或外伤后复工前检查及退休前检查，

以排除或及早发现病损。

第三级预防（临床预防）　即在职业病发生后对其进行合理的对症治疗和康复处理，以促进功能恢复并防止伤残的发生，从而提高生存质量，延长寿命，降低病死率。主要措施为将已患病者调离原工作岗位，并予以积极合理的治疗。除极少数职业中毒需进行有针对性的特殊解毒治疗外，大部分职业病的治疗主要依据靶器官或系统的表现，给予对症治疗及综合处理。而对于粉尘导致的肺纤维化疾病，目前尚无特效方法予以治疗和逆转，所以其处理原则还在于全面执行三级预防措施。此外，根据接触者受到损害的原因，应对生产环境和工艺流程进行进一步改进，以防止疾病的再次发生。

（魏红英）

zhiye dulixue

职业毒理学　（occupational toxicology）　运用毒理学的原理与方法研究作业过程中的化学、物理或生物学危害因素，探讨其对接触者的健康危害及其机制的学科。

沿革　职业毒理学是应用毒理学的一个重要分支学科。毒理学是一门既老又新的学科，其起源可追溯到数千年前。古代人类将动物毒汁或植物提取物用以狩猎、战争或行刺，如我国古代用作箭毒的乌头碱就已经为毒理学的形成奠定了基础。随着欧洲工业生产的发展，劳动环境的恶化引发了各种职业中毒，如发生在工人中的岩石工硅沉着病、陶器工坐骨神经痛、镀金工眼炎和铅中毒等，学者们在研究职业中毒的过程中促进了毒理学和职业毒理学的发展。1775 年有学者描述了烟囱清扫工接触煤烟与其患阴囊癌之间的因果关系，这是多环芳烃致癌作用的首例报道。

19 世纪末 20 世纪初，许多科学家开展了对甲醇、甘油、丙烯醛和氯仿毒性的早期研究。20 世纪 20 年代开始，砷化物、甲醇、铅、DDT、六氯苯、六六六、己烯雌酚和其他二苯乙烯类物质等的毒性先后得到了长足的研究，促进了毒理学的发展。20 世纪 40 年代前后，

机制毒理学研究使人们加深了对许多化学物毒性作用的了解并研制出多种解毒剂。例如，用二巯基丙醇治疗砷化物中毒，用硝酸盐和硫代硫酸盐治疗氰化物中毒，用解磷定治疗有机磷农药中毒等。1955 年，《食品、药品和化妆品中化学物的安全性评价》出版，被称为首个通过美国食品药品监督管理局（FDA）的毒理学研究指南。此外，科学家们提出了安全系数和每日允许摄入量的概念。20 世纪 50—60 年代，震惊世界的"反应停事件"和蕾切尔·卡逊的著作《寂静的春天》的出版（1962），极大地推动了毒理学的发展。20 世纪 70—80 年代，涉及毒理学的相关法规得以制定，相关杂志和新的协会快速发展。20 世纪 70 年代中期核酸测序方法的出现使机制毒理学研究有了新的发展和突破，基因在代谢激活和解毒方面的作用成为现代毒理学研究的前沿领域。

毒理学的发展促进了职业毒理学的完善，职业毒理学也推动了整个毒理学的发展。发展至今，职业毒理学是职业生命科学研究中的重要组成部分，其主要用于识别、评价、预测和控制不良劳动条件对职业人群健康的影响。通过对职业性有害因素的潜在作用进行定性、定量评定，估算和推断其在多大剂量（浓度或强度）、何种条件下可能造成损害，探讨其损害性质，并估计其在一般接触条件下可能造成损害的概率和程度（接触评定），为寻求可接受的危险度、最大限度地降低有害因素的不良作用，并为预测职业性有害因素的远期效应和制定预防策略提供科学依据。

任务　主要包括：①对作业环境中有害因素的种类做出评价、预测和控制；②研究工业化学物质如原料、中间体、成品、助剂、杂质和废物等职业性有害因素的毒性、毒效应、代谢过程和作用机制；③对作业场所毒物进行监测，对工人进行健康监护，结合流行病学调查的结果，确定无害作用水平和剂量-反应（效应）关系；④对接触面广和危害大的有毒物质进行生物学标志和作用机制的研究，为早期诊断、生物监测及中毒防治提供科学依据；⑤研

455

究毒物联合接触的特殊危害性；⑥研究职业生理和职业心理因素对劳动者健康的影响；⑦预防作业环境对职业人群健康产生有害作用；⑧通过以上工作，为制定职业卫生标准、防止职业中毒提供科学依据。

特点 职业环境不同于一般环境，决定了职业毒理学具有以下特点。

有害因素来源多、种类广 职业性有害因素在职业环境中可有多种来源，如原料、中间体、添加剂、助剂、成品、副产品或废物等；同一种有害因素在不同的行业或生产环节又有不同。职业性有害因素的种类包括生产性粉尘、生产性毒物，还有物理因素、生物因素和近年来受到关注的职业生理和心理因素，每一个种类都包含多种有害因素。

毒物存在状态多种多样 可以是固体、液体、气体、蒸气、雾、气溶胶和固体颗粒。

接触途径以呼吸道为主 在职业环境中，职业性有害因素进入人体的途径以呼吸道为主，其次为皮肤和消化道。不同的接触途径中影响毒物进入人体剂量的因素有所不同。对呼吸道接触而言，环境条件如浓度、颗粒大小的分布以及有害物的特性均影响毒物进入人体的剂量。

接触剂量受多种因素影响 如以呼吸道途径为主的接触受个体的呼吸频率、肺活量、劳动强度和其他个人特征的影响。个体防护器具（特别是呼吸器）提供的保护只是减少接触而不是消除接触，其减少接触的程度随设计、佩戴方式、维修保养情况以及环境条件等而不同。皮肤接触的剂量不仅取决于毒物的浓度，而且和工作条件密切相关，如湿度、接触持续时间以及工作地点周围的环境。个体因素如皮肤暴露的表面积、皮肤是否完好以及血流和生物学转化等也能影响皮肤对毒物的吸收和分布。

不同于一般人群的毒物接触 作业人员虽对毒物的接触剂量相对较高，但时间相对较短、接触化学物较为单纯、接触人群以健康状况较好的职业人群为主，人们可以通过职业选择或局部干预主动避免接触。

多因素的影响 职业性有害因素接触引起的职业病可能是多因素的，个人因素或其他环境因素对疾病过程都可能产生影响。但是毒物的剂量是能够对疾病发生的可能性、严重程度和作用类型做出预测的可靠依据。

研究内容 主要是职业性有害因素引起的各种病症。职业性有害因素的性质、接触部位以及进入人体的归宿决定了接触者的临床表现，毒性效应可涉及全身各个系统。

肺部疾病 呼吸道接触是职业人群接触毒物的重要途径，因此职业性肺部疾病已成为职业毒理学研究的重要内容，如煤Ⅰ尘肺、硅肺、石棉肺、棉尘沉着症等。这些职业性肺病的发病率至今仍较高，尘肺防治是我国职业病防治工作的重点之一。

有毒气体引起的伤害 在职业环境中，有毒气体对职业人群的危害占的比重非常大，有毒气体或蒸气的浓度及其水溶性是决定受损部位及其严重程度的决定性因素。有毒气体可引起体液和具有渗透活性的蛋白从血管组织向周围间质和气道中渗漏，从而引起呼吸道炎症或肺水肿。例如，水溶性较低的化学物如二氧化氮，常作用于呼吸道的末端和肺泡，易引起化学性肺水肿。无水氨气易溶于水，主要侵害眼睛、鼻窦、额窦和上呼吸道黏膜，其蒸气与机体组织中的水分相结合形成氢氧化铵后可迅速造成组织的液化性坏死。

职业中毒 见职业中毒。

职业性哮喘 接触动物或从事动物产品相关行业的工作者患哮喘的可能性较大。职业性致哮喘因素大致可分为以下三类：①动物性因素，如各种脊椎动物的尿液和唾液蛋白，蝙蝠和鸟类粪便中的蛋白质，动物的羽毛屑，血液制品中的血清蛋白，鹿和其他动物的角、牙等角质屑，以及甲壳动物的壳等，易造成职业接触者的过敏反应；节肢动物和螨等均是职业性哮喘的诱因。②植物及其产品，如黄豆粉、调味品料和咖啡豆可诱发职业性哮喘发生。③霉菌类，某些工作岗位如锯木工和木材搬运工等职业人群，接触霉菌特别是曲霉属、青霉属、白霉属以及拟青霉属霉菌的机会较多，常因此而发生变应性鼻炎或哮喘。④除了各种微生物污染外，红木以及某些热带硬木等木材本身会分泌出致敏性的物质。

其他系统和器官的疾病　包括：①肿瘤。化学致癌物可诱发肝、膀胱、胃肠道和造血系统的肿瘤发生。②神经系统损害。可发生在中枢神经或周围神经，或二者均可累及。可以是急性的，如接触某些有机磷酸酯类物质；也可能是慢性的，如有机汞中毒或丙烯酰胺诱发的神经病。③免疫系统疾病。如呼吸系统和皮肤的变态反应以及全身性的过敏反应等，接触晶体二氧化硅、氯乙烯、三氯乙烯等可引起自身免疫综合征，二噁英和有毒金属等可造成免疫抑制损害。④肝脏疾病。有些化学物可造成肝细胞损害而导致肝脏衰竭，典型的如四氯化碳所致的脂肪肝和乙酰氨基酚达到中毒浓度时引起的肝细胞坏死等肝脏疾病。

职业性室内环境的危害　职业环境由于受通风不良、换气率降低、化学合成建材使用过多等因素的影响，其室内环境问题越来越严重。在有些情况下，工人在环境条件差的厂房内工作会出现某些特异性的临床症状，称为建筑相关性疾病。在职业环境中，生产材料、建筑材料、地面覆盖物、家具、清洁用品、杀生物剂、挥发性或半挥发性的化学物质、细菌、霉菌、螨、微生物或非微生物释放的有机化合物，有时还包括植物和害虫等因素，可形成复杂的生态系统。这些病原体和病原分子（细菌、霉菌、螨和微生物）与空气中的各种工业化学物相结合，构成复杂的职业接触环境，对相关职业人群的健康可能造成危害。

研究方法　职业毒理学的研究方法包括体外细胞培养试验、动物试验、人群毒理学研究和志愿者受试试验四种类型。在严密试验设计的基础上，通过联合应用四种研究方法和现场流行病学调查工作，为职业性有害因素的近、远期潜在效应研究提供研究技术，为制定预防策略和保护职业人群健康提供科学依据。

体外细胞培养试验　指采用细胞株（系）或原代分离培养的细胞，给予不同剂量或强度的职业性有害因素处理，建立细胞模型，进行体外细胞试验观察和指标检测，在初步评价与鉴定职业性有害因素的毒性和安全性中有一定的用途。体外细胞培养本身具有简单、快速等优点；特别是随着"3R"（减少、优化、替代）原则被国际社会的广泛认同和普遍实施，体外细胞培养试验已成为部分动物试验的一个有效替代方法，在职业毒理学研究中发挥着重要作用。

动物试验　对作业环境中的化学物质进行毒性评价的一种重要的体内试验方法，可以在实验条件下很好地调整剂量、控制混杂因素，能够比较容易地获得良好的结果，故应用广泛。此外，在毒物的代谢和转化、中毒机制、致畸、致突变和致癌性等方面的实验研究中，整体动物试验有其不可替代的优势所在。因此在新化学物投入使用之前，必先进行动物试验，以便掌握新化学物的毒性、确定接触阈限值等，这对确定新化学物的有毒效应是不可缺少的必要手段。动物试验设计必须尽可能地接近职业人群的实际接触情况，尤其在将动物试验的结果外推到人时应十分慎重，使动物试验结果能更科学、合理地应用到职业卫生工作之中。

人群毒理学研究　是以人群为对象研究职业性有害因素对人体产生的毒性作用及其规律的方法，可为人群检测和制定预防措施提供相应的毒理学资料。这种可用于研究的实际案例常见于偶然发生的事故，如误服、自杀、毒性灾害等，可在此类事故发生时进行中毒人群的临床观察；并可通过急性中毒事故的处理和治疗，直接观察中毒的症状和分析可能的毒效应的靶器官。人群毒理学研究作为一种特殊的人群调查，与职业流行病学紧密相关，后者在职业毒理学的实际操作中发挥着重要的手段性作用。人群毒理学研究能够将动物试验的结果进一步在人群调查中验证，从而取得动物所不能获得的资料，具有大样本、调查对象是人群、结果更直接可靠的优点。在国际癌症研究机构

（IARC）对于职业性化学物的致癌性评价和分类中，人群调查资料是唯一可靠的依据。

但是，人群毒理学研究也存在不可避免的缺点和难点：①人群中的外源性有害因素多属于慢性暴露，研究所需时间长，操作难度大；②很多观察指标属于非特异性指标，缺乏量化结果；③人群中存在生活条件、饮食习惯、行为方式、职业环境、社会与心理作用等多方面实验和非实验因素的影响，加大了在毒性效应和因果关系分析等方面的难度。

志愿者受试试验　指在不损害人体健康的原则下设计的一些不损害人体健康的受控试验。但这类试验仅限于对某些低/可能毒性的可逆的有害因素进行低剂量、短时期接触的毒性作用研究。国际上提倡和重视健康志愿者的毒性试验研究，因为这可以减少由动物试验结果外推于人的不确定性；特别是一些神经毒物出现的毒性效应，如头晕、目眩、复视等需要表达的中毒症状，只有人才能真实地反映出来。因此，对于一些动物试验无法替代和现场调查难以获得的数据，就必须在严格的医疗监护下进行必要的人体试验。在志愿者试验研究过程中，必须严格遵守《赫尔辛基宣言》的规定，获得受试者知情同意及伦理委员会的审查，并按照自主、有益、公正、无害的原则开展必要的人体试验；同时，应充分利用体外细胞试验、动物试验以及现场调查资料的数据，设计和优化出一个更安全、快捷、有效的人体试验方案。

展望　为了更好地识别、控制职业性有害因素，制定合理的职业卫生标准和规范，有效地保护劳动者的健康，在未来的发展中，职业毒理学研究应该注重以下几个方面。

加强多因素综合效应的研究　当职业个体或职业人群从事某种职业时，经常同时或先后接触到多种职业性有害因素，劳动者所表现出的健康损害往往是多种因素联合作用的结果。而现实中往往将发现的不良效应归因于所关注的单一因素，这显然是不合理和不尽完善的。此外，营养因素对化学毒物的减弱或增强作用，个人生活习惯如饮酒、吸烟和药物等对职业因素危害的影响也应同时考虑在内。在职业人群危害的调查中还应关注职业心理和职业紧张相关因素。

评价化学物接触水平的新问题　我国化学物的职业接触限值从最高容许浓度转换到时间加权平均浓度［《工作场所有害因素职业接触限值　第 1 部分：化学因素》（GBZ2.1—2007）］，因此监测职业人群化学物接触水平的方法也必须做出相应的改变。理想的方法是提供个体采样器，进行 8 h 跟踪采样，但该方法受实际操作条件的限制不便执行。在实际工作中，采用定点采样测定，并适当延长采样时间，然后计算时间加权平均浓度的方法可能是一个权宜的办法。此外，在相应的动物试验中，也应注意这种变化。

正确使用生物监测结果评定职业危害　在职业毒理学研究中，观察职业性有害因素的效应时，研究人员对所选生物标志的生物学意义要有深入的了解，这样才能理解接触组与对照组之间所观察到的某种生物标志数值的差异是否具有生物学意义。此外，生物监测与环境监测一样，不能仅凭一次测定的结果，即对所观察对象的接触水平做出判断和评定，尤其是不能对化学物质浓度波动大的工作场所进行评价。

分子职业毒理学　人类基因组计划的实施，使科学界利用大规模基因组的研究方法和成果成为可能，同时也促进了毒物基因组学、环境基因组学、细胞组学和蛋白质组学等研究领域的发展。国内开展环境因素对基因表达的影响、基因多态性与环境因素的交互作用、环境因素与表观遗传的交互作用及毒物致细胞恶性转变后蛋白质表达的差异等方面的研究日益增多。但在这些新研究领域中存在不少问题有待探索，主要包括以下三点：①毒物对基因影响的过程；②环境因素与基因的相互作用；③生物芯片应用的相关问题，如重现性、判断标准和结果解释等。

（魏红英）

zhiye jinzhang

职业紧张 （occupational stress） 个体特征与职业（环境）因素相互作用，导致工作需求超过个体应对能力而发生的紧张反应。紧张反应指紧张引起的短期生理、心理或行为的表现。使劳动者产生紧张反应的环境事件或条件称为紧张因素或紧张源。职业紧张强调个体内外环境的相互作用，既有紧张因素的作用，又有个体对客观事件的认知和评估。

基本特征 通常有：①紧张源的社会性，职业环境通常与社会体制、社会文明、科技进步等诸多元素的社会状况密切相关，职业紧张源往往也因这些因素的改变而发生构成和影响力的变化，并可直接导致职业疾病谱的变化。②紧张强度的持续性，职业环境中的紧张强度往往是持续的和较长期的，使机体较长时间处于紧张反应状态，其产生的累积性损伤效应可导致多种慢性疾患的发生。③紧张机体的群体性，任何一种职业的从业者都是一个群体，一种职业紧张源影响的往往是相应的一个职业人群。④职业紧张反应的多样性，由于个体因素的差异，接触同一职业紧张源的人群中，其中一部分人只有轻度紧张反应，而有些人则可能出现由紧张导致的疾病，且不同职业人群紧张相关疾病的发生率有明显的差异。

模式 理想的职业紧张模式应能从理论和因果关系上阐明产生紧张的源头（作业环境）、易感者（个体特征）和制约紧张反应因素（家庭及社会支持）间的交互作用、职业紧张的产生过程及紧张效应后果。目前有代表性的两个职业紧张模式为美国国家职业安全与健康研究所（National Institute for Occupational Safety and Health，NIOSH）模式和生态学模式。

NIOSH模式 该模式将职业紧张视为在综合的作业环境中，在职业紧张因素与个体特征的交互作用及相关制约因素影响下，产生的急性（短暂）心理或生理学自稳状态的失衡和扰乱。这些急性（短暂）反应或心理、生理状态的长期失衡可导致一系列与紧张有关的心理健康疾病或身体疾病，如冠心病、高血压、酗酒和心理障碍等。

生态学模式 多位相关学者运用"人类生态学"理论，着眼于人类发展所需要的微观和宏观环境，探讨个体或群体对作业环境生态学的生理、心理、人文和社会政治条件的需求与适应，来阐明职业紧张构成的生态学模式。其将职业紧张源分为四个层次相嵌的作业生态学环境体系：①微观环境体系（microsystems），指与作业者直接联系的环境，包括作业场所的具体环境、作业结构、作业内容、作业条件，以及作业与工人技能的适应性。②相关的支持性环境体系（organizational system），指工会及班组管理系统的组织结构、服务功能和文化政策取向。③相应的周边组织环境体系（peri-organizational system），指影响工人的区域内经济情况、政治气候、社会风尚，以及直接相关的社区状况。④宏观的社会政治组织环境体系（extra-organizational system），指直接或间接影响工人利益的文化、社会制度、传统，以及政治和经济政策。此外，还有起着调控作用的修饰因素，包括个性特征、个人应对紧张对策、婚姻或家庭状况，以及个人因素与紧张源的交互作用等。修饰因素可缓解或加剧机体对紧张源的不良反应。最终构成一个"紧张源（在调控因素影响下）—紧张反应—健康效应"的职业紧张生态学模式。

其他模式 综合国内外资料，还有其他职业紧张模式，如以人为背景的紧张模式、基于反应的职业紧张模式、刺激的职业紧张模式、工作需求-决策控制紧张模式、人-环境适应职业紧张模式、相互作用的职业紧张模式、职业紧张动力学模式、职业紧张主客观环境匹配模式。一系列职业紧张模式的提出以及紧张模式的探讨和发展，对紧张产生的机制，暴露在某些条件下为何以及如何对机体健康、工作能力和生活质量产生不利影响提出了一些解释，也为作业场所"紧张控制"健康促进规程的综合干预措施提供了行动指南。

来源 职业紧张的发生及其程度，是职业紧张源与机体对紧张源的认知、评价和个体适应等方面综合作用的结果。

职业因素 生产过程、职业环境和工作组织中存在各种引起紧张的职业因素，主要有以下几个方面：①角色特征，即用角色理论来理解职业紧张和测试角色压力如何导致职业紧张的问题。角色特征表现在任务模糊、任务超重或任务不足、任务冲突和与个体价值不符等。②工作特征，如工作进度越快越紧张；工作重复越多、越单一越易紧张；工作轮班不合理可影响人的生物钟而导致紧张；工作所需知识和技巧不足可导致情感和行为反应异常。③人际关系和组织关系，劳动者个体间或与上下级间关系较差，会降低相互信任和支持，影响情感和工作兴趣，这是造成紧张的重要原因。当比较组织结构中不同职位的职工时，发现文化水平或业务地位较低的操作工、普通工、秘书和低级管理员、技术员等有较强的紧张感，主要由于在定级、晋升和技能培训等方面的不公平和强烈竞争所致。④人力资源管理，这是职业卫生管理体系中又一重要的紧张源，包括培训、业务发展、人员计划、工资待遇和工作调离等。⑤不良工作环境中的物理或化学因素，如有害气体、空气污染、噪声、振动、湿度、作业的装备条件等不仅可直接影响职工身体健康，还可扰乱心理活动，成为职业紧张的来源。

个体特征 个体对外加的紧张源刺激的反应，还受到个体对客观事件的认知、评估的影响。不同个体特征的个体在面临相同紧张源时的反应存在不一致性。个体特征主要包括个性心理特征（如 A 型特征、气质、情绪等）、性别和支配感。A 型特征（或 A 型行为）的人常表现有时间紧迫感、竞争性强及对人敌对性强等特点，具有 A 型特征的人更容易感受较大的心理紧张。性别对紧张刺激的反应可能与激素水平有关。此外，支配决策权对职业紧张的发生有重要意义，处于被支配或低支配状况下或无决策权者，倾向于发生职业紧张。

应对能力 应对是个体面对有压力的情境和事件时所采取的认知和行为方式。职业人群对紧张源的应对有应对资源和应对方式两方面的因素：①应对资源，是指能增强个体应对能力的因素，如社会支持。②应对方式，即个体为了应对各种职业紧张源而采用的方法、手段或策略，分为积极和消极两种。不同的应对方式在不同的时间、情境，对不同的个体，会产生不同的效果。准确地评定一个人在心理紧张条件下所采用的应对方式，可以帮助了解其行为的心理适应意义，并为有效的或积极的应对方式的识别、应对技巧的学习以及心理健康教育和治疗性干预指明方向。

职业环境中的心理因素 生产过程、劳动过程和生产环境中存在多种因素，除了对劳动者生理功能产生影响外，还可影响职工的心理健康。职业性有害因素范围广，单调作业、夜班作业、物理因素作业（噪声、高温、低气压、振动以及辐射等）、高速作业、脑力劳动、空调环境作业以及接触粉尘和生产性毒物等作业均可对劳动者的心理产生不良影响。另外，随着人口老龄化、就业压力与竞争的加大，中老年职工心理问题也日益突出。

效应 适度的紧张对个体可成为一种挑战、刺激，是社会进步和人们工作、生活所必需的。但长期的、过度的、反复的紧张对个体是不利而有害的，可导致职业紧张反应或诱发与紧张相关的疾病。

职业紧张反应 主要表现在以下几个方面：①心理反应，过度紧张可引起人们的心理异常反应，主要表现在情感和认知方面，如工作满意度下降、抑郁、焦虑、易疲倦、感情淡漠、注意力不集中、易怒、个体应对能力下降等。②生理反应，主要是身体不适，如血压升高、心率加快、血凝加速、皮肤生理电反应增强和尿酸增加等，还可出现对免疫功能的抑制作用，以及肾上腺素和去甲肾上腺素的分泌增加，致使血中游离酸和高血糖素增加。③行为表现，职工个体主要表现为逃避工作、怠工、酗酒、滥用药物、食欲不振、敌对行为等；对组织上则表现为旷工、缺勤、事故倾向、生产能力下降、工作效率低下等。④精疲力竭（职业性厌倦或职业性过劳），是职业紧张的一种特殊类型，指在职业环境中对长期的情绪紧张源、人际紧张源和应激反应表现出的一系列心理、生理综合征。

职业紧张相关疾病 长期、持续或反复的职业紧张，在引起心理、生理和行为反应并失代偿后，可促使若干疾病的发生或加重。多项流行病学研究发现，职业紧张可使精神疾患、心血管疾病、胃肠功能紊乱等疾病发生的危险性增加，主要表现为：①精神疾患，可从轻微的主观症状到明显的精神病程度不等，如焦虑、恐惧、情绪低落和抑郁、慢性疲劳综合征等。②心血管疾病，已有较多资料反映出职业紧张是一些心血管疾病的危险因素之一，如缺血性心脏病、心肌梗死、冠心病等。③胃肠道疾病，胃溃疡在医师、飞机调度员、轮换倒夜班的工人以及行将倒闭的工厂中的工人等职业人群中较为多见，可能与交感神经兴奋、儿茶酚胺释放刺激胃酸分泌有关。在倒班工人中，食欲减退和便秘也颇为常见。④其他疾病，一些疾病可因职业性紧张存在而加重，如各种头痛、哮喘、腰背痛、糖尿病、甲状腺疾患等。此外，职业紧张是引起意外工伤发生的因素之一，如因追求产量而工作紧张或因工作过于单调而注意力涣散，从而忽视工作安全；或因倒班后睡眠不佳而引起操作失误等。紧张致病的心理生物学机制被认为与自主神经系统、神经-内分泌系统及免疫系统等的介导有关，来源于机体外部及内部的紧张源通过感受器达到大脑皮层，大脑皮层对信息进行分析及整合，进而引起一系列生理或病理的改变，通过神经系统、内分泌系统、免疫系统的介导，心理紧张因素引起生理反应，并由此诱发身体器官的病理变化而导致身心疾病。

评价方法 与传统的职业性有害因素评价不同，职业紧张评价包括对个体紧张效应的评价和对作业环境中紧张因素的评价两个方面。但目前评价工作还存在许多难点和问题，如对工作环境中社会心理因素难以确切把握，因为它还包含作业者的感觉和体验，并涉及许多个人所考虑的问题；而在方法上，缺乏定量的、客观的评估体系和指标，客观上限制了建立统一的评价体系和方法。

归纳目前的职业紧张评价方法，总体而言可分为四大类：①职业分类结合职业史的评价方法，这种方法有其科学性，但由于人们的个体差异大，对每个人的情况往往不能真实反映。②由专家对职工工作进行实地考察，提供现场评估，这种方法虽然能够准确反映情况，但由于人力资源的限制，实际可运用的场所很少。③自我评定问卷法，是目前常用的方法，用于评价个体或群体对职业紧张因素的感受。④生物学方法，为建立在应激生理学机制上的评价方法，主要用于对紧张反应的评价，即评估机体各个系统的"应激状态"，较经典的为工作要求或负荷、自控程度、社会支持与神经内分泌活动-恢复的关系。近年来研究较多的还有淋巴细胞刺激试验、糖基化血红蛋白和IgG水平测定等，用于评估应激效应。此外，职业紧张评价量表也可用于对职业紧张的评价。

控制 对职业紧张的控制，一是需要改善作业环境、劳动条件和劳动组织，包括合理安排作业内容及负荷，明确工作职责，适当的参与及自主，宽松、和谐的人际关系等；二是需要提高个人素质、增强应对能力、改善社会环境和支持体系，包括医务照料、心理咨询、作业场所健康促进、未来保障等。

职业紧张的控制规程可分为组织措施与个人对策两大部分：①组织措施。作业环境中存在的慢性紧张因素，除了个人对其进行控制外，必须由企业领导和管理部门针对劳动组织过程所存在的"紧张产生因素"建立多水平干预体系加以控制。例如，在工业化国家，许多公司都有涵盖内容广泛的职业生命质量规程或保护作业能力规程，着眼于控制紧张源，提高工人参与意识使工人自主、自尊和保有工作热情，以促进工人健康、提高工作效率和职业满意度，具体包括增强管理意识、危险性评估、控制行动、培训和发展等。②个人对策。紧张控制系统的主旨是保护工人不成为职业紧张的受害者，虽然对许多紧张因素工人无力改变，但企业管理部门应采取整合的健康促进措施，提高职工应对或减少职业紧张的能力和自我控制技巧。调查发现以下四种紧张控制形式有助于提高个人应对和控制职业紧张的能力，具体包括认识教育、主要危害评估、提高个人应对技巧及对有明显心身应激效应的人提供特别心理治疗或咨询帮助等。

综上所述，实施全面的紧张控制规程，需要组织（企业领导、管理和安全卫生部门、工会等）来承担，并将职业紧张控制规程纳入企业管理和作业场所健康促进规划，而员工个人应积极参与和配合。同时，只有通过将控制职业紧张的源发因素与优化职业紧张的个人因素两者相结合，才能有效减少和控制职业紧张。

（魏红英）

zhiye weisheng biaozhun

职业卫生标准 （occupational health standards） 根据《中华人民共和国职业病防治法》的规定，按照预防、控制和消除职业病危害，防治职业病，保护劳动者健康及其相关权益的实际需要，由法律授权部门对国家职业病防治的技术要求做出的强制性统一规范。职业卫生标准的范畴包括用人单位工作场所职业危害因素的职业接触限值、健康监护技术条件要求、职业病诊断原则及处理技术要求以及有关职业病危害因素监测评价方法等，是执行劳动卫生监督和管理的依据。职业卫生标准具有规范性、强制性和社会性的特点，要求制定职业卫生标准时要同时考虑科学性和社会经济可行性。

内容 《国家职业卫生标准管理办法》（卫生部令第 20 号）将职业卫生标准规定为九大部分，分别是职业卫生专业基础标准，工作场所作业条件卫生标准，工业毒物、生产性粉尘、物理因素职业接触限值，职业病诊断标准，职业照射放射防护标准，职业防护用品卫生标准，职业危害防护导则，劳动生理卫生、工效学标准，职业性危害因素检测、检验方法。其中，工作场所作业条件卫生标准，工业毒物、

生产性粉尘、物理因素职业接触限值，职业病诊断标准，职业照射放射防护标准，职业防护用品卫生标准为强制性标准；其他标准为推荐性标准。狭义的职业卫生标准实际上是传统意义上的劳动卫生标准。

应用 制定、颁布、实施职业卫生标准，是改善作业环境、保护工人健康的重要保证。在执行、应用卫生标准的过程中，应认识到职业接触限值是实施卫生监督的依据之一，是专业人员在控制工作场所有害因素的实际工作中使用的技术尺度。但它不是安全与有害的绝对界限，只是判断化学物在一定浓度时的安全性的基本依据。某化学物质是否损害了健康必须以医学检查结果为基础，同时结合实际案例的接触情况来判定。因此，即使符合职业卫生标准，也仍有必要对接触人员进行健康检查。此外，接触限值只是一种限量标准，在达到该标准后还应当尽量降低空气中有害物质的浓度，不应仅至于此。与某些发达国家相比，我国已颁布的职业接触限值在种类和数量上还很有限，预防措施的技术规范更是缺乏，常不能满足实际工作的需要。因此，可适当借用国外职业接触限值作为参考标准，促进我国职业卫生监督、监测工作的开展。但同时要充分理解和解读借用标准的来源、其接触限值所用的名称和含义、其表示方法（平均浓度或上限浓度），还要格外重视对其制定依据的探索，了解其科学基础和保护水平等。关于致癌物接触限值问题，可以充分利用国外现有研究成果，以适应不断扩展的卫生监督和管理的需求。同时，加快研制我国的职业卫生标准，也是我国职业卫生标准化工作的重要任务。

（郝羽）

zhiyexing bingsun

职业性病损 （occupational disorders） 由于预防工作的疏忽及技术的局限性，由职业性有害因素所致的各种职业性损害。

分类 职业性病损包括工伤（occupational injuries）、职业病（occupational diseases）和与工作有关的疾病（work-related diseases）。

工伤 属于工作中的意外事故，常在急诊范围内，较难预测。工伤的预防是职业卫生与劳动保护部门的共同任务，其发生常与安全意识、劳动组织、机器构造、防护措施、管理体制、个人心理状态、生活方式等因素有关。

与工作有关的疾病 常有以下特点：①职业因素影响了人体健康，从而促使潜在的疾病显露，或加重已有疾病的病情。②职业因素是该病发生和发展的诸多因素之一，但不是唯一的直接因素。③通过控制和改善劳动条件，可使所患疾病得到控制或缓解。广义上来讲，职业病也属于与工作有关的疾病，但一般所称的与工作有关的疾病，与职业病有所区别。与工作有关的疾病的范围比职业病更为广泛，故在基层卫生机构中，应将该类疾病列为控制和防范的重要内容，以保护和促进职业人群的健康。

常见的与工作有关的疾病，可分为以下几类：①慢性非特异性呼吸道疾患，包括肺气肿、慢性支气管炎和支气管哮喘等，是多因素的疾病，即使空气中污染物在卫生标准限值以下，患者仍可发生较重的慢性非特异性呼吸道疾患。②行为和心理的疾病，如忧郁、精神焦虑、神经衰弱综合征，有时由于对某一职业危害因素产生恐惧心理，而致心理效应和器官功能失调。③其他，如消化性溃疡、高血压、腰背痛等疾患，常与某些工作有关，例如，接触二硫化碳的工作可加剧动脉粥样硬化的进展。

影响因素 职业性有害因素引起职业性病损常与以下因素有关：①接触机会，如在生产工艺过程中，经常接触某些有毒有害因素则易受到该因素的影响。②接触方式，经呼吸道、消化道、皮肤或其他途径进入人体或由于意外事故造成病伤，不同的接触方式引起的损伤效应和类型可能不同。③接触时间，指每天或一生中累积接触的总时间，一般情况下与有害因素的接触时间越长，发生病损的可能性越大。④接触强度，指接触有害因素的浓度或水平。接触时间和强度的综合即为接触水平，是决定机体接受危害剂量的主要因素。因此，改善作业条件、控制接触水平、降低有害因素进入机体的实际接受量，可从根本上预防职业性病损的发生。

此外，在同一作业条件下，不同个体发生职业性病损的机会和程度还与个体特征有关，如遗传因素、年龄、性别、营养状况、机体抵抗力、生活方式和文化水平等，携带易感性基因、营养状况差、生活方式不健康等人群对职业性有害因素较敏感，又称易感人群或高危人群。充分识别和评价各种职业性有害因素的特征、作用条件及个体特征，并针对三者之间的内在联系采取措施阻断其因果链，才能预防职业性病损的发生。

(魏红英)

zhiyexing youhai yinsu
职业性有害因素 （occupational hazard factors）

在生产过程、劳动过程和生产环境中存在的，各种可能危害职业人群健康和劳动能力的因素的统称。

职业性有害因素按其来源可分为三大类，即生产过程中的有害因素、劳动过程中的有害因素和生产环境中的有害因素；按其性质可分为四大类，即物理性有害因素，化学性有害因素，生物性有害因素和不良生理、心理因素。

生产过程中的有害因素 可分为化学、物理和生物性有害因素三种。在实际生产场所或过程中，往往同时存在多种有害因素，对职业人群的健康产生联合作用。

化学因素 主要包括：①生产性毒物。参见生产性毒物健康危害。②生产性粉尘，指在生产过程中形成的，能较长时间飘浮在空气中的固体颗粒。按其性质可分为无机粉尘（如二氧化硅粉尘、石棉尘、煤尘、水泥尘和玻璃纤维等）、有机粉尘（如棉麻、面粉、烟草、兽毛等尘粒）和混合性粉尘（在生产环境中两种或几种粉尘混合存在，在生产环境中最多见）。由于粉尘的理化性质和作用特点不同，所产生的损害各异，引起的疾病也不同，可引起包括尘肺在内的多种职业性肺部疾病。

物理因素 主要有：①异常气象条件，如高温、高湿、强热辐射等。②异常气压，如宇航员、高原作业、高空飞行等会接触到低气压，潜水作业会接触到高气压。③噪声和振动（包括全身振动和局部振动）。④非电离辐射，如紫外线、可见光、红外线、激光和射频辐射（包括高频电磁场和微波）等。⑤电离辐射，如X射线、γ射线、中子流等。有些物理因素通常情况下难以用人体感官觉察到，如电磁辐射和电离辐射等。物理性有害因素的强度、剂量或作用于人体的时间超出一定范围时，就会对机体产生危害。

生物因素 是对职业人群健康产生危害的致病微生物（细菌、病毒、真菌）、寄生虫、某些动植物和昆虫以及它们产生的生物活性物质，包括：①致病微生物，如林业、勘探人员和部队进驻林区可接触到森林脑炎病毒、毛皮等；纺织作业、畜牧业及医务工作者在工作环境中可能接触到炭疽杆菌、布鲁氏杆菌、乙肝病毒及其他生物性病原体。②寄生虫，农民在田间劳动时可被钩虫感染；从事粮食和饲料加工、储存的职业人员可接触到尘螨，引起过敏性皮炎、过敏性哮喘和变应性鼻炎等变态反应性疾病。③动植物相关物质，如毛虫毒毛、花粉等。种植业，园艺园林，木材加工，农林科技人员及肉、奶、蜂蜜制品等食品加工从业人员均有机会接触到动植物性有害因素；一些害虫及蛾类幼虫体表的毒毛刺入皮肤可引起皮炎；某些植物花粉可引起变态反应性皮炎、哮喘等。

劳动过程中的有害因素 在生产劳动和工作过程中，劳动强度过大、精神过度紧张或组织方式不合理等，均可对从业者生理和心理造成不良影响。

不良职业性生理因素 主要包括劳动组织和制度不合理、劳动作息制度不合理、生产定额过高、超负荷的加班加点等；劳动强度过大或生产定额不当，如安排的作业与生理状况不相应等；个别器官或系统过度紧张，如光线不足引起的视力紧张以及歌唱时发音器官的过度紧张等；长时间处于不良体位、姿势或使用不合理的工具，如座位、工作台或工作面不能保证适宜的身体姿势。

不良职业性心理因素 当职业的需要与从业者的适应能力、完成能力和认识之间出现不平衡时，从业者可产生不适应的心理反应，这种来自于工作中的社会心理的不良刺激，称为不良职业性心理因素。不良职业性心理因素一方面来源于职业因素，另一方面与从业者的主观认识和适应能力有关。

职业因素 主要包括以下几点：①工作职责不明确，如工作责任重大、工作职责冲突等；②工作组织安排方面，如工作重复单调、下岗分流、轮班制度不合理、工作量超负荷；③组织人际关系方面，如同事间或上下级间关系不协调、个人在组织机构中的位置与职责、工作合作与支持等问题；④人力资源方面，如职位是否合理，工作发展前途，提升晋级问题，待遇、福利、调离、失业等问题；⑤工作环境，如工作的装备条件、环境卫生状况、有害因素控制情况等。

劳动者自身因素 主要包括从业者的知识水平、技术能力是否满足工作的要求；从业者在工作中的自主权；从业者对意外事件的预见和处理能力；从业者对工作数量、内容、完成时间限制和计划等是否了解等。

生产环境中的有害因素 主要包括自然环境因素，如深井的高温高湿、炎热季节的太阳辐射等；厂房建筑或布局不合理，如通风不良、采光照明不足、有毒与无毒工段在一个车间等；不符合职业卫生标准，如工作车间污染物浓度超标等；由不合理生产过程或不当管理所致的环境污染。 （魏红英）

zhiye zhongdu

职业中毒 （occupational poisoning） 劳动者在生产过程中接触化学毒物所致的疾病状态。职业中毒是我国重点防治的职业病之一。

类型 职业中毒除了与化学毒物的毒性有关之外，还受到接触浓度、时间以及劳动者的个体差异等因素的影响，临床上表现为多种类型，一般可分为以下五种类型，以前三种多见。

①急性中毒，指生产性毒物一次性或短时间内（几分钟到几小时不等）大量进入人体而引起的中毒现象，如急性铅中毒、急性苯中毒等。②亚急性中毒，指无截然分明的发病时间，发病情况介于急性和慢性中毒之间，如亚急性铅中毒等。③慢性中毒，指长期、少量接触生产性毒物而引起的中毒，如慢性铅中毒、慢性锰中毒等。④迟发型中毒，指脱离接触毒物一定时间后，临床上才呈现中毒症状，如急性一氧化碳接触后的中毒性脑病、锰中毒等。⑤毒物的吸收，指毒物或其代谢产物在体内超过正常范围，但临床上并不出现该毒物所致症状体征等，呈亚临床状态，这是一种中毒的前驱状态，如铅吸收。

临床特点 不同生产性毒物引起的职业中毒的临床表现不同，但总体上具有以下特点，了解和掌握职业中毒的临床特点，有利于对职业中毒的正确诊断和治疗。

有一组较特异的综合征 有些化学物中毒可出现一组症状、体征或实验室检查的异常，且具有一定的特异性，可表达这一化学物中毒的综合征，而较少见于其他疾病。如急性有机磷农药中毒有多汗、肌束震颤、瞳孔缩小、肺水肿、昏迷及血胆碱酯酶活力下降等；重度急性钡中毒有四肢肌肉无力、瘫痪、低血钾、心律失常等；慢性汞中毒有口腔-牙龈炎、震颤、易兴奋症等。

化学物中毒是常见内科疾病病因之一 如慢性锰中毒是帕金森综合征病因之一；慢性苯中毒是再生障碍性贫血的诸多病因之一；一些毒物如二异氰酸甲苯酯等为支气管哮喘的外源性过敏原；急性气管-支气管炎病因中包括刺激性气体；急性一氧化碳、硫化氢等中毒可引起心肌梗死样损害或弥漫性心肌炎。

潜伏期的特点 从开始接触毒物到出现临床表现的时间为潜伏期，不同毒物急、慢性中毒的潜伏期各有特点。

急性、亚急性中毒 包括无潜伏期、有潜伏期和潜伏期双峰表现三种类型。无潜伏期指接触毒物后迅速出现临床表现。常见于绝大多数刺激性气体，如无机氰化物中毒和硫化氢中毒等。化学源性猝死也属于这一类型。有潜伏期指毒物接触后，经短时间（如半小时或数小时）无症状或仅有轻微非特异性症状后，才出现典型中毒表现，这种情况较多见。例如，吸入有机溶剂当时可无不适，或仅有轻度头晕、乏力等，经数小时或1天后才逐渐出现意识障碍等中枢神经系统损害。掌握毒物有较长潜伏期的特点，对早期诊断有重要意义。潜伏期双峰表现是急性中毒潜伏期的特殊类型。很多毒物中毒的早期出现恶心、呕吐等胃肠症状，经治疗后可缓解，再经数小时再出现典型中毒症状，如急性羰基镍中毒等。了解这些潜伏期的特点，不但可避免误诊，还可在初期中毒症状缓解时采取积极的预见性治疗，以阻止或减轻第二期中毒病情。

慢性中毒 潜伏期长，开始常为非特异性症状，因此有时很难明确确切的起病时间。认真执行健康监护，全面掌握在接触毒物过程中的健康状况，及早发现早期的临床表现，是明确慢性中毒潜伏期及诊断慢性中毒的主要依据。

多脏器损害 很多毒物中毒可同时出现一个以上器官损害的表现。例如，急性四氯化碳中毒既可引起肝功能衰竭，也可引起肾功能衰竭，又可引起中枢神经系统损害，三者可同时出现，也可先后发生，严重程度也不一致。职业中毒的这一特点，对诊断、鉴别诊断、治疗都有现实意义。毒物的多脏器损害，除毒物直接作用（多靶器官作用）外，也可由继发作用引起。这一情况产生的多脏器损害，其病变性质、临床表现、转归及处理等与毒物原发性损害不同。正确判断病因、病情，分清病变实质，对诊断、治疗及研究工作都有重要意义。

靶器官损害 同一毒物可作用一个或一个以上靶器官，而不同毒物又可作用于同一靶器官。损害某一靶器官的各种毒物，因理化性质、发病机制等不同，其中毒临床表现既有共同点，又有相异点。如不同品种的苯的氨基硝基化合物，主要毒性多为形成高铁血红蛋白血症，但起病情况、发病机制等不尽相同，而发生溶血、肝损害的情况也有差异；氨气、氯气、光气、硫酸二甲酯等，都属于刺激性气体，慢性中毒主要损害呼吸系统，临床表现也相似，但其潜伏期、对呼吸系统损害的部位和病变的发展规律等又各有特点。掌握毒物靶器官作用规律及特点，有助于理解中毒临床特点。慢性中毒对脏器、系统损害的共性，尚待深入研究。

全身性疾病 毒物的靶器官及多脏器损害作用，是形成职业中毒临床特点的主要因素。但不论毒物作用于哪个靶器官或特殊的细胞或分子，产生何种病变，都应意识到机体是一个整体。当身体某一器官或系统受到毒物损害，发生病理生理异常，并出现相应的症状、体征时，其他器官、系统也可受其影响，发生一定的变化，病情复杂，纵横交错，常不能用单一靶器官受损的模式来解释。不论何种毒物引起的慢性中毒，不论是哪几个靶器官受损，都应视为全身性疾病，要用整体观思维来分析病情、指导诊断和治疗。

以病情严重程度分级 职业中毒的分级诊断标准具有特色。正确分级不但对明确诊断、指导治疗有意义，也是对中毒事故的评定及处理的重要依据之一，应认真执行。

各系统临床表现 生产性毒物种类众多，且不同毒物的毒性特点、劳动者对其的接触剂量等因素不尽相同，因此职业中毒的临床表现多种多样。

神经系统 中枢神经系统是人体对毒物最敏感的部位，许多化学毒物可选择性损害神经系统，主要表现为神经髓鞘、轴索变性、中毒性脑病和脑水肿等。引起神经系统损害的常见生产性毒物有金属、类金属及其化合物、窒息性气体、有机溶剂和农药等。慢性轻度中毒早期多有类神经症甚至精神障碍表现，脱离接触后可逐渐恢复。不同毒物引起的神经系统损害也不同，如铅、正己烷、有机磷等可引起神经髓鞘、轴索变性；一氧化碳、锰等中毒可损伤锥体外系，出现肌张力增高、震颤麻痹等症状；汞、铅、窒息性气体、有机磷农药等严重中毒时，可引起中毒性脑病和脑水肿。

呼吸系统 呼吸系统是毒物进入机体的主要途径，是气态毒物损害的主要靶器官，主要表现为气管炎、支气管炎、肺炎、过敏性哮喘甚至呼吸道肿瘤等。如氯气、光气、二氧化硫、氮氧化物、硫酸二甲酯等可引起气管炎、支气管炎等呼吸道病变；严重时，可产生化学性肺炎、化学性肺水肿及成人呼吸窘迫综合征；有些毒物如二异氰酸甲苯酯等可诱发过敏性哮喘；吸入液态有机溶剂如汽油等可引起吸入性肺炎；砷、氯甲醚类、铬等可致呼吸道肿瘤。

消化系统 消化系统是毒物吸收、生物转化、排出和肠肝循环再吸收的场所，许多生产性毒物可损害消化系统。如汞盐、三氧化二砷、有机磷农药急性中毒时可出现急性胃肠炎；四氯化碳、砷化氢、氯仿、三硝基甲苯中毒可引起急性或慢性中毒性肝病；铅中毒、铊中毒时可出现腹绞痛；有的毒物可损害牙组织，出现氟斑牙、牙酸蚀病、牙龈色素沉着等表现。

泌尿系统 肾脏不仅是毒物最主要的排泄器官，也是许多化学物质的贮存器官之一，因此也成为许多毒物的靶器官。引起泌尿系统损害的毒物很多，其临床表现大致可分为急性中毒性肾病、慢性中毒性肾病、泌尿系统肿瘤以及其他中毒性泌尿系统疾病，以前两种类型较多见。如铅、镉、汞、四氯化碳、砷化氢等可致急、慢性肾病；联苯胺可致泌尿系统肿瘤；杀虫脒、芳香胺可致化学性膀胱炎。近年来，尿酶如 γ-谷氨酰转移酶、碱性磷酸酶、N-乙酰-β-氨基葡萄糖苷酶，尿蛋白如 β-微球蛋白、金属硫蛋白等的检测已用做肾脏损害的重要检测手段。

循环系统 毒物可引起心血管系统损害，临床可见急、慢性心肌损害，心律失常，房室传导阻滞，肺源性心脏病，心肌病（心脏扩大、心肌肥厚等）和血压异常等多种表现。例如，许多金属毒物和有机溶剂可直接损害心肌；镍通过影响心肌氧化与能量代谢，可引起心功能降低、房室传导阻滞；亚硝酸盐可致血管扩张，血压下降；某些卤代烷烃如氟利昂可使心肌应激性增强，诱发心律失常，促发室性心动过速或引起心室颤动；一氧化碳、二硫化碳、硝酸甘油与冠状动脉粥样硬化有关。长期接触这类毒物的职业人群冠心病或心肌梗死的发病率明显增高。

血液系统 许多毒物对血液系统有毒性作用，可致贫血、溶血、出血、白血病等。例如，铅可干扰卟啉代谢，影响血红素合成而引起低色素性贫血；苯的氨基、硝基化合物及亚硝酸盐等是高铁血红蛋白形成剂，可导致高铁血红蛋白血症；一氧化碳与血红蛋白结合，形成碳氧血红蛋白血症，可引起组织细胞缺氧窒息；砷化氢作为剧烈的溶血性物质可产生急性溶血反应；苯和三硝基甲苯抑制骨髓造血功能，从而引起白细胞、血小板减少和再生障碍性贫血，甚至引起白血病；2-（二苯基乙酰基)-1,3-茚满三酮可抑制肝脏凝血因子的合成，损害毛细血管壁，常见严重出血表现。

生殖系统 毒物对生殖系统的毒作用包括对接触者本人的生殖及其对后代的发育过程的不良影响，即具有生殖毒性和发育毒性。生殖毒性包括对接触者的生殖器官、有关的内分泌系统、性周期和性行为、生育力、妊娠结局、分娩过程等方面的影响；发育毒性包括胎儿结构异常、发育迟缓、功能缺陷甚至死亡等。例如，铅、镉、汞等重金属可损害睾丸的生精过程，导致精子数量减少、畸形率增加和活动能力减弱；接触高浓度铅、汞、二硫化碳、苯系化合物、环氧乙烷的女工自然流产率明显增高。

皮肤 职业性皮肤病占职业病总数的40%～50%，其中化学因素致病占90%以上。主要表现为各种皮炎、皮肤溃疡、角化甚至皮肤肿瘤，如酸、碱、有机溶剂等所致接触性皮炎；沥青、煤焦油等所致光敏性皮炎和职业性疣赘；矿物油类、卤代芳烃化合物等所致职业性痤疮；铬的化合物、铍盐等所致职业性皮肤溃疡；有机溶剂、碱性物质等所致职业性角化过度和皲裂；砷、煤焦油等所致职业性皮肤肿瘤等。

其他 生产性毒物除引起以上各系统的损害外，还可引起眼部、骨骼、关节、肌肉等的损伤。例如，刺激性化学物可引起角膜、结膜炎；腐蚀性化合物可使角膜、结膜糜烂甚至坏死；二硝基酚、三硝基甲苯可致白内障；甲醇可致视神经炎、视网膜水肿、视神经萎缩，甚至失明等；氟可引起骨骼改变，氟骨症的临床表现为全身骨骼疼痛、关节畸形、肌肉萎缩、运动受限等。

影响因素 职业中毒的临床特点及严重程度受到多种因素的影响，具体表现如下。

毒物品种 毒物的化学结构可决定化学反应特点、化学活性、物理特性，也是决定该毒物的毒性、毒性作用性质，侵入人体的途径及在体内分布的主要因素。不同毒物中毒，有不同的临床表现、病情轻重及转归。

靶器官 一种毒物的靶器官可以是一个器官，也可以是多个器官。决定毒物靶器官的机制尚未完全阐明，有人认为与器官的结构和生理功能特点有关。近年来，开展受体学说、基因多态性等分子水平的研究逐步深入，有助于了解毒物对靶器官作用的机制。

剂量-反应（效应）关系 毒物对靶器官的损害程度与吸收剂量密切相关，是判断毒物和机体效应因果关系的基础。吸收剂量是指吸收到体内并作用于靶器官的剂量，是决定发病类型和病情轻重的主要因素。

接触时间 是急性、亚急性、慢性中毒分类的重要根据，也是决定潜伏期特点及病情严重程度的主要因素之一。接触毒物后是否发病与接触剂量和接触时间有关，是两者综合作用的结果。

联合作用 指两种或两种以上有害因素的共同作用。联合作用可发生于两种以上不同品种的毒物，也可以是毒物与高温、高湿等因素的共同作用。联合作用的结果可以是相加或相乘，即增毒作用；也可以是拮抗作用。一般以增毒作用多见，如乙醇与四氯化碳、苯胺类等很多毒物都有明显的增毒作用；高温、高湿环境可通过使一些毒物在环境中挥发快、滞留时间长，以及使机体出汗增加、利于毒物吸收等起增毒作用。

其他因素　由于人体功能的复杂性，人对毒物的反应也有个体差异，并受到其他因素的影响，评价时应加以考虑。主要包括：①年龄，一般婴儿、幼儿对毒物，尤其是亲神经毒物敏感性最强，因其中枢神经正处于发育阶段，血脑屏障功能尚不完整，抵抗力较低。老年人由于肝肾功能减退，体内脂肪增加，使化学物的分布、代谢和排泄等都发生变化，加上主要脏器功能都有不同程度退化，故对毒物敏感性也会增加。②性别，女性对毒物相对更为敏感，可能与女性某些生理特点如体内脂肪含量较多、有机溶剂易于吸收以及雌激素可影响毒物的酶转化等因素有关。这种情况在妊娠、哺乳期更为突出。③免疫力，机体免疫力强弱取决于综合因素，其中主要为慢性疾病、营养状态、心理因素、工作性质、年龄及嗜好等。机体的免疫力降低时易发生疾病，这一普遍规律对毒物也适用。④遗传因素，例如，6-磷酸葡萄糖脱氢酶缺乏者对高铁血红蛋白形成剂中毒较为敏感，且易发生溶血；有过敏体质者接触某些化学物后易患哮喘、过敏性皮炎、过敏性休克等；毒物代谢酶及其他酶的基因多态性，在人群、个体间和种族中存在较大差异，成为接触毒物个体和种族间易感性差别的重要因素。⑤耐受性。人对毒物的耐受性存在个体差异，例如，各人对酒精的耐受量差异很大。长期接触某一化学物也可产生耐受性。

诊断　职业中毒正确的诊断关系到职工的健康和国家劳动保护政策的贯彻执行，因此诊断具有很强的政策性和科学性。但在具体操作过程中，尤其是某些慢性中毒，因缺乏特异的症状、体征及检测指标，不易确诊。因此，职业中毒的诊断应有充分的资料，包括现场职业卫生调查、职业史、相应的临床表现和必要的实验室检查，并排除非职业因素所致的类似疾病，综合分析后做出合理的诊断。参见职业病。

防治措施　职业中毒的病因是生产性毒物，故其防治应遵循"三级预防"原则，推行清洁生产，重点做好前期预防，及时做好急救和治疗。

预防措施　主要包括以下措施（其中，前两个措施是减少职业性中毒发生的关键）：①根除毒物，可从生产工艺流程中消除有毒物质，也可用无毒或低毒物质代替有毒或高毒物质。②降低毒物的浓度，以减少人体接触毒物的水平，保证不对接触者产生明显的健康危害，其中心环节是加强技术革新和通风排毒，将环境空气中毒物的浓度控制在最高容许浓度以下；工厂的工艺、建筑布局应符合职业卫生要求，如采取局部通风排毒系统将毒物排出，含有毒物的空气必须经净化处理后方可排出，并注意回收综合利用。③进行个体防护，是预防职业中毒的重要辅助措施，但在使用个体防护用品时，应对使用者加以培训，平时应对防护用品经常进行良好的维护，这样才能很好发挥作用。④做好职业卫生服务，定期进行中毒物质的监测和监督工作，做好上岗前和定期健康检查，排除禁忌证，早期发现健康危害，及时采取有效的防护措施。⑤做好安全卫生管理，使有毒作业人员享有职业中毒危害的知情权，有效进行职业中毒危害的控制和预防。

治疗原则与措施　职业中毒的治疗主要包括病因治疗、对症治疗和支持治疗。病因治疗主要是尽可能消除或减少致病的毒性物质，并针对毒物致病的机制进行处理。对症治疗即缓解毒物引起的主要症状，促进机体功能恢复。支持治疗主要是改善患者的全身状况，及早促进患者康复。急性职业中毒治疗包括现场急救、阻止毒物继续吸收、解毒和排毒及对症治疗等措施。慢性职业中毒早期常为轻度的可逆性功能性改变，若及时处理患者可完全恢复，若继续接触则可演变成严重的器质性病变，故对于慢性职业中毒，应及早诊断和处理。慢性中毒经治疗后，应对患者进行劳动能力鉴定，并安排合适的工作或休息。

（魏红英）

zhihe shi jun shiwu zhongdu

志贺氏菌食物中毒　（Shigella food poisoning）　由于摄入被志贺氏菌污染的食品后大量活菌侵入肠道引起的感染型细菌性食物中毒。

病原 志贺氏菌属通称为痢疾杆菌，依据 O 抗原的性质分为 4 个血清组：①A 群，即痢疾志贺氏菌；②B 群，又称福氏志贺氏菌群；③C 群，又称鲍氏志贺氏菌群；④D 群，又称宋内氏志贺氏菌群。痢疾志贺氏菌是导致典型细菌性痢疾的病原菌，对敏感人群很少数量即可致病。

志贺氏菌在人体外的生存力较弱，光照 30 min 可被杀死，58 ~ 60℃ 加热 10 ~ 30 min 即死亡。在 10 ~ 37℃ 的水中可生存 20 天，在牛乳、水果、蔬菜中也可生存 1 ~ 2 周，在粪便中（15 ~ 25℃）可生存 10 天，志贺氏菌耐寒，在冰块中能生存 3 个月。志贺氏菌属中，以宋内氏志贺氏菌和福氏志贺氏菌在外界的生存力较强。因此，志贺氏菌食物中毒主要由宋内氏志贺氏菌和福氏志贺氏菌引起，引起中毒的菌量在 200 ~ 10 000 CFU/g。

流行病学 志贺氏菌食物中毒的流行病学特点主要包括以下三点：①季节性。多发生于 7—10 月。②中毒食品种类，引起中毒的食品主要是冷盘、凉拌菜。其次是巧克力、布丁、沙拉、乳品和肉类等食品。③食品被污染和中毒发生的原因。在食品生产加工企业、集体食堂、饮食行业的从业人员中，痢疾患者或带菌者的手是造成食品污染的主要因素。熟食被污染后，存放在较高的温度下，经过较长的时间，志贺氏菌就会大量繁殖，食用后就会引起中毒。

临床表现 志贺氏菌食物中毒的潜伏期一般为 10 ~ 20 h，短者为 6 h，长者为 24 h。主要症状为病人常突然出现剧烈的腹痛、呕吐及频繁的腹泻，并伴有水样便，便中混有血液和黏液，有里急后重、恶寒、发热，体温高者可达 40℃ 以上，有的病人可出现痉挛。在病后 1 ~ 2 天内，可从粪便中分离出志贺氏菌，检出率较高。

诊断 主要根据以下三方面进行：①流行病学和临床特点。符合志贺氏菌食物中毒的流行病学特点，病人有类似菌痢样症状，粪便中有血液和黏液。②细菌学检验。按《食品安全国家标准 食品微生物学检验 志贺氏菌检验》（GB 4789.5—2012）操作。从剩余食物、病人的吐泻物中分离志贺氏菌，进行群和血清型的检验。③血清凝集试验。用剩余食物或病人粪便分离出的菌株制成抗原与患者发病初期和恢复期（患病 1 ~ 2 周）血清进行定量凝集试验，恢复期凝集效价比初期有显著升高。宋内氏志贺氏菌凝集效价在 1 : 50 以上有诊断意义。

防治措施 预防措施同沙门氏菌食物中毒。治疗一般采取对症和支持治疗方法。

（郑婵娟）

zhi'ai shiyan

致癌试验 （carcinogenicity test） 通过一定途径使实验动物在正常生命期的大部分时间内反复接触不同剂量/浓度的受试物，观察受试物对实验动物的致癌作用的试验。致癌试验的目的在于确认受试物对动物是否有致癌潜力，评估其对人的相对危险性。当某种受试物经短期筛选试验证明其具有潜在致癌性，或其化学结构与某种已知致癌剂十分相近，又有一定实际应用价值时，就需用致癌试验进一步验证。

原则 测试外源性化学物致癌性的策略是建立在掌握一些关键信息的基础上的，如遗传毒性试验结果、拟用临床给药方案、拟用患者人群、动物与人体的药效动力学和重复给药毒性试验结果等。在各种属动物中的重复给药毒性试验结果可能提示受试物具有免疫抑制作用、激素活性或其他可能对人体有害的活性（如体外细胞转化试验结果阳性），这一结果在设计致癌试验时就应予以考虑。

种类 人群流行病学调查和动物试验结果是评价外源性化学物致癌危险性的两类主要证据。通过定量构效关系分析、致突变组合试验（遗传毒性试验）、细胞恶性转化试验等对化学物质的致癌性进行初筛，试验结果出现阳性时再进行哺乳动物中期致癌试验，在有条件的情况下应尽量开展哺乳动物长期致癌试验。常用的致癌试验的种类如下。

定量构效关系分析　利用理论计算和统计分析工具研究化学物结果与其生物学效应之间的定量关系。定量构效关系分析从一种同系物着手，找出该同系物化学结构中与致癌性关系最密切的结构部分。在预测外源性化学物产生的健康损害作用时，可以首先从有害物质的化学结构特点评估其潜在致癌性。此方法简便、快速、经济，但是没有考虑生物学因素。

遗传毒性试验　许多化学致癌物具有致突变作用，遗传毒性试验可以对致癌物进行初筛。这些试验方法较为简单、无须特殊检测仪器，但是结果仅能为致癌性证据提供借鉴，并不准确。试验结果阳性提示受试物可能是遗传毒性致癌物，但也可能为具有遗传毒性的非致癌物；阴性结果提示受试物为非遗传毒性的非致癌物，但也可能为非遗传毒性的致癌物。

细胞恶性转化试验　细胞恶性转化指外源性化学物对体外培养的细胞所诱发的恶性表型改变，包括细胞形态、细胞增殖速度、生长特性、染色体畸变等，以揭示体外培养细胞接触受试物后，细胞生长自控能力、接触抑制等癌变特征是否出现。

哺乳动物中期致癌试验　为已有有限遗传毒性证据的化学物质提供进一步证据，包括致癌性、助癌性和促长作用等，这类试验又称有限动物试验。现推荐四个试验供选择：①啮齿动物肝脏转变灶诱发试验；②小鼠肺肿瘤诱发试验；③小鼠皮肤肿瘤诱发试验；④SD 雌性大鼠乳腺癌诱发试验。若试验结果为阳性，可作为该受试物致癌性的明确定性证据，但是体内中期致癌试验阴性结果不能作为非致癌性的证据。

哺乳动物长期致癌试验　是目前最可靠的鉴定化学致癌物的方法。可用于确定受试物对实验动物的致癌性、剂量-反应（效应）关系及诱发肿瘤的靶器官等。试验要点包括以下几个方面。

动物选择　对活性不明的化学物应使用两种动物进行试验，优先选择大鼠和小鼠。品系选择应充分了解实验动物的特异敏感性。试验应使用两种性别，选用断乳不久的幼年动物。

动物数量　选用的动物数量应保证试验结束时，每个剂量组和相应对照组至少有雌雄各50 只。若计划在试验过程中处死部分动物，则开始试验时应增加数量。

染毒剂量　除对照组外，应设 2~3 个剂量组。一般将最大耐受量作为致癌试验的最高剂量，经常从 3 个月毒性试验中得出最大耐受量。若最高剂量不引起死亡以及导致寿命减短的中毒症状或病理损伤，则中、低剂量组按照等比级数下推，分别为上一个剂量水平的 1/2 或 1/3。

染毒方法　主要取决于受试物的理化性质和人的主要暴露途径。通常可经胃肠道吸收的应选择经口途径。

试验期限　原则上试验期限要求长期或终生。一般情况下小鼠至少 1.5 年，大鼠至少 2 年，可能分别延长至 2 年和 2.5 年。有明显性别差异时，不同组可在不同时间终止试验。

结果观察和分析　试验过程中密切观察动物，若有死亡的应解剖观察。记录发现第一例肿瘤时存活的动物数，作为试验终结时的有效动物数，体表观察，找出肿块进行组织病理学检查。主要分析指标包括：①肿瘤发生率，是最为重要的指标。需要计算肿瘤（包括良性及恶性）总发生率、恶性肿瘤总发生率、各器官或组织肿瘤发生率和恶性肿瘤发生率，以及各种病理类型肿瘤发生率。②多发性，肿瘤的多发性是化学致癌的显著特征。多发性指一个动物出现多个器官肿瘤或一个器官出现多个肿瘤。一般计算一组的平均肿瘤数和每一组出现多个肿瘤的动物数或比例。③潜伏期，从接触致癌物到各组出现第一个肿瘤的时间即为该组的潜伏期。仅适用于能在体表观察的肿瘤，如皮肤肿瘤或乳腺肿瘤。对于内脏肿瘤的潜伏期，需要分批剖杀，计算平均潜伏期。

阳性及阴性结果判定　有下述情况时，可判定为阳性结果：①分析上述三个指标时只要有 1 项与对照组有差异并存在剂量-反应（效应）关系；②染毒组发生的肿瘤类型对照组中没有，但此时应当有历史对照资料。阴性结果的判定应满足试验设计的最低要求，如两种动物、两种性别、3个不同剂量组中有1组接近最大耐受剂量、每组有效动物数雌雄至少各50只。即使符合最低要求得到阴性结果，也仅表明该受试物在特定染毒条件下不引起肿瘤净增率升高。

促癌剂检测 这类试验用于确定受试物是否具有肿瘤促长活性。在体外试验中可选择测定细胞间隙连接通讯、非整倍体分析和姐妹染色单体交换试验、细胞恶性转化试验等。体内试验中采用小鼠两阶段皮肤致癌试验，也可以在缺乏引发作用的情况下，观察目标基因的诱发作用。

转基因及基因敲除动物测试系统 近年来建立的转基因动物模型，为更快地检测致癌物提供了可能。目前已建立的模型有三类：①转基因动物体内突变测试系统，如 β-半乳糖苷酶基因突变小鼠（LacZ Muta Mouse）和阻遏蛋白 LacI 大蓝转基因小鼠（LacI Big Blue-Mouse）；②缺乏肿瘤抑制基因的转基因小鼠，如人体抑癌基因（$P53^{+/-}$）系统；③过量表达癌基因的转基因动物，如 TG. AC 小鼠、En-pmi-1 转基因小鼠、转化生长因子2和 c-myc（$Tgf2/c$-myc）双基因的转基因小鼠等。

致癌物的确定和评价 结合多种方法综合评价化学物的致癌性是一个重要发展趋势。目前，毒理学试验方法已经向耗费时间短、方法简便、费用较低的方向发展。分子生物学、肿瘤学、细胞毒理学的飞速发展，也为致癌试验提供了新的思路和方法。除以上毒理学试验之外，流行病学调查是确定人类致癌物的唯一手段。许多环境致癌物是通过人群流行病学调查发现的，包括煤焦油、苯、石棉、砷、镉、镍、烟草、含酒精的饮料等。进行流行病学调查时，一般是先通过动物肿瘤诱发试验，根据阳性结果检出潜在的人类致癌物，或先进行描述性流行病学调查或临床观察发现怀疑人类致癌物后才进行调查。流行病学调查的结果为阳性时，如能重复，即另一同样调查也得出阳性

结果并有剂量-反应（效应）关系，且可得到动物实验的验证，则意义较大。若调查结果为阴性，也不能完全确定受试物为非致癌物，仅能认为未观察到致癌作用的接触条件（剂量和时间）的上限。因此，当接触年限较短或剂量较低时，流行病学调查的阴性结果不能否定对同一受试物进行另一调查的阳性结果。

对致癌物评价的一般思路和方法为：①对外源性化学物的化学结构分析或致突变性测试，仅能达到确定何种受试物应优先进行动物致癌试验的目的，其结果并不能作为受试物是否具有致癌作用的依据。②通过动物致癌试验确定的致癌物，迄今只有极少量经肿瘤流行病学调查证实并在国际上公认为人类致癌物。所以，确定致癌物时应分为人类致癌物和动物致癌物。③关于如何确定人类致癌物的问题，各国认识比较统一。主要根据为流行病学调查结果能够重复、剂量-反应（效应）关系明确及有动物致癌试验阳性结果支持。④对于动物致癌物的确定，不同机构的制定标准尚不完全一致。国际癌症研究机构（IARC）提出了致癌性证据充分的条件，即确定了受试物与肿瘤发生率的增加有因果关系。同时需要见于两种或两种以上种系动物；一种种属但经两次或多次独立的试验（包括不同时间或不同实验室或在不同实验方案条件下）；一种种属一次试验，但在恶性肿瘤发生率、出现肿瘤的部位、肿瘤类型或出现肿瘤的时间等方面极为明显突出。

（秦宇）

zhi'ai zuoyong

致癌作用 （carcinogenesis） 外源性化学物引起或诱导正常细胞发生恶性转化并发展成为肿瘤的作用。具有致癌作用的物质称为致癌物（carcinogen）。致癌作用中的"癌"既包括恶性肿瘤，也包括良性肿瘤。迄今发现的可诱发良性肿瘤的化学物均有引起恶性肿瘤的可能。环境中的致癌物可以是物理性（如电离辐射）、化学性（如石棉、镉）或生物性（如黄曲霉毒素）的污染物。近30多年来的肿瘤流行

病学研究发现，环境因素在致癌方面占有主导位置，人类癌症有 80% ～ 90% 由环境因素引起。在引起癌症的环境因素中，化学性因素最为重要，大约占 80%。

环境化学致癌物的分类　可根据致癌证据的可靠性或作用机制进行分类。

依据证据的可靠性分类　国际癌症研究机构（IARC）自 20 世纪 70 年代起，开始对化学物的致癌作用进行评价，其分类方法仅与一种化学物致癌性证据的充分性（证据权重）有关，并不涉及其致癌活性大小及其机制。

至 2012 年，IARC 已对超过 900 种的物质进行了致癌性综合评估（包括物理因素、生物因素、生产过程、职业接触等）。IARC 根据化学物对人类和对实验动物致癌性的资料，以及与实验系统和人类有关的其他资料（包括癌前病变、肿瘤病理学、遗传毒性、结构—活性关系、代谢和动力学、理化参数及同类的生物因子）进行综合评价，将环境因子和类别、混合物及暴露环境与人类癌症的关系分为下列 4 组：①组 1，对人类是致癌物。对人类致癌性证据充分者属于本组，共计 108 种物质。②组 2，对人类极可能或可能是致癌物，又分为两组，即组 2A 和组 2B。组 2A 对人类很可能（probably）是致癌物，指对人类致癌性证据有限，对实验动物致癌性证据充分，共计 64 种。组 2B 对人类是可能（possible）致癌物，指对人类致癌性证据有限，对实验动物致癌性证据并不充分；或指对人类致癌性证据不足，对实验动物致癌性证据充分，共计 271 种。③组 3，现有的证据不能对人类致癌性进行分类，共计 508 种。④组 4，人类可能非致癌，目前仅有己内酰胺一种。

根据致癌作用机制分类　可分为遗传毒性致癌物及非遗传毒性致癌物。

遗传毒性致癌物　致癌物进入细胞后与 DNA 结合，引起基因突变或染色体结构和数目的改变，最终导致癌变。由于其作用靶部位是机体的遗传物质，故称为遗传毒性致癌物。遗传毒性致癌物有以下几种：①直接致癌物，不需代谢活化可直接与遗传物质作用而诱导细胞癌变。这类化学致癌物为亲电子剂，可与细胞大分子的亲核中心发生共价结合，如烷化剂、氧化乙烯、亚硝胺及亚硝基脲等。②间接致癌物，需经过体内或体外代谢活化生成亲电子的活性代谢物才能作用于细胞大分子而发挥致癌作用。大多数化学物属于这一类。机体参与外源性化学致癌物代谢的酶系主要是微粒体混合功能氧化酶系（P-450）。多环芳烃类致癌物苯并［a］芘、芳香胺类、黄曲霉毒素 B 等均属于此类。③无机致癌物，有些无机元素由于其放射性而具有致癌性，如氡、铀、钍、镭等。有些可能是亲电子剂，但有些是通过选择性地改变 DNA 复制的保真性而导致 DNA 改变，如金属镍和铬。

非遗传毒性致癌物　这类致癌物不直接作用于遗传物质，主要有以下几类：①促长剂，本身不能诱发肿瘤，只有作用于引发细胞才表现其致癌活性。如对苯二甲酸、苯巴比妥、滴滴涕（DDT）、氯丹、丁基羟甲苯、雌激素、胆酸等。由巴豆油提取的 12-邻十四烷酰大戟二萜醇-13-乙酸酯（TPA）是目前活性最高的肿瘤促长剂，在促癌试验中常被用做阳性对照。②细胞毒物，能通过诱导细胞死亡引起代偿性增生，以至发生肿瘤。如氮川三乙酸使锌进入肾脏，由于锌的毒性，造成细胞死亡，结果引起增生和肾肿瘤。③免疫抑制剂，如硫唑嘌呤、6-巯基嘌呤等可使动物和人发生白血病或淋巴瘤，但很少发生实体肿瘤。④过氧化物酶体增生剂，指可引起肝脏中的过氧化物酶体增生的各种物质，并可诱发肝肿瘤，如降血脂药氯贝丁酯。⑤固态物质，石棉在人和动物的胸膜表面可引起胸膜间皮瘤，石棉和其他矿物粉尘，如铀矿或赤铁矿粉尘，可增强吸烟致肺癌的作用。移植用材料（塑料、玻璃等）可导致肉瘤形成。⑥助癌物，指单独与机体接触时无致癌性，但在接触致癌物之前接触或与致癌物同时接触可增加肿瘤发生率的一类化合物。如芘在苯并［a］芘致皮肤肿瘤中起助癌作用。助癌作用的机制可涉及增强致癌物的吸收、增强间接致癌物的代谢活化或抑制致癌物的代谢解毒、抑制 DNA 修复等。

遗传毒性致癌物和非遗传毒性致癌物的区分并不是绝对的，有些化学物达到一定剂量时，具有启动剂（遗传毒性）的作用同时也具有促癌剂（非遗传毒性）的活性。

机制 人们对致癌作用机制的研究已有多年历史，但是目前仍未完全阐明。从不同角度形成了多种化学致癌的学说，主要有遗传机制学说和非遗传机制学说。随着分子生物学技术的发展与运用，对致癌作用机制的研究逐渐深入，研究中发现遗传机制和非遗传机制可能是相辅相成的，在致癌作用的不同阶段发挥作用。

遗传机制学说 化学致癌的遗传机制学说认为，化学致癌物进入细胞后作用于遗传物质（主要是DNA），通过引起细胞基因的改变而发挥致癌作用。有关化学致癌的遗传机制学说主要有癌变多阶段学说、亲电子剂学说、体细胞突变学说、癌基因学说等。多阶段学说认为，化学致癌至少包括引发、促长和进展三个阶段。引发和进展阶段涉及细胞基因组的结构改变，而促长阶段依赖于基因的表达改变，不涉及基因组结构的改变。

引发阶段 化学致癌过程的第一阶段，普遍认为引发是化学致癌物本身或其活性代谢物作用于 DNA、诱发体细胞突变的过程，可能涉及原癌基因的活化及肿瘤抑制基因的失活。具有引发作用的化学物称为引发剂（initiator），其作用的靶点主要是原癌基因和肿瘤抑制基因。引发剂大多数是致突变物，没有可检测的阈剂量。引发作用是不可逆的并且是累积的。引发细胞虽发生了遗传性改变，但其表型可能正常，不具有自主生长性，因此不是肿瘤细胞。

促长阶段 引发细胞增殖成为癌前病变或良性肿瘤的过程。具有促长作用的化学物称为促长剂（promoter）。促长剂单独作用不具有致癌性，必须在促长阶段发挥作用，使引发细胞在促长剂的作用下增殖。促长剂通常是非致突变物，存在阈剂量和最大效应，其剂量-反应（效应）关系呈 S 形曲线。促长剂通常影响引发细胞的增殖，使其以相对于周围正常细胞的选择优势进行克隆扩增或使其细胞凋亡相对减少，从而形成良性肿瘤。这些病损多会消退，仅少数细胞发生进一步突变引发恶性肿瘤。促长阶段历时较长，早期有可逆性，晚期为不可逆，因此在促长阶段（特别是在早期）持续给予促长剂是必需的。促长阶段的另一个特点是对生理因素调节的敏感性，衰老、饮食和激素可影响促长作用，许多影响因素本身就是促长剂。

进展阶段 从癌前病变或良性肿瘤转变成恶性肿瘤的过程。在进展阶段，肿瘤获得恶性化的特征，如生长加快、侵袭、转移、抗药性等。这些特征的出现主要与进展阶段的核型不稳定性有关。使细胞由促长阶段进入进展阶段的化学物称为进展剂（progressor），进展剂可以引起染色体畸变，但不一定具有引发活性。

有些化学致癌物同时具有引发、促长和进展的作用，称为完全致癌物。引发、促长及进展三个阶段均可在体内由内源性因素作用引起。

非遗传机制学说 有些具有致癌作用的外源性化学物并不具有与 DNA 相互作用引起突变或基因改变的能力，而是发生一些基因外的变化，这些变化影响基因的调控，使基因出现不正常的关闭和开放。这种调控机制称为非遗传机制，也称表观遗传学机制，主要包括 DNA 甲基化、基因组印记、非编码 RNA 调控等。

非遗传毒性致癌物促进细胞分裂增殖的机制多种多样，可能的机制有：①具有细胞毒性的致癌剂可引起细胞变性坏死，细胞释放出的物质具有刺激细胞分裂增殖的作用；②激素的失调可导致肿瘤的发生，可能与其通过细胞内相应的受体刺激细胞分裂有关；③免疫抑制剂可降低机体对癌前细胞的监视和清除能力。

环境化学致癌物评价 主要为了确定被评价的环境化学物有无致癌性、致癌作用强弱以及致癌机制等（参见致癌试验）。 （秦宇）

致畸作用 (teratogenesis) 能作用于妊娠母体，干扰胚胎的正常发育，导致先天性畸形的毒性作用。狭义的畸形（malformation）仅指解剖结构上可见的形态发育缺陷；广义的畸形也包括生物化学的、生理功能的和精神行为的发育缺陷。遗传因素和环境因素可引起畸形，在多数情况下，畸形是这两类因素综合作用的结果。

20世纪60年代以前，化学物质的致畸作用未被人们注意到。1959年，西欧一些国家和日本突然出现不少畸形新生儿，截至1962年，这些国家出生的畸形新生儿超过万名，后经流行病学调查证实，主要是孕妇在怀孕后第30天到50天期间，服用镇静剂"反应停"（化学名α-苯肽戊二酰亚胺，又称塞利多米）所致。于是许多国家对一些药物、食品添加剂、农药等农用化学品以及工业化学品，进行了各种致畸作用的研究，并规定上述化学品应经过致畸试验，方可正式使用。我国自20世纪70年代起也开始了对农药、食品添加剂、防腐剂和各种环境污染物的致畸研究，并把致畸试验列为农药和食品添加剂毒性试验的内容之一。现已肯定环境污染物中甲基汞对人有致畸作用。从动物实验中发现，有致畸作用的还有西维因、敌枯双、艾氏剂、五氯酚钠和脒基硫脲等。

机制 一般认为有以下几种可能：①环境污染物作用于生殖细胞和体细胞的遗传物质DNA，使之发生突变，导致先天性畸形。生殖细胞突变有遗传性，体细胞突变无遗传性。②生殖细胞在分裂过程中出现染色体不分离的现象，即在细胞分裂中期成对染色体彼此不分开，形成染色体畸变，从而造成发育缺陷。③核酸的合成过程受破坏引起畸形。④母体正常代谢过程被破坏，使子代细胞在生物合成过程中缺乏必需的物质，影响正常发育等。

致畸作用评价 见发育毒性试验。

（魏红英）

致突变试验 (mutagenic test) 检测外源性化学物致突变性的试验。基因突变和染色体畸变的检测可直接反映外源性化学物的致突变性，是评价化学毒物致突变性唯一可靠的方法。许多试验所观察到的现象（如染色体分离异常）并不反映基因突变，而仅反映致突变过程中发生的其他事件。因此，将致突变试验的观察终点称为遗传学终点。目前已有的致突变试验中能反映的遗传学终点有4种，即基因突变、染色体畸变、染色体组畸变和DNA原始损伤。遗传毒性试验在方法上与致突变试验一致。通过此类致突变或遗传毒性试验，可以：①评价外源性化学物的遗传毒性；②对致癌物质进行初筛，是人类预防癌症的重要手段；③可对环境毒物进行污染监测。

原则 每一种遗传毒性试验都是以一定的遗传学终点作为遗传毒性作用的指标，目前还没有一种试验能同时涵盖4种遗传学终点，而且每一种试验都有其局限性，下表列出了21种短期遗传毒性试验的灵敏度和特异度参数。为了尽可能防止在预测外源性化学物致癌性及遗传危害性中出现的假阴性结果，需要联合应用多种致突变试验。一般情况下，组合试验应用得越多，结果出现假阴性的概率越低，但假阳性率会相应增加，若不加选择地增加试验项目，则并不一定能提高预测的可靠性。而且方法过多也会增加费用，延长时间。有研究表明，各种致突变试验之间的结果有时可互相补充，但在通常情况下是一致的。

21种短期遗传毒性试验的灵敏度和特异度参数

试验名称	敏感度	特异度*
Ames（鼠伤寒沙门氏菌回复突变）试验	0.612	0.806
非程序性DNA合成试验（UDS）	0.612	0.806
微核试验	0.836	(0.5)
中国仓鼠V79细胞特异性基因突变试验	0.781	(0.5)
黑腹果蝇性连锁隐性致死试验	0.836	0.806

续表

试验名称	敏感度	特异度 *
姐妹染色单体交换试验	0.890	0.667
中国仓鼠卵巢细胞特异性基因突变试验	0.781	(0.5)
枯草杆菌（Bacillus subtilis）修复试验	0.906	0.500
乳仓鼠肾细胞（BHK21）转化试验	0.906	0.800
叙利亚地鼠胚胎细胞转化试验	0.906	0.667
DNA 修复试验（应用真核细胞系统）	0.890	(0.5)
体外哺乳动物细胞遗传学试验	0.890	0.667
小鼠前列腺细胞转化试验	0.890	(0.5)
小鼠胚胎成纤维细胞（C3H10T 1/2）转化试验	0.890	(0.5)
小鼠淋巴瘤（L5178Y）细胞特异性基因突变试验	0.836	(0.5)
小鼠胚胎成纤维细胞（BALB/ c-3T3）转化试验	0.781	(0.5)
宿主介导致突变试验	0.757	0.800
大肠杆菌（E. coli）DNA 修复试验	0.836	(0.5)
应用体液进行的致突变试验	0.757	(0.5)
大肠杆菌（E. coli）WP$_2$ 回复突变试验	0.612	0.857
小鼠特异性位点试验	0.333	(0.5)

*：当特异度参数无法获得时，取 0.5 代之。

在进行外源性化学物的致癌性及遗传危害性评价时，具体选哪些试验应根据受试物的特性、分布、用途和使用范围，其他毒理学试验及毒代动力学资料，技术水平以及管理部门的要求等来确定。其基本原则是：①一组可靠的试验系统应包含所有四种遗传学终点。②实验材料应包括病毒、细菌、真菌、培养的哺乳动物细胞、植物、昆虫及哺乳动物等。一般认为配套实验应有多种进化程度不同的物种，如原核细胞、低等和高等真核细胞；在不同系统发育的多种生物体的致突变性更具说服力。③体内试验和体外试验配合，体内试验更接近实际暴露，但是不易控制；而体外试验简便易行，可以对机制进行解释，但生物转化及解毒等方面可能与实际情况不同。应相互补充，综合考虑。④在预测可遗传的危害时，应包括体细胞及性细胞的试验。

种类 包括以下几方面。

基因突变试验 主要包括细菌回复突变试验和小鼠精子畸形检测试验。

细菌回复突变试验 以营养缺陷型的突变体菌株为试验系统，观察受试物引起其回复突变的作用。常用的菌株有组氨酸营养缺陷型鼠伤寒沙门菌和色氨酸营养缺陷型大肠埃希菌，最常用的为鼠伤寒沙门氏菌回复突变试验，又称 Ames 试验，是由美国加州大学 Ames 教授于1975 年建立的一种微生物检测致突变物的方法。由于该方法简单、快速、精确而又灵敏，是目前检测基因突变最常用的方法之一。Ames 试验的方法可分为点试验法、平板掺入法和培养平板掺入法。其基本原理都是利用鼠伤寒沙门氏菌（Salmonella typhimurium）的组氨酸营养缺陷型菌株（his_）发生回复突变的性能来检测被检物质是否具有致突变性。试验用的菌株可在致突变物作用下，灵敏而特异地由组氨酸缺陷型突变株回变成野生型。因此，当受试物存在致突变性时，试验用菌株回变为野生型，可在组氨酸营养缺陷型培养基上自行合成组氨酸而使细菌生长增多；若受试物无致突变性，则突变型菌株无法在缺陷型培养基上生长，只有少数自发回变菌落可生长，从而可明确判断受试物是否具有致突变性。

小鼠精子畸形检测试验 是检查受试物能否使与精子形成有关的基因发生突变或某些染色体重排，造成精子畸形的一种试验方法。该试验可检测多种类型的化学物质对精子生成和发育的影响，是被公认的检测受试物对生殖细胞致突变作用的标准体内试验方法。精子畸形指精子形态的改变和畸形精子数量的增多。

染色体畸变分析 也常称为细胞遗传学试验，可分为体外试验和体内试验，包括对体细胞和生殖细胞的分析。

染色体畸变试验 用体外培养的细胞，如中国仓鼠卵巢细胞系（CHO）或中国仓鼠肺细胞系（CHL），观察细胞在化学致突变物作用下，染色体形态、结构和数目的改变，这种称为哺乳动物培养细胞染色体畸变试验。也可采用体内骨髓细胞进行染色体畸变分析。其原理是由于染色体数目和形态在有丝分裂中期的细胞中用显微镜最易观察，故染色体畸变分析多在有丝分裂中期的细胞中进行。向培养中的细胞依次加入细胞刺激剂（活化酶 S9）、受试物或对照物，培养 18 ~ 22 h，进入细胞增殖周期，获得大量的有丝分裂细胞。在细胞收获前经秋水仙碱处理，阻断微管蛋白的聚合，从而抑制细胞分裂时纺锤体的形成，使处于分裂间期和前期的细胞停留在中期，提供足够的观察样本。细胞经过低渗处理，细胞膨胀，染色体均匀散开，便于观察。一般能观察到染色体断裂、断片、无着丝粒环、环状染色体和染色体碎片等。对于染色体数目异常需在染毒后经过一次细胞分裂才能发现，但此时一些不稳定染色体畸变往往消失。所以，在试验中应安排不同时间多次取样进行观察。

体外微核试验 微核是染色体片段或者整条染色体在细胞分裂过程中未按正常程序进入细胞核而滞留在细胞质中的染色质小体。微核试验即通过观察微核的形成情况检测断裂剂及非整倍体诱发剂的遗传毒性。非整倍体诱发剂可引起染色体和纺锤体联结发生障碍或纺锤体功能受损，导致染色体不分离或形成滞后染色体，滞后染色体最终形成微核。而断裂剂诱发染色体断裂时，如断裂不发生重接可以产生无着丝粒断片，无着丝粒断片在细胞分裂期无纺锤体的牵引，不能被包在子核中而形成微核。可用于微核检测的细胞很多，现已建立微核检测的细胞有哺乳动物类细胞（骨髓细胞、肝细胞、肺细胞、脾细胞、淋巴细胞、红细胞和皮肤细胞等）、非哺乳动物细胞（鱼红细胞、蟾蜍红细胞等）和植物细胞（蚕豆细胞、紫露草花粉母细胞等）。

目前常用的微核试验包括：①骨髓多染红细胞微核试验，是最常用的微核试验。当成红细胞发展为红细胞时，主核排出，成为多染红细胞，这些细胞保持其嗜碱性约 24h，然后成为正染红细胞并进入循环的外周血中。在主核排出时，微核可留在胞浆中，并维持一定的时间。试验动物可选用大鼠和小鼠，最常用的是小鼠。不同化学物诱发微核形成的高峰时间各异，应通过预试验确定取材的最适时间。②胞质阻滞法微核试验，因诱变物作用于靶细胞导致微核形成需要经过一次细胞分裂，为了排除细胞分裂速度不同对微核形成的影响、提高微核试验的灵敏度，发展了胞质阻滞微核试验，即在体外细胞微核试验中，将细胞阻滞法用于染色体中标记第一次分裂的细胞，细胞阻滞可以更多地累积第一次分裂的细胞，如加松胞素 B 可使胞质分裂受阻，形成双核细胞，从而表明所观察的细胞确实已经过一次有丝分裂。若受试物为染色体断裂剂或纺锤体损伤物就可能使双核细胞中出现一个或多个微核。因此，观察双核细胞来计数其微核发生率可提高结果的准确性。最常用的是淋巴细胞，但也可以是其他哺乳动物细胞。

姐妹染色单体交换试验 检测一条染色体的两个姐妹染色单体间的 DNA 交换的短期试验。姐妹染色单体交换（sister chromatid exchange，SCE）代表 DNA 复制产物在显性同源位点的相互交换。尽管对交换的分子机制了解不多，但是交换过程大概包括 DNA 断裂和重组。姐妹染色单体交换检测需要一些标记姐妹染色单体的不同方法，可以通过将溴脱氧尿嘧啶核苷（BrdU）掺合到染色体 DNA 中并持续两个细胞周期来实现。DNA 复制是半保留复制，经过一次有丝分裂后，仅在新合成的互补链中有 BrdU 掺入，此时两条染色单体的掺入情况是一样的。再经过一次有丝分裂，两条染色单体就会出现 BrdU 掺入的不同，一条单体中两条 DNA 链均有 BrdU 掺入，而另一条则仅一条 DNA 链中有 BrdU 掺入，在光镜下观察到差异。姐妹染色单体交换试验可用细胞株或人外周血淋巴细胞，体内试验可用骨髓细胞或睾丸生殖细胞进行。

显性致死试验 突变物可引起哺乳动物生

殖细胞染色体畸变，以致不能与异性生殖细胞结合或导致受精卵在着床前死亡，或导致胚胎早期死亡。根据受孕率、总着床数、早期和晚期胚胎死亡率，与对照组动物的上述指标比较，进行统计分析，以评定此受试物的致突变性。

DNA 损伤检测 可通过 DNA 链断裂和体细胞重组等试验检测直接产生基因突变核细胞死亡的遗传和细胞毒性效应，也可通过 DNA 加合物、非程序性 DNA 合成等间接反映 DNA 损伤，如采用 DNA 修复合成试验。

DNA 修复合成试验又称程序外 DNA 合成试验。正常细胞需要经过细胞周期才能达到增殖的目的。细胞周期包括间期和分裂期。间期分为 DNA 合成前期（G_1 期）、DNA 合成期（S 期）、DNA 合成后期（G_2 期）。分裂期（M 期）分为前期、中期、后期和末期。正常的 DNA 复制在 S 期是按固定程序进行的，故称为程序性 DNA 合成。当 DNA 损伤时，若能诱导 DNA 修复合成，则修复合成发生在正常复制合成的 S 期以外，故称为程序外 DNA 合成。它是细胞所具有的对 DNA 损伤的一种修复能力。程序外 DNA 合成试验旨在检测受试物有无引起 DNA 损伤及启动修复合成机制的能力。用分离或培养的细胞，加入受试物处理，再加入标记的 DNA 合成原料，如标记的脱氧胸腺嘧啶核苷（^{3}H-胸苷）。如果受试物引起 DNA 损伤，在 S 期外发生 DAN 修复合成，则 ^{3}H-胸苷可掺入新合成的 DNA 中。根据测定 ^{3}H-胸苷掺入细胞的量来判断受试物是否造成 DNA 损伤。该法经济、快速、操作简单、无须昂贵设备和复杂技术。

结果评定 各种致突变试验都有其特定的观察终点，但试验结束后都面临一个共同的问题，即所取得的数据表示阳性结果或表示阴性结果。在评定结果为阳性或阴性之前，应首先检查试验的质量控制情况。致突变试验的质量控制是通过盲法观察、阴性对照和阳性对照的设立进行的。

阳性结果和阴性结果的判断 在任何一种遗传学终点生物学试验中，当试验组与对照组的差别有统计学意义并有剂量-反应（效应）关系时可判为阳性结果，也有人认为具备前者即可判为阳性。如仅有低或中、低剂量与阴性对照组之间差异显著，而高、中剂量没有时，则应排除各种影响高或高、中剂量不造成显著性差异的因素，或考虑是否因剂量-反应（效应）关系曲线的特殊形式所致；若是此原因，则应在最高观察值的剂量之下，再补设染毒剂量。当各剂量组的观察值与阴性对照组差异均不显著时，可判断为阴性结果。但应排除以下几种可造成假阴性的因素，如因各剂量间距过大造成漏检，或受试物毒性过大，引起动物死亡或靶细胞生长抑制或形态改变而影响观察。

结果的重复性 无论是阳性结果还是阴性结果，都要求有重复性。在不同时间甚至地点，先后试验获得的结果相同（误差最好不超过 10%），注意不是同时进行的平行样品。结果的重复性是最好的判定阳性或阴性的证据。

（魏红英　秦宇）

zhitubian zuoyong

致突变作用 （mutagenesis） 外源性化学物对细胞核中的遗传物质造成的能随细胞分裂过程而传递的损伤作用。突变是致突变作用的后果，指遗传结构本身的变化及变异，包括从一个或几个 DNA 碱基对的改变（基因突变）到染色体的结构及数目改变（染色体畸变）。环境中存在的可诱发突变的因素很多，包括化学因素（各种化学物质）、物理因素（如电离辐射、高温、低温等）和生物因素（如病毒感染），其中化学因素存在最广泛，人们接触机会最多，在环境致突变作用中占有最重要的地位。

类型 突变的基础是遗传物质 DNA 的改变。根据 DNA 改变牵涉范围的大小，将这种遗传损伤分为基因突变、染色体突变和基因组突变三大类。

基因突变 基因中 DNA 序列的变化。由于这种改变通常限制在一特定的位点，故称为点突变（point mutation）。因点突变在光学显微镜下无法观察到，传统的研究基因突变方法是通过给予致突变物，观察表型的改变。随着生化技术的发展，目前可以通过核酸杂交、DNA测序等方法测定。基因突变有碱基置换、移码突变、整码突变等基本类型。

碱基置换　　DNA序列某一碱基被其他碱基取代。在碱基置换中，DNA的一对碱基（如G：C）被另一对碱基（如A：T）所取代，称为转换；如果是嘌呤换成嘧啶，或者嘧啶换成嘌呤，称为颠换。DNA分子的碱基置换，会引起mRNA密码子的改变，导致编码氨基酸的信息发生变化。若碱基置换改变了编码氨基酸的信息，使其他氨基酸代替了原本的氨基酸，则称为错义突变。错义突变可能引起基因功能的改变，也有可能并无影响，它取决于替代的特定氨基酸及其在蛋白质一级结构中所处的位置。而由于遗传密码的兼并性，这种突变后转录的mRNA编码若仍是原来的氨基酸，则称为同义突变。若突变的结果使编码氨基酸的密码子变成终止密码子，则称为无义突变。在无义突变中，基因产物是不完全或是无功能的。

移码突变　　会发生一对或几对（3对及3对的倍数除外）的碱基减少或增加，以致从受损点开始碱基序列完全改变，形成错误的密码，并翻译成为不正常的氨基酸。在移码突变中，基因产物有明显的改变，因为在突变点之后，mRNA的每个三联体均已改变，引起明显的表型效应，因此移码突变较易成为致死性突变。

整码突变　　又称密码子的插入或缺失，指在DNA链中增加或减少的碱基对为一个或几个密码子（3个及3的倍数个碱基），此时基因产物多肽链中会增加或减少一个或几个氨基酸，而此部位之后的氨基酸序列无改变。

染色体突变　　又称染色体畸变，指染色体结构的改变。可用光学显微镜检查适当细胞有丝分裂中期的染色体来发现。细胞学检测可发现染色体断裂及由断裂所致的各种重排。染色体畸变可分为染色单体型畸变和染色体型畸变，前者指组成染色体的两条染色单体中仅一条受损，后者指两条染色单体均受损。大多数化学断裂剂诱发单链断裂，仅有少数断裂剂可引起双链断裂。染色单体型畸变在经过一次细胞分裂后，会转变为染色体型畸变。

染色体或染色单体受损发生断裂后，可形成断片，断端也可重新连接或互换而表现出各种类型的畸变，主要有缺失、倒位、易位和重复。缺失是指染色体上的片段发生了丢失。倒位是指染色体或染色单体发生两处断裂后，其中间节段旋转180°后再重接。如被颠倒的是有着丝点的节段，称为臂间倒位；如被颠倒的仅是长臂或短臂范围内的一节段，称为臂内倒位。易位是指两个非同源的染色体发生断裂后，互相交换染色体片段。若交换的染色体片段长度相等，则为平衡易位。重复是指在一套染色体里，一个染色体片段出现不止一次。上述四种畸变是稳定的，可通过细胞分裂传给子代。而其他染色体畸变，如双中心粒染色体、环状染色体及各种其他不对称重排等，均为不稳定的畸变，通常会由于丧失重要的遗传物质或有丝分裂的机械障碍导致细胞死亡。

基因组突变　　基因组中染色体数目的改变，也称染色体数目畸变。每一种属的机体中各种体细胞所具有的染色体数目是一致的，而且成双成对，即具有两套完整的染色体组（或基因组），称为二倍体。生殖细胞在减数分裂后，染色体数目减半，仅具有一套完整的染色体组，称为单倍体。在细胞分裂过程中，如果染色体出现复制异常或分离出现障碍就会出现细胞染色体数目异常的现象，包括非整倍体和整倍体异常。

非整倍体　　增加或减少一条或几条染色体。这是细胞在减数分裂或有丝分裂时，受诱变剂作用无规律染色体分离的结果。例如，唐氏综合征就是由于21号染色体多了一条，即有三条21号染色体引起的。

整倍体　　染色体数目的异常是以染色体组为单位的增减，如形成单倍体、三倍体、四倍体等。染色体分离障碍或细胞核分裂与细胞分裂不同步都可能形成多倍体。在正常人及动物的肝细胞中可见到多倍体的存在，肿瘤细胞及人类自然流产的胎儿细胞中可能有三倍体细胞存在，但若生殖细胞发生了整倍体改变，则几乎都是致死性的。

机制　外源性化学物引起基因突变和染色体突变的靶点主要是 DNA，而导致非整倍体及整倍体的靶点主要是有丝分裂或减数分裂器，如纺锤丝等。

DNA 损伤、突变　基因突变和染色体畸变的基础是 DNA 的改变。外源性化学物引起 DNA 损伤和突变的机制很复杂，不同化学物可通过不同的方式作用于 DNA，引起的突变也各不相同。已知的主要作用机制有：①碱基类似物对正常碱基的取代。一些外源性化学物与 DNA 碱基的结构相似，当这些化学物存在时，可与正常碱基竞争性结合，引起碱基配对特性的改变，进而引发突变。②亲电性化学物与 DNA 分子共价结合形成加和物，而不同化合物与 DNA 的作用位点不同，引起的 DNA 改变不同，诱发的突变也不同。③碱基的化学结构改变或破坏。有些化学物可对碱基产生氧化作用，从而破坏或改变碱基的结构，有时还引起 DNA 链断裂，这些物质主要改变核苷酸的化学组成，其作用与 DNA 复制无关。④大分子嵌入 DNA 链。一些具有平面环状结构的化学物可以非共价结合的方式嵌入核苷酸链之间或碱基之间，引起碱基对的增加或缺失，从而导致移码突变。

非整倍体及整倍体的诱发　非整倍体和整倍体是由于染色体分离异常而产生的，主要包括细胞分裂过程的改变如纺锤体的异常，微管蛋白的合成、聚合和功能异常，着丝粒及与之有关的蛋白质作用异常，极体复制与分离异常，以及同源染色体的联合配对和重组等。

DNA 的修复　环境因素引起的各种类型的 DNA 损伤，并不一定表现为突变，因为生物体具有各种 DNA 损伤的修复及耐受机制。正常情况下，DNA 受损后，机体利用其修复系统对损伤进行修复，如果 DNA 损伤能被正确无误地修复，突变就不会发生。然而，损伤修复机制具有饱和性；此外，机体对某些类型损伤的修复效力不高。若没有被修复的损伤维持到下一个复制周期，则有可能影响依赖 DNA 多聚酶的 DNA 复制的精确性，从而引起基因突变。所以，环境致突变作用表现为"遗传机制损伤—损伤修复—突变"的作用模式。

后果　突变对于体细胞和生殖细胞的作用不同。对体细胞的影响仅能在直接接触该物质的个体身上表现出来。对生殖细胞则不仅影响该个体，还会遗传到下一代。

体细胞突变　体细胞突变与肿瘤、衰老、动脉粥样硬化及畸形均有关，体细胞突变与癌变的相关性尤为明显。致癌作用机制在多个学说中都与突变有关。其中，最直接的就是体细胞突变学说。大量研究也发现，化学物的诱变作用与其致癌作用存在着很大的相关性，在损伤修复缺陷的人群中，癌症发病率明显较高。肿瘤细胞遗传学分析发现，白血病、淋巴肉瘤及其他实体瘤中，存在有缺失、易位、倒位等染色体畸变，在一些肿瘤细胞中有特异的非整倍性改变。而癌变的多阶段学说也认为，癌变的启动阶段需要体细胞的突变。癌基因学说认为癌症的发生与原癌基因突变活化及肿瘤抑制基因的突变失活有关。

诱变剂通过胎盘作用于胚胎的体细胞后，可以干扰胚胎的正常生长、发育过程，使胎儿出现形态、结构的异常或生长发育迟缓，甚至导致流产和死胎。这种作用与作用于生殖细胞引起的畸变不同，前者目标为胎儿的体细胞，不可遗传，后者则为可遗传的改变。

生殖细胞突变　生殖细胞的突变后果通常较严重，可造成死胎、生殖发育缓慢、畸胎等情况。生殖细胞的非致死性的突变将会遗传给后代，且会在下一代表现出来，有些可能会通过世代传递、选择过程而在人群中固定下来，增加人类的遗传负荷。

致突变作用的评价　通过致突变试验进行。目前已建立了 200 多种试验方法，其中常用的有 20 余种。　　　　　　（秦宇）

中毒 （poisoning） 见毒性作用。

中毒性肺水肿 （toxic pulmonary edema）
多种外源性化学物引起的肺泡和肺间质过量水
分淤积的临床综合征，是中毒导致的呼吸系统
损害的常见急症之一。

病因 可分为两大类。一是环境因素，包
括毒性气体类，如氨气、盐酸、三氯化磷、氯
磺酸、二氧化硫、氟、溴、溴化烷、甲醛、镉
蒸气及有机氟化物的裂解气等；金属与类金属
的化合物如氧化铜、羰基镍、硒化氢等；有机
磷农药和有机氟农药等。二是药物因素，包括
麻醉剂、磺胺、青霉素、肼苯达嗪、阿司匹林
和苯妥英钠等。

发病机制 当各种病因引起肺毛细血管内
液体外溢超过了淋巴管的引流流能力时，会导致
肺间隙积液过多，形成肺水肿。中毒性肺水肿
的发病机制主要有：①肺泡壁通透性增加，吸
入各种酸雾或酸根、氧化剂等，有较大腐蚀及
氧化作用，可直接破坏肺上皮细胞，肺泡被损
伤后液体外渗；此外，这些酸雾、酸根和各种
强氧化剂，可破坏肺表面活性物质，使肺泡壁
通透性增加，促使液体外渗，最终导致肺水肿。
化学性因素常由该机制引起肺水肿。②肺毛细
血管通透性增加。化学性毒物及其代谢产物可
直接作用于毛细血管使其破损。

这些物质对机体造成损害后，机体产生的
各种反应可继发性地促成肺水肿的发生，主要
包括肺毛细血管静水压升高、肺毛细血管胶体
渗透压降低和肺淋巴血管回流障碍。各种中毒
所导致的缺氧可刺激下丘脑，引起周围血管收
缩、血液重新分布，导致肺血容量增加、肺毛
细血管静水压升高，中毒既可并发左心功能衰
竭也可并发肺水肿。中毒导致肾功能衰竭、尿
蛋白增加，肝损害可导致蛋白合成障碍和消化
道吸收障碍，进而导致低蛋白血症，使肺毛细
血管胶体渗透压降低，促使肺水肿形成。中毒
物质通过神经体液因素引起淋巴管功能障碍

时，也可导致肺间质液体潴留。

临床表现 病人有急性中毒史或有中毒并
发症如心力衰竭、休克、肾功能衰竭等表现。
典型肺水肿尤其是化学性肺水肿的临床表现分
为以下三个阶段。

肺间质水肿期 吸入毒物后，出现咳嗽、
胸部刺痛，经数小时或 1~3 天的潜伏期后可出
现肺水肿。临床表现为焦虑不安、头昏头痛、
胸闷、呼吸急促、心率增快和恶心呕吐。体检
时可发现两肺呼吸音粗糙或呼吸音低，尚无啰
音，无或轻度发绀。

肺泡水肿期 表现为严重情绪紧张、烦躁
不安、呼吸困难、剧烈咳嗽，咳出大量白色或
粉红色泡沫痰，严重者痰液可自鼻腔溢出。体
检见危重病容、端坐呼吸、血压下降、皮肤苍
白、鼻翼扇动、口唇发绀、大汗淋漓、喘鸣和
三凹征等。开始在两中下肺可闻及细小湿啰音
并随体位改变而变化，进一步发展则呈两肺满
布大的中水泡音，有时可伴有哮鸣音。病变晚
期可出现休克，严重者可由于呼吸循环衰竭而
死亡。

恢复期 部分氯气、氟化氢、氮氨化物、
氟中毒者可发生纵隔气肿、气胸、胸腔积液；
二氧化氮中毒者可发生二次呼吸困难，出现阻
塞性细支气管炎。治疗 1~2 周后病人开始
恢复。

诊断 根据病人有急性中毒史或药物接
触、服用、注射史，出现呼吸困难、端坐呼吸、
咳嗽、咳泡沫样痰、进行性发绀、肺部广泛湿
啰音，胸部 X 线检查可见间隔线，并见弥漫绒
毛样阴影或蝶翼状阴影，可做出中毒性肺水肿
诊断。胸部 X 线检查呈肺水肿征，在排除心源
性和其他原因所致肺水肿可能后，可诊断为中
毒性肺水肿。

防治措施 主要包括预防和治疗两方面的
内容。

预防措施 环境因素引起的急性中毒性肺
水肿，多因意外事故所致的毒气泄漏等引起。
首先应采取措施消除或降低环境中有毒物质的
浓度，加强通风或密闭操作，或采用特异性化

学物处理有毒气体，如采用石灰处理含氯废气，采用引燃法降低空气中硫化氢的浓度等。此外，应选用针对性的耐腐蚀防护用品进行个体防护。吸入刺激性气体的病人有可能发生肺水肿，对高危者应予以预防性治疗。绝对休息、给予激素及吸氧可达到防止肺水肿发生或减轻病情的目的。

治疗原则　急性中毒发生后应立即采取排毒、解毒措施，尽快解除肺水肿的致病因素。治疗主要包括病因治疗、肺水肿治疗和纠正脱氧，在治疗过程中补氧、输血、输液必须严格掌握用量和速度。病因治疗中，如光气、氯气中毒可用2%碳酸氢钠雾化吸入；有机磷农药中毒应及时洗胃，并用阿托品与胆碱酯酶复能剂；氮氧化合物中毒用异丙肾上腺素和地塞米松雾化吸入；吗啡中毒可用纳洛酮。继发于休克、心力衰竭、感染的肺水肿、肾功能衰竭者应积极治疗原发病。肺水肿的治疗主要是促进液体的吸收和减少液体的渗漏，包括保护肺细胞、增加血浆渗透压、消除肺内水肿液、降低肺毛细血管压、控制感染、利尿脱水及加强护理和监护等。一般情况下，中毒性肺水肿预后较好，其症状常于有效治疗后数小时内消失。病人的预后与中毒病因能否逆转、治疗是否及时有密切关系。重症病人可由严重低氧血症或多器官功能衰竭而死亡。　　（魏红英）

zhongduxing ganbing

中毒性肝病　（toxic hepatopathy）　外源性物质引起的急、慢性肝脏损害。引起中毒性肝病的外源性物质可分为两类：一是肝性毒物，指以肝脏为靶器官或以肝脏为靶器官之一的毒物；二是非肝性毒物，此类物质严重中毒后，使肝脏负荷增加，连同机体的缺氧和/或内环境稳态失衡等可引起中毒性肝病。引起中毒性肝病的毒物以肝性毒物为主。

病因　常见引起中毒性肝病的肝性毒物有环境因素和药物因素两大类。①环境因素。包括：环境污染因素，如汽车排放的尾气、气雾剂的广泛使用、农药的广泛使用以及工业"三废"及塑料废物等，可造成大面积的环境污染，从而可直接或间接地引起肝损伤。职业环境中的有害因素，常见的为各种有机化合物和金属等。以上两类的主要有害物质包括氯代烃类、苯的氨基与硝基化合物、有机磷类、金属和类金属及其化合物及二甲基甲酰胺、苯肼、百草枯、氯萘、乙醇和醛类等。生物毒素，如黄曲霉毒素、杂色曲霉素、青霉素、毒蕈的肝毒素、有毒的蛋白苍耳甙、蜂毒、蛇毒和鱼胆毒等。②药物因素。已知能引起肝损害的药物多达150余种。药物性肝损害分为可预测性和不可预测性两大类，前者与药物剂量有关，后者一般与剂量无关，属特异质反应（如异烟肼、磺胺药、氯丙嗪和甲基多巴等），可能与个体遗传因素有关。

发病机制　肝性毒物引起肝损伤的机制主要包括肝细胞脂肪变性、肝细胞坏死和胆汁淤积性肝损伤。

肝细胞脂肪变性　肝性毒物进入机体后，一方面，可干扰脂质从肝细胞排出，造成肝细胞内脂肪堆积；同时化学毒物刺激机体，使儿茶酚胺大量增加，脂肪组织发生脂解作用，血液中大量游离的脂肪酸向肝脏转移而致甘油三酯在肝内沉积。另一方面，毒物引起的机体脂肪酸氧化利用障碍可进一步加重脂肪在肝内的沉积。

肝细胞坏死　肝性毒物引起肝细胞坏死的机制尚未完全阐明。实验研究表明，化学毒物致肝细胞坏死的过程可分为两个阶段。

氧化-抗氧化稳态失衡阶段　多数肝脏毒物进入机体后，一方面使体内自由基形成增多，通过强氧化作用引起毒效应；另一方面毒物的活性代谢产物与细胞内的抗氧化剂作用，使其失去活性，机体抗氧化防御系统的作用减弱，机体出现氧化-抗氧化稳态失衡。

氧化应激损伤阶段　机体生成的活性产物未能立即被抗氧化系统有效地清除，在细胞内与生物分子产生反应，包括膜脂质过氧化、细胞内钙稳态失调和大分子共价结合等。膜脂质过氧化使细胞膜的稳定性和结构破坏，使膜的流动性和通透性改变；膜的微黏度增加，细胞各种膜结构和亚细胞器受损，细胞能量产生受阻；细胞内合成酶释出，加重细胞的损伤；膜电位改变，膜通透性增加，引起细胞内钙稳态失调。未被细胞内抗氧化系统清除的活性代谢产物，易与各种大分子如 DNA、RNA、蛋白质、多糖等共价结合，引起大分子结构和生化特性的改变。以上反应之间相互联系，严重时皆可形成细胞重度病变，最后导致肝细胞死亡。

胆汁淤积性肝损伤 涉及肝实质细胞或影响胆汁分泌功能（或两者同时受累）的肝损伤，可导致隐匿性肝损伤加重，甚至引起慢性肝损伤。胆汁淤积性肝损伤的发生机制包括直接作用和间接作用。有些毒物可直接作用于肝细胞，干扰和破坏肝细胞的代谢结构，导致胆汁淤积，出现肝内胆栓，形成胆汁淤积性肝损伤。间接作用指有些毒物自身或其代谢产物对肝细胞正常代谢产生干扰，进而影响胆汁分泌功能。

其他 缺氧、蛋白质缺乏、抗氧化系统的缺陷等因素可加重毒性物质对肝细胞的损伤。某些外源性化学物或其代谢产物可与肝特异蛋白质结合成为抗原，造成肝细胞损害；肝脏毒物的联合作用对各物质的肝脏毒性也有明显的影响，如甲醇、乙醇、异丙醇等都可增加四氯化碳、三氯乙烯等氯代烃对肝脏的毒性作用。

临床表现 中毒性肝病的临床表现、严重程度和转归取决于致病物质的种类、剂量、侵入途径、个体因素、联合致病因素及预防和治疗措施，常分为急性和慢性两种。

急性中毒性肝病 可分为肝病型、多系统损害型和隐匿型，但这种分型也是相对的，在病程中可以相互转化。急性中毒性肝病发病前有较大量肝脏毒物接触史，多数病例在接触毒物 1~15 天内发病，少数可长达 1 个月。健康状况不佳或原有肝病者患病后，病情往往较重，并可使原有疾病加重。临床表现轻重不一，从一过性肝功能异常，到可引起致命的急性弥漫性肝坏死。急性肝中毒中以肝损害为主要临床表现的肝病型较为多见。无黄疸者症状相对较轻，此型的重症表现与重症肝炎相似，通常由大量肝细胞坏死引发暴发性肝衰竭所致。除此之外，尚有急性中毒引发多系统损害型，其肝损害仅为多系统损害之一，以合并神经系统损害、肾脏损害及急性溶血较为多见。隐匿型多以其他系统损害为主，肝损害轻微，易被忽略，较多为非肝毒性毒物急性或亚急性中毒所致。

慢性中毒性肝病 可出现乏力、食欲减退、恶心、上腹饱胀或肝区疼痛等症状；肝脏肿大、质软或柔韧、有压痛。患者初筛肝功能试验或复筛肝功能试验异常。重者可有血清白蛋白持续降低、肝硬化或肝性肾病的表现。

诊断 根据毒物接触史、确切的肝病临床表现和实验室检查，结合现场卫生学与流行病学调查，以及动态观察资料等，综合分析，做好鉴别诊断，判明肝脏疾病确由所接触的毒性物质引起，方可做出中毒性肝病的诊断。如同时出现毒物所引起的其他系统损害的表现，则对病因诊断有重要参考意义。鉴别诊断主要包括病毒性肝炎、特发性自身免疫性慢性活动性肝炎、代谢性肝病和胆道疾病等肝损害。

防治措施 主要包括预防和治疗两方面的内容。

预防措施 人们接触各种天然和人工合成的肝毒性物质的机会越来越多，尽量减少与各种毒物接触的机会对预防中毒性肝病的发生至关重要。此外，应了解化学物质的毒性，避免误用或误食；在职业场所，应严格工艺流程、加强通风换气及个体防护，防止毒物对工作环境的污染及个体的暴露，减少各种中毒性肝病的发生。

治疗原则 中毒性肝病发生后应终止毒物接触或停药，之后及早进行病因治疗，对有特殊解毒剂或对抗剂的毒物可选用其解毒剂或对抗剂，以促进毒物的排泄或拮抗其毒性作用；重症暴发性肝衰竭可考虑血液灌流、药用炭吸附治疗。此外，病人应尽量卧床休息，给予富含维生素、易消化的清淡饮食；静注或静滴葡萄糖、维生素 C 等。针对全身及其他系统损害情况，予以其他合理的治疗。对重症中毒性肝病的治疗应按重型肝炎的治疗原则进行，在治疗中注意防治肝性脑病、积极治疗脑水肿和肺水肿，及时发现和治疗低血钾、低血糖、低血压、血管内凝血、继发感染、大出血和肝肾综合征等；对于病情恶化者须积极抢救，可考虑采用人工肝治疗。急性中毒性肝病治愈后，如继续接触肝脏毒物，易引起再次中毒或转为慢性中毒性肝病，应及早预防。 （魏红英）

zhongduxing guge jibing

中毒性骨骼疾病 （toxic osteopathy） 外源性物质引起的急慢性中毒所致的骨骼病变，主要表现为关节痛和运动障碍。

特点 先有药物或毒物所致的消化系统、神经系统、呼吸系统等功能紊乱或障碍，后缓慢出现骨骼系统异常，如氟中毒、重金属（铅、镉等）中毒引起的骨病变。此外，患者牙齿和骨骼均有改变，可有斑点状齿、骨皮质增厚、骨显著硬化、肌腱附着部有骨化和骨瘤样增生、关节变性和骨软化等表现。

常见中毒性骨骼疾病 引起中毒性骨骼疾病的病因多为化学性因素，以各种重金属类物质为主，这些物质既可由环境污染引发骨病变，也可因职业因素致中毒性骨骼疾病。此外，还有药物中毒性骨骼疾病，但相对较少见。

氟骨症 见氟骨症。

铅中毒性骨病 铅中毒的原因很多，如环境中工业、交通业的废水、废气，家庭室内装修用的各种油漆、涂料等均含有铅。儿童接触含铅油漆玩具、文具等物品，并通过直接进食或吸吮手指等造成铅中毒，甚至发生中毒性骨病。

临床表现 一次性摄入大量或长期摄入含铅物质，可引起铅中毒。过量的铅进入人体后，在骨骺与骨干融合前，主要潴留于干骺端，X线上显示密度增高的带状阴影；若骨骺与骨干已融合，铅则散布于整个骨骼内，故X线不能显示。X线检查主要适用于婴儿或儿童铅中毒。婴儿或儿童铅中毒性骨病的X线检查表现为在长骨干骺端可见一密度增高、边缘规则的线状或带状阴影，为铅潴留所致，称铅线或铅带。随着骨骼生长，铅线逐渐移向骨干。如果摄入含铅物质是间歇性的，则铅线可呈分层排列的横行条纹，扁平骨也可显示此征象。职业环境中长期接触铅的工人可出现中毒性骨病。接触铅工龄长的中、老年工人表现为肥厚性骨质疏松和骨硬化，接触铅工龄短的年轻人仅表现为肥厚性骨质疏松，而无骨硬化。慢性铅中毒性骨病的发病机理被认为与甲状腺功能亢进引起的骨组织脱钙及胰岛素含量降低引起的骨组织吸收作用增强等有关。

防治措施 铅中毒性骨病通过大量补钙可防治，在膳食上应鼓励儿童多喝牛奶、多吃豆制品等含钙量高的食物；此外，补锌能降低人体铅的含量。应慎用驱铅药，即使铅含量过高必须驱铅时，也尽可能用非药物驱铅，否则可能适得其反。降钙素可能对慢性铅中毒有疗效。

镉中毒性软骨病 镉盐经饮水等途径进入人体，可发生急、慢性中毒，从而引起镉中毒性软骨病等。镉中毒主要由食入被含镉工业废水污染的大米所致，少数由饮用含镉污水引起。镉中毒性软骨病的机制可能是镉和蛋白形成复杂的化合物，并与成骨细胞膜上的特异性受体结合，随后沿离子通道进入细胞内，抑制成骨细胞活性，从而抑制成骨作用。

临床表现 镉中毒性软骨病的临床表现是进行性骨溶解，伴有剧烈疼痛，可有肌肉瘫痪、肌萎缩、肌张力降低、肌肉和关节感觉障碍，发生感觉性共济失调，可导致病理性骨折。X线检查可见尺骨、桡骨、胫骨和腓骨远端骨质疏松。病理检查表现为骨小梁萎缩、溶解，成骨细胞减少等。

防治措施 包括消除镉污染和减少人群暴露两方面，主要措施包括治理环境和职业场所的镉污染，定期对职业人群进行体检，减少人群的经口镉摄入等。

药物中毒性骨病 指药物中毒所致的骨骼病变，包括维生素D和维生素A过多所致的骨病变。维生素D中毒的危害主要是高钙血症、异位性钙化及纤维性骨炎。若疑诊维生素 D 过量引起中毒性骨病，应立即停药，限制钙和维生素 D 摄入。维生素 A 摄入过多仅在慢性中毒时才能导致骨骼病变，可出现长骨肌肉连接处疼痛，伴肿胀，多累及尺骨、桡骨和胫骨，偶发生于肋骨，伴局部软组织肿胀，有压痛，但无局部发热发红体征，亦见于颅骨和枕骨处。确诊后应立即停服维生素 A 制剂，停用后症状多在 1~2 周内消失，骨骼病变恢复较慢，需 2~3 个月。此类骨病完全可以预防，关键在于严格掌握维生素 A、D 的适应证和用药剂量，防止滥用。长期服用鱼肝油制剂时，应提防维生素 A 过量。在治疗维生素 D 缺乏性佝偻病时，采用单纯维生素 D 制剂更适用。（魏红英）

zhongduxing naobing

中毒性脑病（toxic encephalopathy） 由多种外源性化学物、毒素或感染因素引起的认知减退、痴呆、昏迷、惊厥发作及运动障碍等中枢神经系统毒性作用。中毒性脑病可影响脑组织的氧和能量物质的代谢，抑制酶的活性，影响神经递质或受体的功能，或改变细胞膜的稳定性，严重时可导致神经元的变性或死亡。

病因 中毒性脑病的病因可分为环境因素和药物或毒品类因素两大类。环境因素包括：①化学物质，如一氧化碳、酒精、甲醇、某些重金属、阳离子或卤族元素化合物等；②感染因素，主要是细菌感染如败血症、肺炎、痢疾、伤寒、猩红热和白喉等，其次是流感病毒、副流感病毒、合胞病毒、腺病毒等引起的感染，多见于儿童。这些因素引起的损伤可累及大脑皮层、白质、基底节、颅神经、脊髓、外周神经或神经肌肉接头等。药物或毒品类因素包括阿片类、可卡因类、安非他明类和镇静催眠剂等。

常见中毒性脑病 不同中毒因素引起的中毒性脑病的表现特征、诊断和治疗等差别较大，分别介绍如下。

化学物中毒 常见的有一氧化碳中毒、酒精中毒和甲醇中毒。

一氧化碳中毒 由一氧化碳引起血液中的碳氧血红蛋白升高，进而引起脑组织缺氧而造成的脑损伤。当碳氧血红蛋白含量达到 25%~30% 时，显示中毒症状。一氧化碳中毒对大脑皮层的损害最为严重，可导致脑组织软化、坏死，出现视野缩小、听力丧失等。深度中毒者出现惊厥和脑水肿。临床表现有头痛、意识障碍及昏迷等。如抢救不及时，极易导致死亡，重者存活后也易留有各种神经系统后遗症。在一氧化碳中毒后的恢复期，12%~50% 的病人可有为期 2 天到 2 个月的"假愈期"，此后再次出现各种神经精神症状，称为急性一氧化碳中毒后迟发性脑病；表现为行为异常、认知障碍和缄默等，神经体征可见肌张力异常、舞蹈样动作、静止性震颤、癫痫发作和意识障碍等。随着症状的逐步改善，病人的脑电图及临床智能水平逐渐恢复。

对一般中毒较轻者，只需离开污染区，到空气新鲜的地方，就会很快好转，无须特殊处理。对中毒较重者，应立即将中毒者移到新鲜空气处，注意保暖和安静，如有呕吐物应清除，以防阻塞呼吸道。严重中毒时，可行输新鲜血液使人体很快得到氧合血红蛋白，迅速改善组织缺氧，在输血过程中，注意防止肺水肿发生；严重缺氧呼吸困难者，如有条件，可在高压氧舱内进行治疗。脑水肿时可用高渗脱水剂、利尿剂和激素治疗等。如呼吸衰竭应立即进行人工呼吸，或气管插管人工加压给氧，直至出现自主呼吸。

酒精中毒 酒精属微毒类，是中枢神经系统抑制剂，可影响大脑皮层、小脑活动、延髓运动中枢和抑制呼吸中枢，严重者可导致呼吸或循环衰竭。急性酒精中毒的机制与代谢性酸中毒、糖异生受阻等引起的低血糖有关。酒精中毒依次可表现为兴奋期、共济失调期和昏迷抑制期。重症患者可发生轻度酸碱失衡、电解质失常、低血糖和肺炎等。轻型患者一般无须治疗，重症患者应迅速催吐或洗胃，兴奋躁狂者可用安定肌注，避免用吗啡、苯巴比妥类等对呼吸系统有抑制作用的药物。

慢性酒精滥用可引起一系列神经精神症状，包括认知障碍、记忆力减退、人格改变、共济失调和痴呆等。病理改变可有脑萎缩、皮层和小脑变性、白质脱髓鞘病变或脑梗死等。酗酒者伴发癫痫的亚急性脑病，临床可出现多灶性神经损害和反复癫痫发作（部分性发作或全身强直—阵挛发作）。慢性酒精依赖者在戒断时可出现躁狂、谵妄、震颤、幻觉及惊厥发作。

甲醇（工业酒精）中毒 甲醇进入人体后被分解为甲醛和乙酸。甲醛对视网膜细胞有严重毒性作用，可导致不可逆的失明；乙酸可引起代谢性酸中毒，并可阻断细胞的氧化过程，这两种情况都是造成中枢神经毒性的原因。急性甲醇中毒主要见于大量吸入甲醇蒸气或误服等情况。中毒早期呈醉酒状态，可出现视觉障碍、头痛、头晕、无力、步态蹒跚和共济失调等症状，严重时可有癫痫发作、昏迷甚至死亡。急性中毒以 1% 碳酸氢钠洗胃。有条件者早期做血液透析，以清除体内甲醇。

其他化学物质中毒 急性或慢性化学物质中毒有些源于环境因素，有些是人为因素或误服。某些重金属、阳离子或卤族元素的化合物可通过与酶蛋白的巯基结合而产生抑制作用或阻断代谢过程，引起包括中枢神经系统在内的全身多系统中毒。

感染性脑病 以急性细菌或病毒感染为主要病因。感染引起的中毒性脑病的发病机制尚不完全清楚。目前认为主要是人体对感染及其毒素的一种免疫反应，而不是病原体的直接侵入所致，炎性介质的作用、缺氧、水电解质紊乱等多种因素也与中毒性脑病的发生有关，最终导致毒血症、代谢紊乱和脑水肿。脑组织的病理改变表现为弥漫性脑水肿，表现为毛细血管扩张、点状出血，同时大脑皮质神经细胞出现变性、固缩、染色体溶解等，严重者可出现软脑膜充血、水肿、静脉瘀血或血栓形成等。

感染性脑病大多于急性感染疾病的前三天内发生，有的患儿在急性感染起病后数小时发生，多见于 2～10 岁的儿童，婴儿期少见。患儿可有严重头痛、呕吐、高热、烦躁不安和谵妄乃至昏迷，常有惊厥发作，多为全身性强直样发作或全身性强直—阵挛样发作，持续时间可长可短。此外，常有阳性锥体束征、瞳孔异常、肢体瘫痪、失语等，可有明显脑膜刺激征。一般轻症者多可恢复，但有的可长期出现注意力不集中、学习能力降低、行为异常和性格改变等现象。重症患者可有不同程度的听力减退、视力障碍、智能减退、颅神经麻痹、单瘫或多肢瘫及其他精神障碍。部分患儿可从昏迷转为去大脑强直状态或去皮质状态。

感染中毒性脑病多于原发病起病后发生，在诊断为该病之后必须抓紧对原发疾病的治疗，如选择抗生素治疗细菌性感染、病毒唑和用干扰素治疗病毒性感染等。除此之外，针对患儿发热、缺氧、呕吐、头痛等不同症状，应采取相应的对症治疗措施，减轻患儿痛苦和促进疾病康复。此外，退热降温、预防或治疗惊厥、减轻脑水肿等对生命的维持和健康的恢复同等重要。如治疗不及时，可导致死亡或严重后遗症。急性期后，如遗留重要的神经功能缺损，应积极予以治疗。

（魏红英）

zhongduxing shenjingbing

中毒性神经病（toxic neuropathy） 由环境及职业因素、生物毒素及药物等引起的神经系统结构和功能障碍性疾病。在工农业生产中接触神经毒物不注意防护时，即有可能引起职业性中毒性神经病，而中毒性神经病也是许多药品不良反应的表现之一。

病因 中毒性神经病的病因大致可分为三大类。一是环境及职业因素，包括重金属和类金属铅、汞、砷、铊，有机溶剂如丙烯酰胺、正己烷、甲基正丁基甲酮、二硫化碳、氯丙烯，有机磷农药如磷酸三甲苯酯、溴苯磷、丙胺氟磷、敌百虫及敌敌畏等。二是生物毒素，如肉毒杆菌毒素、白喉杆菌外毒素、破伤风杆菌外毒素、河豚毒素、毒蛇毒素（金环蛇、银环蛇和海蛇）、蝎毒和蜘蛛毒等。三是药物因素，如化疗药、一些抗生素、抗病毒药和心血管药等均能对周围神经产生损害。

常见中毒性神经病 不同物质引起的中毒性神经病的临床表现、诊断和治疗均有所差异。

环境及职业因素 常见的因素包括铊、砷、铅、汞、有机磷和丙烯酰胺等。

铊中毒 铊盐曾被作为灭鼠剂和杀虫剂，目前铊中毒常见于误食或被故意投毒，也可见于工业生产和实验室环境下的低剂量慢性中毒。铊中毒引起远端对称性多发性神经病，病理上以大纤维的轴索缺失为主，长的神经末端先出现变性，随后累及小的无髓神经纤维。感觉症状较运动异常严重。依据中毒的量和持续时间将铊中毒分成急性中毒、亚急性中毒和慢性中毒。急性铊中毒的典型体征是脱发，甚至秃发，多发生在中毒后15～39天，但这些体征并无特异性，可以不出现，尤其在中毒早期；其恢复常常是不完全的，缺氧性损伤常导致遗留的中枢神经系统功能障碍。急性多发性神经病缓慢恢复后常遗留感觉缺失。亚急性铊中毒约一周出现神经病症状，进展缓慢。慢性铊中毒见于小剂量长期的毒物接触，其神经病症状表现与亚急性铊中毒相似。亚急性多发性神经病预后较好，停止接触铊后10周头发可能重新生长，神经病症状约6个月可恢复。

铊中毒的诊断主要通过检查血、尿、头发、指甲的铊含量而得知。有时血中含量不能反映整个人体内铊的负荷，检测组织中铊含量更为可靠。神经生理检查中神经传导研究可见运动神经传导速度轻度减慢，感觉神经动作电位（sensory nerve action potential，SNAP）波幅降低等。鉴别诊断主要与砷中毒区别。另外，急性起病时，应注意与急性炎症性脱髓鞘性多发性神经病相区别。诊断后可给予药用炭、普鲁士蓝和泻剂促进胃肠道铊的排出；给予氯化钾和利尿剂有助于铊从尿中排出。

砷中毒 急性砷中毒后很快会出现严重的消化道症状，心动过速，低血压，循环衰竭，甚至死亡；同时可出现一系列神经系统症状如躁动、谵妄、抽搐、嗜睡或昏睡以至昏迷等。

中毒1～3周后，出现多发性神经病的表现，也可出现皮肤改变和骨髓抑制。电生理检查无脱髓鞘改变，脑脊液蛋白可显示正常。慢性中毒可在接触砷化合物数月以至数年后发生。在神经病症状出现前皮肤改变非常显著，如指甲的白色横纹、皮肤过度角化、色素沉着、黏膜刺激征等；多发性神经病以各种感觉障碍为主，手足烧灼感或麻木，触之疼痛，关节位置觉减退；肌无力轻，且局限于最远端肌肉。

砷中毒的诊断不难，主要依据毒物接触史，典型临床表现，尿、头发和指甲中砷含量增高等。电生理表现为典型的远端感觉运动轴索神经病的特征。急性口服中毒者宜洗胃，导泻，保持水、电解质平衡。特效解毒剂为二巯基丙醇，可以促进砷的排泄。但通常多发性神经病和中枢神经系统症状均不能完全恢复。

铅中毒 此型神经病较少见，成人常为职业接触性慢性铅中毒，如含铅颜料、油漆或蒸气接触。铅中毒常表现为上肢支配伸肌的运动神经纤维受累，造成桡神经麻痹、腕下垂和伸指功能障碍。儿童铅中毒很少产生神经病，通常导致铅中毒性脑病。铅中毒引起神经病变的病理通常为轴索变性，可继发髓鞘改变、前角细胞肿胀和染色质溶解。铅在神经内聚集，有可能对施万细胞或毛细血管内皮细胞产生毒性，引起水肿。

铅中毒性神经病的诊断要点包括接触史，典型而又局限的运动神经受累，铅中毒的其他表现如贫血、骨髓中红细胞嗜碱性点彩、牙龈出现铅线、腹部绞痛和便秘等，尿铅和血铅含量增多。若患者体内铅水平较低时，在给予静脉注射EDTA-二钠钙后24 h尿铅排出量为用药前的两倍则提示有铅中毒。发现中毒后的处理主要是停止铅接触，使用青霉胺、EDTA-二钠钙等药物促进血和骨髓中铅的排出。

汞中毒 可由无机汞和有机汞引起，后者更具危险性，其中甲基汞化合物可引起严重的神经系统症状。典型病例见于20世纪60年代日本九州岛水俣湾附近的居民发生的水俣病。各种汞中毒均可影响周围神经，接触汞蒸气后产生急性多发性神经病，常先出现上呼吸道的刺激症状，而被误认为是上呼吸道感染。其他可表现为神经衰弱综合征或类运动神经元病的症状。发病后一般选择青霉胺和二巯丁二钠等药物。

有机磷中毒　有机磷引起的多发性神经病多在毒物接触后 7～21 天表现出来，又称神经后发症。多由双脚麻木伴灼痛开始，之后双手也出现同样症状，接着手脚运动失灵，在 1～2 个月内症状达高峰；四肢瘫痪以手足为重，呈共济失调步态；踝反射减低或消失，但其他部位反射改变与中枢神经系统病变有关。四肢呈套式感觉过敏或减退，手足多汗或干燥，发凉，指（趾）皮肤菲薄或粗糙，损害严重者常导致残疾。急性期以阿托品和解磷定治疗为主，早期应用大剂量激素、B 族维生素和神经营养药物可能有助于预防和减轻多发性神经病后发症。

丙烯酰胺等有机溶剂中毒　丙烯酰胺是造纸和染料生产中所用的有机溶媒，具有中等神经毒性，但因可在神经组织中蓄积，常造成对中枢和周围神经的损害，以粗大有髓纤维轴索损害为主，是一种中枢-周围远端型轴索病。急性中毒时出现皮肤水疱，慢性、小剂量接触时表现为疲乏、头晕、四肢麻木疼痛、吞咽困难、精神障碍及括约肌麻痹等。肌电图可见神经源性损害，感觉神经动作电位波幅下降。其他六碳结构的工业溶剂如正己烷、甲基正丁基甲酮中毒常表现为远端对称性感觉运动性轴索神经病，以感觉障碍为主。

生物毒素　肉毒杆菌毒素和河豚毒素引起的中毒性神经病较为典型。

肉毒杆菌毒素中毒　肉毒杆菌毒素由肉毒杆菌在厌氧条件下产生，是目前已知毒素中毒性最强的毒素，食后引起肉毒中毒，如不及时治疗，病死率较高。肉毒杆菌毒素是一种嗜神经生物毒素，严重者可因呼吸麻痹、衰竭而死亡。该毒素能与神经肌肉接头的突触前膜结合，抑制乙酰胆碱的释放，使肌肉发生失神经支配现象。该病的直接致病因素是肉毒杆菌的毒素，所以抗毒血清是唯一的特效治疗用药，

用药后可收到显著疗效。若已诊断或疑为该病且距进食毒素时间尚短，则可用苏打水、高锰酸钾溶液洗胃并灌肠，以促使毒素排出。病人应绝对卧床休息，注意保暖并补充各种维生素。

河豚毒素中毒　见有毒动植物食物中毒。

药物因素　药物引起的中毒性神经病可以通过早期停止用药或减少剂量，使神经症状得以恢复或终止发展。大多数药物性神经病是轴索性感觉运动多发性神经病，具有典型的逆向性死亡退行性变的特点。药物中毒后减少剂量或停止用药后，患者在几个月内症状会逐渐改善，严重者应辅以其他对症支持治疗措施。

（魏红英）

中毒性肾脏损害　（toxic renal damage）多种外源性毒物通过呼吸道、消化道或皮肤进入机体后，直接或间接引起的以肾小管上皮细胞坏死和肾功能不全为特征的肾脏损害。肾脏可以是中毒的唯一靶器官，也可以是多个受损器官之一。

病因　引起中毒性肾脏损害的毒性物质很多，大多数存在于环境中，并对环境造成污染，按照物质的类型可分为四种。①类金属、金属及其盐类，如铅、镉、汞、铋、砷、铀、金、铊、铍、铬、重铬酸钾和硫酸铜等。②有机化合物类，如氯仿、四氯化碳、四氯乙烯、三氯乙烯、环氧丙烷、乙二醇、乙烯乙二醇、二硝基乙烯二醇、丙烯乙二醇、六氟二氯丁烯、六氟丙烯、三氟乙烯、硫酸二甲酯、苯、甲苯、苯的氨基和硝基化合物、硝酸甘油等。③无机化合物类，如砷化氢、一氧化碳、硫氰酸盐、硫化氢、二硫化碳、亚硝酸盐等。④农药类，如有机磷、有机氯、有机汞、氯乙酰胺和百枯草等。

发病机制　外源性毒物引起中毒性肾脏损害的机制分为直接毒性和间接毒性两种。

直接毒性　某些原浆毒物如重金属（砷、汞、铋、铬等）盐类对肾脏具有直接毒性作用，当毒物从肾脏排泄时，可通过影响肾小管

上皮细胞膜脂质的表面活性，改变其通透性及载体转运功能，或与细胞酶的活性基团结合，影响细胞的氧化还原过程及干扰酶系统的正常功能，从而能直接造成肾小管上皮细胞的损害；某些有机化合物中毒时，可引起肾组织及肾间质的水肿，影响肾内血液循环，造成肾小管上皮细胞损害。

间接毒性 包括缺氧、脱水、溶血等引起的继发性肾损伤。中毒伴发的缺氧可使血管通透性改变，引起大量体液渗透至组织间隙，导致血容量减少，致使肾缺血。某些患者因剧烈的呕吐、腹泻等往往容易脱水，严重时可导致酸中毒、休克及肾缺血。砷化氢和硝基苯等引起溶血和血红蛋白变性的毒物，可引起血红蛋白尿阻塞肾小管，某些药物结晶也可阻塞肾小管，最终造成肾小管细胞的变性和坏死。

此外，某些外源性毒物作为抗原进入体内，可刺激机体产生抗体，发生免疫反应而损害肾脏。如某些重金属可与蛋白结合成复合抗原，通过免疫反应在肾小球基底膜生成金属-蛋白免疫复合物沉积于肾脏，使肾小球毛细血管受损，通透性增高，发生肾小球肾炎或肾病综合征。毒物在肾小球的沉积使肾脏更易受免疫性疾患的影响。

临床表现 急性中毒性肾脏损害，按临床表现可分为轻、重两型。毒物长期作用或急性中毒性损害迁延未愈者可发展为慢性中毒性肾脏损害。

轻度肾脏损害 为一过性肾脏损害，临床经过不典型。一般尿量无变化，但肾区可有压痛和叩击痛。中毒后病人出现血尿、蛋白尿以及管型尿，一周左右恢复正常。

重度肾脏损害 除中毒症状外，主要表现为肾功能不全和肾功能衰竭。临床上可表现为少尿性和非少尿性两种类型。少尿性急性肾功能衰竭先有中毒引起的相关表现，其后突然发生少尿或无尿，同时伴有水肿、高血钾、代谢性酸中毒和高血压等，可发生心力衰竭和继发性感染。少尿期一般历时两周左右，严重者可能更长。如能度过少尿期，则进入多尿期，水肿逐步消退，血压恢复正常，血尿素氮和肌酐浓度逐渐降低，2~3周后尿量恢复正常。进入恢复期后，肾小球滤过率可恢复正常，但肾小管功能则恢复较慢。非少尿性急性肾功能衰竭的病人尿量可无明显减少甚至增多，而氮质血症却十分明显，但是往往持续时间较短，水中毒、肺水肿、心力衰竭等发生率亦较低，预后较好。

慢性肾脏损害 轻者预后良好，重者因肾硬化或肾功能不全而预后不良。除有头昏、乏力、食欲不振等一般症状外，经不同的时间后可出现水肿、尿量减少、蛋白尿和管型尿，并可出现糖尿和氨基酸尿；血、尿等生物材料中毒物及其代谢产物的含量增高。

诊断 急性中毒性肾脏损害的诊断依据包括毒物接触史，某种毒物中毒的特有症状，肾脏损害的临床表现，血、尿等生物材料中毒物及其代谢产物的含量测定。慢性中毒性肾脏损害一般多为职业因素，有确切的职业接触史或中毒史，有肾功能不全的临床症状；而劳动卫生调查以及同工种发病的资料对诊断有参考价值。

防治措施 尽量减少与各种毒物接触的机会是预防中毒性肾脏损害的根本措施。此外，加强宣传教育，避免日常生活中的误食误用，以免引起急性中毒；在职业场所，采取各种措施防止毒物对工作环境的污染是减少各种中毒性肾脏损害发生的关键。

中毒性肾脏损害的治疗包括病因治疗、对症治疗和支持治疗。在治疗的同时，应立即脱离毒物接触，对可经皮肤吸收的毒物应脱去污染衣物，并用肥皂及清水洗净皮肤；有消化道侵入情况者，应立即进行洗胃，而后需静卧保暖休息。病因治疗应积极针对原发病采取有效的治疗措施，如使用特效解毒剂和络合剂，以尽可能减少肾脏损害。针对重度以下中毒性肾脏损害患者除上述处理外，还可采取血液净化和利尿等措施。抗氧化剂、钙通道阻滞剂、血管紧张素转换酶抑制剂等细胞干预措施有助于延阻病情进展，但需早期应用。对重度中毒的患者应积极采用血液净化疗法，以防治尿毒症、高钾血症和水中毒等。

（魏红英）

中毒性心肌病 （toxic cardiomyopathy）

有毒化学物质损伤心脏，导致心肌形态结构病变和心肌泵血功能、自律性或传导性等生理功能减退的疾病。中毒性心肌病需与冠状动脉粥样硬化、高血压、心脏瓣膜病、先天性心脏病或心包疾病等相鉴别。

病因 多为环境因素，可分为以下几类：①刺激性气体，如氯气、氨、光气、二氧化氮、硫酸二甲酯、氯甲酸甲酯、氟化氢、磷化氢、有机氟、三氯化磷、氯甲酸、甲胺和羰基镍等；②窒息性气体，如硫化氢、氰化物、一氧化碳、甲烷、氮和二氧化碳等；③类金属及其化合物、金属，如砷及砷化物、汞、铅、钴、铊、锑和钡等；④有机溶剂，如苯、甲苯、四氯化碳、二硫化碳和汽油等；⑤卤代烃类，如四氯乙烯、三氯乙烷、环氧乙烷、氯乙烯、氯乙烷、溴乙烷、溴丙烷和氯仿等；⑥高铁血红蛋白形成剂，如亚硝酸盐和苯胺等；⑦农药，如林丹、滴滴涕、甲拌磷、内吸磷、对硫磷、敌敌畏、灭蚜净、杀扑磷、乐果、甲胺磷（注：我国已禁用，但环境中的残留仍会引发健康问题）和敌百虫等；⑧其他，如苯酚、叠氮化钠、氟乙酸、烯丙胺、硼烷、黄磷、乙基汽油和铬酸酐等。

发病机制 具有心肌毒性的物质对心肌造成的损伤可有直接和间接两种作用方式。各毒物可能同时具有直接毒性和间接毒性，但以其中一种为主。

直接心肌毒性 主要包括三种机制。一是抑制心肌内有关酶的活性，干扰心肌代谢及能量生成，造成心肌 Na^+、K^+ 潴留，磷酸酯酶激活，花生四烯酸类代谢物及氧自由基大量生成，损伤心肌。如砷、锑、钡、有机汞等可直接引起心肌浑浊肿胀、脂肪变性，损害心肌细胞的正常生理功能；二氟一氯甲烷裂解气中毒者可见广泛的心肌纤维变性，并有肌原纤维和横纹消失的现象。二是增加心肌对肾上腺素的敏感性而致心脏功能紊乱，常见于有机溶剂、卤代烃类、氟卤烷烃和有机氯农药等中毒。三是直接破坏心肌细胞结构或干扰其传输功能，

常见于芳烃化合物、环氧化物、硼烷、烯丙胺、卤代烃化合物和羰基镍等中毒。酒精、药物中毒和放射性因素引起的扩张性心肌病变，可导致左右心室收缩期泵血功能受损，心脏扩大，常出现心衰。

间接心肌毒性 主要包括引起血钾增高或降低，明显影响心肌的生理功能，如钡、锂等均可导致低血钾；影响血液的携氧能力，间接损害心肌，如一氧化碳、氰化物、硫化氢和氮气等；引起神经介质代谢紊乱，导致心肌功能障碍，如有机磷农药中毒；引起溶血，如砷化氢和硝基苯；形成高铁血红蛋白，如苯胺和硝基苯，从而间接损害心肌。

临床表现 急性发病者有乏力、心悸、胸闷、心前区隐痛和呼吸短促等，重症病例有呼吸窘迫、端坐呼吸、发绀、四肢湿冷和脉搏细数等。慢性发病者有乏力、胸闷、心悸、心界扩大和心功能减退的表现，可伴有心律失常，严重者有肺瘀血和肺水肿等表现。大多数中毒性心肌损害，经治疗后能够痊愈，一般不留后遗症。但部分患者可由急性转为慢性，逐渐出现进行性心脏扩大、心肌纤维化、心功能减退等并发症。不同的毒物所致的临床表现有所差异。

砷与砷化氢中毒 砷可直接作用于心血管系统。在急性砷中毒后 24 h 内常发生休克。病人极度烦躁不安，有周围循环衰竭的表现，如血压下降、心音低钝、脉细速，常伴有心律不齐，可持续 3~7 天。重度砷化氢中毒者会出现大量溶血现象，尿量明显减少继之尿闭，血钾增高，心动过速或过缓，常常伴有心律不齐，病人常因心力衰竭、严重休克及肾功能衰竭而死亡。

钡中毒 误服可溶性钡盐中毒可造成严重的心肌损害和心功能异常，出现心动过速，频发的或多源性期前收缩、二联律和三联律，多源性室性早搏，心房扑动或颤动，传导阻滞和心脏停搏等。严重者可出现严重的心律失常，如各种异位心律、房室传导阻滞、心室颤动甚至心搏骤停。职业性慢性钡中毒者中有部分工

人有心脏传导功能的障碍，如束支传导阻滞和室内传导阻滞。

锑中毒 非职业性锑中毒性心肌病以酒石酸锑剂中毒最为常见，主要表现为各种心律失常及心电图异常改变，如出现频发性期前收缩、二联律、阵发性室性心动过速等，严重时可出现心室纤颤、阿-斯综合征；心电图表现 T 波（心室复极化）低平或倒置、Q-T 间期（心电图中从 QRS 波群的起点至 T 波的终点，代表心室除极和复极的全过程所需的时间）延长。锑化氢可引起溶血继而引发中毒性心肌病，可出现高血钾的心电图改变。职业性锑剂中毒时常有原发性 T 波改变，心律不齐，心音减弱，心电图 ST 段（QRS 波群 J 点至 T 波开始，代表心室复极的初始阶段）变化很小和 Q-T 间期延长。

有机汞中毒 中、重度病例几乎都有心肌损害，严重者表现为心律失常，室性早搏尤为多见，也可出现室性二、三联律，发生心室纤颤时可急骤死亡。一般停止接触后 1~3 年可全部恢复，但束支传导阻滞 3 年后仍存在。

卤代烃与碳氢化合物中毒 这两类毒物能提高心肌对肾上腺素或去甲肾上腺素的敏感性，可使心肌应激性增强，易诱发心律失常，严重者有室性心动过速或心室颤动，导致心搏骤停而猝死。

有机磷中毒 有机磷农药能抑制胆碱酯酶活性，使乙酰胆碱在组织内蓄积，引起心血管系统（以及其他系统）的紊乱。多数表现为心率加快和血压升高，重症者可出现心力衰竭和休克等。有的尚可见低血钾及各种严重的心律失常，甚至出现心搏骤停而猝死。

酒精性心肌病 临床表现常常与扩张型心肌病相似，呼吸困难常在数天或数周内突然出现，伴心脏明显扩大和外周水肿，无心绞痛。此外还有低血压、低胆固醇血症和心动过速，有时有心包积液和 Q-T 间期延长。

其他 刺激性气体可导致化学性肺炎或化学性肺水肿，使肺循环阻力增加，发生严重缺氧，最后导致心肌损害，出现心力衰竭或心律失常等一系列变化。急、慢性一氧化碳中毒的病例均可出现心肌损害及冠状动脉供血不足的心电图改变，如各种类型的心律失常、低血压、束支传导阻滞及房室传导阻滞等。

诊断 诊断要点包括明确的毒物接触史、临床表现及各种有关的实验室检查。在急性中毒病程中，心脏损害的临床表现常可被其他系统损害的症状、体征所掩盖，故必须仔细观察，必要时进行心电图、超声心动图、血管造影、心肌或心内膜活检等检查，以做出确切的临床诊断；同时应注意与先天性心脏病、高血压心脏病、主动脉瓣狭窄、冠心病和原发性心肌病相鉴别。

防治措施 人们在日常的生活中，应尽量避免接触各种毒物的机会，避免误用或误食；在职业场所，应加强工艺改革，防止毒物对工作环境的污染；同时注意通风换气，并加强个体防护，以减少各种中毒事件的发生。

中毒性心肌病的治疗原则为特效解毒、对症支持与心肌病治疗相结合的综合疗法。如金属解毒剂二巯基丁二钠、二巯基丙醇等对锑、砷、汞等均有解毒作用；氢氧化铁具有排砷的作用；硫酸钠和硫代硫酸钠具有排汞的作用；解磷定用于有机磷农药中毒的解毒效果好；同时，可采用催吐、导泻等措施促进口服中毒者尽快排出毒物。对症支持治疗包括患者应绝对卧床休息、避免各种恶性刺激，纠正缺氧，及时输液，维护水、电解质及酸碱平衡。合理的营养可减轻心脏负担和改善全身健康状态。心肌病治疗可选用心肌代谢药如葡萄糖、ATP、三磷酸腺苷（CTP）、辅酶 A、细胞色素 C、肌苷等保护心肌；对急性中毒性心肌损害，可使用糖皮质激素；低分子右旋糖酐、维脑路通或丹参注射液等可改善微循环；有栓塞并发症者可考虑应用抗凝治疗；对于各种心律失常，应选用合适的抗心律失常药；对于出现心衰的患者，首先应去除引起心力衰竭的原因，治疗以休息、限盐和利尿为主。

（魏红英）

zhongduxing xueyebing

中毒性血液病 （toxic blood disease） 短

期内大剂量或长期小剂量吸收源自环境、职业或药物中的血液性毒物，引起的以血液系统损害为主的急性或慢性全身性疾病。病因主要为芳香族氨基硝基化合物、农药、氮氧化合物、亚硝酸盐等有害物质。这些物质可通过局部刺激或腐蚀作用、缺氧、抑制酶的活力或干扰细胞的生理功能等途径对血液系统造成损伤。

常见中毒性血液病 引起中毒性血液病的毒物品种及其毒性各有不同，血液系统的毒性损害和临床表现也有所差异，常见的有异常血红蛋白血症如高铁血红蛋白血症、中毒性再生障碍性贫血、急性中毒性溶血、中毒导致的凝血功能障碍与弥散性血管内凝血等出血异常。其中急性中毒性溶血与弥散性血管内凝血多为重症表现。

高铁血红蛋白血症 亚硝酸盐、苯胺类物质及利多卡因等可引起高铁血红蛋白血症的发生。临床症状以黏膜、皮肤明显发绀（蓝褐色）为特点，程度与缺氧症状不一致；有些致高铁血红蛋白血症的毒物可作用于红细胞珠蛋白的巯基，使珠蛋白变性，形成不可逆的沉淀物，在红细胞内出现包涵体，此时的红细胞脆性增高，易被破坏而发生溶血。多数致高铁血红蛋白血症的化合物与乙醇同时进入机体会有增毒作用，故接触者或中毒者应严格禁酒。一旦发现此病，则应及时清除毒物，给予1%亚甲蓝治疗常可取得较好疗效；发生严重溶血时，应给予糖皮质激素治疗，必要时应输血。

中毒性再生障碍性贫血 因短期内接触较高浓度苯蒸气或噻替哌等抗癌药而引起。患者多为青年女性，病初有头晕、头痛、无力、失眠等症状，之后出现瘀点、瘀斑、鼻出血、牙龈出血等。常因月经量过多而到妇科就诊，致误诊为妇科疾病。患者可因大量出血、继发感染诱发脏器功能障碍而死亡。

急性中毒性溶血 砷化氢、锑化氢与硫酸铜等可引起血管内溶血。芳香族氨基和硝基化合物、苯肼、苯醌、磺胺类药等作用于珠蛋白中的巯基，使珠蛋白变性，变性的珠蛋白沉淀形成圆形或椭圆形、直径 $1 \sim 2~\mu m$ 的颗粒，称为赫恩兹小体。含赫恩兹小体的红细胞胞膜变形，正常结构受损，红细胞膜渗透性增加，容易破损。某些有毒植物如部分毒蕈所含的溶血蕈素，有毒动物排出的蛇毒、蜂毒、蝎毒、蜘蛛毒含溶血因子或溶血素，均可破坏红细胞导致溶血。其他如萘、碲化氢、锑化氢、甲基肼、异丙醇、苯酚、邻苯二酚、某些杀虫剂、二氯丙醇等化学物皆可引起溶血。

以上毒物引起的溶血多于吸入或误食后数小时至数日内发病，主要是贫血症状，如头痛、头晕、气短、乏力、全身酸痛，部分中毒者有发热，可伴有恶心、呕吐、腹痛、腹泻、皮肤与巩膜黄染，尿呈茶色或酱油尿，严重急性溶血性贫血的中毒者由于明显的贫血致脑组织缺氧，可伴不同程度的意识障碍。大量红细胞破坏也会增加肝脏和肾脏的负荷，使肝、肾受损，甚至伴有肝功能异常或急性肾衰竭。

出血异常 有机氯农药、有机溶剂等与血清蛋白结合成抗原，诱导机体产生抗体。抗原-抗体复合物作用于血管壁，可引起过敏性紫癜。汞化合物、金制剂、路易斯毒气、砷化合物等化学物可使小动脉和毛细血管壁受损、通透性增加，导致血浆渗出和出血。急性中毒引起凝血功能障碍时可出现出血倾向，很多毒物如苯、有机氯农药、酚类，以及药物阿司匹林、双嘧达莫、丙咪嗪等可致血小板减少或功能异常而致出血。临床表现以皮肤瘀斑、内脏出血为主，检查可见凝血酶原时间延长。维生素 K_1 治疗有效。急性中毒所致弥散性血管内凝血是急性中毒时大量出血的原因之一，病情危急多见于终末期。

白细胞减少和急性粒细胞缺乏症 氯霉素、氯丙嗪、地西泮、磺胺类等皆可致白细胞减少。急性粒细胞缺乏症多由保泰松、羟基保泰松、甲/丙硫氧嘧啶等引起。临床表现起病急，常伴有全身感染。周围血象中红细胞、血小板计数基本正常；骨髓象中分叶核、杆状核、晚幼粒细胞常缺如，仅见少量原始和早幼粒细胞。

防治措施 尽量减少与各种毒物接触的机会是预防中毒性血液病的根本措施；避免日常生活中的误食误用，以免引起急性中毒；在职业场所，采取各种措施防止职业场所工人的中毒对减少各种中毒性血液病发生也至关重要。治疗主要包括：①病因治疗，控制急性中毒及其并发症对中毒者的损害是治疗成功的关键。②对症治疗，如刺激骨髓造血，促进血细胞生成、抗凝，纠正代谢失衡、低血压或休克等，重症患者必要时给予输血或骨髓移植治疗。③支持治疗，患者应绝对卧床休息、避免各种恶性刺激，及时输液，维护水、电解质及酸碱平衡；合理的营养可减轻心脏负担和改善全身健康状态；对重症者应监护其生命体征，注意血压、脉搏、呼吸、意识状态、尿量等，加强护理，严密观察病情变化。 （魏红英）

zhongshu

中暑 （heatstroke） 在暑热天气、湿度大和无风的环境条件下引起的体温调节中枢功能障碍、汗腺功能衰竭和（或）水、电解质平衡失调所导致的一组疾病。临床上根据发病机制和临床表现，将中暑分为热痉挛、热衰竭和热射病三种类型。上述三种情况可顺序发展，也可交叉重叠。其中热射病的病死率较高。

原因 对高温环境适应不充分是中暑的主要原因。在温度高（>35℃）、湿度较大（>60%）和无风的环境中，长时间工作或强体力劳动，又无充分防暑降温措施时，人体由于缺乏对高热环境的适应而极易发生中暑。此外，重度疲劳、睡眠不足、年老、体弱、肥胖都容易诱发中暑。

发病机制 包括高热环境对机体体温的调节及其他各个系统的影响。

体温调节 正常人的体温一般恒定在37℃左右，是通过下丘脑体温调节中枢的作用，使体内产热和散热处于动态平衡。在通常室温下，人体散热主要靠辐射，其次为蒸发和对流，少量为传导。当环境温度较高时，特别是在潮湿、空气流通不畅的条件下，机体不能通过辐射、传导或对流等方式散热，并且通过汗液蒸发散热也很困难，从而造成热量在体内聚积。此时，体温急剧升高至40℃以上，伴有水、电解质紊乱，引起以中枢神经系统和（或）心血管系统功能障碍为主要表现的急性疾病，即中暑。

高温对人体各系统的影响 中暑损伤主要是体温过高对细胞的直接损伤作用，包括细胞发生酶变性、线粒体功能障碍、细胞膜稳定性丧失和有氧代谢途径中断，最终导致多器官功能障碍或衰竭。主要包括：①中枢神经系统。高热能引起大脑和脊髓细胞的快速死亡，继发脑局灶出血、水肿、颅内压增高和昏迷。小脑细胞对高热反应极为敏感，常发生构音障碍和共济失调。②心血管系统。中暑早期，皮肤血管扩张引起血液重新分配，同时心排血量增加，心脏负荷加重。此外，持续高温引起心肌缺血、坏死，促发心律失常、心功能障碍或心力衰竭，继而引起心排血量下降和皮肤血流减少，进一步影响散热而形成恶性循环。③呼吸系统。高热时，呼吸频率增加和通气量增加，会引起呼吸性碱中毒。④水和电解质代谢。正常人出汗的最大速率为1.5 L/h，热适应后的个体出汗速率是正常人的两倍。大量出汗常导致水和钠丢失，引起脱水和电解质平衡失常。⑤肾脏。由于严重脱水、心血管功能障碍和横纹肌溶解等，可发生急性肾衰竭。⑥消化系统。中暑时的直接热损伤和胃肠道血液灌注减少可引起缺血性溃疡，容易发生消化道大出血。热射病患者发病2~3天后几乎都有不同程度的肝坏死和胆汁淤积。⑦血液系统。严重中暑患者在发病后2~3天可出现不同程度的弥散性血管内凝血。弥散性血管内凝血又可进一步促进重要器官如心、肝、肾的功能障碍或衰竭。⑧肌肉。劳力性热射病患者由于肌肉局部温度增加、缺氧和代谢性酸中毒，常发生严重肌肉损伤，引起横纹肌溶解和血清肌酸激酶升高。

临床表现 依热痉挛、热衰竭、热射病三种类型各有不同。

热痉挛 在高温环境下进行剧烈运动大量

出汗，活动停止后常发生肌肉痉挛。肌肉痉挛的发生与大量出汗后体内钠、钾过量丢失有关。痉挛以四肢肌肉及腹肌等经常活动的肌肉为多见，尤以腓肠肌为最。痉挛常呈对称性，时而发作，时而缓解。患者神志清醒，无明显的体温升高。热痉挛也可以是热射病的早期表现。

热衰竭　常发生于老年人、儿童和慢性疾病患者。多数认为在高温、高湿环境下，皮肤血流的增加不伴有血管收缩或血容量的相应增加，因此不能足够的代偿，导致脑部暂时供血减小而晕厥。表现为多汗、疲乏、无力、头晕、头痛、恶心、呕吐和肌肉痉挛，可有明显的脱水征，出现心动过速、直立性低血压或晕厥。患者体温轻度升高，无明显的中枢神经系统损伤表现。根据病情不同，检查可见血细胞比容增高、高钠血症、轻度氮质血症和肝功能异常。热衰竭是热痉挛和热射病的中间过程，如果治疗不及时，可发展为热射病。

热射病　热射病是一种致命性疾病，主要表现为高热（患者体温可高达40℃以上）和神志障碍。早期受影响的器官依次为脑、肝、肾和心脏。根据发病时患者所处的状态和发病机制，临床上分为两种类型：①劳力性热射病。主要是在高温环境下内源性产热过多引起；多在高温、湿度大和无风天气进行重体力劳动或剧烈体育运动时发病。患者多为平时健康的年轻人，在从事重体力劳动或剧烈运动后数小时发病，约50%的患者大量出汗，心率可达160～180次/min，脉压增大。患者可发生横纹肌溶解、急性肾衰竭、肝衰竭或多器官功能衰竭，病死率较高。②非劳力性热射病。主要是在高温环境下体温调节功能障碍引起的散热减少导致；在高温环境下，多见于居住拥挤和通风不良的城市老年体衰居民。其他高危人群包括精神分裂、帕金森病、慢性酒精中毒及偏瘫或截瘫患者。患者表现为皮肤干红和发热，大多数患者出现无汗，体温高达40℃以上。发病初期表现为行为异常或者癫痫发作，继而出现谵妄、昏迷和瞳孔对称缩小，严重者可出现低

血压、休克、心律失常及心力衰竭、肺水肿和脑水肿。约5%的病例发生急性肾衰竭，可有轻、中度弥散性血管内凝血，常在发病后24 h左右死亡。

诊断原则　根据患者是否暴露于高温环境和主要的临床表现如体温升高、肌肉痉挛、晕厥等，排除其他引起高热伴有昏迷的疾病，按其临床表现的轻重可分为轻症中暑和重症中暑两种。

轻症中暑　有下列情况之一者，可诊断为轻症中暑：①出现全身乏力、头昏、胸闷、心悸、面色潮红、皮肤灼热等症状；②有呼吸及循环系统衰竭的早期症状，如大量出汗、血压下降、脉搏细弱而快；③肛温升高可达38.5℃或以上。

重症中暑　凡出现前述热痉挛、热衰竭或热射病的主要临床表现之一者，可诊断为重症中暑。

防治措施　包括预防和治疗两个方面。

预防措施　主要措施有：①防暑知识宣传教育，内容包括中暑的症状、预防和处理，如夏天运动时应准备清凉消暑的饮料，并准备急救药品等。②注意通风降温，在炎热的天气中采用自然通风、机械降温等措施降低室温，控制室内人数和热源设备。③进行自我保护，在烈日下运动时应戴帽子，尽量穿透气、散热、浅色的棉质衣服。在身体耐热能力较差、疲劳或患病时，不要在高温环境中剧烈运动，尽可能降低劳动强度。④进行体育锻炼，增强身体素质，提高机体的热习服能力，注意运动强度不宜过大、时间不宜过长。⑤饮食上进行调整，尽量食用清热解暑的食品，如绿茶、绿豆汤、苦瓜等，补充身体所需水分、电解质及维生素。

治疗原则　虽然中暑的类型不同，但基本治疗原则类似。主要依据其发病机制和临床症状进行对症治疗，对体温升高者应迅速采取降低体温的措施。

轻症中暑　使患者迅速离开高温作业环境，到通风良好的阴凉处休息，给予含盐清凉饮料，必要时用葡萄糖生理盐水静脉滴注治疗。

重症中暑　主要治疗方法如下：①热痉挛，及时口服含盐的清凉饮料，并给予葡萄糖生理盐水静脉滴注，痉挛重者予以镇静处理；②热衰竭，使患者平卧，移至阴凉通风处，纠正血容量不足，静脉补充葡萄糖生理盐水；③热射病，用物理降温或药物快速降温并维持循环和呼吸系统功能，纠正脱水、酸中毒及电解质紊乱，并防治并发症。　　（黄婧）

zhusu yu jiaoji changsuo weisheng

住宿与交际场所卫生 （hygiene of lodging and communication places）　研究进行住宿与交际活动的室内场所的环境因素与在其内活动的人群的健康关系的公共卫生分支。

分类　住宿与交际场所共有 8 种，包括宾馆、饭店、旅店、招待所、车马店、咖啡馆、酒吧、茶座。其中，宾馆、饭店、旅店、招待所、车马店等住宿场所为旅店业；咖啡馆、酒吧、茶座为交际场所。两类场所社会功能有些差异，各有其卫生特点。

住宿场所卫生　住宿场所提供住宿、用餐等服务项目，档次高的旅店还能提供会议、健身、文化娱乐等多项服务。由于住宿场所所接待的旅客具有流动性、广泛性、暂时性和对旅店的依赖性等特点，因此旅客在旅店中获得的只是暂时性的物质需要和精神需要，对维护旅店的卫生责任心不强。所以做好住宿场所卫生管理，是旅店服务工作的重要组成部分，也是衡量旅店服务质量的重要标志。

卫生特点　按照类别，住宿场所卫生特点分为四方面。

宾馆、饭店　主要接待旅客和长期租用客房办公的商人并召开各种会议及组织各种活动。其中一些高、中档宾馆、饭店规模较大，经营项目较多，卫生设施较先进，管理制度较严格，对保证旅客身心健康、防止疾病传播有一定的物质保障。其存在的卫生问题主要有旅客来源广泛，卫生习惯、健康状况各异，潜在的卫生问题不能除外；对卫生设施在使用和管理过程中出现的卫生问题，缺乏有效的解决办法，致使有些卫生指标达不到卫生标准和要求。

旅店、招待所　主要供旅客使用和召开各种会议及组织各种活动、游览、疗养等。卫生设施较一般，只能满足旅客住宿、就餐等。接待的对象也很广泛，住宿的人群集中，易使空气污浊，大部分客人对客房保洁的责任心差，容易使环境、卧具等受到污染；存在多种影响旅客身体健康的因素。

地下室旅店　是利用地下室、地下人防工程建筑开设的旅店、招待所。由于在设计、施工中没能很好地解决通风、防潮等问题，因而存在很多特殊的卫生问题。

车马店（汽车、马车店）　主要分布在城市和农村接壤的地区和县乡农村。大部分设施、设备简陋，卫生条件较差，接待对象主要是农民或过路旅客，因此，卧具、用具的保洁、消毒很难做到经常化，是传播疾病的重要场所。

影响因素　包括以下几个方面。

微小气候　适宜的室内温度、湿度、新风量是舒适环境的重要条件。人体对气温的"冷耐受"下限温度一般定为 11℃，"热耐受"的上限温度为 32℃，通常认为相对湿度上限不应超过 80%，下限不应低于 30%。

空气污染物　包括一氧化碳、二氧化碳、可吸入颗粒物、甲醛、细菌总数等。

①一氧化碳。主要来源于客人的吸烟和燃料的不完全燃烧。另外，锅炉房、餐厅位置不当，也能造成一氧化碳进入室内。在北方冬季如燃煤取暖，室内一氧化碳污染会更为严重。

②二氧化碳。主要来源于人的呼吸和吸烟。成人每小时呼出二氧化碳 20~40 L，吸一支香烟可产生二氧化碳 2 L 左右。空气中二氧化碳含量高低同人均占有房间容积有关，客房内居住密度过大和活动频繁时，二氧化碳含量会明显增加。

③可吸入颗粒物。来源于室外空气和室内人员的频繁活动，以及衣服、卧具、鞋、烟雾、灰尘等。可吸入颗粒物可长期飘浮在空气中而不沉降，通过人的呼吸进入人体肺部和支气管深部。空气中可吸入颗粒物含量高低与卫生条

件、房屋结构、通风方式及居住人员多少等有密切关系。

④甲醛。属有机化合物，主要来源于燃料燃烧、吸烟、化纤物、喷漆、建材等。对人的眼睛、鼻黏膜、呼吸道黏膜和皮肤有刺激作用，长时间接触低浓度甲醛可发生慢性中毒，还有致癌作用。

⑤细菌总数。细菌主要来源于室外空气和旅客本身的污染。室外空气中的微生物多属非致病菌，来自旅客身体的微生物大多为致病菌及病毒。在一般情况下，空气中细菌总数越高，存在致病微生物（细菌和病毒）的可能性越大，尤其在冬春季节呼吸道传染病流行时，在客房等人员密度大的场所，空气受到病原微生物污染较多见。

新风量 是保证室内空气新鲜的重要指标。室内通风换气是消除污染物、改善微小气候的重要措施。如果通风量不够且循环风在使用中新风量补充不足或达不到卫生标准，则室内空气流速就会降低，使机体散热困难、空气污浊。

照度 旅店业的采光与照明对旅客的生活和心理健康影响甚大。明亮的采光和适度的照明常常使旅客感到亲切、温暖，对保护视力、减少疲劳和提高工作效率及杀灭室内微生物都有重要作用。人工照明的卫生要求是照度充足、光线分布均匀、光源固定、避免眩目。

噪声 直接影响旅客的休息、睡眠和工作，过强的噪声往往使旅客在心理上对旅店丧失安全感。旅店业噪声的主要来源有外环境的传入和空调器、吸尘器、音响、上下水道、人们走动、谈话等。噪声对人体的危害是多方面的，旅店业应严格控制噪声。

床位占地面积 在一些中、小旅店和简易旅店加铺多，人均面积小过分拥挤，空气质量很差。所以，为了保持客房内空气的卫生质量，保证旅客有一定的活动空间，客房的床位应保持一定的占地面积。

旅店业新风量、照度、噪声和床位占地面积等的卫生标准见下表。

各级旅店新风量、照度、噪声和床位占地面积等的卫生标准

项目		3~5星级饭店、宾馆	1~2星级饭店、宾馆和非星级带空调的饭店、宾馆	普通旅店、招待所
新风量/［m³/（h·人）］		≥30	≥20	—
台面照度/lx		≥100	≥100	≥100
相对湿度/%		40~65	—	—
风速/（m/s）		≤0.3	≤0.3	—
温度/℃	冬季	>20	>20	≥16（采暖地区）
	夏季	<26	<28	—
噪声/dB（A）		≤45	≤55	—
床位占地面积/（m²/人）		≥7	≥7	≥4

公共用具 包括茶具、毛巾、床上卧具、脸（脚）盆、浴盆、坐垫、拖鞋等。因直接与客人接触，所以茶具、口杯要一客一消毒。公用茶杯在使用过程中，难免有传染病患者通过手和嘴污染茶杯，有的病毒即使在100℃的沸水中浸泡，也不能杀灭（如乙型肝炎病毒，在100℃沸水中持续5~10 min才能被杀死）。卧具、脸（脚）盆、毛巾、浴盆等用具也应按规定更换消毒。

卫生要求 旅店业的各项卫生指标的标准值及其卫生要求，应按照《旅店业卫生标准》（GB 9663—1996）来衡量。除以上已提及的标准值外，还有几点要求：①客房宜有较好的朝向，自然采光系数以1/5~1/8为宜（注：自然采光系数现已称为窗地面积比）。台面照度不能太暗，应≥100 lx。②客房内应是安静环境，要求噪声应符合上表标准。③床位不能太靠近，应便于空气流通。④旅店必须设立消毒间，并保证日常的消毒工作正常运行。⑤应有防蚊、蝇、蟑螂和防鼠的设施。室内外不应有蚊蝇滋生场所。

交际场所卫生 咖啡馆、酒吧、茶座是人们临时就餐和交际的公共场所,其卫生质量的好坏直接影响人们的健康。

卫生特点 主要包括:①餐具污染,咖啡馆、酒吧、茶座的各种用具直接与食品接触,如果不消毒或消毒不彻底易引起食源性疾病或食物中毒,有时甚至造成传染病的传播和流行。②餐厅空气污染,由于人员密集、就餐时间集中,有些餐厅内经营火锅、烧烤等易引起空气中一氧化碳和二氧化碳的污染。③公共用具污染,在宾馆、饭店因酒吧、茶座为附属设施,有的还被承包,公共用具消毒易被忽视,存在茶具、酒具、饮料杯不严格消毒,制冰机不经常清洗、消毒,取冰用的工具常放在冰室内等卫生问题。④地面未及时保洁,咖啡馆、酒吧、茶座的地面易掉落食物残渣,有机性的垃圾也较多,如清扫不及时,易引起蝇、蚊虫、蟑螂、鼠害等滋生。

卫生要求 包括:①内外环境应整洁、美观,地面无果皮、痰迹和垃圾,清扫时应采用湿式作业。②有空调设备的咖啡馆、酒吧或茶座,必须设有洗手间。餐(饮)具应执行《食品安全国家标准 消毒餐(饮)具》(GB 14934—2016)的规定,设有卫生消毒间,认真进行消毒。③根据《文化娱乐场所卫生标准》(GB 9664—1996)的规定,咖啡馆、酒吧、茶座的空气中,二氧化碳含量应≤0.15%,一氧化碳含量应≤10 mg/m³,甲醛含量应≤0.12 mg/m³,可吸入颗粒物含量应≤0.20 mg/m³,空气细菌数≤2 500 cfu/m³(撞击法),新风量≥10 m³/(h·人)。④供应的饮水应符合《生活饮用水卫生标准》(GB 5749—2006)的规定。二次供水蓄水池应有卫生防护措施,蓄水池容器内壁涂料应符合输水管材的卫生要求,做到定期清洗消毒,经卫生防疫机构检测合格后方可使用。⑤设有一定量的男、女厕所,要求为冲洗式,禁止设坐式便桶。

(董凤鸣)

zhuzhai sheji de weisheng yaoqiu

住宅设计的卫生要求 (hygiene requirements of residential design) 为保证住宅具有良好的居住和家庭生活条件,保障居住者的舒适和健康,对住宅设计提出的相关要求。它包含住宅内环境和住宅外环境两方面,不仅包括与居住相关联的物理因素,如温度、湿度、通风换气、噪声、光和空气质量等;还包括平面空间布局、私密保护、视野景观、感官色彩、材料选择等主观性心理因素值。住宅设计时除了满足居住者所必需的基本需求,还应注意为居住者创造一个健康的居住环境。具体来说,应从以下几方面考虑。

健康宜居的室外环境 在室外居住环境的设计中,必须坚持以人为本的理念,以宜人居住、利于人体健康为原则,通过对环境各因子的系统分析、统筹规划组织,创造一个可视、可达、可享用、健康的居住小区。

选择适宜健康居住条件的基地 基地周围要有充足的阳光、自然风、水源和植被,不仅能避免噪声和大气污染,有效防止工业、农业有害排放物的侵害,还应有适合建设的工程地质和地形地貌的条件,并能避开滑坡、泥石流、洪水等的侵害。

小区应具备一定防灾、救灾能力 为防止火灾、盗窃等意外灾害和突发情况的发生,居民小区应配置日常必备的抗灾、救灾的物品和设施,如消防设施、防盗设备等,以满足消防、救援、抗灾、避灾等方面的要求。

为居民创造一个生活方便的居住环境 社区应合理确定公共服务设施的项目、规模和数量,配套便捷、安全的交通流线,保证居民活动的通畅,尤其注意满足老人、儿童的室外活动需求。社区还应合理地组织居民户外活动,保证其生活丰富多彩,并留一定的休息场所。适当布置绿化、喷泉、亭子、长廊等建筑小品,不仅要保证小区绿化的生态功能,而且要讲究其休闲、娱乐功能。住宅的空间造型力求美观大方、色彩宜人，设计讲究特色，能够反映地方文化特征。小区平面设计讲究艺术性，布局合理，周边住宅要高低错落有致，通过建筑小品的点缀，力求创造一个美观效果较高的居住环境。

健康宜居的室内空间 在设计室内空间时应注意以人为本，以满足居住者生活行为习惯和生活需求为原则，满足居住者的健康要求，为其创造舒适、健康、卫生和安全的室内居住空间。健康宜居的室内空间的主要设计原则有：①要有合理的功能分区。功能分区是根据居民对住宅不同空间的不同使用要求而划分的，它一般包括以下几项要求：内外分区、公私分区、动静分区、洁污分区等。明确各行为空间的专用性。主要居住空间（起居、主卧）应避免相互干扰，在视线、声音方面有所分隔，有充足的阳光和良好的视野。②综合布置结构和室内管道系统。结构设计和管线设计应以提高住宅的灵活性、可变性和可改造性为原则，贯彻管道集中设置和管道不穿楼板的原则。③空间尺寸要便于老年人和残疾人行动。考虑老龄化住宅空间的基本功能，应采取相应对策并设置相关设施。根据居住者的生活方式和身体状况满足其生活需求，使其具有灵活性。应设有老年人的扶手、防滑和报警安全保障措施。④设置一定的安全设施，保证居住者的生命、财产安全，如防盗门、防盗窗、报警系统等。加强日常安全和防范措施。

健康的空气环境 空气质量既是人体健康的重要影响因素、衡量人居环境健康程度的主要指标，也是设计健康居住环境的重要环节。主要考虑以下几个问题：①加强室内的通风换气，保证将室内的有害气体、受污染的气体排出去，同时把室外的新鲜空气送进来。既可以通过设置门窗洞口加强自然通风，也可设置某些机械设备进行人工通风。还应防止空气污染对人体健康的损害，制止室内空气中的病原体和有害物质的侵害。在冬季采暖和夏季空调制冷期间，应配置气体交换设备进行室内新鲜空气的交换和补充。②使用绿色环保型装修材料，防止室内装修污染环境。在装饰设计时，尽量避免使用易散发有毒物质、刺激性气体、放射性元素的装饰材料。③保证室外空气质量。可设置草坪、树木、喷泉等设施，调节小区气候，净化室外空气质量。另外还要加强卫生管理，防止大气污染，提高空气清洁度。

健康宜人的热环境 舒适的热环境既是保护人体健康的重要前提，也是人们得以正常工作、学习的重要条件，适合的热舒适度是我们追求的目标。设计时应注意：①提高围护结构的保温隔热性能，有效地保证室内环境的舒适度。住宅外窗应采用双层或中空玻璃，外窗及玻璃的保温性能应符合国家有关规定。用外保温技术，并有效切断冷桥，外墙材料的导热系数要符合有关规定。也可通过安装反射遮阳板提高室内装修反射率，采用屋顶洒水、蓄水或做通风层顶等措施隔热。②讲究节能。除了要改善围护体的热工性能以外，采暖系统的选择也应符合节能的要求，住宅采暖、空调及热水供应积极利用工业余热，鼓励采用太阳能、地热能、风能等绿色能源。

健康的声环境 良好的声环境是评价人居健康的关键指标，其设计的重点在于制定房间内部噪声和外部噪声的隔声对策。为了控制外部噪声，基地应尽可能远离噪声源，或采用有效的防噪措施，如建隔声屏、种植树木林带，或采用蜂窝隔声窗、隔声墙体等。同时，应注意室内噪声的隔声与防声，重点考虑管道、水泵和电梯等部位的隔声措施。适宜的室内声环境应符合：卧室白天≤45 dB，晚上≤35 dB；起居室白天≤50 dB，晚上≤40 dB；楼板撞击声≤70 dB。住区适宜的室外声环境应符合：白天，一般场地≤60 dB，住宅周围≤55 dB；晚上，一般场地≤45 dB，住宅周围≤50 dB。

健康的光环境 一个适宜于工作、学习和生活的光环境，对于保证人的视力健康有重要意义。健康的光环境主要包含三个方面：①合适的室内光照。应尽量采用自然采光，可通过设置大窗和高窗、提高房间的窗地面积比来满足，窗地面积比一般不小于1/8。②充足的日照。住宅的套型应具备日照条件。在寒冷和严寒地区，每套住宅内应至少有一间居室（四居室以上至少有两间居室），大寒日的有效日照时间不低于3 h。③避免光污染。住宅内避免视线干扰，有效保障私密空间。住区避免霓虹灯、汽车引灯和强烈灯光广告，同时防止玻璃幕墙等造成的光污染。

健康的水环境　主要指满足居民的日常生活用水要求，即城市给水部门保证为住区居民提供的给水系统的服务质量，主要包括水质、水压、水量三方面。水质方面，应保证给水水质符合《生活饮用水卫生标准》（GB 5749—2006），其中应特别注意毒理学和细菌学指标要严格达标。此外，给水管网用材应符合卫生、无害的要求，取消水箱的设置以防止二次污染，管道系统的布置和安装也应符合相关的卫生标准。水压方面，应通过严格的计算和多样化的给水设计，保证一天内任何时候均能满足居民的用水要求，重点考虑小区内最不利点的水压问题。水量方面，应满足国家有关的用水定额，用水量按照至少200L/（人·d）计算，充分保证小区内居民用水的安全性。（董凤鸣）

zhuzhai weisheng

住宅卫生　（housing sanitation）　住宅的居住卫生条件与质量。住宅卫生状况的好坏与人们的健康关系十分密切，它不仅影响一代人的健康，还可影响到数代人的健康。住宅是人类生活环境的重要组成部分，是人类为了充分利用自然环境和人为环境因素中的有利作用并防止其不良影响而创造的生活居住环境，通常是由一个或多个房间组成的建筑单元，是供家庭成员生活、学习、休息和团聚的综合场所。人的一生中大部分时间是在住宅内（室内）度过的。

住宅的卫生学意义　住宅内的环境因素包括小气候、日照、采光、噪声、绿化和室内空气清洁状况等。建造人们需要的住宅局部小环境，其卫生学意义主要包括以下几点。

优良的住宅环境能促进人体健康　良好的住宅往往宽敞明亮、空气清洁、安静整洁等，这种宜人的室内环境小气候，对机体是一种良性刺激，能使人精神焕发，提高机体各系统的生理功能和免疫力，从而增强体质、延长寿命。提高住宅卫生标准，还能防止疾病的传播，降低居民患病率和死亡率。

恶劣的住宅环境对人体健康有害　如住宅环境受炎热、拥挤、寒冷、潮湿、阴暗、污浊空气、噪声、病原体等理化、生物不良因素影响，将对机体产生不良刺激，长期作用可使中枢神经系统功能紊乱、失调，降低机体各系统的生理功能和抵抗力，使人情绪恶化。住宅环境不良的人群中，往往健康水平、生活质量和工作效率都较低，同时有较高的患病率和死亡率。

住宅环境可对成员健康产生广泛影响，甚至持续数代　同一住宅内居住的人员不断变更，新迁入成员的健康会受住宅室内卫生状况的影响。如果原住宅中存在可致病的病原体，或装修活动引入新的污染源，则可引起新迁入成员感染疾病。住宅使用寿命一般可达几十年甚至百年以上，因此住宅卫生状况可影响一个家庭几代人的健康。

住宅室内环境对健康产生慢性、综合性影响　住宅环境中通常单一污染物的室内浓度并不高，不易在较短的时间内对健康产生影响，因而住宅环境对人体健康的影响往往表现为慢性、潜在性，且以功能性影响为主。此外，住宅内环境的各种因素常常是联合作用于人体，它们与人体健康之间存在复杂的相互作用关系。现代社会常见的不良建筑物综合征（sick building syndrome，SBS）就是现代住宅中多种环境因素联合作用于机体而产生的一组综合征候群。

制定住宅的基本卫生要求的原则　在制定住宅的基本卫生要求时要以人的健康为核心，遵循以下基本原则：

有利于机体各系统功能的正常运行　考虑家庭成员的组成（年龄、性别等）和民族风俗习惯的需要，结合当地的气候条件和地理环境，住宅的配置应能够满足人体生理需要以及各系统功能正常活动的各种卫生条件。

有利于儿童、青少年生长发育和老年人、残疾人身心健康 除满足一般人的居住要求外，要重视儿童、老年人、残疾人的特殊卫生要求：儿童、青少年生长发育期间是长身体、长知识的人生重要阶段，老年人和残疾人机体部分生理功能衰退或行动不便，要考虑提供方便和有益身心健康的卫生条件。

有效控制疾病的传播机会 既要防止住宅室外有毒有害物质及病原体入侵室内，又要防止室内成员间或各家庭间疾病及有害物的相互传播，造成恶性循环。

有利于提高学习和工作效率 住宅室内环境不仅要在生活居住方面实用、舒适、方便，还要考虑提供学习和工作的方便和有利条件。对住宅区来说还应考虑外出学习和工作的距离以及交通上的便利。除住宅卫生方面的要求外，还应根据我国的国情，合理地使用资金、土地和建材等资源，满足适用、安全和经济的原则。

住宅的基本卫生要求 我国幅员辽阔，南北地理气候相差悬殊，各地的生活习惯、经济与文化发展水平各异，而建筑类型与结构本身也有很大差别，对住宅的具体规模和配置难以制定完全统一的要求。但为了有良好的住宅环境，在住宅建筑上应采取各种措施，满足下列基本的卫生要求

住宅组成和平面配置适当 住宅应具有良好的地段和朝向，住宅内各户之间有必要的分隔，环境安静；每户住宅内应有主室和辅室，有足够的人均居住面积、适宜的净高和居室进深。

小气候适宜 室内有适宜的小气候，阳光充足，空气清新，冬暖夏凉，干燥，防止潮湿，必要时应有采暖、防寒、隔热、降温等设备。厨房和厕所应有良好通风。

采光照明良好 白天充分利用阳光采光，晚间照明适当。主室和厨房应有直接采光

防止疾病传播 要有能防止昆虫、兽类侵扰和隔离病原体传播的设施，以防止病媒虫害的侵袭和疾病的传播。

卫生设施齐全 应有上、下水道和其他卫生设施，以保持室内清洁卫生。

住宅卫生研究的主要内容 包括：①研究住宅对居民健康的影响。结合各地气候、地理等自然条件和当地居民生活习惯研究住宅对居民健康的影响，尤其是建筑、装饰和装修材料中有毒、有害物质对居民健康的影响。通过住宅、室内空气污染的暴露评价研究，阐明危害健康的主要因素和特点，从而为提出因地制宜的卫生要求和修订补充完善卫生标准提供科学依据。②研究住宅、室内空气有害物质和微生物的检测方法。不断改进实验室检验分析技术、不断提高测试分析灵敏度，对于住宅、室内空气有害物质和微生物的快速、准确检测，确定住宅室内空气污染的程度具有重要的意义。③研究住宅、室内空气污染的控制技术。开展住宅、室内空气污染控制方法的研究，包括开发绿色环保建筑、装饰和装修材料和研究室内低浓度污染物净化技术等，对于减少住宅、室内空气污染和提高住宅、室内空气质量将会起到巨大的推动作用。④研究对住宅的有效卫生监督。对拟建的住宅进行预防性卫生监督，并研究审查和评价是否符合卫生学要求。对已建成的住宅进行现场卫生学审查和评价，并研究如何有效地进行经常性监督，在此基础上提出进一步改善措施。⑤提倡和推广先进的住宅。通过比较以往设计的各类住宅，总结出现的问题，在改善生活居住条件许可的情况下，推广国内外先进经验，使今后设计的住宅和现有住宅得到应有的改善和进一步合理的使用。

（董凤鸣）

ziran yiyuanxing jibing

自然疫源性疾病 （natural focus disease）经常存在于自然界野生动物之间，不依靠人而传播，只在一定条件下才传染给人的某些动物传染病。某些传染病的病原体在自然条件下，即使人类不参与，也可通过媒介（绝大多数是

吸血节肢动物）感染其他动物（主要是野生脊椎动物）而造成流行，且长期在自然界循环延续其后代，人的感染和流行对其长期在自然界中保存来说不是必要的，这种现象称为自然疫源性。自然疫源性疾病对人类健康构成严重威胁。

分类 尚未统一。一般习惯按照病原体进行分类：①病毒性疾病，如狂犬病、乙型脑炎、森林脑炎、流行性出血热、新疆克里米亚出血热、淋巴细胞脉络丛脑膜炎等。②细菌性疾病，如鼠疫、炭疽、布鲁氏菌病、野鼠热、类鼻疽、野兔病、李斯特菌病等。③真菌性疾病，如放线状菌病等。④螺旋体病，如钩端螺旋体病、蜱传回归热、莱姆病等。⑤衣原体性疾病，如鹦鹉热（鸟疫）等。⑥立克次体传染性疾病，如地方性斑疹伤寒、恙虫病、Q热、北亚蜱传斑点热等。⑦原虫病，如皮肤利什曼病、黑热病、弓形体病等。⑧蠕虫病，如血吸虫病、华支睾吸虫病、包囊虫病、肺吸虫病、旋毛虫病、双槽绦虫病、双槽蚴虫病。

流行环节和影响因素 与其他传染病一样，不仅需要传染源、传播途径和易感人群三个基本条件同时存在，同时受自然和社会因素的影响。

传染源（宿主） 自然疫源性疾病的传染源主要为哺乳纲与鸟纲野生动物，尤以啮齿类最为重要。目前约70%的自然疫源性疾病的传染源为啮齿类动物。某些家畜也可成为自然疫源性疾病的传染源，例如，猪可作为钩端螺旋体病和流行性乙型脑炎的传染源，犬是狂犬病的主要传染源等。某些自然疫源性疾病常有若干种动物作为传染源，如自然感染森林脑炎的动物除哺乳类以外还有多种鸟类。虽然部分自然疫源性疾病的病原体可由人体长期携带，但因传播途径不易实现或数量相对较少，一般认为人类作为传染源的意义不大。例如，人患狂犬病是因为被患狂犬病的动物咬伤，患者一般有恐水症状，但没有咬人的症状，所以不会传染。某些节肢动物吸入病原体后，可在体内长期保存，有的可以经卵将病原体传给下一代，有人

将这类节肢动物称为附加传染源。例如，恙螨经卵将恙虫病东方体传至下一代恙螨，下一代恙螨在叮咬人时，使人感染恙虫病。构成宿主的条件一般包括三点：①对病原体感染率高，易感性强；②密度高且比较稳定；③同传播媒介关系密切，传播途径容易实现。

根据宿主在病原体的长期保存中所起的作用不同可以将宿主分为三类。①主要宿主，病原体长期保存其种群的宿主。如果没有主要宿主，自然疫源地也就不存在。构成主要宿主的条件取决于宿主对病原体的感受性、敏感性和一系列生态学特点。②次要宿主，参与自然疫源性疾病的保存，不过不起主要作用。但是次要宿主如果数量大量增加，其在流行中所起的作用有时甚至可以超过主要宿主。③偶然宿主，偶然参与自然疫源性疾病的流行。例如，家禽偶然可以感染狂犬病，在一些情况下人也可以是偶然宿主。

传播途径 自然疫源性疾病的传播途径比较复杂，可经消化道、呼吸道、皮肤黏膜以及节肢动物叮咬等进行传播。人摄入各种感染动物的组织、肉类以及被宿主排出的病原体污染的食物和水等即可经消化道引起感染，吸入含有病原体的飞沫、尘埃等即可经呼吸道感染，接触带有病原体的疫水和污染土壤或接触含病原体的排泄物、分泌物及其污染的物品等可经破损的皮肤、黏膜感染。但以通过蚊、蜱及蚤等吸血节肢动物传播最为重要，其中蚊虫又居首位，其次为蜱。

易感人群 由于长期进化的结果，人对各种病原体有不同的感受性，但人类对自然疫源性疾病普遍易感，尤其是部队指战员和野外作业人员，由于其经常外出操练或执行任务，进入疫区的机会就多，因此更易受感染而发病。对于相当多的自然疫源性疾病，动物感染后多呈隐性感染，而人常常表现出明显的临床症状，如鼠类感染汉坦病毒后并无明显的症状，而人类感染后则可引起肾综合征出血热。

自然因素和社会因素 自然疫源性疾病的形成、发生与发展，都与自然条件有着密切的

联系。不同的自然条件具有不同种类的野生动物和昆虫的分布，而后者又直接影响疫源地的存在。因此，研究自然条件对自然疫源地的调查、流行病学侦察以及自然疫源性疾病的预测和防制均具有重要意义。社会因素对自然疫源性疾病发生、发展的影响也是显而易见的。如群众性爱国卫生运动及防鼠灭鼠工作使鼠疫、地方性斑疹伤寒的流行得到了有效控制。但也应该注意到随着生产的发展和流动人口的增加，有些自然疫源地扩大了，如流行性出血热和钩端螺旋体病的增多就是一突出的例证。

流行特点 自然疫源性疾病的流行病学特点除上述三环节、二因素的特点外，在三间分布与流行规律方面主要有以下特点。

有明显的地域性 由于自然疫源性疾病的病原体只在特定的生物群落中循环，而此特定的生物群落又只存在于一定的地理景观中，因而自然疫源性疾病多具有明显的地域性，有的甚至表现为严格的地域性。如血吸虫病，地域性就很严格，同一地区不同的水域有的是疫区，有的则不是；同条小溪、小河，不同的河段也可以不同。人的经济活动对自然疫源地的区域性有很大影响，如登革热原发生在东南亚地区，随着现代交通工具的发展、媒介扩散和人口迁移，该病的地方性流行区扩大到加勒比海地区。

有明显的季节性 由于自然疫源性疾病的发生与宿主及媒介昆虫的密度、活动程度关系密切，而这一切又多与季节密切相关，因此自然疫源性疾病的发病常有明显的季节高峰。如森林脑炎的流行与媒介全沟硬蜱的季节消长相关，主要发生在5—8月，6月为流行高峰。

有明显的职业性 自然疫源性疾病是以动物为传染源的疾病，所以多发生在流动性大、野外作业多的人群中。因不同的职业人群接触自然疫源地的机会不同，所以发病有明显的职业性。如血吸虫病、钩端螺旋体病以农民、渔民接触水较多的人群高发；炭疽以制革工人或皮革搬运工人多发。

人畜共患 自然疫源性疾病均为人畜共患病。这类疾病的病原体可以从动物传染给人，从而造成在人之间的流行。在自然条件下，即使没有人类的参与，也可以通过媒介感染宿主造成流行。由于有的病种在其流行前，常先在野生动物或家畜中流行，因此可用作人类流行的警报。

与人类经济活动密切相关 生境的变化可以直接影响野生动物群落，而人类的经济活动，尤其是大规模的生产性开发活动（如垦荒、水利建设、砍伐森林等）都会不同程度地破坏或改变原来的生境，结果使病原体赖以生存和循环的宿主、媒介出现变化，导致自然疫源性的增强、减弱或消失，甚至引发从前在本地并不存在的新的自然疫源性疾病。例如，过度采伐森林导致森林脑炎病例减少或消失；连年兴修水利、建设排灌系统及大面积推广种植水稻，这都给黑线姬鼠的栖息和繁殖提供了有利条件，数年之后该鼠上升为当地的优势鼠种，且鼠密度逐渐上升，继之就可能引起肾综合征出血热的发生和流行。

防制措施 一些自然疫源性疾病的多宿主性、多种传播途径和隐性感染等因素，对自然疫源性疾病的防制带来一定的难度，因此自然疫源性疾病的防制应当根据不同的特点来开展。一般来说可以从以下几个方面来考虑：①消灭主要宿主。这是防制工作的重点，若能降低主要宿主密度，则会随之降低。②加强管理传染源。除经济价值较高以及珍稀动物外，对病患动物一般不予治疗而进行扑杀。对不能扑杀的感染动物给予隔离措施。③消灭传播媒介。将自然疫源性疾病的传播媒介如蚊、蜱等消灭掉，就等同于切断了其传播途径，可达到预防相应疾病发生的目的。④针对自然疫源性疾病做好监测工作。一些自然疫源性疾病对人威胁较大，尤其要加强针对罹患这类疾病的动物的检疫工作。⑤提高免疫力。对人群和动物群提供相应的免疫接种，可以提高其免疫力，预防传染病。

（胥美美）

条目分类索引

507

条目汉字笔画索引

说　明

一、本索引供读者按条目标题的汉字笔画查检条目。

二、条目标题按第一字笔画数由少到多的顺序排列，同画数的按笔顺横（一）、竖（丨）、撇（丿）、点（丶）、折（乛，包括乚く等）的顺序排列，笔画数和笔顺都相同的按下一个字的笔画数和笔顺排列。第一字相同的，依次按后面各字的笔画数和笔顺排列。

三、以拉丁字母开头的条目标题，依次排在汉字名目标题的后面。

条目外文索引

说　明

本索引按照条目外文标题的逐词排列法顺序排列。

本书主要编辑、出版人员

董 事 长：武德凯

首席编审：刘志荣

总 经 理：罗永席

总 编 辑：朱丹琪

副总编辑：沈　建

主任编辑：李卫民

责任编辑：李卫民　张　娣　谷妍妍

装帧设计：彭 杉　宋 瑞

责任校对：任　丽

责任印制：王　焱